科学出版社"十三五"普通高等教育本科规划教材

供中医学、中西医临床医学专业五年制、八年制及九年制用

中西医结合急诊内科学

第 2 版

张忠德 刘 南 李 俊 主编

科学出版社

北京

内 容 简 介

本书是科学出版社"十三五"普通高等教育本科规划教材之一,是第2版教材。全书以中西医理论为基础,立足于内科急危重症的中西医抢救和治疗,结合国内外最新研究进展,系统地介绍了常见内科急症的诊断思路和处理原则。本书采用以现代医学系统疾病为纲,中医病证相对照的方法,对内科急危重症阐述了中医病因病机、西医病理机制、临床表现、实验室和其他检查、诊断和鉴别诊断、急救治疗等。书中有机结合中西医学基础知识和基本技术内容,使中西医理论保持各自的完整性,在提供深度与广度适宜的知识素材基础上,采用辨病与辨证相结合,阐明中医在常见危急重症的切入点,培养学生的中西医结合急救临床思维。本书内容具有科学性、探究性、实用性及可操作等特点,反映了国内外近年来急诊急救研究的新理论、新观点、新知识和新技术。

本书可供全国高等中、西医药院校中医学、中西医临床医学专业五年制、八年制及九年制学生使用,也适用于临床医师继续教育的学习使用,并可作为急诊科和内科医师常备参考书。

图书在版编目(CIP)数据

中西医结合急诊内科学/ 张忠德,刘南,李俊主编.—2 版.—北京:科学出版社,2018.1
　　ISBN　978-7-03-055691-2

Ⅰ.①中…　Ⅱ.①张…②刘…③李…　Ⅲ.①内科-急性病-中西医结合疗法-医学院校-教材　Ⅳ.①R505.97

中国版本图书馆 CIP 数据核字(2017)第 294060 号

责任编辑:郭海燕　曹丽英 /责任校对:张凤琴
责任印制:赵　博 /封面设计:陈　敬

科 学 出 版 社 出版
北京东黄城根北街 16 号
邮政编码:100717
http://www.sciencep.com
北京富资园科技发展有限公司印刷
科学出版社发行　各地新华书店经销
*

2008 年 3 月第 一 版　开本:787×1092　1/16
2018 年 1 月第 二 版　印张:32 1/2
2024 年 7 月第八次印刷　字数:917 000

定价:98.00 元
(如有印刷质量问题,我社负责调换)

《中西医结合急诊内科学》（第2版）
编委会

总　序

在国家大力推进医药卫生体制改革，发展中医药事业和高等中医药教育教学改革的新形势下，为了更好地贯彻落实《国家中医药发展战略规划纲要（2016—2030年）》和《医药卫生中长期人才发展规划（2011—2020年）》，培养推进中西医资源整合、创新中西医结合事业的复合型高等中医药专业人才，广州中医药大学第二临床医学院与科学出版社再次合作，第三次修订"中西医结合系列教材"共10个分册，该系列教材入选科学出版社"十三五"普通高等教育本科规划教材立项项目。

本套教材的编写遵循高等中医药院校教材建设的一般原则，注意教学内容的思想性、科学性、先进性、启发性和适应性。根据教学大纲的要求，坚持体现"三基"（基本理论、基本知识、基本技能）的教学内容，并在相关学科专业的教学内容上进行了拓宽，增加了病种，引用了中西医结合研究的最新成果；注重立足专业教学要求和中西医结合临床工作的实际需要，构筑中西医结合人才必须具备的知识与能力素质结构，强调学生临床思维、实践能力与创新精神的培养。在编写体例方面，注意基本体例保持一致，各学科根据自身不同的特点，有所侧重，加大图表的比例，增加数字化教材元素，使学生更加容易理解与掌握教学内容；在教学内容的有机组合方面，教材既注意中西医内容方面分别阐述，又尽量保持中西医理论各自的完整性；同时，在提供适宜知识素材的基础上，注意进一步拓展专业知识的深度与广度，采用辨病与辨证相结合，力图使中西医临床思维模式达到协调统一。

教材建设是一项长期而艰巨的系统工程，此次修订还需要接受教学实践的检验，恳请有关专家与同行给予指正。本套教材也将会定期修订，以不断适应中医药学术的发展和人才培养的需求。

2017 年 11 月

前　言

本书为科学出版社"十三五"普通高等教育本科规划教材之一,是第2版教材,供全国高等中、西医药院校中医学、中西医临床医学专业五年制、八年制及九年制学生使用,也适用于临床医师继续教育的学习提高。

当前,人们对包括急诊医学在内的医疗卫生的及时性、系统性、有效性等的要求越来越高,特别是进入老龄化社会后,疾病谱的改变对急诊医学的发展提出了更高的要求。社会迫切需要反应迅速、技术精湛、知识全面的急诊医务人才。因此,当前最重要的是加强急诊医学教育,培养高素质创新型综合性急诊医学后继人才。

中医诊治急症有着悠久的历史,丰富的经验和独特的理论。1984年以来,以急症协作组为龙头在中医急症诊疗规范化、临床研究、剂型改革、基础与试验研究等方面,对一些急症进行了较全面的研究并出版了一些急症学专著,反映了中医急诊学的成就与发展趋势。2016年国家中医药管理局组织制订了一批有关急症的中医药临床诊疗指南,对中医诊治急症具有非常实用的指导价值。本套教材希望有助于发掘和推广中医在急诊中的临床应用,培养符合社会需要的中西医结合新型临床人才,提高我国的急症诊治水平。

书中有机结合中西医学教学内容,分别阐述中西医急诊内容,使中西理论保持各自的完整性,在提供深度与广度适宜的知识素材基础上,采用辨病与辨证相结合,尝试阐明中医在常见危急重症的切入点,培养学生的中西医结合临床思维。

全书共12章,包括总论,危重症,呼吸系统急症,循环系统急症,消化系统急症,泌尿系统急症,血液系统急症,内分泌系统急症,神经系统急症,水和电解质代谢、酸碱平衡紊乱,常见急性中毒及物理因素损害急症,常用急诊诊疗技术及常用中西医急救药物。

本书编写体例采用以现代医学系统疾病为纲,中医病证相对照的方法,每个疾病阐述内容包括概述、中医病因病机、西医病理机制、临床表现、实验室和其他检查、诊断与鉴别诊断、急救治疗和附录。

编写过程参考了各高等医药院校中、西医急诊内科学教材及中西医结合相关专著,参照国内外相关疾病的最新诊治指南,使教学内容能反映相关学科的研究进展。

本书在编写过程中得到了梅广源教授、邹旭教授、罗翌教授、陈镜合教授等专家的悉心指导及科学出版社的大力支持,在此表示衷心的感谢。

本书编委会
2017年6月

目　录

第一章 总 论

第一节 中西医结合急诊内科学概论

一、中西医结合急诊医学发展简述

中西医结合急诊学是在中西医基本理论指导下，运用辨证论治方法同时结合现代医学方法，研究急危重症的发生、发展、变化规律及诊断治疗的一门新兴学科。中西医结合急诊内科学是重要的临床专业课，是中西医学术发展的充分体现和标志。

（一）中医急诊学的起源

中医学有着悠久的历史，中医急诊学也源远流长，几千年已形成了相对完整的理论体系，积累了丰富的临床经验。春秋战国时代的《黄帝内经》是中医学理论形成的重要标志，也奠定了中医急诊学的理论基础。该书对相关急症的含义与范围、病因病机、病名、诊断、治则与治法及转归预后、预防护理等均有论述。书中记载了中医急症相关病名、临床表现、病因病机、诊治要点及预后。如对急危重症命名均冠以"暴"、"卒（猝）"、"厥"等，以与非急症病区别，如"卒中"、"猝心痛"、"厥心痛"、"暴厥"、"薄厥"等。同时描述了急症的临床表现，如《灵枢·厥病》："真头痛，头痛甚，脑尽痛，手足寒至节，死不治。……真心痛，心痛甚，手足青至节，旦发夕死，夕发旦死"。

对急症病因病机论述也有记载，如对虚实论述，《素问·通评虚实论》："邪气盛则实，精气夺则虚"；《素问·刺志论》："夫实者，气入也；虚者，气出也。气实者，热也，气虚者，寒也"，《素问·至真要大论》："诸厥固泄，皆属于下。诸禁鼓栗，如丧神守，皆属于火。诸躁狂越，皆属于火。诸暴强直，皆属于风。诸呕吐酸，暴注下迫，皆属于热"。

在诊断上体现了以外推内，以表知里，知常达变，审证求因，四诊合参的中医急症临床辨证思维方法。如《素问·阴阳应象大论》："以我知彼，以表知里，以观过与不及之理，见微得过，用之不殆。"《素问·玉机真藏论》："天下至数，五色脉变，揆度奇恒，道在于一。"《灵枢·外揣》："司内揣外。"《素问·标本病传论》："察近而知远。"《素问·气交变大论》："善言天者，必应于人，善言古者，必验于今，善言气者，必彰于物，善言应者，同天地之化，善言化言变者，通神明之理。"

关于预后：《素问·玉机真藏论》："大骨枯槁，大肉陷下，胸中气满，腹内痛，心中不便，肩项身热，破䐃脱肉，目眶陷，真脏见，目不见人，立死，其见人者，至其所不胜之时则死"等。

（二）中医急诊学的形成

两汉时期，张仲景根据"建安纪年以来，犹未十稔，其死亡者，三分有二，伤寒十居其七"的现状，以当时的急症伤寒热病为基础，著《伤寒杂病论》，创立了六经辨证体系，奠定了中医急诊学辨证救治体系，其理法方药至今在临床仍有应用价值。全书397条原文中，论及有关急症条文约300余条，涉及与急诊相关急症有：发热、喘证、呕吐、下利（泄泻）、黄疸、腹痛、胸痛、胁痛、头痛、神昏、抽搐、心悸、吐血、呕血、便血、厥证、眩晕、少尿及无尿等近20种。在急症诊断上，注重鉴别诊断，如三阳病同是发热，太阳病是恶寒发热，阳明病是但热不寒，少阳病是往来寒热，以利迅速判断和诊治导致患者生命危险的病证。在急症救治上，抓主要矛盾，急救为先。如"急下之"，急下存阴的大承气汤，"急温之"，回阳救逆的四逆汤；灸而救急的"少阴病，脉不至者，灸少阴七壮"；针刺急救的"下血，谵语者，此为热入血室，但头汗者，刺期门，随其实而泻之濈然汗出而愈"等，采用综合救治的方法迅速稳定病情。在急症治疗上，强调以病机为先，理、法、方、药一线贯通的治疗原则，如"病常汗出……以卫气不共荣气谐和故尔……营卫和则愈，宜桂枝汤"，"太阳病不解，热结膀胱，其人如狂，血自下……但少腹急结者，乃可攻之，宜桃核承气汤"。在急症病情观察上，建立危重病监测的临床指标，如汗出："伤寒……其人汗出不止者，死"。呼吸："少阴病六七日，息高者死"，"若脉不还，反微喘者，死。"四肢温度："少阴病，下利，若利自止，恶寒而蜷卧，手足温者，可治"；"少阴病，恶寒，身蜷而利，手足逆冷者，不治"等，动态观察病情变化，以利及时判断预后。初步形成中医急症临床理论体系。

晋唐时期，以葛洪、巢元方、孙思邈为代表的优秀医家，对中医急诊医学的发展起到了极大的促进作用。如晋朝著名医家葛洪著《肘后备急方》是第一部实用性的中医急诊手册，书中总结了魏晋南北朝时期治疗急症，包括内、外、妇、儿、五官各科的经验，拓宽了中医急诊学的范围。本书记载了多种给药途径及熏洗、敷贴、吹入等外用方 346 首，实为"众急之病，无不毕备"。青蒿治疗疟疾，也是该书最早记载，《肘后备急方·治寒热诸疾方第十六》："青蒿一握，以水两斤，绞渍取汁，尽服之"。晋代巢元方著《诸病源候论》不断充实发展中医急症病名、证候，探讨病因病机理论，注重针灸治疗，强调综合急救处理，创扩创引流术。唐代医家孙思邈之《备急千金要方》和《千金翼方》，明确提出"备急方"27 首专供急救，在急救技术上，孙思邈也是世界上第一个使用导尿术的医家。

（三）中医急诊学的发展

金元时期，名医辈出，刘完素、张从正、李杲、朱丹溪等"金元四大家"学术思想各有侧重。刘完素以阐述火热病机，善治热病成为温病学派的奠基人，其治疗急性热病，以清热通利为主，兼顾润泽脾胃，创立不少行之有效的方剂。张从正力主攻邪，强调病邪或受于外，或生于内，留着不去，是一切病证之总根。发汗、催吐、泻下是张从正攻邪三要法。朱丹溪倡导"阴不足而阳有余"，侧重于体内火热的化生。重视痰、气在急症发病中的地位。李杲提出脾胃内伤学说，认为饮食不洁、房劳过度和精神刺激是内伤病的主要病因，开辟了内伤急症证治的新途径。其对内伤急症的治疗多以益脾胃、升阳气为主。这些极大得丰富了中医急诊学的学术理论。

（四）中医急诊学的兴盛

明清时期，是中医急诊学发展的鼎盛时期，温病学说的形成和发展是中医急诊学理论发展的典范。吴又可著《温疫论》突破六淫藩篱，创立"疠气学说"，为解决时行天疫肆虐"时医以伤寒法治之，事倍功半，甚而死于医药比皆是"的难题做出了重要贡献，对温病学的发展产生了深远的影响。叶天士创立"卫气营血辨证"，阐释了温病急候乃"逆传"所致，为有效的治疗提供了理论基础。吴鞠通创立的"三焦辨证"，指出"……上焦病不治，则转中焦，胃与脾也。中焦病不治，即传下焦，肝与肾也……"，很好地揭示了温病急症的传变规律，极大地丰富了中医急诊学的辨治理论体系。

（五）近代中医急诊学的概况

近代中国受鸦片战争等各方因素影响，中医在急症治疗方面发展相对缓慢。第一次鸦片战争以后至新中国成立前，中西医学及中西文化发生了激烈的碰撞，中国医学到了是否能立足生存的关键时刻。这段时期中医的发展主要经历了 3 个阶段，有 1840～1900 年委曲求全的"中西汇通派"，1900～1929 年的"中医实业派"，1929 年开始的"废止旧医以扫除医事卫生之障碍案"，中医的发展之路曲折而艰难,中医在急症治疗中的作用及地位也未得到重视。

新中国成立以后,中医急症医学得到了进一步发展,中医在急重危症治疗方面取得了丰硕的成果。20世纪50年代,运用温病理论和方法治疗流行性乙型脑炎,取得了显著疗效。此后,急症的研究范围不断扩大,如对急腹症,冠心病、流行性出血热等治疗都获得了一定的疗效。尤其是20世纪80年代开始,国家中医药管理局为促进中医急症医学的发展采取了一系列措施,成立了全国中医急症十大协作组,极大地推动了中医急诊医学的研究。当时,全国共成立了10个急症协作组,即热病(南、北方组)协作组、中风协作组、厥脱协作组、血证协作组、胸痹心痛协作组、痛证协作组、多脏衰协作组、呼吸病急症协作组、剂型改革协作组。十大急症协作组涵盖了100多个省级医院,连同二级网络有500多个单位参加的协作攻关队伍。通过攻关协作,制定了国家中医急症诊疗规范,研制多种适用于急症的中药新药。

进入21世纪以来,中医急症医学在保障人民医疗安全方面更是做出了巨大贡献,获得了长足的发展和进步。特别是在2003年SARS肆虐期间,广东省中医院和广州中医药大学第一附属医院率先采用中医药治疗SARS,取得了良好的临床疗效,大大降低了死亡率和并发症发生率,获得了国内外专家的认可和好评。在2009年甲型H1N1流感及2014年登革热暴发期间,中医药的早期介入治疗取得了确切的临床疗效,显著缩短了病毒转阴时间,大大降低了严重并发症的发生率。

为了进一步提高中医药疗效,验证与摸索中医药治疗的优势所在,国家中医药管理局以"十一五"重点专科建设工作为契机,组织全国中医和中西医结合的专家共同研究,确定了大量"中医优势病种",并统一协调组织力量在全国范围内进行了诊疗方案的疗效的梳理与验证。中西医结合急诊学中的"风温肺热(轻症病毒性肺炎)"、"外感发热(上呼吸道感染)"、"胸痹(心绞痛)"、"眩晕(椎基底动脉供血不足)"等均列入中医优势病种之内,并得到了进一步的总结与优化。同时,结合优势病种,也初步拟定了一批中医临床路径的诊疗方案,进一步规范了中医和中西医结合的临床诊疗行为。

(六)西医急诊医学的形成与发展

同其他学科相比,急诊医学是一门新兴的临床学科。它包括急救医学、危重病医学、灾害医学、复苏学、创伤学、毒物学、儿科急救学和急诊医疗服务体系八个方面。急诊医学是以急性创伤、急性病和慢性病急性发作的诊治为核心内容的,关注的焦点是患者的生命,运用最先进的设施和方法,以最快的速度、最有效的手段,尽最大可能挽救急危重症患者的生命和最大限度地减轻患者的伤残,因此它涉及所有临床专业和多数基础医学专业,其救治的范围主要有急危重症和一般急症。1979年,世界灾害和急诊医学会(WADEM)成立,标志着国际上急诊医学专科的创立。法国于1965年,率先将脊髓灰质炎暴发流行时的成功救治经验推广到救治各种急性病伤人员,形成急诊医疗体系(SAMU),由政府以法律规定了SAMU的性质和急救讯号"15",建立急救网络。美国于1970年成立了"急诊医师学会",并实行急诊专业住院医师制度,1972年国会通过加强急救医疗法案,全国统一急救呼号"911"。日本于1960年在大城市设立了以消防队为主的急救站体系,急救呼号为"911",1973年成立了"日本急诊医学学会",现已设立危重病医院和研究所,但尚未成立现代化的急诊医疗体系。1983年,协和医院率先在我国成立第一个急诊医学科。

我国卫生部1980年颁发了《加强城市急救工作》的文件,1983年颁布了《有关急诊工作的建议》,根据文件要求,各地有条件的医院先后成立急诊科。1985年开始培养急诊医学专业临床研究生,1987年正式成立了"中华急诊医学学会",我国统一急救呼号为"120"。1997年按照中华医学会的要求更名为急诊医学分会。2003年国务院正式颁布《突发公共卫生事件应急条例》。2009年卫生部公布了《急诊科建设与管理指南(试行)》,为指导和加强医疗机构急诊科的规范化建设和管理,保证医疗治疗和安全提供了法规性依据。目前,急诊医学已成为一门相对独立的学科,各医院都建立起急诊科,机构建设、队伍建设和学科建设有了很大的发展,有力地推动了急诊医学学术水平的提高。

近 10 年来，我国急诊医学取得了进一步的发展。中华医学会急诊医学分会组织全国专家，参考国际相关研究成果和指南，结合我国实际，制订了有我国特色的大量急诊常见疾病，如心搏骤停、淹溺、急性冠脉综合征、急性中毒等的诊治指南和专家共识，为规范和指导全国急诊的诊疗提供了依据。

（七）中西医结合急诊医学的形成与现状

随着时代的进步和中、西医学的不断发展，人们逐渐认识到中、西医学在诊断治疗危急重症方面各有其利弊。如何扬长避短，将中西医学有机地结合起来，更好地为人民的生命健康服务，是我们新一代医务工作者的义务和责任。新中国成立后，在广大医务工作者的努力下，中西医结合急诊学已取得了长足的发展，并积累了丰富的经验。20 世纪 60～70 年代，对阑尾炎、溃疡病穿孔、急性肠梗阻等常见急腹症进行中西医结合救治，取得了良好的疗效。对心源性休克采用回阳救逆、滋阴复脉等法则，应用生脉、人参四逆针及汤剂治疗取得了满意的效果。中西医结合治疗急性心肌梗死，在当时缺乏急诊再灌注治疗手段的前提下，取得了接近当时国际先进水平的临床疗效。20 世纪末到 21 世纪初，中西医结合治疗危重症有了新的进展和突破。例如，在急性脑卒中和高热昏迷的抢救方面，中医传统的安宫牛黄丸、至宝丹等依然发挥着重要作用，安宫牛黄丸的拆方制剂清开灵、醒脑静等在各级医院及急救中心广泛应用。中西医结合治疗多脏器功能障碍综合征（MODS）取得了丰硕的成果。临床使用清热解毒、通里攻下、活血化瘀中药，配合西药治疗，可显著降低 MODS 的病死率。20 世纪 80 年代末期，王今达教授率领科研组对"神农 33 号"进一步深入研究，从 36 味中药中筛选出红花、赤芍、川芎、丹参、当归等为主药组方，再次提高疗效、改进工艺，并正式命名其为"血必净"。此后，王今达率领课题组进一步开展中药药理基础研究，在分子水平上证明了血必净注射液的作用机理，对多脏器功能衰竭和脓毒血症的有效治疗，为中药跨入急救医学打下了扎实的基础。

近 20 年来，中西医结合急诊医学取得了进一步的发展，包括"芪苈强心胶囊"、"复方丹参滴丸"、"参芪活血颗粒"等中成药研制开发成功，并进行了大量的临床和实验研究，证实了确定的疗效，提高了中西医结合救治急危重病的水平。

目前，中医急诊学的实质已成了中西医结合、以中为主的"现代中医急诊学"。它既不同于现代急诊医学的重微观而轻宏观，也不同于传统的中医急诊学的重宏观而轻微观，而是以中医急诊学理论为主体，以"古为今用"与"洋为中用"为原则，吸取现代急诊医学之所长，并以"先中后西"、"能中不西"、"中西结合"的诊治顺序处理各科急危重病的一门新学科。

二、中西医结合急诊学的概念和范畴

中西医结合急诊学是将中、西两种医学技术有机地结合起来对临床各科急危重症的病因病机、病理生理及诊断和救治等进行实践与研究的一门学科。

中西医结合急诊学包括的内容相当广泛，宏观上有院前急救、院内急救和急危重症监护、急诊医疗体系管理学、急性毒物学和灾害医学，在微观上有复苏术、休克、昏迷、脑血管意外、急性心肌梗死、严重感染、急腹症、多发创伤、多脏器功能衰竭、各种危象和急性中毒等的中西医诊断与救治。本书着重于中西医结合急诊学中内科范畴疾病的论述。

（一）院前急救

院前急救是整个急救体系的第一步，主要任务是在急危重症患者的发病初期就给予及时有效的现场抢救，维持患者的生命，防止患者的再损伤，减轻患者的痛苦，并快速安全地护送到医院进行进一步的救治，为院内急救赢得时间，减少急危重症患者的病死率和致残率。许多患者突发急症后在到达医院前已经死亡或濒临死亡，其中最重要的原因之一就是没有得到及时正确的院前急救。院前急救具体措施为基础生命支持和基础创伤生命支持。院前急救应有现代化的管理制度，包括具备急救基本技能的高素质急救人员、良好的通讯、派遣及运输工具、现场急救和转送医院的流程。

（二）危重病医学

危重病医学是急诊医学的重要组成部分。针对急诊科室经常面临急危重患者抢救工作的特点，急诊医学专业的医护人员都应接受危重病医学的专业培训。危重症的主要病种包括心搏骤停、休克、循环系统急症（急性冠脉综合征、急性心力衰竭、高血压急症、恶性心律失常）、呼吸系统急症（急性呼吸衰竭、重症哮喘、重症肺炎、急性肺动脉栓塞）、消化系统急症（急性上消化道出血、急性胰腺炎、肝性脑病）、神经系统急症（急性脑血管病、癫痫持续状态）、内分泌急症（糖尿病急性并发症、肾上腺危象、甲状腺功能亢进危象）等。

（三）灾害医学

灾害医学是急诊医学的一个组成部分，是综合性医学科学，研究内容包括自然灾害（如地震、洪水、台风、泥石流、雪崩等）和人为灾害（如交通事故、放射性事故污染、化学中毒及战争等）对公众造成的损害后果和救治方法。

（四）复苏学

复苏学是急诊医学最重要的组成部分和研究方向之一，其主要研究各种以改善心搏骤停患者预后为目的的新技术、新设备、新疗法、新理念，从而提高心脏呼吸骤停患者的复苏成功率和存活出院率。

（五）创伤学

创伤学（创伤外科学）已经纳入急诊医学的范围，是近年来我国许多医院急诊科重点发展的部分。尤其是对多发伤和复合伤的救治，以及灾害事件中群体伤员在现场和急诊室的早期正确处理等课题备受关注。

（六）毒物学

中毒可分急性和慢性中毒，急诊医学主要对急性中毒进行研究和诊治。毒物范围包括工业毒物、农药、医用药物、家用杀虫剂、有毒动植物、污染细菌的食物，以及军用化学毒剂等。

（七）急诊医疗服务体系管理学

急诊医疗服务体系管理学由院前急救、急诊科急救和ICU急救（病房）三部分构成。这个体系开始于院前，医务人员把最有效的处理方法，以最快的速度送到患者、伤员身旁，首先给予必要的初步处理，维持他们的生命，然后安全地转送到较近的医院急诊室，进一步明确诊断和加强治疗。多数接受急诊处理后，伤病情况得到改善，可以离开医院回家或以后到门诊随诊，少部分经过急诊处理病情稳定后转入相应专科病房。这种方式有效地提高了急诊抢救的质量和成功率，并形成了一个专业理论体系。

中西医结合是一个较为复杂的问题，如何进行结合？我国广大医务工作者从20世纪50年代就进行了探索，从基础到临床进行了大量的研究工作。目前，中西医结合治疗急症，多采用西医检测手段明确诊断，统一病名，进行中医辨证论治，辨病与辨证相结合，在辨证的基础上辨病，治疗上或以西药为主，或以中药为主，或中西药结合治疗，或在疾病的不同阶段选用中药或西药治疗，取得了丰硕的成果。全国多家中医院的急诊科也摸索总结了大量中医急诊的特色疗法，例如，平衡针治疗痛证和眩晕，沐足退热、四黄水蜜或双柏油膏外敷、手法整复关节脱位和小关节紊乱等，取得了良好的疗效和患者的好评，也保持了中医在急诊当中的特色。

三、中西医对危急重症病机病理的认识

急危重症病情瞬息万变，准确把握瞬间的病机，采取快速而行之有效的抢救措施，是急诊医学范畴重要的组成部分。

（一）中医急症的病因病机特点

急症病因复杂，概括而言，不外内外二因。病因于外者，有六淫邪毒，疫疠之气；病因于内者，有情志失节，饮食所伤，内生痰瘀水毒，更有意外伤害、医源性、药源性病因，而引发急症暴发。而中医急症病机的关键在于"正气虚于一时，邪气暴盛而突发"，病机变化突出"正邪交争"。

1. 正气极损　正气包括脏器脏真及维持其功能活动的气血津液等精微物质，正气内损是以内有所因，外有所感，从而引起脏与脏，脏与腑，脏腑与经络、气血的互用失常，水津代谢失用而生。然病邪未损及脏器，脏真未累，元真之气尚能通畅，卫气自固，营气内守，神机流贯，则正气尚能托邪外出，故病象虽重，但邪犯较浅，病情亦轻，病势为微，病证属顺。若邪强毒盛，伤及脏器，累及脏真，则邪毒与血气相乱，正受邪束，或正气不支，均不能托邪外达，使经络血脉壅滞，元真之气郁痹而不畅，神机流贯受阻，生化欲息，以致精气神败伤，造成"十二官相危，使道闭塞而不能，形乃大伤"，故其病发卒暴，凶险丛生。正如《素问·玉机真藏论》所言："气虚身中，卒至五脏绝闭，脉道不通，气不往来。譬如堕溺，不可为期"。

2. 邪气极盛　暴感疫疠邪气、毒性药物、高温暑热等即使正气旺盛，也难免受其伤害。六淫邪毒伤人多发生于六时之变，阴阳失调，气候反常，非其时而有其气，化为毒烈之气，侵犯人体而发病。其中以风、寒、暑、湿为主。疠气是一类具有强烈传染性的外邪，又称"疫气"、"疫毒"等。疠气引起的疾病称为"疫病"、"瘟病"、"瘟疫病"。疠气可以通过空气传染，从口鼻而入致病，可随饮食入里或蚊叮虫咬而发病。疠气致病具有强烈的传染性和流行性，发病急骤，病情危笃，在某些疫疠之气的流行期间，"无论老少强弱，触之者即病"。

中医急症的基本病机改变是邪盛气闭。邪盛气闭是指急危病程中，体内毒邪壅盛，导致周身阴阳气血壅滞，气机闭阻不通，升降失调，阴阳不交，使多脏受累，甚至神机失用，表现闭实危候，证情险变丛生。若能及时准确治疗，可使邪祛毒解正复，扭转危象；若僵持日久，邪陷正虚，正不胜邪，可见内闭外脱，进而正气溃败，阴竭阳脱，气血消亡。

（二）现代医学急症病理特点

现代医学根据急症病种的不同从生理、病理、解剖、分子细胞等方面微观认识急症的发生发展，并不断随着现代科学技术的发展而不断深化。中医、西医对病因病理的认识各有侧重，中西医结合急诊学正是在充分吸收两种医学优点的基础上，充分认识疾病的发生发展过程，从而为诊断和治疗提供良好的理论基础，以获取最佳的临床疗效。

四、中西医对急危重症的诊断

相对于其他的学科，诊断对于急诊学尤其重要。面对急危重症患者，临床医生首先必须在最短的时间内作出最准确的诊断。没有正确的诊断就没有正确的治疗，正确的诊断对于急危重症患者的诊治和生命的抢救，尤其重要。

（一）病史采集

1. 病史采集　采集急症病史，要求快而准，但又不要因此而延误抢救生命的宝贵时间。因此必须根据病情缓急，用不同方式进行病史采集。通常采用以下几种方式。

（1）序贯式：即询问病史→体格检查→辅助检查的三步曲。然而这种方法只适用于一般急诊患者。

（2）并进式：根据患者的主诉，在立即进行体格检查的同时，询问病史。此法适用于病情较紧急，或患者疼痛难忍之时。如急性腹痛，在腹部视、触、叩、听等检查的同时，对患者进行诱因、疼痛部位、性质、大便情况等方面的询问。这样同时进行既争取时间，患者也易于合作。

（3）后补式：当心跳呼吸皆无的患者急送来诊时，医护人员应立即行心肺复苏术，开通静脉通道，同时行气管插管，呼吸机辅助通气，心电图、血压、血氧饱和度监测，并同时静脉注射肾上腺素等抢救药物，如有心室颤动立即除颤，待患者生命体征等相对稳定后，再开始向家属及目击者仔细询问病史，了解病史及当时发病的情况；并补充作必要的体格检查和其他检查，以明确诊断。此法也适用于咳血、呕血等急性大出血的患者。

2. 病史采集要领　①如病情允许，最好询问患者，以便取得第一手资料。如果患者已不能言语，要尽可能询问了解病情的人，力求准确。②询问病史，注意紧扣急诊的主诉，了解与主诉相关病史及伴随症状等。如急性腹痛患者，务必询问大便的情况等。注意询问患者过去有无类似情况的发生及诊断治疗的情况以作参考。③根据辅助检查或体格检查所获得资料再重复追问病史，以获得反证资料，或补充资料。

（二）体格检查

急诊不同于慢性病就诊者，对急诊患者行详细而有重点地检查，并同时将所见病理征与常见疾病联系分析是急诊医生必备的素质。急诊患者的体格检查需注意把握以下几个方面：

（1）把握患者的生命体征：对任何急诊患者把握好基本的生命体征，即体温、脉搏、呼吸、血压，因为这是反映机体功能活动最直接的资料，也是最可靠的。对于神志不清或昏迷的患者，生命体征就更为重要。

（2）体格检查应重点放在与主诉相关的部位：急诊体格检查不可能面面俱到，应将检查的重点放在与主诉相关的部位，以求为获得明确的诊断尽快提供第一手的支持资料。当主诉与病理体征不符时，应反复动态检查。

（3）可疑的阳性体征，应反复检查验证，以防漏诊。

（三）辅助检查

辅助检查对急诊患者来说非常重要，特别是对昏迷或不能言语者，往往只能依赖体格检查和辅助检查。在急诊进行辅助检查时需注意以下几个问题：

1. 三大常规　血常规、尿常规、便常规作为检查的常规十分重要，三者是对机体对外交换窗口的反映，可以初步真实反映目前机体的情况。

2. 诊断所需的必要检查　急诊进行辅助检查需有重点，并密切结合患者症状、体格检查等进行。如对胸闷痛的患者应行心电图、肌钙蛋白等有关检查以明确有无急性冠脉综合征等。目前急诊医学的发展要求一些检测项目能够开展床旁快速检测，如肌钙蛋白、BNP、D-二聚体等，同时也建议急诊科医生掌握床旁超声技能。床旁检测和超声的开展，能有助于缩短诊断时间，减少患者搬动。

3. 客观评估检查结果　注意动态观察，排除干扰因素。

五、中西医结合急症中医辨证要点

急症的中医辨证虽然基本沿用中医内科学的辨证体系，但中医急诊有内在疾病演变规律，具有自身相适应的辨证论治体系。中西医结合急症的辨证要求迅速抓住证候要点，分清标本虚实，把握病变部位及转变规律，准确辨明证候。同时注重"目验"和症状的鉴别诊断，以指导临床救治。

（一）辨外感与内伤

外感急症由感受六淫疫毒之邪，邪正剧烈交争所致。外感所致者每以热病居多，其中每以高热为主症，可因阳热炽盛，津液耗伤，出现痉、厥、闭、脱等证。

内伤急症多因久有宿疾，脏腑已伤，精气亏损，诱发因素加之，正气更伤而证候加重所致。在脏腑阴阳失调的基础上，内生风、火、痰、瘀等病理因素，使病情由轻缓转而重急。

外感与内伤可从病史、发病形式、病程、传变规律等方面来辨。外感急症多为新病，病起急暴，病程短，多有短暂的卫表证候，以实证为主，如中暑、急黄、疫斑、高热、急性呕吐等为外感所致；内伤急症有原发病可查，是慢性疾病的积渐突变，病程较长，无表证，往往表现为虚实错杂，如真心痛、心力衰竭等。

外感、内生之邪可错杂为患，临床必须分清因果主次。危急之刻，要善抓主要矛盾，从而采取相应急救措施。

（二）辨虚实

虚实是辨别邪正盛衰的纲领。急危重证患者临床表现大实大虚者多之，临床辨证要把握辨证要点，明了虚实，同时特别注意鉴别"大实有羸状，至虚有盛候"的情况。

（三）辨脏腑病位

急危重症病变往往涉及多脏腑，但病变脏腑有先后主次之别。临床辨证时要根据患者的证候表现，首辨病变主脏主腑，同时兼辨相关脏腑。

（四）辨标本主次

急症往往发病急骤，变化迅速，病情危急，预后凶险，临床辨证应分清标本主次，以抓住主要矛盾，解决当前突出的急危证候，以求迅速逆转病情，逐渐趋向康复。

（五）重视"目验"的重要性

中西医结合急诊特别重视"目验"。目验即通过观察患者神色形态、局部表现，舌象、分泌物及排泄物色质的变化，为临床诊断、病情变化及预后提供线索和证据。中医学通过长期的临床实践观察，认识到人体的外部表现可反映内在脏腑气血、经络的病变，特别是精神、面色、舌象的变化，与内在脏腑的虚实和气血的盛衰关系密切。当人体脏腑、气血、经络、阴阳等发生变化时，必然会反映于体表的相应部位，观察患者的外部异常表现，可以诊察内在的病变。急诊由于其本身特点，目验显得尤其重要。但医师在临床诊治患者时，也不可单纯凭目验，而忽略了问诊、体格检查及客观检查依据的重要性。

（六）重视症状的鉴别诊断

症状的鉴别诊断对及时、迅速地做出准确诊断十分重要。中医历来重视症状的鉴别诊断。如《肘后备急方》对"癫狂"与"癫痫"诊断时指出："凡癫疾，发者仆地吐涎沫"，"凡狂发者欲走"。症状的鉴别诊断尤其要重视"假象"的鉴别。如寒热真假的鉴别：真寒假热为身虽热，而反欲得衣被；口虽渴，但喜热饮；脉虽数，而不鼓指，按之乏力，或微细欲绝；苔虽黑，而润滑。真热假寒的鉴别：身虽大寒，而反不欲近衣；口渴而喜热饮；胸腹灼热，按之烙手；脉滑数，按之鼓指；苔黄燥起刺，或黑而干燥。

六、中西医结合临床诊断和治疗思维

急诊患者的诊治程序不同于常诊患者，多以意外伤害或某个症状如发热、意识障碍、头痛、抽搐、呼吸困难、心悸、胸痛、急性腹痛等前来就诊，因导致这些症状的病因可能是致死性的或可引起猝死，如大量脑出血、蛛网膜下腔出血、急性心肌梗死等，故快速明确引起这些症状的原因对诊断与鉴别诊断至关重要，但更为重要的是首先应该保证患者生命体征平稳，如保持呼吸道通畅，清除口腔及呼吸道异物，必要时行气管插管或气管切开；维持有效循环功能，为后续的诊断和处理赢得宝贵时间。因此，借助现代医学的检查和治疗手段以救命为先。

（一）中西医结合临床诊断思维

1. 高效率诊断原则　首先考虑常见病和多发病的诊断，可减少误诊。其次再考虑罕见病，尽可能用一种病（一元论）去解释多种临床表现，然后再考虑几种病（多元论）同时存在的可能。分清器质性病变和功能性病变，重点考虑器质性病变，以免错失治疗良机。急诊诊断中的重要的原则是：①要把握患者全身各系统的功能状态，既要重视患者的局部表现，亦要关注全身状况，才能得出确的诊断，指导治疗；②快速判断患者是否存在危及生命的症状和体征，如脑疝、窒息、呼吸困难、心搏骤停等，应通过望、触、叩、听快速判断病情，挽救生命；③发病机制的分析也是急诊诊疗不可缺少的重要部分，理清发病的机制，才能取得更为确切的治疗效果；④及时把握病情变化情况，可协助诊断，对治疗亦有指导意义。另外，进行快速有效的院前急救，能提高救治成功率，应该受到足够的重视。

2. 中医诊断"病"与"证"交叉相关原则　中医的某证包含或涉及西医的某病或多个病，或西医的某病包含或涉及中医的某证或多个证，处理的方式：①以辨病为纲，以辨证为目，以病统证，即一个西医病种下分中医的若干个证型，在明确西医疾病诊断的基础上，对患者的疾病做出中医"证"的诊断。如冠心病血瘀证、脑栓塞血瘀证等，亦可称为"异病同证"，或冠心病下气虚证、阳虚证、阴虚证、气滞证、血瘀证、痰湿证等，亦可称为"同病异证"。②以辨证为纲，辨病为目，以证统病。即一个中医的证包括或涉及西医的某几个或相当于西医的某病或某几个病。

（二）中西医结合临床治疗思维

对于急症的中医处理，首先要通过望、闻、问、切快速地收集相关信息，抓住主要矛盾，辨出主要的"证"，然后根据辨证，确立相应的治法，对于中西医治法的选择，一定要根据患者的病情选择最快捷、最有效的中西医治疗方法，最好能按"先中后西、能中不西、中西结合"的顺序来处理急症。对于病情复杂的危重症，我们要在确保患者最有效的西医治疗的基础上，努力寻找中医药切入的环节，中西结合，以取得最佳的疗效。对于先用西医处理无效的病例，可考虑改用或加用中药，中药的改用或加用，有时会取得意外的效果。

1. 中西医结合临床治疗决策

（1）治疗方案最优化原则：即在众多可行的治疗方案中，选其中最佳、最优者，最优化方案应具备及时、合理、廉价、高效的特征。

（2）治疗措施安全性原则：中西医在发挥治病作用的同时，也都有可能引起不良反应或致病（"是药三分毒"）。主要原因有：各种不安全因素作用；药物本身的不良反应；药物之间的相互作用等。因此要趋利避害，最大限度地减少不安全因素和药物的不良反应。

2. 中西医结合治疗的形式

（1）单一式：①对西医手术或西药治疗见效快、疗效好的，用西医药治疗，如某些急症、重症、一些外科疾病等。②适用于中医中药治疗疗效好、见效快的，或西医西药治疗有禁忌证的，以中医中药治疗为主，如某些病毒性疾病、慢性免疫性疾病、慢性肾小球肾炎等。

（2）先后式：①先中后西，如某些疾病没有特效西医西药、患者全身状况较差，或存在西药的禁忌证、胃肠道反应较重而无法耐受西药时。②先西后中：a.先用西药效果不显或无效加用或改用中药；b.所用西药虽已取效，但因某毒副作用而被迫减量（如激素）；c.先用西药取效后可用中药巩固疗效，防止复发，或为防止西药的不良反应，改用中药替代之。

（3）主辅式：①以中医药为主，用中医药来解决某些症状或合并症。②以西医药治疗为主，辅以中医药治疗，有利于患者康复和减轻毒副作用。

（4）对等式：中医、西医治疗都有较明显可靠的疗效，可根据各自疗效的可靠度和不良反应的多少、使用方便的程度、疗法花费多少等灵活决定。如若目前中西医疗法都缺乏整体性治疗效果，可在疾病的某一阶段或某一方面有机结合，力求增加疗效，减少不良反应，缩短病程。

七、中西医结合急诊学的研究现状和发展趋势

中西医结合急诊学作为一门新兴的学科，近年已取得了长足的进展。特别是 20 世纪 70 年代末 80 年代初，国家重视中西医结合急诊的发展，中西医结合急诊学在理论、临床和科研等方面取得的一定的成绩和研究成果。

（一）中医病名、诊断及疗效标准的规范化

中医病名是中医特色的组成部分，但其广泛的内涵却严重影响着研究水平、学术水平的提高。中西医结合专家在这方面进行了大量的工作。王永炎院士领导的脑病急症协助组对中风病的病名诊断做了深入研究，提出三层诊断法，包括病名、病类、证名的全病名诊断。命名为中风病，又称卒中，相当于西医的急性脑血管病颈内动脉系统病变。中风病名诊断经全国 30 余个医疗科研单位 2200 多例患者的反复临床验证而具有科学性和可行性，极大地推动现代中医急诊的学术发展。胸痹急症协助组对胸痹的诊断作了探讨，提出了"病证相配，组合式分类诊断法"。首先将中医病名内涵赋予西医病名，实现规范化，把胸痹病相当于冠心病，把 5 个临床类型全部归入中医病名内涵，即胸痹心痛相当于冠心病心绞痛，胸痹心悸相当于心律失常，胸痹心水相当于冠心病心力衰竭，胸痹心厥相当于冠心病心肌梗死，胸痹心脱相当于心搏骤停。在病名方面无法运用传统中医学病名者，就及时地推出现代医学的病名，如王今达教授领导的多脏衰协助组不仅在国际上首先提出了"多脏器功能失调综合征"的病名，而且较早地在国内制订了多脏器功能失调综合征危重程度的判定标准，同时归纳总结了本病"三证三法"的辨证体系，提出了"菌毒并治"的创新理论，在世界危重病医学范围内具有十分重要的意义。

（二）急救汤剂、给药的途径、急救手段的改革

传统的汤剂、给药的途径、急救的手段严重影响了中西医结合急诊学的发展，在很大程度上也使得中医学的特色和专长未能充分发挥，如何更好、更充分发挥中医急救的优势，是中西医结合急诊工作者永恒的课题。更新中医的应急手段，从临床的角度而言，与急救药物剂型和给药途径的改革直接相关。采用现代临床研究方法，参考现代诊断检查数据，将临床中验之有确切的疗效的急救良方，按照现代制剂的先进工艺技术流程进行相应的药理实验，取得安全有效的实验结果，再经临床分组对照扩大验证并取得客观的疗效评价，从而获得临床行之有效又使用方便的中成药，对中西医结合急诊的发展极其重要。目前各种急救中药新剂型品种在 40 个以上，剂型有注射剂、滴丸、舌下给药薄膜、含片、栓剂及结肠灌注剂等，包括具有清热解毒作用的清开灵注射液、双黄连粉针、穿琥宁注射液；具有回阳救逆作用的参附注射液；具有清热解毒，凉血活血的血必净注射液等。这些针剂在危重患者的抢救中疗效显著，在推动中西医结合急诊学的发展中走出了坚实的一步。

目前中西医结合急诊学已经取得丰硕的成绩，但就其学科而言，仍没有质的飞跃。新世纪中西医结合急诊学的研究任重而道远。中西医结合的意义不在于用世界通用的现代医学语言来描述中

医，而是要检验中医理论内容自身的合理性和科学性，提高临床治疗的效果。尽管当前传统中医和现代医学在疾病治疗上都有各自的优势，但是，两种医学治疗都有它的限度，并且都面临着一些困惑，因为疾病太复杂了，在多因素、多环节、多条件下，单一的线性思维考察因果关系显得有些繁杂，系统的模糊的整体思维往往存在着不精确性。所以，把中医和西医结合起来是非常有必要的。

总之，在科技高度发达的今天，大胆地吸收现代人类科技的新成果，多学科交叉研究，将中西医两种医学进行深层次碰撞，高层次结合，推动中西医结合急诊学的发展，必将为人类的卫生健康事业做出更大的贡献。

（刘　南）

第二节　症状诊疗学

一、发热

发热是指机体在致热原的作用下，或各种原因引起的体温调节中枢的功能障碍，导致体温升高超出正常范围（36~37℃，24h 波动不超过 1℃）。在大多数情况下，发热是人体对致病因子的一种病理生理反应。按热度（腋下体温）可分为：①低热：37.3~38℃；②中等度热：38.1~39℃；③高热：39.1~41℃；④超高热：41℃以上。

（一）病因病理

发热的病因可分为感染性发热和非感染性发热，基本机制有三个方面：①致热源性体温调定点上升（如由细菌、病毒等感染时炎症介质释放增加引起）；②体温调节中枢直接受损（如颅脑创伤、中暑、中毒等）；③产热过多（如癫痫持续状态、甲状腺功能亢进等）或散热减少（如广泛性皮肤病、心力衰竭等）。前者为致热原所致，后两者为非致热原所致。

（二）诊断与鉴别诊断

1. **病史与伴随症状**　询问病史要注意起病缓急、热型、热度、接触史，尤其要注意询问发热的伴随症状，常有助于确定病变部位。如发热伴鼻塞流涕、咽痛、咳嗽，一般情况良好者多为上呼吸道感染；若有胸痛、咯铁锈色痰和呼吸困难者，则为下呼吸道感染；伴头痛、呕吐、昏迷、惊厥、脑膜刺激症等则提示病变可能在中枢神经系统；伴腰肋部疼痛及尿路刺激征、脓尿、血尿者提示多为泌尿系感染；伴关节红、肿、热、痛症状者应考虑急性风湿热、结缔组织病等；伴恶心呕吐、腹痛腹泻者，则考虑急性胃肠道炎症；伴黄疸、右上腹痛应注意肝胆系统感染。

2. **体格检查**　发热患者首先应进行全面详细的体格检查，重点检查呼吸、脉搏是否与体温波动一致，皮肤、黏膜有无皮疹、出血点，肝、脾、淋巴结是否肿大，咽喉有无红肿、化脓，心、肺、腹部有无异常体征，肌肉关节有无红肿疼痛、活动受限等。长期不明原因的发热尤应注意隐蔽性病灶，如肝脏、膈下、脊椎、盆腔、鼻窦、乳突等局部脓肿。肝脓肿是引起长期发热的常见病因，早期局部症状不明显。脊椎病变如结核或败血症后脊椎旁化脓性病灶在体检时易被忽略。此外，腹部与盆腔手术（包括人工流产）后发热可能由腹腔或盆腔内隐蔽的脓肿引起。

3. **辅助检查**　有针对性地选择检查项目：①血、尿、便常规，如结果阳性常可提供重要的诊断线索；②血清学检查，如炎症感染指标 C 反应蛋白、降钙素原等对鉴别是否有细菌感染有参考价值；血清免疫学检查如肥达反应、外斐试验，风湿病的抗链球菌溶血素"O"试验（简称抗"O"），系统性红斑狼疮的自身免疫抗体试验等对发热的诊断有一定价值；③尿、粪便、痰或分泌物，以及血、骨髓、脑脊液等标本培养，阳性结果对病因有诊断意义；④结合相应器官系统病变，可选择心电图、X线摄片或造影，超声、CT、MRI，纤维内镜等检查；⑤必要时进行活体组织检查，如淋巴结穿刺或活检。

（三）诊断思路

1. 是否感染性发热 ①感染性发热是最常见的发热原因，其中以细菌感染最多见。根据白细胞总数升高，白细胞分类以中性粒细胞为主，伴核左移，常提示细菌性感染。某些感染如结核、伤寒、疟疾、病毒等，白细胞总数不升高，结合病史、临床症状、体征，选择性实验室检查加以鉴别。如为感染性发热，积极寻找感染灶，发热伴咽痛、扁桃体肿大可能为急性化脓性扁桃体炎；发热、咳嗽、胸痛可能为肺炎；发热、右上腹痛、黄疸可能为结石性胆囊炎；发热、寒战、尿频尿急尿痛、腰痛可能为急性肾盂肾炎；发热、头痛、恶心呕吐、意识改变可能为中枢神经系统感染。查明病原体，根据可能的感染病灶，留取相关标本，行针对性检查。感染分局部感染和全身感染。局部感染如肺炎可查痰培养，急性肾盂肾炎可查中段尿培养，中枢神经系统感染可查脑脊液培养等。全身性感染如结核、伤寒、脓毒症等可行 PPD 试验、肥达反应、血培养明确病原体。②如为非感染性发热，如结缔组织常见疾病有系统性红斑狼疮、类风湿关节炎、风湿热等。选择性查自身免疫性抗体、血清总补体活性（CH_{50}）、补体 C3、补体 C4、类风湿因子（RF）、抗"O"等。

2. 是否肿瘤性发热 影像学检查如多普勒超声、CT、MRI 有助于发现实体肿瘤，必要时纤维内镜检查。肿瘤标志物的检查有助于部分肿瘤的发现。

3. 是否药物性发热 有用药史，各种检查未能明确发热病因，各种抗感染治疗无效，停用可疑药物后体温可逐渐恢复正常。

（四）危重征象

（1）发热伴呼吸困难。
（2）发热伴惊厥、谵妄、昏迷等意识改变。
（3）发热伴休克或低血压。
（4）发热伴凝血功能障碍或 DIC。
（5）发热伴肝、肾等器官功能障碍。

（五）治疗原则

发热以对病因治疗为主，在诊断未明时，原则上不用或慎用退热药物，以免干扰体温曲线，影响判断。如出现下列情况须作紧急降温处理：①持续体温升高（如>39℃）；②高热合并惊厥或谵妄；③高热伴休克或心功能不全；④高温中暑。

二、胸痛

胸痛主要由胸部疾病所致，也可由其他部位病变引起。因痛阈值的个体差异，胸痛的程度与病情的轻重未必相一致。

（一）病因病理

胸痛是由于各种理化因素，如炎症、缺血、损伤、血管痉挛、肌张力的改变、组织坏死等产生的刺激因子，刺激肋间神经感觉纤维、支配心脏及主动脉的感觉纤维、支配气管与支气管及食管的迷走神经感觉纤维，或膈神经的感觉纤维，产生痛觉冲动，传至大脑皮质的痛觉中枢而引起胸痛。若内脏与体表某一部位同受某些脊神经后角的传入神经支配时，来自内脏的痛觉冲动到达大脑皮层后，除产生局部疼痛外，还可出现相应体表的疼痛感觉，引起放射痛。如心绞痛除心前区或胸骨后疼痛外，还可放射到左肩及左臂内侧或左颈、面颊及咽部。

（二）诊断与鉴别诊断

1. 病史与伴随症状　发病年龄对查找胸痛原因可提供重要的诊断线索，青壮年应注意自发性气胸、心肌炎、心肌病、结核性胸膜炎等，40 岁以上还应注意肺癌、急性冠脉综合征等。重点了解疼痛的部位、性质、影响因素，结合伴随症状可做出鉴别诊断。如胸壁疾病的疼痛特点是部位固定，按压或胸廓活动时可加剧；心绞痛常有冠心病病史，疼痛呈阵发性压榨样或窒息感，多在胸骨后或心前区，且可向左肩及左臂内放射，发作多有诱因；心肌梗死常为持续性疼痛；纵隔或食管疾病疼痛常在胸骨后，多伴有反酸、嗳气等症状，与进食有关。如疼痛为剧烈阵发样灼痛或刺痛多见于肋间神经痛；伴沿肋间神经分布的疱疹、丘疹或小水疱提示带状疱疹；胸膜炎引起的疼痛多在咳嗽或呼吸运动时加重。肺部病变所致的胸痛以胸部闷痛为主，常有咳嗽、咯痰，如伴咯血多见于支气管扩张、肺癌、肺栓塞（PE）等。伴发热以胸膜、肺部炎症较常见。

2. 体格检查　查体的重点是患者血压、呼吸节律和频率、脉搏是否正常，检查胸壁有无肿胀压痛、疱疹和反常运动，腋窝、颈部有无浅表淋巴结肿大，听诊注意发现胸膜摩擦音、双肺干湿啰音，详细检查心界、心音、心率、心律、心包摩擦音等。

3. 辅助检查　结合病史、伴随症状、体格检查情况有针对性地进行选择辅助检查。如血常规、心肌酶学检查、肌红和肌钙蛋白测定、D-二聚体、肿瘤标志物等检查；胸部 X 线、CT 检查对诊断胸壁、胸膜、肺部疾病有重要意义；心脏超声、心电图对心血管疾病引发的胸痛有重要诊断价值；必要时可进行腹部超声、CT、MR 或血管造影等检查以协助诊断。

（三）诊断思路

1. 是否是危险性胸痛　需要排除主动脉夹层、ACS、PE、张力性气胸等急性致死性胸痛（危险性胸痛）。

2. 是否胸壁疾病　胸壁病变引起的胸痛部位固定，局部压痛明显，深呼吸、咳嗽或举臂使胸痛加剧。

3. 是否胸腔内病变　胸腔内病变引起的胸痛范围广泛，胸壁无压痛，以呼吸系统疾病及心血管疾病为主，包括心脏、心包、血管、支气管、肺、胸膜、纵隔和食管疾病等。

4. 是否胸外疾病　腹部病变可引起胸痛。如膈下脓肿和肝胆疾病可引起右侧胸痛，急性胰腺炎和溃疡病可引起左侧胸痛，查体可有腹部体征。

（四）危重征象

（1）胸痛伴有喘憋、发绀等严重呼吸困难。
（2）胸痛伴有冷汗淋漓、端坐呼吸、痛彻胸背者。
（3）胸痛伴有烦躁、晕厥等意识改变者。
（4）胸痛伴心律失常、血压下降甚至休克者。

（五）治疗原则

胸痛的处理应在明确诊断的基础上，根据不同的疾病采取相应的处理措施：①稳定生命体征；②完善检查，明确病因；③对症治疗，轻中度疼痛时尽量明确病因后使用止痛药物。诊断明确且疼痛剧烈者，如主动脉夹层、急性心肌梗死引起疼痛，需要使用吗啡镇痛，有助于稳定生命体征。

三、呼吸困难

呼吸困难是指患者自觉空气不足或呼吸费力，表现为呼吸运动用力，严重时需张口呼吸、鼻翼煽动、端坐呼吸甚至发绀，多伴有呼吸频率、节律和深度的改变。

（一）病因病理

引起呼吸困难的常见原因归纳起来如下：①肺源性呼吸困难：上气道梗阻或狭窄引起的吸气性呼吸困难，可见于喉头水肿、异物，急性咽后壁脓肿等；肺组织病变或小支气管痉挛、狭窄引起的呼气性呼吸困难，多见于慢性支气管炎、支气管哮喘、慢性阻塞性肺疾病等；肺呼吸面积减少引起的混合性呼吸困难，可见于慢性阻塞性肺疾病合并感染、大量胸腔积液、自发性气胸、重症肺炎、大面积肺栓塞、弥漫性肺间质疾病等。②心源性呼吸困难：呼吸困难是心功能不全较早出现和最主要的症状之一。由于肺组织充血水肿，气道阻力增加，肺泡弹性降低，吸入少量气体就使肺泡壁张力增高引起反射性呼气开始，表现为呼吸浅而快。③中毒性呼吸困难：各种原因引起的代谢性酸中毒，使血中二氧化碳含量增高，刺激化学感受器或直接兴奋呼吸中枢，增加通气量和换气量，出现深而大的呼吸；一氧化碳中毒，一氧化碳与血红蛋白结合成碳氧血红蛋白，使血红蛋白失去携氧能力致组织缺氧引起呼吸困难等。④神经精神性呼吸困难：重症颅脑疾患如器质性颅脑损伤、脑出血、颅脑外伤、颅内感染、肿瘤等疾病所致颅内压升高，引起中枢性呼吸困难，出现呼吸节律和频率的改变；癔病患者常表现为快而浅的呼吸困难发作，发生机制多为过度通气发生呼吸性碱中毒所致。

（二）诊断与鉴别诊断

1. 病史与伴随症状　详细了解既往心、肺、肾脏病等病史及诊疗经过，有无毒物接触史和过敏史。呼吸困难伴高热，注意肺部感染、胸膜炎、急性化脓性纵隔炎、急性心包炎等；伴胸痛者多见于自发性气胸、急性心肌梗死、急性心包炎、大叶性肺炎、肺栓塞等；以夜间阵发性呼吸困难、劳力性呼吸困难为主要表现者多为心功能不全；发作性呼吸困难主要见于支气管哮喘等；伴昏迷或木僵者常见中枢性疾病所致；产妇破水后突发呼吸困难、发绀、休克，应考虑肺羊水栓塞症；胸、腹、关节等部位手术后突发呼吸困难须考虑大面积肺栓塞；休克、创伤、严重感染、误吸等出现进行性加重的呼吸窘迫、胸部紧束感多为急性呼吸窘迫综合征（ARDS）。

2. 体格检查　监测体温、脉搏、血压、呼吸频率和节律变化，检查咽喉部有无异物或脓肿，浅表淋巴结有无肿大，胸廓及呼吸运动是否对称，心肺、腹部有无异常体征，有无胸腔积液、腹腔积液、水肿及神经系统病理征。

3. 辅助检查　根据有价值的诊断线索选择针对性检查，血常规、尿常规、血电解质、肝肾功能、血糖、酮体、血气分析、肌钙蛋白、D-二聚体、BNP/NT-proBNP、痰细菌学检查等。X线胸部透视或摄片对心、肺、胸膜疾病的诊断有重要意义；心电图或（和）心脏超声可发现心脏疾病的线索，必要时可选择性行CT、MRI、纤维支气管镜、肺动脉血管造影、肺功能检测等检查。

（三）诊断思路

1. 是肺源性还是心源性　肺源性呼吸困难常有慢性呼吸疾病史或吸烟史，有呼吸系统症状，如咳嗽、咯痰等，X线胸片、血气、肺功能可见异常。心源性呼吸困难常伴有端坐呼吸、运动耐力下降、双下肢水肿等症状，心肌酶学、肌钙蛋白、BNP/NT-proBNP、心电图、心脏彩超对诊断很有帮助。

2. 是否全身性疾病引起　严重贫血、各种原因引起的内源性或外源性中毒、甲状腺功能亢进或减退、原发性肾上腺皮质功能减退等均可致呼吸困难。

3. 是中枢性还是外周性神经肌肉病变　脑炎、脑卒中、颅脑外伤等可致颅内压升高、脑水肿，抑制大脑呼吸中枢，出现呼吸困难。重症肌无力、多发性神经根炎、多发性肌炎引起周围神经病变或呼吸肌麻痹，导致呼吸困难。

（四）危重征象

（1）急性喉头水肿、气管主干狭窄或受压引起呼吸困难者。

（2）呼吸困难伴进行性低氧血症者。

（3）呼吸困难伴意识障碍者。

（4）呼吸困难伴冷汗、喘憋、端坐呼吸者。

（5）呼吸困难见呼吸节律异常者。

（五）治疗原则

氧疗是呼吸困难的一个基本治疗手段，但具体措施应根据不同的病因采取相应的治疗方法，必要时给予呼吸支持治疗。详细参照各有关章节。

四、心悸

心悸是一种自觉心脏跳动的不适感或心慌感。心悸时心率可快可慢，当心率缓慢时常感到心脏搏动强烈有力，心率加快时则感到心脏跳动不已，甚至可感到心前区振动。

（一）病因病理

虽然引起心悸的原因很多，但心血管疾病是最主要的因素。

1. 心脏搏动增强　生理性常见于健康人在强烈体力活动或精神过度紧张之时，或进食某些食物及药物也可引起。病理性心脏搏动增强所致心悸：①心室肥大，如高血压性心脏病、风湿性主动脉瓣关闭不全等，由于左心室肥大、心收缩力增强，可引起心悸。②引起心排血量增加的其他病变如贫血、高热、甲状腺功能亢进等均可引起心率加快，心搏动加强而引起心悸。

2. 各种类型的心律失常　如心动过速、心动过缓、心律不齐均可引起心悸。

3. 心脏神经官能症　是由于自主神经功能失调引起的一种临床综合征，患者以青壮年女性为多。患者主要表现为心悸、胸闷、头晕、心动过速等症状。

4. 其他　如胸腔积液、更年期综合征等均可引起心悸。

（二）诊断与鉴别诊断

1. 病史与伴随症状　首先询问患者既往病史，如甲状腺功能亢进、贫血及心脏病史，了解发作的诱发、发作持续时间及程度。伴心前区疼痛，见于冠心病、心肌炎、心包炎等。伴发热，见于急性传染病、风湿热、心肌炎、感染性心内膜炎等。伴晕厥或抽搐，见于高度房室传导阻滞、心室颤动或阵发性心动过速、病态窦房结综合征等。伴呼吸困难，见于肺栓塞、心包积液、心力衰竭、重症贫血等。伴贫血，见于各种原因引起的急性失血，常有虚汗、脉搏微弱、血压下降或休克。

2. 体格检查　查体有无贫血貌，有无甲状腺肿大，测血压、脉压，心脏是体格检查的重点，注意心悸与心率、心律间的关系，心界有无扩大，心脏有无杂音等，病人的精神及神志状态也很重要。

3. 辅助检查　心电图是最方便也是最重要的检查，视情况进行血常规、血糖、电解质、肝肾功能、心肌酶学、肌钙蛋白、D-二聚体、BNP/NT-proBNP、甲状腺功能、胸片、心脏彩超、动态心电图等检查。

（三）诊断思路

1. 是否心律失常　通过心电图检查可以明确。心律失常常表现为：①期前收缩，最常见；②心动过速，如阵发性室上性心动过速、室性心动过速及快速型心房颤动等；③心动过缓。

2. 是生理性还是病理性　生理性主要发生在剧烈运动或精神紧张、吸烟、饮酒、饮浓茶或咖啡后，以及应用某些对心脏有兴奋作用的药物，如肾上腺素、阿托品等。

3. 是心血管疾病还是全身性疾病 心血管疾病主要见于高血压性心脏病、主动脉瓣关闭不全、风湿性心脏病、动脉导管未闭、室间隔缺损、充血性心力衰竭等引起的心室增大。全身性疾病主要见于甲状腺功能亢进、贫血、低血糖症、发热等。

（四）危重征象

（1）心悸伴低血压、休克者。
（2）心悸伴晕厥者。
（3）心悸伴胸痛者。
（4）心悸伴呼吸困难者。

（五）治疗原则

尽快明确诊断进行针对性的病因治疗，必要时行电复律或安装临时心脏起搏器，具体治疗参考相关章节。

（奚小土）

五、急性腹痛

急性腹痛是指患者自觉腹部突发性疼痛，常由腹腔内、外脏器疾病所引起，其特点是发病急、变化快，病情严重时可危及生命。

（一）病因病理

急性腹痛是消化道疾病的常见症状，病因较多，病理机制复杂。病因主要分为两大类：一是腹内脏器本身的病变直接刺激引起疼痛，包括功能性和器质性病变。后者主要是指腹腔脏器的炎症、破裂、穿孔、梗阻、套叠、扭转、绞窄、血管闭塞等引起。二是腹外脏器如腹壁疾病、胸腔疾病的躯体痛及牵涉痛或全身性疾病如糖尿病酮症酸中毒等由于内环境紊乱引起腹痛。

（二）诊断与鉴别诊断

1. 病史与伴随症状 准确详细了解既往病史、发病年龄、性别、职业、起病诱因、腹痛的部位、腹痛的性质与程度、有无放射痛、疼痛缓解的方式等，女性患者注意月经情况。腹痛的伴随症状对诊断有重要意义。如急性腹痛伴血尿，常是泌尿系统疾病；伴恶心、呕吐、腹泻，多为急性胃肠炎、急性中毒，急性阑尾炎、急性盆腔炎也可伴有此类症状；伴呕吐、腹胀、肛门排气排便停止，提示肠梗阻；急性腹痛伴血便，应注意肠套叠、绞窄性肠梗阻、急性出血坏死性肠炎、缺血性结肠炎、腹腔内大血管急性栓塞；伴寒战高热多为感染性疾病，如急性化脓性胆管炎、腹腔脏器脓肿、大叶性肺炎；伴休克要注意腹腔内急性出血、急性胰腺炎、急性梗阻化脓性胆管炎、绞窄性肠梗阻、腹腔脏器扭转坏死、中毒性菌痢等疾病。上腹部痛要注意排除急性心肌梗死的可能；向腰骶部放射痛是子宫和直肠病变的疼痛特点；向会阴或大腿内侧放射是输尿管结石疼痛的特点。下腹部痛、停经或阴道出血要考虑宫外孕的可能。

2. 体格检查 采集生命体征，并动态观察。体检不能局限于腹部，应进行全身体检以免遗漏重要的体征。注意心、肺有无阳性体征，腹式呼吸运动的变化，腹部的形态、是否对称、有无蠕动波、肠形和胃形；腹部包块的部位、大小、界限是否清楚、活动度、是否压痛；腹壁是否紧张、压痛、反跳痛、板状腹；叩诊肝浊音界大小、有无移动性浊音等；听诊肠鸣音性质，是减弱或消失，抑或亢进、气过水声或金属音；必要时可行直肠指诊或腹腔穿刺协助诊断。

3. 辅助检查 血、尿、粪便常规加潜血，血糖、血尿酮体、血清脂肪酯、血尿淀粉酶、尿妊娠试验有助于诊断；必要时可进行心肌酶学、肌红蛋白、肌钙蛋白、D-二聚体等生化检测。腹部超声可作为常规筛选检查，动态进行 X 线胸、腹部透视和（或）摄片常能提供重要诊断依据。心电图有助于急性心肌梗死的诊断。必要时进行 CT、MR、血管造影等检查有重要意义。

（三）诊断思路

1. 是腹部疾病还是腹外疾病 腹外疾病包括胸部疾病如心肌梗死、胸膜炎、肺炎等，中毒代谢疾病如糖尿病酮症、尿毒症等，结缔组织病如过敏性紫癜、系统性红斑狼疮等，神经精神因素如腹型癫痫等。

2. 腹部疾病要分析是腹壁疾病还是腹内脏器疾病 腹壁疾病主要有带状疱疹、肌肉劳损、肌肉挫伤及第 11、12 肋软骨炎。

3. 腹内脏器疾病要定位病变器官 腹痛部位一般为病变所在。中上腹部可能为胃、十二指肠疾病，急性胰腺炎；右上腹部可能为胆囊炎、胆石症、肝脓肿等；右下腹可能为急性阑尾炎；脐周多属小肠疾病；下腹部可能为膀胱炎、盆腔炎及异位妊娠等。

（四）危重征象

（1）急性胰腺炎伴发休克，尤其是出血型者。
（2）急性出血性坏死性肠炎伴休克。
（3）急性梗阻化脓性胆管炎伴休克者。
（4）夹层主动脉瘤伴休克者。
（5）胃癌急性穿孔，肝癌破裂出血。
（6）急性心肌梗死表现为腹痛者

（五）治疗原则

在诊断未明确时以支持治疗和物理方法止痛为主，针灸治疗有较好地止痛效果，避免使用止痛药，尤其是麻醉性镇痛药，以免掩盖病情。必要时可谨慎使用解痉止痛剂。

具体治疗方法应根据临床的具体情况而定，如对同时存在休克者应积极抗休克，有出血者可止血并酌情输血；可疑肠梗阻、穿孔等立即禁食，行胃肠减压，必要时手术解除病因；水、电解质和酸碱平衡紊乱者应积极纠正；使用抗生素治疗腹腔感染。

六、恶心与呕吐

恶心是一种上腹部不适急迫欲吐的感觉，往往伴有皮肤苍白、汗出、流涎等迷走神经兴奋的症状；呕吐是由于胃的强力收缩而使内容物经食管、口腔排出的病理生理反射。恶心常为呕吐的前驱症状，多与呕吐并存，临床可见仅有恶心而无呕吐，或仅有呕吐而无恶心。两者的发生机制相同。

（一）病因病理

引起恶心与呕吐的病因很多，按其发生机制分为中枢性与反射性两大类。前者主要由中枢神经系统疾病、内分泌与代谢性疾病、药物等引起；后者主要由咽部刺激、消化系统疾病、泌尿生殖系统、心血管系统、五官科疾病等引起。多种传入冲动通过传入神经刺激位于延髓外侧网状结构的背部神经反射中枢——呕吐中枢和位于第四脑室底面的化学感受器触发带触发神经冲动引起恶心呕吐。

（二）诊断与鉴别诊断

1. 病史与伴随症状 重点询问呕吐与进餐的关系、呕吐发生的时间、呕吐前有无恶心、呕吐物的性质、呕吐的伴随症状、有无手术或使用特殊药物史等。育龄女性呕吐必须了解月经情况。对原因不明的恶心与呕吐，应警惕是否为病毒性肝炎的黄疸前期。呕吐伴随腹痛、肛门停止排便、排气等症状是肠梗阻的常见症状。呕吐伴随腹泻交替发作者，需警惕细菌性食物中毒、感染性胃肠病、急性食物中毒或药物中毒等。呕吐伴随腰痛、血尿，常见于泌尿道结石、泌尿系炎症。呕吐伴随头痛或喷射状呕吐者常见于颅内压升高或青光眼，呕吐后头痛可暂缓解。呕吐伴随眩晕常见于前庭功能障碍。呕吐咖啡色样胃内容物常为上消化道出血，注意行胃内容物潜血试验。洋地黄中毒，初始中毒症状常为恶心和呕吐。某些药物如抗肿瘤药物和抗生素等，有可能引起呕吐。

2. 体格检查 注意病人的精神面貌、意识状态及营养情况。有无发热、酸中毒呼吸、酮味、尿味、肝臭，有无巩膜与皮肤黄染。要做全面的神经系统检查，包括观察瞳孔大小、有无眼球震颤、视乳头水肿、脑神经病变、运动与感觉障碍、脑膜刺激征等。应检查心血管情况，有无心肌梗死、心力衰竭、心包炎等表现。腹部检查的重点应检查脾肿大、胃肠型、上腹部蠕动波、震水声、腹部包块、压痛等。

3. 辅助检查 有针对性地进行血常规、血液生化、内分泌功能试验、妊娠试验、尿糖、尿酮、呕吐物、脑脊液、毒物分析检查等。同时配合影像学、内镜、胃肠动力学检查。必要时还可进行心电图、脑电图、心理咨询等，以协助鉴别精神性呕吐和器质性呕吐。

（三）诊断思路

（1）是反射性呕吐还是中枢性呕吐。

（2）若为反射性呕吐，是消化系统疾病还是全身性疾病。引起反射性呕吐的消化系统疾病主要有：急性胃肠炎、慢性胃炎、胃癌、幽门梗阻、肠梗阻、急性肝炎、急性胆囊炎、胆石症、急性胰腺炎、腹膜炎等。全身性疾病主要有：肾输尿管结石、急性肾盂肾炎、尿毒症、急性盆腔炎、异位妊娠破裂、卵巢囊肿蒂扭转、心肌梗死、心力衰竭、内耳迷路病变、青光眼、屈光不正等。

（3）若为中枢性呕吐，是颅内疾病还是颅外疾病。颅内疾病主要包括：颅内感染、脑血管疾病、颅脑损伤、癫痫等。颅外疾病主要是：尿毒症、肝性脑病、糖尿病酮症酸中毒、低血糖等。或者某些药物如抗癌药、洋地黄、吗啡可兴奋呕吐中枢而引起呕吐。

（四）危重征象

（1）急性炎症性疾病伴血压下降等休克表现者。
（2）各种内分泌危象伴呕吐者。
（3）循环系统疾病中急性心肌梗死、心力衰竭、休克、恶性心律失常等伴呕吐者。
（4）中枢神经系统疾病中出现颅内高压征而呕吐者。

（五）治疗原则

主要是明确引起呕吐的原因，酌情采取相应的措施加以处理。也可使用针灸治疗。

室内要保持空气清新，环境清洁干净，避开一切可能引发呕吐的因素，消除病人焦虑恐惧心理。无论何种病因引起的呕吐，均要注意患者有无出现误吸，呕吐过程中注意病人体位，平卧位病人呕吐时应把病人头偏向一侧，以免呕吐物呛入呼吸道引起窒息或发生吸入性肺炎。

七、急性腹泻

急性腹泻是指每天排便 3 次或 3 次以上，总量超过 250g，持续时间不超过 2 周的腹泻。粪便性状可为稀便、水样便、黏液便、脓血便或血样便，常伴有肠痉挛所致的腹痛，严重时可出现水电解质酸碱失衡及失液性休克。

（一）病因病理

急性腹泻病因多为感染性和中毒性，其中感染性占 85%，常见病原体包括病毒、细菌和寄生虫感染。这些因素导致胃肠道黏膜分泌过多液体、水分吸收减少或全部不能吸收；或肠道炎症溃疡，浸润性病变致血浆、黏液、脓血渗出，肠蠕动亢进而发生腹泻。

（二）诊断与鉴别诊断

1. 病史与伴随症状 急性腹泻的诊断要重视流行病学调查、年龄、性别、起病情况和病程。着重了解排便情况、粪便外观及伴随症状。①腹泻特征：病毒性腹泻一般表现为黏液便，继之为水样便，一般无脓血。细菌性痢疾多表现为黏液脓血便。细菌毒素所致腹泻多为水样便，一般无脓血。如细菌侵犯直肠，可出现里急后重的症状；如多人同时出现急性腹泻需考虑细菌性食物中毒、化学毒物中毒；伴便意频频、里急后重感、脓血黏液便等，病变多在直肠和（或）乙状结肠，考虑痢疾；粪便稀烂色淡，无里急后重感病则变多在小肠；某些急性细菌性腹泻病可有特征性的腹泻症状，如霍乱者粪便先呈米泔水样，后为水样便，次数多，量大；如副溶血弧菌感染表现为洗肉水样便。②其他胃肠道症状和体征：腹痛是仅次于腹泻的另一症状，病毒性腹泻多侵犯小肠，故多有中上腹痛或脐周痛，局部可有压痛，但无反跳痛；侵犯结直肠者，多有左下腹痛和里急后重；腹胀、恶心和食欲减退见于大多数感染性腹泻患者。呕吐的表现多见于细菌性食物中毒，是细菌毒素所致。③全身症状：病毒血症和细菌毒素可干扰体温调节中枢，因此腹泻伴发热很常见；中毒性菌痢病人可能仅有高热而无腹痛。④脱水、电解质紊乱和酸碱失衡：成人感染性腹泻一般无严重的脱水症状。一旦出现严重脱水表现，多提示病情严重，需重视。感染性腹泻从肠道失去的液体多为等渗；如伴剧烈呕吐，则可出现低氯、低钾性碱中毒；严重脱水、休克未得到及时纠正可引起代谢性酸中毒。⑤其他药物史和流行病学调查：伴发热者考虑克罗恩病、溃疡性结肠炎、阿米巴病、肠结核及全身性感染可能；伴头晕、失眠、健忘等神经性症状者多为肠激惹综合征；伴荨麻疹、血管神经性水肿者常由变态反应性胃肠病所致；小儿夏秋季腹泻，细菌培养阴性，应注意病毒性肠炎；长期使用广谱抗生素治疗的病人突发严重腹泻，须考虑金黄色葡萄球菌性肠炎和假膜性肠炎。如多人同时出现急性腹泻需考虑细菌性食物中毒、化学毒物中毒。

2. 体格检查 腹泻患者，要注意腹部体格检查，因部分急腹症患者，临床表现酷似严重的急性胃肠炎。注意生命体征的变化，腹部形态、压痛、包块、肠鸣音及全身体检可避免遗漏重要体征，为诊断提供有价值的线索。显著消瘦或营养不良要考虑小肠吸收不良、消化道肿瘤、甲状腺功能亢进；腹部肿块常提示肿瘤或炎性病变；腹部压痛明显常见于结肠炎、克罗恩病等；肠鸣音亢进可为不完全性肠梗阻的体征。

3. 辅助检查 便常规、大便潜血检查和大便培养对急性腹泻诊断意义较大，最好在抗生素使用前送检新鲜大便。血常规、血电解质、血糖等生化检查也有较大的参考价值。必要时可进行小肠吸收功能试验、腹部透视或摄片、腹部 B 超等检查可协助诊断。

（三）诊断思路

1. 是感染性腹泻还是非感染性腹泻 感染性腹泻常起病疾病急骤，病程较短，每天排便次数可达 10 次以上，常有腹痛，可有黏液便或脓血便。某些全身性感染，如脓毒症、伤寒或副伤寒等也可以引起感染性腹泻。

2. 如为非感染性腹泻，是炎症性的还是非炎症性的 炎症性腹泻主要指溃疡性结肠炎和克罗恩病。非炎症性腹泻包括：胃源性（胃大部切除术后、萎缩性胃炎），肝胆源性（肝硬化、肝内胆汁淤积性黄疸、慢性胆囊炎、胆石症），胰源性（慢性胰腺炎、胰腺癌、胰腺广泛切除），肿瘤性（胃泌素瘤、血管活性肠肽瘤、结肠癌等），功能性（肠易激综合征、甲状腺功能亢进、肾上腺皮质功能减退危象、糖尿病）。少见的不明原因腹泻者，要考虑中毒的可能性，如有机磷农药中毒、河豚中毒等。

（四）危重征象

（1）腹泻伴休克者。
（2）腹泻伴失水、酸碱平衡紊乱、周围循环衰竭及急性肾衰竭者。
（3）腹泻为主要表现的传染病：霍乱（甲类），细菌性和阿米巴痢疾、伤寒和副伤寒（乙类）。

（五）治疗原则

急性腹泻的病因治疗和对症治疗都很重要，但病因诊断明确之前应慎用止泻药和止痛药，以免延误或掩盖病情。

病因治疗：在诊断基本明确的情况下针对不同疾病采取相应的治疗措施，如抗感染、抗病原体治疗等。

对症治疗：包括纠正水电解质平衡紊乱，使用黏膜保护剂如硫糖铝、思密达等，使用微生态制剂以调节肠道菌群，如双歧杆菌、乳酸杆菌等。对非感染性腹泻可使用止泻剂。如伴腹痛可酌情选用解痉止痛药物。

八、黄疸

黄疸是指血中胆红素浓度升高致巩膜、皮肤、黏膜黄染的征象。黄疸不是一个独立的疾病，而是许多疾病的一种表现，较多见于血液系统疾病、肝胆胰疾病。

（一）病因病理

黄疸病因可分为溶血性黄疸、肝细胞性黄疸、胆汁淤积性黄疸、先天性非溶血性黄疸。临床上以前三类为最常见，特别是肝细胞性和胆汁淤积性黄疸。溶血性黄疸是由于红细胞大量破坏时胆红素的生成加快，超过肝细胞的摄取、结合和排泄能力，从而引起高非结合胆红素血症；肝细胞性黄疸由于肝细胞受损，对胆红素摄取、结合和排泄功能发生障碍，使相当量的非结合胆红素滞留血中，结合胆红素不能正常排入细小胆管而反流入血，结果发生黄疸；胆汁淤积性黄疸是多种原因导致胆汁不能正常排泄，直接或由淋巴液反流入体循环，使血中胆红素升高发生黄疸；先天性非溶血性黄疸是由于先天性酶缺陷所致肝细胞对胆红素摄取、结合和排泄障碍而发生的黄疸。

（二）诊断与鉴别诊断

1. 病史和伴随症状 了解年龄、性别、接触史、家族史、既往疾病史、女性妊娠史以及黄疸的发生演变过程等。伴发热、寒战、呕吐、腰背酸痛、全身不适等考虑急性溶血；伴发热、乏力纳差、肝区痛考虑急性肝炎；伴肝掌、蜘蛛痣、肝脾大或腹水者为慢性肝病；伴右上腹痛、寒战高热、黄疸顺序出现称为 Charcot 三联征，是肝外胆管结石继发胆管炎的典型表现；合并右上腹剧痛、寒颤高热、休克、精神异常称为 Reynolds 五联征，为急性重症胆道感染的表现形式；乏力、纳差、消瘦、黄疸进行性加重者考虑胰头癌或壶腹周围癌；发热、肝区疼痛剧烈者考虑肝脓肿。不明原因的黄疸应考虑药物影响、食物中毒等肝损害原因，询问用药、食物史。

2.**体格检查** 详细进行全身查体，重点了解黄疸的色泽、皮肤黄疸外的其他变化、肝脾和胆囊肿大情况，有无肝掌、蜘蛛痣、淋巴结肿大、出血点、腹水、肢体水肿、静脉曲张、神经系统异常等。如梗阻性黄疸皮肤呈金黄色；肝硬化或慢性肝病可出现全身性黑色素沉着，尤以脸部最早最明显（肝病面容）；急性肝炎、肝癌、肝脓肿等可有肝肿大；脾肿大见于肝硬化或肝癌肝功能失代偿时；胆囊肿大见于胆囊、胆管或胰头的肿瘤，或梗阻性胆囊炎等；神经精神异常见于肝性脑病等。

3.**辅助检查** 血常规、尿常规及尿二胆（尿胆红素、尿胆原）、便常规和潜血、肝炎病毒标记物、肝功能、血清蛋白测定、凝血功能检查、甲胎蛋白，腹部 B 超应作为常规，必要时进行腹部 CT 或 MR 检查。上消化道钡餐及胃镜检查有助于发现曲张的食管胃底静脉；对诊断特别困难的可考虑腹腔镜检查，甚至剖腹探查。

（三）诊断思路

1.**是否黄疸** 皮肤黏膜发黄不一定是黄疸，大量摄入含胡萝卜素的食物亦可致皮肤黏膜发黄（假性黄疸）。当血清总胆红素在 $17.1\sim34.2\mu mol/L$ 时，皮肤黏膜不黄，此时称为隐形黄疸。凡血清总胆红素 $>17.1\mu mol/L$ 均认为是黄疸。

2.**是否伴发热、昏迷、肝肾功能损害** 如伴高热、神志异常、肝肾功能损害提示病情危重，需紧急处理。

3.**是何种类型黄疸** 除溶血性黄疸、肝细胞性黄疸、胆汁淤积性黄疸外，应考虑先天性黄疸的可能。临床上三种主要黄疸的鉴别见表 1-1。

表 1-1　三种主要黄疸的鉴别

	溶血性黄疸	肝细胞性黄疸	梗阻性黄疸
病史特点	急性发作、家族史、溶血可能的因素	肝炎史、输血史、肝损害药物史	存在梗阻因素：结石、肿瘤、消瘦
伴随症状	高热、寒战、贫血、腰痛、无腹痛	恶心、食欲不振、乏力、肝区钝痛	腹痛为突出表现
黄疸颜色	浅黄色	金黄色	深黄色
大便颜色	褐或黄	褐或黄	白陶土色
直接胆红素（结合胆红素）	+	++	++
间接胆红素（非结合胆红素）	+++	++	++
胆红素比例	间接>直接	直接>间接	直接>间接
尿胆红素	-	++	+++
尿胆原	+++	-~++	-~+
转氨酶	-~+	+++	+
ALP 和 GGT	-	+	++~+++
B 超/CT/ERCP	-	-	有梗阻因素发现

（四）危重征象

（1）黄疸伴寒战、高热、呕吐、头痛、腹痛，甚至严重贫血、休克、昏迷。
（2）黄疸伴肾衰竭。
（3）黄疸伴见肝性脑病。

（五）治疗原则

黄疸的治疗应在诊断明确的前提下针对病因治疗，参照相关章节。
溶血性黄疸注意预防急性肾衰竭，贫血者予紧急输血，根据病情使用激素。肝细胞性黄疸应护肝。阻塞性黄疸除积极解除梗阻因素外，可用熊去氧胆酸等。中药可用利湿退黄中药如茵陈五苓散、茵栀黄冲剂、茵陈蒿汤及清开灵注射液等。

九、血尿

血尿是指尿液中含有较多红细胞，如仅在显微镜下才发现称为"镜下血尿"；如肉眼可见尿呈"洗肉水"样或血样，甚至有血凝块者称为"肉眼血尿"。但需要排除月经、病毒感染、过敏、运动所致血尿。

（一）病因病理

引起血尿的原因很多，约 98% 的病因是泌尿系本身疾病所致，仅 2% 是由全身及泌尿系邻近器官疾病所致，如结肠、阑尾、盆腔的炎症或肿瘤，某些血液病和心血管病。也有理化因素及药物、功能性、特发性因素。根据尿中血细胞的来源，分为肾实质性血尿和非肾实质性血尿，前者血尿来自肾实质组织，后者血尿来自于尿路系统。发生机制如下：

（1）在一些致病因素作用下，机体产生自身免疫反应，破坏了肾小球基膜的功能，使红细胞进入尿液形成血尿。

（2）炎症反应，泌尿系感染，主要是尿路感染，使尿路的黏膜出现炎症反应，水肿、淤血、小血管破坏。

（3）泌尿系组织破坏，如泌尿系肿瘤、结石、外伤使泌尿系组织受到破坏、侵蚀造成出血形成血尿。

（4）其他如中毒、过敏、肾血管畸形等很多原因均可使肾实质缺血坏死而出现血尿。

（二）诊断与鉴别诊断

1. 病史与伴随症状　详细询问有无进食引起红色尿的药品或食物，血尿出现在尿程的哪一段，是否伴有全身或泌尿系统症状，有无高血压和肾炎病史，有无排石史或外伤史。血尿伴疼痛是泌尿系结石的基本特征，输尿管结石且伴下腹部及会阴部放射痛，膀胱尿道结石、前列腺增生可出现排尿困难及尿流中断现象；伴尿路刺激症状，见于肾盂肾炎、膀胱炎、肾结核、膀胱结石及膀胱肿瘤晚期；伴浮肿、高血压，见于肾炎、高血压肾病；伴腰部肿块多为肾肿瘤、肾下垂、肾积水，双侧肿块见于多囊肾；伴出血倾向，见于血液病及其他有出血倾向的全身性疾病；无痛性间歇性肉眼血尿，多见于肾肿瘤、IgA 肾病、多囊肾等。

2. 体格检查　有无高血压、水肿，皮肤黏膜有无出血、贫血现象，肾区有无压痛及叩击痛，有无前列腺肿大，有无尿道分泌物，女性必要时应做妇科检查。

3. 辅助检查　取新鲜尿液做常规检查，尿三杯试验有助于区别血尿来源部位，尿沉渣涂片检查、尿培养用来确定特异性感染病原体。尿细胞学检查用于诊断尿路肿瘤。前列腺液检查用以诊断前列腺炎。根据病情需要，可进行腹部 X 线、静脉肾盂造影、超声波检查、肾动脉造影、CT、磁共振、膀胱尿道镜检查，怀疑血液病时应做血液学检查。

（三）诊断思路

1. 是否血尿　尿路以外部位（如月经、内痔）血液混入尿中，称假性血尿。某些药物、食物或化学物质，如安替比林、利福平、胆色素等可使尿液呈红色；溶血性疾病形成的血红蛋白尿和挤压伤等产生的肌红蛋白尿亦可呈红色，统称为红色尿。

2. 血尿是否来源泌尿系统　血尿来源有：全身出血性疾病、邻近器官病变及泌尿系统病变。临床上大部分血尿与泌尿系统病变有关。根据病史、查体及相关实验室检查排除前两种原因后，方能确定血尿来源于泌尿系统。

3. 是上尿路病变还是下尿路病变　三杯试验有助于确定血尿来源。

（1）肾脏血尿病变特点：全程血尿；尿中蛋白质含量常多，可有红细胞管型；伴肾区钝痛或肾绞痛；一般无排尿不适感。

（2）膀胱或膀胱颈病变血尿特点：终末血尿，尿色鲜红，血块不规则；常有排尿不适感，肿瘤出血除外。

（3）前列腺、尿道病变血尿特点：尿色鲜红，前列腺及后尿道出血为终末血尿，前尿道出血呈尿道滴血或初始血尿；多伴尿路刺激症状。

4. 是肾小球源性病变还是非肾小球源性病变

（1）肾小球源性血尿：几乎所有的肾小球源性血尿都伴有不同程度的蛋白尿和管型尿；通过对红细胞位相检查，畸形红细胞超过 50%以上应首先考虑肾小球源性。

（2）非肾小球源性血尿：肾小球外病变引起的血尿，包括肾盂、肾盏、输尿管、膀胱、尿道等处。尿路本身及邻近组织的炎症、创伤、结石、肿瘤等破坏泌尿上皮细胞及毛细血管后引起不同程度的血尿，可伴有白细胞尿、脓尿等，但蛋白尿和管型尿少见。

（四）危重征象

（1）感染性疾病与传染性疾病伴发血尿及肾衰竭者。
（2）伴见其他脏器严重出血者。
（3）伴见出血、水肿、高血压、肾衰竭者。

（五）治疗原则

针对引起血尿的原发病进行治疗。必要时对症止血，慎用促凝血药，防止输尿管等被血凝块堵塞。中药可予云南白药、田七胶囊、紫地宁血散等治疗。

十、头痛

头痛（Headache）是指额、顶、颞及枕部的疼痛。根据发病的缓急可分为急性起病的头痛、缓慢起病的头痛。根据病因可分为①原发性头痛：如偏头痛、紧张性头痛、丛集性头痛及三叉神经性头痛；②继发性头痛：如外伤、感染、血管性颅内病变、非血管性颅内病变、药物戒断、精神疾病等因素引起的头痛。急性头痛常是某种严重致命性疾病的突出表现，反复发作或持续的头痛可能是某些器质性疾病的信号，应认真检查，明确诊断，及时治疗。

（一）病因病理

头痛大多数是由于某些物理或化学因素刺激头颅的痛觉敏感结构所致。对疼痛较敏感的头颅结构有：①头皮、皮下组织、颅骨骨膜、眼眶内容物、鼻腔与鼻窦等；②颅内静脉窦及其分支，脑膜动脉、脑基底动脉环及其主要分支，部分硬脑膜，第 5、7、9、10 对脑神经及第 1、2、3 颈神经。

头痛的发生机制如下：①血管因素：各种原因引起颅内外血管收缩、扩张、牵引或伸展；②脑膜受刺激或牵拉；③第 5、7、9、10 对脑神经（三叉神经、面神经、舌咽神经和迷走神经）和第 1、2、3 颈神经受刺激、积压或牵拉；④五官和颈椎的病变；⑤头颈部肌肉收缩。

（二）诊断与鉴别诊断

1. 病史和伴随症状　了解头痛发生的诱因和形式、部位、性质及伴随症状，有助于诊断。询问病史时必须注意询问以下方面：

（1）发病情况：急剧的头痛，持续不减，并有不同程度的意识障碍而无发热者，提示颅内血管性疾病。长期的反复发作头痛或搏动性头痛，多为血管性头痛（如偏头痛）或神经官能症。

（2）头痛部位：偏头痛多在一侧。高血压引起的头痛多在额部或整个头部。全身性或颅内感染性疾病的头痛，多为全头部痛。

（3）头痛的程度与性质：三叉神经痛、偏头痛及脑膜刺激的疼痛最为剧烈。三叉神经痛多呈短暂、电击样疼痛，高血压性、血管性及发热性疾病的头痛，往往带搏动性。

（4）头痛出现的时间与持续时间：突然发生，持续时间极短，多为功能性疾病；慢性持续性钝痛以器质性病变多见；持续性进行性头痛可见于颅内高压，占位性病变；女性偏头痛常与月经期有关；某些头痛呈进行性加剧，常提示原有病情加重或恶化。

（5）加重、减轻或激发头痛的因素：咳嗽、打喷嚏、摇头、俯身可使颅内高压性头痛、血管性头痛、颅内感染性头痛及脑肿瘤性头痛加剧。

（6）伴随症状：急性起病并有发热者常为感染疾病所致。头痛伴恶心呕吐、出汗、心悸等自主神经症状，主要见于偏头痛；头痛严重伴进行性加剧的恶心、呕吐，常为颅内高压；伴有视力障碍及其他眼部征象，呈短暂发作，多位偏头痛、椎基底动脉供血不足。

2. 体格检查 引起头痛的疾病甚多，临床检查比较复杂，除了血压、体温、呼吸等一般检查，通常还包括以下方面：

（1）头颅检查：有无颅骨内陷、头皮血肿及局部压痛；各鼻窦区是否有压痛。

（2）眼部检查：有无屈光不正、眼部疼痛、虹视及视乳头水肿。

（3）神经系统检查：神经定位体征提示颅内病变，如脑膜刺激征提示蛛网膜下腔出血、脑膜炎等；一侧动眼神经麻痹，眼睑下垂，可能有动脉瘤。

3. 辅助检查

（1）常规检查：①有感染史，做血常规；②有外伤史，做头颅X线片或头颅CT；③有长期头痛病史，持续加重者，做头颅CT、MRI。

（2）选择性检查：①疑有颅内感染，行腰穿、脑脊液检查；②疑有颈椎病者，摄颈椎X线片；③疑有头痛性癫痫，做脑电图。

（三）诊断思路

1. 是原发性还是继发性 原发性头痛指没有明确病因，且无神经系统阳性体征者，包括偏头痛、紧张性头痛和精神性头痛，临床上占绝大部分。继发性头痛指有明确病因，且往往有神经系统定位体征者，临床上占比例少，但病情较严重。

2. 是全身性病变还是局部病变 全身性疾病多见于：①急性感染；②心血管疾病，如高血压；③中毒，如一氧化碳中毒，酒精中毒等；④其他如尿毒症、低血糖、贫血、月经紊乱等。

3. 是颅内还是颅外

（1）颅内病变：①急性脑血管病：蛛网膜下腔出血、脑出血、高血压脑病；②颅内炎症：脑膜炎、脑炎等；③颅内占位性病变：脑肿瘤、转移瘤、颅脓肿、囊肿及肉芽肿等；④颅脑外伤：脑震荡、硬膜下血肿、脑挫裂伤等；⑤其他：偏头痛、丛集性头痛等。

（2）颅外病变：①颈枕部颅外病变常见于颈椎病；②颅骨疾病：颅骨肿瘤等；③神经病变（三叉神经、舌咽神经及枕神经）；④眼、耳、鼻、齿病变。

（四）危重征象

（1）头痛伴有颅内高压症。

（2）头痛伴有意识障碍。

（3）急性脑血管意外。

（4）颅脑外伤伴有剧烈头痛。

（5）高血压急症。

（6）颅内感染。

（五）治疗原则

尽快明确病因，针对病因治疗。急性脑血管疾病、病情严重或昏迷病人，不容许立即做有关辅助检查时，需进行重点监护，并按临床诊断进行抢救治疗，还可应用针灸止痛，如腹针、平衡针等。

（李 俊 谭展鹏）

十一、眩晕

眩晕指的是自身或环境的旋转、摆动感，是一种运动幻觉；典型表现为感觉外界或自身在沿着一定的方向旋转，移动或摇动。根据疾病发生的部位，眩晕分为周围性和中枢性，临床上周围性的发生率更高；患者可诉头晕目眩、天旋地转、摇摆、倾斜、脚步不稳、如坐轮船等，常伴有三种病征：眼球震颤；躯体不稳或倾倒；迷走神经激惹（恶心呕吐、汗出、面色苍白）。眩晕多由前庭系统功能障碍引起，也称作真性眩晕。而多数主诉头晕的患者并没有明确的旋转感，只是头重脚轻、头昏、欲失去平衡的感觉、晕厥前的感觉、走路不稳感等，称为假性眩晕。

（一）病因病理

正常情况下维持机体的平衡姿势和感知自身的空间位置需要一套复杂的系统来完成，包括：视觉传导系统、前庭系统及传导关节和肌肉本体感觉冲动的深感觉传导系统。人体通过视觉、本体觉和前庭器官分别将躯体位置的信息经感觉神经传入中枢神经系统，整合后做出位置的判断，并通过运动神经传出，调节位置，维持平衡。其中任何传入环节功能异常都会出现判断错误，产生眩晕的感觉。

1. 视觉障碍 视觉障碍使传入至中枢神经系统躯体位置的定位信息错觉引发眩晕。

2. 本体感觉障碍 本体感觉障碍使传入中枢神经系统躯体位置的定位信息错觉引发眩晕。

3. 前庭功能障碍 前庭器官或中枢受到较大刺激或病变，前庭感受的刺激与肌肉关节的本体觉和视觉感受器的空间定向不一致，产生眩晕。

（二）诊断与鉴别诊断

通常依据典型的、有运动感的眩晕发作，伴有眼球震颤及迷走神经激惹症状，临床较容易诊断出眩晕。

1. 病史与伴随症状 以眩晕主要临床表现的疾病很多，且客观体征较少，详细询问病史有重要诊断价值。

（1）乘车、乘船后发生的一过性眩晕属生理性眩晕，休息后常可缓解。

（2）发病急，眩晕典型，程度较重，患者自觉周围物体旋转或自身摇动，常牢牢抓住周围物体，不敢睁眼，走路偏向一侧，持续时间短，几分钟到数小时不等，常伴有自主神经症状，多提示前庭周围性眩晕。

（3）急性或慢性起病，旋转感相对较轻，自主神经症状少，持续时间长，可伴耳鸣和听力下降，或伴有其他神经系统症状和体征，多提示前庭中枢性眩晕。

（4）伴有晕厥、昏倒、心慌、胸闷痛者，注意急性心律失常和急性冠脉综合征；伴有步态不稳、复视、视力模糊者注意小脑病变。另外某些全身性疾病如高血压、尿毒症等，以及一些眼源性疾病和头颅外伤等引起不同程度的眩晕，常无真正旋转感，一般不伴听力减退，眼球震颤，少有耳鸣，并有原发病的表现。

2. 排除性诊断对引起眩晕的常见疾病进行排除

（1）前庭神经炎：有上呼吸道感染病史，伴有发热、剧烈眩晕、恶心、呕吐。

（2）颈椎病：眩晕与头部转动相关，伴有视力下降甚至视物模糊，上肢麻木感，颈椎 MRI 可以明确。

（3）梅埃尼综合征：是中年以上患者最常见的眩晕类型，表现为明显的耳鸣、耳聋，伴有恶心、呕吐、汗出、面色苍白、眼球震颤，症状重，每次发作数小时或数天，可自行缓解。

（4）迷路炎：耳鸣、耳聋，伴有恶心呕吐、眼震及病变侧听力下降或丧失，还有耳痛、耳漏、头痛、发热等中耳感染征象。

（5）药物性：有用药史，尤其是氨基糖苷类，多在用药第四周开始出现。

（三）诊断思路

1. 是生理性还是病理性　乘船、乘车、乘飞机、乘电梯时或从高处快速落下会发生一过性眩晕、恶心呕吐，休息后常可缓解，属生理性眩晕。

2. 是真性还是假性眩晕　假性眩晕是躯体疾病表现为神经功能障碍症候群之一，一般无自发性眼颤，前庭功能检查无明显异常，常伴有躯体疾病的其他临床表现。真性眩晕出现运动幻觉、眼球震颤、耳鸣、呕吐、神经系统阳性体征、前庭功能检查异常。

3. 是周围性还是中枢性　周围性眩晕是指内耳前庭至前庭神经颅外段之间病变，特点如下：眼震呈水平或有旋转，常伴耳鸣、听力下降、恶心呕吐及迷走神经反射亢进临床表现，无神经系统阳性体征。常见于梅尼埃症、迷路炎、前庭神经炎、药物中毒等。中枢性眩晕指前庭神经核及其纤维联系小脑、大脑和脑干发生病变，特点如下：眼震为垂直性，持续时间长，无耳鸣耳聋，迷走神经反射不剧烈，可有其他神经系统阳性体征。常见于：听神经瘤、脑干肿瘤及小脑肿瘤等占位病变；桥脑和延髓梗死、椎-基底动脉供血不足等脑血管病；颈椎病。

（四）危重征象

（1）眩晕伴意识障碍、颈项强直、剧烈呕吐、病理征阳性。
（2）眩晕伴意识障碍，四肢瘫痪，高热，去大脑强直。
（3）眩晕伴恶性心律失常或重度心力衰竭。

（五）处理原则

眩晕患者须卧床休息，呕吐剧烈者须注意水、电解质平衡，紧张焦虑患者可应用适量镇静药物。常用于治疗眩晕的对症药物有：①血管扩张剂如山莨菪碱、氟桂利嗪等。②抗组胺药如苯海拉明。③针灸治疗，如腹针、平衡针等。完善相关检查针对病因治疗。

十二、抽搐

抽搐是指全身或局部肌肉非自主快速阵发性收缩，常可引起关节运动和强直，包括痫性发作和非痫性发作。痫性发作是大脑皮质和边缘系统神经元异常兴奋导致神经功能异常；反复痫性发作即为癫痫。当肌肉收缩表现为强直性和阵挛性时，称为惊厥。

（一）病因病理

临床上引起抽搐的常见疾病包括癫痫、癔症性抽搐、破伤风、狂犬病、手足搐搦症、痛性痉挛和抽动秽语综合征等。抽搐的病因可分为特发性与症状性。

1. 特发性病因　常由于先天性脑部不稳定状态所致。

2. 症状性病因

（1）颅内疾病：中枢神经系统的病毒性与细菌性感染、寄生虫病、外伤、肿瘤、血管疾病、先天性脑发育障碍、结节性硬化、播散性硬化、核黄疸等。

（2）全身性疾病：阿斯综合征、感染、中毒、心血管疾病、低血糖状态、糖尿病昏迷、风湿免疫性脑病、嗜铬细胞瘤、尿毒症，其他如突然撤停安眠药、抗癫痫药，还可见于热射病、溺水、窒息、触电等。

（3）神经官能症：如癔症性抽搐。

（4）手足抽搐症：低血钙手足抽搐症、碱中毒性手足抽搐症。

此外，还有破伤风、狂犬病、痛性痉挛和抽动秽语综合征等。

（二）诊断与鉴别诊断

1. **病史及伴随症状**　详细询问发作的诱因、持续时间、是否为孕妇。是全身性还是局限性、性质呈持续强直性还是间歇阵挛性。发作时意识状态，有无大小便失禁、舌咬伤、肌痛等。有无脑部疾病、全身性疾病、癔症、毒物接触、外伤等病史及相关症状。病儿应询问分娩史、生长发育异常史。以全身骨骼肌痉挛为主要表现，典型者为癫痫大发作（惊厥）。由破伤风引起者为持续性强直性痉挛，伴肌肉剧烈的疼痛。伴发热，多见于小儿的急性感染，也可见于胃肠功能紊乱、重度失水等，但须注意惊厥也可引起发热。伴脑膜刺激征，可见于脑膜炎、脑膜脑炎、假性脑膜炎、蛛网膜下腔出血等。伴瞳孔扩大与舌咬伤可见于癫痫大发作。惊厥发作前有剧烈头痛，可见于高血压、急性感染、蛛网膜下腔出血、颅脑外伤、颅内占位性病变等。伴意识丧失，见于癫痫大发作、重症颅脑疾病等。

2. **体征**　除全面体格检查外，应注意重点检查患者的神志状况，有无神经系统体征，瞳孔、眼底检查，肌张力检查及生命体征检查。

3. **辅助检查**　常需进行血尿常规，血液生化、血气分析、ECG，必要时脑脊液检查，头颅 CT、MRI、脑电图检查对定位和定性诊断很有帮助。

4. **鉴别诊断**　应与癔病的抽搐鉴别，还应与不同病因所致的抽搐鉴别（表 1-2）。

表 1-2　特发性癫痫与症状性癫痫的鉴别

	特发性癫痫	症状性癫痫
原发病史	通常无原发病	可有，如有难产史、脑部感染外伤、脑卒中史
首次发作年龄	通常在 30 岁前	任何年龄，但 30 岁以后发作提示为症状性
先兆时间	无先兆	先兆时期较长
抽搐持续时间	多＜5min	多＞10min
抽搐的肌肉群	全身性抽搐	全身性或局限性，后者提示为症状性
原发病的病症	无	有相应的原发病
脑电图	正常脑电图	局限性异常波形，提示症状性癫痫

（三）诊断思路

（1）确定是否为抽搐。

（2）明确是颅内病变还是全身病变所致。急查头部 CT 或 MRI、血糖、电解质（包括钠、钙、镁）、肾功能、毒物筛查、血气分析、血 HCG。

（3）伴随症状。

（四）危重征象

（1）心律失常伴阿斯综合征。

（2）抽搐伴有急性严重低血糖（＜2.8mmol/L）。

（3）抽搐伴有喷射性呕吐等严重颅内高压症。

（4）癫痫持续状态。

（五）治疗原则

抽搐的治疗原则有①监测生命体征：进行心电、血压、体温、血糖、呼吸监测。②一般治疗：吸氧，建立静脉通路，抽搐发作时应注意保持呼吸道通畅，将患者头偏向一侧，用包好的压舌板或类似物品放入口内，以防舌咬伤。如有呕吐物要及时清理，抽搐时禁饮食。③抗惊厥治疗：可视病情选用巴比妥类、苯二氮䓬类止痉。④病因治疗：高热惊厥要立即给予药物及物理降温；注意纠正水电解质酸碱平衡紊乱；破伤风者予破伤风免疫球蛋白或破伤风抗毒素、抗生素治疗；癔症抽搐者关心、暗示疗法。

十三、晕厥

晕厥是指大脑一过性广泛供血不足或缺氧所致的短暂的意识丧失状态，伴有姿势性张力丧失综合征。由于原因不同，晕厥的后果从良性发作至突然死亡。即使是良性发作，在特殊情况下，如外伤、高空作业、飞行员、司机等也会造成严重后果。

（一）病因病理

引起晕厥的病因很多，各种原因引起大脑供血障碍均可导致晕厥发生。发生晕厥的病因大致分类如下：

1. 血管性晕厥

（1）反射性晕厥如血管迷走发作、情景性血管迷走发作、直立性低血压、颈动脉窦性晕厥。这是一种常见的晕厥，由于迷走神经张力增高，导致心脏搏动抑制和全身周围血管扩张，心脏排血量降低而引起晕厥。

（2）心源性晕厥。由于恶性心律失常、心肌梗死、心室流出道与流入道阻塞、心脏压塞、主动脉夹层动脉瘤等原因引起心搏出量急骤降低所致。

2. 非血管性晕厥

（1）神经源性晕厥如脑血疾病、癫痫发作、中毒性脑病、偏头痛等。由于颅内外脑血管病变或血管运动中枢本身受损引致的晕厥。

（2）代谢与血液性晕厥如缺氧、低血糖、过度通气、严重贫血等，血液成分异常及其他原因引起的晕厥。

（3）精神性晕厥如恐惧症、重度抑郁、癔症等。

（二）诊断与鉴别诊断

1. 病史与伴随症状　向患者直接了解病史外，亦需请目击者提供当时情况，包括询起病的形式、发作的体位、发作持续的时间、伴随的症状、有无先兆、诱因、场所、体位和后期症状等；晕厥时意识障碍的程度和持续时间的长短，以及当时的面色、脉搏、有无尿失禁及肢体抽动、意识恢复后的主观不适等。伴有明显的自主神经功能障碍（如面色苍白、出冷汗、恶心、乏力等）者，多见于血管抑制性晕厥或低血糖晕厥；伴心率或心律明显改变者，见于心源性晕厥；伴抽搐者，见于中枢神经系统疾病、心源性晕厥；伴有头痛、呕吐、视听障碍者提示中枢神经系统疾病；伴有发热、水肿、杵状指提示心肺疾病；伴有呼吸深而快、手足发麻、抽搐者提示换气过度综合征、癔症等；伴有面颊痛提示舌咽和三叉神经痛。

2. 体格检查　应特别注意检查心血管系统和神经系统，如有无心脏瓣膜病，心律紊乱，不同体位的血压、脉搏有无异常，颈部动脉搏动是否减弱或有异常杂音，有无抽搐及局灶性神经功能缺损等。

3. 辅助检查　心电图、心脏 B 超等检查一般适用于各型心源性晕厥；脑电图检查适用于脑源性晕厥、心源性和反射性晕厥；颈动脉和椎动脉多普勒超声检查，脑血管造影，头颅 CT 及脑脊液检查等适用于脑源性晕厥。还有颈椎片和胸片，血糖、血脂等亦可酌情检查。

4. 应重点与下述症状或疾病相鉴别

（1）癫痫失神发作（癫痫小发作）：主要表现为发作性短暂意识障碍，突然失神，持物落地，无明显诱因和先兆，一般不倒地和无发作后的乏力感，脑电图检查有助于鉴别诊断。

（2）眩晕：主要表现为自身或外物旋转感，因站立不隐常就地卧倒，伴有恶心，呕吐和眼震，一般无意识障碍，一次持续数十分钟，数小时或数天后逐渐好转。

（3）休克：主要表现为面色苍白，脉细弱，出冷汗，血压明显下降或测不到，早期意识清楚为其特点。

（三）诊断思路

（1）明确是晕厥还是眩晕和昏迷。
（2）如果确定是晕厥，还应明确是哪一种晕厥。
（3）注重排除心源性、脑源性晕厥。
（4）找出晕厥的病因。

（四）危重征象

（1）晕厥伴心律失常。
（2）晕厥伴剧烈胸腹痛、休克。
（3）晕厥伴剧烈头痛、呕吐。

（五）治疗原则

病因治疗是根治晕厥的最有效措施，如有明确发作诱因者尽快去除。①一般处理使患者立即平卧位，抬高双脚过胸，松解衣衫，片刻后常可自行清醒；监护生命体征、吸氧、保持呼吸道通畅、建立静脉通路。②尽快明确病因，行对因治疗缓慢性心律失常需安装起搏器；快速性心律失常需相应药物治疗；室性心律失常则需要植入除颤器。对于血容量不足、低血糖、电解质紊乱或药物中毒可按常规处理。

十四、昏迷

昏迷是多种病因引起的脑功能发生高度抑制所致的严重意识障碍，主要特征是意识丧失，随意运动丧失，运动、感觉、反射和自主神经功能障碍，对外界刺激（声音、语言、光线、疼痛等）不起反应或出现病态的反射活动，是意识障碍的最严重阶段，为病情危重的信号，病死率高。临床按觉醒障碍程度分为：嗜睡、昏睡、浅昏迷、深昏迷。

（一）病因病理

中枢神经系统对内、外环境中的刺激所做出的有意义的应答为意识，意识包括"觉醒状态"和"意识内容"。正常的清醒状态有赖于脑干网状上行激活系统刺激大脑皮质，维持其兴奋性。大脑皮质负责思维、行为、记忆、情感和注意力等高级神经活动，是意识内容活动的部位；当大脑半球病变广泛、两侧性、来势迅急或半球向下移位压迫丘脑或中脑非特异性投射系统时，才会造成昏迷。传入神经和中枢整合机构才能直接相关。传入神经指的是脑干腹侧的上升性网状激动系统，任何病变只要累及这一系统，就会产生不同程度的意识障碍。中枢整合机构所指为双侧大脑皮层，其主要与条件反射有关。大脑皮层的弥漫性损害会导致昏迷。一般大脑半球局灶病变不产生昏迷，两侧半球广泛病理，且发展迅速可造成不同程度的昏迷，脑干网状结构非特异性上行投射系统损害或破坏，可产生深昏迷。脑干网状结构受压迫或破坏，网状结构的突触传递被阻断（如脑缺血、缺氧，致去甲肾上腺素合成障碍或苯乙胺、酪胺等异常代谢产物入脑，造成苯乙醇胺、去甲新福林与去甲肾上腺素竞争），酸中毒使突触后膜对神经递质敏感性极度降低，血糖过低影响脑组织的活动，高血氨抑制脑的能量代谢等都会引起昏迷。引起昏迷的病因很多，常见为颅内、颅外（全身），颅内疾病有小脑幕上病变、小脑幕下病变、弥漫性病变及各种类型的脑代谢性病变。可造成昏迷的全身性疾病如急性感染性疾病、内分泌及代谢障碍、水和电解质平衡紊乱、心血管疾病、呼吸系统疾病、外源性中毒，以及中暑性高热、电击、高原病等物理因素。

昏迷是最严重的意识障碍，即意识丧失，主要是大脑皮质和皮质下网状结构发生高度抑制的一种状态。患者表现为随意运动丧失，对外界刺激失去正常反应。根据意识丧失的程度，临床上分为嗜睡、昏睡、浅昏迷、深昏迷等。

（二）诊断与鉴别诊断

对昏迷患者应通过知情者获取详细的病史，了解发病经过，并进行系统体格检查和实验室检查，全面综合分析，才能做出正确的诊断。

1. **病史及伴随症状**　向知情人询问患者的既往病史、发病过程、发生速度、持续时间及演变过程，了解发病时患者所处的环境。起病急骤，多见于急性脑血管病、心脏疾患、脑外伤、急性脑缺氧、触电和某些中毒；亚急性起病，多见于颅内感染、多种代谢性脑病、化学伤害、烈性传染病等；昏迷前剧烈头痛、呕吐，考虑脑出血、蛛网膜下腔出血；伴发热，可见于脑炎、脑膜炎、感染性中毒性休克，以及糖尿病非酮症高渗性昏迷；伴肢体瘫痪，见于脑血管病和颅内占位性病变；发病前有严重心因性因素，注意患者有无服毒的可能。了解发病时的情况，包括病发现场所见（有无电线、室内有无煤气味道），考虑有无触电、煤气中毒，在高温环境考虑中暑等。

昏迷要与精神抑制状态、木僵（动作显著减少乃至消失，对外界刺激无反应，但意识不丧失）、闭锁综合征（四肢瘫痪、眼球水平活动障碍、面肌舌肌瘫痪，但患者感觉和认知功能正常）等区别。

2. **体格检查**　在病因不清的情况下，一定要对患者全身各系统进行认真仔细的检查。对昏迷患者，除了重点观察血压、脉搏、呼吸、体温等生命体征及脑、心、肺、肝、肾等脏器外，还要注意头部有无外伤，皮肤黏膜有无出血，呼出气体的气味，呕吐物的气味、颜色等。神经系统要重点检查瞳孔大小、对光反射、眼球运动、运动系统功能、反射系统、脑膜刺激征等。

（1）呼吸：呼吸深快常见于代谢性酸中毒；浅慢呼吸见于颅内压升高或碱中毒；呼吸过慢或叹息样呼吸则提示麻醉药物或镇静药物过量；呼吸不规则提示延髓病变。

（2）循环：伴有血压升高和心率减慢提示颅压增高。

（3）皮肤：皮肤呈樱桃色提示一氧化碳中毒；皮肤苍白见于休克；皮肤黄染见于肝胆疾病；皮肤潮红见于感染性疾病或乙醇中毒。

（4）瞳孔：瞳孔缩小见于有机农药中毒、地西泮中毒、吸毒过量、脑桥病变；瞳孔散大见于下丘脑病变、中脑病变。

（5）气味：呼吸有烂苹果味见于糖尿病酮症酸中毒；氨气味见于肝性脑病；尿臭味见于尿毒症；大蒜味提示有机农药中毒。

（6）瘫痪及病理反射：中枢神经系统疾病所致昏迷常伴有中枢性面瘫、肢体偏瘫、病理反射阳性。

3. **辅助检查**　常规进行血糖、血常规、电解质、血气分析、肝肾功能、心肌酶学、心电图等检查，脑脊液检查对一些怀疑颅内疾病的昏迷患者非常重要，头颅 CT 或 MRI 对一些急性脑血管病、颅内感染、脑外伤、颅内占位性病变的诊断有重要价值。

（三）诊断思路

1. 确定是否昏迷　根据 Glasgow 评分，7 分以下为昏迷。

2. 明确昏迷的原因　颅内还是颅外（全身）。若是颅内病变，要明确是局限性病变还是弥漫性病变。前者多见于颅内肿瘤硬膜下血肿等，后者多见于脑炎、脑膜炎、广泛性脑挫裂伤等。若是颅外全身病变引起，多数不表现明显神经定位体征，不产生急性颅内高压症状。见于心、肺、肝、肾和内分泌器官及中毒、缺氧、水电解质和酸碱平衡紊乱等。

（四）危险征象

昏迷属临床严重症状，不论是否伴有其他临床症状，均属危重。

（五）治疗原则

首要的是针对病因积极治疗。急救处理包括①一般处理多种生理参数（心功能、呼吸功能、体温、脑电图，各种生理反射等）的监测，迅速清理呼吸道异物，必要时置口咽管，保持气道通畅，有指征可考虑气管插管，建立静脉通道，必要时行 CPR，维持循环功能，维持水电解质及酸碱平衡。②对症治疗：颅内高压或脑疝者降颅压，处理水肿，可予甘露醇静脉滴注、呋塞米静脉注射。深昏迷者予冰帽降温减少脑代谢，处理脑水肿，保护脑功能；抽搐者控制抽搐。高热者行物理或药物退热治疗。③对因治疗：针对昏迷的病因进行治疗。颅内感染者，选用能通过血脑屏障有效杀菌的抗生素控制感染；肿瘤者转颅脑外科；脑出血、脑梗死者转神经血管科治疗；缺氧性脑病予氧疗。④预防并发症，如消化道出血、褥疮、尿路感染等，注意口腔护理。⑤加强营养支持。⑥中医急救：呼吸急促、高热者，可予通腑醒神胶囊，或大承气汤灌肠；昏迷伴高热者予安宫牛黄丸；痰多者予猴枣散；抽搐者可予紫雪丹等鼻饲。并发抽搐可针刺人中、百会。

（叶　烨）

第二章 危重症

第一节 休克

休克（shock）是指由多种强烈的致病因素作用于机体引起的急性循环功能衰竭，由于有效循环血量锐减，机体失去代偿，神经-体液因子失调，休克表现为以组织脏器缺血缺氧或组织氧及营养物质利用障碍，呈进行性发展的病理生理过程为特征，以微循环灌注不足和细胞功能代谢障碍为主要表现的临床综合征，是最常见的重症。

有效循环血量依赖于：充足的血容量、有效的心搏出量和完善的周围血管张力三个因素。当其中任何一因素的改变超出人体的代偿限度时，即可导致有效循环血量的急剧下降，造成全身组织、器官氧合血液灌流不足和细胞缺氧而发生休克。在休克的发生和发展中，上述三个因素常都累及，且相互影响。

1773 年在英文医学文献首先应用 shock 一词，近年国际上陆续发表了数篇急性循环衰竭（休克）相关的文献、共识和指南以便于规范其诊断和治疗，其中最具有影响力的是在 2014 年发表的《欧洲休克血流动力学监测共识》，该共识提出了急性循环衰竭（休克）诊断的新观点。为促进我国急诊急性循环衰竭（休克）诊疗的标准化和规范化，降低病人病死率，2016 年，中国医师协会急诊医学医师分会组织国内急危重症领域专家制订发布了《急性循环衰竭中国急诊临床实践专家共识》，进一步明确了其相关定义和概念。

急性循环衰竭（acute circulatory failure，ACF），是指由于失血、细菌感染等多种原因引起的急性循环系统功能障碍，以致氧输送不能保证机体代谢需要，从而引起细胞缺氧的病理生理状况。休克是急性循环衰竭的临床表现，常常导致多器官功能衰竭，并具有较高的病死率。换言之，休克的最佳定义即是急性循环衰竭。

休克属于中医"厥脱证"，是指邪毒内陷，或内伤脏气，或亡津失血所导致的气血逆乱，正气耗脱的一类病证。"脱"之名源自《灵枢·血脉论》："阴阳之气，其新相得而未和合，因而泻之，则阴阳俱脱，表里相离，故脱色而苍苍然"。

一、病因病理

（一）中医病因病机

1.病因 本病的病因复杂，常见原因为邪毒内陷、脏气暴损或失血亡津，以致阴阳气血津液严重耗损。

（1）邪毒内陷：外感六淫或疫疠毒邪，内陷入里，蕴结化火成毒，毒热过盛，气血逆乱，正气衰亡，致阴阳之气不相顺接，正气耗散，阴竭阳脱。

（2）脏气暴损：脏气急虚，或久病宿疾，脾运失健之人，易痰阻气机；肝阳素旺之人，常肝气郁结，肝阳暴亢，五志过极，或创伤剧痛，正气耗伤，气血逆乱，均致脏气内伤。气机逆乱，营卫不行，脉道不通，升降欲息则气立孤危，气血不通则出入废止，终致神机化灭，有阴阳离决之势。

（3）失血亡津：失血失液，呕血便血，或创伤伤及脉络，大量失血，以致气随血脱，阳随阴亡；或饮食不洁之物，或攻下过猛，损伤脾胃，升降失常，清浊不分，暴吐暴泻，阴液大伤，气随津脱，阳随阴亡。

2. 病机　休克的中医基本病机是外感六淫之邪，元气不足，营卫失和，邪毒内侵，入里化热，热毒炽盛，耗伤阴液，损津亏血；久病或暴病伤阳耗气而致阳气大衰，或阴损及阳，阳气虚亏不能温煦而致厥证。总之，阴寒之邪损伤阳气，温热之邪耗伤阴液，皆可致气机逆乱，阴阳之气不能顺接或维系而发脱证。其病位主要在心、肾，与诸脏腑密切有关。病性多属虚实夹杂，以虚为主。外感多为因实致虚，内伤则可虚中夹实。

病情进一步发展加重者致使元气耗散，阳气衰微，阳不附阴，不能相互维系，虚阳外越，以致五脏败伤，上引下竭，阴阳互不相抱，终至阴阳离决，五络俱衰。

（二）西医病因病机

1. 病因

（1）失血性休克：大量失血可引起失血性休克，见于外伤、消化道溃疡、食管静脉曲张破裂、宫外孕及产后大出血等疾病引起的急性大失血等。休克的发生与否取决于机体血容量丢失的速度和总量，一般 15min 内失血少于全血量的 10%时，机体能够通过代偿保持血压和组织血液灌流量处于稳定状态，但若迅速失血超过总血量的 20%左右，即可引起休克，超过总血量的 50%则往往迅速导致死亡。

（2）失液性低血容量性休克：体液大量丢失使有效循环血量锐减，也可导致休克。常见于剧烈呕吐、腹泻、肠梗阻、大量出汗等。大面积烧伤伴有血浆大量渗出时可引起烧伤性休克。此型休克的发生与血容量减少及疼痛有关。晚期若合并感染，可发展为感染性休克。

（3）创伤性休克：严重创伤可导致创伤性休克，这种休克的发生与疼痛和失血有关。

（4）感染性休克：严重感染引起的休克称为感染性休克。最常见的致病原因为革兰阴性菌感染，占感染性休克病因的 70%～80%。重度感染性休克常伴有脓毒症，故也称其为脓毒性休克。

（5）过敏性休克：某些药物（如青霉素）、血清制剂或疫苗等过敏可引起过敏性休克，属 I 型变态反应。发病机制与 IgE 及抗原在肥大细胞表面结合，引起组胺和缓激肽等血管活性物质入血，造成血管床容积扩张，与毛细血管通透性增加有关。

（6）心源性休克：大面积急性心肌梗死、重症心肌炎、急性心脏压塞、恶性心律失常等疾病均可使心泵功能严重障碍，心排血量急剧减少，有效循环血量和组织灌流量下降而引起休克，称为心源性休克。

（7）神经源休克：高位脊髓麻醉或损伤、剧烈疼痛，通过影响交感神经的缩血管功能，降低血管紧张性，使外周血管扩张、血管容量增加、循环血量相对不足，从而引起神经源性休克。

2. 分类及发病机制

（1）休克分类：休克有多种分类方法，按 2016 年急性循环障碍（休克）分类法以病理生理分类最为简明实用。

1）低血容量性休克：低血容量性休克的基本机制为循环容量的丢失，是由如创伤性大出血、内脏破裂出血、感染、烧伤、呕吐、腹泻、利尿、大量抽腹水或胸腔积液等原因，使循环容量转移到体外，所致的水和电解质的丢失。

2）分布性休克：分布性休克的基本机制为血管收缩舒张调节功能异常，其中以体循环阻力正常或增高为主要表现者，主要是由于容量血管扩张、循环血量相对不足所致。可见于脊髓损伤或麻醉药物过量等；而以体循环阻力降低为主要表现者，主要由感染因素所致，导致血液重新分布，也就是临床上所称的感染性休克。

3）心源性休克：心源性休克的基本机制为泵功能衰竭，由于心脏泵功能衰竭而导致心排血量下降，引起的循环灌注不良，组织细胞缺血缺氧。绝大多数心源性休克既可以发生于心脏疾病进展恶化之后，也可以发生于急性心脏不良事件之后，导致心源性休克的原因主要有终末期心肌病、心力衰竭、急性心肌梗死和恶性心律失常等。

4）梗阻性休克：梗阻性休克的基本机制为血流的主要通道受阻，导致心排血量减少，氧输送下降而引起循环灌注不良，组织缺血缺氧。根据梗阻部位的不同，对回心血量和心排血量分别产生影响。其中腔静脉的梗阻、肺动脉栓塞、张力性气胸、机械通气应用 PEEP 时使上腔静脉和下腔静脉受压、心瓣膜狭窄和心室流出道的梗阻（如主动脉夹层动脉瘤）等原因可以使心排血量下降。

（2）发病机制：急性循环衰竭（休克）患者有血流动力学异常及氧代谢异常。血流动力学异常包括心功能异常、有效循环容量减少及外周血管阻力的改变。氧代谢异常即氧供应（DO_2）与氧消耗（VO_2）的不平衡，混合静脉血氧饱和度（SvO_2）的降低反映了体循环低氧，而血乳酸升高间接反映了微循环低氧及细胞缺氧。而微循环的功能障碍是急性循环衰竭（休克）最根本的病理生理改变。

1）休克微循环功能障碍的机制：①各种疾病（如严重感染、失血、急性心梗等）产生病原体相关分子模式（pathogen associated molecular patterns，PAMPs），如脂多糖，或损伤相关分子模式（damage associated molecular pattern molecules，DAMPs），如热休克蛋白和高迁移率族蛋白 1，触发免疫应答及失控的炎症反应，引起血管内皮损伤、毛细血管渗漏、循环容量减少，最终导致组织灌注不足、细胞缺氧。②内皮损伤引起凝血激活、微血栓形成阻塞毛细血管及血管舒缩功能障碍，加重组织缺血缺氧。③持续或强烈的刺激影响神经内分泌功能，导致反射性血管舒缩功能紊乱，加剧微循环障碍。

各类型急性循环衰竭（休克）均有以上病理生理过程，但在发病机制中的重要程度不同。分布性休克，如脓毒性休克，内皮损伤及炎症反应作用更明显。低血容量性如创伤失血性休克患者常常伴有持续或强烈的神经刺激，且凝血功能异常较分布性休克更明显。心源性休克是由于心肌收缩机能衰竭、心排血量减少、组织血流灌注不足所引起，可伴有内皮损伤，血管舒缩功能异常。

2）细胞代谢变化：首先是代谢异常，由于组织灌注不足和细胞缺氧，体内的无氧糖酵解过程成为能量的主要途径。ATP 生成显著减少，使细胞膜上 Na^+-K^+ 泵转运失灵，钠进入细胞内，钾则外逸，导致血钠降低，血钾增高。其次是糖酵解加强，乳酸堆积造成局部酸中毒，此时因微循环障碍而不能及时清除酸性代谢性产物，肝对乳酸的代谢能力也下降，使乳酸盐不断堆积，可致心率减慢、血管扩张和心排血量降低，呼吸加深、加快，以及意识障碍。其次，休克时在缺氧、酸中毒、ATP 减少及溶酶体酶释放等因素作用下，细胞膜最先受损，其表现为通透性增加、细胞内外离子分布异常，细胞膜上离子泵功能也发生障碍，水、钠内流，造成细胞水肿。同时，细胞内线粒体肿胀、嵴消失，造成氧化磷酸化障碍，能量生成进一步减少；溶酶体膜在缺氧、酸中毒时稳定性降低，膜破裂释放出溶酶体酶，其主要危害是引起细胞自溶，组织损伤，并可产生心肌抑制因子等毒性多肽，加重休克的病理过程。

3）休克微循环变化临床分期

A.休克早期（缺血性缺氧期、代偿期）：交感-肾上腺髓质系统兴奋、儿茶酚胺释放量增加，还有其他一些缩血管物质如血管紧张素 II、血栓素 A_2 等参与。引起全身小血管，包括小动脉、微动脉、后微动脉、微静脉、小静脉都持续收缩，同时增加心率以维持心排血量，由于毛细血管前括约肌收缩，后括约肌相对开放使毛细血管内流体静水压力下降，而有助于组织液回吸收以补充血容量。因此，此阶段微循环血流特点为毛细血管前阻力增加显著，使大量毛细血管网关闭，以致微循环灌流量明显减少，微循环处于是"少灌少流"。同时，血液流经直捷通路或经开放的动 - 静脉吻合支迅速流入微静脉，加重组织的缺血缺氧，故该期称缺血性缺氧期。临床主要表现为面色苍白、心率增快、出冷汗等。

B.休克期（淤血性缺氧期、失代偿期）：随休克的进展，组织缺氧加重，无氧酵解增强，乳酸大量堆积，引起大量酸性代谢产物堆积，舒血管物质如组胺、激肽、乳酸，特别是肌酐增多，使毛细血管前括约肌舒张。但由于微循环后括约肌对这些物质敏感性较低，处于相对收缩状态；或由于微血栓形成，或血流滞缓、层流消失使血液成分析出聚集，从而使后阻力增加，形成"多灌少流"的特点；血管壁通透性增高，血浆外渗、血液浓缩，血液黏滞性增加，加剧微循环的淤血状态致组织细胞缺血缺氧，并使回心血量和心排血量进一步下降。临床主要表现是血压进行性下降、意识障碍、酸中毒、皮肤出现花斑、发绀。

C.休克晚期（微循环衰竭期、难治期）：此期随着缺氧和酸中毒进一步加重，微血管对血管活性物质失去反应而麻痹、扩张，微循环处于"不灌不流"的状态，血液处于高凝状态，血流速度缓慢；缺氧、酸中毒和内毒素都可使血管内皮细胞损伤，通过激活Ⅻ，启动内源性凝血系统导致DIC的发生。烧伤、创伤等原因引起的休克，由于组织受损释放出大量组织因子，可激活外源性凝血系统导致DIC。临床症状进一步加重，可出现皮下出血，凝血实验室检查异常和重要脏器功能衰竭的表现。

3.**病理** 休克时，缺氧可使肺毛细血管内皮细胞和肺泡上皮受损，表面活性物质减少。患者肺组织可出现水肿、出血、充血、血栓、肺不张及肺泡内透明膜形成等病理变化，部分肺泡萎陷和不张或被水肿液浸没，肺血管嵌闭或灌注不足，引起肺分流和死腔通气增加。休克早期，由于有效循环容量减少，血压下降，儿茶酚胺分泌增加，使肾的入球血管痉挛肾血流量减少，肾小球滤过率降低，不伴有肾小管坏死，表现为少尿，如平均压小于50mmHg（6.65kPa）则肾的滤过停止，并出现无尿。休克后期，肾小管持续缺血、缺氧而发生坏死，肾小球、肾间质毛细血管中由于微血栓形成而滤过功能严重障碍，即发生急性肾衰竭。随着休克过程中上述因素的发展，将会出现不同程度的心泵功能障碍，甚至发生心力衰竭，休克持续时间越长，心力衰竭越严重。由于脑灌注压和血流量下降将导致脑缺氧。缺氧、CO_2潴留和酸中毒会引起脑细胞肿胀、血管通透性增加而导致脑水肿和颅内压升高。缺血和再灌注损伤可导致胃肠道黏膜的糜烂、溃疡、出血、坏死，以及出现细菌、毒素移位。肝小叶中央出血、肝细胞坏死。

二、临床表现

（一）症状

休克典型的组织灌注不足的临床表现：

（1）意识改变：包括烦躁、淡漠、谵妄、昏迷，是反映脑灌注的敏感指标。

（2）尿量减少：充分补液尿量仍然<0.5ml/（kg·h），提示肾脏血流减少、循环容量不足。

（3）皮肤湿冷、发绀、苍白、花斑等；毛细血管充盈时间>2s，这些均反映了外周组织的低灌注。

不同类型的急性循环衰竭（休克）患者还具有各自特异的临床症状。分布性休克患者可有发热、寒颤等；低血容量性休克患者可有活动性出血、低体温等；心源性休克患者可有心悸、气促或胸闷等；梗阻性休克患者可能会有呼吸困难或胸痛等。

（二）休克各期临床表现、体征和程度

休克各期临床表现、体征和程度见表2-1。

表 2-1 休克各期临床表现、体征和程度表

分期	程度	神志	皮肤色泽	皮肤温度	脉搏	血压	体表血管	尿量
休克代偿期	轻度	清楚，痛苦表情	开始苍白	发凉	>100 次/分	收缩压正常或稍升高，脉压缩小	正常	正常
休克抑制期	中度	尚清，表情淡漠	苍白	发冷	100～200 次/分	收缩压为 70～90mmHg，脉压小	表浅静脉塌陷，毛细血管充盈迟缓	尿少
	重度	意识模糊，甚至昏迷	显著苍白，肢体青紫	厥冷	速而弱或摸不清	收缩压在70mmHg以下或测不到	毛细血管充盈非常迟缓	尿少或无尿

（三）辅助检查

1. **血常规** 可以了解贫血情况，以及血液浓缩及感染情况。大量出血后数小时，红细胞和血红蛋白即显著降低；失水患者则发生血液浓缩，此时红细胞和白细胞计数均增高；严重感染者大多有白细胞总数和中性粒细胞比例显著增加，嗜酸性粒细胞减少。严重休克发生 DIC 者，因大量消耗凝血因子，故血小板及纤维蛋白原减少，凝血酶原时间延长。

2. **血液生化检查** 休克时组织缺血缺氧，无氧代谢使酸性产物堆积而发生代谢性酸中毒，二氧化碳结合力降低；肾功能受损则尿素氮和肌酐等增高；肝功能损害时则谷丙转氨酶、γ-谷氨酰转移酶增高；由于肺内气体交换不足，可有动脉血氧分压下降，吸入纯氧亦不能纠正；此外，酸中毒时由于氢钾交换，细胞内钾离子向外转运，血清钾离子浓度亦升高。

3. **尿常规** 休克时尿中可出现蛋白质、红细胞和多种管型，尿比重增高可作为血容量不足的参考指标。

4. **血乳酸** 是反映组织灌注不足的敏感指标。动脉血乳酸正常值上限为 1.5mmol/L，休克患者多大于 2mmol/L，数值越大病情越重。动脉血乳酸增高需排除非缺氧原因，如淋巴瘤、癌症、重度急性肝功能衰竭、激素治疗等。

5. **动脉血气** 能够反映机体通气、氧合及酸碱平衡状态，有助评价患者的呼吸和循环功能。休克患者常见代谢性酸中毒及低氧血症。创伤性休克中碱剩余（BE）水平是评估组织灌注不足引起的酸中毒严重程度及持续时间的间接敏感指标。

6. **尿量测定** 休克时应留置导尿管连续观察排尿情况，要求每小时尿量>30ml，如<25ml，则提示有肾灌注不足。如循环容量不减低而持续尿少，则提示急性肾小管坏死，需尽快治疗低血压及低心排血量。

7. **血流动力学监测**

（1）中心静脉压：中心静脉压（CVP）测定有助于鉴别休克过程中血容量不足与心功能不全，对处理各类休克时决定补液和是否需应用血管活性药物及（或）利尿剂有重要意义。正常 CVP 为 6～12mmH₂O，在处理休克时要求有足够的充盈量，故可使其增高至 15cmH₂O。

（2）肺动脉楔压（PCWP）：当患者左心功能不全时，CVP 就不能反映左心功能的情况，此刻就需要测定 PCWP。PCWP 可反映肺静脉、左心房和左心室舒张末期的压力及反映肺循环阻力的情况。

（3）肺动脉压（PAWP）：PAWP 与左心房平均压、左心室舒张末末压密切相关。在无肺血管和二尖瓣病变时测定 PAWP，能反映左心室功能，对估计血容量、掌握输液速度和防止肺水肿等是一个很好指标，其正常值为 0.7～2.1kPa（5～16mmHg）。

（4）心排血量（CO）和心脏指数（CI）：反映心脏泵功能状态，CO 可通过监测直接获得，以

CO 测得数除以体表面积即可转换成 CI。CO 正常值为 4～8L/min，CI 正常值为 2.5～4.1L/（min·m²）；CI<2.0L/（min·m²）提示心功能不全；CI<1.3L/（min·m²）同时伴有周围循环障碍，提示心源性休克。

（5）脉搏指数：连续心排血量监测（PiCCO）、肺动脉导管（PAC）作为有创血流动力学监测方法，可在有条件的重症监护室使用，或用于复杂、难治性急性循环衰竭（休克）或右室功能障碍患者。

（6）床旁超声检查：可动态评估心脏功能、血管外肺水、下腔静脉变异度等指标，可用于病情判断、病因分析及液体复苏疗效判断。

三、诊断

休克的诊断主要依赖于病史、体格检查及临床表现，需综合病因、组织灌注不足临床表现、血压、血乳酸情况早期识别休克。休克（急性循环衰竭）典型的组织灌注不足表现包括意识改变（烦躁、淡漠、谵妄、昏迷），充分补液后尿量仍然<0.5ml/（kg·h），皮肤湿冷、发绀、花斑、毛细血管充盈时间>2s。血压不是诊断急性循环衰竭（休克）的必要条件，血压正常不能排除急性循环衰竭（休克）。乳酸水平反映组织灌注情况，是诊断急性循环衰竭（休克）的重要依据。APACHE Ⅱ 评分、SOFA 评分、乳酸有助于评估患者预后。有文献将休克患者血压正常而血乳酸高或暗视野显微镜观察到微循环障碍的情况称为隐匿性休克或微循环性休克。

休克一旦发生，如果得不到及时的治疗，进入后期后则会引起一系列的严重并发症发生，如弥散性血管内凝血（DIC）、急性肾衰竭、急性心力衰竭、急性呼吸窘迫综合征（ARDS）及多器官功能障碍综合征（MODS）等。

四、鉴别诊断

（1）临床上晕厥容易与休克相混淆，但晕厥常发生于平素体质虚弱的人，由于过度疲劳、环境闷热、悲恐太过等因素引起的短暂性血管舒缩功能失调而产生的一时性脑供血不足。临床上表现为面色苍白，肢体发冷，出冷汗，意识短暂不清，但无血压、脉搏、尿量等明显改变，经平卧休息或一般治疗即可迅速恢复。

（2）低血糖昏迷发病急骤，皮肤苍白湿冷，意识淡漠或昏迷，与休克相似，但有应用降糖药或进食不足病史，脉速有力，血压正常或升高，血糖低于正常，注射葡萄糖后症状可立即缓解。

（3）临床各类休克的鉴别：见表 2-2。

表 2-2 临床各类休克的鉴别表

类别	鉴别要点
心源性休克	有原发病的症状和体征，急性心肌梗死时有典型的心电图及酶学改变，临床上可见心脏泵功能衰竭与周围循环衰竭并存。一般抗休克治疗效不佳
脓毒性休克	常并发于肺部、胆管等感染，有发热、畏寒等感染征象及毒素损害心、肺、肾等器官的表现；心脏损害可有心力衰竭、心心肌酶升高及心电图异常，但无急性心肌梗死的演变过程；血常规白细胞总数及中性粒细胞升高；血培养有助于确诊。以抗感染为主要方法之一的综合治疗有效
低血容量性休克	有大量失血或失液病史，血常规可见白细胞比容升高，大出血时常伴有红细胞计数及血红蛋白迅速下降；血流动力学改变可见 PCWP 和 CI 均下降，外周阻力升高。以补充血容量为主的抗休克治疗有效
过敏性休克	有过敏史或过敏原接触史，起病急骤，并迅速出现喉头水肿及心肺受损征象。大剂量激素、肾上腺素能受体激动剂、抗过敏等药物早期综合应用有较好疗效
神经源性休克	有脑、脊髓损伤病史或腰麻平面过高史，查体可有相应神经系统定位体征，预后较差

五、治疗

（一）中医治疗

治疗原则：中医药尽早进行干预治疗，以"散者收之"，"虚者补之"为原则，固脱为先。在上者，在表者，皆宜固气；在下者，在里者，皆宜固精。

1. 针灸及其他外治法

（1）针刺法：针刺人中、内关、百会、素髎、十宣、十井等；实证热毒内陷者，针刺人中、百会、大椎、曲池、涌泉穴。

（2）艾灸法：气虚阳脱者，艾灸神阙、气海、关元穴。

（3）放血疗法：十宣或十二井穴用三棱针点刺放血，每穴放血 5～8 滴，以泻热通窍，特别适用于热毒炽盛之类型。委中主要刺其横脉之小络，令其出血 5～8 滴，具有泄热解痉之功。

（4）刮痧疗法：取胸腹部或四肢内、外侧，用生理盐水清洗刮痧局部，继之用 75% 乙醇消毒，外涂适量液体石蜡，用特制刮痧板，自上而下按同一方向反复施术，刮至皮肤出现赤色痧条为度。具有清热、复苏、回厥之功。

（5）取嚏法：可用搐鼻散（细辛、皂角、半夏共研细末）吹入鼻，令患者取嚏以醒神回苏。再用玉枢丸（山慈菇、续随子、大戟、麝香、腰黄、朱砂、五倍子）盛烟斗内点燃，鼻道吸入取嚏，可辟秽、开膈、降逆。

2. 辨证方药

（1）邪盛正衰证

证候　神志淡漠，发热，烦渴躁妄，胸腹灼热，溺赤便秘，便下腐臭，喉中痰鸣，气粗息促，汗出如油，周身皮肤花斑，四肢厥冷，舌质红，苔黄而干燥，脉滑数。

治法　泄热解毒开窍，益气养阴固脱。

方药　人参白虎汤或黄连解毒汤合生脉散。常用生石膏、知母、人参、甘草、粳米、黄芩、黄连、栀子、黄柏、麦冬、五味子等。

若高热大汗不止者，可加用煅龙牡以敛汗安神；若精神烦躁或神昏谵语者，可加用紫雪丹；若高热烦躁、大便燥结者，宜急下存阴，加大承气汤；若见唇面指端紫绀，可加丹参、赤芍、红花、川芎等活血通络之品。若痰壅气滞，宜豁痰行气，加用二陈汤，或用导痰汤加竹沥、姜汁、石菖蒲、郁金等。

中成药可用生脉注射液、参麦注射液、双黄连注射液（口服液）、穿琥宁注射液、牛黄清心丸等。

（2）气虚阳脱证

证候　面色苍白，大汗淋漓，气短难续，无热畏寒，或身冷如冰，神情淡漠，尿少或遗溺，下利清谷，面色晦暗无华。舌淡胖，脉细微无力。

治法　回阳救逆固脱。

方药　参附汤或人参四逆汤。用人参、附子、干姜、甘草、肉桂。方中人参温阳益气固脱；附子、肉桂补益先天命门真火，通行十二经；干姜助附、桂升发阳气；诸药合用，共达回阳救逆之功。

面色苍白，天然不泽，头晕眼花，心悸怔忡，气微而短，并血脱者加黄芪、当归，或可酌加阿胶、仙鹤草；也可用加减四物汤；浮阳上越，面红者，加用生龙骨、牡蛎以收敛浮阳；目陷色黑者，加山萸肉、五味子以益肾纳气；冷汗不止者，加麦冬、五味子、龙骨、牡蛎益气敛阴止汗。

中成药可用参附注射液、参芪注射液、人参北芪片、参茸黑锡丹（丸）、心宝丸等。

（3）气虚阴脱证

证候　面唇苍白或面色潮红，低热烦躁，呼吸气短，心悸多汗，汗出身热，口渴喜饮，唇干齿燥，小便短赤，肢厥不温，皮肤花斑。舌质干红，脉细数无力。

治法　益气养阴固脱。

方药　生脉散或固阴煎。常用人参、麦冬、五味子、生地、黄精、山萸肉、黄芪、山药、甘草等。方中人参甘平，大补元气；黄芪助人参益气固脱；生地、麦冬、山萸肉养阴生津，五味子敛阴；少佐肉桂温阳，以期阴得阳助则源泉不竭之意。诸药合用，共奏益气养阴固脱之功。

若阴阳俱脱者，宜阴阳双补以固脱，则以人参四逆汤合固阴煎加减；若见唇色、指端青紫者，加入丹参、赤芍、红花、川芎等活血之品。

中成药可用生脉注射液、参麦注射液、参芪注射液、人参北芪片、滋心阴口服液等。

（4）阴竭阳脱证

证候　神情淡漠，目呆口张，瞳仁散大，面色晦暗无华，喉中痰鸣，气少息促、舌卷囊缩，手足逆冷，或出现神志昏迷，汗出如油，四肢厥冷，二便失禁。舌质淡，脉微欲绝者。

治法　敛阴益气，回阳救逆。

方药　生脉散合四逆汤。常用人参、麦冬、五味子、制附片、干姜、山萸肉、生龙骨、生牡蛎等。

病轻浅者当早用大剂独参汤浓煎频服，气固阳自回；阳随阴脱者，加大剂量山萸肉，回阳固脱。若阴损及阳，阴阳俱脱，当在救阴的同时加用参附汤或四逆汤急回其阳。

中成药可用参附注射液、参麦注射液、当归四逆丸、人参北芪片、参茸黑锡丹等。

（二）西医治疗

治疗目标：针对引起休克的原因和休克不同发展阶段的重要生理紊乱采取相应的治疗措施改善氧利用障碍及微循环，恢复内环境稳定。去除原因、诱因，恢复有效循环血量，纠正微循环障碍，增进脏器功能，恢复正常代谢为其治疗原则。

1.病因治疗　是急性循环衰竭（休克）治疗的基础，各种病因的具体治疗措施各异。尽快纠正引起容量丢失的病因是治疗低血容量休克的基本措施。对于出血部位明确、存在活动性失血的休克患者，应尽快进行手术或介入止血。应迅速利用包括超声和ＣＴ手段在内的各种必要方法，检查与评估出血部位不明确、存在活动性失血的患者。对脓毒性休克确定是否有可控制的感染源存在，控制手段包括引流、清创、摘除及控制感染源头。

2.液体复苏　通过液体复苏改善微循环血流、增加心排血量，在任何类型休克治疗中均十分重要。因此液体复苏过程必须严密监测。

（1）首先要迅速建立可靠有效的静脉通路，可首选中心静脉。增加容量负荷。无条件或患者病情不允许时，可选择表浅静脉如颈外静脉、肘正中静脉、头静脉等比较粗大的静脉。特殊情况也可考虑骨髓腔输液。

（2）液体类型选择：晶体液可作为首选，必要时加用胶体液，如白蛋白。补液顺序先晶体后胶体。

（3）液体输注速度：液体应快速输注以观察机体对输注液体的反应，但要避免过快而导致肺水肿，一般采用300～500ml液体在20～30min内输入，先快后慢，心源性休克患者除外。

（4）容量负荷实验：实验方法包括快速补液、被动直腿抬高实验及呼吸末屏气实验。参考指标包括容量反应性指标（下腔静脉内径变异度、左心舒张末期容积、胸腔内血容量等）及压力指标（中心静脉压、每搏变异度、肺动脉闭塞压力等）。液体复苏的终点：结合心率、血压水平、尿量、血乳酸水平、碱剩余、床边超声等综合判断。实际工作中液体复苏的终点很难定义。

3.改善通气　部分休克患者需要接受机械通气以改善通气状况。应酌情根据患者的氧合状态来决定是否需要辅助通气，以及何种通气方式（有创或无创通气）。患者出现严重呼吸困难，低氧，持续存在或进行性加重的酸中毒（pH<7.3）时，应予气管插管并行有创机械通气支持。通过增加

胸腔内压，有创机械通气同时在降低呼吸肌肉氧需、降低左心后负荷方面发挥治疗作用。

4. 改善心泵功能

（1）血管活性药物：血管活性药物的应用一般应建立在充分液体复苏的基础上，但对于威胁生命的低血压，或经短时间大量液体复苏不能纠正的低血压，可在液体复苏的同时使用血管活性药物，以尽快提升平均动脉压并恢复全身血流。首选去甲肾上腺素，尽可能通过中心静脉通路输注，常用剂量 $0.1\sim0.2\mu g/$（$kg\cdot min$）。联合应用小剂量血管加压素和去甲肾上腺素治疗感染性休克是安全的，并能够改善轻度感染性休克且应用糖皮质激素患者的存活率。血管加压素应用剂量应不高于 $0.04U/min$，且只能应用于高心排血量患者。

（2）正性肌力药物：前负荷良好而心排血量仍不足时可考虑给予正性肌力药物。此时需给予正性肌力药物，首选多巴酚丁胺，起始剂量 $2\sim3\mu g/$（$kg\cdot min$），静脉滴注速度根据症状、尿量等调整。磷酸二酯酶抑制剂如米力农等，具有强心和舒张血管的综合效应，可增强多巴酚丁胺的作用。当β肾上腺素能受体作用下调，或患者近期应用β受体阻滞剂时，磷酸二酯酶抑制剂治疗可能有效。左西孟旦主要通过结合心脏肌钙蛋白 C，增加肌细胞钙敏感性；但同时也通过打开血管平滑肌 ATP 敏感钾通道，发挥舒张血管的作用。

5. 调控全身性炎症反应　虽然休克的发病机制有所不同，但过度炎症反应导致的毛细血管渗漏，微循环障碍普遍存在，这在器官功能障碍的发展过程中起着关键作用。应用黄嘌呤氧化酶（XO）抑制剂、肿瘤坏死因子、单克隆抗体等物质对炎症介质进行拮抗与调整，可能是感染中毒性休克、多器官功能障碍综合征（MODS）时改善微循环、抗细胞因子和抗氧自由基治疗的新途径。

液体复苏治疗旨在恢复循环量和组织灌注，但不能有效阻止炎症反应的发生。因此，应尽早开始抗炎治疗，阻断炎症级联反应，保护内皮细胞，降低血管通透性，改善微循环。

故抗炎治疗可作为急性循环衰竭的治疗选择之一，可选用乌司他丁、糖皮质激素等。研究显示乌司他丁可降低严重脓毒症/脓毒性休克患者治疗 6h 及 24h 后血乳酸水平，提高乳酸清除率，降低 28 天病死率及新发器官功能衰竭发生率。糖皮质激素在考虑患者可能存在肾上腺皮质功能不全时使用。

6. 器官功能保护　器官功能障碍均发生在器官组织微循环障碍的基础之上。即使休克患者血流动力学参数稳定，也不代表器官组织的微循环已经改善，仍应动态评估其器官功能并及时治疗。连续性血液净化能够不断清除循环中存在的毒素或中分子物质，具有持续稳定地控制氮质血症及电解质和水盐代谢，可迅速恢复液体平衡，改善内环境。

六、中西医临床诊疗思路

（1）休克早期组织细胞损伤或脏器功能损害限制在一定范围内，病程可以是可逆的；因此及早诊断休克，明确休克病因对于休克的诊治非常重要；首要的要准确识别早期休克的临床症状尤其组织脏器低灌注的症状，不能以血压高低来判定，可以通过及时监测血乳酸帮助确定是否存在组织灌注不足的情况。

（2）现代休克诊疗强调休克治疗的时间性，要迅速建立大静脉通路进行液体复苏，争分夺秒地稳定生命体征，尽快恢复组织细胞的供氧，重症者呼吸支持保持一定水平的 SaO_2。

（3）在采取上述措施的同时，还需排除是否存在致命性病因如张力性气胸、心脏压塞、腹腔脏器出血、恶性心律失常或过敏等合并症。

（4）大多休克的共同结局是有效血容量减少，所以休克的进一步治疗应该先了解和调整前负荷，常需积极的液体补充或血管扩张剂等手段，使前负荷相应于心肌收缩力处于最佳状态。对低外周阻力患者，可合并使用多巴酚丁胺和去甲肾上腺素；血管扩张剂能改善心肌顺应性和心肌做功，增加心排血量，有助于更好地输入液体和改善微循环，对合并心功能不全患者尤其适合。

（5）各类原因并发心源性休克，且不能由药物治疗纠正，血流动力学障碍的患者应用主动脉内球囊反搏、心室机械辅助装置。体外模式人工肺氧合器（ECMO）为心源性休克患者短期内提供心肺功能支持，早期应用可尽快达到血流动力学的稳定。

（6）心肌梗死是心源性休克最常见的原因，最有效的治疗措施是血管重建。

（7）随着休克的发展，细胞缺氧损伤程度加重、范围扩大，最终将不可避免地出现脏器功能不可逆损害，必然后果常是多器官功能不全综合征（MODS）。因此，休克治疗重点要保证脏器的组织灌注，同时要阻断炎性介质与氧自由基的产生，应用药物对炎症介质进行拮抗与调整；连续性血液净化能够不断清除循环中存在的毒素或中分子物质，可能对减少感染中毒性休克、多器官功能障碍综合征（MODS）有帮助。

（8）重视掌握休克的中医病机及其演变规律，做到审证求因，辨证施救。其病因病机主要为外感六淫之邪，疫疠温毒气，热毒炽盛，正不胜邪，瘀滞毛脉孙络，或毒药内侵，伤脏损络，或饮食不慎，误食毒馊，或跌仆、金创损伤，虫兽咬伤，导致津液大伤，脏腑受损，气血逆乱，阴阳欲离欲绝。严重者心窍被蒙，肺气衰竭，肾气衰颓，气血逆乱而产生神昏、暴喘、血证、关格、十怪脉候、脏竭证等危候变证。只有把握好上述病因病机及证候演变规律，才能强调救命为先，救急与防变并重。

（9）休克属急危证候，其病复杂，病危证急，变化迅速，但仍有规律可循，当以"救命第一，综合救治，防治其变"为救治大法。临证时强调在正确应用西医救治方法的同时中医辨证救治，及时采用益气养阴固脱，回阳救逆。早期患者邪气入里，若伤津耗气动血逐渐加重，元气耗损，阳气欲脱，随着休克进展，机体元气耗损加重，元气耗竭，阳气暴脱而见阴阳格拒、阴阳离绝之危候。采用益气养阴固脱、回阳救逆固脱等治法及方药，并据危重变证予以清热解毒、凉血活血、化瘀通络、涤痰平喘、开窍醒神等治法及方药，辨证救治，整体调治。

（10）休克纠正后，还须有较长时间的整体修复过程，在这段时期中，尚需精神调摄，饮食滋养，调整阴阳，补益脏气，药物每以生脉散、四君子汤做善后调理。

七、预防与调护

1. **预防**　血乳酸＞5mmol/L，脓毒性休克患者28天病死率已显著增高。基线乳酸2～4mmol/L、＞4mmol/L的患者28天死亡风险显著升高、住院时间显著延长。

2. **调护**

（1）专人护理休克患者，病情严重者应置于重危病室，并设专人护理。

（2）休克体位：将患者头和躯干抬高20°～30°，下肢抬高15°～20°。

（3）使用抗休克裤，使血液回流入心脏，组织灌流。

（4）保持呼吸道通畅避免误吸、窒息，观察呼吸形态，监测动脉血气，了解缺氧程度。

（5）患者6h无尿，注意检查膀胱是否充盈。尿潴留者给予热敷或针灸处理。

（6）保暖：休克时体温降低，应予以保暖，同时防止烫伤。如四肢冷者，四肢可行按摩，并艾灸关元。

（7）对于烦躁或神志不清的患者，应加床旁护栏，四肢以约束带固定，预防意外损伤。

古医籍精选

《黄帝内经》："黄帝问曰：厥之寒热者何也？岐伯对曰：阳气衰于下，则为寒厥，阴气衰于下，则为热厥。"

《素问论》："阳气衰于下，则为寒厥，阴气衰于下，则为热厥。"

《素问·厥论》："厥或令人腹满，或令人暴不知人。"

《素问·疏五过论》："故贵脱势，虽不中邪，精神内伤，身必败亡。"

《金匮要略·脏腑经络先后病脉证》："唇口青身冷为入脏即死；如身和汗自出为入腑即愈。"

《伤寒论》："凡厥者，阴阳气不相顺接，便为厥。厥者，手足逆冷是也。"

《活人书·论阴阳寒热》："手足逆冷，此名厥也。厥者逆也，阴阳不相顺接，手足逆冷也。阳气衰，阴气盛，阴盛于阳，故阳脉为之逆，不通于手足，所以逆冷也。"

《类证治裁·脱证》："生命以阴阳为枢纽，阴在内，阳之守；阳在外，阴之使。阴阳互根，互抱不脱，素问所谓阴平阳秘，精神乃治也。"

《灵枢·五乱》："乱于臂胫，则为四厥，乱于头，则为厥逆，头重眩仆。"

《医学入门·内伤七情》："凡外感者发厥者，宜解散药中加姜汁"，"内伤痰火发厥，脉弦滑者，二陈汤加竹沥，夹寒加生附子，夹火加芩连，山栀、竹沥，肥人加人参、姜汁"。

《景岳全书·入集传忠录》："若元气微虚，则神气微去，元气大虚，则神气全去，神去则机息矣，可不畏哉"，"厥逆暴脱等疾，犯者即危"。

《景岳全书·厥逆》："气厥之证有二，以气虚气实皆能厥也。"

《灵枢·决气》："精脱者，耳聋；气脱者，目不明；津脱者，腠理开，汗大泄；……血脱者，色白夭然不泽，其脉空虚。"

《难经·二十难》："脱阳者，见鬼；脱阴者，目盲。"

《医宗必读》："五脏气绝而变生脱证，以五脏分类有心绝、脾绝、肝绝、肾绝、肺绝。"

病 案 分 析

（一）病案摘要

患者，男，75岁，因"突发胸痛、胸闷伴神志不清、呼吸困难40min"于2014年5月16日15时20分由"120"急送急诊科。患者于入院40min前突然出现胸前区疼痛伴胸闷、头晕、恶心，自服速效救心丸不能缓解，后出现神志恍惚、呼吸困难、二便失禁；无畏寒、发热，无咯血、呕血、腹胀、腹泻。呼救"120"送入本院。既往有高血压、糖尿病、脑梗死史。

入院查体：T 36.5℃，P 38次/分，R 10次/分，BP64/30mmHg。中度昏迷，呼之不应，全身紫绀，四肢冰凉。口唇紫，双瞳孔等大等圆，光反射稍迟钝，颈静脉充盈，呼吸微弱，双肺中下部布满明显湿啰音；心音低钝，HR38次/分，心尖区闻及Ⅱ～Ⅲ级收缩期杂音，腹部平软，无压痛及肌紧张，未及异常搏动，双下肢不浮肿。舌质红干、无苔，脉细微。

检查：血常规、急诊生化基本正常。心电图：①窦性心动过缓，HR38次/分；②右束支传导阻滞；③广泛ST段压低＞0.075mV。床边胸片：心影扩大，双肺门大片阴影，提示肺水肿。血气分析：pH 7.26，PaO_2 55mmHg，$PaCO_2$ 35mmHg，BE-10mmol/L，FiO_2 60%，乳酸6.5mmol/L，cTnI 1.21μg/ml，D-二聚体0.5μg/ml。

中医诊断：胸痹（真心痛）、脱症（阴竭阳脱）。

西医诊断：急性非ST段抬高心肌梗死、心源性休克、急性左心衰竭、呼吸衰竭。

（二）分析

1.诊断思路

（1）中医诊断思路　中医认为胸痹（真心痛）是由于正气亏虚，饮食、情志、寒邪等所引起的以痰浊、瘀血、气滞、寒凝痹阻心脉的疾病，表现为胸前疼痛剧烈，持续时间长伴有面色苍白或紫，汗出，肢冷，为真心痛的证候特征。其出现全身紫绀，神志昏迷、汗出如油、四肢厥冷，二便失禁，舌质红干、无苔，脉细微，表现为脱症，辨证分型为阴竭阳脱证。

（2）西医诊断思路

1）急性心肌梗死（非 ST 段抬高）：突发胸痛、胸闷。有高血压、糖尿病、脑梗死史。心电图：窦性心动过缓，广泛 ST 段压低；肌红蛋白、肌钙蛋白、CK-MB 升高。

2）心源性休克、急性左心衰竭、呼吸衰竭：患者入院 BP 64/30mmHg，全身发绀，四肢冰凉，呼吸微弱，双肺中下部布满明显湿啰音；心音低钝，HR33 次/分，心尖区闻及 II～III 级收缩期杂音。血气分析：PaO_2 55mmHg，$PaCO_2$ 35mmHg，乳酸 6.5mmol/L。符合休克和 I 型呼吸衰竭诊断标准。

2. 治疗思路

（1）中医治疗思路：本病表现为本虚标实，胸痹其病机主要是"气虚血瘀"，运用中医的整体观辨证论治，在活血化瘀基础上加用益气养阴、通阳宣痹，应用生脉注射液和血栓通注射液，加用中药煎剂宽胸化痰、温阳利水、活血化瘀治疗。因本例表现为脱症，阴损及阳，阴阳俱脱，当在救阴的同时加用参附汤回阳救逆。针对不同时期病情变化进行辨证施治调整治法，用醒脑开窍中药醒脑静注射液使神志转清，脏衰加用血必净注射液。

（2）西医治疗思路

1）首要的是稳定生命体征，建立静脉通路，心电图、血流动力学监护。

2）气管插管辅助机械通气改善氧供。

3）予以适当补液，根据血压、血流动力学监测情况使用血管活性药物稳定血压。

4）对症处理：纠酸、抗心力衰竭、营养心肌等处理。

5）病因治疗：抗凝、急诊 PCI 术。

（芮庆林）

第二节　心脏骤停

心脏骤停（cardiac arrest，CA）是指心脏射血功能的突然终止，是心脏急症中最严重的情况。心脏骤停时组织代谢尚未完全停止，细胞仍维持存活，若抢救不及时，往往变为不可逆性而导致死亡。临床表现为突发意识丧失，大动脉搏动消失，呼吸停止或喘息，心电图表现为心室颤动或无脉、心动过速、心室停搏、无脉电活动。

本病属于中医学"卒死"范畴。

一、病因病理

（一）中医病因病机

1. 病因　中医学认为本病病因为宗气外泄，心脏藏真逆乱外现，真气耗散；或邪实气机闭阻，升降否隔，阴阳偏竭不交，气机离决，神散而成。

2. 病机

（1）真气耗散：久患心胸隐疾，气机失调于内，或正虚内损于中，精气衰竭而未尽，复伤外在虚邪贼风，两虚相搏，使"阴气竭于内，而阳气阻隔于外，二气壅闭"；或情志抑甚，气机厥逆，少阳生气不发，气机闭阻，心神失助，伏匿不出，开合之机骤停，猝使肺肾气绝精竭，心脑气散，神散而成。

（2）邪实气闭：心脑脏器突为痰瘀、邪毒之邪所闭阻，脑之神机与心脏藏真之气相互对接受阻，枢机闭死或失散而致。或痰瘀内闭心脉，或气逆血冲，逆犯心之神机，致心神不内伏，开合之枢机骤止，心气闭绝，血滞脉阻，神机化灭而成。

其病位在心，涉及肺、脾、肾，病机为虚实夹杂。

（二）西医病因病理

1. 病因 现代医学认为心脏骤停的原因主要分为心源性与非心源性心脏骤停，大多由于心血管疾病引起的。

心源性心脏骤停多由心脏结构异常所致，如冠心病、肥厚型心肌病、心脏瓣膜病、心肌炎、非冠状动脉粥样硬化性异常、浸润性病变等。

非心源性心脏骤停的原因有：低氧、低血容量、严重的电解质紊乱、酸碱平衡失调、心脏压塞、肺栓塞、张力性气胸，其他因素有严重创伤、窒息、电击、溺水、自缢等。

2. 发病机制 心脏骤停主要发病机制为上述各种心脏结构异常加之某些触发性因素与功能性改变，可影响心肌的稳定性，诱发致命性心律失常，从而使心肌的电生理、机械功能和生化代谢异常引起心脏骤停。

二、临床表现

心脏骤停可分为前驱期、终末期开始、心脏骤停与生物学死亡 4 个时期。

1. 病史 心脏骤停前数天至数月，患者可出现胸痛、气促、疲乏及心悸等症状，但亦可无前驱表现，突然发生心脏骤停。终末期是由于心血管状态出现急剧变化至发生心脏骤停，此期可出现心率增快，异位搏动与室性心动过速等表现。

2. 症状与体征

（1）突发意识丧失，呼之不应，对疼痛没有反应。

（2）大动脉搏动消失，触摸患者的颈动脉，无搏动。

（3）呼吸停止或喘息，观察患者胸廓无起伏；或者出现终末呼吸，如点头样呼吸。

3. 辅助检查 心电图表现为心室颤动或无脉室速、心室停搏、无脉电活动。

三、诊断

心脏骤停的诊断较早而可靠的临床征象是意识突然丧失、呼吸停止或濒临停止、大动脉（如颈动脉和股动脉）搏动消失。《2015 心肺复苏及心血管急救指南更新》提出，首先判断患者意识是否存在，然后判断患者是否存在自主呼吸，可观察患者胸廓是否有起伏，如果没有意识、呼吸停止或呼吸不正常，即可认为是心脏骤停，应立即实施心肺复苏术；曾经接受专业训练的人员可以在观察呼吸的同时触摸其颈动脉有无搏动，若两者均消失，亦可诊断。

成人以心音消失、血压测不出诊断心脏骤停并不可靠。对怀疑心脏骤停患者反复听诊或测血压，会浪费宝贵时间延误复苏。从瞳孔变化判断心脏骤停的可靠性也较小，瞳孔缩小不能除外心脏骤停，尤其是应用过阿片制剂或老年患者，瞳孔显著扩大也不一定发生在心脏骤停时，当心排血量显著降低、严重缺氧、应用某些药物包括神经节阻滞剂及深度麻醉时，瞳孔也可扩大。

四、治疗

治疗目标为保证重要器官灌注，改善氧合功能、纠正缺氧，保护器官功能，防治并发症和治疗基础疾病，防治多器官功能衰竭。

（一）中医治疗

治疗原则：针对本病本虚标实，虚则阳虚欲脱、气阴欲脱，实则痰、热、瘀血、邪气，故治疗当以清化热痰，开窍醒神，回阳固脱，益气养阴，行气化瘀，标本同治为原则。

1.针灸及其他外治法

（1）针刺法：针刺人中、内关、百会、涌泉等。每次选用 1～3 个穴位，手法用平补平泻法，留针半小时或不留针。可加电针加强穴位刺激。三棱针点刺十宣、人中、百会。

（2）艾灸法：虚证可用艾灸百会、涌泉。亦可用灯火灸法，取人中、膻中、百会、合谷、足三里；或大艾柱灸神阙、关元、气海。

（3）搐鼻取嚏法：通关散搐鼻取嚏。

2.辨证方药

（1）气阴两脱证

证候　神萎恍惚，面㿠气短，四肢厥冷，心烦胸闷，尿少，口干，肌肤干燥，舌质深红或淡，少苔，脉虚数，或微，或伏。

治法　益气敛阴。

方药　生脉散。药用人参、麦冬、五味子。方中以人参为主，补气生津，固护元气；麦冬养津救阴；五味子收敛耗散之津气。三药合用，一补一滋一敛，共成益气救阴之功。

本方多加山萸肉、黄精以增加药力。气滞者，加枳实、当归以行气通脉；兼瘀者可加丹参、当归以养血活血。

中成药可用参麦注射液、生脉注射液、炙甘草合剂、益气复脉颗粒、蟾麝救心丸等。

（2）元阳暴脱证

证候　神志恍惚，默默不语，面色苍白，肢体厥冷，舌淡润，脉微欲绝或伏而难寻。

治法　回阳固脱。

方药　通脉四逆汤。药用附子、干姜、炙甘草。方中以附子辛热、性走不守，恢复全身之阳；用干姜助附子兴阳、宣散，使机体阴寒得去，元阳得复；炙甘草和中补虚以固中气。三药合用，共奏回阳固脱、通脉救逆之功。

本方多加山萸肉滋阴敛气。寒凝血阻者，可加桂枝、当归以加强散寒通脉之力。

中成药可用参附注射液、参麦注射液、当归四逆丸、人参北芪片、参茸黑锡丹等。

（3）痰瘀蒙窍证

证候　神志恍惚，气粗息涌，喉间痰鸣或气息低微，面晦或赤，口唇暗红，舌质隐青，苔厚浊，脉沉实或伏。

治法　豁痰活血，开窍醒神。

方药　菖蒲郁金汤。药用石菖蒲、广郁金、炒山栀、连翘、菊花、滑石、竹叶、牡丹皮、牛蒡子、竹沥、姜汁、玉枢丹。方中以石菖蒲、郁金芳香醒脑，化痰开窍；辅以炒山栀、牛蒡子、竹叶、滑石泄热散结，宣利窍络；牡丹皮、竹沥、姜汁豁痰活血，祛邪外达；玉枢丹辟秽解毒，开窍醒神。诸药合用，共奏豁痰活血、开窍醒神之功。

中成药可用血必净注射液、醒脑静注射液、清开灵注射液、血塞通注射液、麝香心脑乐等。

（二）西医治疗

治疗目标：迅速建立有效的人工循环，给脑组织及其他重要脏器以氧合血液，恢复患者的自主心搏和呼吸，挽救生命。

1.急救治疗　心肺复苏实施，可分为基础生命支持（basic life support，BLS）、高级心血管生命支持（advanced cardiovascular life support，ACLS）和骤停后综合护理（integrated post-cardiac arrest care）。

（1）初级生命支持：主要措施包括识别与启动应急反应系统、即时高质量心肺复苏［包括胸外心脏按压（circulation）、畅通气道（airway）、人工呼吸（breathing）］、快速除颤（defibrillation）（详见第十二章第一节）。

（2）高级心血管生命支持：包括继续进行的 BLS、通气和气道支持的辅助装置、循环辅助装置、药物治疗。

1）辅助呼吸：对于较长时间的心脏骤停者，通气与胸外按压同样重要，因为血中的氧气已耗尽，应尽早予 100%氧吸入，短时间氧疗不会产生氧中毒。辅助呼吸的设施包括气囊面罩通气、初级人工气道技术（口咽通气管、鼻咽导气管、喉罩、喉管、气管-食管联合导管）及高级人工气道技术（气管插管术、气管切开术、环甲膜穿刺、经皮气管切开术）等。气囊面罩通气应注意面罩与患者面部严密接合，常用"E-C"手法，潮气量为 400～600ml，按压球囊体积的 1/3～1/2。对于 BLS 时通气受限或自主循环已恢复但呼吸未恢复都应考虑建立高级气道。但需注意气管插管时需中断胸外按压，操作者必须衡量有效的胸外按压与气管插管的风险与效益比，亦可选择在胸外按压期间以建立声门上气道（喉罩、喉管、气管-食管联合导管）替代气管插管。

2）静脉通路：大多数复苏患者无须建立中心静脉通路，因建立中心静脉通路需中止胸外按压。如复苏时没有静脉通路，可建立较大的外周静脉通路，肘前静脉或颈外静脉可选。尽管周围静脉给药时，药物峰值较中心静脉给药低，循环时间长，但建立外周静脉通路不需中止胸外按压。为使药物尽快到达中央循环，可选用弹丸式快速推注，后用 20ml 液体冲入，抬高该肢体10～20s。

3）骨内通路：通过套管进入骨髓腔内的静脉网，应用药物产生效果与中心静脉给药类似。研究表明，骨内通路给药对心肺复苏、用药、血液学实验室检测是安全有效的，可用于各年龄给药，如果无法建立静脉通路可选用骨内给药。

4）药物治疗

A.肾上腺素（epinephrine）：可兴奋α肾上腺素能受体和β肾上腺素能受体。兴奋α肾上腺素能受体使外周血管收缩，但不收缩冠状动脉和脑血管，可提高血压，增加心脏及脑血流灌注。兴奋β肾上腺素能受体只有在心脏自主收缩后才能发挥增加心肌收缩力和提高心率的作用，还可以使心室颤动由细颤变粗颤而易于除颤复律，为心脏骤停的一线用药。成人心肺复苏时推荐剂量为 1mg，静脉注射或骨内给药。每隔 3～5min 可重复给药。不主张大剂量给药。

B.胺碘酮（amiodarone）：为延长复极药物，适用于顽固性心室颤动。首次剂量：300mg 弹丸式推注，用 5%葡萄糖注射液或林格液 250～500ml 冲管；若仍未复律，追加剂量 150mg，用法同前。

C.利多卡因（lidocaine）：在 2015 年心肺复苏指南中仍保留。使用时机是因室颤/无脉性室性心动过速导致心脏骤停，恢复自主循环（restoration of spontaneous circulation，ROSC）后，可以考虑立即开始或继续给予利多卡因。

D.β受体阻滞剂（β-blocker）：使用时机是因室颤/无脉性室性心动过速导致心脏骤停而入院后，可以考虑尽早开始或继续口服或静脉注射β受体阻滞剂。

E.碳酸氢钠：用于改善酸中毒。心脏骤停时，机体组织缺氧，进行无氧代谢，产生大量有机酸，酸中毒可致心肌收缩力下降，心排血量下降及血管对儿茶酚胺的反应性下降，并降低室颤阈值及电除颤成功率。由于心肺复苏最初 15min 内主要发生呼吸性酸中毒，故碳酸氢钠一般应用于晚期（或不用），用量宜小不宜大，宜晚不宜早，宜慢不宜快，在除颤、心脏按压、插管、通气及应用肾上腺素后应用。

F.多巴胺（dopamine）：可兴奋α肾上腺素能受体、β肾上腺素能受体和多巴胺受体，其药理呈剂量依赖性。应用 5～10μg/（kg·min）时主要兴奋β肾上腺素能受体，有正性肌力作用，心排血量增加。其升压作为呈剂量依赖，可根据血压调，使用时机是 ROSC 后血流动力学不稳定时。

5）机械胸外按压装置：无证据表明，使用机械活塞装置对心脏骤停患者进行胸外按压，相对人工胸外按压更有优势。人工胸外按压仍然是治疗心脏骤停的救治标准。但是，在进行高质量人工胸外按压比较困难或危险时的特殊条件下（如施救者有限、长时间心肺复苏、低温心脏骤停时进行心肺复苏、在移动的救护车内进行心肺复苏、在血管造影室内进行心肺复苏，以及在准备体外心肺复苏期间进行心肺复苏），机械活塞装置可以作为传统心肺复苏的替代品。

6）体外技术和有创灌注装置：对于发生心脏骤停，且怀疑心脏骤停的病因可能可逆的选定患者，可以考虑以体外心肺复苏（ECPR）替代传统心肺复苏。ECPR涉及在大静脉或动脉（如股动静脉）中紧急置管。ECPR的目标是在治疗潜在的可逆病情时为心脏骤停患者提供支持。ECPR是一个复杂的过程，需要训练有素的团队、专业的设备，以及当地医疗系统的跨学科支持。

2. 骤停后综合护理 主要为心脑复苏及其他器官损害的处理。心跳停止4～5min，心脑组织可因低灌注后病理改变导致不可逆性损害。而心脑的复苏是恢复呼吸、循环、代谢及内分泌功能的基本条件。

（1）冠状动脉血管造影：对于疑似心源性心脏骤停，且心电图ST段抬高的院外心脏骤停患者，应急诊实施冠状动脉血管造影（而不应等到入院后再实施，或不实施）。对于选定的（如心电或血流动力学不稳定的）成人患者，若在院外发生疑似心源性心脏骤停而昏迷，且无心电图ST段抬高的情况，实施紧急冠状动脉血管造影是合理的。对于需要冠状动脉血管造影的心脏骤停后患者，无论其是否昏迷，都应当实施冠状动脉血管造影。

（2）目标温度管理（targeted temperature management，TTM）：以前称为治疗性低温、保护性低温，在国内常称为亚低温治疗，是骤停后综合护理的重要内容。

所有在心脏骤停后ROSC昏迷（即对语言指令缺乏有意义的反应）的成年患者都应采用TTM，目标温度选定在32～36℃，并至少维持24h。对TTM的初步研究，对比了降温到32℃及34℃和没有具体温度的TTM，发现采取了诱导性低温治疗的患者神经功能预后有所改善。最近的一项高质量研究对比了36℃和33℃两种温度管理，发现两者的结果相近。总的来说，初步研究表明TTM有益，因此仍然建议选定一个单一的目标温度，实施TTM。考虑到33℃并不优于36℃，故临床医师可以从一个较宽的范围内选择目标温度。可以根据临床医师的偏好或临床因素来决定选择何种温度。

五、中西医临床诊疗思路

心脏骤停是急危重症，如何快速准确的诊断及治疗非常重要。我们在临床中西医结合诊断与急救中，需注意以下几点：

（1）心脏骤停的诊断，根据意识突然丧失、呼吸停止或濒死喘息、大动脉（如颈动脉和股动脉）搏动消失。对于非专业人员，意识丧失、呼吸停止或呼吸不正常，即可认为是心脏骤停。

（2）抢救要及时，争分夺秒进行心肺复苏，迅速进行高质量的心肺复苏；高级生命支持；复苏成功后维持有效的循环及支持对症处理为主。

（3）综合治疗，中西医结合，中医在心肺复苏中的主要切入点在复苏后。尤其在脑复苏阶段，参附注射液、川芎嗪注射液、丹参酮注射液等均具有改善脑循环和脑组织代谢的作用，其中参附注射液可减缓复苏后心肌细胞功能的衰竭，并减轻肺损伤，提高细胞能量代谢及明显的抗氧化作用；提高线粒体功能而起到脑保护作用；川芎嗪对急性脑缺血后脑组织内Na^+-K^+-ATP酶活性有保护作用；丹参酮能扩张血管，增加冠状动脉及脑的血流量，改善微循环，又能促进纤维蛋白原降解，降低血黏度，提高组织摄氧能力。临床上根据各期病情变化采用中西医结合治疗，各自发挥优势，可以不同程度地减少并发症的发生，促进脑复苏，提高生存质量。

六、预后与调护

如何预防心脏骤停迄今仍是难题。近年来在预防心脏骤停中的主要进展是识别心脏骤停的高危对象。冠心病，尤其是心肌梗死的急性期、康复期及其后的慢性过程中，心脏骤停的危险性较高。

高危患者应用埋藏式心脏复律除颤器（ICD）预防性治疗，具有抗心动过速起搏、低能量电转复、高能量电除颤和除颤后抗心动过缓支持起搏功能，与传统的药物治疗相比，可显著降低病死率。除冠心病急性心肌梗死外，由任何其他原因所致严重的基本病变及有过心脏骤停史患者也是心源性猝死的高危因素，是重点的预防对象。

古医籍精选

《灵枢·五色》雷公曰："人不病而卒死，何以知之？帝曰：大气入于脏腑者，不病而卒死矣。"此处"大气"指的邪气，强调外邪入侵体内会导致卒死。

《诸病源候论·卷之二十三·中恶病诸候二（凡十四论）·卒死候》："卒死者，由三虚而遇贼风所为也。三虚，谓乘年之衰，一也；逢月之空，二也；失时之和，三也。人有此三虚，而为贼风所伤，使阴气偏竭于内，阳气阻隔于外，二气壅闭，故暴绝如死。"

《肘后救卒方·开卷明理·卒死论》："卒死、中恶及尸厥者，皆天地及人身自然阴阳之气，忽有乖离否隔，上下不通，偏竭所致。故虽涉死境，犹可治而生，缘气都未竭也。"

《备急千金要方卷第二十五·备急》："卒死无脉，无他形候，阴阳俱竭故也。"

《伤寒论》："病人小便不利，大便乍难乍易，时有微热，喘冒不能卧者，有燥屎也，宜大承气汤。"

《金匮要略·杂疗方第二十三》："徐徐抱解，不得截绳，上下安被卧之，一人以脚踏其两肩上，手少挽其发常弦弦，勿纵之，一人以手按据胸上，数动之，一人摩捋臂胫屈伸之，若已僵，但渐渐强屈之，并按其腹。如此一炊顷，气从口出，呼吸眼开，而犹引按莫置，亦勿苦劳之，须臾，可少桂枝汤及粥清，含与之，令濡喉，渐渐能咽，及稍止，若向令两人以管吹其两耳，弥深好，此法最善，无不活也。"

病 案 分 析

（一）病案摘要

黄某，女，81岁。2017年5月5日8时25分由外院"120"送至我院急诊。主诉：突发气促半小时。接诊后症见：意识丧失，面色苍白，口唇发绀，呼吸停止，小便失禁，四肢厥冷，舌不能见，脉无。既往史：既往有高血压、冠心病、肾衰竭维持透析病史。查体：神志不清，触颈动脉搏动消失，血压为0，听诊心音消失，瞳孔散大。心电图提示：无脉性电活动。

中医诊断：卒死（阳气暴脱）；西医诊断：心脏骤停。

（二）分析

1. 诊断思路

（1）中医诊断思路：患者因"突发气促半小时"入院，症见：面色苍白，口唇发绀，意识丧失，呼吸停止，小便失禁，四肢厥冷，舌淡苔少，脉无。故中医诊断为"卒死"。综合分析，四诊合参，证属阳气暴脱。

（2）西医诊断思路

1）确定诊断：从本病特点，突然意识丧失，自主呼吸、大动脉搏动消失，可迅速确立诊断，立即进行抢救。

2）确立病因：既往有高血压、冠心病、肾衰竭病史。

3）急救处理后进行电解质、血气分析、心肌酶、肌钙蛋白等辅助检查。

4）注意血流动力学监测，脑功能、肾功能监测。

2. 治疗思路

（1）中医治疗思路：中医当以标本兼治为原则，中医急救治疗当静滴参附针以回阳固脱；中医辨证治疗选方当以独参汤，可配合针刺百会、关元、涌泉、三阴交等穴。

（2）西医治疗思路：结合患者临床表现与病史等，患者为心脏骤停，其治疗应主要为以下几个方面：

1）立即行胸外心脏按压，并气管插管，球囊辅助通气，按压频率100次/分，通气频率10次/分，心电监护。

2）立即建立上肢静脉通路，迅速静脉注射肾上腺素1mg，同时以参附针40ml静脉注射。经双人5个周期CPR，自主心律未恢复，继续行CPR，再次静脉注射肾上腺素1mg，参附针40ml静脉注射。

3）经处理后，患者恢复了自主心律，颈动脉搏动可触及，瞳孔由大变小，直径约4mm，意识未能恢复，BP126/78mmHg，有自主呼吸但仍需呼吸机支持，密切监护生命体征及主要脏器功能，转EICU进一步治疗。

4）复苏成功后以支持对症处理为主，注重脑复苏，可采用中西医结合治疗，中医方可根据患者复苏后证型的变化辨证使用丹参酮注射液、川芎嗪注射液、灯盏花素注射液等，或继续使用参附注射液，同时配合针刺等中医特色疗法以促进脑功能恢复。

（周　红　曾瑞峰）

第三节　急性呼吸窘迫综合征

急性呼吸窘迫综合征（acute respiratory distress syndrome，ARDS）是指由各种肺内和肺外致病因素所导致的急性弥漫性肺损伤和进而发展的急性呼吸衰竭。病理学改变为炎症导致的肺微血管通透性增高，肺泡腔渗出富含蛋白的液体，进而导致肺水肿及透明膜形成，常伴有肺泡出血。病理生理特征为肺容积减少，肺顺应性降低和严重通气/血流比例失调。临床表现为呼吸窘迫、顽固性低氧血症和呼吸衰竭，肺部影像学表现为双肺渗出性病变。

为了强调ARDS为一动态发病过程，以便早期干预、提高临床疗效，以及对不同发展阶段的患者按严重程度进行分级，1994年ARDS共识会议（AECC）同时提出了急性肺损伤（acute lung injury，ALI）、ARDS的概念。ALI和ARDS为同一疾病过程的两个阶段，ALT代表早期和疾病相对较轻的阶段，而ARDS代表后期病情较严重的阶段。2012年发表在JAMA上的柏林定义取消了ALI的命名，将本病统一称为ARDS，原ALI基本相当于现在的轻症ARDS。

本病属于中医学"暴喘"范畴。暴喘是指由肺气壅痹而引起卒发的呼吸急促和窘迫症。

一、病因病理

（一）中医病因病机

1. 病因　中医认为ARDS的发病多因感受邪毒，或疗疮痈疽之毒内攻，或伤损、产后，或内伤重症等所致。

2. 病机　本病病位在肺，病标在大肠，与心、肾的关系密切。病性以邪实壅肺为主，如温热外邪，水饮痰浊，瘀血败浊等，壅阻于肺，引起肺气壅闭，或直接损伤肺气，气机逆乱，肺气肃降失调而暴喘。亦有因厥脱重症，阴阳离决，肺气衰败而发暴喘。前者为实证，后者为虚证。

（1）感受邪毒：六淫或疫毒直中于肺，肺气郁闭，痰浊内生，宣肃失司，气逆而喘；肺与大肠相表里，若邪热传入阳明，燥屎内结，浊气不得下泄而上迫于肺，肺气上逆而喘。

（2）邪毒内攻：疔疮早期失治，未能及时控制毒势，可发生走黄与内陷，攻心犯肺，壅遏肺气而见神昏喘逆。

（3）创伤瘀毒：跌仆创伤或大手术后，瘀血滞留，气机逆乱，肺之宣肃功能失常而喘；严重的创伤，或妇人产后，败血形成，上搏于肺而成暴喘。

（4）内伤久病：肺气虚损或他脏虚损传肺，久病迁延，肺肾俱虚，肾不纳气，元阳欲绝，气虚欲脱而致喘息不能卧。

本病病机是由于热毒炽盛，或瘀血败血，阻遏肺气，宣肃失司而发病。邪热内盛，或瘀血上冲，扰乱心神，可见神志异常。其病理性质多属虚实夹杂，以邪实为主，表现为热毒、瘀血壅滞于肺；正虚有肺肾亏虚，或失血气脱。病情进一步发展成为"喘脱"致气阴耗竭，阴阳欲脱。

（二）西医病因病理

1. 病因 引起 ARDS 的病因和危险因素很多，可分为肺内因素（直接因素）和肺外因素（间接因素）。但是这些直接和间接因素及其所引起的炎症反应、影像学改变及病理生理反应常常互相重叠。ARDS 的常见危险因素主要包括：

（1）肺内因素（直接因素）：如严重肺感染、胃内容物吸入、肺挫伤、肺血管炎、吸入性肺损伤、淹溺、氧中毒等。

（2）肺外因素（间接因素）：如非肺源性感染中毒症、严重的非胸部创伤、重症胰腺炎、重度烧伤、药物过量、输血相关急性肺损伤、体外循环、弥散性血管内凝血（DIC）等。

2. 发病机制 ARDS 发病机制错综复杂，至今仍未完全阐明。尽管有些致病因素可以对肺泡膜造成直接损伤，但是 ARDS 的本质是多种炎症细胞及其释放的炎症介质和细胞因子间接介导的肺脏炎症反应。ARDS 是系统性全身炎症反应综合征（systemic inflammatory response syndrome，SIRS）的肺部表现，也是机体正常炎症反应过度表达的结果。此种炎症瀑布可分为相互重叠的三个阶段：启动、放大、损伤。启动阶段，多种免疫及非免疫细胞产生各种炎症介质细胞因子；放大阶段，效应细胞如中性粒细胞被活化、募集、扣押在包括肺组织在内的靶器官中。一旦效应细胞被扣押于肺内，将释放活性氧代谢产物和蛋白酶，在损伤阶段引起细胞损害。此种炎症瀑布是系统性和全身性的。ARDS 的基本病理生理改变是肺内炎症细胞为主导的肺内炎症反应失控导致的肺泡上皮和肺毛细血管内皮通透性增加所致的肺泡渗出液中富含蛋白质的肺水肿及透明膜形成，以致肺顺应性降低，以肺内分流增加及通气/血流比例失调为主。

3. 病理 ARDS 的病理改变为弥漫性肺泡损伤，主要表现为肺广泛性充血水肿和肺泡腔内透明膜形成。病理过程可分为三个阶段：渗出期、增生期和纤维化期，三个阶段常重叠。ARDS 肺脏大体表现为暗红色或暗紫红色的肝样改变，重量明显增加，可见水肿、出血，切面有液体渗出，故有"湿肺"之称。显微镜下可见肺微血管充血、出血、微血栓形成，肺间质和肺泡腔内有富含蛋白质的水肿液及炎症细胞浸润。经过约 72 小时后，由凝结的血浆蛋白、细胞碎片、纤维素及残余肺表面活性物质混合形成透明膜，伴有灶性或大面积肺泡萎陷。可见 I 型肺泡上皮细胞受损坏死。经过 1～3 周以后，逐渐过渡到增生期和纤维化期。可见 II 型肺泡上皮细胞、成纤维细胞增生和胶原沉积。部分肺泡的透明膜经吸收消散而修复，也可有部分形成纤维化。ARDS 患者容易合并继发性肺部感染，可形成肺小脓等炎症改变。

二、临床表现

（一）病史

患者有直接肺损伤因素如大面积肺栓塞、肺挫裂伤等，间接肺损伤如休克、严重感染、弥散性血管内凝血（DIC）、大量输血、多发创伤等高危因素。

（二）症状

（1）本病起病急剧而隐蔽，在直接或间接肺损伤后 72h 内发病，常为原发病症状所掩盖。

（2）最早出现的症状是呼吸增快，并呈现进行性加重的呼吸困难、发绀。呼吸困难常表现为呼吸深快、费力，患者常感到胸廓紧束感、严重憋气。

（3）可出现不同程度的咳嗽，部分患者可咯小量血，咯出血水样痰是其典型症状之一。

（4）出现常规氧疗不能改善的缺氧，不能用原发心肺疾病解释。

（5）发热：多见于脓毒症及脂肪栓塞等疾病引起的 ARDS。

（6）患者表现为烦躁、神志恍惚或淡漠。

（三）体征

本病体征有呼吸困难、发绀，可有三凹征。发病早期体征可无异常，或仅可闻及双肺少量细湿啰音，后期明显干湿啰音，心率通常增快。

（四）辅助检查

1. 动脉血气分析 可见 PaO_2 降低，$PaCO_2$ 降低，pH 升高，后期可出现 $PaCO_2$ 升高，pH 降低。根据动脉血气分析和吸入氧浓度可计算肺氧合功能指标，如肺泡-动脉氧分压差 [$P(A-a)O_2$]、肺内分流（QS/QR）、呼吸指数 [$P(A-a)O_2/PaO_2$]、氧合指数（PaO_2/FiO_2）等指标，对建立诊断、严重性分级和疗效评价等均有重要意义。目前临床上以氧合指数（PaO_2/FiO_2）最为常用，PaO_2 的单位采用 mmHg，FiO_2 为吸入氧浓度。FiO_2 的正常值为 $400\sim500$mmHg，$\leqslant300$mmHg 是诊断 ARDS 的必要条件。考虑到 ARDS 的病理生理特点，2012 柏林定义对监测 PaO_2/FiO_2 时患者的呼吸支持形成进行了限制，在监测动脉学期时患者应用的呼吸末正压（PEEP）/持续气道内正压（CPAP）不低于 $5cmH_2O$。

2. 肺功能检测 ARDS 时肺顺应性降低，无效腔通气量比例（VD/VT）增加，当其比值大于 0.5 提示需行机械通气。肺顺应性的测定对 ARDS 的诊断、鉴别诊断、疗效评价均有重要意义。

3. 血流动力学检测 有助于明确心脏情况和指导治疗。通过置入 Swan-Ganz 导管可测定肺毛细管楔压（PCWP），其是反应左心房较为可靠的指标。一般 PCWP<12mmHg，若>18mmHg，则支持左心衰竭的诊断。考虑到心源性肺水肿和 ARDS 有合并存在的可能性，目前认为 PCWP>18mmHg 并非 ARDS 的排除标准。

4. 影像学检查 早期病变以间质性为主，X 线胸片常无明显改变。病情进展后，可出现肺内实变，表现为双肺野普遍密度增高，透亮度减低，肺纹理增多、增粗，可见散在斑片状密度增高阴影，即弥漫性肺浸润影，胸部 CT 能更明确肺部病变范围及变化。

三、诊断

诊断标准：根据 ARDS 柏林定义，满足以下 4 项条件方可诊断 ARDS。

（1）明确诱因下 1 周内出现的急性或进展性呼吸困难。

（2）胸部 X 线平片/胸部 CT 显示双肺浸润影，不能完全用胸腔积液、肺叶/全肺不张合、结节影解释。

（3）呼吸衰竭不能完全用心力衰竭和液体负荷过重解释。如临床没有危险因素，需要用客观检查（如心脏超声）来评价心源性肺水肿。

（4）低氧血症：根据氧合指数（PaO_2/FiO_2）确立 ARDS 的诊断，并将其按严重程度分为轻度（$200mmHg<PaO_2/FiO_2\leq300mmHg$）、中度（$100mmHg<PaO_2/FiO_2\leq200mmHg$）和重度（$PaO_2/FiO_2\leq100mmHg$）。需要注意上述氧合指数中的 PaO_2 监测是在机械通气参数 PEEP/CPAP 不低于 5mmHg 的条件下测得；所在地海拔超过 1000m 时，需要对 PaO_2/FiO_2 进行校正，校正的 PaO_2/FiO_2=（PaO_2/FiO_2）×（所在地大气压值/760）。

有慢性肺病者（如肺间质纤维化、结节病等），即使达到 ARDS 的诊断标准也不纳入 ARDS。

四、鉴别诊断

上诉 ARDS 的诊断标准是非特异性的，建立诊断时必须排除心源性肺水肿、大面积肺不张、高原肺水肿、弥漫性肺泡出血等。

1. 心源性肺水肿 常见于急性左心功能不全，卧位时呼吸困难加重，咳粉红色泡沫样痰，肺部湿啰音多在肺底部，采用强心剂、利尿剂疗效好。鉴别困难时，可通过测定 PAWP、心脏超声检查心室功能作出判断并指导治疗。

2. 弥漫性肺泡出血 临床亦可见呼吸困难、低氧血症以至呼吸衰竭，胸部 X 线平片或胸部 CT 亦可见双肺弥漫性肺浸润影或肺间质改变。但此病常继发于肺小血管炎、自身免疫性疾病、凝血障碍性疾病，常有不同程度的咯血，且有与咯血量不平行的贫血，可无感染、全身炎症反应等诱因，支气管肺泡灌洗液为血性回收液，出血 48h 以上，20%支气管肺泡灌洗液的细胞为吞噬含铁血黄素的肺巨噬细胞。

五、治疗

（一）中医治疗

治疗原则：ARDS 多因邪实壅闭于肺，以"实者泻之"、"留者攻之"为治则，以呼吸窘迫为主要证候，急救处理，必须宣肺理气，降逆平喘，恢复肺主气之功能。

1. 针灸及其他外治法

（1）针刺法：取人中、内关、素髎、十宣、涌泉、会阴、足三里、肺俞、中府、合谷、透鱼际等。每次选用 1～3 个穴位，手法用强刺激之泻法，留针半小时或不留针。

（2）艾灸法：出现阴阳离决之脱证，改用艾灸百会、涌泉、足三里、肺俞。

（3）刺络疗法：取少商穴，以三棱针刺出血，或十宣点刺放血。以上两法对毒热炽盛所致的暴喘，可起泄热、解毒、祛邪的作用。亦可选肺俞、风门，与丰隆、尺泽交替使用。采用三棱针，在选好穴位处，或穴位附近瘀阻明显的血络点刺。点刺后，再加拔火罐，采用闪火法，留罐时间为 20min。

（4）搐鼻法：搐鼻散（细辛、皂角、半夏），或通关散（猪牙皂、细辛），撒入或吹入患者鼻腔内，使之喷嚏。必要时可隔 15～30min 重复 1 次。

2. 辨证方药

（1）热毒袭肺证

证候 喘促气急或张口抬肩，不能平卧，高热烦渴，面唇发绀，舌质绛，苔薄白或黄，脉洪数。

治法 清热解毒，宣肺降逆。

方药 清瘟败毒饮合麻杏石甘汤。热入营血，舌绛，可合犀角地黄汤（《备急千金要方》）清营凉血。

热虽盛，而渐见燥渴不止，大汗淋漓，脉浮大而无力，属热盛而气津两伤者，加人参。如气阴欲脱，见喘促而息微，鼻煽，神疲嗜睡，汗出如油，口干渴而不多饮，舌红无津苔少，脉微细者，如身仍壮热，可用原方合生脉散；如身无壮热，可先用大剂生脉散，待气阴渐复，再合用原方或改用竹叶石膏汤。若咳嗽，痰稠黄难咳，胸痛，脉滑者，兼痰热壅肺，原方加杏仁、连翘、黄芩、桑白皮以清热化痰。

中成药可用热毒宁注射液、清开灵注射液、犀角地黄丸、牛黄清心丸、清气化痰丸、泻白丸等。

（2）痰热壅肺证

证候　喘促气涌，咳嗽痰多，黏稠色黄，或痰中带血，伴胸中烦热，咽干口渴，尿赤便秘，舌红，苔黄腻，脉滑数。

治法　通腑泄热，清肺平喘。

方药　五虎汤送服一捻金或牛黄散。药用麻黄、杏仁、石膏、甘草、桑白皮、茶叶。五虎汤中有麻杏石甘四味，是清肺平喘之要药，辅以桑白皮和细茶，清肺平喘之力更强。一捻金和牛黄散均含大黄和牵牛子，两药均味苦性寒，善泻下通便而泄热，可协同五虎汤，收通腑泄热、清肺平喘之功。况且暴喘发病甚急，仓促之间未及煎药，可先予一捻金或牛黄散作救急之用，更可一日数服，以燥粪能下为起效之标记。

若服用上药后，大便仍燥结难下，可改投大承气汤峻下热结。若见口燥唇干、舌质乏津，可改用增液承气汤。

中成药可用痰热清注射液、清开灵注射液、醒脑静注射液、新癀片、橘红丸等。

（3）热入营血证

证候　本证多见于疔毒内陷致喘者。暴发喘促气意，气粗息高；痈疽疔疽之肿势向周围扩散，红线向躯干伸延；高热不退，头痛，心烦急躁，呕恶，肢体拘急，继则喘促加重，神昏，谵语抽搐，痉厥，皮肤发斑；舌质红绛，舌苔黄糙垢腻，脉洪数。

治法　清营解毒，凉血护心平喘。

方药　解毒清营汤送服梅花点舌丹。药用金银花、连翘、蒲公英、生地黄、白茅根、生玳瑁、牡丹皮、赤芍、黄连、绿豆衣、茜草根、生栀子。金银花、连翘、蒲公英清热解毒，栀子清三焦热，配合黄连重在清心热；牡丹皮、赤芍、茜草根清热凉血活血；生地、白茅根养阴凉血护心；生玳瑁清热解毒，镇心平肝；绿豆衣能清心中之邪热。诸合用解毒清营汤，防治疔毒走黄甚验。

口渴，烦热重者，加生石膏、知母、黄柏；大便干燥数日未解者，加大黄。若见神昏谵语，加莲子心，重用生玳瑁，送服安宫牛黄丸或至宝丹。

中成药可用血必净注射液、八宝丹、安宫牛黄丸、至宝丹、西黄丸等。

（4）水饮射肺证

证候　本证多见于严重外伤之后，尤其是胸部撞击伤、挤压伤所致暴喘者。外伤之后，喘促气逆，胸高息粗，鼻翼煽动，咳嗽，咳白黏痰，胸闷，呕恶，舌苔白腻，脉弦滑。

治法　宣肺渗湿，活血化瘀。

方药　宣肺渗湿汤。药用杏仁、桂枝、葶苈子、赤芍、桑白皮、丹参、当归、郁金、黄芪、血竭。方中杏仁、桑白皮、葶苈子宣肺化痰，桂枝、北芪补气温阳，助温运水湿；赤芍、丹参、当归、郁金、血竭活血化瘀，血行则水行，可助引导肺中之水湿下行。

若发热，痰转黄稠，去桂枝，加黄芩、连翘、蚤休等。神惫衰弱，面色㿠白，脉沉细弱，加吉林红参20～30g，或高丽参5～10g，另炖兑服，以大补元气，振奋心阳，补益肺气。若四肢厥冷，脉微欲绝，血压下降，则加熟附子、干姜、炙甘草以回阳救逆。

中成药可用细辛脑注射液、透罗丹、苏合香丸、半夏露颗粒、泻白丸等。

（5）瘀血犯肺证

证候 本证多见于外伤致暴喘者。外伤之后有外出血或内出血，随后喘促气逆，胸高息粗，鼻翼煽动，唇周、指甲及舌色青紫，脉涩。

治法 逐瘀通腑，益气救肺。

方药 桃核承气汤合二味参苏饮。此时大补元气，配合破血化瘀，乃扶正祛邪之法也。

血肿显著或属挤压伤者，加血竭散；若口鼻气急黑者，加附子；若气上逆，深吸气见胸胁痛者，合四磨汤。

中成药可用复方丹参注射液、川芎嗪注射液、血塞通注射液、心舒静、十香返生丹等。

以上所论乃暴喘之常见者。除此之外，有厥脱重症致喘者，先按厥脱进行救治，并参考上述宣肺渗湿利水及活血化瘀之治法方药。产后致喘者，多因瘀血犯肺，可用逐瘀益气法治疗，如《正体类要》所说："……瘀血熏蒸于肺而喘……当用人参一两、苏木二两，作一剂，水煎急服，缓则不治，产妇多有此疾。"产后大出血，或其他病因大出血而喘者，可参阅有关章节，并配合紧急输血。

（二）西医治疗

治疗目标：改善肺氧合功能，纠正缺氧，保护器官功能，防治并发症和治疗基础疾病，防治多器官功能衰竭。

1. 原发病的治疗 是治疗 ARDS 的首要原则和基础，应积极寻找原发病并予以彻底治疗。感染是 ARDS 的常见病因，也是 ARDS 的首位高危因素，而 ARDS 又易并发感染。所以对所有患者都应怀疑感染的可能，除非有明确的其他导致 ARDS 的原因存在。治疗上宜选择广谱抗生素。

2. 氧疗 采取有效措施尽快提高 PaO_2，一般高浓度给氧，使 $PaO_2 \geqslant 60mmHg$ 或 $SaO_2 \geqslant 90\%$。轻症患者可使用面罩给氧，但多数患者需使用机械通气。

3. 机械通气

（1）无创机械通气（NIV）：当非机械通气给氧不能纠正低氧血症时，可考虑使用 NIV。NIV 可避免气管插管和气管切开引起的并发症，但在各种临床试验研究中，NIV 对改善 ARDS 的临床症状和预后存在争议，如果预计病情能够在 48～72h 内缓解的早期 ARDS 患者，或合并免疫功能低下的早期 ARDS 患者，可首先考虑应用 NIV。

（2）有创机械通气：患者经高浓度吸氧或 NIV 仍不能改善低氧血症时，应行有创机械通气，能更有效地改善全身缺氧，支持脏器功能，防止肺外器官功能损害。由于 ARDS 肺病变有"不均一性"和"小肺"的特点，ARDS 机械通气的关键在于增加肺容积和改善氧合，同时避免肺泡过度扩张和反复开闭造成肺泡剪切伤。目前 ARDS 的机械通气推荐采用保护性通气策略，主要措施包括适合水平的 PEEP 和小潮气量，应注意以下几点：

1）PEEP 的选择：适当水平的 PEEP 可使萎陷的小气道和肺泡再开放，防止肺泡周期反复开闭，使呼气末肺容积增加，可减轻肺损伤和肺泡水肿，从而改善肺泡弥漫性功能和通气/血流比例，减少肺内分流，达到改善氧合和肺顺应性的目的。但是 PEEP 可增加胸腔内压，减少回心血量，并有加重肺损伤的危险。因此在应用 PEEP 时应注意：对血容量不足的患者，应补充足够血容量以代偿回心血量不足，同时不能过量加重肺水肿；适合水平的 PEEP 可以通过呼吸机"PV 曲线"的低位拐点、跨肺压监测、PEEP 滴定、氧浓度与 PEEP 递增等方式来找寻。

2）小潮气量：ARDS 机械通气采用小潮气量，即 6～8ml/kg，旨在将吸气平台压控制在 30～35cmH$_2$O 以下，防止肺泡过度扩张。为保证小潮气量，可允许一定程度的 CO_2 潴留和呼吸性酸中毒（pH 7.25～7.35），允许高碳酸血症。合并代谢性酸中毒时需适当补碱。

3）保留自主呼吸：自主呼吸过程中膈肌主动收缩可增加 ARDS 患者肺重力依赖区的通气，改善通气/血流比例失调，改善氧合。因此 ARDS 患者机械通气时应尽量保留自主呼吸。

4）患者的体位：若无脊髓损伤等体位改变的禁忌证，机械通气的 ARDS 患者应采用 30°～40°

半卧位，以防止院内获得性肺炎（VAP）的发生，使肺损伤进一步恶化。俯卧位通气通过降低胸腔内压力梯度、促进分泌物引流和促进肺内液体移动，明显改善氧合。

（3）高频振荡通气（high frequency oscillator ventilation，HFOV）：ARDS 患者实施 HFOV，可使肺泡持续处于膨胀状态，避免常规通气时的肺泡萎陷和因肺泡反复塌陷复张导致的肺损伤，同时也避免了由于部分肺泡塌陷所致的肺内分流，有助于 ARDS 患者的氧合。但目前，HFOV 尚不能作为 ARDS 的常规通气模式，对积极的肺复张手法实施后仍难以改善低氧血症的 ARDS 患者，可考虑应用 HFOV。

4. 体外膜氧合技术　常规机械通气治疗无效的，可运用体外膜氧合技术（extracorporeal membrane oxygenation，ECMO）。建立体外循环后，可改善氧合，减轻肺负担，有利于肺功能恢复。但 ECMO 对于 ARDS 患者的预后尚存在争议，目前仅作为常规机械通气的有效补充。

5. 药物治疗

（1）镇静、镇痛与肌松药物的应用：机械通气患者应考虑使用镇静镇痛剂，以缓解焦虑、躁动、疼痛，减少过度的氧耗。推荐应用每日间断镇静患者（每日中断或减少镇静药物剂量直到患者清醒，以判断患者的镇静程度和意识状态），可降低机械通气时间，气管切开率、ICU 住院时间和总住院时间；危重患者应用肌松药后，可能延长机械通气时间，导致肺泡塌陷和增加 VAP 发生率，非必要时不推荐使用。

（2）糖皮质激素的应用：不推荐常规应用糖皮质激素预防和治疗 ARDS。对于过敏原因导致的 ARDS 患者，早期应用糖皮质激素治疗可能有效。此外，感染性休克并发 ARDS 的患者，如合并有肾上腺皮质功能不全，可考虑应用替代剂量的糖皮质激素，对于晚期 ARDS 患者不宜常规应用糖皮质激素治疗。

（3）抗生素的应用：全身性感染、创伤、休克、烧伤、重症急性胰腺炎等是导致 ARDS 的常见病因。而 ARDS 又易并发感染。控制原发病，遏制其诱导的全身失控性炎症反应，是预防和治疗 ARDS 的必要措施。抗生素的使用原则是在血培养及相关病原学检查未出结果前选择广谱抗生素，待病原学结果返回后进一步调整。

（4）其他药物的应用：一氧化氮（NO）、鱼油和肺泡表面活性物质（PS）在 ARDS 的治疗中可能有一定作用，但治疗价值尚不确定。一氧化氮（NO）吸入可选择性扩张肺血管，显著降低肺动脉压，减少肺内分流，但对平均动脉压和心排血量无明显影响，氧合改善效果也仅限于开始吸入 NO 治疗的 24～48h 内，仅在一般治疗无效的严重低氧血症时考虑应用。鱼油含有二十二碳六烯酸（DHA）、二十碳五烯酸（EPA）等，有助于改善 ALI/ARDS 患者氧合，缩短机械通气时间。肺泡表面活性物质（PS）的应用尚存在许多未解决的问题，不能作为 ARDS 的常规治疗手段。

6. 液体管理　在保证组织器官灌注前提下，应实施限制性液体管理，保证液体负平衡有利于改善患者预后，有助于改善 ARDS 患者的氧合和肺损伤。存在低蛋白血症的 ARDS 患者，可通过补充白蛋白等胶体溶液和应用利尿剂，实现液体负平衡，改善氧合。但液体负平衡会导致心排血量下降，因此必需考虑两者的平衡，保证器官的有效灌注。

7. 营养支持　ARDS 时机体处于高代谢状态，应补充足够的营养，静脉营养可引起感染和血栓形成等并发症，应提倡胃肠营养，不仅可避免静脉营养不足，而且能保护胃肠黏膜，防治肠道菌群异位。

六、中西医临床诊疗思路

（1）本证极其危重，为尽量提高抢救成功率，中西医必须密切配合，取长补短。西医非常重视氧合指数作为诊断 ARDS 的指标，改善通气和组织氧供，通常要应用机械通气技术，积极寻找并治疗原发病，控制感染，多环节减轻肺和全身损伤，包括应用各类型药物，甚至做血液透析，加强早期液体管理，使出入量保持一定水平的负平衡，营养支持及积极处理并发症。中医在疾病急性期和恢复期的参与，对改善患者生存质量、促进患者早日康复起到积极的作用。急性期中医针对本病虚实夹杂，以邪实为主，实则热毒、瘀血，壅滞于肺，腑气不通，虚则肺肾亏虚，或失血气脱，以"清热解毒、活血化瘀、宣肺平喘、通腑泻肺、滋阴扶阳"为治法。在 ARDS 恢复期，根据辨证使用中药治疗，可以明显改善患者的生存质量，提高生存率。

（2）本病除辨证治疗外，尚需辨明病因而综合治之。如热病、烧伤、内外出血、暴吐暴泻等，分别参照有关章节治疗。

七、预防与调护

1. **预防** ARDS 属于急危重症，病死率高，为尽量提高抢救成功率，中西医必须密切合作，取长补短。西医之治疗大法有：

（1）对于严重感染、多发创伤、大量输血、严重误吸等 ARDS 的高危患者，应严密观察，应让患者住进监护病房（ICU），及时去除危险因素，实施心、肺、脑代谢和营养全面监护，以更好地实施氧气疗法。

（2）患者尚须换体位，鼓励其咳嗽排痰。

（3）本病既要保证蛋白和热量的供给，又要严格控制输液量，以免加重肺水肿。

（4）对于普通住院患者做好气道管理，辅助物理治疗，预防肺不张。

（5）一旦发现呼吸频速、氧合降低等肺损伤表现，在治疗原发疾病时，应早期给予呼吸支持和其他有效的预防及干预措施，防止 ARDS 进展和重要脏器损伤。

2. **调护**

（1）应让患者住进监护病房（ICU），实施心、肺、脑代谢和营养全面监护，以更好地实施氧气疗法。

（2）患者须变换体位，鼓励其咳嗽排痰。

（3）本病既要保证蛋白和热量的供给，又要严格控制输液量，以免加重肺水肿。

古医籍精选

《济生方·喘》："将理失宜，六淫所伤，七情所感，或因坠堕惊忤，渡水跌仆，饱食过伤等，动作用力，遂使脏气不和，荣卫失其常度而不能够随阴阳出入以成息，则促迫于肺，不得宣通而为喘也。……更有产后喘急，为病尤亟……。"

《疡科心得集》："外症虽有一定之形，而毒气之流行，亦无定位，故毒攻于心则昏迷，入于肝则惊厥，入于脾则腹痛胀，入于肺则喘嗽。"

《类证治裁·喘证论治》："若血入肺，面赤，喘欲死，如败血冲心，胸满上气。"

《伤寒论》："脉浮而洪，身汗如油，喘而不休，水浆不下，体形不仁，乍静乍乱，此为命绝也。又未知何藏先受其灾，若汗出发润，喘不休者，此为肺先绝也。阳反独留，形体如烟熏，直视摇头，此心绝也。唇吻反青，四肢漐习者，此为肝绝也。环口黧黑，柔汗发黄者，此为脾绝也，溲便遗失、狂言、目反直视者，此为肾绝也。"

《中藏经》："不病而暴喘促者死。"

《医通》："即暴喘腹胀，大便实者，方可用药。加以溏泄，必死勿治。此阴火暴逆于手足太阴，所以喘胀。肾气失守，所以便溏。其人虽强，不久当呕血而死。"

《伤寒论》："发汗后，不可更行桂枝汤。汗出而喘，无大热者，可与麻黄杏仁甘草石膏汤。"

《伤寒论》："病人小便不利，大便乍难乍易，时有微热，喘冒不能卧者，有燥屎也，宜大承气汤。"

病案分析

（一）病案摘要

王某，男，65岁。2014年1月18日10时30分由"120"送至我院急诊。主诉：发热3天，喘促2h。症状：3天前开始发热，体温最高达39.5℃，在当地门诊输液抗炎未效。2h前突发喘促气粗，张口抬肩，鼻翼煽动，高热烦渴，面唇发绀，舌质绛，苔黄腻，脉洪数。经高流量吸氧半小时SaO₂仍低于85%。既往史：既往有慢性支气管炎病史，否认高血压、冠心病、糖尿病病史。查体：BP 140/85mmHg，R 32次/分，T 39.3℃，唇甲发绀，见三凹征，双肺闻及少量湿啰音，HR110次/分，各瓣膜听诊区无明显杂音。检查：血常规、急诊生化及心酶指标等检查呈阴性。心电图：①窦性心动过速；②右束支传导阻滞。胸片：右肺间质见大片浸润阴影，提示右肺间质炎症。血气分析：pH 7.46，PaO_2 55mmHg，$PaCO_2$ 26mmHg，BE −3mmol/L，FiO_2 50%。

中医诊断：喘证（热毒袭肺）。

西医诊断：①ARDS；②重症肺炎。

（二）分析

1. 诊断思路

（1）中医诊断思路：患者喘促气粗，张口抬肩，鼻翼煽动，高热烦渴，面唇发绀，舌质绛，苔黄腻，脉洪数。故中医诊断"喘证"。综合分析，四诊合参，当属热毒袭肺证。

（2）西医诊断思路

1）确定ARDS诊断：氧合指数PaO_2/FiO_2为110，符合ARDS的诊断标准。根据临床表现、体征及实验室检查可明确诊断为ARDS。

2）明确ARDS的病因：患者既往有慢性支气管炎病史，此次发作时右肺间质感染，虽然为单侧肺浸润阴影，但根据血气表现可明确为重症肺炎，属ARDS高危因素。

2. 治疗思路

（1）中医治疗思路：中医当以"急则治其标"为原则，"清热解毒、宣肺降逆"为治法，中医急救治疗当静脉滴注醒脑静注射液、清开灵注射液清热解毒；中医辨证治疗选方当以清瘟败毒饮合麻杏石甘汤加减，可配合针刺曲池、十宣、肺俞。

（2）西医治疗思路

1）氧疗：应立即给予面罩给氧待氧合改善后，再将氧浓度降至安全水平以下。

2）机械通气：本例ARDS患者经高浓度吸氧仍不能改善低氧血症，应尽快行有创机械通气。

3）原发病的治疗：应使用敏感、广谱抗生素治疗。

4）液体管理、纠正酸碱失衡和水电解质紊乱：合理限制液体入量，在保证组织器官灌注前提下，液体出入量宜轻度负平衡。有条件可监测PCWP，在不影响心排血量和血压的情况下尽量降低PCWP。

5）其他药物治疗：可适当补充二十碳五烯酸（EPA）和γ-亚油酸。

6）支持治疗：及时补充热量和营养物质，提倡全胃肠营养。注意循环功能、肾功能和肝功能的支持，防止MODS的发生。

（周　红　郑丹文）

第四节 弥散性血管内凝血

弥漫性血管内凝血（disseminated intravascular coagulation，DIC）是在许多疾病基础上，致病因素损伤微血管体系，导致凝血活化，全身微血管血栓形成、凝血因子大量消耗并继发纤溶亢进，引起以出血及微循环衰竭为特征的临床综合征。DIC 不是一个独立的疾病，而是众多疾病复杂病理过程中的中间环节，DIC 的发病率约占医院同期住院患者的 1/1000，死亡率可高达 31%～86%。

弥散性血管内凝血归属于中医"血证"、"瘀血"等范畴。

一、病因病理

（一）中医病因病机

1. **病因** 中医认为本病的发生与外邪、外伤及久病等密切相关，凡各种原因侵及血脉，损伤脉络，气血耗损、凝滞，即可形成本病。常见的病因有外感六淫、跌打损伤、病后诱发等。

2. **病机** 本病病位在血脉，与心、肝、脾相关，基本病机为瘀血阻络和热伤脉络，血液不循常道而溢出脉外，出现各种出血证候。瘀血的发生有热壅、气滞、气虚、阳虚之不同，常常兼夹血虚、阴虚之表现，而表现为虚实夹杂之证。

（1）外感六淫：外感六淫之邪如风热燥火，热毒之邪，而煎熬津液，使血液黏滞而脉络瘀阻外感寒邪，血遇寒则瘀滞不通而成瘀。

（2）跌打损伤：跌打损伤致瘀血阻络，血不循其常道而溢出脉外，进而引起紫斑、呕血、便血等各种出血症状；或致脉络损伤，血溢脉外。

（3）久病正虚：久病气虚，无力行血，或病入络，血瘀阻络，或热病阴津耗伤，失于载血，皆可导致瘀血，血脉瘀阻，血行不畅，血不循经而致出血。

（二）西医病因病理

1. **病因** 本病常见的病因有：感染性疾病、恶性肿瘤、病理产科、外科大手术及严重创伤、其他内科与儿科疾病等。

2. **发病机制** 各种病因引起的 DIC 的方式不尽相同，现代医学认为 DIC 始于凝血系统被激活，基本病理变化是在微小血管内形成微血栓。主要为以下四个环节：血管内皮细胞损伤、血细胞受损、大量组织因子进入血液、外源性促凝物质进入血液。根据病因致体内凝血系统和纤溶系统启动后所引起的一系列变化，其病理过程可分为初发性高凝期、消耗性低凝期和继发性纤溶亢进期。初发 DIC 时，产生大量的凝血酶，又促使血小板黏附、聚集，释放一系列促凝因子，为高凝期。随着病情发展，消耗了大量的血小板、凝血因子，特别是凝血酶原、因子Ⅴ、因子Ⅷ和纤维蛋白原等，使血液处于消耗性低凝状态，此时，大量产生的凝血酶及红细胞和血小板的破坏，组织损伤等使组织纤溶酶原活化物释放入血，促使纤溶酶原转变为纤溶酶，引起继发性纤溶亢进。

3. **病理** 内、外源凝血系统的激活及血小板聚集的结果是微血管内形成广泛的血栓，也是 DIC 的最主要病理表现。微血栓形成的部位以肺、肾、肝、脑、皮肤、心及肾上腺等器官最易累及。同时可见到破碎红细胞。而 DIC 晚期以纤溶为主，微血栓溶解，表现为全身出血。

二、临床表现

（一）病史

有存在易致 DIC 的基础疾病，如严重感染、恶性肿瘤、病理产科、手术及外伤等。

（二）症状

DIC 的临床表现因原发病不同而有较大差异，主要临床表现如下：

1.**出血**　特点为自发性、多部位出血，常见于皮肤、黏膜、伤口及穿刺部位，严重者可发生危及生命的出血。

2.**休克或微循环衰竭**　DIC 诱发休克的特点为：不能用原发病解释，顽固不易纠正，早期即出现肾、肺、大脑等器官功能不全，晚期为多脏器功能衰竭。

3.**微血管栓塞**　可发生在浅层的皮肤、消化道黏膜的微血管，但较少出现局部坏死和溃疡。发生于器官的微血管栓塞其临床表现各异，可表现为顽固性的休克、呼吸衰竭、意识障碍、颅内高压和肾衰竭等，严重者可导致多器官功能衰竭。

4.**微血管病性溶血**　较少发生，贫血程度与出血量不成比例，偶见皮肤、巩膜黄染。

（三）辅助检查

实验室检查应在输血之前或在给予影响凝血功能的药物之前进行，有利于诊断。在治疗中，须进行检查项目的动态观察，对治疗和预后有重要意义。

1.**全血细胞分析**　血小板计数$<100×10^9$/L，在动态观察中可发现有血小板进行性下降。

2.**凝血三项**　活化部分凝血活酶时间（APTT）延长 10s 以上，反映内源凝血因子消耗，凝血酶原时间（PT）延长或缩短 3s 以上或呈动态性变化，反映外源凝血因子消耗。血浆纤维蛋白原（FIB）含量<1.5g/L，或>4.0g/L，并呈进行性下降。

3.**血浆 D-二聚体**　其水平增高或阳性，或 3P 试验阳性，或血浆 FDP>20mg/L。反映纤维蛋白溶解亢进，测得纤维蛋白降解产物。

4.**抗凝血酶Ⅲ（AT-Ⅲ）活性**　其含量及活性降低，反映人体内最重要的这一生理性抗凝物质在 DIC 中消耗性减少。

5.**血栓弹力图（TEG）**　TEG 对于凝血病（包括 DIC）的诊断是充满前景的一种工具，TEG 能显示血液的低凝及高凝状态，并能提示是否有纤溶亢进，能帮助了解 DIC 是处在高凝、消耗性低凝或继发性纤溶期，对 DIC 的诊断、分期及指导治疗均有一定价值

三、诊断

根据存在易致 DIC 的基础疾病，如感染、恶性肿瘤、病理产科、大型手术及创伤等，严重或多发性出血倾向；不能用原发病解释的微循环障碍及休克；广泛性皮肤、黏膜栓塞、灶性缺血性坏死、脱落及溃疡形成，或不明原因的肺、肾、脑等脏器功能衰竭；抗凝治疗有效；实验室检查符合下列条件：血小板计数进行性减少；凝血三项异常；3P 试验阳性或血浆 FDP 增高或 D-二聚体水平增高（阳性）；AT-Ⅲ活性降低或蛋白 C（PC）活性降低，DIC 的诊断不难做出。

2001 年国际血栓止血学会 DIC 分会制订了一种 DIC 诊断的积分系统，该积分诊断系统的主要内容如下：

1.**风险评估**　患者是否存在与典型 DIC 发病有关的潜在疾病，如脓毒症/严重感染（任何微生物）；创伤（如多发伤、神经损伤、脂肪栓塞）；器官功能不全（如重症胰腺炎）；恶性肿瘤（实体肿瘤、骨髓增生/淋巴组织恶性肿瘤）；产科急诊（羊水栓塞、胎盘早剥）；血管异常（Kasabach-Merritt

综合征、大血管瘤）；严重肝衰竭；严重中毒或者免疫反应（蛇咬伤、软性毒品）；输血反应；移植物排斥反应。若回答"是"，则进入下述程序，否则不可以用此方法。

2. 进行全面的凝血参数检测 包括血小板计数、凝血酶原时间、纤维蛋白原、可溶性纤维蛋白单体，或纤维蛋白降解产物。

3. 积分凝血试验结果

（1）血小板计数（$\geqslant 100 \times 10^9/L=0$，$\geqslant 50 \times 10^9/L$ 但 $<100 \times 10^9/L=1$，$<50 \times 10^9/L=2$）；

（2）纤维蛋白相关标志（包括可溶性纤维蛋白单体/纤维蛋白降解产物）（无增加=0，中度增加=2，显著增加=3）。

（3）凝血酶原时间延长（$<3s=0$，$>3s$ 但 $<6s=1$，$>6s=2$）。

（4）纤维蛋白原浓度（$\geqslant 1.0g/L=0$，$<1.0g/L=1$）。

4. 将"3"项中的各项分数相加。

5. 结果判定 如积分$\geqslant 5$，符合典型 DIC；每天重复积分。如积分<5，提示非典型 DIC，其后1～2 天重复积分。

上述积分系统简单易行，考虑了 DIC 时多个病理生理环节，实用性强，但有关该积分诊断系统对诊断 DIC 的敏感性及特异性评价，尚需前瞻性的临床资料证实。

四、鉴别诊断

1. 重症肝病 重症肝病也有血管内皮损伤，血小板减少，凝血因子减少，但主要是肝细胞损害使维生素 K 依赖性凝血因子 Ⅱ、凝血因子 Ⅶ、凝血因子 Ⅸ、凝血因子 Ⅹ 合成障碍及凝血因子 Ⅴ 合成减少，纤维蛋白原及凝血酶原活性下降，纤维蛋白溶解系统激活及病理性抗凝物质过多。诸多因素形成肝病复杂的出血机制。临床上可与重症肝病诱导的 DIC 相鉴别。凝血因子 Ⅷ 的活性高低是单纯肝病性出血和肝病合并 DIC 的鉴别诊断要点之一。

2. 原发性纤维蛋白溶解亢进症 本病不涉及血小板活化和下降，无凝血反应的启动和内皮细胞损伤，D-二聚体作为交联纤维蛋白的降解产物，理论上只见于 DIC，有鉴别诊断意义。

3. 血栓性血小板减少性紫癜 以血小板血栓形成为主要病理变化，临床上以血小板减少性出血、微血管病变溶血、肾功能损害为特征，表现与 DIC 有较多相似之处。但本病休克与呼吸衰竭少见，微血管病性溶血重，无凝血及纤溶系统的激活。

五、治疗

（一）中医治疗

治疗原则：治疗本病时，当辨清寒、热、虚、实之不同，分清气、血、阴、阳亏虚之异。瘀血是本病的基本病理，存在于疾病的不同时期，活血化瘀是治疗的基本法则。在活血化瘀的基础上，审病因，辨虚实，根据病情的早中晚期及病性的急性、亚急性、慢性之不同，灵活运用凉血止血、补气养血、理气活血、回阳固脱之法。

1. 针灸及其他外治法

（1）针刺法：呕吐者可针刺足三里、中脘、内关诸穴；休克者可针刺内关、素髎、涌泉（加灸）、足三里、人中、神阙（加灸）；病情稳定时可灸关元、中极、肾俞、脾俞、膈俞，针刺血海、三阴交等。以上手法均可使用平补平泻。出血明显者不宜使用。

（2）推拿：按摩膈俞、脾俞、血海、三阴交等穴。常用于慢性 DIC 者。

（3）气功：适用于慢性或恢复期患者，依个体差异而定，体质差者可练静功；体质较好者可练动功，如太极拳、五禽戏等。

2. 辨证方药

（1）热毒血瘀证

证候　身热夜甚，心烦不寐，甚或神志模糊，渴不多饮，斑疹隐隐，或吐血衄血、便血，尿黄便结。舌绛，脉细滑数。

治法　清热解毒，凉血化瘀。

方药　黄连解毒合犀角地黄汤。药用黄连、黄芩、黄柏、栀子、犀角、生地黄、牡丹皮、芍药。

若热毒炽盛、发热、出血广泛者，加生石膏、龙胆草、紫草或冲服紫雪丹；若腑热重、大便秘结、腹胀满、脉实者，可加大黄、芒硝以泻热通腑；若神昏谵语者，加安宫牛黄丸以清心开窍醒神。

中成药可用血必净注射液、清开灵注射液、断血流片、十灰散、紫地宁血散、连翘败毒散、紫雪丹、安宫牛黄丸等。

（2）气滞血瘀证

证候　胸胁刺痛，或头身疼痛，痛有定处，肌肤斑疹、紫斑，口唇青紫。舌暗或有斑点，脉弦涩或结。

治法　行气通络，化瘀止血。

方药　血府逐瘀汤。药用当归、生地、桃仁、红花、枳壳、赤芍、柴胡、甘草、桔梗、川芎、牛膝。

气虚者，加黄芪、党参以补气活血；寒凝气滞者，加肉桂、艾叶温经通络；疼痛明显者，加乳香、苏木、郁金、延胡索等通络止痛；紫斑明显者，加三七、仙鹤草、紫珠草以活血止血。

中成药可用血府逐瘀片、丹参注射液、疏血通注射液、血塞通注射液、云南白药等。

（3）气虚血瘀证

证候　神疲乏力，气短心悸，动则加剧，声低懒言，纳少自汗，皮肤瘀斑色淡，或伴有鼻衄、齿衄、呕血，血色暗淡。舌质紫暗或有斑点，脉细弱。

治法　益气活血化瘀。

方药　补阳还五汤。药用黄芪、当归尾、赤芍、地龙、川芎、红花、桃仁。

若心悸不眠者，加远志、酸枣仁以养心安神；纳差者，加党参、白术益气健脾；有出血倾向者，加三七、大小蓟、仙鹤草活血止血；偏阳虚则四肢不温者，加附子、肉桂温补阳气。

中成药可用补中益气丸、维血宁颗粒、理中丸、二至丸、龟甲胶、血栓通胶囊等。

（4）血虚挟瘀证

证候　面色淡白或萎黄，唇淡或暗，头晕，局部有刺痛，皮肤瘀斑。舌淡或有斑点，脉细涩。

治法　补血化瘀。

方药　圣愈汤。药用生地、熟地、白芍、川芎、人参、当归、黄芪。

若血虚失荣而心悸失眠、头晕不适者，加龙眼肉、酸枣仁、枸杞子、远志等养血安神；有出血倾向者，加仙鹤草、旱莲草、丹参活血止血。

中成药可用再障生血片、阿胶三宝膏、黑归脾丸、乌鸡白凤丸、归身补血片等。

（5）瘀阻厥脱证

证候　出血不止，面色苍白，四肢厥冷，大汗淋漓，甚则神昏谵语，皮肤瘀斑。舌质紫暗，或有瘀斑，脉微欲绝。

治法　回阳固脱，活血止血。

方药　回阳救急汤合当归补血汤。药用人参、茯苓、白术、甘草、陈皮、半夏、肉桂、附子、干姜、麝香、黄芪、当归。

若出血较甚者，可加三七、丹参、紫草以化瘀止血；若神志不清者，可合用苏合香丸，开窍醒神。

中成药可用参附注射液、血塞通注射液、云南白药、黑锡丹、复方血栓通胶囊等。

（二）西医治疗

治疗目的：预防和迅速去除引起 DIC 的病因是防治 DIC 的根本措施；改善微循环，及时纠正微循环障碍，疏通有微血栓阻塞的微循环，增加重要脏器和组织微循环的血液灌流量；重新建立凝血和纤溶间的动态平衡。

DIC 的治疗是一项综合性措施，可分为：治疗产生 DIC 的基础疾病及消除诱因；阻断血管内凝血及继发性纤维蛋白溶解亢进的进程；恢复正常血小板及血浆凝血因子水平；纠正休克及制止出血。

1. 治疗基础疾病及消除诱因　治疗原发病是治疗 DIC 的根本措施，消除诱发 DIC 的因素是防止和终止 DIC 的重要方面。如控制感染，及时清除病理产科的子宫内容物，纠正缺氧、缺血及纠正酸中毒等。

2. 抗凝治疗　目的是阻止凝血过度活化、重建凝血-抗凝平衡、中断 DIC 病理过程。一般认为，DIC 的抗凝治疗应在处理基础疾病的前提下，与凝血因子补充同步进行。临床上常用的抗凝药物为肝素，主要包括普通肝素和低分子量肝素。

（1）使用方法：①普通肝素：一般不超过 12 500U / d，每 6 h 用量不超过 2500U，静脉或皮下注射，根据病情决定疗程，一般连用 3～5 天。②低分子量肝素：剂量为（3000～5000）U / d，皮下注射，根据病情决定疗程，一般连用 3～5 天。

（2）适应证：①DIC 早期（高凝期）。②血小板及凝血因子呈进行性下降，微血管栓塞表现（如器官功能衰竭）明显者。③消耗性低凝期但病因短期内不能去除者，在补充凝血因子情况下使用。④除外原发病因素，顽固性休克不能纠正者。

此外对于抗凝因子制剂如抗凝血酶（AT）、活化蛋白 C、重组人 TM 对 DIC 可能有用，仍需要进一步确认。

3. 替代治疗　以控制出血风险和临床活动性出血为目的。适用于有明显血小板或凝血因子减少证据且已进行病因及抗凝治疗、DIC 未能得到良好控制、有明显出血表现者。

（1）新鲜冰冻血浆：在抢救 DIC 时为需要补充凝血因子的首选疗法。

（2）血小板悬液：未出血的患者 PLT<$20×10^9$ / L，或者存在活动性出血且 PLT<$50×10^9$ / L 的 DIC 患者，需紧急输注血小板悬液。

（3）纤维蛋白原：首次剂量 2.0～4.0g，静脉滴注。24h 内给予 8.0～12.0g，可使血浆纤维蛋白原升至 1.0g / L。纤维蛋白原半衰期较长，一般每 3 天用药一次。

（4）FⅧ及凝血酶原复合物：在严重肝病合并 DIC 时考虑应用。

（5）红细胞悬液：一般血红蛋白<70g/L 时输红细胞。

4. 抗纤溶药物的应用　对 DIC 患者，一般不主张应用抗纤溶药物。对于有严重出血或存在高纤溶状态，如白血病或严重创伤的 DIC 患者可以考虑使用。常用药物如 6-氨基己酸（EACA）、氨甲苯酸（PAMBA，氨甲苯酸）、氨甲环酸等。其中氨甲环酸被认为可以降低严重创伤患者病死率。

六、中西医临床诊疗思路

DIC 是一种严重的凝血功能障碍性疾病，尤其是急性型，常合并休克、脏器功能衰竭，需采取积极的中西医结合治疗方法，予以祛除诱因、补充凝血因子与血细胞、抗凝治疗等。在中西医急救病情趋向稳定的情况下，发挥中医辨证治疗的优势与特点，综合治疗。

（1）DIC 绝大多数属危、急、重症，治疗必须果断迅速。首先因 DIC 是由于诸多疾病中某一原因导致的一个病理状态，故除去其原因是首要措施；又因 DIC 早期呈现出高凝状态，中医药的辨证论治活血化瘀治法在此阶段显出对此急症救治的优势；再因 DIC 有凝血成分的消耗，针对性补充凝血因子必不可少。

（2）出血乃离经之血，离经之血必瘀，瘀血阻络，血不循经，又会溢于脉外，形成恶性循环，阻碍气血正常运行，久之则致气、血、阴、阳虚损，脏腑失却濡养，机能异常，甚至阴竭阳脱，常可危及瘀血是本病的根本病因所在，存在于疾病的不同时期，活血化瘀是治疗的基本法则，临床采用血府逐瘀汤加减可以获益。应贯穿在整个疾病的始终，体现治病必求于本的治疗宗旨。

七、预防与调护

（一）预防

DIC属于急危重症，病死率高，应早期诊断、清除诱因。如各种产后并发症，及时清除病理性子宫内容物、积极有效地控制感染和脓毒症、加强支持治疗。

（1）对于感染性疾病、恶性肿瘤、病理产科、外科大手术及严重创伤、其他内科与儿科疾病等DIC的高危患者，应严密观察，及时去除诱因或原发病处理，实行心、肺、脑、血液等全面监护，及时发现病情异常变化。

（2）加强血常规、凝血功能的监测，注意血红蛋白、血小板计数、凝血酶原时间、纤维蛋白原、可溶性纤维蛋白单体变化。

（3）参照DIC诊断的积分系统每日对患者进行评分。

（4）一旦发现凝血、血小板等异常或DIC积分支持诊断，在治疗原发疾病时，应早期给予凝血调节治疗措施，防止DIC进展和重要脏器损伤。

（二）调护

（1）评估患者是否有出血征象，如牙龈出血、便血、尿血、鼻衄、神志改变等。

（2）监测皮肤表面出血征象和监测患者神志状况，以防颅内出血的发生。如患者出现头痛、恶心、呕吐及烦躁不安等颅内出血先兆症状，必须紧急处理。保持皮肤清洁，避免搔抓、碰撞。

（3）尽量避免肌内注射。留取血标本时，尽量避免反复静脉穿刺取血，吸痰时，动作要轻柔，避免损伤呼吸道黏膜。

（4）进食营养、易消化、富含维生素C的食物，避免粗硬食物刺激胃黏膜。

古医籍精选

《素问·调经论》："血气不和，百病乃变化而生"。

《素问·至真要大论》："疏其血气，令其调达，而致和平"。

《素问·阴阳应象大论》："血实宜决之"。

《仁斋直指方·血滞》："人之一身不离乎气血，凡病经多日疗治不痊，须当为之调血。

《景岳全书·血证》："血有蓄而结者，宜破之逐之。以桃仁、红花、苏木、玄胡、三棱、莪术、五灵脂、大黄、芒硝之属"；"血有涩者宜利之，以牛膝、车前子、泽泻、木通、瞿麦、益母草、滑石之属"；"血有虚而滞者，宜补之活之，以当归、牛膝、川芎、熟地、醇酒之属"；"补血行血无如当归"；"行血散血无如川芎"。

《景岳全书·妇人规·血癥》："血必由气，气行则血行，故凡欲治血，则或攻或补，皆当以调气为先"。

病案分析

（一）病案摘要

患者，女，55岁，因"发热、咳嗽7天，加重伴皮肤瘀斑2天"于2013年12月15日收入院。患者于2013年12月8日晨起因受凉出现恶寒、发热、咳嗽、咯白色黏痰，自服泰诺、抗病毒口服液等药后，发热、恶寒有所缓解，未引起重视，3天后症状加重，咳嗽，咯黄色黏痰，高热，T39.5℃，胸片示：右下肺感染。血常规：WBC 12.3×10⁹/L，Hb 135g/L，PLT 150×10⁹/L。遂在当地医院经头孢拉啶、氧氟沙星等抗炎治疗2天，效果不明显，仍持续高热，明显寒战，逐渐出现穿刺部位渗血不易止，伴肢体皮肤大片瘀斑，考虑病情严重，家属要求转院求治。入院症见：发热，恶寒，咳嗽，咯黄色黏痰，痰中带血，伴头痛，皮肤瘀斑，无胸闷气促，无肌肉酸痛及尿血、便血等症状，纳眠可。既往体健，否认肺结核、肝炎、糖尿病等疾病史。

体格检查：T 39.5℃，P 105次/分，R 24次/分，BP 110/70mmHg。神清合作，无贫血貌，四肢皮肤分布较多大片瘀斑，未见黄染，浅表淋巴结未触及肿大；咽部（−），颈软；胸骨无压痛，双肺呼吸音粗，右下肺可闻及干湿啰音；BP 105次/分，律整，未闻及病理性杂音；腹平软，肝脾未触及，双下肢无浮肿；神经系统检查（−）。舌暗红，苔黄腻，脉细数。

实验室和其他检查：血常规：WBC 19.7×10⁹/L，N 0.9，RBC 4.5×10¹²/L，Hb 110g/L，PLT 23×10⁹/L。外周血细胞形态：可见破碎红细胞。胸片及CT：右下肺感染。痰及血培养：克雷伯菌。尿便常规、肝肾功能均正常。肝、胆、脾及双肾B超未见异常。肥达及外斐反应（−），结核相关检查（−），C反应蛋白（＋）。凝血象：PT 19s，APTT 67s，FIB 1.5g/L，D-二聚体（＋＋＋）。

（二）分析

1. 诊断思路

（1）中医诊断思路：患者以发热、咳嗽7天，加重伴皮肤瘀斑2天为主诉入院，故中医诊断"瘀血证"、"咳嗽"可以成立。综合分析，四诊合参属于热毒血瘀，痰热蕴肺。

（2）西医诊断思路

1）确定DIC诊断：患者以发热、咳嗽7天，加重伴皮肤瘀斑2天入院。查体：四肢皮肤分布较多大片瘀斑，浅表淋巴结未触及肿大，双肺呼吸音粗，右下肺可闻及干湿啰音。实验室检查提示血小板减少，凝血时间延长，FIB下降，D-二聚体强阳性，临床体征见明显出血。血小板渐进性减少，PT、APTT延长，纤维蛋白原减少等凝血象异常可确诊为DIC。

2）明确DIC的病因：患者肺部感染病史，根据临床症状、体征、实验室检查，故可明确肺部感染为DIC的病因。本病可以明确诊断为肺部感染合并急性DIC。

2. 治疗思路

（1）中医治疗思路：中医认为感染性疾病引起DIC的病因为火热毒邪，其基本病机为火热毒邪深入血分，挟瘀血损伤血络，治宜清热解毒，凉血散血，是针对中医火热毒邪的病因制订的治疗大法，也是感染性疾病引起DIC的中医治疗总则。

（2）西医治疗思路

1）DIC起病突然，发展迅速，治疗棘手，国外报道死亡率为50%～85%，早期发现DIC症状至关重要。首先提高对DIC的警惕和认识：常见病因有感染性，应注意疾病的病情发展变化，密切动态检测凝血指标、血小板的变化，以便早期发现DIC，为患者的抢救赢得时间。

2）中西医结合治疗：急性 DIC 常常出现休克及脏器功能衰竭等严重表现，单用中医药恐难迅速显效，宜采取紧急措施抗凝治疗，补充凝血因子及血小板以迅速控制病情发展，降低病死率，以西医治疗为主。在急性 DIC 高凝期，历时很短，此时选用活血化瘀中药治疗最为合适；在中晚期，运用肝素治疗抑制已活化了的凝血因子，中医辨证施治。

（段宝奇　芮庆林）

第五节　多器官功能障碍综合征

多器官功能障碍综合征（multiple organ dysfunction syndrome，MODS）又称为多系统器官功能衰竭（MSOF）或称多器官衰竭（MOF），是指在严重感染、创伤或大手术等急性疾病过程中，同时或相继并发一个以上系统或（和）器官的急性功能障碍或衰竭，一般肺先受累，次为肾、肝、心血管、中枢系统、胃肠、免疫系统和凝血系统功能障碍，但慢性病终末期多脏器功能障碍不在此范围内之内。临床可见一期速发型及二期迟发型。一期速发型指原发急性病因发病 24h 后，即出现两个或更多的系统器官功能障碍，该类常常是原发急症特别严重。对于发病 24h 内因器官衰竭死亡者，一般只归于复苏失败，而不作为 MODS。二期迟发型指首先出现一个系统器官功能障碍（多为心血管或肾或肺的功能障碍），之后有一过性稳定阶段，过一段时间再出现其他或更多系统器官的功能障碍。

在中医典籍中虽然没有 MODS 这一病名，但有与相关的关于脏腑功能损害或衰竭的记载，如厥脱、喘证、神昏、关格、急黄、肠痹、腹胀满、血证、消渴、虚劳等，但这些只是单一诊断，并没有涉及多个系统功能障碍。近来有不少学者提出采用"脏竭症"这一新病名，取多脏腑合病和并病。

一、病因病理

（一）中医病因病机

1.病因　中医认为多脏器功能障碍综合征乃各种疾病危重阶段，毒热内侵，内陷营血，或外伤、术后致亡阴失精，耗气伤阴，加之素体虚弱，致气机逆乱，络脉受阻，损伤藏真而致。

2.病机

（1）外感热毒或虫毒或金创：外感热毒、暑湿、疫气之邪，以及猝中虫兽邪毒，不仅可以因来势迅猛而遏阻阳气，扰乱气机，遏阻血脉，而且可因邪热内盛而耗气、伤津、动血，从而导致气机逆乱，气虚阴伤阳损，络脉瘀滞，进一步伤及藏真而引发多脏器功能障碍综合征；或猝然金创，大出血更可造成气随血脱，瘀血内生，脉络阻滞，进一步导致藏真受损，引发多脏器功能障碍综合征。

（2）内伤七情与饮食：诸如暴怒、惊恐、饱餐、饥饿、酗酒等因素，除了直接导致气虚逆乱之外，还可借助积食、停饮、蓄痰、留瘀而间接加剧气机逆乱之势，或素体虚弱，气虚阴伤阳损，猝遇外因，进一步导致多脏器功能衰竭综合征。

（3）误施汗、吐、下法：凡不当用而妄施汗、吐、下三法，可因伤津耗气而促成藏真受损，引发多脏器功能障碍综合征。

本病的病机总属阴寒之邪损伤阳气，温热之邪耗伤阴液，皆可致气机逆乱，气虚阴伤阳损，伤及藏真，络脉瘀阻，引发本病。其病性多属虚实夹杂，以虚为主；病位在脏在络。

（二）西医病因病理

1. 病因 本病的发病病因较为复杂，通常可见以下几点：

（1）组织损伤：严重创伤、大手术、大面积深部烧伤及病理产科。

（2）感染：为主要病因，尤其脓毒血症、腹腔脓肿、急性坏死性胰腺炎、肠道功能紊乱肠道感染和肺部感染等较为常见。

（3）休克：尤其创伤出血性休克和感染性休克。凡导致组织灌注不良，缺血缺氧均可引起 MODS。

（4）心脏、呼吸骤停后：造成各脏器缺血、缺氧，而复苏后又可引起"再灌注"损伤，同样可诱发 MODS。

（5）治疗失误：在危重病的处理使用高浓度氧持续吸入使肺泡表面活性物质破坏，肺血管内皮细胞损伤；在应用血液透析和床旁超滤吸附中造成不均衡综合征，引起血小板减少和出血；在抗休克过程中使用大剂量去甲肾上腺素等血管收缩药，继而造成组织灌注不良，缺血缺氧；手术后输液，输液过多引起心肺负荷过大，微循环中细小凝集块出现，凝血因子消耗，微循环障碍等均可引起 MODS。

MODS 的发生主要取决于致病原因，但 MODS 的诱发因素甚为重要，常见诱发高危因素见表 2-3。

表 2-3 诱发 MODS 的主要高危险因素

复苏不充分或延迟复苏	营养不良
持续存在感染病灶尤其双重感染	肠道缺血性损伤
持续存在炎症病灶	外科手术意外事故
基础脏器功能失常（如肾衰竭）	糖尿病
年龄≥55 岁	糖皮质激素应用量大，时间长
嗜酒	恶性肿瘤
大量反复输血	使用抑制胃酸药物
创伤严重度评分≥25	高血糖、高血钠、高渗血症、高乳酸血症

老年人的器官功能多处于临界状态，许多不很严重的应激诱因即可导致 MODS，临床上应予注意。由于各器官生理储备功能受限，一旦受打击易发生 MODS。

2. 发病机制 正常情况下，感染和组织损伤时，局部炎症反应对细菌清除和损伤组织修复都是必要的，具有保护性作用。当炎症反应异常放大或失控时，炎症反应对机体的作用从保护性转变为损害性，导致自身组织细胞死亡和器官衰竭。无论是感染性疾病（如严重感染、重症肺炎、重症急性胰腺炎后期），还是非感染性疾病（如创伤、烧伤、休克、重症急性胰腺炎早期）均可导致 MODS。可见任何能够导致机体免疫炎症反应紊乱的疾病均可以引起 MODS。从本质上来看，MODS 是机体炎症反应失控的结果。总而言之对于多脏器功能失调综合征的病因及发病机制并不十分清楚，可能与下列因素有关。

（1）微循环障碍：微血管的白细胞黏附造成广泛微血栓形成，组织缺氧能量代谢障碍，溶酶体酶活性升高，造成细胞坏死，见图 2-1。

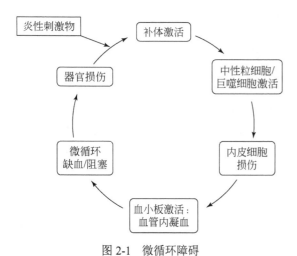

图 2-1 微循环障碍

（2）"缺血再灌注"损伤：心搏骤停、复苏、休克发生时器官缺血，当血流动力学改善，但血液对器官产生"再灌注"，随之而来细胞线粒体内呼吸链受损氧自由基泄漏，中性粒细胞激活后发生呼吸爆发，产生大量氧自由基（O^{2-}），此外"再灌注"时将次黄嘌呤经黄嘌呤氧化酶作用分解为尿酸，在此过程中生成大量氧自由基和毒性氧代谢物（图 2-2）。继而造成细胞膜或细胞内膜脂质过氧化引起细胞损伤。当细胞蛋白质受自由基攻击表现膜流体性丧失，促酶功能损害继而细胞器或整个细胞破坏，引起 Ca^{2+} 内流，细胞进一步损伤，见图 2-2。

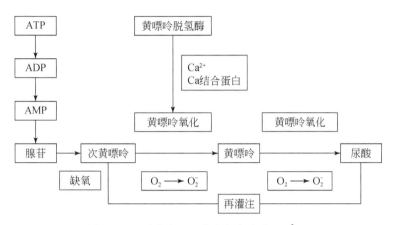

图 2-2　"再灌注"后生成氧自由基（O^{2-}）

（3）炎性反应：致病微生物及其毒素除直接损伤细胞外，还通过炎性介质如肿瘤坏死因子（TNF）、白细胞介素（IL-1，IL-4，IL-6，IL-8）、血小板活化因子（PAF）、花生四烯酸、白三烯、磷脂酶 A2（PLA2）、血栓素 A2、β-内啡呔和血管通透性因子等的作用，使机体发生血管内皮细胞炎性反应，通透性增加，凝血与纤溶，心肌抑制，血管张力失控，导致全身内环境紊乱，称"全身炎症反应综合征（SIRS）"，常是 MODS 的前期表现。

（4）胃肠道损伤：胃肠道是细菌和内毒素储存器，是全身性菌血症和毒血症发源地。现已证实：①机械通气相关性肺炎，其病原菌多来自胃肠道；②胃肠道黏膜对低氧和缺血再灌注损伤最为敏感；③小肠上皮的破坏会使细菌移居和毒素逸入到血流；④重症感染病人肠道双歧杆菌、拟杆菌、乳酸杆菌和厌氧菌数量下降，当创伤、禁食、营养不良、制酸药和广谱抗生素应用时更易造成黏膜屏障功能破坏。正常小肠蠕动是防止肠道 G^- 杆菌过敏繁殖重要条件，胃肠黏膜易受炎性介质的攻击而损害。

（5）基因诱导假说：缺血-再灌注和 SIRS 能促进应激基因的表达，可通过热休克反应、氧化应激反应、紫外线反应等促进创伤、休克、感染、炎症等应激反应，细胞功能受损导致 MODS 发生。细胞凋亡是由细胞内固有程序所执行的细胞"自杀"过程，表现为细胞肿胀、破裂、内容物溢出并造成相邻组织炎症反应。细胞凋亡相关基因如胸腺细胞 ICE 基因在伤后 1h 开始表达，6h 最高，与细胞凋亡增强相一致。在 MODS 发病过程既有缺血-再灌注、内毒素等攻击细胞受损形成"他杀"而死，亦有细胞内部基因调控"自杀"而亡。

（6）"两次打击"假说：MODS 的发病机制中 Deitch 等提出"二次打击"假说，认为早期创伤、休克等致伤因素视为第一次打击，此时非常突出特点是炎性细胞被激活处于一种"激发状态"，如果感染等构成第二次打击，即使强度不大，亦可激发炎性细胞释放超量炎性介质和细胞因子，形成"瀑布样反应"，出现组织细胞损伤和器官功能障碍。初步阐明 MODS 从原发打击到器官衰竭的病理过程，这是基本符合临床演变规律。为此在 MODS 变化过程抓住：①过度的炎性反应与免疫功能低下；②高动力循环与内脏缺血；③持续高代谢与氧利用障碍。而肠黏膜屏障功能损害、肠源性感染、脓毒症（Sepsis）、全身炎症反应综合征（SIRS）与 MODS 之间关系应予重视。

3. 病理　在病理学上，MODS 缺乏特症性，受累器官仅仅是急性炎症反应，如炎性细胞浸润等，这些变化与严重的临床表现很不相符，病情危重，进展很快，然而一旦恢复，临床上可不留任何后遗症。

二、临床表现

（一）病史

有严重感染、脓毒症、休克、严重创伤、大手术、大面积烧伤、心肺复苏病史。

（二）症状与体征

在患者中，导致 2 个或 2 个以上相关脏器功能出现衰竭的症状，即可诊断为多系统器官衰竭。但 MODS 是个渐进过程，各种衰竭并非同时出现，而是序贯性发生，其表现分为以下四期。

1. **脓毒血症期** 特点是高动力状态。其耗氧可达 $180ml/m^2$，心排血量达 121 次/分，CO_2 产生及尿氮排除增多，而体内血管阻力降低。有轻度呼吸性碱中毒，早期肾功能改变，发热，白细胞升高，精神恍惚。此期均在创伤或其他病因作用后 2～7 天发生。

2. **MODS 早期** 表现为急性呼吸衰竭，氧摄取障碍，高代谢，肠麻痹，白细胞增多或减少，血小板减少，可有黄疸及精神改变（易激惹）。此期均在病程的 7～14 天。

3. **MODS 期** 血流动力学不稳定，出现多个器官衰竭，进展性呼吸衰竭，高代谢，酸中毒，黄疸，氮质血症或少尿，浮肿，凝血障碍及 DIC，可有应激性肠道出血，高血糖（肝衰严重时因糖异生障碍血糖可下降）。此期均在病程的 2 周至数周。

4. **MODS 晚期** 可见血流低动力，血容量超负荷，心血管衰竭，氧摄取极低，酸中毒严重，少尿，肝性或脑性昏迷，并产生不可逆的低代谢和细胞功能障碍。此期临床表现一般情况很差或呈临终状态。

MODS 的临床表现很复杂，但在很大程度上取决于器官受累的范围及损伤是由一次打击还是多次打击所致。MODS 临床表现的个体差异很大，一般情况下，MODS 病程为 14～21 天，并经历 4 个阶段。每个阶段都有其典型的临床特征，且发展速度极快，患者可能死于 MODS 的任何一个阶段，见表 2-4。

表 2-4　MODS 的临床分期和特征

系统	第 1 阶段 脓毒血症期	第 2 阶段 MODS 早期	第 3 阶段 MODS 期	第 4 阶段 MODS 晚期
一般情况	正常或轻度烦躁	急性病容，烦躁	一般情况差	濒死感
循环系统	容量需要增加	高动力状态，容量依赖	休克，心排血量下降，水肿	血管活性药物维持血压，水肿，SvO_2 下降
呼吸系统	轻度呼吸性碱中毒	呼吸急促，呼吸性碱中毒，低氧血症	严重低氧血症，ARDS	高碳酸血症，气压伤
肾脏	少尿，利尿剂反应差	肌酐清除率下降，轻度氮质血症	氮质血症，有血液透析指征	少尿，血透时循环不稳定
胃肠道	胃肠胀气	不能耐受食物	肠梗阻，应激性溃疡	腹泻，缺血性肠炎
肝脏	正常或轻度胆汁淤积	高胆红素血症，PT 延长	临床黄疸	转氨酶升高，严重黄疸
代谢	高血糖，胰岛素需要量增加	高分解代谢	代谢性酸中毒，高血糖	骨骼肌萎缩，乳酸酸中毒
中枢神经系统	意识模糊	嗜睡	昏迷	昏迷
血液系统	正常或轻度异常	血小板降低，白细胞增多或减少	凝血功能异常	不能纠正的凝血障碍

（三）辅助检查

1. 一般检查

（1）周围血常规检查：白细胞往往升高，大多可增加至 $10\times10^9/L$，有时可高达（20～40）$\times10^9/L$；白细胞也可以减少，在 $4\times10^9/L$ 以下。红细胞和血红蛋白减少，血小板减少 $100\times10^9/L$ 以下。

（2）尿常规：可出现蛋白尿、管型；尿酮体量特别多，呈强阳性。

（3）大便潜血：呈强阳性。

2. 生化检查

（1）心脏酶学检查可呈异常反应：肌酸磷酸激酶 200U/dl 以上，谷草转氨酶 50U 以上，乳酸脱氢酶 450U 以上。

（2）肺换气功能降低：低血氧反应，其中动脉血气分析二氧化碳分压增高（6kPa 以上）或降低（4.5kPa 以下）；动脉血氧分压（PaO_2）降低（10kPa 以下）。

（3）肾功能异常：尿素氮 7.0mmol/L 以上，肌酐 180mmol/L 以上。

（4）肝功能异常：谷草转氨酶高于正常 2 倍以上（200U 以上），总胆红素升高 17μmol/L 以上。

（5）出现凝血机制障碍：血小板减少，凝血酶原时间延长（<20s），纤维蛋白降低（7U 以下）。

3. 特殊检查 X 线（全胸片、腹部平片），心电图，脑电图，内镜检查，全身多部位 CT 检查，肺动脉压测定等，均可呈现相应的异常反应。

三、诊断

目前国际上尚没有公认的诊断标准，而且 MODS 临床表现多样，为动态发展过程，这就要求有一个动态的诊断标准来参考。目前国内使用 1995 年 10 月庐山全国危重病急救医学学术会议所通过的"MODS 病情分期诊断及严重程度评分标准"。该标准主要用于成人，见表 2-5。

表 2-5 1995 年重修 MODS 病情分级诊断及严重程度评分标准

受累脏器	诊断依据	评分（分）
外周循环	（1）无血容量不足；MAP≈60mmHg；尿量≈40ml/h；低血压时间持续 4h 以上	1
	（2）无血容量不足；50mmHg<MAP<60mmHg；20ml/h<尿量<40ml/h；肢冷或暖；无意识障碍	2
	（3）无血容量不足；MAP<50mmHg；尿量<20ml/h；肢端湿冷或暖；多有意识恍惚	3
心	（1）心动过速；体温升高 1℃；心率升高 15～20 次/分；心肌酶正常	1
	（2）心动过速；心肌酶（CPK，GOT，LDH）异常	2
	（3）窦性心动过速；心室颤动；Ⅱ～ⅢA－V 传导阻滞；心搏骤停	3
肺	（1）呼吸频率 20～23 次/分；60mmHg<吸空气 PaO_2≤70mmHg；PaO_2/FiO_2≥300mmHg；P（A-a）DO_2（$FiO_2$1.0）25～50mmHg；X 线胸片正常（具备 5 项中的 3 项即可确诊）	1
	（2）呼吸频率>28 次/分；50mmHg<吸空气 PaO_2≤60mmHg；PCO_2<35mmHg；200mmHg<PaO_2/FiO_2≤300mmHg；100mmHg<P（A-a）DO_2（$FiO_2$1.0）<200mmHg；X 线胸片示肺泡无实变或实变≤1/2 肺野（具备 6 项中的 3 项即可确诊）	2
	（3）呼吸窘迫，呼吸频率>28 次/分；45mmHg<吸空气 PaO_2≤50mmHg；PCO_2>5mmHg；PaO_2/FiO_2≤200mmHg；P（A-a）DO_2（$FiO_2$1.0）>200mmHg；X 线胸片示肺泡实变≥1/2 肺野（具备 6 项中的 3 项即可确诊）	3
肾	（1）无血容量不足；尿量≈40ml/h；尿 Na^+、血肌酐正常	1
	（2）无血容量不足；20ml/h<尿量<40ml/h；利尿剂冲击后尿量不增多；尿 Na^+20～30mmol/L；血肌酐≈176.8mmol/L	2
	（3）无血容量不足；无尿或少尿（<20ml/h 持续 6h 以上）；利尿剂冲击后尿量不增多；尿 Na^+>40mmol/L；血肌酐>176.8mmol/L。非少尿肾衰竭者：尿量>600ml/24h，但血肌酐>176.8mmol/L，尿比重≤1.012	3

受累脏器	诊断依据	评分（分）
肝	（1）SGPT＞正常值2倍以上；17.1μmol/L＜血清总胆红素＜34.2μmol/L	1
	（2）SGPT＞正常值2倍以上；血清总胆红素＞34.2μmol/L	2
	（3）肝性脑病	3
胃肠道	（1）腹部胀气；肠鸣音减弱	1
	（2）高度腹部胀气；肠鸣音近乎消失	2
	（3）麻痹性肠梗阻；应激性溃疡出血（具备2项中的1项者即可确诊）	3
凝血机能	（1）血小板计数＜100×10⁹/L；纤维蛋白原正常；PT和TT正常	1
	（2）血小板计数＜100×10⁹/L；纤维蛋白原≥2～4g/L；PT和TT比正常延长≈3s；优球蛋白溶解实验＞2h；全身出血不明显	2
	（3）血小板计数＜50×10⁹/L；纤维蛋白原＜2g/L；PT和TT比正常延长＞3s；优球蛋白溶解实验＜2h；全身出血表现明显	3
脑	（1）兴奋及嗜睡；言语呼唤能睁眼；能交谈；有定向障碍；能听从指令	1
	（2）疼痛刺激能睁眼；不能交谈；语无伦次；疼痛刺激有屈曲或伸展反应	2
	（3）对语言无反应；对疼痛刺激无反应	3
代谢	（1）血糖＜3.9mmol/L或＞5.6mmol/L；血Na⁺＜135mmol/L或＞145mmol/L；pH＜7.35或＞7.45	1
	（2）血糖＜3.5mmol/L或＞6.6mmol/L；血Na⁺＜130mmol/L或＞150mmol/L；pH＜7.20或＞7.50	2
	（3）血糖＜2.5mmol/L或＞7.5mmol/L；血Na⁺＜125mmol/L或＞155mmol/L；pH＜7.10或＞7.55	3

四、鉴别诊断

确认某一器官是否真正发生衰竭，有时并不困难。较困难的和至为关键的是应同时对导致器官衰竭的原因作出鉴别。详询病史，细察诱因，与一般常见单一脏器衰竭相鉴别。单一脏器衰竭，临床上多发生在疾病的初期或突然发病的早期，早期的诊断并不困难。但当发现一个脏器发生衰竭，必须采取积极的急救措施，同时检测其他各脏器的功能状态，了解其动态变化，可以尽早进行有效的支持保护疗法，以防增加其他脏器的代谢，预防多脏器的衰竭。

多脏器功能障碍综合征是在某种诱因的作用下，所产生的一系列病理过程，所强调的关键是疾病在不停地发生变化，同各种慢性疾病器官长期失代偿时所产生的多个器官衰竭不同，其鉴别要点在于以下几个方面：

（1）多脏器功能障碍综合征患者发病前大多器官功能良好，休克和感染是其主要病因，大都经历了严重的应激反应或伴有全身炎症反应综合征或免疫功能低下。

（2）发生功能障碍或衰竭的器官往往不是原发因素直接损伤的器官。

（3）从最初打击到多个器官功能障碍，时间上常有几天或数周的间隔。

（4）多脏器功能障碍综合征的功能障碍与病理损害在程度上往往不相一致，病理变化也缺乏特异性，主要发现为广泛的炎症反应，如炎性细胞浸润、组织水肿等，而慢性器官衰竭失代偿时，以组织细胞坏死、增生为主，伴有器官的萎缩和纤维化。

（5）多脏器功能障碍综合征病情发展迅速，一般抗休克、抗感染及支持治疗难以奏效，死亡率很高；而慢性的功能衰竭可经过适当的治疗而反复缓解。

（6）多脏器功能障碍综合征除非到终末期，器官功能和病理改变一般是可以逆转的，一旦治愈，临床并不遗留后遗症，不会复发，也不会转入慢性病程。

五、治疗

（一）中医治疗

治疗原则：本病临床症状表现复杂，因为原发病不同所表现出的临床症候也不尽相同，是一种动态的变化，根据其临床表现和病程进展，可分为三期七候，病变的初期以实证为主，表现为"正盛邪亦盛"的病理变化；随着病情的不断深入发展病变表现为"虚实夹杂"的复杂临床证候；最后恢复期突出在"正虚邪恋"的状态。早期以清热解毒为主，中期以活血化瘀为主，晚期则以补中益气为主。

1. 针灸及其他外治法

（1）针刺法：针刺人中、涌泉、百会、足三里、十宣，可用强刺激、强捻转、单刺术或留针，多用泻法。

（2）艾灸法：温灸百会、神阙、足三里、涌泉、三阴交等穴位。

（3）鼻饲法：胃管插入鼻饲冰冻紫黄液，每次50ml，每天2～3次。

2. 辨证方药

（1）早期：多表现为毒热内盛证和瘀毒内阻证。

证候　高热持续不退，烦躁，神昏，恶心呕吐，舌质红绛，脉数；或高热，或神昏，或疼痛状如针刺刀割，痛处固定不移，常在夜间加重，肿块，出血，舌质紫暗或有瘀斑，脉沉迟或沉弦。

治法　解毒泻热，化瘀理气，醒神开窍。

方药　大承气汤合犀角地黄汤。药用：水牛角、生大黄、生地、炒山栀、枳实、赤芍、丹皮。

加减法　以阳明腑实为主者，当用大承气汤，荡涤肠胃。瘀血证为主者，加丹参、红花等。

中成药可用双黄连口服液、莲花清瘟胶囊、板蓝根冲剂、西黄丸、安宫牛黄丸、热毒宁注射液、丹参注射液、丹红注射液、血府逐瘀颗粒（口服液）。

（2）极期：多表现虚实夹杂之证，"正衰邪盛"及"正衰邪衰"，表现为三大证候。

证候　气阴耗竭症见身热骤降，烦躁不安，颧红，神疲气短，汗出，口干不欲饮，舌质红少苔，脉细数无力；阳气暴脱症见喘急，神昏，大汗淋漓，四肢厥冷，脉微欲绝，舌淡苔白；内闭外脱症见高热持续不退，烦躁，神昏，出血，神疲气短，汗出，或四肢不温，甚者厥冷，脉虚无力。

治法　救阴回阳，醒神顾脱。

方药　气阴耗竭证者以生脉散为主。药用：人参、麦冬、五味子、山萸肉等。阳气暴脱证者以参附汤为主，药用：人参、制附子等。内闭外脱证以急救回阳汤合安宫牛黄丸，药用：人参、制附子、白术、桃仁、红花、安宫牛黄丸等。

中成药可用羚羊角口服液、生脉饮、参麦注射液、参附注射液、黄芪注射液、生脉注射液、血必净注射液等。

（3）恢复期：多表现为正虚邪恋状态，表现为两大证候。

证候　气虚阴伤，邪热内阻，症见神疲乏力，五心烦热，腰膝酸软，低热，舌红瘦小少苔而干，脉虚细无力。气虚阳伤，邪热内阻，症见神疲乏力，腹胀纳呆，四末不温，舌淡而胖，苔白而润，脉虚无力。

治法　扶正祛邪。

方药　气虚阴伤，邪热内阻证者以沙参麦冬汤。药用：沙参、麦冬、生石膏、半夏、炒山栀等。气虚阳伤，邪热内阻证者以香砂六君子汤为主，常用药：党参、茯苓、白术、炙甘草、广木香、砂仁、黄芩等。

中成药可用生脉口服液、参麦注射液、维血宁颗粒、复方血栓通胶囊、人参北芪片等。

（二）西医治疗

本病治疗目标：尽快进行有效的抢救、清创，防止感染，防止缺血再灌注损伤，采用各种支持治疗；减轻应急激反应，减轻和缩短高代谢和糖皮质激素受体的幅度和持续时间；重视患者的呼吸和循环，及早纠正低血容量和缺氧；尽可能改善患者的全身营养状况；及早治疗任何一个首发的器官功能衰竭。

1. 病因治疗　积极防治引起 MODS 的原发疾病，尽可能纠正诱发因素，如控制感染、脓肿引流、抗休克等。

2. 早期脏器功能支持

（1）心脏功能和循环功能：MODS 常发生心功能不全，血压下降，微循环淤血，动静脉短路开放血流分布异常，组织氧利用障碍，故应对心功能及其前、后负荷和有效血容量进行严密监测，确定输液量、输液速度，晶体与胶体、糖液与盐水、等渗与高渗液的科学分配，血管活性药合理搭配；白蛋白、新鲜血浆应用，不仅补充血容量有利于增加心搏量，而且维持血浆胶体渗透压，防止肺间质和肺泡水肿，增加免疫功能。全血的使用宜控制，血细胞比容在 40% 以下为好。

（2）呼吸功能：肺是敏感器官，ALI、ARDS 时肺泡表面活性物质破坏，肺内分流量增大，肺血管阻力增加，肺动脉高压，肺顺应性下降，导致 PaO_2 降低，随着病程迁延、炎性细胞浸润和纤维化形成，治疗更棘手。机械通气应尽早使用，PEEP 是较理想模式，但需注意对心脏、血管、淋巴系的影响，压力宜渐升缓降。一般不宜超过 $15cmH_2O$。潮气量宜小，防止气压伤和肺部细菌和其他病原体向血液扩散。吸氧浓度不宜超过 60%，采取"允许性高碳酸血症"策略。近年来的液体通气膜肺（ECM0）和血管内气体交换（IVOX）等治疗逐步进入临床研究。

（3）肾功能：注意容量复苏和血压的维持，保证和改善肾血流灌注，多巴胺和酚妥拉明、硝普钠等扩肾血管药物，具有保护肾脏功能阻止血液中尿素氮、肌酐上升的作用。床旁血液透析和持续动静脉超滤（CAVHD）及血浆置换内毒素清除具有较好效果。

（4）胃肠和肝功能：胃肠和肝脏是 MODS 的关键点之一，传统的胃肠保护采用西咪替丁、雷尼替丁等 H_2 受体拮抗剂及泵抑制剂，降低胃酸，反而促使肠道细菌繁殖，黏膜屏障破坏，毒素吸收，细菌移居引起肠源性肺损伤，肠源性脓毒症加剧 MODS 发展，MODS 患者肠道中双歧杆菌、拟杆菌、乳杆菌明显低于正常人，专性厌氧菌与黏膜上皮细胞紧密结合形成一层"生物膜"，有占位性保护作用，MODS 时大量抗生素应用，该膜遭破坏导致肠道菌群失调，应用微生态制剂有益。中药大黄经临床和基础研究证明具有活血止血、保护肠黏膜屏障、清除氧自由基和炎性介质、抑制细菌生长，促进胃肠蠕动、排出肠道毒素等作用，对胃肠道出血、保护胃肠功能防治肝衰竭均有较好疗效。剂量 3～10g，每天 2～3 次亦可灌肠 10～30g。大剂量维生素 C 对保肝和体内清除氧自由基有益。

（5）营养与代谢：MODS 机体常处于全身炎性反应高代谢状态，热能消耗极度增加，由于体内儿茶酚胺、肾上腺素、胰高血糖素等升血糖激素分泌亢进，而内源性胰岛素阻抗和分泌相对减少，又因肝功能受损，治疗中激素应用和补糖过多导致难治性高血糖症和机体脂肪利用障碍，造成支链氨基酸消耗过大，组织蛋白分解，出现负氮平衡，同时蛋白急性丢失，器官功能受损免疫功能低下，采用营养支持目的是：①补充蛋白质及能量过度消耗；②增加机体免疫和抗感染能力；③保护器官功能和创伤组织修复需要。热卡分配：非蛋白热卡 30kcal/（kg·d），葡萄糖与脂肪比为（2～3）：1，氨基酸，尤其支链氨基酸比例增加，如需加大葡萄糖必须相应补充胰岛素，故救治中需增加胰岛素和氨基酸量。新近发现此类患者体内生长激素和促甲状腺素均减少，适当补充可有较好效果。中长链脂肪乳剂可减轻肺栓塞和肝损害，且能提供热能防治代谢衰竭。重视各类维生素和微量元素补充。深静脉营养很重要，但不能完全代替胃肠营养，现已认识创伤早期胃肠道麻痹主要在胃及结肠，而小肠仍存在吸收功能，故进行肠内营养有利于改善小肠供血，保护肠黏膜屏障。肠黏膜营养不仅依赖血供而 50% 小肠营养和 80% 结肠黏膜营养须来自肠腔内营养物质。

3. 抗炎症介质治疗 MODS 已被认为是一种"介质病"，在于机体过度释放众多炎症介质所引起的炎症反应失控时；激发的连锁反应导致远距离器官功能障碍或衰竭，以及在某些情况下，单纯抗生素治疗或外科手术引流可能无济于事。介质疗法就是针对潜在的启动因子、全身性介质、增效因子和损伤效应器的可能治疗方法。

六、中西医临床诊疗思路

本病病情危重且复杂，临床上一定要中西医结合，主次分明全力抢救，方可达到一定的疗效。

（1）"菌毒并治"理论是天津王今达教授在 20 世纪 70 年代提出的新理论，极大地提高了本病的抢救成功率。尤其是针对感染性疾病诱发的 MODS，能显著降低死亡率。

（2）北京友谊医院王宝恩教授、张淑文教授总结了"四证"，即实热证：高热、口干欲饮、腹胀便结、舌红苔黄、脉洪数或细数、末梢血白细胞变化。血瘀证：固定性压痛、出血、紫绀、舌质红绛、舌下静脉曲张、血液流变学、凝血与纤溶参数和甲襞微循环异常。腑气不通证：腹胀、呕吐、无排便排气、肠鸣音减弱或消失；肠管扩张或积液、腹部 X 线光片有液平面。厥脱证：面色苍白、四肢湿冷、大汗、尿少、脉细数或微欲绝、血压下降。

（3）中医活血化瘀、通腑泻浊具有一定保护肾功能之效，要早期使用。活血化瘀、益气摄血之中药有较好疗效。

（4）对本病的辨证论治要处处体现中医学"不治已病治未病"的学术思想，运用中医学的"衡动观"，把握证候的"虚实"，临床上将本分为两期进行救治。

七、预防与调护

（一）预防

预防 MODS 发生有着重要的意义，一旦出现器官功能损害虽经治疗仍可遗留某些器官功能的障碍，如 ARDS 后的呼吸功能低下将影响到患者的生活质量。MODS 的发生不仅治疗复杂困难，耗费甚大，且有高的死亡率。故重在预防，和早期发现，早期治疗。

（1）提高复苏质量，重视患者的循环和呼吸，尽可能及早纠正低血容量、组织低灌流和缺氧。

现场急救和住院治疗的过程中，应及时处理失血、失液、休克、气道阻塞、换气功能低下等。各项措施都要强调时间性，因为组织低灌流和缺氧的时间越久，组织损害就越重，缺血-再灌注损伤也更严重。MODS 患者最早和最常见的是 ARDS，应管理好呼吸，纠正其低氧血症，必要时给予机械通气。

（2）防治感染是预防 MODS 极为重要的措施。明确的感染灶必须及时引流，彻底清除坏死组织。尽可能使感染病变局限化，减轻毒血症。应根据致病菌和药物敏感试验选用有效的抗菌药。

（3）免疫调理治疗：设法阻断介质的释放或削弱其作用，内毒素、TNF 和 IL-1 被认为是最重要的炎性介质，可采用这些介质的特异性抗体和拮抗剂，如抗内毒素抗体、IL-1 受体拮抗剂、肿瘤坏死因子单抗、血小板激活因子受体拮抗剂和巨噬细胞特异性免疫调节剂等，但目前疗效尚欠佳，还需深入探索。亦可采用血液净化措施移除血循环中的细胞因子和炎性介质。

（二）调护

（1）保持气道通畅，维持足够的气体交换：及时有效清除气道内分泌物，在呼吸道充分湿化的基础上，应作好顺位引流，定时翻身、叩背，按正规流程进行吸痰。

（2）氧疗管理：采取半卧位、纠正低氧血症，给予高流量（＞50%）吸氧，甚至纯氧，使 PaO_2 维持在 60mmHg 以上，注意气体湿化，防止气道干裂损伤。

（3）创伤后 48～72h 是发生应激性溃疡的高峰。常规放置胃管，以便于观察胃液及出血情况，观察胃液量、色、pH 的变化，避免使用刺激性药物或食物。

（4）做好基础护理，加强心理护理：应保持室内的清洁卫生，保持适当的温、湿度，注意口腔、鼻饲和皮肤护理。定期清洁口腔、防止口腔炎和褥疮。饮食宜清淡，少食多餐，保持大便通畅。对发热患者应采取温和的降温方法，避免使用大量激素使体温骤降发生虚脱。于病情危重时，患者极易产生恐惧、焦虑悲观心理。护理人员要实施有效的心理护理，清除患者心理上的各种障碍，使其积极配合治疗，促进疾病的康复。

古医籍精选

《名医类案·卷三·瞑目不食》："四明僧奉真，良医也。天章阁待制许元，为江淮发运使，奏课于京师，方欲入对，而其子病亟，瞑而不食，惙惙欲逾宿矣。使奉真视之，曰：脾已绝，不可治，死在明日，元曰：观其疾势，因知其不可救，今方有事须陛对，能延数日之期否？奉真曰：如此自可，诸脏皆已衰，唯肝脏独过，脾为肝所胜，其气先绝，一脏绝则死，若急泻肝气，令肝气衰，则脾少缓，可延三日，过此无术也。乃投药至晚，能张目，精神稍复，啜粥。明日渐苏而能食。元甚喜。奉真笑曰：此不足喜，肝气暂舒耳，无能为也。后三日，果卒。"

《灵素节注类编·真脏死脉》："五脏皆赖胃中水谷之气滋养，故胃为五脏之本。而胃之所以能消化出入者，又藉脾气之鼓运，而脾则以肾中元阳为根，此先后天之互相生化，而不可偏失也。其各脏之气，亦必藉胃气以达肺，始得行于经脉。若邪气胜而精气衰，则病甚而无胃阳与之俱至于手太阴，故真脏之气独现于脉，由病邪胜脏气，无胃阳生化之精气，故死也。"

病 案 分 析

（一）病案摘要

刘某，女，78岁。因"反复咳痰气喘5年，加重伴下肢水肿1月余"于2013年4月6日来我院急诊就诊。患者于20年前脑出血后遗留双下肢活动不利，长期卧床，5年前起出现反复咳痰气喘，下肢有间断水肿，按之凹陷可复，口服利尿剂等治疗后可缓解。入院1个月前患者受凉后出现咳痰气喘加重，痰多白黏，不发热，伴双下肢水肿，舌质暗淡，舌下脉络迂曲，苔黄腻，脉弦滑。既往有高血压、脑出血后遗症病史，否认冠心病、糖尿病及药物食物过敏史。查体：BP 170/85mmHg，R 33次/分，T 37.7℃，唇甲紫暗，球结膜水肿双肺闻及散在干湿啰音，HR 120次/分，心律整齐，各瓣膜听诊区无明显杂音，下肢重度可凹性水肿。检查：血常规：WBC 8×10^9/L、中性粒细胞总数 13.18×10^9/L、N 0.8；BNP 3300pg/ml，肌酐 365μmol/L，GGT 351IU/L。心电图：①窦性心动过速；②完全性左束支传导阻滞；胸部CT：两肺间质性炎症，左侧胸腔积液。血气分析：pH 7.41，PaO_2 54mmHg，$PaCO_2$ 28mmHg，BE -5mmol/L，Lac 2.0mol/L。

中医诊断：脏衰（瘀毒内阻）。

西医诊断：重症肺炎，I型呼吸衰竭；多脏器功能衰竭；脑出血后遗症。

（二）分析

1. 诊断思路

（1）中医诊断思路：肺与脾、肾、三焦等脏器分司水液代谢，维持水道的通调。肺位于五脏的最高位置，中空玲珑，所以称五脏之华盖，主气司呼吸，主宣发和肃降，为水道的上源。患者外感风寒，素体脾肾亏虚，内生痰饮不化，寒痰互结，郁而化热，肺气闭阻，肃降失职，影响其他脏器而气化失司的情况下，可出现喘促胸满、小便利或不利、浮肿等症。

（2）西医诊断思路

1）确定多脏器功能衰竭诊断：血气分析提示Ⅰ型呼吸衰竭，BNP 3300pg/ml，肌酐365μmol/L。

2）明确有发生多脏器功能衰竭的病因：患者高龄，长期卧床，此次发病WBC 8×10^9/L、中性粒细胞总数13.18×10^9/L、N 0.8；胸部CT：两肺间质性炎症，左侧胸腔积液。动脉血气提示呼吸衰竭，乳酸升高，均提示患者重症肺炎的诊断明确，有发生多脏器衰竭的病因。

2. 治疗思路

（1）中医治疗思路：治疗应以"标本兼治"为治则，"解毒化痰，宣发肺气"为治法，可选用中药注射液血必净静脉滴注，中医辨证论治选方犀角地黄汤合大青龙汤加减。

（2）西医治疗思路

1）氧疗：应立即给予面罩吸氧，待氧合改善后，再将氧浓度降至安全水平以下。

2）机械通气：给氧后注意复查动脉血气，注意监测氧合指数及CO$_2$水平变化，患者经高浓度吸氧仍不能改善低氧血症或CO$_2$升高，应考虑行无创机械通气。

3）原发病的治疗：应使用敏感、广谱抗生素经验性抗感染治疗，积极留取血液、尿液、痰液标本，完善病原学培养检查。

4）液体管理、纠正酸碱失衡和水电解质紊乱：合理限制液体入量，保证组织器官灌注及能量供应，液体出入可以负平衡。有条件可监测CVP、PCWP，在不影响心排血量和血压的情况下尽量降低PCWP，保证尿量。

5）其他药物治疗：可以使用乌司他丁清除炎症介质；注意气道管理和痰液引流，使用氨溴索、溴已新化痰；使用还原性谷胱甘肽保护脏器功能，纠正低氧血症等。

6）支持治疗：补充热量和营养物质，纠正低蛋白血症，必要时全胃肠营养。注意监测心肺功能、肾肝功能及凝血功能，及时干预。

（芮庆林　蔡　蕊）

第六节　脓　毒　症

脓毒症（sepsis）指感染（可疑或确诊）及其引起的全身炎症反应综合征。严重脓毒症是指脓毒症伴有低血压状态，伴有组织低灌注或器官功能障碍。脓毒性休克指在充分液体复苏情况下仍持续存在组织低灌注（由感染导致的低血压、乳酸增高或少尿）。脓毒症病情危重，是并发多脏器功能衰竭（MODS）的最常见原因。

2016年2月欧洲危重病医学会基于循证医学证据的探究和讨论，制订了脓毒症新的定义和诊断标准（Sepsis-3）。新的定义认为，脓毒症是针对感染的失调的宿主反应引起的危及生命的器官功能损害。该定义强调脓毒症是由于感染导致宿主产生内稳态失衡、存在潜在致命性风险，需要紧急识别和干预。因此就排除了严重脓毒症的意义。将脓毒性休克定义为脓毒症患者尽管充分的液体复苏仍存在持续的低血压，需要用升压药维持平均动脉压65mmHg以上，血乳酸在2mmol/L以上。

《中国严重脓毒症/脓毒性休克治疗指南（2014年）》严重脓毒症分属"脱证"、"血证"、"暴喘"、"痞满"、"神昏"、"脏竭症"等范畴。我国《脓毒症临床实践指南2016》中对脓毒症的中医认识进行了详细阐述。对于脓毒症，中医古代文献中并无此病记载。但脓毒症早期以外感热病为特征，《黄帝内经》："今夫热病皆伤寒之类也"；《难经·五十八难》："伤寒有五：有中风，有伤寒，有湿温，有温病，有热病"；汉代张仲景创"六经辨证"，其论著《伤寒论》提出："太阳病，发热而渴，不恶寒者，为温病。"清代叶天士创"卫气营血辨证"，《温热论》提及："温邪上受，首先犯肺，逆传心包。肺主气属卫，心主血属营。辨营卫气血虽与伤寒同，若论治法则与伤寒大异也。"而严重脓毒症主要表现为脏腑功能失调及脏器损伤，某些经典论著条文描述的症状与其十分相似，《素问·玉机真藏论》曰："气虚身中，卒至五脏绝闭，脉道不通，气不往来，譬如坠溺，不可为期"；《伤寒论》："太阳病不解，热结膀胱，其人如狂，血自下，下者愈。其外不解者，尚未可攻，当先解其外。外已解，但少腹急结者，乃可攻之，宜桃核承气汤"；"少阴病，八九日，一身手足尽热者，以热在膀胱，必便血也"；"伤寒脉结代，心动悸，炙甘草汤主之"。脓毒性休克则以厥脱为主要表现，祖国医学早就将厥脱的证机阐释得淋漓尽致，《伤寒论》："凡厥者，阴阳气不相顺接，便为厥。厥者，手足逆冷是也"；"伤寒六七日，脉微，手足厥冷，烦躁，炙厥阴，厥不还者死"；"伤寒发热，下利厥逆，躁不得卧者死"；"大汗出，热不去，内拘急，四肢疼，又下利厥逆而恶寒者，四逆汤主之"。综上，本病可归属于中医学"伤寒"、"温病"的范畴，可参考这些病证的治法而治之。

一、病因病理

（一）中医病因病机

1. **病因**　本病发生原因不外乎外因（邪毒侵入），外感六淫、戾气、虫兽、毒物等侵袭机体，正邪交争，耗伤正气，邪毒壅滞，气机逆乱，脏腑功能失调；内因（正气不足），正气暴虚，抗邪无力，邪毒阻滞，气机逆乱，脏腑受损。

2. **病机**　基本病机是正虚毒损，毒热、瘀血、痰浊壅滞脉络，气机逆乱，脏腑受损。发生主要责之于正气不足，邪毒炽盛，内侵化热，毒热炽盛，耗气伤阴；正气暴虚，毒邪内蕴，内陷营血，络脉气血营卫运行不畅，导致毒热、瘀血痰浊内阻，壅滞脉络，进而各脏器气机失调，功用受损，从而发为本病。

（1）正气不足：素有宿疾，或年迈体虚，或卫外功能减弱，逢气候变化剧烈，肌腠不密，抗邪无力，感邪而致病。病程中正气亏虚，正虚邪恋，邪毒阻滞，气机逆乱，脏腑功能失调而致病。

（2）外感六淫：气候反常，或人体调摄不慎，风、寒、暑、湿、燥、火六淫之邪，由皮毛肌腠而入，先滞络脉，由表而里，由浅入深，传至脏腑，发为热病。风、暑、燥、火等阳邪易从火化，即"阳胜则热"；而寒、湿等阴邪容易郁阻阳气的运行，即"郁阳发热"。六淫之邪可单独致病，亦可以两种以上病邪兼夹致病，如风寒、风热、湿热、风湿热等。外感发热病因的差异性，与季节、时令、气候、地区等因素有关。

（3）感受疫毒：疫毒又称戾气、疫气。疫疠之毒，多由口鼻而入，其性猛烈，起病急骤，传变迅速，热毒充斥于人体，循卫气营血而分属于上、中、下三焦之脏腑，卫表症状短暂，很快出现高热症状。

（4）其他如虫兽、金刃、毒物等侵袭人体：正邪交争，耗伤正气，正虚邪实，气机逆乱，脏腑功能失调而发病。

随着中医对脓毒症研究的不断深入，发现正虚不足对脓毒症发生、演变及转归有着深远的影响。一方面，脓毒症正常演变可表现为：病变初期，"邪盛正亦盛"；随着病情不断深入发展，病变表现为"虚实夹杂"的复杂证候；极期突出在"正衰邪盛"及"正衰邪衰"的状态，有脏气功能失调最终发生"脏器衰竭"的局面；恢复期多表现为"邪去正虚"或"正虚邪恋"的状态。另一方面，"邪之所凑，其气必虚"，病变初期，或因正虚感邪，或正邪交争，短时间内出现阴阳、气血、脏腑功能迅速虚衰的急性虚证，易表现为正不胜邪，邪毒内陷，而形成内闭外脱之变证和坏证而预后不良。

（二）西医病因病理

1. 病因 发生脓毒症的病因主要是由于各种感染因素导致的人体失调的炎症反应及脏器功能损害。临床常见的致病微生物分布广泛，细菌、病毒、真菌等均有可能导致脓毒症的发生。

（1）细菌：当患者存在各种开放性伤口、导管留置、免疫功能异常等危险因素时，细菌感染常常可诱发脓毒症的发生。常见的致病菌有革兰阳性菌，如金黄色葡萄球菌导致的皮肤软组织感染、下呼吸道感染，甚至引发血流感染、转移性脓肿等；革兰阴性菌，常见肠杆菌科及非发酵菌，如大肠埃希菌、肺炎克雷伯菌、铜绿假单胞菌等导致的下呼吸道、腹腔及泌尿系感染，尤其是耐药菌的感染，可引发脓毒症及脓毒性休克。

（2）真菌：侵袭性真菌感染病，多发生于存在免疫缺陷的患者，尤其合并血流感染时可诱发脓毒症及脓毒性休克。临床最常见的致病真菌有念珠菌属和曲霉菌属。

（3）病毒：如 H7N9 流感病毒感染导致的严重禽流感病例，埃博拉病毒导致患者失调的炎症反应及免疫功能异常，导致患者出现脓毒症及脓毒性休克，最终患者出现循环衰竭及多脏器功能衰竭。

（4）其他：如不典型病原体、结核、寄生虫感染等均可通过不同的途径导致脓毒症的发生。

（5）某些非感染因素，如严重创伤、休克、重症胰腺炎、烧伤、大手术等，导致患者免疫防御功能下降，炎症反应失衡，诱发胃肠道功能紊乱及衰竭，肠道内细菌/内毒素移位导致的二重感染成为诱发脓毒症及脓毒性休克的常见原因。

2. 发病机制 脓毒症的发病机制涉及复杂的全身炎症网络效应、免疫功能障碍、凝血功能异常、神经-内分泌系统等多系统、多器官病理生理改变。

（1）细菌内毒素：病原微生物产生细菌内毒素和（或）脂多糖（LPS），与 LPS 结合蛋白结合形成免疫复合物，再与单核巨噬细胞表面的 Toll 样受体结合，启动细胞内信号传输系统，促使细胞合成并释放多种炎症介质。炎性反应、免疫功能紊乱及多器官功能损害均可由内毒素直接或间接触发。

（2）炎症反应与免疫紊乱：脓毒症时细菌的内毒素、脂肽和细菌 DNA 等病原相关分子模式（PAMP）被机体的免疫细胞如单核细胞、巨噬细胞、树突状细胞等识别，并与免疫细胞表面模式识别受体（PRR）结合，包括 Toll 样受体（TLRs）等，形成 PAMP-PRR 复合物，启动非特异性免疫系统。同时，损伤时机体释放的内源性警告信号，包括热休克蛋白、纤维蛋白原和高迁移率族蛋白B1（high mobility group protein box-1，HMGB1）等，通过损伤相关分子模式（DAMP）与 PRR 结合，激活固有免疫系统。NF-κB 和活化蛋白（AP）-1 促进炎症的基因表达，释放大量促炎和抗炎细胞因子释放炎性介质及细胞因子，包括血管活性物质、趋化因子、氧自由基、血浆酶系统产物及血纤维蛋白溶解途径等，启动炎症-凝血级联反应，触发炎症级联瀑布，导致全身炎症反应综合征（systemic inflammatory response syndrome，SIRS），在清除异物抗原及组织碎片的同时造成脏器组织的损害导致器官功能障碍。同时抗炎反应也随之增强，机体启动全身抗炎反应综合（compensatory anti-inflammatory response，CARS），出现 T 细胞功能失调，炎症介质向抗炎反应漂移，致炎因子减少，抗炎因子增多，同时，T 细胞对特异性抗原刺激不发生反应性增殖或分泌细胞因子，导致免疫麻痹或免疫无应答，出现免疫细胞大量凋亡及免疫器官功能障碍，导致继发感染，造成组织器官损伤。

（3）凝血功能紊乱：内毒素通过诱发巨噬细胞和内皮细胞（endothelial cell，EC）释放组织因子，激活外源性凝血途径，被内毒素激活的凝血因子Ⅻ激活内源性凝血途径，同时生理性抗凝系统和纤溶系统受到不同程度的抑制，使血液处于高凝状态，导致微血管内微血栓形成和微循环障碍，最终导致弥漫性血管内凝血（disseminated intravascular coagulation，DIC），微循环障碍导致组织缺血缺氧，细胞能量代谢异常，线粒体功能障碍，出现细胞凋亡及组织器官功能衰竭。

（4）内皮细胞功能：病原微生物及其细胞壁成分引起内皮细胞（EC）活化，SIRS 产生的氧自由基、血管紧张素Ⅱ及血流动力学的改变均可使 EC 损伤，EC 过度活化导致血管内皮严重损伤，破坏血管壁的结构、通透性及屏障功能，促进炎性反应，过度激活凝血系统及大量血管活性物质释放，共同促进血管内微血栓形成、血管张力改变及血流分布异常。脓毒症时微循环的核心特征之一是血管通透性增加及内皮细胞屏障功能丧失，导致循环物质移位和组织水肿。

（5）肠道细菌/内毒素移位：严重创伤、烧伤、休克等危急重症出现应激反应时可出现肠黏膜屏障破坏，大量细菌和 LPS 经门脉系统和肠系膜淋巴系统进入血循环，诱导多种细胞因子释放，活化炎症级联反应并激活获得性免疫系统，导致脓毒症的发生。

（6）基因多态性：是导致个体暴露在同一种致病因素时其生理易感性与耐受性、病理变化的多样性和疗效差异性的重要因素，具有不同基因分布特点的患者在遭遇感染时出现脓毒症的概率是不同的。目前对脓毒症相关的基因多态性研究包括肿瘤坏死因子（tumor necrosis factor，TNF）基因多态性，白细胞介素（interleukin，IL）基因多性，CD14 基因多态性，热休克蛋白 HSP70 基因多态性等。

（7）神经-内分泌网络：通过多种途径参与免疫调节。①经典路径：促肾上腺皮质激素释放激素-促肾上腺皮质激素-肾上腺激素系统、交感-肾上腺髓质通路及神经内啡肽。多种炎性介质可进入中枢神经系统，促进下丘脑激素释放，通过经典的神经内分泌轴发挥作用；多种激素可调节机体的炎性反应，如糖皮质激素的广泛抗炎作用，下调 IL-1、TNF-α 等炎性因子和黏附分子、趋化因子的表达，抑制前列腺素、一氧化氮（NO）等介质的合成与释放，参与血管张力调控；胰岛素可抑制单核细胞 TNF-α 的合成与释放，下调巨噬细胞移动抑制因子及黏附分子表达，可通过降低血糖间接发挥抗炎作用。②旁分泌路径：多种神经细胞、内分泌细胞可直接分泌免疫活性因子（如 IL、免疫黏附分子等）来调节免疫功能。③胆碱能抗炎通路（cholinergic anti-inflammatory pathway，CAP）具有调节炎性反应的作用，通过迷走神经释放乙酰胆碱，通过与多种免疫细胞上的α7 烟碱型乙酰胆碱受体结合，抑制促炎介质释放，发挥负调控作用。

3. 病理　脓毒症发生时可见单核-巨噬细胞、中性粒细胞等炎性细胞的聚集，炎症介质和炎症因子如 TNF-α、白细胞介素-6、白细胞介素-8、HMGB1 和氧自由基等大量释放，出现全身炎症反应。严重的炎症反应导致线粒体肿胀、呼吸功能障碍，导致线粒体凋亡。各种损伤因子可导致内皮细胞损伤，血管通透性增加，出现毛细血管渗漏，大量液体渗出，导致组织间隙水肿，微循环障碍，有效组织灌注不足。同时，凝血功能异常导致微循环血栓形成，加重组织器官缺血缺氧，并可诱发DIC。最终，严重的失控的全身炎症反应导致微循环功能障碍，导致细胞代谢异常，引起细胞和组织损伤，最终导致器官功能障碍。

二、临床表现

（一）病史

对发生脓毒症、脓毒性休克的危险因素进行分析，有助于早期识别与诊断。危险因素包括一般因素如患者年龄、营养状态、是否长期卧床、是否有近期住院病史，发病时体温、心率、血压等；解剖结构的破坏如近期侵入性手术、气管插管或气管切开及机械通气、中心静脉导管及留置尿管等；药物因素如长期使用抗生素、近期使用类固醇激素、化疗药物等；基础疾病如免疫缺陷、恶性实体肿瘤或白血病、急性胰腺炎及胆道系统疾病、糖尿病、肝肾衰竭、器官移植后及中性粒细胞减少等。

有以上危险因素的患者，近期新出现发热症状，畏寒乏力，伴有呼吸急促、血压偏低、意识状态下降等情况，需要尽早识别与诊断是否发生脓毒症。

需要注意的是，有部分脓毒症患者发病前无明显危险因素，以新发的感染症状及器官功能障碍为主要表现。某些患者，尤其是老年人，发生脓毒症时体温正常，甚至表现为体温不升，而以"纳差、乏力"等非特异性临床表现，或"意识障碍"就诊，需要临床尽早鉴别和明确诊断。

（二）症状

患者近期新出现的发热症状，伴有畏寒乏力，或伴有咳嗽咳痰，或腹痛腹胀、呕吐纳差，或尿频尿急尿痛，或皮肤软组织局部肿胀疼痛等，严重时合并有意识状态下降、呼吸急促、血压下降，甚至皮肤紫绀、少尿或无尿等表现。

（三）体征

1. **患者出现 SIRS 的体征**　发热，体温＞38℃或低体温＜36℃；心率＞90 次/分；呼吸频率＞20次/分。

2. **原发感染灶体征**　皮肤软组织感染时局部红肿、渗液渗脓，局部压痛，可触及包块。肺部感染时呼吸频率快，严重时端坐呼吸，张口抬肩；肺实变区叩诊呈浊音，语颤增强，听诊可闻及干湿啰音，或合并有哮鸣音；伴有胸腔积液时肺底呼吸音低。腹腔感染时可有腹部压痛，可有肌卫、反跳痛等急腹症体征。

3. **休克及多器官功能不全表现**　神志烦躁不安，甚至嗜睡、昏迷，呼吸频率快，心率快、血压下降、脉压缩小，皮肤发绀或花斑纹，尿量进行性减少。

（四）辅助检查

1. **血常规**　白细胞增多＞12×10⁹/L，或白细胞减少＜4×10⁹/L，或幼稚白细胞＞10%。

2. **炎症指标**　血浆 C 反应蛋白（C reactive protein，CRP）＞正常 2 个标准差，血浆降钙素原（procalcitonin，PCT）＞正常 2 个标准差，血浆内毒素＞正常 2 个标准差。

3. **感染灶相关检查**　下呼吸道感染时胸部 CT 可见炎症浸润、实变或渗出，可合并有胸腔积液；泌尿系感染时查尿常规见白细胞异常增多，可合并有红细胞及白细胞管型；腹腔感染时腹部 CT 可见感染病灶局部水肿渗出，甚至坏死。

4. **血压指标**　低血压，收缩压＜90mmHg，平均动脉压＜70mmHg；或成人收缩压下降＞40mmHg；或低于年龄正常值之下 2 个标准差。

5. **组织灌注参数**　高乳酸血症（＞2mmol/L）；毛细血管再充盈时间延长或皮肤出现花斑。

6. **器官功能障碍参数**　氧合指数（PaO₂/FiO₂）＜300；急性少尿［尿量＜0.5 ml/（kg·h）］；肌酐增加≥44.2μmol/L；凝血功能异常（国际标准化比值＞1.5 或活化部分凝血活酶时间＞60s）；肠麻痹，肠鸣音消失；血小板减少（＜100×10⁹/L）；高胆红素血症（总胆红素＞70mmol/L）；格拉斯哥昏迷评分（GCS）＜13 分。

7. **生化检查**　心肌酶谱、肌钙蛋白可轻度升高；谷丙转氨酶、谷草转氨酶升高，白蛋白下降；血肌酐水平异常升高；高血糖症（血糖＞7.7mmol/L）而无糖尿病病史。

8. **血培养、痰培养、中段尿培养病原学检查**　部分有阳性结果。1，3-β-D-葡聚糖、甘露聚糖和抗甘露聚糖抗体检测阳性有助于真菌感染的诊断。

三、诊断

根据《中国严重脓毒症/脓毒性休克治疗指南（2014）》及《中国急诊感染性休克临床实践指南（2016）》，脓毒症诊断标准：存在明显或可疑的感染，并具备下述某些临床特点：

1. **一般临床特征**　①发热（T＞38℃）；②低体温（T＜36℃）；③HR＞90 次/分，或大于不同年龄正常值的两个标准差；④气促；⑤精神状态的改变；⑥明显水肿或液体正平衡（24h 超过20ml/kg）；⑦高血糖症（血糖＞7.7mmol/L）而无糖尿病病史。

2. **炎症反应指标**　①WBC 增多（WBC＞12×10⁹/L）；②WBC 减少（WBC＜4×10⁹/L）；③WBC正常但幼稚白细胞＞10%；④血浆 C 反应蛋白＞正常 2 个标准差；⑤血浆降钙素原＞正常 2 个标

准差。

3. 血流动力学 低血压（收缩压＜90mmHg，平均动脉压＜70mmHg 或成人收缩压下降＞40mmHg，或低于年龄正常值之下 2 个标准差）。

4. 器官功能障碍 ①低氧血症，氧合指数（PaO_2/FiO_2）＜300mmHg；②急性少尿［即使给予足够的液体复苏，仍然尿量＜0.5 ml/（kg·h），且至少持续 2h 以上］；③血肌酐增加≥44.2μmol/L；④凝血功能异常（国际标准化比值＞1.5 或活化部分凝血活酶时间＞60s）；⑤肠麻痹，肠鸣音消失；⑥血小板减少（PLT＜$100×10^9$/L）；⑦高胆红素血症（总胆红素＞70μmol/L）。

5. 组织灌注指标 ①高乳酸血症（＞2mmol/L）；②毛细血管再充盈时间延长、皮肤出现花斑或瘀斑。

根据《第三次脓毒症和脓毒性休克定义国际共识》，脓毒症的诊断标准为感染加器官功能障碍，而 SOFA 评分用于判断是否存在脏器功能障碍，因此脓毒症=感染+SOFA 评分≥2 分。序贯性器官功能衰竭评估见表 2-6。

表 2-6　序贯性器官功能衰竭评估

器官系统	指标	得分
呼吸系统		
PaO_2/FiO_2（mmHg）	＜400	1
	＜300	2
	＜200	3
	＜100	4
神经系统		
Glasgow 昏迷评分	13～14	1
	10～12	2
	6～9	3
	＜6	4
心血管系统		
药物剂量［μg/（kg·min）］	平均动脉压＜70mmHg	1
	多巴酚丁胺（任何剂量）或多巴胺≤5	2
	多巴胺＞5 或去甲肾上腺素≤0.1	3
	多巴胺＞15 或去甲肾上腺素＞0.1	4
肝脏		
胆红素［mg/dl（μmol/L）］	1.2～1.9（20～32）	1
	2.0～5.9（33～101）	2
	6.0～11.9（102～204）	3
	＞12（＞204）	4
凝血系统		
血小板（$×10^9$/L）	＜150	1
	＜100	2
	＜50	3
	＜20	4

器官系统	指标	得分
肾脏		
肌酐[mg/dl（μmol/L）]或尿量（ml/d）	1.2～1.9（110～170）	1
	2.0～3.4（171～299）	2
	3.5～4.9（300～440）或＜500ml/d	3
	＞5（＞440）或＜200ml/d	4

脓毒性休克是指脓毒症患者尽管充分的液体复苏仍存在持续的低血压，需要用升压药维持平均动脉压在 65mmHg 以上，血乳酸在 2mmol/L 以上。

四、鉴别诊断

脓毒症主要与非感染性疾病导致的全身炎症反应、各系统基础疾病导致的器官功能衰竭相鉴别，如与急性胰腺炎，多发伤，急性心肌梗死合并心源性休克，慢性肾脏疾病终末期出现少尿、无尿，各种原因导致的低血容量性休克、梗阻性休克相鉴别。

1. 急性胰腺炎　患者有畏寒发热等一般情况，有腹痛呕吐等消化道症状，查血常规及 C 反应蛋白、降钙素原等炎症指标异常升高，查血尿淀粉酶、血脂肪酶异常升高，查腹部 CT 可见胰腺肿胀、渗出，周围组织坏死，可合并有胰性脑病、低钙血症等而表现为意识障碍、抽搐，可释放心肌毒素直接导致心功能受损，可导致糖代谢紊乱而出现高血糖，可诱发急性呼吸窘迫综合征等多脏器、多系统功能异常。患者腹痛症状、异常升高的血尿淀粉酶和血脂肪酶、明确的腹部 CT 表现有助鉴别。

2. 急性心肌梗死合并心源性休克　患者可表现为低热、心率加快，休克时血压下降，组织灌注不足，出现少尿、无尿，皮肤发绀，出现意识障碍等类似脓毒症样的表现。但患者有明确的急性心肌梗死病史，心电图动态变化，查肌红蛋白、肌钙蛋白及心肌酶谱明显升高，脑钠肽（brain natriuretic peptide，BNP）异常升高，心脏彩超见室壁节段性运动异常，心肌收缩-舒张功能不全，监测中心静脉压＞12mmHg，心排指数（CI）≤2.2 L/（min·m²），肺毛细血管楔压（PCWP）≥15mmHg。

需要注意的是，多种危重疾病往往是脓毒症发生的高危因素，随着疾病的发展，患者容易合并出现各种感染，尤其是院内感染、机会性感染的发生率大大增加。另外，肠道功能出现紊乱，屏障功能受损，可诱发细菌/内毒素移位，也可诱发脓毒症及脓毒性休克的发生，进一步加重病情。

五、治疗

（一）中医治疗

治疗原则：脓毒症的中医临床辨证主要有六经辨证、八纲辨证、脏腑辨证、卫气营血辨证、气血津液辨证。正气不足，包括气虚、阴虚、阳虚等是脓毒症的病机之本，瘀、毒、痰、浊是脓毒症的发病之标，扶正祛邪，分层扭转是脓毒症的根本治法，全程扶正应贯穿于脓毒症治疗的始终。

1. 针灸及其他外治法

（1）针刺法：清气分高热：大椎、曲池、商阳、内庭、十宣。高热不退可以三棱针大椎放血。清营分血热：曲泽、中冲、少冲、血海等。神昏谵语：人中。动风抽搐者：委中、行间等。手法宜用泻法。亦可选用针疗仪，刺激 20min，每天 1～2 次。

（2）物理降温：常用的有冷敷，以冰袋或冷水袋或冷水面巾置于枕部、腋窝或鼠蹊部。酒精、盐水擦浴及"升降散"中药擦浴也有效果。

（3）灌肠退热：由清热解毒或通腑泻热的药物，制成灌肠液，经直肠灌注而产生退热的效果。

最常用的为大黄粉稀释后灌肠，具有清热通腑、泻火解毒的功效。

（4）刮痧：取穴大椎、风池、曲池，具有清热退热作用，隔日 1 次。

2. 辨证方药

（1）初期

1）卫气同病证

证候　壮热，口渴，心烦，汗出，伴有恶寒、身痛，舌苔薄白微黄，或黄白相兼。

治法　卫气同治。

方药　银翘散合白虎汤，另推荐升降散。药用：金银花、连翘、桔梗、薄荷（后下）、竹叶、生甘草、荆芥穗、淡豆豉、牛蒡子、鲜苇根、知母、生石膏、青蒿（后下）。

若头胀痛加桑叶、菊花；咳嗽痰多加杏仁、前胡、浙贝母；咽喉红肿疼痛加玄参、僵蚕、射干。

中成药可用热毒宁注射液、双黄连注射液（口服液）、穿琥宁注射液、银翘解毒片、防风通圣散等。

2）气分热盛证

证候　高热，不恶寒，口渴，汗出，腹胀满，腹痛拒按，大便秘结或腹泻黄臭稀水，面赤，心烦，谵语，抽搐等，舌红苔黄燥或灰黑起刺，脉沉数有力。

治法　清热解毒，和解退热。

方药　麻杏甘石汤合大柴胡汤，另推荐清瘟败毒饮。药用：生麻黄、杏仁、生石膏、生甘草、柴胡、黄芩、赤芍、法半夏、枳实、人工牛黄粉（冲服）。

若大便秘结，加生大黄、芒硝（冲）、虎杖；咳黄稠脓痰，加浙贝母、全瓜蒌、鱼腥草；邪热炽盛，津气渐伤，加南沙参、麦冬、玄参、西洋参。

3）气分湿热证

证候　身热不扬，身重，胸闷，腹部胀痛，渴不欲饮，小便不畅，大便不爽。或伴腹泻，舌苔黄白而厚腻，脉濡缓。

治法　清热化湿。

方药　甘露消毒丹或三仁汤。药用：滑石、黄芩、茵陈蒿、藿香、连翘、石菖蒲、白蔻仁（后下）、薄荷（后下）、浙贝母、通草、北杏仁、生薏仁。

若暑热偏盛可加黄连、生石膏、鲜芦根；腹泻稀水或稀便属里湿偏重加苍术、佩兰、扁豆；便赤白脓血加赤芍、白头翁、黄连；肝胆湿热可选龙胆泻肝汤加减。

中成药可用痰热清注射液、热毒宁注射液、双黄连注射液（口服液）、穿琥宁注射液、金荞麦片等。

（2）极期

1）气营两燔证

证候　壮热，烦渴，神昏，便秘，腹胀，斑疹隐约可见，舌绛苔黄燥，脉滑数等。

治法　清热凉营。

方药　清营汤、清气凉营汤、清瘟败毒，合并气阴不足可采用白虎加人参汤。药用：生石膏、生地黄、水牛角（先煎）、生栀子、桔梗、黄芩、知母、赤芍、玄参、连翘、竹叶、甘草、牡丹皮。

若热极动风而抽搐加羚羊角末（冲服）、钩藤、菊花；腑实便秘加生大黄（后下）、芒硝（分冲）；疹透不畅加蝉蜕。

中成药可用清开灵颗粒、安宫牛黄丸、醒脑静注射液、犀角地黄丸、安脑丸等。

2）热入营血证

证候　气促喘憋，发绀，胸中烦痛，自觉腹满，发热以夜晚尤甚，烦躁，甚则神昏谵语，吐血、衄血、溲血、大便色黑易解，舌绛，苔薄或薄腻，脉细数。

治法　清营解毒，益气养阴。

方药 犀角（水牛角代）地黄汤合生脉散，另推荐锦红汤。药用：水牛角（先煎）、生地黄、玄参、金银花、人工牛黄（冲）、赤芍、丹参、竹叶、西洋参、三七、生麦芽。

若吐衄血明显加白及粉（冲）、侧柏叶、茜根炭；尿血加白茅根。

中成药可用醒脑静注射液、血必净注射液、西黄丸、犀角地黄丸、百宝丹等。

（3）恢复期

1）气阴两虚，余邪未尽证

证候 神疲乏力，五心烦热，心悸盗汗，腰膝酸软，低热，舌红嫩，少苔而干，脉虚细无力。

治法 益气养阴，清退余邪。

方药 生脉散合沙参麦冬汤，伴有毒瘀内结另推荐衡炎方或祛瘀解毒益气方。药用：太子参、南沙参、麦冬、白扁豆、炙甘草、山药、玉竹、法半夏、芦根、青蒿、银柴胡、荷叶。

若瘀血明显，可选用桃仁、赤芍、郁金、苏木等以活血化瘀；如现心悸、怔忡等症，可选用珍珠母、生石决明、酸枣仁、阿胶、白芍等养阴血、安神定惊。

中成药可用生脉注射液、参麦注射液、知柏地黄丸、养心安神口服液、六神丸等。

2）阳气虚弱，湿瘀内阻证

证候 神疲乏力，气短自汗，腹胀脘痞，纳呆，四末不温，舌淡暗而胖，苔白腻，脉虚细无力。

治法 益气通阳，化湿通络。

方药 李氏清暑益气汤、参苓白术散或血府逐瘀汤。药用：黄芪、炒白术、云茯苓、炙甘草、扁豆、生苡仁、佩兰、郁金、法半夏、桃仁、红花、丹参、三七。

如纳差明显，可加谷芽、炒麦芽、鸡内金等消食开胃；如湿浊明显，可选用砂仁、苍术、厚朴燥湿化浊。

中成药可用心宝丸、黑锡丹、金匮肾气丸、四神丸、济生肾气丸等。

（4）变证、坏证

1）脱证

A.阴脱证（邪盛亡阴）

证候 短期内阴液大量丢失，身热骤降，烦躁不安，两目内陷，皮肤皱褶，神疲气短，汗出如油，或发热无汗，少尿或无尿，舌干红少苔，脉细数无力或结代。

治法 益气养阴固脱。

方药 生脉散合参萸汤。药用：西洋参（另煎兑服）、麦冬、五味子、山萸肉、煅龙骨、煅牡蛎、炙甘草。

若汗出多者，加麻黄根、白芍；口干渴甚者，加玄参、天冬；伴有血脱者，加用生晒参（另煎兑服）、阿胶。

中成药可用生脉注射液（口服液）、参麦注射液、复方血栓通胶囊、左归丸、补中益气丸等。

B.阳脱证（邪盛亡阳）

证候 喘促气微，神昏不语，冷汗淋漓，四肢厥冷，唇紫，口开目闭，皮肤花斑，脉微欲绝，舌淡暗苔白。

治法 回阳救逆。

方药 四逆汤合参萸汤。药用：红参（另煎兑服）、炮附子（先煎）、干姜、炙甘草、山萸肉。

若汗泄过多者，可加煅龙骨、煅牡蛎敛汗回阳。

中成药可用参附注射液、参茸黑锡丹、金匮肾气丸、右归丸、海马多鞭丸等。

2）肺衰

A.实证（邪毒壅肺）

证候 高热，咳嗽，痰少难咯，憋气，喘促，咯血，舌紫暗，苔燥或腻，脉滑数有力等。

治法 解毒泻肺，益气固脱。

方药 麻杏石甘汤、葶苈大枣泻肺汤合桃红四物汤，热盛腑实另推荐通腑泻热方。药用：炙麻黄、炒杏仁、生石膏、生甘草、炒葶苈子（包煎）、大枣、桃仁、红花、川芎、赤芍、三七、虎杖。

若痰热重，痰黄稠量多者加瓜蒌、浙贝母清化痰热；腑气不通，痰涌便秘者加用全瓜蒌、生大黄。

中成药可用热毒宁注射液、清开灵注射液、泻白丸、清气化痰丸、复方鱼腥草片等。

B.虚证（喘脱证）

证候 喘促，气短，或咯吐粉红色泡沫痰，大汗淋漓，烦躁不安，甚则神昏谵语，四末不温，四肢厥逆，舌紫暗而淡，苔白或腻，脉沉细数或脉微欲绝。

治法 解毒泻肺，益气固脱。

方药 宣白承气汤合参萸汤。药用：生大黄、全瓜蒌、炒杏仁、炒葶苈子（包煎）、生石膏、生栀子、虎杖、莱菔子、山萸肉、西洋参（另煎兑服）。

若肢冷、汗出淋漓者加炮附子（先煎）、煅龙骨、煅牡蛎；喘促不已，动则尤甚者，加用沉香（后下）、紫石英（先煎）补肾纳气；神志不清者，属热闭者加用竹沥水，并送服安宫牛黄丸清热解毒化痰开窍；神志不清者，属痰湿闭者加用远志、石菖蒲、姜汁，送服苏合香丸祛痰醒神开窍。

中成药可用细辛脑注射液、苏合香丸、半夏露颗粒、竹沥化痰丸、止嗽定喘丸等。

3）痞胀

A.实证（腑气不通）

证候 腹胀脘痞、口气秽浊、呕吐、无排便排气、肠鸣音减弱或消失，舌红苔黄燥或厚腻，脉滑数或沉实有力等。

治法 通腑泻热。

方药 大承气汤，合并肺气失宣另推荐通腑理肺方。药用：生大黄、芒硝（冲）、枳实、厚朴、虎杖、全瓜蒌、人工牛黄粉。

若肺热气逆，咳喘便秘者，可加用瓜蒌仁、苏子降气通便；若腹部冷痛，手足不温者，加用高良姜、小茴香温中散寒；若腹部胀痛甚，可加柴胡、莱菔子理气通便。

中成药可用热毒宁注射液、牛黄解毒片、黄连上清丸、大黄苏打片、沉香化滞丸等。

B.虚证（脾气亏虚）

证候 胃潴留，腹胀痞满，脘腹隐痛，喜温喜按，舌淡体胖，苔白或腻，脉细滑无力等。

治法 温阳益气，运脾消食。

方药 附子理中汤合枳术丸，合并瘀阻腑实另推荐益气通腑逐瘀方。药用：炮附子（先煎）、人参（另煎兑服）、干姜、炙甘草、炒白术、枳实、厚朴、砂仁（后下）。

若乏力汗出者，可加炙黄芪、党参补益肺脾；若脘腹痞满，舌苔白腻者，可加白扁豆、薏苡仁健脾祛湿；若脘胀纳少者，可加炒麦芽、鸡内金消食助运。

中成药可用香砂六君丸、附子理中丸、枳术宽中丸、金荞麦片、保和丸等。

在发生脓毒症的初期，正气不足为发病的内因，随着病程的发展，正气急速耗损，导致急性虚证是脓毒症的病机特点，因此，正气不足贯穿在脓毒症发生发展的始终，虚实夹杂为脓毒症的主要病机，常易并发闭证、痉证、出血及脱证，尤其是邪入血分，非呈热盛动血证，即为血热动风证，故病情及其危重，除运用上述急救处理及辨证治疗外，尚需参阅"神昏"、"抽搐"、"急性出血"、"脱证"等有关章节进行诊治。

（二）西医治疗

治疗目标：通过积极的液体复苏及合理使用血管活性药物，维持循环的稳定；积极有效的感染控制；重要器官功能的维持及内环境的稳定；防治并发症的出现，防止多脏器功能衰竭的发生。

1. 初始复苏 及时进行有效液体复苏是治疗的关键。早期目标指导性治疗（early goal directed therapy，EGDT）策略包括：①中心静脉压（CVP）8～12mmHg；②平均动脉压（MAP）≥65mmHg；③尿量≥0.5ml/（kg·h）；④中心静脉血氧饱和度≥70%或混合静脉血氧饱和度≥65%。在液体复苏过程中，乳酸和乳酸清除率可作为判断预后的指标。

1）补液及血制品：晶体液首选复苏液体，不建议使用羟乙基淀粉进行容量复苏，脓毒性休克时可考虑使用人血白蛋白。根据患者循环恢复情况，特别是心功能不全的患者，可从胃肠道补充液体。准确记录出入量，作为补液的参考值。监测 CVP，每小时 1 次，维持 8～12mmHg。

对无组织灌注不足，无心肌缺血，无重度低氧血症或急性出血的患者，可在血红蛋白＜70g/L 时输注红细胞，使血红蛋白维持在目标值 70～90g/L。血小板计数≤10×10⁹/L 且不存在明显出血，以及当血小板计数≤20×10⁹/L 并有明显出血风险时，建议预防性输注血小板；存在活动性出血或需进行手术、有创操作的患者需要达到血小板计数≥50×10⁹/L。

2）血管活性药物：缩血管药物治疗的初始目标是平均动脉压达到 65mmHg。去甲肾上腺素作为首选缩血管药物。对快速性心律失常风险低或心动过缓的患者，可用多巴胺。当需要使用更多的缩血管药物来维持足够的血压时，可在去甲肾上腺素基础上加用小剂量血管加压素，较大剂量的血管加压素应用于挽救治疗（使用其他缩血管药物却未达到足够的平均动脉压）。

3）正性肌力药物：存在下述情况时，建议以 2～20μg/（kg·min）的速度输注多巴酚丁胺：①心脏充盈压升高、心排血量（CO）降低提示心肌功能障碍；②尽管已取得了充足的血容量和足够的平均动脉压仍出现灌注不足征象。如果充足的液体复苏和足够的平均动脉压，CO 仍低，可考虑使用左西孟旦。如果充足的液体复苏后 CO 不低、心率较快，可考虑使用短效β受体阻滞剂。

4）如果患者处于严重代谢性酸中毒情况下（pH＜7.15），使用血管活性药物效果往往欠佳，可静脉滴注碳酸氢钠纠正酸中毒。

需要强调的是，容量复苏应考虑疾病需要及患者心血管的顺应性，心血管顺应性差时（如心力衰竭或肾衰竭时），EGDT 可能导致基础疾病加重，输液速度不宜太快。不建议早期进行有创检测，因为相当一部分患者可以从早期液体复苏中恢复。

2. 控制感染

（1）强调尽可能地获取生物学证据：尽可能在使用抗生素之前留取生物学标本，进行细菌/真菌培养，标本包括血液、痰液、尿液、伤口分泌物等标本，培养结果有助于进行针对性地使用抗生素治疗。

应用 PCT 对可疑感染的重症患者进行脓毒症的早期诊断。采用 1，3-β-D 葡聚糖检测（G 试验）和（或）甘露聚糖和抗甘露聚糖抗体检测（GM 试验）进行真菌感染的鉴别诊断。

（2）抗生素的选择和使用：一旦明确诊断脓毒症/脓毒性休克，应在 1h 内开始有效的静脉抗菌药物治疗。初始经验性抗感染治疗方案应根据患者现有疾病和当地病原菌分布特点，采用覆盖所有可能致病菌［细菌和（或）真菌］且在疑似感染源组织内能达到有效浓度的单药或多药联合治疗。对流感病毒引起的脓毒症/脓毒性休克尽早开始抗病毒治疗。经验性联合治疗不超过 3～5 天，一旦有明确病原学依据，应考虑降阶梯治疗策略。脓毒症患者的抗菌药物的疗程一般为 7～10 天，对于部分临床反应慢、感染灶未能引流、金黄色葡萄球菌菌血症、某些真菌和病毒感染或免疫功能缺陷（包括粒细胞缺乏）的患者，采用更长的疗程可能是恰当的。

（3）感染源控制：对可能有特定感染源（如坏死性软组织感染、腹腔感染、导管相关性血流感染）的脓毒症患者，应尽快明确其感染源，并采取对生理损伤最小的有效干预措施（如经皮穿刺引流脓肿而非手术引流），拔除可能为感染源的留置导管等以尽快控制感染。

3. 器官功能保护 给予充分的血容量支持，增加心排血量和运输氧的能力，保证脑组织及各器官组织氧的供给，减少器官血流灌注不足的时间，防止发生多器官功能衰竭，是器官功能保护的基础措施。

（1）呼吸系统功能支持与机械通气：可采用鼻导管给氧或面罩给氧、无创呼吸机辅助呼吸，如血氧饱和度不稳定时，或难以纠正的酸碱平衡紊乱，立即予气管插管呼吸机辅助呼吸，并且动态监测血气分析，每小时一次。

机械通气：对脓毒症/脓毒性休克患者在出现急性肺损伤/急性呼吸窘迫综合征（ALI/ARDS）时，应及时进行机械通气治疗，并且选择低平台压（平台压<30mmHg）、小潮气量通气、适当的PEEP、允许性高碳酸血症的保护性肺通气策略。严重难治性低氧血症的脓毒症患者建议使用肺复张疗法，当氧合指数 $PaO_2/FiO_2 \leq 100$ mmHg 时，采用俯卧位通气。机械通气时保持床头抬高 30°～45°，以降低误吸风险和预防呼吸机相关性肺炎。机械通气时使用程序化镇静，严重 ARDS 可早期短疗程（≤48h）应用神经肌肉阻滞剂。

制订撤机方案，常规进行自主呼吸试验评估，当满足下列标准时终止机械通气：可唤醒，血流动力学稳定（未使用血管加压药物），没有新的潜在的严重情况，对通气和呼气末压力的需求较低，FiO_2 的需求较低并能够通过鼻导管安全输送等，应考虑拔管。

有条件时可使用肺动脉导管监测血流动力学变化，无组织低灌注证据的情况下，对脓毒症所致的 ARDS 使用限制性液体策略。

（2）肾功能支持：充分容量复苏的前提下，患者尿量仍没有增加、内环境不稳定时，应及早给予肾功能支持。连续性肾脏替代治疗（CRRT）能连续、缓慢、等渗地清除水分及溶质，容量波动小，更适合感染性休克血流动力学不稳定的患者，故建议使用 CRRT 辅助管理血流动力学不稳定的患者的液体平衡。不建议使用高容量血液滤过治疗脓毒症合并急性肾损伤。

碳酸氢盐治疗：对低灌注导致的 pH≥7.15 的乳酸血症患者，不建议使用碳酸氢钠改善血流动力学或减少血管加压药物的需求。

（3）消化系统功能支持：预防应激性溃疡（stress ulcer，SU）。有出血危险因素的脓毒性休克患者，推荐使用 H_2 受体阻滞剂或质子泵抑制剂预防 SU，可减少上消化道出血发生率。早期肠内营养可维持肠道黏膜完整性并防止细菌易位和器官功能障碍，因此，在血流动力学稳定的基础上尽早开始肠内营养支持。

4. 免疫调理及炎症控制治疗 不建议严重脓毒症或脓毒性休克成人患者常规静脉注射免疫球蛋白。经过充分的液体复苏和血管活性药能恢复血流动力学稳定者，不建议使用静脉注射糖皮质激素，如未达目标，在排除存在持续免疫抑制的情况下建议静脉应用糖皮质激素，通常选择氢化可的松，每日剂量在 200～300mg。

乌司他丁是体内天然的抗炎物质，通过抑制炎症介质的产生和释放，保护血管内皮，改善毛细血管通透性、组织低灌注和微循环，保护脏器功能。胸腺肽α1 作为免疫调节剂可刺激 T 淋巴细胞分化、增殖、成熟，还可抑制淋巴细胞凋亡，调节细胞因子分泌，对于部分 T 细胞免疫功能缺陷的患者纠正感染性休克导致的免疫功能紊乱有一定临床意义。

5. 营养支持 脓毒症/脓毒性休克复苏后血流动力学稳定者尽早开始营养支持（48h 内），首选肠内营养。小剂量血管活性药物不是使用早期肠内营养的禁忌证。存在营养风险的严重脓毒症患者，早期营养支持应避免过度喂养，以 83.68～104.60 kJ/kg（20～25 kcal/kg）为目标。对有营养风险的脓毒症患者，接受肠内营养 3～5 天仍不能达到 50%目标量，建议添加补充性肠外营养。对脓毒性休克患者不推荐使用谷氨酰胺；应用含鱼油的脂肪乳剂能缩短脓毒症合并 ARDS 患者机械通气时间和 ICU 住院时间。

6. 深静脉血栓预防 建议在无禁忌证的情况下，推荐严重感染患者用药物预防静脉血栓栓塞（VTE），推荐每日皮下注射低分子肝素，当肌酐清除率<30ml/min 时，使用达肝素钠或另一种肾脏代谢率低的低分子肝素或普通肝素。建议尽量联合使用药物和间歇充气加压装置对严重感染患者进行预防。

7. 内分泌功能调节 目标血糖上限≤10.0mmol/L（180mg/dl），当连续 2 次血糖水平＞10.0mmol/L（180mg/dl）时，建议采用规范化（程序化）血糖管理方案，在有营养支持情况下控制血糖，以防止低血糖发生，每 1～2h 监测血糖值，直到血糖值和胰岛素输注速度稳定后改为每 4h 监测 1 次。

六、中西医临床诊疗思路

脓毒症的诊治关键在于早期识别与诊断，早期干预和治疗，并且需要在不同阶段个体化、同一个体阶段化调整和干预。

（1）在早期诊断时注重危险因素的分析，尽早明确感染的存在，尽早开始合理、有效的抗感染策略，密切关注循环功能和脏器灌注，予以积极的液体复苏，加强组织器官功能的维持，予以免疫调节、营养支持及稳定内环境，强调全面监测与动态评估，采用血流动力学指标联合乳酸水平、乳酸清除率进行病情评估与预后评价。

（2）本病的病因复杂，临床表现多样，变证、坏证多见，但万变不离其宗，其病机演变、病情发展及预后转归往往决定于正邪交争的结果。故脓毒症辨治以虚实辨证为纲，以卫气营血分期辨治为目的，兼顾重要变证与坏证。

（3）扶正解毒通络、分层扭转是脓毒症的主要治法：扶正，尤其是补气通阳，使阳气畅达，恢复络脉出入自由、充盈满溢的正常状态，有利于驱邪外出，防止内生毒邪的进一步损害。在脓毒症早期就应顾及正气，在疾病进展中更要注意回阳固脱、顾护正气，后期应养阴益气、保护脏真。通络，可以畅通络中气血、减少毒邪的蕴积，改善各脏腑的温煦濡养，应贯穿脓毒症治疗的全程。解毒，以祛除外来和内生的毒邪，是脓毒症治疗的核心环节之一。在此基础上，根据患者的具体表现可以使用清热解毒、活血化瘀、理气化痰等治法，将有助于祛除络脉受损后蓄积的病理产物，恢复机体营卫和谐、气血调畅的整体环境。

（4）六经营血辨证是脓毒症的根本辨证方法：六经相传、卫气营血相传与脓毒症的发生发展相类同，卫分证、太阳病与脓毒症代偿期的临床特征是吻合的。以非特异性临床证候群为特点，气分证、阳明病、少阳病是脓毒症的失代偿期与明确的炎症病灶或明确的炎症特征的共同反应；营分证、血分证、三阴病是严重脓毒症、多器官功能衰竭的重要特征。由此可见，六经辨证是脓毒症辨证论治的基本辨证体系，卫气营血是六经辨证的补充和发展，进一步完善了六经辨证体系。两者可以融会贯通，真正解决历史上寒、温统一的千古难题。脓毒症的发展规律并不是一成不变的，按照六经、卫气营血的传变规律，在临床过程中可有直中等变化（如直中少阴发生少阴病者），更有失治误治（如太阳病、少阳病的失治误治）出现变证、坏证者，临证时要灵活运用。

七、预防与调护

（一）预防

（1）脓毒症最有效的预防方法是以脓毒症的发病机制为基础进行，但是遗憾的是目前脓毒症的发病机制仍未完全阐明，在这种情况下，针对发病原因应做好临床各方面的预防工作，努力降低诱发感染的危险因素对脓毒症的治疗和预防有着重要作用。

（2）脓毒症病情危重，进展迅速，可导致全身多脏器功能不全，预后差。临床采用 APACHE Ⅱ评分、SOFA 评分等进行病情评估及预后预测，病程中出现有合并症、严重程度高、组织器官功能不全、ARDS 等均是脓毒性休克死亡的相关危险因素。在脓毒症的诊治过程中，应当及时有效地退热，控制体温以防止变证与坏证的发生。注意对患者的神、色、肌肤、汗液、尿量、气息、脉象的变化和舌象变化的观察。

（二）调护

古代已有较为系统的治未病，即现代预防理念，认识到增强正气，提高人体防御外邪的能力才是关键。

（1）《素问·上古天真论》曰："虚邪贼风，避之有时，恬淡虚无，真气从之，精神内守，病安从来。"《素问·四气调神大论》："是故圣人不治已病治未病，不治已乱治未乱，此之谓也。"注意个人起居，及时增减衣被，防止感受外邪，保持居室的清洁和通风也是预防本病的重要措施。

（2）《三因极一病证方论·劳复证治》："伤寒新瘥后，不能将摄，因忧愁思虑，劳神而复，或梳沐洗浴，作劳而复，并谓之劳复。"注意不可过度劳累，防劳复；可采用药物预防，在室内用食醋熏蒸，或用苍术、艾叶、雄黄等燃烟消毒；在流行季节可选贯众、板蓝根、忍冬藤等药煎服。

（3）高热时以流质饮食为主，恢复期亦应少进肥厚油腻食物，如《素问·热病论》所言："热病稍愈，食肉则复，多食则遗，此其禁也。"

（4）汤药宜微温服，服药后酌加衣被，或进食少许热稀粥，以培汗源，助邪外达。保持大便通畅，维持良好的胃肠功能，饮食宜食用清淡流质或半流质。

古医籍精选

《素问·生气通天论》："冬伤于寒，春必病温。"

《素问·热论》："今夫热病者，皆伤寒之类也。……凡病伤寒而成温者，先夏至日者为病温。"

《素问·太阴阳明论》："犯贼风虚邪者，阳受之……阳受之则入六腑……入六腑则身热不时卧，上为喘呼。"

《素问·评热病论》："有病温者，汗出辄复热而脉躁疾，不为汗衰，狂言，不能食，病名阴阳交。"

《灵枢·论疾诊尺》："尺肤热甚，脉盛躁者，病温也。"

《伤寒论·辨太阳病脉证 并治法上第五》："太阳病，发热而渴，不恶寒者，为温病。"

《医宗必读·伤寒》："热病者，冬伤于寒，至夏乃发，头疼，身热恶寒，其脉洪盛。"

《中藏经·死脉》："温病发热甚，脉反小者死。"

《类证活人书·卷五》："因春温气而变，名曰温病；因夏热气而变，名曰热病。温、热二名，直以热之多少为义。"

《温病条辨·上焦篇》："温病者，有风温、有温热、有温疫、有温毒、有暑温、有湿温、有秋燥、有冬温，有温疟。……温热者，春末夏初，阳气弛张，温盛为热也。"

《温疫论·原序》："夫温疫之为病，非风、非寒、非暑、非湿，乃天气间别有一种异气所感"。

《温疫论·论气所伤不同》："至于无形之气，偏中于动物者，如牛瘟、羊瘟、鸡瘟、鸭瘟，岂但人疫而已哉？然牛病而羊不病，鸡病而鸭不病，人病而禽兽不病，究其所伤不同，因其气各异。"

《温疫论·急证急攻》："温疫发热一二日，舌上白苔如积粉，早服达原饮一剂，午前舌变黄色，随现胸膈满痛，大渴烦躁，此伏邪即溃，邪毒传胃也。前方加大黄下之，烦渴少减，热去六七，午后复加烦躁发热，通舌变黑生刺，鼻如烟煤，此邪毒最重，复瘀到胃，急投大承气汤。傍晚大下，至夜半热退，次早鼻黑苔刺如失。此一日之间，而有三变，数日之法，一日行之。因其毒甚，传变亦速，用药不得不紧。设此证不服药，或投缓剂，羁迟二三日，必死。设不死，服药亦无及矣。"

《温热论·温病大纲》："温邪上受，首先犯肺，逆传心包。……大凡看法，卫之后方言气，营之后方言血，在卫汗之可也，到气才宜清气，乍入营分，犹可透热，仍转气分而解，……至于入血则恐耗血动血，直须凉血散血。"

《温热经纬·叶香岩外感温热篇》："若伏气温病，自里出表，乃先从血分而后达于气分。……风挟温热而燥生，清窍必干，谓水主之气，不能上荣，两阳相劫也。湿与温合，蒸郁而蒙蔽于上，清窍为之壅塞，浊邪害清也。……温疫白苔如积粉之浓，其秽浊重也，舌本紫绛，则邪热为浊所闭，故当急急透解。"

《温病条辨·中焦篇》："温病由口鼻而入，鼻气通于肺，口气通于胃。肺病逆传则为心包，上焦病不治，则传中焦，胃与脾也，中焦病不治，即传下焦，肝与肾也。终上焦，始下焦，温病以手经为主，未始不关足经也，但初受之时，断不可以辛温发其阳耳。盖伤寒伤人身之阳，故喜辛温甘温苦热，以救其阳；温病伤人身之阴，故喜辛凉甘寒甘咸，以救其阴。"

病 案 分 析

（一）病案摘要

张某，男，75岁。2015年1月19日由"120"送至我院急诊科。主诉：咳嗽咯痰伴发热9天，少尿3天。现病史：患者1月10日受凉后出现咳嗽咯痰，咯中等量黄色黏痰，伴有发热，体温最高38.5℃，未予重视。1月15日出现胸闷气促，在外院就诊，查胸部CT提示双肺感染；血气分析：pH 7.45，PO_2 57mmHg，PCO_2 22.8mmHg，SpO_2 88%；血常规：WBC $8.65×10^9$/L，N 0.9，PLT $30×10^9$/L；肾功能：肌酐185μmol/L，尿素氮27.1mmol/L。治疗上给予无创通气，激素、抗感染（头孢哌酮、舒巴坦+莫西沙星）、化痰、平喘等治疗，患者体温控制不佳，波动于37.5～38.9℃。1月17日尿量减少至500ml/24h，1月18日复查肌酐升高至336μmol/L，血钾5.9mmol/L，血钠162mmol/L；血常规 WBC $14.6×10^9$/L，N 0.9。为求进一步诊治来我院就诊。患者入院时烦躁不安，呼吸急促，发热，喉中痰鸣，汗出如油，少尿，舌质紫暗有瘀斑，少苔，脉细促无力。既往史：有高血压病史6年，血压最高160/98mmHg，房颤病史3年，未规律用药。否认糖尿病病史。吸烟史50年，每天20支。否认药物过敏史。查体：谵妄状态，T 38.4℃，P 113次/分，R 25次/分，BP 124/87mmHg，皮肤晦暗，四肢轻度水肿，双侧瞳孔等大等圆，对光反射存在；双肺呼吸音粗，双下肺可闻及湿啰音，BP 113次/分，房颤律，未闻及病理性杂音；腹部平软，肝脾肋下未及，腹部无肌卫，无压痛及反跳痛，肠鸣音4次/分；四肢肌力检查不配合，肌张力正常；生理反射存在，病理征未引出。实验室检查：血常规：WBC $12.5×10^9$/L，N 0.9；PLT $72×10^9$/L；CRP 18mg/L；肾功能：肌酐458μmol/L，尿素氮42.8mmol/L，电解质：钾6.0mmol/L，钠173mmol/L，氯133mmol/L；血气：pH 7.42，$PaCO_2$ 26mmol/L，PaO_2 79mmol/L，BE -5.9mmol/L，Lac 1.7mmol/L，SO_2 94%。

中医诊断：外感发热（气阴两虚，瘀热互结）。

西医诊断：①脓毒症；②重症肺炎，Ⅰ型呼吸衰竭；③急性肾衰竭；④血小板减少症；⑤内环境紊乱（高钾、高钠、代谢性酸中毒、呼吸性碱中毒）；⑥高血压2级（极高危组）；⑦心律失常（心房颤动）。

（二）分析

1.诊断思路

（1）中医诊断思路：患者发热，喉中痰鸣，烦躁不安，呼吸急促，汗出如油，少尿，舌质紫暗有瘀斑，少苔，脉细促无力，故中医诊断为"外感发热"。综合分析，四诊合参，当属气阴两虚，瘀热互结证。

（2）西医诊断思路：确定脓毒症诊断：患者发热，体温、呼吸频率、心率均符合 SIRS 表现，有明确的肺部感染，且合并有呼吸功能衰竭、肾衰竭、血小板下降，SOFA 评分＞2 分，故诊断为脓毒症明确。

2. 治疗思路

（1）中医治疗思路：以"益气养阴，清热化瘀解毒"为治法，以"生脉饮合血府逐瘀汤"加减，可给予生脉注射液联合血必净注射液静脉滴注。

（2）西医治疗思路

1）监测生命体征，记 24h 出入量。

2）呼吸功能支持：予以无创呼吸机辅助通气，监测血气分析，若血气结果持续恶化，可行气管插管行有创机械通气。

3）加强液体管理，采取限制性补液措施。

4）留取病原学标本，加强抗感染治疗。

5）行 CRRT，维持液体与电解质平衡。

6）监测血小板及凝血功能，根据凝血功能调整抗凝药物。

7）乌司他丁抗炎，调节免疫功能。

8）质子泵抑制剂预防应激性溃疡，循环功能稳定及胃肠功能允许情况下尽早开始低热卡肠内营养支持。

（徐顺娟　芮庆林）

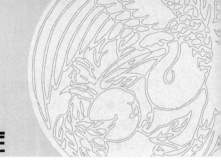

第三章　呼吸系统急症

第一节　急性上呼吸道感染

急性上呼吸道感染（upper respiratory tract infection，URTLs）是鼻、鼻咽或咽、喉部急性炎症的总称，是最常见的呼吸道感染性疾病。常见病原体大多数（70%~80%）是病毒，少数为细菌。临床上以发热、恶寒、头痛、鼻塞、喷嚏、流泪、流涕、咽痛、咳嗽、声嘶等症状为特征。

本病全年皆可发病，冬、春较多，且患者不分年龄、性别、职业和地区；多数为散发性，可通过含有病原体的飞沫或被污染的用具传播，某些病原体感染如流行性感冒具有较强的传染性。引起本病的病毒种类较多，由于人体对病毒感染产生的免疫力较弱而短暂，又无交叉免疫，故一人一年内可有多次发病。

本病属中医学"感冒"、"时行感冒"、"温病"等范畴。

一、病因病理

（一）中医病因病机

1. 病因　中医认为急性上呼吸道感染是由于六淫邪毒侵犯人体而致病。正气不足与外感六淫或时邪为发病的重要病因。

2. 病机

（1）外感六淫：以风邪为主因，风邪为六淫之首，在不同的季节往往与当令之时气相合而伤人。

（2）感受时疫：若四时六气失常，"春时应暖而反寒，夏时应热而反冷，秋时应凉而反热，冬时应寒而反温"，则感而发病。非时之气夹时行邪毒伤人，则更易引起发病，且不限于季节性，病情多重，往往互为传染流行。

（3）正气不足：外邪侵袭后发病与否还与人体御邪能力的强弱有密切关系。如果正气不足，御邪能力减弱，或将息失宜，过度疲劳之后，腠理疏懈，卫气不固，则极易为外邪所客，内外相互影响而发病。

风邪入侵的途径为肺系卫表，其病变部位常局限于肺卫。肺主呼吸，气道为出入升降的通路，喉为其系，开窍于鼻，外合皮毛，职司卫外，性属娇脏，不耐邪侵。若卫阳被遏，营卫失和，邪正相争，则见恶寒、发热等卫表之证。外邪犯肺，气道受阻，肺气失于宣肃，则见咳嗽、鼻塞等。而时行感冒，因其感受时邪较重，故全身症状较重。另外，体质较强者，一般仅侵袭于肺卫，多以表证为主，治疗易，起效快；若年老体弱，抗邪能力差，外邪可由表入里，症状加重，甚则变生他病。

（二）西医病因病理

1. 病因　急性上呼吸道感染有70%~80%是由病毒引起。其中主要包括流感病毒（甲、乙、丙）、副流感病毒、呼吸道合胞病毒、腺病毒、鼻病毒等。细菌感染占20%~30%，可直接或继发于病毒感染之后，以溶血性链球菌最为多见，其次为流感嗜血杆菌、肺炎链球菌和葡萄球菌等，偶见革兰阴性杆菌。各种可导致全身或呼吸道局部防御功能降低的原因，如受凉、淋雨、过度紧张或疲劳等均可诱发本病。

2. 发病机制　当机体或呼吸道局部防御能力降低时，原先存在于上呼吸道或外界侵入的病毒和细菌迅速繁殖，引起本病。呼吸道黏膜是最初的感染部位，甲型流感病毒、乙型流感病毒等附于含有唾液酸受体的细胞表面，通过血凝素 HA 结合上皮细胞的唾液酸糖链启动感染。年老体弱者、儿童和有慢性呼吸道疾病者易患本病。

3. 病理　病理变化与病毒毒力和感染范围有关。一般在呼吸道上皮检测不到明显的病理改变，如感染流行，支气管病理检查可发现呼吸道上皮细胞和纤毛簇脱落的变性现象、上皮细胞的假化生、固有层的水肿和充血，以及单核细胞浸润等病理变化。致命的流感病毒性肺炎中，全部的病理变化包括出血、肺炎和气管支气管炎。病理特点是伴随有纤毛上皮脱落、纤维蛋白渗出、炎性细胞浸润、肺透明膜形成、肺泡内和支气管内出血、间质性水肿、单核细胞浸润的支气管和细支气管坏死。后期改变还包括弥漫性肺泡损害、淋巴球肺泡炎、化生上皮再生，甚至大范围的纤维化。流感死亡病例经常出现其器官病变，尸体解剖发现，1/3 以上出现弥漫性充血、脑水肿，以及心肌发炎肿胀、间质出血，心肌细胞坏死，淋巴细胞浸润。

二、临床表现

（一）病史

部分患者发病前有感受风寒，或者有急性上呼吸道感染患者接触史。

（二）症状和体征

（1）普通感冒：俗称"伤风"，又称急性鼻炎或上呼吸道卡他，以鼻咽部卡他症状为主要表现。起病较急，初期有咽干、咽痒或烧灼感。发病同时或数小时后，可有喷嚏、鼻塞、清水样鼻涕，2～3 天后变稠。可伴咽痛，有时由于耳咽管炎使听力减退，也可出现流泪、味觉迟钝、呼吸不畅、声嘶、时有咳嗽等。一般无发热及全身症状，或仅有低热、不适、轻度畏寒和头痛。查体可见鼻腔黏膜充血、水肿、有分泌物，咽部轻度充血。

（2）病毒性咽炎、喉炎：急性病毒性咽炎的临床特征为咽部发痒和灼热感，疼痛不持久，也不突出。查体见咽部明显充血和水肿，可打及颌下淋巴结肿大且触痛。

急性病毒性喉炎的临床特征为声嘶、讲话困难、咳嗽时咽痛，常有发热、咽痛或咳嗽。查体可见喉部水肿、充血，局部淋巴结明显肿大和触痛。

（3）疱疹性咽峡炎：常由柯萨奇病毒 A 引起，表现为明显咽痛、发热。查体可见咽充血，软腭、咽及扁桃体表面有灰白色疱疹及浅表溃疡，周围有红晕。

（4）咽、结膜炎：主要由腺病毒、柯萨奇病毒等引起。临床表现有发热、咽痛、畏光、流泪，咽及眼结膜明显充血。

（5）细菌性咽-扁桃体炎：多由溶血性链球菌引起，其次为流感嗜血杆菌、肺炎球菌、葡萄球菌等引起。起病急，明显咽痛、畏寒、发热，体温可达 39℃ 以上。查体可见咽部明显充血，扁桃体肿大、充血，表面有黄色点状渗出物，颌下淋巴结肿大、压痛。

（三）辅助检查

（1）血常规检查：病毒性感染见白细胞计数正常或偏低，淋巴细胞比例可升高。细菌感染有白细胞计数与中性粒细胞增多和核左移现象。

（2）病毒和病毒抗体的测定：取鼻咽部分泌物或咽拭子作病毒分离与鉴定，以判断病毒的类型，区别病毒和细菌感染。

（3）细菌培养：取痰或咽拭子培养以判断致病细菌类型，选择敏感药物。

（四）常见并发症

其并发症常为上呼吸道继发性细菌感染，可引起急性鼻窦炎、中耳炎、气管-支气管炎、慢性支气管炎急性发作。部分可并发风湿病、肾炎、心肌炎、结缔组织病。

三、诊断

根据病史、流行情况、鼻咽部的症状和体征，结合周围血象和胸部 X 线检查，可作出临床诊断。根据细菌培养或病毒分离、病毒血清学检查可确定病因。

四、鉴别诊断

1.**急性病毒性支气管炎、肺炎**　临床特征为咳嗽、有痰或无痰或痰呈黏液性，伴有发热和乏力。常有声嘶、非胸膜性胸骨下疼痛。查体可闻及干或湿啰音。胸片可见有局部炎症表现。

2.**过敏性鼻炎**　与环境或气温突变有关，有时接触异常气味亦可发作。急骤起病、鼻腔发痒、喷嚏频繁，鼻涕呈清水样，无全身症状。检查：鼻黏膜苍白、水肿，鼻分泌物涂片可发现嗜酸性粒细胞增多。

3.**急性传染病前驱期**　由相应的病原体感染所致，如麻疹、脑炎、流脑、伤寒等。初期常有上呼吸道炎症症状，但随即出现原发病特有的症状和体征，可作鉴别。在一定的流行季节或在流行区内，应密切观察及行必要的化验检查以区别。

4.**流行性感冒**　常有明确的流行史，起病急，全身症状较重，高热、全身酸痛、眼结膜炎症状明显，但鼻咽部症状较轻。取患者鼻洗液中黏膜上皮细胞的涂片标本检查，有助于早期诊断，病毒分离或血清学诊断可供鉴别。

五、治疗

（一）中医治疗

治疗原则：本病的基本原则是解表达邪、宣肺和营、照顾兼证。急则治标。以高热为主者，当以解热为急、为先。同时，密切观察由高热引发的变证，如并发昏谵、痉、厥等，尤当急治变证，加用开窍、凉血、熄风等药物，截断其传变。

1.**针灸及其他外治法**

（1）针刺法：上肢取手三里、曲池、合谷、内关；下肢取足三里、阳陵泉、三阴交，均用泻法。刺血疗法，以三棱针分别选少商、风池、大椎、曲池、合谷等穴，刺破后放出少量血液。

（2）刮痧法：选脊柱两侧和背俞穴，用刮痧板蘸取食油或是清水，刮脊柱两侧和背俞穴，刮至皮肤红紫色为度。

（3）擦浴法：荆芥 10g，薄荷 15g 或麻黄 10g，使热得微汗而解，适用于风寒高热证。石膏加水煎成 20% 的石膏液擦浴，适用于邪热入里之高热。或用透解之药以解热：桑叶 50g，芦根 25g，苏叶 15g，荆芥 15g，水煎外洗浴。

（4）灌肠法：凡患者神志昏蒙，见阳明经证者，可用白虎汤灌肠；阳明腑证者，用承气汤类灌肠。亦可选用金银花、连翘、石膏、荆芥、柴胡、大黄等清热解肌泄腑药物，制成灌肠液，经直肠灌注。

2.**辨证方药**

（1）风寒束表证

证候　恶寒重，发热轻，无汗，头项强痛，鼻塞声重，鼻流清涕，咽痒咳嗽，痰白稀，口不渴，肢节酸疼，舌苔薄白，脉浮紧。

治法　解表散寒。

方药　冬春季节起病，恶寒，无汗，头身疼痛明显，甚至全身骨节疼痛，咳嗽甚至喘促予麻黄汤。药用：麻黄、杏仁、桂枝、炙甘草等。

头痛头晕，肢体困重，咽部不适，咳嗽咳痰，鼻塞流涕，食欲不振者，予荆防败毒散：荆芥、防风、柴胡、前胡、川芎、枳壳、羌活、独活、茯苓、桔梗、甘草。若表寒重者，加麻黄、桂枝以加强辛温散寒之力。风寒挟湿者加苍术、白芷以祛风散寒、祛湿通络。

中成药可用葛根合剂、麻黄止嗽胶囊、散寒解热口服液、柴胡注射液、正柴胡饮颗粒、风寒感冒胶囊、伤风感冒片、防风通圣散等。

（2）营卫不和证

证候　恶风或恶寒，发热，汗出或半身汗出；鼻鸣，干呕，乏力，身痛，头项强痛，舌淡红，苔薄白，脉浮缓。

治法　调和营卫。

方药　桂枝汤。药用：桂枝、芍药、生姜、大枣、炙甘草等。

若以恶风，发热，汗出，头项强痛不舒为主，予桂枝加葛根汤加减。

（3）风热犯表证

证候　发热重，微恶风寒，流黄浊涕，身热有汗或无汗，咽痛，鼻塞，头痛，口渴欲饮，咳嗽痰黄，舌苔薄黄，脉浮数。

证候　解表清热。

方药　银翘散或疏风清热汤。药用：牛蒡子、薄荷、芦根、淡豆豉、淡竹叶、连翘、荆芥穗、金银花、桔梗、生甘草等。

咳嗽痰多者加浙贝母、前胡、杏仁化痰止咳；咽喉红肿疼痛酌配蒲公英、射干、玄参解毒利咽；如风热化燥伤津，或秋令感受温燥之邪，痰稠难咯，舌红少津等燥象者，可配沙参、天花粉以清肺润燥。

中成药可用上感颗粒、柴芩清宁胶囊、感咳双清胶囊、穿心莲内酯滴丸、复方五指柑胶囊、金莲清热胶囊、金叶败毒颗粒、众生丸、清开灵片、银翘散、抗病毒口服液、维C银翘片、复方感冒片、莲花清瘟胶囊、九味双解口服液、热毒宁注射液等。

（4）暑湿袭表证

证候　明显季节性，暑湿季节发生，恶寒发热，头痛，胸腹闷胀，恶呕，腹泻，肢倦，神疲，口中黏腻，渴不多饮，舌苔白腻，脉濡滑。

治法　清暑祛湿。

方药　藿香正气散。药用：藿香、大腹皮、白芷、紫苏、茯苓、半夏曲、白术、陈皮、厚朴、桔梗、甘草等。

发热头痛，胸闷不舒者，予新加香薷饮加减。若兼暑湿泄泻，可加黄连、薏苡仁清暑化湿止泄；若兼肺热咳嗽者加浙贝母、桔梗清热化痰止咳。

中成药可用藿香正气滴丸（胶囊）、复方双花片、喇叭正露丸、保济丸、少阳感冒颗粒、莲花清瘟胶囊等。

（5）热毒上聚证

证候　急喉痹：咽痛较剧，口渴多饮，吞咽困难，咽黏膜红肿，咽后壁淋巴滤泡肿胀，咳嗽痰黄，便秘尿赤，手足心热舌红苔黄，脉洪数。

急乳蛾：咽痛较剧，连及耳根，扁桃体红肿，有黄白色脓点，甚者腐脓成片，咽峡红肿，吞咽困难，颌下有淋巴结肿大、压痛，身热，口渴，咳嗽，痰黄稠，口臭，腹胀，大便秘结，小便色黄舌质红，苔黄，脉数。

治法　清热利咽。

方药　清咽利膈汤。药用：生大黄、玄明粉、金银花、连翘、知母、牛蒡子、黄芩、黄连、桔梗、射干、甘草等。

中成药可用冬凌草片、蓝芩口服液、山香圆片。

（6）表寒里热证

证候　发热，恶寒，无汗，身痛，咳嗽气急，乏力，鼻塞，声重，咽痛，心烦，口渴，痰黄黏稠，溲赤便秘，舌红苔黄，脉浮紧或浮数。

治法　散寒解表，清泻里热。

方药　双解汤。药用：麻黄、荆芥、防风、薄荷、石膏、黄芩、栀子、连翘等。

中成药可用防风通圣颗粒、重感灵胶囊、大青龙颗粒。

（7）邪入少阳证

证候　往来寒热，胸胁苦满，呕恶，口苦，心烦，不欲饮食，精神委靡、低落，咽干，目眩，舌淡红苔薄黄，脉弦细。

治法　和解少阳。

方药　小柴胡汤。药用：柴胡、黄芩、半夏、党参、生姜、大枣、炙甘草等。

中成药可用柴胡滴丸、小柴胡冲剂。

（8）气虚外感证

证候　形寒或发热热势不高，自汗，语声低怯，气短，倦怠，咳嗽咯痰无力，鼻塞声重，苔白，脉浮无力。

治法　益气解表。

方药　参苏饮。药用：党参、苏叶、葛根、陈皮、前胡、法半夏、茯苓、桔梗、枳壳、木香、炙甘草等。

若表虚自汗，可加用黄芪、防风益气固表。

中成药可用参果老年感冒颗粒、参苏复方颗粒（丸）、玉屏风散、表虚感冒颗粒等。

（9）阳虚外感证

证候　恶寒明显，面色㿠白，四肢不温，汗出，头痛，骨节酸冷疼痛，语声低微，舌淡苔白，脉沉无力。

治法　温阳解表。

方药　再造散。药用：黄芪、党参、桂枝、黑顺片、细辛、羌活、防风、桔梗、煨生姜、川芎、炒赤芍、麻黄、炙甘草等。

若兼咳嗽者加杏仁；如感受风寒湿邪而症见肢体酸重、疼痛，可加苍术、薏苡仁、秦艽、独活，散寒祛湿止痛。

中成药可用小青龙颗粒、通宣理肺丸等。

（10）阴虚外感证

证候　盗汗，身热，口干，干咳少痰，心烦，微恶风寒，手足心热，痰中带血，舌红少苔，脉细数。

治法　滋阴解表。

方药　加减葳蕤汤。药用：玉竹、白薇、葱白、淡豆豉、薄荷、桔梗、甘草、大枣等。

表证较重者，可加银柴胡、葛根以祛风解表；口渴明显，可加沙参、麦冬、玄参以养阴生津。

中成药可用生脉口服液等。

（二）西医治疗

治疗目标：改善临床症状，缩短病程，防治并发症，达到完全治愈。

1. 高热的处理

（1）物理降温：采用冰敷或酒精擦浴等物理降温。

（2）退热药物的应用：对于高热的患者可适当应用解热镇痛药物如对乙酰氨基酚等口服或肌内注射，但要注意可能汗出过多造成虚脱等。

2. 对症治疗

（1）伪麻黄碱：可减轻鼻塞，改善鼻腔通气，改善睡眠。但不宜长期使用，3～5天为宜。

（2）抗组胺药：非选择性抗组胺药如溴苯那敏、氯苯那敏和氯马斯汀，能缓解喷嚏和流涕症状，但应注意这些药物的镇静作用。

（3）解热镇痛药：发热和肌肉酸痛、头痛患者可选择，以对乙酰氨基酚、布洛芬最常用。

（4）镇咳剂：剧烈咳嗽影响休息时可酌情应用，以右美沙芬应用较多。

3. 抗病毒药物的使用　凡实验室病原学确认或高度怀疑流感且有发生并发症高危因素的成人和儿童患者，不论基础疾病、流感疫苗免疫状态及流感病情严重程度如何，均应在发病48h内给予抗病毒药物治疗。实验室确认或高度怀疑流感及需要住院的成人和儿童患者，不论基础疾病、流感疫苗免疫状态如何，如果发病48h后标本流感病毒检测阳性，亦推荐应用抗病毒药物治疗。

（1）神经氨酸酶抑制剂：作用机制是阻止病毒由被感染细胞释放和入侵邻近细胞，减少病毒在体内的复制，对甲、乙型流感均具活性。在我国上市的有奥司他韦（oseltamivir）和扎那米韦（zanamivir）。神经氨酸酶抑制剂能有效缓解流感患者的症状，缩短病程和住院时间，减少并发症的发生，节省医疗费用，并有可能降低某些人群的病死率，特别是在发病48h内早期使用，是指南推荐的一线用药。

（2）M_2离子通道阻滞剂：阻断流感病毒M_2蛋白的离子通道，从而抑制病毒复制，但仅对甲型流感病毒有抑制作用，包括金刚烷胺（amamtadine）和金刚乙胺（rimantadine）。

（3）儿童用药剂量与成人不同，疗程相同。在紧急情况下，对于>3个月的婴儿可使用奥司他韦。即使时间超过48h，也应进行抗病毒治疗。

（4）对免疫缺陷、有基础疾病等患者，流感等常易继发细菌感染。在抗病毒治疗的同时，可结合病原流行病学史及临床具体情况，尽早经验性给予抗生素。同时，在给予抗生素之前完善细菌学相关检查，为针对病原菌的治疗提供依据。单纯的病毒感染不需用抗生素。

六、中西医临床诊疗思路

本病发病急，病情危重，变化快，易并发休克和窒息.临床上必须中西医结合治疗。

（1）大咯血为内科危急重症，准确估计出血量甚难，故有大口咯血伴心悸、苍白、血压下降、脉沉细、冷汗等重症体征、症状均应视为大咯血。

（2）大咯血患者须收急诊抢救室或监护室治疗，注意保护气道，首选双腔气管插管，完善胸部CT、纤维支气管镜检查，明确咯血病因及部位，行局部止血治疗。

（3）经内科止血治疗仍持续出血或出血部位不明确者，请介入科和胸外科协助抢救，紧急行支气管动脉造影明确出血部位，予支气管动脉栓塞或急诊外科手术止血。

（4）传统用于止血的药物有收缩肺小动脉的垂体后叶素；改善毛细血管通透性的有卡巴克络、三七片；加速血液凝固从而止血的6-氨基己酸、氨甲苯酸等，现在发现非止血药用于止血，既避免了传统止血药的不良反应和禁忌证，又加强了对顽固性咯血的治疗效果。

（5）根据血红蛋白和血压测定酌情输血。

（6）咯血病因十分复杂，应注意考虑全身疾病、心脏疾病等少见病因。

（7）中医药治疗大咯血应遵循急则治其标的原则，在现代技术支撑下进行。大咯血的实证和虚证其病因病理虽各有不同，但在疾病的发展变化中，常发生实证向虚证的转化。在早期或初发者多见实证，若反复出血或出血过多可致阴血亏损，气虚阳衰等虚证，也可因虚致实。且在疾病的虚实转化中，又常见虚实夹杂。如咳血阴虚肺燥者常夹有痰热阻肺，呕血、便血之脾气亏虚者常夹杂瘀血内停，临证时应随时根据虚实的变化或祛邪，或补虚，或扶正祛邪。

七、预防与调护

（一）预防

（1）平时加强体育锻炼，适当进行室外活动，以增强体质，提高抗病能力。同时应注意防寒保暖，在气候冷热变化时，及时增减衣服，避免淋雨受凉及过度疲劳。在感冒流行季节，要建议患者少去公共场所活动，防止交叉感染。

（2）避免用嗓过度，注意休息，减少操劳。有全身性疾病者应积极治疗。若鼻咽部、口腔有疾病存在更要及时治疗。

（3）避毒消敏：卧室、厨房、居室应注意通风或装置脱排油烟机，以保持室内空气新鲜。

（4）禁烟酒，不吃辛辣食物，保持口腔清洁。

（二）调护

（1）在治疗期间，应注意休息，密切观察。注意煎药及服药要求，治疗本病的中药宜轻煎，不可过煮，趁温热服，服后避风取汗，适当休息。

（2）在饮食方面，宜清淡，若饮食过饱，或多食肥甘厚腻，使中焦气机受阻，有碍肺气宣通，影响感冒的预后。

（3）多喝水，也可用盐水熏蒸喉咙也是缓解病情的好方法。可用一个大的碗或汤盆，多放一些煮沸的盐水，张大嘴对着蒸汽吸气、呼气，每次 10~15min，每天 2~3 次。

古医籍精选

《伤寒论·辨太阳病脉证并治》："太阳病，发热而渴，不恶寒者，为温病。若发汗已，身灼热者，名风温。风温为病，脉阴阳俱浮，自汗出，身重，多眠睡，鼻息必鼾，语言难出。"

《丹溪心法·中寒》："伤风属肺者多，宜辛温或辛凉之剂散之。"

《证治汇补·卷一·提纲门·伤风》："轻者，咳嗽有痰，咽干声重，鼻燥作痒，或流清涕，腹胀额闷，口燥喉痛；重者，头痛项强，肢节烦疼，憎寒壮热，头眩呕吐，心烦潮热，自汗恶风，亦有无汗而恶风者。"

《慎斋遗书·卷三·二十六字元机·扬》："四时感冒风寒、时行疫证……不可遽用甘辛发汗，但当察其脉之虚实，验其证之有余，以轻剂兼风药引而扬之，如葛根、升麻、荆芥之类，参苏饮之属，或兼火郁，少加清凉亦当。"

《证治汇补·伤风》："如虚人伤风，屡感屡发，形气病气俱虚者，又当补中，而佐以和解，倘专泥发散，恐脾气益虚，腠理益疏，邪乘虚入，病反增剧。"

《临证指南医案·卷十·伏气》："风温春温忌汗，初病投剂，宜用辛凉。"

《医门棒喝·叶氏温病论》："风寒先受于足经，当用辛温发汗；风温先受于手经，宜用辛平解表。上下部异，寒温不同，故治法大异，此伤寒与温病，其初感至传变，皆不同也。"

病案分析

（一）病案摘要

张某，女，52岁。2011年7月23日来本院急诊就诊。主诉：反复发热3天。患者于3天前因大汗出入空调房后，出现发热，最高体温38.7℃，恶风寒，肢体酸重，头昏重胀痛，鼻塞流浊涕，口中黏腻，胸闷，恶心欲呕，小便黄，舌苔薄黄腻，脉濡滑。曾口服对乙酰氨基酚治疗，热可退，但反复发热。发病前未接触发热患者，近期无传染病疫情。体格检查：T 38.6℃，R 22次/分，P 100次/分，双肺呼吸音清，未闻及干湿啰音，HR 100次/分，律齐未闻及杂音。辅助检查：外周血白细胞总数 WBC $3.9×10^9$/L，胸部X线片示双肺未见异常。

中医诊断：感冒（外感暑湿）。

西医诊断：急性上呼吸道感染。

（二）分析

1. 诊断思路

（1）中医诊断思路：患者因"反复发热3天"入院，症见：发热，恶风寒，肢体酸重，头昏重胀痛，鼻塞流浊涕，故中医诊断为"感冒"，患者患病正值暑月，汗出后受凉，伴见口中黏腻，胸闷，恶心欲呕，小便黄，舌苔薄黄腻，脉濡滑等暑湿之症，故中医之证型为"外感暑湿"。

（2）西医诊断思路

1）首先根据病史、症状，临床诊断为急性上呼吸道感染。因患者胸片未见异常，可与肺部感染相鉴别。

2）患者白细胞低于正常范围，考虑病毒性感染的可能性大。为了确定诊断，可行呼吸道病毒检测。

2. 治疗思路

针对患者为外感暑湿之邪，中医当以清暑化湿解表为法，选方当加味新加香薷饮加减，以穿琥宁400mg加入生理盐水中静脉滴注，每天1次，并配合腹针治疗。

治疗方药：香薷10g（后下），扁豆花10g，厚朴12g，金银花、连翘各15g　青蒿9g（后下），藿香12g（后下），滑石30g，芦根15g，甘草6g，布渣叶10g，薏苡仁30g。每日2剂，水煎成汁，分6份，每4h服1份服用。

腹针疗法：中脘、下脘、上风湿点（双穴）、滑肉门（双穴）。

经治疗，2天内热退，诸症减。

第二节　急性呼吸衰竭

呼吸衰竭（respiratory failure）是指各种原因引起的肺通气和（或）换气功能严重障碍，以至在静息状态下不能维持足够的气体交换，导致动脉血氧分压降低，伴或不伴二氧化碳分压升高动脉，从而引起一系列生理功能和代谢紊乱的临床综合征。在海平面、静息状态、呼吸空气条件下，动脉血氧分压（PaO_2）<60mmHg 且不伴 $PaCO_2$>50mmHg 为 I 型呼吸衰竭；伴有 $PaCO_2$>50mmHg 为 II 型呼吸衰竭。

急性呼吸衰竭（acute respiratory failure，ARF）多见于突然发生的气道梗阻、神经肌肉损伤、胸廓病变及急性呼吸窘迫综合征（ARDS）等，特点是起病急骤，病情发展迅速，需要及时抢救才可挽救生命。

本病属于中医学"肺衰"、"暴喘"等危急重症的范畴。肺衰是指肺之脏真受伤，气力衰竭，呼吸错乱，百脉不畅引起的急危重症。

一、病因病理

（一）中医病因病机

1. 病因　中医认为急性呼吸衰竭主要是先天禀赋不足、外感温热病毒、伤损、产后瘀血留滞、电击、溺水、烧伤、烫伤、疮毒内攻及水湿犯肺等导致肺气虚弱，感受邪毒所致。

2. 病机　上述病因导致肺失主持诸气的功能，一则不能上助心脉以行血气，致心脉阻滞；二则脏腑气逆，升降失常，升多降少，肺气郁闭，肺叶焦满；肺失治节，金气不平，金不平则不能制肝，肝气壅闭，中焦脾胃受抑，脾不运，胃不腐，升降失常，浊气上壅于肺，肺举叶张，升而不降，气不得出，呼吸错乱，清浊相混，营气不清，上犯于脑，脑窍闭塞，水金不布，结而不散，波及于血，伤及肺之脏真，而致肺衰。本病的病位在肺，与大肠、心、脑、肾关系密切。病性以邪实壅肺为主，如温热邪毒、水饮痰浊瘀血等壅阻于肺，引起肺气壅痹，发为肺衰。

（1）温热邪毒：邪热犯肺，肺失肃降，热邪灼液为痰，痰热壅肺，气分热盛，肺气壅痹而上逆成暴喘；肺与大肠相表里，肺热与肠道糟粕搏结，燥屎内停，腑气不通，浊气不得下泄而上熏于肺。

（2）邪毒内攻：感受疫毒时邪或疔疽痈疡诸病，热毒内陷邪毒炽盛，直犯营血，攻心犯肺，一则肺体受伤，肺气郁痹，不容呼吸；二则心气受伤，血脉痹阻，不能注肺而循呼吸，发而暴喘。

（3）外伤产褥：跌仆外伤，损伤骨肉血脉，败血形成，或是产褥之中，气血受伤，败血逆行，壅塞于肺，肺失肃降，水津不布，津液为痰为饮；或外伤直接损伤脏腑，真气受损，气伤则气机升降逆乱，肺失肃降，津液聚湿成痰，痰随气逆而发喘。

（4）烧烫伤、电击、溺水等：肺体肺络受损，气血失和，血结内瘀，痰阻津液为痰，痰瘀内阻，气道壅塞发为喘。

（二）西医病因病理

1. 病因　呼吸功能包括肺通气和肺换气功能，据此将急性呼吸衰竭的常见病因分为肺衰竭和泵衰竭。

（1）肺衰竭：是各种原因引起肺泡气体交换不足的病理状态，主要表现为动脉氧合降低，而无二氧化碳潴留。引起肺衰竭的疾病包括：

1）呼吸道气流受限：①上呼吸道梗阻：喉头水肿、喉痉挛、异物、肿瘤、外伤、感染等；②广泛和严重的下呼吸道阻力增加，支气管哮喘严重发作、慢性支气管炎、阻塞性肺气肿和肺源性心脏病。

2）肺实质疾病：①严重肺泡感染、毛细支气管炎、间质性肺疾病、肺水肿等引起的肺实质损伤；②急性呼吸窘迫综合征。

（2）泵衰竭：肺通气泵由胸廓、呼吸肌及调节呼吸肌收缩和舒张的神经系统组成，主要影响CO_2排出。泵衰竭常见原因包括：

1）呼吸肌疲劳会衰竭：气道阻力增加和肺顺应性降低导致呼吸肌过负荷。

2）胸廓和胸膜病变：严重气胸、大量胸腔积液、连枷胸、血胸、上腹部及胸部术后。

3）神经肌肉接头病变：重症肌无力、药物阻滞作用。

4）运动神经病变：脊髓损伤、脊髓灰质炎、格雷巴利综合征、肌萎缩侧索硬化。

5）中枢神经系统抑制或功能紊乱：脑血管意外、脑炎、药物中毒、脑水肿、颅脑外伤。

2. 发病机制 呼吸衰竭发病机制主要为：肺通气和肺换气功能障碍，以及氧耗量增加。

（1）肺通气功能障碍

1）限制性通气不足：为由于肺泡张缩受限引起的通气不足，常为胸廓或肺扩张受限。临床主要见于胸廓畸形、肺纤维化、胸腔积液、胸膜增厚、腹腔肿瘤或积液、妊娠等。

2）阻塞性通气不足：为由于气道阻力增高引起的通气不足。阻塞性通气功能障碍由轻到重的过程中，首先表现为 1s 用力呼吸容积（FEV_1）占用用力肺活量（FVC）的比值下降，随后 FEV_1 呈现线性减少。中度阻塞者因气道陷闭导致气量增加和 FVC 减少。临床常见于慢性支气管炎、支气管哮喘、阻塞性肺气肿。

（2）肺换气功能障碍

1）通气与血流比例（V/Q）失调：肺泡的通气与其灌注周围的毛细血管血流的比例必须协调，才能保证有效的气体交换。如肺泡通气量在比率上大于血流量（VA/QA＞0.8），则形成生理死腔增加，即为无效腔效应；肺泡通气量在比率上小于血流量（VA/QA＜0.8），使肺动脉的混合静脉血未经充分氧合进入肺静脉，则形成肺内静脉血分流。通气与血流比例失调，产生缺氧，而无高碳酸血症。

2）肺动-静脉样分流：由于肺部病变如肺泡萎陷、肺不张、肺水肿和肺炎实变均可引起肺动脉样分流增加，使静脉血没有接触肺泡气进行气体交换的机会。因此，提高吸氧浓度并不能提高动脉血氧分压。分流量越大，吸氧后提高动脉血氧分压效果越差，如分流量超过 30%以上，吸氧对氧分压的影响有限。

3）弥散功能障碍：凡能影响肺泡毛细血管膜面积、肺泡毛细血管床容积、弥散膜厚度及气体与血红蛋白结合的因素，均能影响弥散功能。氧弥散能力仅为二氧化碳的 1/20，故在弥散障碍时，产生单纯缺氧。

（3）氧耗量增加：是加重缺氧的原因之一。发热、寒战、呼吸困难和抽搐均增加氧耗量，产生单纯缺氧。

二、临床表现

（一）病史

急性呼吸衰竭的患者有直接或间接引起肺损伤的病因，如严重肺感染、肺挫伤、吸入有毒气体、淹溺、脓毒症等，导致在数秒或数小时内迅速发生呼吸功能障碍。

（二）症状

1. 呼吸频数、呼吸困难 是临床上最早出现的症状，并随呼吸衰竭的加重而明显，此时呼吸频率超过 25 次/分。中枢性呼衰，呼吸困难主要表现在节律和频率方面的改变，表现为潮式、间歇式或抽泣样呼吸；呼吸器官病变引起的周围性呼衰，多伴有呼吸劳累，辅助呼吸肌参与呼吸，表现为点头或提肩呼吸。

2. 发绀 是缺氧的典型症状。当动脉血氧饱和度低于（SaO_2）80%、PaO_2＜50mmHg 时，可在血流量较大的口唇、口腔黏膜出现发绀；但缺氧不一定都有发绀，贫血者则不明显或不出现；严重休克者即使动脉血氧分压正常，也可出现发绀。发绀还受皮肤色素及心功能的影响。

3. 精神神经症状 缺氧和二氧化碳潴留都会引起精神神经症状，如烦躁、神志恍惚或淡漠、昏迷、抽搐等。症状的轻重不但决定于缺氧和二氧化碳潴留的程度，也与人体的适应和代偿有密切的关系。

二氧化碳麻醉，即所谓的"肺性脑病"，是二氧化碳潴留的典型临床表现，有神志淡漠、肌肉震颤、间歇抽搐、嗜睡、昏迷等。但中枢抑制前的兴奋症状，如由于脑血管扩张引起头痛，逐渐出现恍惚、幻觉、昼夜颠倒、精神错乱、失眠、烦躁、躁动等。pH 对精神症状亦有重要影响，若患者吸氧时，虽有严重的二氧化碳潴留，$PaCO_2 \geq 100mmHg$，如 pH 代偿，可无明显的神志改变。

4. 血液循环系统的症状 急性严重心肌缺氧，可出现心率超过 100 次/分、心律不齐、心室颤动以至心搏骤停。严重或长期缺氧，最后导致心力衰竭。二氧化碳可直接作用于血管平滑肌，使血管扩张，故高碳酸血症可见外周浅表静脉充盈，皮肤温暖红润、潮湿多汗，血压增高，心搏量增多，脉搏洪大有力；脑血管扩张，患者常有搏动性头痛。

5. 消化和泌尿系统症状 呼吸衰竭对肝肾功能都有影响，如肝细胞缺氧发生变性坏死，或肝脏淤血，血清谷丙转氨酶增加。肾功能的损害表现为血尿素氮升高、蛋白尿、尿中出现红细胞或管型。严重呼吸衰竭能引起胃肠道黏膜充血、水肿、糜烂渗血，但这些症状均可随呼吸衰竭的缓解而消失。

6. 其他 呼吸衰竭患者常有球结膜水肿，淤血及视乳头水肿，有的有突眼征（蛙眼），可能与球后组织水肿有关。长期缺氧还可引起肾上腺皮质萎缩，表现为皮肤黏膜色素沉着，乏力，血压低等。

（三）体征

急性呼吸衰竭者多有原发病的体征特点，同时呼吸频率增快，唇甲发绀，大气道梗阻时会出现"三凹征"，肺部听诊可闻及异常呼吸音。

（四）辅助检查

1. 血气分析
（1）Ⅰ型呼吸衰竭：$PaCO_2$ 正常或下降，$PaO_2 < 60mmHg$。
（2）Ⅱ型呼吸衰竭：$PaCO_2 > 50mmHg$，$PaO_2 < 60mmHg$。
吸氧条件下，氧合指数＝$PaO_2/FiO_2 < 300$ 则考虑存在呼吸衰竭。
2. 血常规 合并细菌感染时血白细胞总数及中性粒细胞增高。
3. 胸部 X 线、CT 和其他影像学检查 为原发病表现，有助于明确病因，如肺部感染、肺栓塞、气胸、肺水肿或肋骨骨折等。

三、诊断

根据原发病病史和缺氧及二氧化碳潴留的临床表现，诊断不难。动脉血气分析能准确地确定呼吸衰竭的性质和程度。

若 PaO_2 低于 60mmHg，$PaCO_2$ 正常或低于正常时即为低氧血症型或Ⅰ型呼吸衰竭；若 PaO_2 小于 60mmHg，$PaCO_2$ 大于 50mmHg 时即Ⅱ型呼吸衰竭。

四、鉴别诊断

1. 心源性呼吸困难 为急性左心衰竭所致，按其渐进性严重程度，表现为劳力性呼吸困难、端坐呼吸、阵发性夜间呼吸困难、心源性哮喘和急性肺水肿。可伴有咳嗽、咳痰、疲乏无力、头昏、苍白、心动过速等。查体：心界增大、心率增快、心尖区可听到舒张期奔马律。急性肺水肿时，咯粉红色泡沫痰，两肺可闻及大、中水泡音。患者一般有心血管疾病或糖尿病等病史。

2. 急性肺栓塞 急性肺栓塞以胸痛、咯血、呼吸困难为主要临床表现，多有摔伤、手术或长期卧床病史，心电图可见电轴右偏，明显顺钟向转位；$S_1Q_{III}T_{III}$ 波倒置，肺性 P 波；D-二聚体、血气分析、血常规、血乳酸脱氢酶可有助于诊断，肺血管造影可确诊。

3. 自发性气胸 患者胸痛，强迫坐位，发绀，大汗，严重者意识不清。查体可见一侧胸廓隆起，呼吸运动和语颤减弱，叩诊鼓音，听诊呼吸音减弱或消失。X 线显示气胸征是确诊依据。

五、治疗

（一）中医治疗

治疗原则：西医治疗为主，中医治疗为辅，急性发作遵循"实者泻之"、"留者攻之"、"客者除之"的原则，以理气平喘，恢复肺主气的功能。

1. 针灸及其他外治法

（1）针刺法：肺气壅痹者选用大椎、风门、肺俞，点刺为主，不留针，起针后加火罐。痰多气壅者加天突、膻中，手法为泻法。热毒炽盛者取少商以三棱针点刺放血，或十宣点刺放血。

（2）艾灸法：喘而欲脱者，艾灸百会、涌泉、足三里、肺俞。

（3）搐鼻法：搐鼻散（细辛、皂角、半夏），或通关散（猪牙皂、细辛），撒入或吹入患者鼻腔内，使之喷嚏。必要时可隔15～30min重复1次。

2. 辨证方药

急性呼吸衰竭为喘证之急候、重候，甚或出现喘昏、喘脱。该病是由肺、脾、肾、心四脏虚损，感受外邪而致，肺、脾、肾、心亏虚是内因，痰、瘀、水、饮、毒为其病理因素。急性呼吸衰竭临床表现多为实证，依临床辨证多施以通下法、清营法、清热化痰法、活血化瘀法等。

（1）痰热壅盛证

证候　喘促气急，喉间痰鸣，痰稠且黄，发热口渴，烦躁不安，时有抽风，口干，舌质红，苔黄厚，脉滑数。

治法　清肺化痰平喘。

方药　千金苇茎汤。药用：苇茎、薏苡仁、瓜瓣、桃仁等。

若高热、痰不多者，宜加金银花、鱼腥草以增强清热解毒之功；痰多黄而黏稠者，可加桔梗、生甘草、贝母以增强化痰排痰之效。

中成药可用痰热清注射液、除痰降火丸、清气化痰丸、橘红痰咳煎膏、复方鲜竹沥口服液、猴枣牛黄散等。

（2）热犯心包证

证候　喘促气急，高热夜甚，谵语神昏，心烦不寐，口不甚渴，舌质红绛，脉细数。

治法　清心开窍。

方药　清营汤。药用：犀角（水牛角代）、生地黄、元参、竹叶心、麦冬、丹参、黄连、金银花、连翘等。

若寸脉大，舌干较甚者，可去黄连，以免苦燥伤阴；若热陷心包而窍闭神昏者，可与安宫牛黄丸或至宝丹合用以清心开窍；若营热动风而见痉厥抽搐者，可配用紫雪，或酌加羚羊角、钩藤、地龙以熄风止痉；若兼热痰，可加竹沥、天竺黄、川贝母之属，清热涤痰；营热多系由气分传入，如气分热邪犹盛，可重用金银花、连翘、黄连，或更加石膏、知母，及大青叶、板蓝根、贯众之属，增强清热解毒之力。

中成药可用醒脑静注射液、清开灵注射液、安宫牛黄丸、复方鲜竹沥口服液。

（3）阳明腑实证

证候　发热不恶寒，喘促气憋，腹胀满痛，大便秘结，小便短赤，舌苔黄燥，脉洪数。

治法　宣肺泻下。

方药　宣白承气汤。药用：生石膏、生大黄、杏仁、瓜蒌皮等。

若肺热炽盛者，加黄芩、桑白皮、鱼腥草、芦根；痰涎壅盛者加葶苈子、浙贝母、竹沥、半夏、金荞麦根、胆南星；胸闷甚者加郁金、青皮、陈皮、厚朴、枳实、苏叶；久病治瘀者加桃仁、红花、川芎；咽喉红肿闭塞者加连翘、山豆根、僵蚕；热入心包，身热神昏者，加水牛角、连翘、郁金、黄连、山栀子。

中成药可用大黄胶囊、通腑醒神胶囊、大黄苏打片、牛黄解毒片、竹沥化痰丸等。

（4）气阴两竭证

证候 呼吸微弱，间断不续，或叹气样呼吸，时有抽搐，神志昏沉，精神委靡，汗出如油，舌红无苔，脉虚细数。

治法 益气养阴固脱。

方药 生脉散合炙甘草汤。药用：炙甘草、生姜、桂枝、人参、生地黄、阿胶、麦冬、麻仁、大枣等。

若大汗淋漓，汗出如洗者，加龙骨、牡蛎以加强益气固脱之力；阳脱者，加熟附子、肉桂以加强回阳救脱之力；暴喘下脱、肢厥滑泻者，加黑锡丹以止泄固脱平喘。

中成药可用生脉注射液（口服液）、参麦注射液、补中益气丸、六味地黄丸、人参北芪注射液。

（二）西医治疗

治疗原则：保持呼吸道通畅，改善或纠正缺氧、高碳酸血症，以及代谢功能紊乱，使 $SaO_2>90\%$、$pH>7.2$，从而为基础疾病和诱发因素的治疗争取时间和创造条件。具体措施应结合患者实际情况而定。必要时予现场复苏抢救。

1. **通畅气道，维持有效通气** 急性呼吸衰竭多突然发生，现场要及时采取抢救复苏措施，防止严重缺氧、二氧化碳潴留和酸中毒，保护神经、循环、肾脏等重要脏器的功能。呼吸停止后 4～6min 是抢救成功的关键时间，要立即通畅气道，如用多孔导管吸出口腔、鼻腔、咽喉部分泌物或胃内反流物。必要时插胃管作胃肠减压排气，避免误吸；由过敏引起的急性喉头水肿可应用 1:1000 的肾上腺素 0.3ml 皮下注射；痰黏稠不易咳出，用盐酸氨溴索溶液雾化吸入，或用支气管解痉剂射流雾化吸入扩张支气管，必要时给予糖皮质激素以缓解支气管痉挛，或用纤维支气管镜将分泌物吸出，必要时行气管插管或气管切开建立人工气道，应用呼吸机辅助通气。

2. **合理氧疗** 吸入氧浓度以动脉血氧饱和度 $>90\%$ 为目标。吸氧可以改善患者缺氧的临床表现，但慢性阻塞性肺疾病急性加重过程中，吸氧浓度过高反而会抑制呼吸导致二氧化碳的进一步升高。吸氧本身就是呼吸功能不全支持的开始，在改善氧合的同时应该按照呼吸功能不全的病因诊断和治疗。

3. **增加有效肺泡通气量，改善高碳酸血症** 增加通气量是治疗二氧化碳潴留的根本措施，现常采用呼吸兴奋剂和机械通气支持，以改善通气。

（1）呼吸兴奋剂的合理使用：呼吸兴奋剂通过刺激呼吸中枢和外周化学感受器，增加呼吸频率和潮气量，改善通气。同时，患者的氧耗量和二氧化碳产生量、呼吸肌做功亦相应增加。因此使用呼吸兴奋剂的同时，应重视减轻胸肺和呼吸道的机械负荷，如分泌物的引流、支气管解痉剂的应用、消除肺间质水肿和其他影响胸肺顺应性的因素。否则通气驱动增加反会加重气急和增加呼吸功。使用呼吸兴奋剂通常应同时增加吸氧浓度。

常用的呼吸兴奋剂有：

1）尼可刹米（可拉明）：适用于各种原因引起的中枢性呼吸抑制。常用量每次 0.25～0.5g，皮下、肌内注射或缓慢静脉注射，必要时 1～2h 后重复或与其他呼吸兴奋剂交替使用。

2）山梗菜碱（洛贝林）：用于各种原因引起的中枢性呼吸抑制。成人常用剂量 3mg 静脉注射，极量每次 6mg，必要时每 30min 可重复使用。

（2）机械通气：包括无创通气和有创（常规）机械通气两种。机械通气的目的可以概括为：①维持适当的通气量；②改善气体交换功能；③减少呼吸肌做功；④肺内雾化吸入治疗；⑤预防性机械通气，用于开胸术后或败血症、休克、严重创伤情况下的呼吸衰竭预防性治疗。

呼吸衰竭患者如合并存在下列情况时，宜尽早进行机械通气：①意识障碍，呼吸不规则；②严重呼吸困难，出现胸腹矛盾运动；③呼吸频率 >35 次/分，或出现呼吸抑制、停止；④严重的低氧血症，$PaO_2 < 40mmHg$，或合理氧疗后，氧合指数（PaO_2/FiO_2）<200；⑤严重的呼吸性酸中毒，$pH < 7.25$ 和高碳酸血症；⑥气道分泌物多且排痰困难；⑦严重并发症（心力衰竭、低血压、休克、脓毒血症、代谢紊乱等）；⑧有误吸的可能时。

机械通气应根据各种疾病呼吸衰竭患者的病理、病理生理和各种通气方式的不同生理效应，合理地调节机械通气的各种参数和吸入氧浓度（具体参照本书第十二章第一节"机械通气的临床应用"）。

4. 纠正酸碱平衡失调和电解质紊乱　急性呼吸衰竭时，水、酸碱平衡和电解质紊乱。应根据血气分析及时纠正水、酸碱失衡和电解质紊乱，有助于稳定内环境，提高生存率。

5. 合并症的防治　呼吸衰竭可合并消化道出血、心功能不全、休克、肝肾功能障碍时，应积极防治。具体治疗可参见相应章节。

6. 原发病治疗　多种肺内和肺外疾病均可导致呼吸功能异常。原发病的治疗是整个治疗的根本。肺内病变最常见的是肺部感染，感染的控制是改善呼吸的先决条件。肺外疾病导致的呼吸衰竭往往是全身反应的一部分。如脓毒症后并发肺部损害，进行适当的呼吸支持治疗的同时应该尽快对肺外疾病进行针对性治疗。反过来轻度呼吸功能异常往往是原发疾病改变的早期表现，通过对呼吸功能不全原因的进一步追踪和探寻可以成为原发病诊断的重要线索。

六、中西医临床诊疗思维

急性呼吸衰竭多因外伤、休克、脓毒血症、肺部或全身炎症、手术、异物吸入、骨折、输液过快等，短期内使动脉血 $PaO_2 < 60mmHg$ 或伴有 $PaCO_2 > 50mmHg$。此时立即解除呼吸道梗阻（气管插管、气管切开）；提高血氧水平和降低二氧化碳含量（吸氧、人工通气）等，是西医的强项。但其原发病的治疗，病毒性疾病病因治疗，增强体质提高免疫力，呼吸肌无力与胃肠功能失调的调理，则又是中医中药的优势点。在中西医急救病情趋向稳定的情况下，发挥中医辨证治疗的优势与特点，综合治疗。

（1）本病多以感受热邪为主，属本虚标实，治宜清热宣肺化痰。临床上痰热壅肺不一定见高热，往往是低热或不发热，因此需注意观察患者的证候，特别是舌象、痰色、痰量及能否咯出。此外，本病除痰热之外，尚伴有血脉瘀阻的表现，如唇舌俱暗，爪甲青紫。因此，治疗中应适当加入活血化瘀及通腑泄热之品。

（2）祛痰：痰液潴留不仅造成气道阻塞和狭窄，而且助长细菌繁殖，加重感染，使心肺机能进一步恶化。当患者神志不清或咳嗽无力时，易造成窒息。因此，清除痰液常是治疗中一个关键，湿痰常用二陈汤、止嗽散、杏苏散等；热痰常用泻白散、玄麦甘桔汤、清气化痰丸等。

（3）平喘：对支气管痉挛造成的气道阻塞和狭窄，常常使用解痉平喘剂。寒喘常用麻黄汤、射干麻黄汤、小青龙汤等，热喘常用麻杏石甘汤、定喘汤等。

（4）辅助控制感染：呼吸道和肺部的急性感染，常为诱发心、肺功能衰竭的重要因素，当发生呼吸衰竭时，呼吸道感染往往是普遍存在的，故控制感染极为重要。清开灵注射液、痰热清注射液等具有抗细菌作用的中成药可以使用。通里攻下药加活血化瘀药对控制急性呼吸衰竭的发作也有效。

七、预防与调护

1. 预防

（1）呼吸衰竭是内科常见的急、危、重症，急性呼吸衰竭威胁患者的生命；慢性呼吸衰竭病程长，病势重，病情长期迁延性发展，给患者带来极大的痛苦，晚期呼吸衰竭死亡率高，是严重损害人们身体健康和降低生活质量的重大疾病。

（2）本病起病急骤，进展迅速，若能早期诊断，积极治疗，对于减轻或阻断病势恶化有重要意义。若病邪入里，痰浊蕴结成瘀化热，脏腑功能失调，邪实正虚，应当积极救治，防止病情进一步恶化而成"喘脱"之证。

2.调护

（1）生活调护：患者头偏向一侧，定时翻身拍背排痰；对于昏迷的重患者，注意口腔和皮肤护理。

（2）精神调护：耐心劝说患者树立信心，克服紧张情绪。

（3）饮食调护：饮食以清淡滋补，柔软易消化食物为好。

古医籍精选

《丹溪心法·喘》："气急喘者，呼吸急促而无痰声。"

《临证指南医案·喘》："喘证之因，在肺为实，在肾为虚。"

《医宗必读·喘》"治实者，攻之即效，无所难也。治虚者，补之未必即效，须悠久成功，其间转折进退，良非易也。故辨证不可不急，而辨喘证尤为急也。"

《医林绳墨·厥》："有痰厥者，痰气妄行于上，咳嗽连续不已，气急喘盛，坐不得卧，以致上盛下虚而作厥也，名之曰痰厥。宜以二陈汤加厚朴、白术、黄芩、山楂，降下痰气，使复归于脾之脉络，则足可温，不致厥矣。"

《继志堂医案·咳嗽门》："气喘痰升，胸痞足冷，是中下阳虚，气不纳而水泛也，已进肾气汤，可以通镇之法继之。"

《杂病源流犀烛·卷一·脏腑门·咳嗽哮喘源流》："总之，喘因虽多，而其原未有不由虚者。元气衰微，阴阳不接续，最易汗脱而亡，一时难救。古人言：诸般喘证，皆属恶候是也。"

《慎斋遗书·卷九·喘》："喘证虽有寒热之不同，要皆其本在肾，其标在肺，所以上逆，其原在胃，宜降气开郁，热则清之，寒则温之，久病敛之，初病发之，甚则从其性以导之，乃治喘之大法也。"

《国医宗旨·卷之三·痰火补遗》："凡喘证，上喘下必胀，要识标本。先喘而后胀者主于肺，则喘为本而肿为标，治当清肺金降气为主，而行水次之；先胀而后喘者，主于脾，盖脾土既伤，不能制水，则邪反侵肺，气不得降而生喘，此则肿为本而喘为标，治当实脾行水为主，而清金次之。"

《产育宝庆集·上卷》："产后喉中气急喘者何？答曰：荣者血也，卫者气也，荣行脉中，卫行脉外，相随上下，谓之荣卫。因产所下过多，荣血暴竭，卫气无主，独聚于肺中，故令喘也。此名孤阳绝阴，为难治；恶露不快，败血停凝，上薰于肺，亦令喘急，如此但服夺命丹（附子、丹皮、干漆、大黄），血出，喘息自定。"

病 案 分 析

（一）病案摘要

患者，男，20岁，某高校学生，饮酒后23h，被发现神志不清、呼吸急促6h。于2013年5月10日呼"120"后收入急诊。患者同伴诉其5月9日18时许饮酒后出现恶心、呕吐，晚21时左右由同伴送回宿舍睡觉，后患者持续睡至10日下午16时，同伴发现其呼之不应，呼吸深大急促，遂急呼"120"，送至我院急诊。入观时症见：烦躁不安，神志不清，呼之不应，呼吸深大急促，间有咳嗽，喉间痰鸣，四肢冷，发热，无抽搐，无恶心呕吐，无二便失禁。体格检查：T 39℃，P 142 次/分，R 40 次/分，BP 90/56mmHg。神志不清，呼之不应，烦躁不安，口唇紫绀，右肺呼吸音弱，可闻及大量湿啰音，左肺呼吸音粗，未闻及干湿啰音，HR 142 次/分，律齐，各瓣膜听诊区未闻及病理性杂音。神经系统检查：压眶反射消失，病理反射未引出。舌红，苔黄腻，脉滑数。实验室及其他检查：快速血糖：5.6mmol/L；血常规：WBC $32.90×10^9$/L，N 0.7 血气分析（面罩高流量吸氧 30min 后抽血）：pH 6.943，PaO_2 70.5mmHg，$PaCO_2$ 26.9mmHg，BE（B）-27mmol/L，HCO_3^- 7.3mmol/L；血氨 113.9μmol/L；床边全胸正位片示：考虑右肺吸入性肺炎，左肺代偿性肺气肿，纵隔、心影明显右偏。心电图示：室上性心动过速，不排除频发室早，长 QT 间期。

中医诊断：①昏迷（毒邪内闭清窍）。②喘证（热毒壅肺）。

西医诊断：①酒精中毒，酒精性急性肺损伤，酒精性心肌损害，酒精性肝损害，肝性脑病待排；②Ⅰ型呼吸衰竭；③吸入性肺炎；④急性左心衰竭，心动过速；⑤休克；⑥重度代谢性酸中毒。

（二）分析

1. 诊断思路

（1）中医诊断思路

1）患者以饮酒后 23h，被发现神志不清、呼吸急促 6h 为主诉入院，故中医诊断"昏迷"、"喘证"可以成立。

2）确定中医证型：四诊合参属于热毒壅肺，毒邪内闭清窍之证。

3）进行类证鉴别：喘证当与肺胀相鉴别。肺胀是由多种急慢性肺系疾病迁延不愈发展而来，喘咳上气仅是其中的一个症状。喘证以呼吸困难为主要表现，可见于多种急慢性疾病的过程中，常为某些疾病的主要症状和治疗重点。

（2）西医诊断思路

1）根据主诉、临床症状、体征、理化检查做出初步诊断。

2）确定其烦躁不安，神志不清，呼之不应，呼吸深大急促的原因是否为呼吸衰竭所致，注意与急性脑血管意外鉴别，关键是在病情许可情况下，尽快做头颅 CT。

2. 治疗思路

（1）中医治疗思路

1）本案例根据中医四诊属热毒壅肺、毒邪内闭清窍之证，治以清热解毒、醒脑开窍，用醒脑静静脉滴注、安宫牛黄丸点舌和鼻饲。

2）由于患者病情危重，随时危及生命，故临床上要采用中西医结合进行治疗；中医治疗宜攻为主。本病为标实之证。按中医"急则治其标"的原则，以清热解毒，醒脑开窍为法，选用安宫牛黄丸清热解毒促醒，醒脑静醒脑开窍。

3）如病情发展，至"喘脱"的危重证候，当及时扶正固脱，镇摄潜纳，采取应急措施。忌用峻汗峻利。

（2）西医治疗思路

1）积极治疗原发病。

2）积极抗感染和抗炎，补充血容量，改善心功能，纠正酸碱平衡失调和电解质紊乱，催醒和营养脑细胞，护肝护胃，营养支持治疗。

3）尽快行气管插管，建立人工气道，予支气管纤维镜吸出气道误吸物和分泌物，以畅通气道，呼吸机辅助通气。

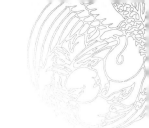

第三节　重症哮喘

重症哮喘（severe asthma）是在支气管哮喘的基础上，因感染或某些激发因素使哮喘严重急性发作，经常规治疗不能缓解，并继续恶化或伴发严重并发症者，也称为重度持续哮喘。本病病情危重，需及时救治。

哮喘发病率在世界范围内呈上升趋势，我国成人发病率为 0.7%～1.5%，儿童为 0.7%～2.03%。哮喘患者常因接触变应原等刺激物、呼吸道感染或治疗不当等导致哮喘急性发作或加重，甚至出现重度持续哮喘。病毒感染对诱发哮喘急性发作的作用已经明确，80% 的儿童、50%～55% 的成人哮喘发作与病毒感染有关，最常见的是鼻病毒。

本病属于中医"哮证"、"喘证"及"喘脱"等病证的范畴。

一、病因病理

（一）中医病因病机

1. 病因　中医认为宿痰内伏是哮证的主要因素，外邪、饮食、情志、劳伤等为其诱因。

2. 病机　本病病位在气道与肺管，与肝、脾、肾、心有关。病性发作期以邪实为主，有寒、热、痰偏重的不同，发生逆变时，可见阴阳欲脱，病情急重。

（1）感受外邪：风寒或风热之邪，或吸入花粉、烟尘经口鼻犯气道、肺管，外邪引动内伏之痰，痰随气升，气因痰阻，发为哮病。

（2）饮食不当：过食生冷，形寒寒饮伤肺；食入海鲜、牛乳等，饮食入胃，游溢精气，上输于脾，脾气散精，上归于肺，精微过多，输布不及停积而引动宿痰发生哮病。

（3）情志违和：情志不畅，肝气内郁，失于条达，肝失疏泄，气机郁滞，气阻痰动。

（4）过度劳累：过度劳累或其他病后耗伤肺气，气虚气机运行无力而阻滞，气滞引动宿痰。

哮病发作时经恰当治疗，正气来复，驱痰外出，痰去气畅，则哮病趋于缓解而进入缓解期。若反复发作，正气耗伤，无力驱痰，则发作持续不解，痰气搏结气道益甚，清气不能入，浊气不能出，宗气匮乏成喘脱危候。

（二）西医病因病理

1. 病因　现代医学认为部分支气管哮喘发作时合并有变应原或其他致喘因素持续存在、呼吸道感染、失水、痰液黏稠不易引流、严重缺氧、酸碱平衡失调、β_2 受体激动药"失敏"、突然停用皮质激素、精神过度紧张及并发肺不张或气胸等，均可使哮喘发作进行性加重，出现重度持续哮喘。重度持续哮喘发作时造成气道阻塞，一方面因呼吸做功阻力增大，耗氧增加，二氧化碳产生增多，直接引起低氧血症和二氧化碳潴留；另一方面因肺通气/血流比例失调而引起低氧血症。这两种结果导致肺动脉高压、呼吸衰竭和致命性心律失常。

2. 发病机制　哮喘的发病机制尚不完全清楚。免疫-炎症反应是形成哮喘的病理基础。在轻中度哮喘患者中，经典的发病模式是以 CD4 Th2 细胞为主，诱导 B 细胞合成的特异性 IgE 抗体介导的免疫炎症反应。气道长期慢性炎症和高反应性，引起一系列咳嗽、气短、喘息等哮喘发作症状。而重症哮喘不同于轻、中度哮喘，它具有独特的炎症过程。在重症哮喘患者的气道内有更多的嗜中性粒细胞浸润、组织损伤及气道重塑。

（1）气道炎症：重症哮喘的气道炎症具有异质性，存在不同的气道炎症表型。①嗜酸粒细胞增多型：约 50% 的哮喘患者，尤其是在轻、中度哮喘患者中，持续气道嗜酸性粒细胞增多，表现为气道内以嗜酸性粒细胞浸润为主的变态反应性炎症。②中性粒细胞增多型：表现为气道内以中性粒细胞浸润为主，在重症哮喘患者中多见。重度哮喘患者气道内 IL-17 表达水平增加，③少炎症细胞型：表现为痰液内上述细胞均不增多，而以气道平滑肌的异常增生肥大为主要特征。无论患者气道内以何种类型细胞浸润为主，重症哮喘患者都存在着持续严重的、未被控制的气道炎症，这是导致哮喘难治的重要原因之一。

（2）气道结构改变：传统哮喘定义中包括可逆性气道受限，在实际中常发现哮喘患者气道并不完全可逆。通过胸部高分辨 CT 检查发现重症哮喘患者的气道壁厚度、气道壁面积与气道总截面积之比明显高于健康对照者，说明重症哮喘患者气道结构发生了不可逆的改变。气道长期慢性炎症反复发作，伴随各种炎症因子的释放，气道炎性"损伤—修复—再损伤—再修复"循环导致气道组织结构发生不可逆改变，进而形成重塑。气道重塑涉及多个方面，目前研究较多的特征性病理改变主要包括：上皮细胞的损伤与脱落，基底膜增厚，呼吸道平滑肌细胞增生和肥大，杯状细胞化生，黏液分泌增加，血管生成等。

（3）激素反应性低：在吸入激素治疗效果不佳时，常需要使用口服激素治疗，但在重症哮喘治疗中，大剂量激素治疗并不能降低患者嗜酸性粒细胞数量，提高 FEV，提示这部分人群对激素反应性降低，而不是完全的激素抵抗。原发性激素反应性低为遗传因素所致，可能与激素受体基因或调控激素受体功能基因突变有关，从而导致某些细胞因子产生过多，如 IL-4。过多产生的 IL-4 可通过降低 GR 与配体的结合力而保持对激素的抵抗。此类型还伴有原发性糖皮质激素抵抗综合征的临床表现；继发性激素反应性低则是重症哮喘的机制之一。

二、临床表现

（一）病史

有支气管哮喘反复发作的病史。

（二）症状

端坐呼吸，呼气深长，吸气较短，哮鸣音明显，大汗淋漓，言语困难，口唇发绀，肢端发凉，脉搏快速。或见咳嗽，痰黏稠，不易咯出。

患者可出现严重脱水和酸中毒，重者可有精神症状，严重者全身衰竭和呼吸抑制。

（三）体征

（1）呼吸急促，呼吸频率大于 30 次/分，口唇、甲床发绀，明显的三凹征。

（2）双肺广泛哮鸣音，但哮鸣音并非估计气道阻塞程度的可靠体征，如"静胸"型哮喘，是一种病情极其严重的哮喘，患者小气道被黏液严重栓塞，呼吸音低，极难闻及哮鸣音。

（3）心率增快常大于 120 次/分，可伴有的心律失常；常有肺性奇脉，吸气与呼气期肱动脉收缩压差大于 25mmHg。

（四）辅助检查

1. 血常规检查　过敏性哮喘患者嗜酸粒细胞增高，并发细菌感染可有白细胞与中性粒细胞增高。

2. 血气分析　由于气道阻塞和通气/血流比例失调，导致 PaO_2 降低，又因通气量增加导致 $PaCO_2$ 下降，但随着病情的加重，通气功能进一步下降，可出现 CO_2 潴留。

3. 痰液检查　可见较多嗜酸性粒细胞，也可见尖棱结晶（Charcot-Leyden 结晶体）、黏液栓（Curschmann 螺旋体）和透明的哮喘珠（Laennec 珠）。如合并呼吸道细菌感染，细菌培养及药敏试验结果有助于病原菌的诊断。通过诱导痰液中细胞因子和炎性介质含量的测定，有助于哮喘的诊断和病情严重度的判断。

4. 胸部 X 线检查　早期在哮喘发作时可见两肺透亮度增加，呈过度充气态；缓解期则无明显异常，如并发呼吸道感染则有相应改变。

5. 肺功能检查　重症哮喘发作时有关呼气流速的指标均显著下降。其中以第一秒用力呼气量占预计值的百分率（FEV$_1$%）最为可靠，以峰值呼气流速（peak expiratory flow，PEF）最为方便。PEF 测定值占个人最大值的百分率（PEF%）和 PEF 昼夜变异率是判断支气管哮喘病情严重程度的重要指标。

三、诊断

重症哮喘多是在哮喘发作数天或数周后得不到有效控制的基础上再次急性加重，亦有部分患者是在哮喘发作数小时甚至数分钟后发生。目前尚无统一的标准，可根据患者的哮喘病史、症状、体征、血气分析及肺功能检查结果作出判断。目前常用标准：气短（休息时），体位（端坐呼吸），说话方式（单字），哮鸣音（响亮、弥漫、无），脉搏＞120 次/分，PaO$_2$＜60mmHg，pH＜7.35。

四、鉴别诊断

1. 左心衰竭引起的喘息样呼吸困难　过去称为心源性哮喘，发作时症状与哮喘相似，但其发病机制与病变本质与哮喘截然不同。患者多有高血压、冠状动脉粥样硬化性心脏病、风湿性心脏病和二尖瓣狭窄等病史和体征。阵发性咳嗽，常咳出粉红色泡沫痰，两肺可闻及广泛的湿啰音和哮啰音，左心界扩大，心率增快，心尖不可闻及奔马律。病情许可做胸部 X 线检查时，可见心脏增大，肺淤血征，有助于鉴别，见表 3-1。

表 3-1　心源性哮喘与重症哮喘的鉴别

心源性哮喘	重症哮喘
高血压、心脏病、冠心病、风湿性心脏病史	支气管哮喘史
多在夜间熟睡中发病	任何时间发作
咯粉红色泡沫痰	无
哮鸣音及湿啰音为主	哮鸣音，呼气延长明显
颈静脉充盈、肝颈静脉反流征阳性	无
奔马律	无

2. 支气管肺癌　中央型肺癌导致支气管狭窄或伴有类癌综合征时，可出现喘鸣音或哮喘样呼吸困难，肺部听诊可闻及喘鸣音。肺癌的呼吸困难及喘鸣症状进行性加重，常无诱因，可有血痰，血中可找到癌细胞，影像学检查可明确诊断。

3. 肺嗜酸性粒细胞浸润症　包括热带性嗜酸性粒细胞增多症、肺嗜酸性粒细胞浸润症、外源性过敏反应性肺泡炎和过敏反应性。

4. 肺栓塞　是指各种栓子堵塞肺动脉系统而致血流不通的一组疾病，主要症状表现为胸闷、憋气、呼吸困难，优势易与哮喘混淆。但肺栓塞患者一般肺部无哮鸣音，平喘药治疗无效，血气分析显示明显的低氧血症。进一步的确诊需介质核素肺通气/灌注扫描、肺动脉造影、肺部螺旋 CT 及 MRI 检查等。

五、治疗

（一）中医治疗

治疗原则：中医认为本病为本虚标实之证，急则治其标，急性发作当以祛邪为先。若发生喘脱危候，当急于扶正救脱。一般情况下，寒痰应温化宣肺；热痰当清化肃肺；寒热错杂者，当温清并施；表证明显者兼以解表；属风痰为患又当祛风涤痰。

1. 针灸及其他外治法

（1）**针灸法**：发作时取定喘、天突、内关，咳嗽痰多加孔最、丰隆。每次 1～2 次，强刺激，留针 30min，每天 1 次。背部可加火罐。

（2）**耳针疗法**：取定喘、内分泌、皮质下可缓解发作。

2. 辨证方药

（1）寒哮证

证候 受寒易发，形寒肢冷，呼吸喘促，喉间痰鸣，胸膈满闷，咳不甚，痰少质稀色白，面色晦暗带青，口不渴，或渴喜热饮，舌苔白滑，脉弦紧。

治法 温化宣肺，化痰平喘。

方药 射干麻黄汤。药用：射干、麻黄、生姜、细辛、紫菀、款冬花、大枣、半夏、五味子等。

如痰涌喘逆不能平卧者加葶苈子、紫苏子、炒莱菔子降气涤痰；哮喘发作呈持续状态者，加全蝎、地龙、川芎化瘀通络，解痉定喘；背部怕冷、痰白而黏者加金佛草以助降气化痰，配椒目、生艾叶温肺散寒、化饮止咳平喘。

中成药可用小青龙颗粒（糖浆）、寒喘丸、祛痰止咳颗粒、咳喘顺丸、消喘膏、桂附地黄丸等。

（2）热哮证

证候 烦闷不安，喉中痰鸣如吼，喘而气粗息涌，咳呛阵作，咯痰色黄或白，黏浊稠厚，口苦，口渴喜饮，汗出，面赤，或有身热，舌红苔黄腻，脉滑数或弦滑。

治法 清热宣肺，化痰定喘。

方药 定喘汤。药用：白果、麻黄、款冬花、桑皮、苏子、法制半夏、甘草、杏仁、黄芩、甘草等。

热盛痰多者加胆南星、瓜蒌；胸膈闷甚者加枳壳、厚朴；肺热重者加生石膏、鱼腥草，重用黄芩。

中成药可用清气化痰丸、竹沥化痰丸、麻杏止咳糖浆、保肺定喘丸、除痰降火丸等。

（3）痰哮证

证候 胸满烦闷，哮喘喉如拽锯，不能平卧，痰涎壅盛，痰黏难出，舌苔厚浊，脉滑数。

治法 涤痰利窍，降气平喘。

方药 三子养亲汤。药用：苏子、白芥子、莱菔子等。

常与二陈汤合用，有助于提高疗效；若兼有表寒，可再合用三拗汤。如病情得以缓解，可改用六君子汤以善其后。

中成药可用复方川贝精片、祛痰止咳颗粒、半夏露颗粒、二陈丸等。

（4）阳气暴脱证

证候 喘哮甚剧，张口抬肩，鼻翼扇动，不能平卧，心悸，躁动不安，面青唇紫，汗出如珠，肢体厥冷，脉微欲绝。

治法 回阳固脱。

方药 四逆汤。药用：附子、干姜、炙甘草等。

通脉四逆汤、四逆加人参汤、白通汤均为《伤寒论》中治疗少阴阳虚证的主要方剂，是在四逆汤基础上加减衍化而来，但各有深意，应用时须加以区别。

中成药可用参茸黑锡丹、补肺丸、金匮肾气丸、固肾定喘丸、脾肾双补丸等。

（5）气阴衰竭证

证候 喘哮息微，汗出如油，烦躁不安，口干颧红，舌红无苔，或光绛紫赤，脉微细而数。

治法　益气救阴固脱。

方药　生脉散。药用：人参、麦冬、五味子等。

若属阴虚有热者，可用西洋参代替人参；若见咳嗽，加百合、款冬花、杏仁以润肺止咳；心烦失眠者，加枣仁、柏子仁以宁心安神；病情急重者全方用量宜加重。

中成药可用参麦注射液、生脉注射液、金水宝、七味都气丸、琼玉膏、补肺丸等。

（二）西医治疗

治疗的目标：解除气道阻塞，纠正缺氧状态，控制感染，纠正水、电解质与酸碱平衡失调。

1. 去除诱发因素　过敏原持续暴露、社会心理因素及合并症的存在是哮喘难以控制的重要因素。治疗重症哮喘，首先要解除诱发因素，并避免接触各种过敏原及各种触发因素。

2. 基础治疗

（1）氧疗：一般吸入氧浓度为 25%～40%，并应注意温湿化。若患者低氧血症明显，又 $PaCO_2 <$ 35mmHg，则可面罩吸氧。对于 $PaCO_2$ 已明显升高的患者，则以低流量持续给氧为宜。

（2）补液：重症哮喘发作时患者张口呼吸，过度通气，呼吸道水分蒸发量多，加上出汗，饮水困难等，机体失水明显，使呼吸道黏膜干燥、痰液黏稠，进一步导致支气管腔狭窄，甚至形成痰栓堵塞小气道，增加通气障碍。因此，积极补液对于纠正脱水，改善循环，湿化气道，促进排痰，增加通气，减轻缺氧有着重要的作用。

（3）药物治疗

1）糖皮质激素：糖皮质激素的使用原则是早期、足量、短程、静脉用药和（或）雾化吸入。对于重症哮喘应全身应用糖皮质激素与支气管扩张剂。因糖皮质激素抗炎作用起效较慢，通常血药4～6h才显效，两者联合可以达到即时舒张支气管平滑肌，继而控制气道变应性炎症的作用。全身治疗的建议剂量为琥珀酸氢化可的松 400～1000mg/d；甲泼尼龙 80～160mg/d；布地奈德混悬液 1～2mg/次，2次/日，雾化吸入。无糖皮质激素依赖者，可短期内（3～5天）内停用；有糖皮质激素依赖倾向者，应延长给药时间，待症状控制后改为口服治疗，并逐渐减量。地塞米松虽然抗炎作用较强，但由于血浆半衰期长，对脑垂体肾上腺轴的抑制作用长，应尽量避免使用或仅短时间使用。

2）β_2 受体激动剂：是目前最有效的支气管扩张剂。短效β_2 受体激动剂是目前常用于迅速改善急性哮喘症状的药物，但长期规律使用可致哮喘患者气道反应性进一步增高，支气管平滑肌β_2 受体下调对药物产生耐受，过度使用会使病情恶化而增加死亡率。长效β_2 受体激动剂作用时间 >12h，需每天 2 次给药，是控制夜间哮喘发作的首选用药。

3）抗胆碱药物：吸入型的抗胆碱药物多作为哮喘治疗的辅助用药。适用于高龄、哮喘病史较长，合并冠心病、严重高血压、心动过速而不能耐受β_2 受体激动剂者。

4）茶碱类药物：茶碱类药物不仅具有扩张支气管作用，还有弱的免疫调节和抗炎作用，可减轻持续性哮喘症状的严重程度，减少发作频率。由于茶碱的"治疗窗"窄，以及茶碱代谢的较大个体化差异，在有条件情况下应监测其血药浓度，及时调整用量和使用速度。

5）抗生素：呼吸道感染是哮喘急性发作的诱因之一，加上重症哮喘发作后由于痰液引流不畅，同时大剂量使用激素等因素导致机体免疫力下降，容易并发感染。使用抗生素前要做痰培养及药敏试验。在治疗初始可凭经验选择能覆盖可能致病菌的广谱抗生素，根据病原学结果进一步目标性治疗。

（4）辅助机械通气治疗：经药物治疗临床症状和肺功能无改善甚至继续恶化，应及时给予机械通气治疗。其指征包括：意识改变、呼吸肌疲劳、$PaCO_2$ 由低于正常转为正常或 ≥45mmHg，可先试用无创通气，常用双水平气道正压模式（BIPAP），采用自主呼吸/时间控制（S/T）双水平气道正压通气，设定呼吸频率为 12～16 次/分，吸气压力（IPPV）为（14±6）cmH_2O，呼气末正压（EPAP）4～8cmH_2O。若无效则应及早气管插管机械通气。

（5）并发症治疗

1）酸碱、电解质失衡的纠正：纠正酸中毒有利于提高支气管对平喘药的反应性。可用 5%碳酸氢钠静脉滴注，剂量可用下列公式计算：所需 5%碳酸氢钠毫升数＝［正常 BE（mmol/L）－测定 BE（mmol/L）］×体重（kg）×0.4。部分患者可因反复使用β_2受体激动剂和大量出汗导致低钾、低钠血症，应予及时纠正。

2）抗感染：呼吸道感染常为重症哮喘的诱因和并发症，患者多数伴有肺部感染，应选用足量有效抗生素治疗。用药前应作痰培养及药敏试验。根据痰培养及药敏试验结果并结合临床选用敏感抗生素，由于部分患者属于特应征（atopy），对多种药物过敏，应注意防止过敏发生。

六、中西医临床诊疗思路

（1）明确哮喘诊断：即确定所谓的"难治性"哮喘确定是哮喘。某些疾病常表现类似哮喘样的症状，如功能失调性呼吸困难/声带功能障碍、细支气管炎、异物吸入、过度童趣综合征，以及肿瘤所致的中心气道阻塞/压迫、肺血栓栓塞症等。因此对考虑重症哮喘的患者，首先应该对其病史进行仔细评估以除外其他疾病，包括进一步性肺功能检查、胸部高分辨率 CT、支气管镜等。

（2）对混杂因素和合并症进行评估：治疗不充分、治疗依从性差、吸入技术掌握不佳及存在未取出的诱发哮喘加重的危险因素等，是哮喘难以控制的常见原因。因此，加强对哮喘患者及家属的教育，帮助患者选择合适的药物，制订个体化管理措施对于哮喘的控制至为重要。此外，对重症哮喘患者进行相关检查，判断是否存在与哮喘相关获使哮喘加重的合并疾病和危险因素。如鼻-鼻窦炎/鼻息肉、心理因素、声带功能障碍、阻塞性睡眠呼吸暂停、高通气综合征、胃食管反流病及药物因素等。

（3）对哮喘表型进行初步评估，指导选择合适的治疗策略。哮喘（特别是重症哮喘）是一种异质性疾病，并非具有相同的临床病程和治疗反应，因此识别表型的特征有助于哮喘的预后评估。如确定时段粒细胞或 Th2 细胞参与的过敏反应炎症水平有助于预测患者对激素治疗和靶向治疗的反应性。

（4）中医认为急则治其标，缓则治其本，治疗重症哮喘应祛邪为先，邪去才能正安。由于本病的病程长、反复发作，常见一派虚象，临床辨证虽有寒热之分，但治疗仍宜益气补肾为主，兼以散寒或清热，多奏速效。当病情缓解以后，则应以扶正为主，临床常用温补脾肾、益气固表以增强机体抵御外邪能力，减少复发。

七、预防与调护

1. 预防 本病的特征是外邪干肺引动宿痰而致的发作性痰鸣气喘疾患，故预防调理围绕避诱因和扶正气两方面进行。

（1）避免接触过敏原，如花粉、应用阿司匹林药物及食用含添加剂的食物等；避免各种诱发因素，如被动吸烟、漆味，饮用冰冷饮料等。

（2）注意预防呼吸道感染，尤其是呼吸道合胞病毒感染和小儿哮喘密切相关。积极治疗和清除感染病灶，如及时治疗鼻窦炎、鼻息肉、扁桃体炎、龋齿等。

（3）避免过劳、淋雨、剧烈运动及精神情绪方面的刺激。

（4）注意气候变化，做好防寒保暖工作，冬季外出时防止受寒。

（5）药物预防哮喘复发，常用阳性过敏原浸液、色甘酸钠、酮替酚、吸入维持量糖皮质激素、中药等。

2. 调护

（1）增强体质，在哮喘缓解期应鼓励患者适当参加活动，如体操、散步及文艺活动等。

（2）注意情绪调摄。

（3）体虚正气不足者，可常以人参叶、沙参、麦冬、黄芪、大枣等煎水茶饮，护住正气，抵御外邪。

（4）加强自我管理教育，将防治知识教给患者及其家属，调动他们的抗病积极性，实行哮喘的规范化管理。

古医籍精选

《丹溪心法·卷二·哮喘》："哮喘必用薄滋味，专主于痰。"

《万病回春·哮吼》："哮吼者，肺窍中有痰气也。"

《证治要诀·卷六·哮喘》："喘气之病，哮吼如水鸡之声，牵引胸背，气不得息，坐卧不安，此谓嗽而气喘，或宿有此根……遇寒暄则发。"

《景岳全书·喘促》："喘有夙根，遇寒即发，或遇劳即发者，亦名哮喘。未发时以扶正气为主，既发时以攻邪气为主。扶正气者，须辨阴阳。阴虚者补其阴，阳虚者补其阳。攻邪气者，须分微甚，或散其风，或温其寒，或清其痰火。"

《临证指南医案·哮》："若夫哮证，亦由初感外邪，失于表散，邪伏于里，留于肺俞，故频发频止，淹缠岁月。更有痰哮、咸哮、醋哮，过食生冷，及幼稚天哮诸证。"

《医宗金鉴·卷四十一·杂病心法要诀·喘吼总括》："呼吸气出急促者，谓之喘气。若更喉中有声响者，谓之哮吼。"

《医学金针·卷五·哮》："哮证寒邪伏于肺腧，痰窠结于肺膜内外相应，一遇风寒暑湿热燥火之气之伤即发，伤酒伤食亦发，动怒动气亦发，役劳房劳亦发。"

《杂病源流犀烛·卷一·脏腑门·咳嗽哮喘源流》："总之，喘因虽多，而其原未有不由虚者。元气衰微，阴阳不接续，最易汗脱而亡，一时难救。古人言：诸般喘证，皆属恶候是也。"

病案分析

（一）病案摘要

叶某，女，63岁。2014年3月19日9时30分由"120"送至我院急诊。主诉：反复喘促30余年，再发1周，加重2天。症状：端坐呼吸，喉中作水鸡声，喘息鼻煽，张口抬肩，气短息促，咯黄色黏痰，口干，烦热，面赤汗多，烦躁。既往有支气管哮喘30余年，此次起病前有感冒。查体：口唇、指端紫绀，双肺闻及大量哮鸣音。胸片：肺气肿。舌质红，苔黄腻，脉滑数。

中医诊断：哮证（痰热壅肺，肺失清肃）。

西医诊断：重症哮喘。

（二）分析

1. 诊断思路

（1）中医诊断思路：患者因"反复喘促30余年，再发1周，加重2天"入院，症见端坐呼吸，喉中作水鸡声，喘息鼻煽，张口抬肩，气短息促，咯黄色黏痰，口干，烦热，面赤汗多，烦躁。综合分析，四诊合参，当属痰热壅肺，肺失清肃之证。

（2）西医诊断思路

1）确定重症诊断：患者既往有支气管哮喘病史，端坐呼吸，喉中哮鸣音，喘息鼻煽，张口抬肩，气短息促，查体：双肺可闻及大量哮鸣音。胸片示肺气肿。

2）明确重症哮喘的病因：患者起病前有感冒史。

2.治疗思路

（1）中医治疗思路：以"急则治其标，缓则治其本"为原则，以清热宣肺、化痰平喘为法，选方以定喘汤加减。

（2）西医治疗思路

1）患者取坐位，予心电图、血压、动脉血氧饱和度监测。

2）低流量吸氧，保证患者血氧饱和度在95%以上。

3）糖皮质激素：静脉使用甲泼尼松龙每次80mg，每8h一次。

4）β$_2$受体激动剂：沙丁胺醇0.25mg加入2ml生理盐水射流雾化吸入，6h一次。

5）溴化异托品溶液雾化吸入：与β$_2$受体激动剂联合吸入治疗，250μg溴化异托品加入2ml生理盐水射流雾化吸入，6h一次。

6）多索茶碱静脉滴注，监测血浆茶碱浓度。

7）抗生素：选用足量有效的抗生素。

8）祛痰剂：有利于气道分泌物的引流和咳出。

9）纠正体内水、电解质及酸碱平衡紊乱：根据血生化及血气分析结果及时调整水、电解质及酸碱平衡。

（杨荣源　刘云涛）

第四节　重症肺炎

重症肺炎（severe pneumonia，SP）是由肺组织（细支气管、肺泡、间质）炎症发展到一定疾病阶段，恶化加重形成，引起器官功能障碍甚至危及生命。社区获得性肺炎（community-acquired pneumonia，CAP）、医院获得性肺炎（hospital-acquired pneumonia，HAP）、健康护理（医疗）相关性肺炎（health care-associated pneumonia，HeAP）和呼吸机相关性肺炎（ventilatorassociated pneumonia，VAP）均可引起SP，SP病死率高达30%～50%，可导致严重的并发症，加重医疗经济负担。

本病属于祖国医学的"肺热病"、"风温"、"肺炎喘嗽"等范畴。

一、病因病理

（一）中医病因病机

1.病因　中医认为该病的主要病因为机体正气不足，外感风热病邪，或风寒之邪入里化热。素禀正气不足，肺气失于固密，或寒温失常，劳倦或醉后当风，外邪乘虚侵入而发病。风热犯肺，或风寒束肺，邪郁化热。外邪传里，热邪壅肺，炼液成痰，痰热郁于肺，发为本病。

2.病机　本病病位主要在肺，病机以痰热交阻、肺失宣肃为主。素禀正气不足，肺气失于固密，或寒温失常，或劳倦，或醉后当风，外邪乘虚侵入而发病。

（1）风热毒邪入里化热：素秉正气不足，肺气失于固密，或寒温失常，劳倦或醉后当风，起居不慎，导致人体正气不足，肺卫不固，外邪乘虚侵入而发病。风热之邪侵袭人体，邪郁化热，热壅于肺，炼液成痰，痰热郁于肺，肺气不利，发为本病。

（2）正虚邪陷：若正不胜邪，则易发生严重证候，如热入营血、热入心包、热极生风、血热妄行等；若邪胜正衰，则可出现阳气欲脱，阴液骤耗的阴竭阳脱之急危证候。

（二）西医病因病理

1.**病因**　重症肺炎最常见的致病菌为肺炎链球菌，其次为化脓性链球菌、金黄色葡萄球菌、绿脓杆菌、流感嗜血杆菌、厌氧菌等，还有少见的病毒，如流感病毒、鼻病毒等，这些病原体所分泌的内毒素造成血管舒缩功能障碍，并引起神经反射调节异常，引起中毒性血液循环障碍，导致周围循环衰竭，引起血压下降，并发休克，造成细胞损伤和重要脏器功能损害。

2.**发病机制**　既往研究认为 SP 的发病机制是病原体或毒素直接损害人体组织器官，造成人体组织器官的功能障碍。近年来研究认为，致病因素可通过不同途径激活单核巨噬细胞，释放肿瘤坏死因子（TNF-α）、白细胞介素-1（IL-1）等促炎性递质，参与机体防御反应。TNF-α、IL-1 不仅杀伤自体组织细胞，还能诱导其他细胞产生细胞因子或炎性递质，造成二次打击。这些被 TNF-α、IL-1 所诱导产生的炎性递质又可诱导组织细胞产生下一级炎性递质，并反向刺激单核、巨噬细胞进一步增加 TNF-α、IL-1 的产生。细胞因子之间的相互作用，导致细胞因子不断增加，不断放大炎症反应过程，超出机体代偿范畴时，引起广泛组织细胞损伤，产生全身炎症反应综合征（SIRS）。目前多数研究表明，SP 的发病机制主要有：

（1）感染和免疫机制：各种不同病原体与机体之间的微生物-宿主相互作用，包括感染、感染免疫及感染诱发的自身免疫。

（2）以呼吸系统为主的各系统病理生理机制，如肺炎呼吸衰竭、肺炎休克/心力衰竭等脏器功能障碍和其他并发症发生机制。

（3）以肺部为原发病灶引起的全身炎症反应综合征/脓毒症及其序贯状态的发病机制。

（4）急性肺损伤/急性呼吸窘迫综合征的病理生理机制。

3.**病理**　病理变化以肺组织充血、水肿、炎性浸润为主。当炎症蔓延到支气管、细支气管、肺泡时则影响了通气与气体交换，造成缺氧与二氧化碳潴留，导致机体代谢及器官功能障碍。

二、临床表现

（一）病史

本病既往有上呼吸道感染、慢性肺疾病史和其他疾病史，如免疫功能低下，长期应用肾上腺皮质激素等。

（二）症状

寒战、高热，体温波动在 38～40℃。伴有咳嗽、胸痛，与呼吸有关。咯痰，铁锈色痰提示肺炎球菌；黄色或金黄色痰提示金葡菌、链球菌；绿色痰提示绿脓杆菌。

（三）体征

1.**全身表现**　急性病容，呼吸急促，血压下降，出汗，乏力，衰竭状态。

2.**胸部体征**

（1）肺实变征：病变部位叩浊，语颤增强，可闻及干湿啰音。

（2）胸膜炎征：语颤减低；语音减低、呼吸音消失或明显减低，可闻胸膜摩擦音，气管偏向健侧。

（3）心脏体征：包括心肌炎体征，如严重中毒引起心脏扩大、心率增快、心律不齐、奔马律；以及心包炎体征，如心界扩大、心音变远、奇脉、颈静脉怒张。

（4）腹部体征：肝脏肿大、肝颈反流阳性是心包炎的表现。

（四）辅助检查

1. **血常规**　可了解感染严重程度，指导液体复苏。白细胞计数可达（20～30）×10^9/L，中性粒细胞增至 80% 以上，核左移，胞浆有中毒颗粒。老年患者白细胞计数可以不增高，而中性粒细胞增高。其中血小板进行性下降多提示预后不良。

2. **C 反应蛋白**　可以较好地反映机体的急性炎症状态，敏感性高，但缺乏特异性，不能用于细菌性感染和病毒性感染之间的鉴别。CRP>10 mg/L 提示急性炎症反应，可以用于病情评估和预后判断。

3. **降钙素原（PCT）**　是细菌或真菌感染早期的一个诊断指标，与感染的严重程度和预后密切相关。显著升高的 PCT 对全身重度感染性疾病具有较好的特异性，可作为重度感染的早期预测指标。正常参考值<0.05μg/L。

4. **尿常规**　重点关注尿 pH、尿比重（SG）、WBC、RBC、亚硝酸盐和酮体。意义：①除外有无泌尿系感染；②了解酸碱度及尿液浓缩情况以辅助液体治疗。

5. **大便常规**　重点关注潜血试验。意义：警惕并发消化道出血和胃肠功能衰竭等情况。

6. **生化检查**　肝功能、肾功能、血糖、电解质、白蛋白等监测指标。

7. **动脉血气分析**　SP 患者应首先检查并连续多次监测动脉血气分析，同时记录标本采集时的吸氧浓度。重点关注 pH、PaO_2、$PaCO_2$、BE、HCO_3^-。意义：①维持机体酸碱平衡；②改善缺氧、纠正 CO_2 潴留；③协助机械通气患者呼吸机参数调整。

8. **乳酸**　≥4mmol/L 多提示预后不良，乳酸持续增高较单次测定值更能反映预后，建议连续监测。

9. **凝血功能**　重症感染及其炎症反应可导致凝血功能障碍、血栓形成及出血风险，严重者可引起弥漫性血管内凝血（DIC）的发生。凝血四项及 D-二聚体等检查应作为 SP 患者的常规检测和监测指标。

10. **影像检查**　胸片或 CT 可见大叶阴影或肺段片状阴影。

11. **病原学诊断**　SP 患者推荐病原学检查方法包括：痰涂片及培养、血培养、血清学病毒抗原检测，以及真菌检测、呼吸道病毒以 RT-PCR 法检测呼吸道样本（咽拭子、鼻拭子、鼻咽或气管抽取物、痰）中的流感病毒核酸、胸腔积液培养等。

三、诊断

诊断标准

1. **主要标准**
（1）需要有创机械通气。
（2）感染性休克积极液体复苏后仍需要血管活性药物。

2. **次要标准**
（1）呼吸频率≥30 次 / 分。
（2）PaO_2 / FiO_2≤250mmHg。
（3）多肺叶浸润。
（4）意识障碍和（或）定向障碍。
（5）血尿素氮≥7mmol/L。

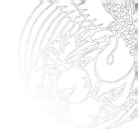

（6）白细胞减少（WBC$<4\times10^9$/L）。

（7）血小板减少（PLT$<100\times10^9$/L）。

（8）低体温（T<36℃）。

（9）低血压需要强力的液体复苏。

美国 IDSA/ATS 制订的重症肺炎判定标准，包括 2 项主要标准和 9 项次要标准。符合上述 1 项主要标准或≥3 项次要标准者即可诊断。

四、鉴别诊断

重症肺炎可以表现不典型，而许多非肺炎的疾病的表现可类似典型肺炎，鉴别诊断具有重要意义。

1. 表现不典型的重症肺炎的鉴别

（1）脑炎或脑膜炎等：老年人的重症肺炎可无典型的肺炎表现，可无咳嗽，甚至无发热，仅表现为意识障碍，如谵妄、淡漠或昏迷。易被误诊为脑炎或脑膜脑炎。胸片可咨鉴别是否存在肺炎、肺部并发症。早期的粟粒性肺结核、部分卡氏孢子虫肺炎胸片可正常，应提高警惕。有意识障碍者需做脑 CT、脑脊液检查，排除脑炎、脑膜炎。

（2）急腹症：肺炎累及膈胸膜可引起上腹痛，易被误诊为急性胆囊炎、急性胰腺炎、消化性溃疡等。病情重时可出现淀粉酶升高、肝功损害、黄疸、麻痹性肠梗阻等，使鉴别更困难。对于多系统损害患者应警惕重症肺炎，胸片检查必不可少。

2. 同肺炎表现相似的疾病的鉴别

（1）肺栓塞：有发热的肺栓塞因有胸痛、多发肺部阴影、呼吸困难、低氧血症、白细胞增高等很容易误诊为重症肺炎。对有下肢深静脉血栓形成、卧床、手术后患者应警惕肺栓塞，行心脏超声肺动脉压估测、CT 肺动脉造影、肺通气/灌注扫描等明确诊断。

（2）风湿性疾病引起的肺病变：如皮肌炎、SLE、类风湿关节炎、血管炎等，有时全身表现不明显，影像表现同肺炎不能区别。有关抗体检测或组织活检病理有助于鉴别。

（3）肿瘤：肺癌、淋巴瘤、白血病肺浸润等都可表现为发热、肺浸润影，必要时行病理、骨髓细胞学等检查。

五、治疗

（一）中医治疗

本病病性属痰热，故清热化痰是治疗本病的基本大法。初期邪在肺卫，可配以辛凉解表；极期痰热壅肺，当清肺化痰；后期正虚邪恋，余热未清，治以益气养阴清热。若见正气欲脱者，则当急以回阳救逆。

1. 针灸及其他外治法

（1）针刺法：主穴取尺泽、孔最、列缺、合谷、肺俞、足三里。邪客肺卫配风门、大椎、风池穴；痰热配少商、曲池、中脘穴；肺热阴伤配太溪、膏肓穴。一般施以捻转泻法，或透天凉手法，足三里施以捻转补法。每天治疗 1 次。用于大叶性肺炎，证属实者。高热者急刺大椎、十宣放血，神昏加人中、涌泉。

（2）耳穴治疗：①取神门、屏间、肺、支气管、三焦、脑等穴，以白芥子或王不留行子用胶布固定在上述耳穴，每天按压 3～4 次，每次 30min 左右。②取支气管、肺、神门、下屏间、咽喉、下脚端、平喘等穴，每次选 3～4 穴，将绿豆或王不留行子固定于上述耳穴，每天按压 2～3 次，每次 20～30min，3 天后更换穴位。③取肝、神门、肺、气管、平喘等穴，每次选 2～3 穴，用王不留行子固定按压，每天按压 2～3 次，每次 10～15min，3 天后换穴按压。

（3）中药外敷疗法：药物可入穴循经，直达病所，起到止咳平喘、温化痰湿、促进啰音消失、增强免疫等作用。以白芥子、白茯苓、白及各 1 份研粉外敷治疗肺部反复感染及迁延不愈，每次 1～3 小时，获效满意。在湿啰音较密集处用"大黄 4 份，芒硝、大蒜各 4 份"研粉外敷，每次 15～20min，以局部皮肤发红为度，治疗效果显著。

2. 辨证方药

（1）痰热壅肺证

证候　但热不寒，或有寒战。次症：口渴，咳嗽，胸痛，咯痰黄稠或铁锈痰或带血丝，鼻煽气粗，小便黄赤。舌干苔黄，脉洪大或滑数。

治法　清热解毒，宣肺化痰。

方药　麻杏石甘汤合千金苇茎汤。药用：麻黄、杏仁、生石膏、生甘草、苇茎、瓜瓣、薏苡仁、桃仁等。

若有痛者加赤芍、瓜蒌、郁金；痰中带血者加侧柏叶、白茅根；大便秘结者加生大黄后下；痰阻气急加葶苈子、枇杷叶；痰黄稠者加瓜蒌、知母；热重者加知母、黄芩、青天葵、瓜蒌；高热、神昏、谵语加安宫牛黄丸。

中成药可用痰热清注射液、复方鲜竹沥口服液、羚贝止咳糖浆除痰降火丸等。

（2）热闭心包证

证候　高热持续，烦躁不安，时有谵语。次症：呼吸气急，喉中痰鸣，口唇干焦，渴不欲饮，神志不清，或颈项强直，手足抽动。舌质红绛，或起芒刺，舌苔焦黄，脉弦数或细数。

治法　清心开窍，凉营解毒。

方药　清营汤。药用：犀角（水牛角代）、生地黄、元参、竹叶心、麦冬、丹参、黄连、金银花、连翘。

惊厥，抽搐者加钩藤、地龙、羚羊角，并加服紫雪丹；大便秘结，腹硬满疼痛者，加大黄、芒硝；呼吸气急，喉间痰壅、辘辘有声者，用鲜竹沥送服猴枣散。

中成药可用紫雪丹、安宫牛黄丸等。

（3）气阴两虚，痰热未清证

证候　咳嗽，低热，神疲纳呆。次症：自汗出，手足心热。舌质红薄，脉细数。

治法　益气养阴，润肺化痰。

方药　麦冬汤合泻白散。药用：麦冬、半夏、人参、甘草、粳米、大枣、桑白皮、地骨皮等。

津伤甚者，可加沙参、玉竹以养阴液；阴虚胃痛、脘腹灼热者，可加石斛、白芍以增加养阴益胃止痛之功。肺经热重者，可加黄芩、知母等以增强清泄肺热之效；燥热咳嗽者，可加瓜蒌皮、川贝母等润肺止咳；热伤阴津，烦热口渴者，加天花粉、芦根清热生津。

中成药可用生脉口服液、参麦止咳糖浆、止嗽定喘丸、桔贝合剂等。

（4）正气欲脱证

证候　体温骤降，肢冷汗出，面色苍白，口唇青紫，呼吸短促，脉细微欲绝。

治法　回阳救逆。

方药　生脉散合四逆汤。药用：人参、麦冬、五味子、附子、干姜、炙甘草等。

阴竭者加山茱萸、煅龙骨、煅牡蛎；四肢逆冷，汗出如珠者，加细辛、桂枝。

中成药可用参附注射液、参茸黑锡丹、通宣理肺丸、金匮肾气丸、蛤蚧养肺丸等。

（二）西医急救治疗

治疗原则：重症肺炎的治疗首先使用抗感染药物，首选广谱的有效抗菌药物。SP 易出现多器官系统功能衰竭，有效的抗生素初始治疗是治疗的核心，可预防出现多器官系统功能衰竭。在此基础上注意呼吸支持、营养支持，加强痰液引流，以及免疫调节，防治多器官系统功能衰竭等。

1. **抗生素治疗**　重症肺炎患者应立即给予恰当的经验性初始抗菌药物治疗,给予抗菌药物治疗前留取病原学检测标本。根据临床特征和流行病学基础,抗菌药物方案应尽量覆盖可能的致病菌。在 SP 致病菌未能明确时,推荐广谱抗菌药物治疗。

病原学检查明确感染病原体后,针对致病菌选用敏感抗生素进行治疗。

2. **对症支持治疗**　补液量每天 2000~3000ml,发热者注意不显失水量,维持水、电解质及酸碱平衡。高热者可用物理降温,慎用解热镇痛药。有缺氧症状者,予鼻导管吸氧。注意保持呼吸道通畅。干咳剧烈,可予喷托维林,或可待因口服。咳嗽痰多不宜用镇咳剂,可用安普索、达先片、化痰片等口服。

3. **感染性休克的治疗**

(1)早期目标导向的液体复苏:是抗休克的重要抢救措施。前 6h 的液体复苏目标:中心静脉压 8~12mmHg,平均动脉压≥65mmHg,尿量≥0.5ml/(kg·h),中心静脉或混合静脉血氧饱和度≥70%或 65%。首选复苏液体为晶体液,可输入生理盐水、葡萄糖生理盐水、复方林格液。输液速度宜先快后慢,用量宜先多后少,补液量视病情和心、肾功能状况而定,需监测中心静脉压。液体复苏过程可根据情况考虑联合应用白蛋白以降低液体的正平衡和使用限氯晶体液复苏以减少稀释性高氯性酸中毒发生。心力衰竭或肾衰竭时者输液速度不宜太快。不建议早期进行有创检测,因为相当一部分患者可以从早期液体复苏中恢复。需胃肠道补液时,应记录出入量,根据条件进行容量反应性评估,推荐从无创到微创再到有创的原则选择监测方法。

(2)纠正酸中毒:仅在严重酸中毒危及生命,pH<7.0 时要及时给予碱纠正;pH 在 7.0~7.2 时应根据情况补碱。补碱 5%NaHCO₃毫升数=(BE-3)×0.5×体重(kg);首剂给予 1/2,其余根据血气分析结果再决定。对低灌注导致的 pH≥7.15 的乳酸血症患者,不建议使用碳酸氢钠改善血流动力学或减少血管加压药物的需求。

(3)肾上腺皮质激素:对成人感染性休克患者,如充分的液体复苏和血管活性药能恢复血流动力学稳定,不建议使用静脉注射糖皮质激素。如未达目标可考虑持续滴注氢可化的松。肾上腺皮质功能低下的患者,可小剂量使用激素;在 SIRS 反应初期,激素应用对患者具有积极的作用;但对于免疫抑制的患者应谨慎使用。

(4)血管活性药物:初始平均动脉压≥65mmHg,首选去甲肾上腺素,只有当患者心律失常发生风险较低、且低心排血量时才考虑使用多巴胺,不推荐将低剂量多巴胺作为肾脏保护药物,必要时可联用肾上腺素维持血压,条件允许下尽快置入动脉导管监测血压。心脏充盈压增高和低心排血量时,尽管循环容量充足和平均动脉压达标,仍存在低灌注征象时可使用多巴酚丁胺。

(5)注意心肺功能:心力衰竭者,按心力衰竭治疗规范处理。注意保持呼吸道通畅,呼吸困难者予以吸氧,必要时适当应用呼吸兴奋剂或予机械通气。

4. **营养支持**　早期肠内营养可维持肠道黏膜完整性,并防止细菌移位和器官功能障碍,但同时亦需注意高分解代谢状态。同时需避免过度喂养,中国严重脓毒症和感染性休克治疗指南建议低热卡,渐进性喂养的非全量喂养(以 20~25cal/kg 为目标),蛋白摄入量建议为 1.2~1.5g/(kg·d),3~5 天不低于 50%目标量,5~7 天不低于 80%目标量,可能是比较合适的营养支持策略。接受肠内营养后 3~5 天仍不能达到 50%目标量时建议开始补充肠外营养,减少院内感染,且可以改善肠内营养不足的 ICU 患者的临床预后。

5. **氧疗和辅助呼吸**　应入院时常规检测血气分析、评估呼吸功能并积极氧疗,给予鼻导管或面罩维持血氧饱和度 94%~98%,但对于有 CO_2 潴留风险的患者,血氧饱和度在 90%上下即可。根据血气分析和氧合监测情况,及时判断患者有无呼吸衰竭,掌握无创呼吸机和有创呼吸机辅助呼吸的时机。

六、中西医临床诊疗思路

SP 是由细菌感染引起的，有严重中毒症状或并发症的肺炎。在治疗过程中应注意以下几点：

（1）出现感染性休克时，应积极抗感染和抗休克，采用足量有效的抗生素，迅速纠正血容量不足，注意纠正酸碱平衡和电解质紊乱，适当运用血管活性药物和肾上腺皮质激素。

（2）中医学认为本病的发生，不能孤立地看待"菌"和"病"的关系，SP 的发展过程，既有"菌"的作用，更重要的是"毒"的作用，即"邪之所凑，其气必虚"。实践证明，采用"扶正祛邪，菌毒并治，上清下泻"的治则，以犀角地黄汤加味或血府逐瘀汤加清热解毒之品，配合抗生素治疗的中西医结合方向，对治疗 SP 不但能很快地控制感染，同时对改善微循环、防治休克和 DIC 有良好的作用，具有退热快、身体恢复快和减少合并症的发生等多种优点。

（3）辨证使用方药是中医治疗的基本方法，如能配合针灸、外敷、中成药静脉滴注等，临床疗效可观。

七、预防与调护

（一）预防

（1）加强体育锻炼，增强体质。减少危险因素如吸烟、酗酒，年龄大于 65 岁者可注射流感疫苗。对于年龄大于 65 岁或不足 65 岁但有心血管、肺疾病、糖尿病、酗酒、肝硬化和免疫抑制者（如 HIV 感染、肾衰竭、器官移植受者等）可注射肺炎疫苗。

（2）流行季节可选用贯众、板蓝根、大青叶水煎服预防之。

（二）调护

本病的调护重点在于协助尽快降低体温，防止并发症的发生，以利于病情的向愈。

1. **观察**　重点观察并记录体温、汗、斑疹、黄疸、二便、舌苔、脉象的变化，尤其是神志的变化，一旦发现逆变征兆。应立即急救处理。

2. **休息**　高热期间应卧床休息，避免劳累而伤正气。

3. **饮食宜忌**　宜进食清淡，富于营养，易于消化之品。嘱多饮糖盐开水，鲜果汁，金银花露；忌食肥甘、辛辣、鱼虾之类不易消化，耗伤津液及易发生过敏反应的食物，避免阻滞胃气，减弱机体的抗御能力。

4. **服药方法**　汤药宜微温服，服药后酌加衣被，或进食少许热粥，以滋生汗源。托邪外出。

5. **防寒保暖**　保持病房敞亮，通风，洁净，注意保暖，更换衣服时应防止重感时邪，加重病情。

古医籍精选

《幼科要略·春温风温》："春月暴暖忽冷，先受温邪，继为冷束，咳嗽痰喘最多。……夫轻为咳，重为喘，喘急则鼻掀胸挺。"

《幼科金针·肺风痰喘》："小儿感冒风寒，入于肺经，遂发痰喘，喉间咳嗽不得舒畅，喘急不止，面青潮热，啼哭惊乱，若不早治，则惊风立至矣，唯月内芽儿犯此，即肺风痰喘。"

《万氏家藏育婴秘诀·喘》："有小儿胸膈积热大喘者，此肺胀也，名马脾风，用牛黄夺命散主之。"

《济生方·喘》："将理失宜，六淫所伤，七情所感，或因坠堕惊恐，涉水跌仆，饱食过伤，动作用力，遂使脏气不和，荣卫失其常度，不能随阴阳出入以成息，促迫于肺，不得宣。"

《医学入门·辨喘》:"呼吸急促者谓之喘,喉中有响声者谓之哮,虚者气乏身凉,冷痰如冰,实者气壮胸满,身热便鞕。"

《景岳全书·喘促》:"实喘者,气长而有余;虚喘者,气短而不续。实喘者胸胀气粗,声高息涌,膨膨然若不能容,惟呼出为快也;虚喘者,慌张气怯,声低息短,惶惶然若气欲断,提之若不能升,吞之若不相及,劳动则甚,则惟急促似喘,但得引长一息为快也。"

病 案 分 析

(一)病案摘要

罗某,男,27岁,因"发热5天,加重伴呼吸困难2天"于2013年1月31日入院。患者于2013年1月26日下午受凉后出现发热,最高体温高达39.2℃,伴寒及寒战自服退热药后体温可下降。1月28日再次发热,体温高达40.5℃,伴恶寒,咳嗽咳黄色黏痰,量少,伴气促,在当地医院予对症处理后病情无明显缓解,2013年1月31日下午来我院急诊,症见:躁动不安,恶寒发热,咳嗽,痰多色黄质黏,气促,口渴欲饮,二便调。舌红苔黄稍腻,脉滑数。查体:T 39.8℃,P 120次/分,R 30次/分,BP 120/80mmHg。神志清楚,双肺叩诊清音,听诊双肺呼吸音清,双肺可闻及散在干湿啰音。HR 120次/分,律齐,各瓣膜听诊区未闻及病理性杂音。急查血常规:WBC $15×10^9/L$,N 0.9,胸片示双肺多发性团片状影。入院后查急查胸部CT显示双肺团片状影片状融合。

中医诊断:肺热病(痰热壅肺)。

西医诊断:重症肺炎。

(二)分析

1. 诊断思路

(1)中医诊断思路

1)患者感受外邪而至恶寒发热,咳嗽、咳痰,当诊为"肺热病"。

2)患者感受外邪后起病,咳嗽、咳痰,伴痰、热之象,病位在肺,辨证为痰热壅肺型。

(2)西医诊断思路

1)初步诊断为肺部感染:恶寒、高热,咳嗽咳黄色黏痰,双肺可闻及散在干湿啰音。

2)明确为重症肺炎:根据患者病史及临床表现,初步考虑为肺部感染,血常规提示白细胞、中性粒细胞升高,胸片示双肺多发性团片状影,胸部CT显示双肺团片状影片状融合,考虑为重症肺炎。

3)可进一步查PPD、结核抗体、肿瘤标志物等以排除合并肺结核、肺部肿瘤等。予查痰培养+药敏以指导使用敏感抗生素。

2. 治疗思路

(1)中医治疗思路:治疗当以急则治标为原则,以清热化痰、宣肺平喘为法,拟麻杏石甘汤合千金苇茎汤加减,配合静脉滴注痰热清注射液,口服鲜竹沥口服液。

(2)西医治疗思路:嘱多喝开水,注意保暖,对症补液支持治疗,盐酸氨溴注射液30mg,每天2次,静脉注射化痰,可先予注射用头孢哌酮钠舒巴坦钠2g,每天2次;注射用盐酸万古霉素0.5g,每天2次,二联抗生素治疗,并予查痰培养+药敏,选用敏感抗生素,查痰真菌培养以排除真菌感染,可进一步查PPD、结核抗体、肿瘤标志物等以排除合并肺结核、肺部肿瘤。

第五节 自发性气胸

自发性气胸（spontaneous pneumothorax）是由于肺部或胸膜疾病，使肺组织和胸膜脏层破裂，或者靠近肺表面的微小泡和肺大疱破裂，使肺和支气管内空气进入胸膜腔，称为自发性气胸。以突然胸痛及呼吸困难起病，气胸发生后胸膜腔内压力增高，可导致不同程度的肺、心功能障碍。

自发性气胸根据有无基础性肺部疾病分为继发性和原发性。自发性气胸的年发病率在男性中约为 15/10 万，女性中约为 5/10 万。自发性气胸主要发生在瘦高年轻男性，相关因素包括吸烟、气压的变化。家系调查提示在一些患者中存在遗传倾向。

本病属于中医学"喘证"、"胸痛"、"咳嗽"的范畴。

一、病因病机

（一）中医病因病机

1. 病因 中医认为本病常由多种疾病引起，有外感和内伤两方面，外感为六淫侵袭；内伤可由痰浊、情志、久病而致。

2. 病机

（1）六淫侵袭：六淫侵袭，郁于气道，肺气宣降不利，升降失常，致肺气壅塞，而作喘证。

（2）情志失调：忧思伤脾，中阳失运，酿生痰浊，或郁怒伤肝，肝失疏泄，致气机不利，突发本病。

（3）饮食不节：饮食不当，脾胃受损，运化失健，积湿成痰，壅塞气机，发为本病。

（4）劳欲所伤：因年迈体虚或久病体弱，日久导致气机运行失畅，宣降失司。

（二）西医病因病理

1. 病因 现代医学根据其病因不同可分为原发性和继发性两型。

（1）原发性自发性气胸：指肺部常规 X 线检查未发现明显病变者发生的气胸。通常由位于脏层胸膜下肺大疱或小囊肿破裂引起，多见于肺尖部。本病好发于 20～40 岁瘦高体型的男性青年，右侧多见，有一定复发倾向。

（2）继发性自发性气胸：常继发于各种慢性肺脏疾病，最常见的病因是慢性阻塞性肺疾病（COPD）和肺结核。肺囊性纤维化、支气管哮喘、间质性肺部疾病、肺癌、尘肺、急性细菌性肺炎等均可引起本病。此型患者肺通气储备功能较差，一旦发生，气胸症状重，影响心肺功能明显，危险性大。

2. 发病机制 根据脏层胸膜破裂情况及胸腔内压力的变化，自发性气胸可分为 3 种类型：

（1）闭合型（单纯性）气胸：胸膜破裂口小，气胸发生后脏层胸膜的破口自行封闭，在呼气和吸气过程中，不再有空气进入胸膜腔。胸膜腔压力略有增高。经抽气后，胸膜腔压力可降至负压。

（2）开放型（交通性）气胸：脏层胸膜破口较大，且持续存在，在呼吸和吸气过程中空气可自由进入胸膜腔。胸膜腔内在 0cmH$_2$O 左右上下波动动，抽气后观察压力无变化。

（3）张力型（高压性）气胸：脏层胸膜呈单相活瓣，呼气时活瓣关闭，胸膜腔内气体不能经破口排出；吸气时活瓣开启，空气经破口进入胸膜腔，致使胸膜腔内空气越积越多，胸膜腔内压力持续升高形成高压，使肺受压，纵隔向健侧移位，影响心脏血液回流，心排血量下降，通气功能严重受损，呼吸困难严重，故有生命危险，应紧急排气治疗。抽气后压力可轻微下降，又迅速复升至正压。

3. **病理** 胸膜下气肿疱可为先天性，也可为后天性；前者系先天性弹力纤维发育不良，肺泡壁弹性减退，扩张后形成肺大疱，多见于瘦长型男性，肺部 X 线检查无明显疾病；后者较常见于阻塞性肺气肿或炎症后形成纤维病灶，细支气管伴阻塞扭曲，产生活瓣机制而形成气肿疱，胀大的气肿疱因营养循环障碍而退行变性，以致在咳嗽或肺内压增高时破裂。

各种病因引起的气胸，依据积气量大小及不同临床类型，均可致胸腔内压改变，患侧肺脏不同程度受压萎陷，呼吸功能受到限制，严重时可使纵隔移向健侧，压迫对侧肺脏和大血管，减少回心血量和心搏出量，导致呼吸循环衰竭。

二、临床表现

（一）病史

继发性气胸的患者既往常有慢性肺脏疾病病史。

（二）症状

本病常突然发生胸痛，多局限于患侧，呈针刺样或刀割样疼痛，时有向患侧肩部放射。伴有不同程度的胸闷、呼吸困难，程度与患者发生气胸前后的肺基础疾病及肺储备功能状况、发生速度、肺压缩程度和气胸类型有关。若基础疾病严重，肺储备功能差，气胸速度发生快、肺压缩面积大，则出现呼吸困难严重。一般对于青壮年来说，即使一侧肺被压缩＞90%，由于基础肺功能好，也可无明显呼吸困难；而对于基础肺功能差的患者，即使一侧肺被压缩10%～20%，也可见明显的呼吸困难。张力性气胸胸膜腔内压力骤然升高，肺压缩明显，纵隔移位，对循环功能影响大，可出现严重呼吸困难、大汗淋漓、心悸、血压下降甚至休克。

（三）体征

本病常见患侧胸廓饱满、呼吸运动减弱，叩诊呈鼓音，心、肝浊音界缩小或消失，听诊患侧呼吸音减弱甚至消失。气胸量大或张力性气胸时纵隔可向健侧移位，可伴有心率、呼吸频率增快、血压下降和发绀。少量气胸（肺压缩＜30%）时，患者通常缺乏阳性体征，或仅有轻度呼吸音减弱，特别是存在肺气肿时更难以发现气胸的阳性体征。

（四）辅助检查

1. **X 线检查** 是诊断气胸的重要方法，可以显示肺脏萎缩的程度、肺内病变情况，以及有无胸膜粘连、胸腔积液和纵隔移位等。气胸典型的 X 线征象为肺有一弧形外凸的阴影，阴影以内为压缩的肺组织，而阴影以外为无肺纹的胸腔气体。

2. **CT 扫描** 对胸腔内少量气体的患者较为敏感，容易发现 X 线检查不能发现的隐蔽区域，对气胸的诊断优于 X 线检查。

三、诊断

根据典型的临床症状、体征及胸片或胸部 CT 不难做出自发性气胸的诊断。

四、鉴别诊断

1. **阻塞性肺气肿** 阻塞性肺气肿其呼吸困难是长期缓慢加重的。当其呼吸困难突然加重且有胸痛时，要考虑并发气胸的可能。由于肺气肿体征影响，两肺叩诊均为过度回响，语音及呼吸音减低，往往双肺体征缺乏对比，临床诊断较困难，应及时作胸部 X 线检查，以发现气胸部位。

2. 巨型肺大疱 肺大疱起病缓慢，气急不剧烈，X 线表现为局部透明度增高，疱内有细小纹理，无发线状气胸线，可与气胸鉴别。

3. 急性心肌梗死 亦有急性胸痛、胸闷、呼吸困难、休克等表现，但常有高血压、动脉硬化、冠心病病史。体征和 X 线胸透亦有助于鉴别。

4. 肺栓塞 有胸痛、呼吸困难和发绀等酷似自发性气胸的临床表现，但患者常有咯血和低热，并常有下肢或盆腔栓塞性静脉炎、骨折、心房颤动，体检、X 线检查、肺血管造影可资鉴别。

5. 自发性的肺纵隔气肿 发现皮下气肿和 X 线胸片上发现纵隔内气体可以诊断。与自发性气胸不同，自发性纵隔气肿多发生于呼气相，尤其是强烈的 Valsalva 动作后。大多数自发性纵隔气肿没有基础性疾病，病程多为良性。

五、治疗

（一）中医治疗

治疗原则：来势急迫、气紧明显，属肺气壅滞之气实症，治以肃肺降气为主。来势缓慢、仅觉气短胸闷，属肺气不足气虚证，治以补益肺气为主，但应加用调气降逆。

1. 针灸及其外治法

（1）针刺法：针刺人中、素髎、合谷、太冲，用补法。

（2）艾灸法：以健脾益气、调补脾肺、培土生金为法，取背俞穴及足阳明经为主，主穴取肺俞、厥阴俞、脾俞及背部阿是穴；气虚者加中脘、关元及气海；脾胃虚弱者加足三里。

（3）穴位注射法：肺胀伴气胸者，可予氨茶碱 1ml，双侧足三里穴位注射。

2. 辨证方药

（1）气滞血瘀证

证候 剧烈咳嗽，痛处固定，尤吸气时加剧，咳嗽，舌质紫暗，苔薄白，脉细。

治法 活血祛瘀，宣肺化痰。

方药 血府逐瘀汤合止嗽散。药用：桃仁、红花、当归、生地黄、牛膝、川芎、桔梗、赤芍、枳壳、甘草、柴胡、桔梗、白前、橘红、百部、紫菀等。

如肺热咳喘，须加贝母、知母、瓜蒌、黄芩；若瘀痛入络，可加全蝎、穿山甲、地龙、三棱、莪术等以破血通络止痛；气机郁滞较重，加川楝子、香附、青皮等以疏肝理气止痛；胁下有痞块，属血瘀者，可酌加丹参、郁金、水蛭等以活血破瘀，消癥化滞。

中成药可用血府逐瘀口服液、舒胸片、川芎嗪注射液、血塞通胶囊、丹七片等。

（2）胸阳不振证

证候 胸胁闷痛，咳吐白痰，口干不欲饮，舌质淡红，苔白腻，脉沉细无力。

治法 温阳通痹，泻肺止咳。

方药 苓桂术甘汤合葶苈大枣泻肺汤。药用：茯苓、桂枝、白术、炙甘草、葶苈、大枣等。

中成药可用通窍镇痛散、十香返生丹、心舒静、苏子降气丸等。

（3）痰热壅肺证

证候 胸痛，气促，咳嗽，咯痰黄稠，舌质红，苔黄腻，脉弦数。

治法 清热泻肺，宽胸利气。

方药 小陷胸汤。药用：黄连、半夏、瓜蒌、柴胡、苦桔梗、姜半夏、黄芩、枳实等。

加入破气除痞之枳实，可提高疗效。若心胸闷痛者，加柴胡、桔梗、郁金、赤芍等以行气活血止痛；咳痰黄稠难咯者，可减半夏用量，加胆南星、杏仁、贝母等以清润化痰。

中成药可用龙胆泻肝丸、如意金黄散、泻白丸、除痰降火丸、复方鱼腥草口服液、痰热清注射液等。

（4）肺阴不足证

证候　咳嗽痰黏，口干咽燥，舌尖红，苔微黄，脉弦细。

治法　滋阴润肺。

方药　百合固金汤。药用：生地黄、熟地黄、当归身、芍药、甘草、百合、贝母、麦冬、桔梗、玄参等。

若痰稠难咯，加瓜蒌仁、桑白皮、天花粉以清润化痰；若咳血甚者，加侧柏叶、仙鹤草、白茅根以凉血止血。

中成药可用黄芪生脉饮、济生肾气丸、参麦止咳糖浆、润肺止嗽丸等。

（5）肝郁气滞证

证候　胸胁胀痛，气促心烦，舌淡红，苔薄白，脉弦。

治法　疏肝理气。

方药　柴胡疏肝散。药用：陈皮、柴胡、川芎、香附、枳壳、芍药、甘草等。

若胁肋痛甚者，酌加郁金、青皮、当归、乌药等以增强其行气活血之力；肝郁化火者，可酌加山栀、黄芩、川楝子以清热泻火。

中成药可用龙胆泻肝丸、九气心痛丸、小柴胡冲剂、枳术宽中丸、舒胸片等。

（二）西医治疗

治疗目标：胸腔闭式引流以解除胸腔积气对呼吸、循环所造成的障碍，使肺尽早复张，恢复功能，同时也要治疗原发病。治疗的决策须做到个体化，并且考虑到如下因素：气胸量、严重程度、基础肺部疾病的表现、并发症、既往气胸病史、患者的依从性、引流气体的多少和持续时间及可行的随访监测。

1. 一般处理　各型气胸患者均应卧床休息，限制活动，可给予镇咳、止痛对症治疗，有感染存在时应视情况选用相应抗生素。

2. 急性气胸的处理

（1）闭合性气胸：肺压缩<20%者，单纯卧床休息，气胸即可自行吸收；肺压缩>20%症状明显者，应胸腔穿刺抽气，每天或隔天抽气1次，每次600～800ml为宜，一次抽气量不宜超过1000ml。

（2）开放性气胸：应用胸腔闭式引流排气，肺仍不能复张者，可加用负压持续吸引。

（3）张力性气胸：病情危急，应迅速解除胸腔内正压以避免发生严重并发症，紧急时亦需立即胸腔穿刺排气，无其他抽气设备时，为了抢救患者生命，可用粗针头迅速刺入胸膜腔以达到暂时减压的目的。同时准备立即行胸腔闭式引流或负压持续吸引。

3. 外科治疗　经内科治疗无效的气胸可为手术的适应证，主要适用于长期气胸、血气胸、双侧气胸、复发性气胸、张力性气胸引流失败者、胸膜增厚致肺膨胀不全或影像学有多发性肺大疱者。手术目的第一是控制肺漏气，第二是处理肺病变，第三是使脏胸膜和壁胸膜粘连以预防气胸复发。近年来由于胸腔外科的发展，主要是手术方式的改进及手术器械的完善，通过手术可消除肺的破口，并从根本上处理原发病灶或确保胸膜固定。手术治疗是治疗顽固性气胸的有效方法，也是预防复发的最有效措施。

六、中西医临床诊疗思路

自发性气胸，是比较常见的内科急症，起病急骤，症状严重。处理不及时可因急性进行性呼吸衰竭而死亡。中医辨证施治在闭合单纯性气胸及对气胸外科手术围术期加快患者的康复有重要作用，补肺益气、健脾化痰、活血祛瘀、通腑下气等治疗方法，对本病有一定的疗效，以加快气胸的吸收、帮助组织的复张、避免反复发作。西医诊疗上对如肺压缩较大，或是开放型、张力型气胸者，仍需采用及早排气，以争取在短时间内使肺复张为宜。

七、预防与调护

1. 预防

（1）本病变化甚速，需密切注意病情变化，防止合并症的发生。

（2）注意原发病的治疗。

（3）尽量少搬动患者，卧床休息，不要用力屏气。

（4）嘱患者精神放松，避免情绪激动。

（5）有慢性肺部疾病者，注意体育锻炼，禁忌剧烈运动。

2. 调护

（1）保持室内空气清新，氧气管道畅通。

（2）饮食清淡，忌食生冷、刺激性食物，肃肺，降浊利气。避免接触刺激性气味，适当予以镇咳治疗。可予润肠通便之核桃仁、萝卜、芹菜等以通腑。

（3）密切注意病情变化，必要时进 ICU 监护。

（4）禁烟戒酒。

（5）有气胸病史者乘坐飞机前应谨慎评估。

古医籍精选

《灵枢·胀论》："肺胀者，虚满而喘咳。"

《金匮要略·肺痿肺痈咳嗽上气》："肺胀，咳而上气，烦躁而喘，脉浮。"

《金匮要略·胸痹心痛短气病》："胸痹之病，喘息咳唾，胸背痛，短气。"

《丹溪心法·咳嗽》："肺胀而嗽，或左或右，不得眠"及"有嗽而肺胀壅遏不得眠者，难治"。

《景岳全书·喘促》："实喘者，胸胀气粗，声高息涌，膨膨然若不能容，唯呼出为快。"

病案分析

（一）病案摘要

陈某，男，23 岁。2015 年 6 月 18 日 11 时 30 分由"120"送至我院急诊。主诉：突发右胸痛伴气急 1 天。症状：入院前 1 天打篮球时突感右侧胸痛，伴胸闷、气急，咳嗽无痰，无发热。舌红苔薄白，脉弦。既往无类似发作，无心肺疾病史。查体：神志清，一般情况可，发育、营养正常，无发绀，略气急。BP 118/74mmHg，气管左偏，右侧胸部饱满，呼吸运动减弱，叩诊呈鼓音呼吸音消失。HR 86 次/分，律齐，各瓣膜听诊区无明显杂音。腹软，肝脾肋下未扪及，肝浊音界下降。实验室检查：胸片示右胸腔透亮区无肺纹理，其内缘为肺压缩边缘，肺被压缩 80%左右。

中医诊断：胸痛（肝郁气滞）。

西医诊断：右侧自发性气胸。

（二）分析

（1）中医治疗思路：治宜疏肝理气，方选柴胡疏肝散。

（2）西医治疗思路：治疗予以卧床休息及限制活动，胸膜腔闭式水封瓶引流排气处理。

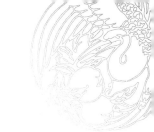

第六节　急性肺栓塞

肺栓塞（pulmonary embolism，PE）是由各种内源性或外源性栓子阻塞肺动脉引起肺循环或右心功能障碍的临床综合征，包括肺血栓栓塞症、脂肪栓塞综合征、羊水栓塞、空气栓塞等。肺血栓栓塞症（pulmonary thromboembolism，PTE）为 PE 的最常见类型，是来自静脉系统或右心的血栓阻塞肺动脉或其分支所致疾病，以肺循环和呼吸功能障碍为主要临床特征。肺动脉栓塞后，若其支配区的肺组织因血液受阻或中断而发生坏死，称为肺梗死（pulmonary infarction，PI）。引起 PTE 的血栓主要来源于深静脉血栓形成（deep venous thrombosis，DVT）。DVT 多发于下肢或骨盆深静脉，脱落后随血液循环进入肺动脉及其分支。DVT 与 PTE 实质上是一种疾病过程在不同部位、不同阶段的表现，两者合称为静脉血栓栓塞症（venous thromboembolism，VTE）。

本病发病率很高，美国估计每年有 60 万～70 万新发肺栓塞患者，发病率仅次于冠心病和高血压。2004 年总人口为 4.544 亿的欧盟六国，急性肺栓塞有关的死亡超过 31.7 万例。其中，突发致命性急性肺栓塞占 34%，死前未能确诊的占 59%，仅有 7% 的早期死亡病例死前确诊。未经治疗的 PTE 死亡率为 25%～30%。诊断明确并经过充分治疗者，死亡率可降低至 2%～8%。PTE 正确诊断率低，误诊率高，据统计，正确诊断率仅为 9%，漏诊率为 67%，应引起高度重视。

急性肺栓塞的发生风险与年龄相关，40 岁以上人群，每增龄 10 岁发生风险增加约 1 倍。我国急性肺栓塞防治项目对1997～2008 年全国 60 多家三甲医院的急性肺栓塞患者进行登记注册,1679.2 万例住院患者中共有 1.8 万例确诊为急性肺栓塞，发生率为 0.1%。

本病属于中医"喘证"、"咳血"、"胸痹"等范畴。

一、病因病机

（一）中医病因病机

1.病因　中医认为本病病因多与感受外邪、饮食不节、素体亏虚、七情劳伤、久病体弱、虫咬外伤等相关。

2.病机　本病的基础是气滞血瘀、痰湿内聚，在风寒湿痹、饮食不节、七情劳欲损伤、久病卧床、排便困难、手术、外伤等各种诱因的作用下而发病。痰瘀互结、阻塞脉络，致枢机不利、气机不畅，是本病的主要病因病机。本病为本虚标实之证，气阳虚，尤其是肺之气阳不足，推动和温煦功能低下是病之本，痰饮瘀血痹阻肺脉是病之标。

（1）痰瘀互结，阻塞脉络：《内经》曰："肺朝百脉"，痰饮瘀血趁肺气阳之虚，上乘于肺，痹塞肺脉则发为本病。痰瘀痹肺，肺失宣降则咳嗽、气喘、呼吸困难；邪阻肺络，血液不循常道则咳血，肺络不通则胸痛；致枢机不利，气机不畅，上焦心肺经脉痹阻不通，不通则突发心前区疼痛、呼吸急促、胸闷、心悸。

（2）心阳不振，瘀阻闭塞："气为血之帅"，"气有一息之不运，则血有一息之不行"，气虚无以行血，则血行迟缓；"阳虚则寒"，"寒则血凝泣"，"血不利则为水"。气阳不足无以蒸化水液则水湿内停，久之则"水聚成饮"、"饮聚成痰"。肺主气、司呼吸，主宣发肃降。饮邪凌心射肺则心悸气短；湿浊下注则下肢水肿。阳气暴脱、神昏气弱、冷汗淋漓、口唇紫绀、四肢厥冷，致成脱证。

（3）肝经瘀阻，则致胁痛及悬饮等症；若累及脾肾则见纳差呕逆、尿少、尿闭。

（二）西医病因病理

1. **病因**　现代医学认为肺栓塞的危险因素，包括任何导致静脉血液淤滞、静脉系统内皮损伤和血液高凝状态的因素。VTE的易患因素包括重大创伤外科手术、下肢骨折、关节置换、脊髓损伤等。

2. **发病机制**

（1）静脉血栓形成导致肺栓塞：栓子通常来源于下肢和骨盆的深静脉，通过循环到肺动脉引起栓塞，但很少来源于上肢、头和颈部静脉。血流淤滞，血液凝固性增高和静脉内皮损伤是血栓形成的促进因素。内源性或外源性的栓子堵塞肺动脉主干，引起血流动力学改变，血管内皮功能受到影响。因此，创伤、长期卧床、静脉曲张、静脉插管、盆腔和髋部手术、肥胖、糖尿病、避孕药或其他原因的凝血机制亢进等，容易诱发静脉血栓形成。

（2）各类心脏疾病容易导致肺栓塞：合并心房颤动、心力衰竭和亚急性细菌性心内膜炎者发病率最高。以右心腔血栓最多见，少数也源于静脉系统。细菌性栓子除见于亚急性细菌性心内膜炎外，也可由起搏器感染引起。前者感染栓子主要来自三尖瓣，偶尔先天性心脏病患者二尖瓣赘生物可自左心经缺损分流进入右心而到达肺动脉，肺动脉压力上升。右心室负荷加大，心排血量下降。病情表现与血栓大小形状及堵塞肺血管的部位和范围有关，进一步发展可引起右心衰竭，血压下降。

（3）肿瘤因素导致肺栓塞：以肺癌、消化系统肿瘤、绒癌、白血病等较常见。恶性肿瘤并发肺栓塞仅 1/3 为瘤栓，其余均为血栓。据推测肿瘤患者血液中可能存在凝血激酶，以及其他能激活凝血系统的物质如组蛋白、组织蛋白酶和蛋白水解酶等，另外，血小板活化脱颗粒，释放出大量血管活性物质，如二磷酸腺苷、组胺、5-羟色胺、多种前列腺素等，这些物质均导致广泛的肺小动脉收缩，同时反射性引起交感神经释放儿茶酚胺，故肿瘤患者肺栓塞发生率高，甚至可以是其首发症状。

（4）妊娠和分娩肺栓塞以产后和剖宫产发生率最高：妊娠时腹腔内压增加和激素松弛血管平滑肌及盆静脉受压可引起静脉血流缓慢，改变血液流变学特性，血流淤滞，利于血液凝固，形成黏附、聚集，使血管内皮分泌过量的血浆内皮素，加重静脉血栓形成。羊水栓塞也是分娩期的严重并发症，其发病机制为羊水中胎儿代谢物入血引起过敏性休克；羊水栓子阻塞肺动脉引起反射性血管痉挛；羊水具有凝血致活酶作用引起弥散性血管内凝血，引起全身出血及微循环衰竭，严重时可引起猝死。

（5）长骨骨折致脂肪栓塞、口服避孕药、意外事故和减压病造成空气栓塞、寄生虫和异物栓塞等，可使促凝物质进入血液，导致肺栓塞的发生发展。没有明显的促发因素时，还应考虑到遗传性抗凝因素减少或纤维蛋白溶酶原激活抑制剂的增加。

3. **病理**　肺梗塞区虽有通气，但无血流，为无效通气；未梗塞区血流增加，但通气未增加，导致通气血流比例失调，临床致出血低氧血症。肺栓塞后肺表现活性物质生成减少，可致肺不张，引起肺血管收缩，出现肺动脉高压，严重时可导致右心衰竭。由于血流受阻，心搏出量下降，可出现血压下降。因此，急性肺栓塞导致肺动脉管腔堵塞可引起不同程度的血流动力学改变和气体交换障碍。

二、临床表现

（一）病史

患者常有外科手术后、血液黏滞度增高、脑卒中、中心静脉插管、慢性静脉疾病、长期卧床等病史。

（二）症状

临床症状缺乏特异性。各病例严重程度亦有很大差别，表现取决于栓子的大小、数量、栓塞的部位及患者是否存在心、肺等器官的基础疾病，可以从无症状到血流动力学不稳定，甚或发生猝死。根据国内外对PTE症状学的描述性研究，各临床症状、体征及其出现的比率：

（1）呼吸困难及气促（80%～90%）：最常见，活动后明显。

（2）胸痛：胸膜炎性胸痛（40%～70%）或心绞痛样疼痛（4%～12%）。

（3）晕厥（11%～20%）：可为PTE的唯一或首发症状。

（4）烦躁不安、惊恐甚至濒死感（55%）。

（5）咯血（11%～30%）：常为小量咯血，大咯血少见。

（6）咳嗽（20%～37%）。

（7）心悸（10%～18%）。需注意具备"PI三联征"（呼吸困难、胸痛及咯血）者不足30%。

（三）体征

本病主要表现为呼吸系统和和循环系统的体征，特别是呼吸频率增加和心跳增快 血压下降及发绀。低血压及休克较罕见，但一旦发生提示中央型急性肺栓塞或（和）血流动力学储备严重降低。

（1）呼吸急促（70%）：呼吸频率>20次/分，是最常见的体征。

（2）心动过速（30%～40%），心率>90次/分。

（3）血压变化，严重时可出现血压下降甚至休克。

（4）发绀（11%～16%）。

（5）发热（43%）：多为低热，少数患者可有中度以上的发热（7%）。

（6）颈静脉充盈或搏动（12%）。

（7）肺部可闻及哮鸣音（5%）和（或）细湿啰音（18%～51%），偶可闻及血管杂音。

（8）胸腔积液的相应体征（24%～30%）。

（9）肺动脉瓣区第二音亢进或分裂（23%），$P_2 > A_2$，三尖瓣区收缩期杂音。

（四）辅助检查

1. **动脉血气分析**　血气分析指标无特异性。肺血管床阻塞15%以上就可以出现低氧血症，大多数急性PTE患者$PaO_2 < 80mmHg$；多数患者出现过度通气，导致低碳酸血症；肺泡-动脉血氧分压差增大。部分患者的上述检查结果可为正常，不能据此排除PTE诊断。

2. **血浆D-二聚体**　为特异性的纤溶标记物。急性血栓的形成使凝血和纤溶同时激活，可引起起血浆D-二聚体升高。D-二聚体对急性PTE诊断的敏感性达92%～100%，但其特异性较低，仅为40%～43%。急性血栓形成时，凝血和纤溶同时激活，可引起血浆D-二聚体水平升高。D-二聚体检测的阴性预测价值很高，水平正常多可排除急性肺栓塞和DVT。但其他情况也会使D-二聚体水平升高，如肿瘤、炎症、出血、创伤、外科手术等，所以D-二聚体水平升高的阳性预测价值很低。测定血浆D-二聚体的主要价值在于排除急性肺栓塞，尤其是低度可疑患者，而对确诊无益。在临床应用中D-二聚体对急性肺栓塞有较大的排除诊断价值，若低于$500\mu g/L$，可基本除外急性临床症状缺乏特异性。各病例严重程度亦有很大差别，表现取决于栓子的大小、数量、栓塞的部位及患者是否存在心、肺等器官的基础疾病，可以从无症状到血流动力学不稳定，甚或发生猝死。

3. **心电图**　大多数病例有非特异性的心电图异常。较多见的包括$V_1 \sim V_4$的T波改变和ST段异常；部分病例可出现$S_I Q_{III} T_{III}$征（即I导S波加深，III导出现Q/q波及T波倒置）。心电图的动态改变较之静态异常对于肺栓塞具有更大意义。

4. 胸部X线　多有异常表现，但缺乏特异性。表现为：区域性肺血管纹理变细、稀疏或消失，肺野透亮度增加；肺野局部浸润性阴影；尖端指向肺门的楔形阴影；肺不张或膨胀不全；右下肺动脉干增宽或伴截断征；肺动脉段膨隆及右心室扩大征；患侧横膈抬高；少至中量胸腔积液征等。

5. 超声心动图　在提示诊断和除外其他心血管疾患方面有重要价值，是基层医疗机构诊断急性肺栓塞的常用技术，而且便于急诊使用。超声心动图可提供急性肺栓塞的直接和间接征象。直接征象为发现肺动脉近端或右心腔血栓，如同时临床表现疑似急性肺栓塞，可明确诊断，但阳性率低。间接征象多是右心负荷过重的表现，如右心室壁局部运动幅度下降，右心室和（或）右心房扩大，三尖瓣反流速度增快，以及室间隔左移，肺动脉干增宽等。既往无肺血管疾病的患者发生急性肺栓塞，右心室壁一般无增厚，肺动脉收缩压很少超过35～40mmHg，因此在临床表现基础上结合超声心动图特点，有助于鉴别急、慢性肺栓塞。

6. 核素肺通气/灌注扫描　是肺栓塞重要的诊断方法。典型征象是呈肺段分布的肺灌注缺损，并与通气显像不匹配。

7. 螺旋CT和电子束CT造影　能发现段以上肺动脉内的栓子，是肺栓塞的确诊手段之一。

8. 磁共振成像（MRI）　对段以上肺动脉内栓子诊断的敏感性和特异性均较高，避免了注射碘造影剂的缺点，MRI具有潜在识别新旧血栓的能力。

9. 肺动脉造影　为肺栓塞诊断的经典与参比方法。其敏感性约为98%，特异性为95%～98%。如果其他无创性检查手段能够确诊肺栓塞，而且临床上拟仅采取内科治疗时，则不必行此项检查。

10. 深静脉血栓的辅助检查　绝大部分肺血栓栓塞的栓子来源于深静脉血栓，应行深静脉血栓检查。可选用超声、静脉造影、MR等手段，其中静脉造影是诊断深静脉血栓的"金标准"，其诊断敏感性和特异性均接近100%。

三、诊断

（一）初步诊断

存在危险因素患者特别是存在多个危险因素的患者应考虑本病的诊断。对于患者出现不明原因的呼吸困难、胸痛、晕厥或休克，尤其是伴有单侧或双侧不对称性下肢肿胀、疼痛等症状者，应行下肢血管彩超、X线胸片、心电图、心脏彩超、血气分析等检查。根据这些结果可以初步疑诊肺血栓栓塞或排除其他疾病。应常规行D-二聚体检测。

（二）确诊

对经上述检查后仍然怀疑肺血栓栓塞患者，应尽快行胸部CT、胸部MR、放射性核素肺通气/灌注扫描、肺动脉造影等检查。上述检查其中一项为阳性，结合临床表现，即可确诊本病。

（三）危险程度分组

PE不仅临床表现不特异，常规检查如胸片、心电图、血气分析、超声心动图等也缺乏特异性。多排螺旋CT、放射性核素肺通气灌注扫描、肺动脉造影常能明确诊断，但费用高，尤其肺动脉造影具有侵入性，许多基层医院尚不具备检查条件。

1. 临床可能性评估　常用的临床评估标准有加拿大Wells评分和修正的Geneva评分。这两种评分标准简单易懂，所需的临床资料易于获得，适合在基层医院普及。最近，Wells和Geneva法则都进行了简化，更增加了临床实用性，其有效性也得到了证实（表3-2、表3-3）。

表 3-2　Wells 评分

Wells	原始版	简化版
既往 PE 或 DVT 病史	1.5	1
心率≥100 次/分	1.5	1
过去 4 周内有手术或制动史	1.5	1
咯血	1	1
肿瘤活动期	1	1
DVT 临床表现	3	1
其他鉴别诊断的可能性低于 PE	3	1
临床概率		
三分类法（简化版不推荐三分类法）		
低	0～1	
中	2～6	
高	≥7	
两分类法		
PE 可能性小	0～4	0～1
PE 可能	≥5	≥2

表 3-3　Geneva 评分

Geneva	原始版	简化版
既往 PE 或 DVT 病史	3	1
心率		
75～94 次/分	3	1
≥95 次/分	5	2
过去 1 个月内手术史或骨折史	2	1
咯血	2	1
肿瘤活动期	2	1
单侧下肢痛	3	1
下肢深静脉触痛和单侧肿胀	4	1
年龄>65 岁	1	1
临床概率		
三分类法		
低	0～3	0～1
中	4～10	2～4
高	≥11	≥5
两分类法		
PE 可能性小	0～5	0～2
PE 可能	≥6	≥3

2. 初始危险分层　对急性 PE 的严重程度进行初始危险分层（图 3-1）以评估 PE 的早期死亡风

险（包括住院死亡率或 30 天死亡率）。初始危险分层主要根据患者当前的临床状态，只要存在休克或者持续低血压即为高危 PE，休克或者持续低血压是指收缩压<90mmHg，或收缩压下降≥40mmHg 并持续 15min 以上，排除新发心律失常、血容量下降、脓毒血症。如无则为非高危 PE。此分层方法对诊断和治疗策略都具有非常重要意义，由此决定下一步诊疗策略。

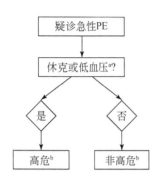

图 3-1 急性 PE 初始危险分层

PE=肺栓塞；a.排除新发心律失常、血容量下降、脓毒血症后，收缩压<90mmHg，或收缩压下降≥40mmHg 并持续 15min 以上；b.基于住院或 30 天死亡率

（1）伴休克或低血压的可疑 PE：临床可能性评估分值通常很高，属可疑高危 PE，随时危及生命，首选 CT 肺动脉造影明确诊断，鉴别诊断包括急性血管功能障碍、心包填塞、ACS 和主动脉夹层。如患者和医院条件所限无法行 CT 肺动脉造影，首选床旁超声心动图检查，以发现急性肺高压和右心室功能障碍的证据。对于病情不稳定不能行 CT 肺动脉造影者，超声心动图证实右心室功能障碍足以立即启动再灌注治疗，无须进一步检查，如果发现右心血栓则更强化 PE 诊断。床旁辅助影像学检查还推荐 CUS，如果经胸超声心动图检查时声窗不理想，还可选择经食管超声心动图，以查找静脉或肺动脉血栓，进一步支持 PE 诊断。患者病情一旦得到稳定，应考虑 CT 肺动脉造影最终确定诊断。对于疑诊 ACS 直接送往导管室的不稳定患者，在排除 ACS 后，如考虑 PE 可能，可行肺动脉造影。推荐诊断策略见图 3-2。

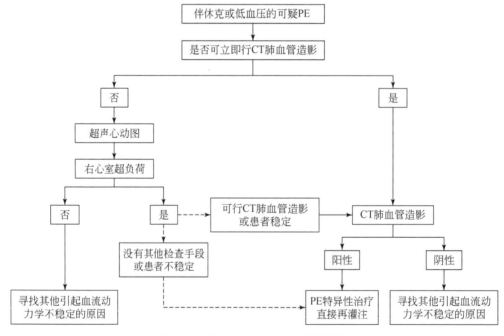

图 3-2 可疑高危 PE 患者诊断流程图

（2）不伴休克或低血压的可疑 PE：首先进行临床可能性评估，在此基础上决定下一步诊断策略。对于临床概率为低、中或 PE 可能性小的患者，进行血浆 D-二聚体检测，以减少不必要的影像学检查和辐射，建议使用高敏法检测。临床概率为低或 PE 可能性小的患者，如高敏或中敏法检测 D-二聚体水平正常，可排除 PE；临床概率为中患者，如中敏法检测 D-二聚体阴性，需进一步检查；

临床概率为高的患者，需行 CT 肺动脉造影明确诊断。推荐诊断策略见图 3-3。

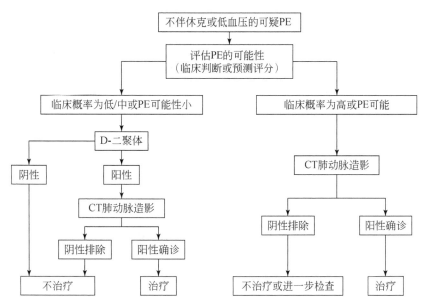

图 3-3 可疑非高危 PE 患者诊断流程图

四、鉴别诊断

1.细菌性肺炎 可有与肺血栓栓塞相似的表现，如呼吸困难、发绀、咳嗽、咯血、心动过速、发热等，X 线表现也可相似。但肺炎有寒颤、高热、脓痰等表现，无血栓形成的原发病史，白细胞计数明显增高。

2.急性心肌梗死 与肺血栓栓塞相似表现可有胸痛、呼吸困难、休克等症状。约有 19% 的肺栓塞可发生心绞痛症状，应注意鉴别。但急性心肌梗死可有心绞痛等病史，胸片无斑片状阴影，有动态的心电图及心酶演变过程。

3.主动脉夹层 多有高血压病史，疼痛与呼吸运动无关，疼痛范围较广泛，呼吸困难和发绀表现不明显。心脏彩超和胸部 CT 检查有助于鉴别诊断。

五、治疗

（一）中医治疗

治疗原则：本病以散闭结之肺气，通顺血脉，宽胸除满，行气通便为基本治法。

1.针灸及其他外治法

（1）针刺法：主穴选中脘、气海、关元、足三里、脾俞、膈俞，神志不清、晕厥者配针人中、承浆，气息微弱者加中脘、气海、足三里，痰涎壅盛者加丰隆。

（2）艾灸法：主穴灸神阙、关元，可温针灸百会、素髎、内关、足三里。

2.辨证方药

（1）气滞血瘀证

证候 久病后突发胸痛，疼痛多在右胸或右后胸部，伴胸闷气促，心悸气短，倦怠乏力，面色晦暗或青紫。舌质紫暗，脉结代或涩。

治法 活血化瘀，理气宽胸。

方药 血府逐瘀汤。血府逐瘀汤合止嗽散加减。药用：桃仁、红花、当归、生地黄、牛膝、川芎、桔梗、赤芍、枳壳、甘草、柴胡、桔梗、白前、橘红、百部、紫菀等。

如肺热咳喘，须加贝母、知母、瓜蒌、黄芩；若瘀痛入络，可加全蝎、穿山甲、地龙、三棱、莪术等以破血通络止痛；气机郁滞较重，加川楝子、香附、青皮等以疏肝理气止痛；胁下有痞块，属血瘀者，可酌加丹参、郁金、水蛭等以活血破瘀，消癥化滞。

中成药可用丹参注射液、丹红注射液、灯盏细辛注射液、疏血通注射液、丹七片等。

（2）痰湿壅肺证

证候 咳嗽，咳痰量多，甚则气喘不能平卧，胸闷气短，食少脘痞纳呆，体倦，便溏。舌质淡，苔白腻，脉沉弦。

治法 健脾燥湿，化痰止咳。

方药 二陈汤。药用：半夏、橘红、白茯苓、甘草等。

治湿痰，可加苍术、厚朴以增燥湿化痰之力；治热痰，可加胆南星、瓜蒌以清热化痰；治寒痰，可加干姜、细辛以温化寒痰；治风痰眩晕，可加天麻、僵蚕以化痰熄风；治食痰，可加莱菔子、麦芽以消食化痰；治郁痰，可加香附、青皮、郁金以解郁化痰；治痰流经络之瘰疬、痰核，可加海藻、昆布、牡蛎以软坚化痰。

中成药可用细辛脑注射液、通窍镇痛散、鸡苏丸、二陈丸、橘红痰咳颗粒、半夏露颗粒咳喘顺丸等。

（3）气阴两虚证

证候 胸痛，气短气促，心悸胸闷，自汗乏力，五心烦热，口干，咳嗽，量少而黏或痰中带血。舌质红少津，苔薄或剥，脉细数或结代。

治法 益气养阴，润肺止咳。

方药 百合固金汤。药用：生地黄、熟地黄、当归身、芍药、甘草、百合、贝母、麦冬、桔梗、玄参等。

若痰稠难咯，加瓜蒌仁、桑白皮、天花粉以清润化痰；若咳血甚者，加侧柏叶、仙鹤草、白茅根以凉血止血。

中成药可用黄芪生脉饮、济生肾气丸、参麦止咳糖浆、润肺止嗽丸、人参保肺丸、七味都气丸、麦味地黄丸、琼玉膏等。

（4）阳气虚脱证

证候 心悸胸痛、胸闷气促、自汗，动则更甚。面色苍白，四肢逆冷或肿胀，伴短气乏力、神志呆滞，尿少。甚或烦躁不安，唇指紫绀，呼吸短促。舌质淡胖，苔白腻或滑润少苔，脉微欲绝。

治法 回阳救逆。

方药 生脉散合四逆汤。药用：人参、麦冬、五味子、附子、干姜、炙甘草等。

阴竭者加山茱萸、煅龙骨、煅牡蛎；四肢逆冷，汗出如珠者，加细辛、桂枝。

中成药可用参附注射液、参茸黑锡丹、通宣理肺丸、金匮肾气丸、蛤蚧养肺丸、固肾定喘丸等。

（二）西医治疗

治疗目标：挽救生命，缩小或消除血栓，使肺血管再通，缓解栓塞产生的症状，稳定病情，预防复发。

1.危险度分层 PE 的治疗方案需根据病情严重程度而定，因此必须迅速准确地对患者进行危险度分层以制订相应的治疗策略（图3-4）。

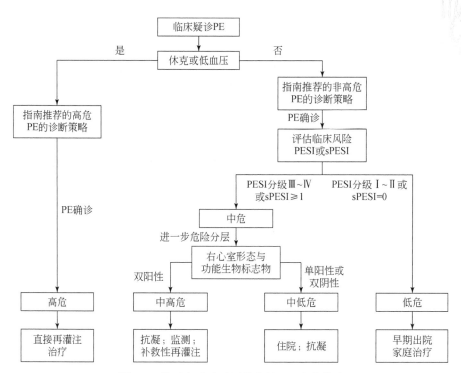

图 3-4　基于危险度分层的急性 PE 治疗策略

首先根据是否出现休克或者持续性低血压对疑诊或确诊 PE 进行初始危险度分层，以识别早期死亡高危患者。如患者血流动力学不稳定，出现休克或低血压，应视为高危患者，立即进入紧急诊断流程（见图 3-2），一旦确诊 PE，迅速启动再灌注治疗。

不伴休克或低血压为非高危患者，需应用有效的临床预后风险评分，推荐肺栓塞严重指数（pulmonary embolism severity index，PESI），或其简化版本 sPESI，以区分中危和低危患者（表 3-4）。超声心动图或 CT 血管造影证实右心室功能障碍，同时伴有心肌损伤生物标志物肌钙蛋白升高者为中高危，对这类患者应进行严密监测，以早期发现血流动力学失代偿，一旦出现即启动补救性再灌注治疗。右心室功能和（或）心脏标志物正常者为中低危。

表 3-4　肺栓塞严重指数（PESI）及其简化版本 sPESI

指标	原始版本	简化版本
年龄	以年龄为分数	1 分（若年龄>80 岁）
男性	+10 分	-
肿瘤	+30 分	1 分
慢性心力衰竭	+10 分	1 分
慢性肺部疾病	+10 分	
脉搏≥110 次/分	+20 分	1 分
收缩压<100mmHg	+30 分	1 分
呼吸频率>30 次/分	+20 分	-
体温<36℃	+20 分	-
精神状态改变	+60 分	
动脉血氧饱和度<90%	+20 分	1 分

注：PESI 分级方法：≤65 分为 I 级，66～85 分为 II 级，86～105 分为III级，106～125 分为 IV 级，>125 分为 V 级

2.急性期治疗

（1）血流动力学和呼吸支持：急性右心衰竭及其导致的心排血量不足是 PE 患者死亡的首要原因。因此，PE 合并右心衰竭患者的支持治疗极其重要。研究提示积极扩容不仅无益，反而有可能因过度机械牵张或反射机制抑制心肌收缩力而恶化右心功能。对心脏指数低、血压正常的 PE 患者，给予适度的液体冲击（500ml），有助于增加心排血量。

在药物、外科或者介入再灌注治疗的同时，通常需使用升压药。去甲肾上腺素通过直接正性肌力作用能改善右心室功能，同时通过刺激外周血管α受体升高体循环血压，改善右心室冠状动脉灌注，但应限于低血压患者。多巴酚丁胺和（或）多巴胺对心脏指数低、血压正常的 PE 患者较好，但超过生理范围的心脏指数可导致血流由阻塞血管向未阻塞血管的进一步重新分配，从而加重通气/血流比失调。肾上腺素兼具去甲肾上腺素和多巴酚丁胺的优点，而无体循环扩血管效应，可能对 PE 伴休克患者有益。

血管扩张剂降低肺动脉压力和肺血管阻力，但这些药物缺乏肺血管特异性，经体循环给药后可能导致体循环血压进一步降低。吸入一氧化氮可能改善 PE 患者的血流动力学状态和气体交换。左西孟旦在扩张肺动脉的同时增加右心室收缩力，有助于恢复急性 PE 患者的右心室-肺动脉耦联。

PE 患者常伴中等程度的低氧血症和低碳酸血症。低氧血症通常在吸氧后逆转。当给予机械通气时，注意减少其不良的血流动力学效应。机械通气造成的胸腔内正压会减少静脉回流，恶化血流动力学不稳定 PE 患者的右心衰竭。因此，呼气末正压要慎用。应给予较低的潮气量（约 6 ml/kg 去脂体重），以保持吸气末平台压力<30cmH$_2$O。

（2）抗凝治疗：急性 PE 患者推荐抗凝治疗，目的在于预防早期死亡和 VTE 复发。

1）肠外抗凝剂：对于高或中等临床可能性 PE 患者，在等待诊断结果的同时应给予肠外抗凝剂。肠外抗凝剂普通肝素、低分子量肝素或磺达肝癸钠均有即刻抗凝作用。初始抗凝治疗，低分子量肝素和磺达肝癸钠优于普通肝素，发生大出血和肝素诱导血小板减少症（heparin-induced thrombocytopenia，HIT）的风险也低。而普通肝素具有半衰期短、抗凝效应容易监测、可迅速被鱼精蛋白中和的优点，推荐用于拟直接再灌注的患者，以及严重肾功能不全（肌酐清除率<30ml/min），或重度肥胖者。低分子量肝素和普通肝素主要依赖抗凝血酶系统发挥作用，如有条件，建议使用前和使用中检测抗凝血酶活性，如果抗凝血酶活性下降，需考虑更换抗凝药物。

A.普通肝素：首先给予负荷剂量 2000～5000IU 或按 80IU/kg 静脉注射，继之以 18IU/（kg·h）持续静脉滴注。抗凝必须充分，在初始 24h 内需每 4～6h 测定活化的部分凝血活酶时间（APTT）1 次，并根据 APTT 调整普通肝素的剂量（表 3-5），每次调整剂量后 3h 再测 APTT，使 APTT 尽快达到并维持于正常值的 1.5～2.5 倍。治疗达到稳定水平后，改为每天测定 APTT 1 次。应用普通肝素可能会引起 HIT，在使用普通肝素的第 3～5 天需复查血小板计数。若需较长时间使用普通肝素，应在第 7～10 天和 14 天复查血小板计数，普通肝素使用 2 周后则较少出现 HIT。若患者血小板计数迅速或持续降低超过 50%，或血小板计数小于 100×10^9/L，应立即停用普通肝素，一般停用 10 天内血小板数量开始逐渐恢复。

表 3-5　根据 APTT 调整普通肝素剂量的方法

APTT	普通肝素调整剂量
<35s（<1.2 倍正常对照值）	静脉注射 80U/kg，然后静脉滴注剂量增加 4U/（kg·h）
35～45s（1.2～1.5 倍正常对照值）	静脉注射 40U/kg，然后静脉滴注剂量增加 2U/（kg·h）
46～70s（1.5～2.3 倍正常对照值）	无须调整剂量
71～90s（2.3～3.0 倍正常对照值）	静脉滴注剂量减少 2U/（kg·h）
>90s（>3 倍正常对照值）	停药 1h，然后静脉滴注剂量减少 3U/（kg·h）

B.低分子量肝素：所有低分子量肝素均应按照体重给药。一般不需常规监测，但在妊娠期间需定期监测抗Ⅹa因子活性。抗Ⅹa因子活性的峰值应在最近一次注射后4h测定，谷值则应在下一次注射前测定，每天给药2次的抗Ⅹa因子活性目标范围为0.6～1.0IU/ml，每天给药1次的目标范围为1.0～2.0IU/ml。

C.磺达肝癸钠：是选择性Ⅹa因子抑制剂，2.5mg皮下注射，每天1次，无须监测，但由于其消除随体重减轻而降低，对体重<50kg的患者慎用。严重肾功能不全的患者（肌酐清除率<30ml/min），因其将在体内蓄积，增加出血的风险，禁用磺达肝癸钠。对于中度肾功能不全的患者（肌酐清除率30～50ml/min）应减量50%使用。

2）口服抗凝药：应尽早给予口服抗凝药、维生素K拮抗剂（vitamin K antagonist，VKA），其中华法林国内最为常用，最好与肠道外抗凝剂同日给予。近年来，一些新型口服抗凝药开始应用于临床。

A.华法林：是一种维生素K拮抗剂，它通过抑制依赖维生素K凝血因子（Ⅱ、Ⅶ、Ⅸ、Ⅹ）的合成而发挥抗凝作用。初始通常与普通肝素、低分子量肝素或磺达肝癸钠联用。

由于亚洲人华法林肝脏代谢酶存在较大差异，中国人的平均华法林剂量低于西方人。根据2013年《华法林抗凝治疗的中国专家共识》，不建议给予负荷剂量，推荐初始剂量为1～3mg，某些患者如老年、肝功能受损、慢性心力衰竭和出血高风险患者，初始剂量还可适当降低。为达到快速抗凝目的，华法林应与普通肝素、低分子量肝素或磺达肝癸钠重叠应用5天以上，当INR达到目标范围（2.0～3.0）并持续2天以上时，停用普通肝素、低分子量肝素或磺达肝癸钠。

B.非维生素K依赖的新型口服抗凝药：近年来大规模临床试验为非维生素K依赖的新型口服抗凝药（Non-vitamin K-dependent new oral anticoagulants，NOACs）用于PE或VTE急性期治疗提供了证据，包括达比加群、利伐沙班、阿哌沙班和依度沙班。

a.达比加群：是直接凝血酶抑制剂，150mg，每天2次，研究表明，与华法林相比，达比加群的所有出血事件更少。

b.利伐沙班：为直接Xa因子抑制剂。研究表明利伐沙班单药口服（15mg，每天2次，3周；继以20mg，每天1次）在控制VTE复发方面的有效性不劣于依诺肝素/华法林的标准治疗，而利伐沙班大出血发生率更低。

c.阿哌沙班：是直接Xa因子抑制剂。研究表明阿哌沙班单药口服治疗（10mg，每天2次，7天；继以5mg，每天2次）在减少复发症状性VTE或VTE相关死亡等有效性事件方面不劣于传统的依诺肝素/华法林治疗，而安全性方面，阿哌沙班大出血发生率及大出血合并临床相关的非大出血的复合事件发生率更低。

d.依度沙班：是直接Xa因子抑制剂。有研究比较了依度沙班与华法林的作用。依度沙班在主要有效性事件（复发症状性VTE或致死性PE）方面不劣于华法林，且主要安全性事件（大出血或临床相关的非大出血）发生率更低。

目前，NOACs可以替代华法林用于初始抗凝治疗。利伐沙班和阿哌沙班可作为单药治疗（不需合用肠外抗凝剂），但急性期治疗的前3周（利伐沙班）或前7天（阿哌沙班）需增加口服剂量；达比加群和依度沙班必须联合肠外抗凝剂应用。以上4种新型口服抗凝药均不能用于严重肾功能损害患者。

（3）溶栓治疗：溶栓药物可直接或间接地将纤维蛋白溶酶原转变成纤维蛋白溶酶，迅速降解纤维蛋白，使血栓溶解；通过清除和灭活纤维蛋白原、凝血因子Ⅱ、凝血因子Ⅴ、凝血因子Ⅷ及纤维蛋白溶酶原，干扰凝血功能；纤维蛋白原降解产物增多，抑制纤维蛋白原向纤维蛋白转变，并干扰纤维蛋白的聚合。溶栓治疗可迅速溶解血栓和恢复肺组织灌注，逆转右心衰竭，增加肺毛细血管血容量及降低病死率和复发率。

1）临床常用溶栓药物及用法：临床上常用的溶栓药物有尿激酶（UK）和重组组织型纤溶酶原

激活剂阿替普酶（rt-PA）两种。①尿激酶：我国采用的方案是 UK 20 000 IU/（kg·2h）静脉滴注，研究表明无大出血发生，方案安全、有效和简便易行。②rt-PA：目前我国大多数医院采用的方案是 rt-PA 50～100mg 持续静脉滴注，无须负荷量。我国 VTE 研究组 rt-PA 治疗急性 PE 的临床研究结果结果显示半量 rt-PA 溶栓治疗 PE 与全量相比有效性相似且更安全，尤其体重<65kg 的患者出血事件明显减少。关于 50mg 和 100mg 两个剂量的疗效比较，目前尚无定论。

2）禁忌证：绝对禁忌证：①出血性卒中；②6 个月内缺血性卒中；③中枢神经系统损伤或肿瘤；④近 3 周内重大外伤、手术或者头部损伤；⑤1 个月内消化道出血；⑥已知的出血高风险患者。相对禁忌证：①6 个月内短暂性脑缺血发作（transient ischemic attack，TIA）发作；②口服抗凝药应用；③妊娠，或分娩后 1 周；④不能压迫止血部位的血管穿刺；⑤近期曾行心肺复苏；⑥难于控制的高血压（收缩压 >180 mm Hg）；⑦严重肝功能不全；⑧感染性心内膜炎；⑨活动性溃疡。

值得注意的是，对于危及生命的高危 PE 患者，大多数禁忌证应视为相对禁忌证。

3）溶栓时间窗：肺组织氧供丰富，有肺动静脉、支气管动静脉、肺泡内换气三重氧供，因此肺梗死的发生率低，即使发生也相对比较轻。PE 溶栓治疗的目的主要是尽早溶解血栓疏通血管，减轻血管内皮损伤，降低慢性血栓栓塞性肺高压的发生危险。因此，在急性 PE 起病 48h 内即开始行溶栓治疗，能够取得最大的疗效，但对于那些有症状的急性 PE 患者在 6～14 天内行溶栓治疗仍有一定作用。

4）溶栓治疗过程中注意事项：①溶栓前应行常规检查：血常规、血型、APTT、肝肾功能、动脉血气、超声心动图、胸片、心电图等作为基线资料，用以与溶栓后资料作对比以判断溶栓疗效。②备血，并向家属交待病情，签署知情同意书。③使用尿激酶溶栓期间勿同时使用普通肝素，rt-PA 溶栓时是否停用普通肝素无特殊要求，输注过程中可继续应用。④使用 rt-PA 溶栓时，可在第1h 内泵入 50mg 观察有无不良反应，如无则在第 2h 内序贯泵入另外 50mg。在溶栓开始后每 30min 做一次心电图，复查动脉血气，严密观察患者的生命体征。⑤溶栓治疗结束后，应每 2～4h 测定 APTT，当其水平低于基线值的 2 倍（或<80s）时，开始规范的肝素治疗。常规使用普通肝素或低分子量肝素治疗。由于溶栓的出血风险，以及有时可能需要立即停用并逆转肝素的抗凝效应，推荐溶栓治疗后的数小时继续给予普通肝素，然后可切换成低分子量肝素或者磺达肝癸钠。如患者在溶栓开始前已接受低分子量肝素或磺达肝癸钠，则普通肝素输注应推迟至最近一剂低分子量肝素注射后 12h（每天 2 次给药），或最近一剂低分子肝素或磺达肝癸钠注射后 24h（每天 1 次给药）。

（4）外科血栓清除术：1924 年成功实施了第一例外科肺动脉血栓清除术。近来，包括心脏外科医生在内的多学科综合团队再次将血栓清除术引入治疗高危 PE、选择性的中高危 PE，尤其对于溶栓禁忌或失败的患者。在血流动力学崩溃前，多学科迅速干预并实施个体化血栓清除术，可使围手术期的死亡率降低至 6%或更低。术前溶栓增加了出血风险，但不是外科血栓清除术的绝对禁忌证。系列结果表明，术后患者存活率、WHO 功能分级和生活质量均获得提高。

（5）经皮导管介入治疗：介入治疗可去除肺动脉及主要分支内的血栓，促进右心室功能恢复，改善症状和存活率。对于有溶栓绝对禁忌证的患者，介入方法包括：①猪尾导管或球囊导管进行血栓碎裂；②液压导管装置进行血栓流变溶解；③抽吸导管进行血栓抽吸；④血栓旋切。对于没有溶栓禁忌证的患者，可同时经导管溶栓或者机械捣栓基础上药物溶栓。

（6）治疗策略：急性 PE 治疗策略的推荐流程见图 3-4。

1）合并休克或低血压的 PE（高危 PE）：PE 患者出现休克或低血压时住院期间死亡风险极高，尤其在入院后最初数小时内。给予血流动力学和呼吸支持，起始抗凝首选静脉普通肝素。直接再灌注治疗，尤其全身溶栓，是高危 PE 患者治疗的最佳选择。有溶栓禁忌或溶栓失败伴血液动力学不稳定的患者，可行外科血栓清除术。对全量全身溶栓有禁忌或溶栓失败者，也可行经皮导管介入治疗。

2）不伴休克或低血压的 PE（中危或低危 PE）：不推荐常规全身溶栓治疗。除合并严重肾功能不全患者外，皮下注射低分子量肝素或磺达肝癸钠是大多数不伴血流动力学障碍的急性 PE 患者治疗的最佳选择。PE 确诊后，应采用有效的临床评分进行风险评估（推荐 PESI 或 sPESI，见表 3-4）和危险分层。中危患者，应行超声心动图或 CT 肺动脉造影评估右心室功能并进行肌钙蛋白检测，以进一步危险分层。对中高危患者，应严密监测，以及早发现血流动力学失代偿，一旦出现即启动补救性再灌注治疗；对中低危患者，建议给予抗凝治疗。PESI 分级为 I 级或 II 级及 sPESI 评分为 0 的低危患者，可考虑早期出院和家庭治疗。

3. 抗凝治疗时程　PE 患者抗凝治疗的目的在于预防 VTE 复发。目前证据表明：①PE 患者应接受至少 3 个月的抗凝治疗；②6 或 12 个月后停止抗凝治疗与 3 个月后停止抗凝治疗相比，PE 复发风险相似；③长期抗凝降低约 90% 的 VTE 复发风险，但这一获益被每年 1% 以上的大出血风险所抵消。因此，抗凝治疗的时程应因人而异。

（1）诱发型 PE：VTE 可被一些暂时性或可逆性危险因素，如手术、创伤、制动、妊娠、口服避孕药或激素替代治疗所诱发，称为诱发型 PE。对于此类 PE 患者，如果暂时性危险因素已经去除，推荐口服抗凝治疗 3 个月。

（2）无诱因 PE：无诱因 PE 患者的复发风险高于诱发型 PE，应给予口服抗凝治疗至少 3 个月。此后，根据复发和出血风险决定抗凝治疗的时程。可根据以下列情况鉴别患者是否具有长期的高复发风险：①既往有 1 次以上的 VTE 发作；②抗磷脂抗体综合征；③遗传性血栓形成倾向；④近端静脉残余血栓；⑤出院时超声心动图检查存在持续性右心室功能障碍。此外，VKA 停用 1 个月后 D-二聚体阴性是 VTE 复发的保护性因素。目前，尚无评价接受抗凝治疗的 VTE 患者出血风险评分体系。基于现有证据，出血危险因素主要有：①高龄（尤其>70 岁）；②既往胃肠道出血史；③既往卒中史，无论出血性还是缺血性；④慢性肾病或肝病；⑤联用抗血小板治疗；⑥其他严重急性或慢性疾病；⑦抗凝治疗管理不善；⑧未严格监测凝血功能。

对于首次发作的无诱因 PE 且出血风险低者，可考虑长期抗凝治疗。对于复发的无诱因 DVT 或 PE 患者，建议进行长期抗凝治疗。血栓形成倾向分子携带者、狼疮患者、蛋白 C 或蛋白 S 缺陷者、纯合型凝血因子 V Leiden 突变或纯合型凝血酶原 G20210A（PTG20210A）突变者，在首次无诱因 VTE 发作后均需长期抗凝治疗。目前尚无证据证实对杂合型凝血因子 V Leiden 突变或杂合型 PTG20210A 突变者长期抗凝治疗临床获益。长期抗凝并非终生抗凝，仅指抗凝治疗时程不限于急性发作后 3 个月，对于这些患者，需定期评估，根据复发和出血风险，决定是否停用抗凝治疗。

（3）肿瘤合并 PE：活动期肿瘤是 VTE 复发的重要危险因素，最初 12 个月的复发率约 20%，因此，肿瘤患者发生 PE 后建议长期抗凝治疗。一项随机试验显示，DVT 合并肿瘤患者给予达肝素（前 4~6 周 200U/kg，每天 1 次，随后减量为 75% 初始剂量维持至 6 个月）比华法林更能有效预防 VTE 复发，因此，建议给予 VTE 合并肿瘤患者至少 3~6 个月的低分子量肝素治疗。6 个月后应给予何种治疗方案尚不明确，建议只要肿瘤仍处于活动期则长期给予低分子量肝素或 VKA 治疗。

（4）长期抗凝治疗药物选择：大部分患者可长期应用维生素 K 拮抗剂，肿瘤患者长期应用低分子量肝素更安全有效。RE-MEDY 研究、RE-SONATE 研究、EINSTEIN 研究和 AMPLIFY 扩展研究分别评估了新型口服抗凝剂达比加群、利伐沙班和阿哌沙班用于 VTE 患者的长期抗凝治疗的效果，结果显示有效且较常规的 VKA 治疗更为安全，可替代华法林用于长期抗凝治疗。对不能耐受或拒绝服用任何口服抗凝药者，可考虑口服阿司匹林。

六、中西医临床诊疗思路

（1）抓住时机，及早治疗：当患者出现呼吸气促，胸部剧烈疼痛，伴有咳嗽、哮喘、咯血等症时，应高度警惕，并积极借助现代医学手段辅助诊断。根据临床表现和实验室检查，一旦疑诊肺栓塞，就应尽快尽早进行临床可能性评估及危险分层，对于高危患者要尽早再灌注治疗。在临床实践中，对患者进行危险度分层以制订相应的治疗策略是极其重要的，早期识别高危患者对本病的救治意义重大。本病多以气滞血瘀、痰湿内聚为基础，而风寒湿痹、饮食不节、七情劳欲损伤、久病卧床、排便困难、手术、外伤等多为诱因，故在诊断时也结合各方面因素，中医辨证施治上要关注患者是否发生气血逆乱的各类变证、坏证。

（2）检查的实施与中西医结合治疗：本病发病急，病情重。且多为久病之后脏腑气血功能失调的患者，早期抗休克及抗心力衰竭治疗及后期调养预防都很关键。故应发挥中西医各自的优势，双管齐下，充分利用中医急则治标、缓则治本之法，在西医处理的同时，运用针灸等各种外治疗法及中药双向调节的特点。如在使用西药抗凝剂，患者有可能发生出血倾向，此时可适当运用中成药益气摄血、凉血止血，如静脉使用黄芪注射液、血必净注射液等，可收到比单纯应用西医更好的疗效。

（3）严守病机，重用活血化瘀：祖国医学认为是痰瘀阻滞脉道，而致气血逆乱，瘀血是其中一个重要的病机，同时也是病理基础之一。故在化痰理气、宽胸止咳的同时，应注意活血化瘀，这十分有利于肺栓塞中栓子的消除，大大提高临床疗救。

七、预防与调护

（一）预防

（1）静脉滤器：为防止下肢深静脉大块血栓再次脱落阻塞肺动脉，可于下腔静脉安装滤器。有抗凝药物绝对禁忌证及接受足够强度抗凝治疗后仍复发的急性肺栓塞患者，可选择静脉滤器置入。

（2）静脉血栓形成是发生肺栓塞最常见的原因。在生活中要积极预防深静脉血栓形成是防止肺栓塞发生的关键。我们要分别注意以下几点：

1）乘飞机、车船长途旅行时，要多饮水，一方面可稀释血液黏稠度，另一方面还可借上厕所之机多活动下肢，有条件时还可做旅行休闲操。

2）对年老体弱、产褥期妇女、肿瘤患者、长期卧床者要注意按摩下肢，加强下肢的活动，坚持更换体位。

3）对已有下肢静脉血栓形成的患者，应避免用力，保持大便通畅，以防用力时血栓脱落。并可择期行结扎下肢静脉手术，以防止下肢深静脉血栓进入肺循环。

4）对40岁以上、肥胖、肿瘤、静脉曲张患者进行手术前，应酌情预防使用抗凝药物。

（3）注意原发病的治疗。

（4）一旦发现呼吸频速、氧合降低等肺损伤表现，在治疗原发疾病时，应早期给予呼吸支持和其他有效的预防及干预措施。

（二）调护

（1）危险人群，下决心改变生活方式很重要，如戒烟、适当运动、控制体重、保持心情舒畅。饮食方面应注意减少胆固醇的摄入，多吃蔬菜水果，适量饮茶。对于长期口服避孕药的妇女，应注意服药时间不宜超过5年，也可采用间歇服药法，40岁以上则不宜采用药物避孕。对于先天缺乏某些抗凝因子的易栓症患者，可能需要终身口服抗凝剂，药物预防多为应用抗凝剂，但对有出血、出血倾向或既往有出血史者，存在严重的肝肾功能不全、活动性消化性溃疡、高血压等疾病的患者应慎用，必要时要监测凝血指标。

（2）长期卧床患者应适当翻身、运动以防深静脉血栓形成。

古医籍精选

《灵枢·五阅五使》:"肺病者,喘息鼻张"。

《灵枢·胀论》:"肺胀者,虚满而喘咳"。

《素问·至真要大论》:"诸痿喘呕,皆属于上"。

《素问·痿论》:"肺痿者,烦满喘而呕"。

《丹溪心法》:"肺胀而嗽,或左或右不得卧,此痰挟瘀碍气而病"。

《景岳全书·喘促》:"实喘之证,以邪实在肺也,肺之实邪,非风寒则火邪耳"。

《仁斋直指方》:"惟夫邪气伏藏,凝涎浮涌,呼不得呼,吸不得吸,于是上气促急"。

《丹溪心法·咳嗽》:"肺胀而咳,或左或右不得眠,此痰夹瘀血碍气而病"。

病 案 分 析

(一)病案摘要

患者,男,68岁,2015年11月18日入院。主诉"右侧胸痛伴胸闷、呼吸困难2h",患者2h前于活动时突然出现胸闷伴呼吸困难,伴有大汗,右侧胸痛,偶咳嗽、少痰,无咯血,无恶心、呕吐,无意识障碍。查体:口唇无发绀,右肺呼吸音粗,偶可闻及少量湿啰音,未及哮鸣音。心界无扩大,HR 84次/分,律齐,各瓣膜听诊区未闻及杂音,$P_2>A_2$。肝、脾未触及肿大。双下肢无水肿。舌质紫暗,苔薄白,脉细。患者既往有高血压病史10年,血压最高达185/90mmHg,高脂血症5年。检查:心电图:阵发性心房颤动;心脏超声心动图示:左房扩大合并二尖瓣关闭不全,右心扩大,肺动脉高压(压力为61mmHg);凝血功能:PT 13.8s,APTT 38.8s;D-二聚体0.8mg/l,血生化:LDH 289U\L(80~190U/L),CK 2013U/L(21~215U/L),CK-MB 16(0~6U/L);$PaCO_2$ 50mmHg,血常规:WBC $16.3×10^9$/L,N 0.9,L 0.09 胸部CT肺动脉造影示:右肺主动脉栓塞。

中医诊断:喘证(气滞血瘀)。

西医诊断:①急性肺栓塞 中高危组;②高血压病3级(极高危组);③高脂血症。

(二)分析

1.诊断思路

(1)中医诊断思路:患者胸闷伴呼吸困难有大汗,右侧胸痛,偶咳嗽、少痰,无咯血,无恶心、呕吐,无意识障碍,舌质紫暗,苔薄白,脉细,故中医诊断为"喘证"。综合分析,四诊合参,当属气滞血瘀之证。

(2)西医诊断思路

1)确定诊断:胸部CT肺动脉造影示:右肺主动脉栓塞。心脏超声心动图提示肺动脉高压。

2)明确病因:既往高血压、高脂血症病史,且心电图示房颤心率,为血栓栓塞的高危因素。

2.治疗思路

(1)中医治疗思路:中药汤剂可予血府逐瘀汤加减,静脉滴注0.9%氯化钠注射液+丹参注射液20ml。

（2）西医治疗思路

1）患者突发呼吸困难，CT血管造影证实右肺主动脉栓塞，超声心动图提示右心室功能障碍，同时伴有心肌损伤生物标志物升高，患者病情根据危险分层属于中高危组，对这类患者应进行严密监测，以早期发现血流动力学失代偿，一旦出现即启动补救性再灌注治疗。

2）一般处理：行严密监护，监测呼吸、心率、血压、静脉压、心电图及血气的变化。

3）呼吸循环支持治疗：吸氧，当合并严重的呼吸衰竭时，可机械通气。若出现血压下降，可使用血管加压药物，如多巴胺、间羟胺等。

4）溶栓治疗：入院后给予溶栓治疗，尿激酶 20 000U/kg 剂量，持续静脉滴注 2h。同时监测 PT、APTT、INR。

5）抗凝治疗：溶栓后改为抗凝治疗：皮下注射低分子肝素 5000U，同时口服华法林 3.0mg，每天 1 次，同时监测 PT、APTT、INR，重叠用药 5 天，监测 INR 达到 2～3，或 PT 延长至正常值 1.5～2.5 倍时，停用低分子肝素，仅口服华法林。

（曾　靖）

第七节　大咯血

大咯血（massive hemoptysis）是指喉及其以下呼吸道或肺组织出血，经口腔咳出，一次咯血量超过 300ml，或 24h 内咯血量超过 500ml 以上者，可以由心、支气管-肺、血液系统疾病等多种原因引起。大咯血是内科常见的急症之一，窒息和失血性休克是大咯血的严重并发症，死亡率却高达 7%～30%，需积极处理。

中医学认为大咯血又称为嗽血、咳血，属于中医"血证"、"咯血"范畴。

一、病因病理

（一）中医病因病机

1.病因　咯血由肺络受损所导致。咯血为血自肺中经气道咳嗽而出，或纯鲜红，或痰血相兼。主要由外邪犯肺、肝火上炎、阴虚火旺或气不摄血等原因，以致肺络损伤、血液妄行、溢入气道而形成。

2.病机　咳血的病位在肺，本病的病机主要是由于火热炽盛，热伤肺络，迫血妄行。此外，还可以由于气虚不能摄血，血溢脉外而发病。病性多虚实夹杂。

（1）外邪袭肺：肺主气，司呼吸，开窍于鼻，外合皮毛，故易受外邪侵袭。外邪袭肺，肺失宣肃上逆为咳。损伤肺络，血溢气道，则引起咯血。以热邪、燥邪居多。

（2）肝火犯肺：多由情志不遂，肝郁化火，肝火上逆犯肺损伤肺络而咯血。或因暴怒气逆，致使肝气横逆，肝火上逆犯肺而咯血。

（3）肺肾阴虚：由于瘵虫侵蚀肺系，动热伤阴，或它病日久，耗伤气阴，虚火内炽，灼伤肺络而致咯血。

（4）气虚不摄：或劳倦过度、情志内伤、外邪不解，耗伤正气，气虚而血无所主，从肺络溢出而形成咯血。

（二）西医病因病理

1. 病因　现代医学认为咯血可以是肺部疾病所致，亦可能为心脏病、血液病、结缔组织病等的肺部症状，常见病因有：感染性（非结核性感染包括细菌、病毒、真菌等、肺结核）、肿瘤因素、支气管扩张、机械性损伤（支气管异物、侵入性操作）、凝血功能障碍（血小板、凝血因子、抗凝剂）、肺部弥漫性疾病、肺动脉高压（心瓣膜病、心力衰竭、高血压）、其他少见性疾病（肺栓塞、肺血管炎、肺动静脉畸形或血管瘤、子宫内膜异位症、肺挫伤、全身性血管性疾病如系统性红斑狼疮常伴随肺外表现等）。大咯血的常见病因见表 3-6。

表 3-6　大咯血的常见病因

分类	病因
气管、支气管疾病	气道内新生物（支气管肺癌、支气管内转移癌、支气管良性肿瘤、卡波西肉瘤、支气管腺瘤）
	支气管炎、支气管扩张、支气管内膜结核、支气管结石、支气管异物
肺部疾病	肺脓肿、肺炎、肺结核、肺曲菌病、肺转移瘤、肺寄生虫病、肺囊肿、肺隔离症、特发性肺含铁血黄素沉着症、韦格纳肉芽肿、肺挫伤、Goodpasture 综合征、狼疮肺
原发性肺血管疾病	肺动静脉瘘、肺栓塞、肺动脉高压、动脉导管未闭、急性左心衰竭、二尖瓣狭窄、心房黏液瘤、纤维性纵隔炎伴肺静脉阻塞
其他或少见疾病	子宫内膜异位症、全身凝血障碍（血小板减少症、血友病、DIC、白血病）、应用抗凝剂、流行性出血热、肺出血型钩端螺旋体病、白塞病、遗传性毛细血管扩张症

2. 发病机制

（1）血管通透性增加：由于肺部的感染，中毒或血管栓塞时，病原体及其他谢产物可对微血管产生直接损害或通过血管活性物质的作用使微血管壁通透性增加，红细胞自扩张的微血管内皮细胞间隙进入肺泡而造成小量咯血。

（2）血管壁侵蚀、破裂：肺部慢性感染使血管壁弹性纤维受损，局部形成小动脉血管瘤在剧烈咳嗽或动作时血管瘤破裂而大量出血，常造成窒息，突然死亡，此种血管瘤多见于空洞性肺结核。

（3）肺血管内压力增高：风湿性心脏病二尖瓣狭窄、肺动脉高压、高血压心脏病等情况下肺血管内压力增高，可造成血液外渗或小血管破裂而引起咯血。

（4）止、凝血功能障碍：常见于血小板减少性紫癜等血液病，由于凝血因子缺陷或凝血过程障碍及血管收缩不良等因素，在全身性出血倾向的基础上也可能出现咯血。

（5）机械性损伤：外伤或肺结核钙化灶、支气管结石对血管的机械性损伤引起咯血。

3. 病理　各种有害因子对毛细血管直接损伤或通过血管活性物质的作用使血管壁通达性增高，侵蚀小血管，导致肺小动脉瘤破裂，引起肺淤血或支气管黏膜下层静脉曲张破裂，凝血因子缺陷或凝血过程障碍等。此外，一些疾病的咯血原因尚未明确，如肺出血肾炎综合征、替代性月经，后者可能与肺内异位子宫内膜和雌激素周期性浓度增高有关。以及免疫反应性细胞损伤（包括血管损伤）如造成弥漫性肺泡出血的肾炎-肺出血综合征，结节性多动脉炎、流行性出血热病等。

二、临床表现

（一）病史

既往可有支气管扩张、肺结核、支气管腺瘤、肺部肿瘤等病史。有近期胸部钝性外伤史应考虑肺挫伤；如出现皮肤、黏膜、牙龈出血，提示有凝血机制障碍。

（二）症状

本病可出现胸闷、气急、咽痒、咳嗽等先兆。咯血量多，常伴烦躁、神色紧张、胸闷气急、发绀。严重者出现失血性休克或窒息。

（三）体征

咯血开始时患侧肺野呼吸音常减弱、粗糙或出现湿啰音，健侧肺野呼吸音多正常。局限于较大支气管部位的哮鸣音，多提示有致该处支气管不完全阻塞的疾病存在。

（四）辅助检查

1.**痰液检查** 其中病原学、细胞学的检查尤为重要。

2.**活体组织检查** 包括肺、支气管黏膜、胸膜、淋巴结等的活组织病理检查，对病因诊断有重要价值。

3.**胸片** 是过筛胸肺病变性质及部位的基本检查手段。

4.**胸部 CT 及磁共振检查** ①判断为肺部或胸膜病变；②找出被肺门或大血管掩盖的病变；③为鉴别诊断提供依据，并可确定肿块变的性质。

5.**纤维支气管镜检查** 是确定支气管-肺病变性质和出血部位的最重要手段之一，可为气囊压迫止血和选择手术部位提供可靠依据。

6.**选择性支气管动脉造影** 可在咯血的任何时期进行，不受患者心肺功能限制，并可同时作支气管动脉栓塞治疗，为内科治疗失败又不宜手术的大咯血患者开辟了另一条治疗途径。

7.**放射性核素检查** 此项检查对气道或肺内占位性病变、肺动静脉瘘、肺栓塞等疾病有较高诊断价值。

8.**支气管造影** 用于疑诊支气管扩张的患者。咯血期一般禁止造影。

三、诊断

咯血的诊断是依据血来源于呼吸系统，通常以大于 500ml/24h，或一次量大于 300ml 称为大咯血。对咯血量的估计应结合患者体征，如面色、脉搏、呼吸、血压等，凡咯血威胁患者生命，均可视为"大咯血"。

四、鉴别诊断

咯血与呕血进行鉴别：呕血多混有食物及胃内容物，呈暗色或棕红色，无泡沫，多为酸性，混有胃内容物特有的酸臭味，多不伴有剧咳，出血停止后无血痰而有黑便，咯血多为鲜红，有泡沫，混有痰液，呈碱性反应。大咯血停止后，仍有血痰，大咯血时将血咽下，大便可呈黑色，不可误认为消化道出血。病史、体检能提供可靠资料。

五、治疗

（一）中医治疗

治疗原则：急则治其标为原则。对邪实火热为主者，宜清热泻火，凉血止血；阴虚火旺者宜滋阴降火，宁络润肺；气不摄血者宜益气摄血，回阳固脱。

1.**针灸及其他外治法**

（1）针刺法：实证取三阴交、肺俞、尺泽、涌泉，用泻法。虚证针刺孔最、三阴交、肺俞，用补法。

（2）穴位注射：取双侧内关、尺泽，用 0.25%普鲁卡因 1～2ml 作局部穴位封闭。

（3）敷贴疗法：止血贴剂（由肉桂、硫黄、冰片、大蒜等组成），外敷双侧涌泉穴，胶布固定，每天更换 1 次，咯血止后 24h 停止外敷，并留院观察 2 周以上。

2. 辨证方药

（1）燥热伤肺证

证候　喉痒咳嗽，痰中带血，口干鼻燥，或有身热。舌质红，少津，苔薄黄，脉数。

治法　清热润肺，宁络止血。

方药　桑杏汤加。药用：桑叶、象贝、香豉、栀皮、梨皮、杏仁、沙参。

若出血较多者，可再加用云南白药或三七粉冲服。

中成药可用云南白药、橘红丸、贝母二冬膏等。

（2）肝火犯肺证

证候　咳嗽阵作，痰中带血或纯血鲜红，胸胁胀痛，烦躁易怒，口苦。舌质红，苔薄黄，脉弦数。

治法　清肝泻火，凉血止血。

方药　泻白散合黛蛤散。药用：地骨皮、桑白皮、甘草（炙）、黛蛤散。

若出血多加藕节、茅根、旱莲草、茜草根等凉血止血。

中成药选用云南白药、紫地宁血散、十灰散等。

（3）阴虚肺热证

证候　咳嗽痰少，痰中带血或反复咳血，血色鲜红，口干咽燥，颧红，潮热盗汗。舌质红，脉细数。

治法　滋阴润肺，宁络止血。

方药　百合固金汤。药用：生地、当归身、白芍、甘草、玄参、贝母、麦冬、百合。

出血多者加茅根、藕节、旱莲草、侧柏叶或十灰散凉血止血。潮热甚者，加地骨皮、秦艽、白薇清退虚热。盗汗显著者，加煅牡蛎、浮小麦、糯稻根固表敛汗。阴虚火旺之由肺痨所致者，可以月华丸为基础方加减治疗。

中成药选用生脉注射液、贝母二冬膏等。

（4）气不摄血证

证候　面色少华，神疲乏力，头晕目眩，耳鸣，心悸，或咳或不咳，痰中带血或咳吐纯血，或兼见鼻血、便血；舌质淡、脉虚细或芤。

治法　益气摄血，健脾养血。

方药　拯阳理劳汤。药用：人参、黄芪、白术、甘草、当归、陈皮、肉桂。

无寒象者可去肉桂，加熟地滋阴养血。为加强止血的效果，在益气摄血的同时，可加仙鹤草、白及、阿胶珠、三七粉等以收敛止血、养血止血。

中成药可用黄芪注射液、云南白药等。

（二）西医治疗

治疗目标：迅速止血，减少窒息和死亡，明确病因，并进行病因治疗。

1. 监护措施

（1）消除患者恐惧和紧张心理，保持环境安静，鼓励患者把血咯出，避免气道阻塞，必要时可给予小剂量镇静剂，禁用吗啡等，以免抑制咳嗽反射引起窒息。

（2）取患侧卧位，避免健侧的支气管阻塞，引起窒息；如果发现患者有窒息倾向，应尽早进行保护性气管插管；紧急必要时进行气管切开。

（3）进食易消化食物，保持大便通畅。

（4）注意血压、尿量及呼吸和全身情况，出现休克时注意保温。

2. 药物治疗

（1）垂体后叶素：是大咯血的首选用药。能使肺小血管收缩，减少肺内血流量，降低静脉压，使肺循环压力降低，促进肺血管破裂处血凝块形成达到止血。

（2）酚磺乙胺（止血敏）：降低毛细血管通透性，使血管收缩，出血时间缩短，增强血小板聚集性和黏附性。

（3）酚妥拉明：为α-受体阻滞剂，能显著降低外周血管阻力，增加血容量，增加组织血流量，改善微循环，改善内脏血流灌注，其作用比妥拉苏林强。

（4）糖皮质激素：具有非特异性抗炎作用，对浸润性肺结核、肺炎所致咯血有辅助效果。

（5）其他药物：维生素 K_1、6-氨基己酸、巴曲酶等药物酌情选用。纤维支气管镜下止血措施中主要用凝血酶和肾上腺素局部喷洒。

3. 介入治疗　内科保守治疗无效或不能耐受手术者可采用。

（1）选择性支气管动脉栓塞（BAE）。

（2）球囊导管闭塞出血支气管。

4. 纤支镜检和治疗　紧急气管镜检查和止血：明确出血部位，冷盐水灌洗、气囊导管止血、激光冷冻止血。

5. 外科手术　内科保守治疗无效，能耐受手术者。

6. 合并症的处理　常见的并发症为窒息、出血性休克、肺不张、结核病灶播散、继发肺部感染、继发性贫血等。肺不张时可将血液吸出或用少量支气管扩张剂。出血性休克时可适量输血，维持正常血压，输新鲜血尚有促进止血的作用。

咯血窒息急救措施：对大咯血者，有条件者应收入 ICU 病房，严密观察生命体征，床边备有吸引器、喉镜、气管插管和切开包。有窒息先兆，立即采取头低足高45°的俯卧位，拍击背部促进血液流出。也可快速用鼻导管经鼻插入气管，另一头接吸引器，边进边吸，清除血块，同时给予高浓度的氧，或气管插管、气管切开，清除气道内积血，并行机械通气。

六、中西医临床诊疗思路

本病发病急，病情危重，变化快，易并发休克和窒息，临床上必须中西医结合治疗。

（1）大咯血为内科危急重症，准确估计出血量甚难，故有大口咯血伴心悸、苍白、血压下降、脉沉细、冷汗等重症体征、症状均应视为大咯血。

（2）传统用于止血的药物有收缩肺小动脉的垂体后叶素；改善毛细血管通透性的有卡巴克络、三七片；加速血液凝固从而止血的氨基己酸、止血环酸等，现在发现非止血药用于止血，既避免了传统止血药的不良反应和禁忌证，又加强了对顽固性咯血的治疗效果。

（3）近年来较多与扩血管药物联合应用，认为这类药可以降低肺动脉压，促进肺血流向扩张的躯干四肢血管，这类药物包括酚妥拉明、酚苄明、硝酸甘油等，尚难确定哪种药物疗效最好，需临床摸索。

（4）一般止血药种类繁多，即刻效果不甚理想，依其功能每类选用一种即可，如抗纤维蛋白溶解的氨基己酸对羧基苄胺；增加血小板功能的卡巴克络、酚磺乙胺；参加凝血酶合成的维生素 K 制剂；抗内、外源肝素的鱼精蛋白；其他如云南白药、仙鹤草素等。

（5）根据血红蛋白和血压测定酌情输血。

（6）应特别注意保持呼吸道通畅。出现窒息先兆征象应立即取头低脚高体位，尽快清出呼吸道血块，必要时作气管插管或气管切开。

（7）内科保守治疗无效或不能耐受手术者可采介入治疗，采用选择性支气管动脉栓塞（BAE）或用球囊导管闭塞出血支气管。

（8）咯血病因十分复杂，应注意考虑全身疾病、心脏疾病等少见病因。

（9）大咯血的实证和虚证其病因病理虽各有不同，但在疾病的发展变化中，常发生实证向虚证的转化。往往在血证的早期，或初发者多见实证，若反复出血或出血过多可致阴血亏损，气虚阳衰等虚证，也可因虚致实。且在疾病的虚实转化中，又常见虚实夹杂。如咳血阴虚肺燥者常夹有痰热阻肺，呕血、便血之脾气亏虚者常夹杂瘀血内停，临证时应随时根据虚实的变化或祛邪，或补虚，或扶正祛邪。

七、预防与调护

（一）预防

大咯血的护理主要在于促进止血，预防复发，防止窒息和休克。

1. 一般护理　静卧，消除患者在对咯血的紧张、忧虑、恐惧心理，吸氧。

2. 密切注意观察患者咯血变化的情况　观察患者神志、面色变化，记录出血的色、质、量和血压、呼吸、脉象、舌象，有无出汗及体温、尿量的变化。

3. 保持呼吸道通畅　鼓励患者轻轻咳嗽，把血液及痰液排出，应让患者患侧卧位，以利血液排出。

4. 密切观察病情变化　及早发现休克，做好抢救窒息（包括气管插管、切开、吸痰、机械通气）的准备。

（二）调护

（1）咯血的先兆观察与护理：约60%肺结核咯血患者都有咯血先兆。咯血先兆常表现为：胸闷、气急、咽痒、咳嗽、口感甜或咸等症状，其中大咯血好发时间多在夜间或清晨。根据咯血发生的规律，严格交接班制度，密切观其病情变化，加强夜班巡视，尤其是咯血高发时间，特别注意倾听患者的诉说及情绪变化，同时及时报告医生，给予有效的处理。

（2）心理护理：多数患者都对大咯血有明显的恐惧心理，医护人员应耐心解释，解除顾虑。在大咯血的抢救过程中，患者容易产生埋怨心理，应耐心地做好解释工作，告诉患者止血有一过程，而且还取决于原发病的治疗情况。绝望心理常见于大咯血和多次咯血治疗无效，及少量咯血并伴有全身衰竭的重症患者，对这类患者的心理护理仍是难题，给他们讲述严重大咯血抢救成功的病例有一定的积极作用。在大咯血的同时，患者显得紧张、求救心切，有时因咯血不能说话，常用手势向医护人员表示求救，要多进行鼓励，同时也要告诉患者不必过于担忧，只有放松自己，消除紧张，安静休息，对疾病的恢复才会更有利。

（3）尽量使患者安静休息，减少搬动及不必要的检查。

（4）大呕血时宜禁食，可以进食时给予流质或半流质饮食，宜少食多餐，忌食粗纤维及辛辣刺激性食物。

古医籍精选

《素问·至真要大论》："少阳司天，火淫所胜。则温气流行，金政不平，民病……咳唾则有血"。

《丹溪心法咳血》："咳血者，嗽出痰内有血者是也。"

《医方考》："咳嗽咯血者，此方蜜丸噙化。肺者，至清之脏，纤芥不容，有气有火则咳，有痰有血则嗽。咳者有声之名，嗽者有物之义也。青黛、山栀所以降火，瓜蒌、海粉所以行痰，诃子所以敛肺。然而无治血之药者，火去而血自止也。"

《儒门事亲嗽血》："夫男子妇人，咯血、唾血、嗽血、咳脓血，可服三黄丸、黄连解毒汤、琼厢散。"

《金匮要略·惊悸吐衄下血胸满瘀血病脉证治》："烦咳者，必吐血。"

《明医指掌·诸血证》："火热伤肺"论，认为"咳血者，火乘金位，肺络受伤，故血从嗽而出也"。

《景岳全书·杂证谟·血证·咳血论治》："凡病血者虽有五脏之辨，然无不由于水亏，水亏则火盛，火盛则刑金，金病则肺燥，肺燥则络伤而嗽血。"

《证治要诀·嗽血》："热壅于肺能嗽血；久嗽伤肺，亦能嗽血。壅于肺者易治，不过凉之而已；损于肺者难治，已久成劳也。"

《血证论·咳血》："人必先知咳嗽之原，而后可治咳血之病。盖咳嗽固不皆失血，而失血则未有不咳嗽者。"

病案分析

（一）病案摘要

肖某，男，57 岁。2012 年 4 月 29 日初诊。主诉：咯血伴头晕 3 天。症状：患者 2012 年 4 月 26 日出现咳嗽，咯血，色鲜红，约 600ml/天，胸闷，口干，胸部不舒，头晕，体位改变加重，曾出现一过性视物黑矇，无发热、畏寒，无胸痛、心悸。舌质红，苔薄黄，脉细弦数。

既往病史：2 型糖尿病，急性肝炎（好转）。

查体：T 36.8℃，BP 98/60mmHg，贫血貌，右侧颈前、颈后可触及数个淋巴结，最大约 1cm×1.5cm，无压痛，边界清楚，活动度可，无粘连；R 20 次/分，双肺可闻及湿啰音，HR 120 次/分，律齐，腹软，肠鸣音正常，余未见异常。

辅助检查：

生化检查：血常规：Hb 56g/L；急诊生化：K^+ 5.73mmol/L，Glu 35.78mmol/L，Cr 239μmol/L；血气：pH 7.366，PaO_2 90mmHg，$PaCO_2$ 33mmHg，Be-4.2。

胸 CT 平扫+增强：双肺支气管-血管束增粗、紊乱，双肺上叶、右肺中叶、双肺下叶背段见多发类圆形大小不等小结节影，以双下肺明显，直径 0.5～2.0cm 不等，平扫 CT 值约 30HU，增强后 CT 值约 47HU；纵隔见多发肿大淋巴结，主要位于气管前方、主肺动脉窗、气管隆突下。双肺多发、多形态病灶，考虑感染性病变（真菌感染可能性大），未除合并转移瘤，纵隔多发淋巴结肿大。

心电图：窦性心动过速，左心室肥厚伴 T 波异常。

纤维支气管镜：5 月 4 日支气管显微镜检查：支气管炎症改变。

5 月 4 日淋巴结活检病理：淋巴结组织中见多灶性干酪样坏死，伴上皮样细胞及多核巨细胞增生，形成肉芽肿样结构，抗酸染色：阴性。（颈部）淋巴结慢性肉芽肿性炎，组织学改变符合为结核病。

中医诊断：咯血（肺热阴虚）。

西医诊断：①肺结核伴大咯血；②2 型糖尿病；③糖尿病性肾病。

（二）分析

1. 诊断思路

（1）中医诊断思路：患者因咯血咯血伴头晕 3 天入院，症见咳嗽，咯血，色鲜红，约 600ml/天，胸闷，口干，胸部不舒，头晕，体位改变加重，心悸，舌质红，苔薄黄，脉细弦数。综合分析，四诊合参，当属肺热灼盛，伤及肺络之证。

（2）西医诊断思路

1）确定大咯血的诊断：24h咯血量500ml。

2）确定肺结核的诊断：咯血咯血伴头晕3天。查体：T37℃，双肺可闻及湿啰音。淋巴结活检病理：淋巴结组织中见多灶性干酪样坏死，伴上皮样细胞及多核巨细胞增生，形成肉芽肿样结构，抗酸染色：阴性。（颈部）淋巴结慢性肉芽肿性炎，组织学改变符合为结核病。

2. 治疗思路

（1）中医治疗思路：治宜养阴清肺，凉血止血为原则，"急则治其标"，中医辨证治疗选方可以用犀角地黄汤加减；可配合针双侧孔最穴。

（2）西医治疗思路：结合患者临床表现与病史等，患者为肺结核伴大咯血，其治疗为以下几个方面：

1）呼吸道隔离，做好防护，转专科或专科医院治疗。

2）一般治疗：卧床休息，让患者平卧，头偏向一侧或取患侧卧位。注意血压、尿量及呼吸和全身情况，出现休克时注意保温。

3）止血：大咯血时以垂体后叶素5～10U于10～15min缓慢静脉注射，继以20～30U溶于250ml液体内持续静脉滴注，对咯血有确切疗效。

4）纠正贫血：输注同型浓缩红细胞纠正贫血。

5）控制感染：足量、足程抗结核治疗。

（张忠德　叶　烨）

第四章 循环系统急症

第一节 急性心力衰竭

急性心力衰竭（acute heart failure，AHF）是指心脏在各种诱因影响下发生急性心功能不全，导致心排血量减少、组织器官灌注不足、肺毛细血管楔压增高和急性淤血的临床综合征。急性心力衰竭可以表现为急性新发或慢性心力衰竭急性失代偿。急性心力衰竭通常危及生命并需要紧急治疗。

目前，急性心力衰竭已成为年龄＞65 岁患者住院的主要原因，又称急性心力衰竭综合征，其中15%～20%为新发心力衰竭，大部分则为原有慢性心力衰竭的急性加重及急性失代偿心力衰竭。急性心力衰竭预后很差，住院病死率为 3%，6 个月的再住院率约为 50%，5 年病死率高达 60%。60%～70%的急性心力衰竭患者特别是老年人合并有冠心病。而年轻的急性心力衰竭患者，其发生多是由扩张型心肌病、心律失常、先天性心脏病、瓣膜性心脏病或心肌炎引起。

根据临床表现，急性心力衰竭分为急性左心衰竭和急性右心衰竭。急性右心衰竭即急性肺源性心脏病，主要为大面积肺梗死引起，在呼吸系统疾病篇中讲授。临床上急性左心衰竭常见，以急性肺水肿为主要表现，更严重者可表现为心源性休克。急性左心衰竭是本节的主要讨论内容。

本病属于中医学"暴喘"、"心悸"、"怔忡"、"胸痹"等病的范畴。

一、病因病理

（一）中医病因病机

1. 病因 中医认为急性心力衰竭主要病因为外邪侵袭、过度劳倦或久病伤肺、情志失调、饮食不节等。

2. 病机 本病以心之阴阳虚衰为本，每因感受外邪、劳倦过度、情志内伤等诱发，临床以突发心悸，端坐喘促，动则加重，舌质紫暗，脉沉细无力或涩或结代为特点。病变脏腑以心为主，涉及肝、脾、肺、肾四脏，同时与气（阳）、血、水关系密切，为本虚标实之证。本病如未得到及时治疗，甚则可出现喘汗致脱，症见冷汗淋漓、面色苍白、口唇紫暗、神昏脉微等危重证候。

（1）外邪侵袭：外邪侵袭，郁于气道，肺气宣降不利，升降失常，致肺气壅塞。心主血，肺主气，气血互根互用，肺气受损，致心气不足，鼓动无力，导致心力衰竭。

（2）情志失调：忧思伤脾，中阳失运，酿生痰浊，或郁怒伤肝，肝失疏泄，致气机不利，血行不畅；或痰郁化热成火，煎熬血液，均可导致瘀血内生，心脉痹阻，心气运化失常，突发心力衰竭。

（3）饮食不节：饮食不当，脾胃受损，运化失健，积湿成痰，壅塞气机，脉道不利，血运不畅，痰为阴邪，阴盛伤阳，阳气不达，水痰内逆，射肺凌心，心气鼓动无力，脏真之气暴竭，发为本病。

（4）劳欲所伤：因年迈体虚或久病体弱，日久导致心阳不振，气血运行失畅，心脉因之瘀滞，心营失运；或各种疾病迁延日久，耗气伤津，残阳损阴，加之外感六淫、内伤情志、体劳过度、药物失宜等，耗损阴阳，致阴阳俱虚，均可出现心力衰竭。

本病发展过程中，亦可阴阳气血逆乱发生厥证或亡阴、亡阳而出现神昏等危重变证。

（二）西医病因病理

1. **病因**　现代医学认为心脏解剖或功能的突发异常，使心排血量急剧降低，甚至丧失排血功能，从而发生急性心力衰竭。常见的病因和诱发因素有：

（1）急性弥漫性心肌损害：引起心肌收缩无力，如急性心肌炎、广泛性心肌梗死等。

（2）急起的机械性阻塞：引起心脏压力负荷过重，排血受阻，如血压急剧升高、严重的瓣膜狭窄、心室流出道梗阻、心房内球瓣样血栓或黏液瘤嵌顿、动脉总干或大分支栓塞等。

（3）急起的心脏容量负荷加重：如外伤、急性心肌梗死或感染性心内膜炎引起的瓣膜损害、腱索断裂、心室乳头肌功能不全、间隔穿孔、主动脉窦动脉瘤破裂入心腔，以及静脉输血或输入含钠液体过快或过多。

（4）急起的心室舒张受限制：如急性大量心包积液或积血、快速异位心律等。

（5）严重的心律失常：如心室颤动及其他严重的室性心律失常、心室暂停、显著的心动过缓等，使心脏暂停排血或排血量显著减少。

（6）其他因素：如对慢性心功能不全治疗缺乏依从性、感染、大型手术、肾功能减退、哮喘、药物滥用、酒精滥用等。

2. **发病机制**　急性心力衰竭的主要发病机制为心脏收缩力突然严重减弱，或瓣膜的急性反流，心排血量不足不能保证末梢循环的需要。急性左心衰竭左室心排血量急剧减少，左室舒张末压迅速升高，肺静脉回流不畅而肺静脉压快速升高，肺毛细血管压随之升高使血管内液体渗入到肺间质和肺泡内形成急性肺水肿，急性肺水肿早期可因交感神经激活，血压可升高，但随着病情持续发展，血管反应减弱，血压逐步下降。

二、临床表现

（一）病史

急性心力衰竭的患者既往常有慢性心功能不全的病史，或有慢性心血管疾病的病史。

（二）症状和体征

急性心力衰竭发作迅速，可以在几分钟到几小时（如急性心肌梗死引起的急性心力衰竭），或数天至数周内恶化。典型表现为突然、严重的气急。每分钟呼吸可达 30～40 次，端坐呼吸、强迫体位、面色苍白、发绀、大汗、烦躁，同时频繁咳嗽，咳大量泡沫样痰，甚至咳吐粉红色泡沫状痰。极重者可因脑缺氧而致神志模糊。发病开始可有一过性血压升高，病情如不缓解，血压可持续下降直至休克。听诊时双肺满布湿啰音和哮鸣音，心尖部第一心音减弱，心率快，同时有舒张早期第三心音而构成奔马律，肺动脉瓣第二心音亢进。

根据发作病因及病情的严重程度，急性心力衰竭患者可以有不同的临床表现：

1. **心力衰竭急性失代偿**（新发或慢性心力衰竭失代偿）　具有急性心力衰竭的症状和体征，但较轻微，不符合心源性休克、肺水肿或高血压危象的标准。

2. **伴有高血压病或高血压危象的急性心力衰竭**　具有急性心力衰竭的症状和体征并伴有高血压或高血压危象。

3. **伴有肺水肿的急性心力衰竭**　其特点是严重的呼吸困难，并有满肺的爆裂音和端坐呼吸，治疗前呼吸室内空气血氧饱和度小于 90%。

4. **心源性休克**　是急性心力衰竭严重的临床表现，临床特点有意识障碍，血压降低（收缩压＜90mmHg 或平均动脉压下降 30mmHg 或原有高血压者收缩压较原有水平降低 30% 以上），四肢湿冷、胸部指压征阳性、皮肤花纹或黏膜苍白、发绀，少尿 ［＜0.5ml/（kg·h）］甚至无尿等。

5. 伴有高心排血量的急性心力衰竭　特征是高心排血量，通常心率较快（由心率失常、甲亢、贫血、Paget病、医源性或其他机制引起）、四肢温暖、肺充血，有时在感染性休克中伴有低血压。

6. 右心衰竭　特征是低心排血量综合征，并伴有颈静脉压增加、肝大和低血压。

（三）常见危重并发症

急性心力衰竭常见危重并发症主要有：心脏骤停、心室颤动及晕厥等。

（四）辅助检查

急性心力衰竭的患者应立即行相关实验室检查，如血常规、急诊生化、血糖、血气分析、B型脑钠肽、心肌坏死标志物、D-二聚体及其他理化检查等。

1. 血气分析　动脉血气分析用于评估酸碱平衡及血氧含量等。主要表现为pH下降，呈代谢性酸中毒及代偿性呼吸性碱中毒，动脉氧分压及血氧含量下降等。

2. B型脑钠肽（BNP）　主要由心室肌细胞尤其是左心室肌细胞分泌。血浆BNP浓度随年龄的增加略有升高，且女性高于男性，肾功能不全时升高，肥胖者降低。BNP可作为急诊呼吸困难确立或排除心力衰竭的诊断指标，BNP>100ng/L和NT-proBNP>300ng/L可作为诊断分界线，有助于不典型心力衰竭的诊断。NT-proBNP>5000ng/L提示心力衰竭患者短期死亡风险较高。

3. 心肌坏死标志物　测定心肌肌钙蛋白T（cTnT）或肌钙蛋白I（cTnI）旨在评价是否存在心肌损伤、坏死及其严重程度，其特异性和敏感性均较高，急性心肌梗死时可升高3～5倍以上。重症有症状的心力衰竭患者往往存在心肌细胞坏死，肌原纤维崩解，肌钙蛋白I（cTn）水平持续升高。

4. 其他生物学标志物　近几年来一些新的生物学标志物也显示在心力衰竭的分层和预后的评价方面的作用。其中中段心房利钠肽前体（MR-proANP，分界值为120pmol/L）在一些研究中证实，用于诊断急性心力衰竭，不劣于BNP或NT-proBNP。

5. 心电图　在急性心力衰竭中普通心电图表现具有非特异性，但心电图可以帮助确定心律，并帮助确定急性心力衰竭的病因及评估心脏的负荷状态。在急性心力衰竭失代偿阶段，尤其是合并缺血或心律失常时，必须做心电图。

6. 胸部X线和影像技术　对于所有的急性心力衰竭患者应早期行胸部X线和其他影像学检查，以评估先前的心肺情况（心脏的形状和大小）和肺水肿。它可以用于诊断、疾病进展的随访及评估对治疗的反应。典型急性肺泡性肺水肿胸部X线肺门呈蝴蝶状，肺野可见大片融合的阴影。

7. 心脏超声　用以评估潜在急性心力衰竭或并发急性心力衰竭患者心脏功能和结构的改变，在合并急性冠脉综合征时尤其具有非常重要的意义。

8. 有创性血流动力学检查　动脉插管用于血流动力学不稳定，需要多个动脉血分析及持续动脉压分析。中心静脉置管用于测定中心静脉压和上腔静脉或右房的静脉血氧饱和度。肺动脉漂浮导管（PAC）用于测量上腔静脉压、右房压、右室压、肺动脉压及心排血量，现代导管可以半连续测定心排血量及混合静脉血氧饱和度、右室舒张末容积和射血分数。并发心肺疾患的患者，可以应用PAC区别心源性或非心源性原因。

三、诊断

根据典型的临床症状、体征及适当的检查如心电图、胸片、生化标志物和多普勒心脏超声不难做出急性心力衰竭的诊断。

四、鉴别诊断

急性心力衰竭肺水肿伴哮鸣音时主要应与支气管哮喘鉴别，另外应与其他原因引起的肺水肿如化学或物理因素引起的肺水肿、肺间质引流不畅或胸腔负压增高等相鉴别。其主要鉴别依据见表4-1

和表4-2。

表4-1　心源性哮喘与支气管哮喘

心源性哮喘	支气管哮喘
高血压心脏病、冠心病、风湿性心脏病史	过敏与哮喘史
多在夜间熟睡中发病	任何时间发作
咳粉红色泡沫痰	无
哮鸣音及湿啰音为主	哮鸣音，呼气延长明显
颈静脉充盈、肝颈静脉反流征阳性	无
奔马律	无

表4-2　急性肺水肿与非心源性肺水肿

临床表现	急性肺水肿	非心源性肺水肿
基础心脏病	有	无
奔马律	有	无
颈静脉怒张	有	无
平卧位	不能	能
末梢循环	不良	良好
PCWP	>12mmHg	正常

五、治疗

（一）中医治疗

治疗原则：针对本病本虚标实，虚则心阳气虚，实则气滞、瘀血、痰饮、寒邪，故治疗当以温阳化饮，活血祛瘀为主，兼行气化痰，益气散寒，标本同治为原则。

1. 针灸及其他治法

（1）针刺法：取内关、素髎、涌泉、十宣、会阴、肺俞、足三里、中府、三阴交等穴。每次选用2～3个穴位，手法用强刺激之泻法，留针半小时，也可使用电针。

（2）艾灸法：若出现脱证，可改用艾灸涌泉、百会、足三里、心俞。

2. 辨证方药

（1）心肺气虚证

证候　心悸，气短，肢倦乏力，动则加剧，神疲咳喘，面色苍白，舌淡或边有齿痕，脉沉细或虚数。

治法　补益心肺。

方药　养心汤合补肺散。药用：黄芪（炙）、白茯苓、茯神、半夏曲、当归、川芎、远志、肉桂、柏子仁、酸枣仁、北五味子、人参、甘草（炙）、北五味子等。

若寒痰内盛，加天南星、苏子温化寒痰；肺阴虚较重，加沙参、玉竹、百合养阴润肺。

中成药用芪参益气滴丸、心宝丸、心灵丸、东北双参补膏、人参补膏等。

（2）气阴亏虚证

证候　心悸，气短，疲乏，动则汗出，自汗或盗汗，头晕心烦，口干，面颧暗红，舌质红少苔，脉细数无力或结代。

治法　益气养阴。

方药　生脉散。药用：人参、麦冬、五味子、黄芪等。

若阴虚较重，加当归、白芍养血合营；气虚明显者，加白术、茯苓、甘草健脾益气。

中成药可用生脉注射液、黄芪生脉饮、天王补心丹、炙甘草合剂等。

（3）心肾阳虚证

证候　心悸，气短乏力，动则气喘，身寒肢冷，尿少浮肿，腹胀便溏，面颧暗红，舌沉腻苔白，脉沉细无力或结代。中成药用参附注射液静脉滴注。

治法　温补心肾。

方药　桂枝甘草龙骨牡蛎汤合肾气丸。药用：桂枝、甘草、牡蛎、龙骨、干地黄、薯蓣、山茱萸、茯苓、泽泻、丹皮、桂枝、附子等。

若水肿较重，加北五加皮等利水消肿；气虚明显者，加红参、黄芪益气养心。

中成药可用健身全鹿丸、桂附地黄丸、人参补膏、参茸黑锡丹、心宝丸等。

（4）气虚血瘀证

证候　心悸气短，胸胁作痛，颈部青筋暴露，胁下痞块，下肢浮肿，面色灰青，唇青甲紫，舌质紫暗或有瘀点、瘀斑，脉涩或结代。

治法　益气活血。

方药　人参养荣汤合桃红四物汤。药用：黄芪、当归、桂心、甘草、橘皮、白术、人参、白芍、熟地黄、五味子、茯苓、远志、川芎、桃仁、红花等。

若胸痛重者，加枳壳、降香、郁金理气活血止痛。

中成药可用芪参益气滴丸、蟾麝救心丸、心灵丸、活心丸、复方丹参注射液（滴丸）、健身全鹿丸、桂附地黄丸等。

（5）阳虚水泛证

证候　心悸气短或不得平卧，咯吐泡沫痰，面肢浮肿，畏寒肢冷，烦躁出汗，额面灰白，口唇青紫，尿少腹胀，或伴胸水、腹水，舌暗淡或暗红，舌苔白滑，脉细促或结代。

治法　温阳利水。

方药　真武汤（《伤寒论》）。药用：茯苓、芍药、白术、生姜、附子等。

若气虚甚者，加生晒参、黄芪以益气；若水肿重者，加北五加皮、茯苓利水消肿。

中成药可用芪苈强心胶囊、心宝丸、小青龙颗粒、通宣理肺丸、桂附地黄丸、止嗽扫痰丸等。

（6）痰饮阻肺证

证候　心悸气急，咳嗽喘促，不能平卧，咯白痰或痰黄黏稠，胸脘痞闷，头晕目眩，尿少浮肿，或伴痰鸣，或发热口渴，舌苔白腻或黄腻，脉弦滑或滑数。

治法　泻肺化痰。

方药　葶苈大枣泻肺汤。药用：葶苈子、大枣、白芥子等。

若寒痰较重，加干姜、细辛温化痰饮；若咳嗽喘促重者，加莱菔子、苏子下气祛痰等；若痰饮内蕴化热者，可改用清金化痰汤合苇茎汤加减。

中成药可用二陈丸、橘红痰咳颗粒、半夏露颗粒、消咳喘、咳喘顺丸、祛痰止咳颗粒等。

（二）西医治疗

治疗目标：①改善急性症状和稳定血流动力学状态。②改善心力衰竭的各种临床体征及实验室指标，血清 BNP 浓度反映血流动力学改善情况，其降低具有重要意义。

1. 基础治疗

（1）体位：静息时明显呼吸困难者应半卧位或端坐位，双腿下垂以减少回心血量，降低心脏前负荷。

（2）吸氧：适用于低氧血症和呼吸困难明显，尤其指端血氧饱和度＜90%的患者。无低氧血症的患者不应常规应用，这可能导致血管收缩和心排血量下降。如需吸氧，应尽早采用，使患者 SaO_2 ≥95%（伴慢性阻塞性肺疾病者 SaO_2 ＞90%）。可采用不同方式：①鼻导管吸氧：低氧流量（1～2L/min）开始，根据动脉血气分析结果调整氧流量。②面罩吸氧：适用于伴呼吸性碱中毒患者。必要时还可采用无创性或气管插管呼吸机辅助通气治疗。

（3）出入量管理：肺淤血、体循环淤血及水肿明显者应严格限制饮水量和静脉输液速度。无明显低血容量因素（大出血、严重脱水、大汗淋漓等）者，每天摄入液体量一般宜在 1500ml 以内，不要超过 2000ml。保持每天出入量负平衡约 500ml，严重肺水肿者水负平衡为 1000～2000ml/d，甚至可达 3000～5000ml/d，以减少水钠潴留，缓解症状。3～5 天后，如肺淤血、水肿明显消退，应减少水负平衡量，逐渐过渡到出入量大体平衡。在负平衡下应注意防止发生低血容量、低血钾和低血钠等。同时限制钠摄入＜2g/d。

（4）控制感染：进展期的急性心力衰竭患者易并发呼吸或消化系统感染及败血症。如有感染指征应及时应用抗生素。

（5）控制血糖：合并糖尿病的急性心力衰竭常并发高血糖，应停止使用常规降糖药，并根据多次血糖测定使用胰岛素来控制血糖。

2. 药物治疗　基础治疗：阿片类药物如吗啡可减少急性肺水肿患者焦虑和呼吸困难引起的痛苦。此类药物也被认为是血管扩张剂，可降低前负荷，也可减少交感兴奋。主要应用吗啡。应密切观察疗效和呼吸抑制的不良反应。伴明显和持续低血压、休克、意识障碍、慢性阻塞性肺疾病等患者禁忌使用。洋地黄类能轻度增加心排血量、降低左心室充盈压和改善症状。伴快速心室率心房颤动的患者可应用毛花苷 C 0.2～0.4mg 缓慢静脉注射，2～4h 后可再用 0.2mg。

（1）血管扩张剂：血管扩张剂在大多数急性心力衰竭中作为一线药物使用，用于扩张末梢循环及降低心脏前负荷。收缩压＞110mmHg 的患者通常可安全使用；收缩压在 90～110mmHg，应谨慎使用；收缩压＜90mmHg，禁忌使用，因其可能增加急性心力衰竭患者的病死率。

1）硝酸盐类：舌下含服硝酸甘油 0.5mg，可 5～10min 重复 1 次。或嚼服二硝酸异山梨醇酯 3mg。静脉使用硝酸甘油从 5μg/min 开始逐渐增加至 200μg/min；二硝酸异山梨醇酯从 1mg/h 逐步增加至 10mg/h。应用时应严密监测血压，当收缩压低于 90～100mmHg 时应停止给药。病情稳定后逐步减少用量，突然停止静脉滴注可能会引起症状反跳。主动脉瓣狭窄患者应用硝酸盐时应谨慎使用。

2）硝普钠：被用于严重的心力衰竭患者或明显后负荷升高如高血压性心衰或二尖瓣反流的患者。使用时从 0.3μg/（kg·min）逐渐增加至 1μg/（kg·min），不超过 5μg/（kg·min）。硝普钠长时间应用可由于药物代谢产物氰化物产生毒性，因此应避免长期使用，尤其是合并严重肾衰竭或肝功能衰竭的患者需更加注意。停用硝普钠时应逐渐减小剂量，突然停用可引起反跳。硝普钠可引起"冠脉窃血综合征"，因此在急性冠脉综合征引起的急性心力衰竭中，不作为常规应用。

3）奈西利肽：是重组人脑钠肽，对静脉、动脉和冠脉均有扩张作用，能降低前后负荷，增加心排血量，而无直接正性肌力作用，常用于急性失代偿性心力衰竭。可采用负荷剂量 1.5～2μg/kg 静脉注射，随后维持剂量 0.0075～0.01μg/（kg·min）持续静脉滴注 24h。

（2）利尿剂

1）适应证：急性心力衰竭或心力衰竭急性失代偿期，有液体潴留的患者均应给予利尿剂，且应早期应用；无液体潴留的心力衰竭患者，则无须应用利尿剂。利尿剂通过利尿降低心脏前负荷，即容量负荷，从而减轻外周循环淤血和肺水肿。

2）选择原则：轻中度心力衰竭可选用噻嗪类利尿剂（如氢氯噻嗪）；重度心力衰竭选用袢利尿剂（呋塞米、布美他尼、托拉塞米）；急性心力衰竭或肺水肿首选袢利尿剂静脉注射，伴发心源性休克时不宜使用。

3）临床应用：通常从小剂量开始，逐渐增加剂量至尿量增加，临床常用呋塞米 20～40mg 静脉注射或 5～40mg/h 持续静脉滴注，持续滴注呋塞米达到靶剂量比单独大剂量应用更有效。

4）使用注意：防止电解质紊乱，常见不良反应如低钾、低镁、低钠血症。

小剂量联合应用利尿剂比单独大剂量应用一种药物更有效，并有较少的不良反应。临床经常使用噻嗪类利尿剂及螺内酯与袢利尿剂联合应用。

（3）托伐普坦：推荐充血性心力衰竭、常规利尿剂效果不佳、有低钠血症或有肾功能损害倾向患者使用，可显著改善充血相关症状，且无明显的短期和长期不良反应。建议剂量以 7.5～15mg/d 开始，疗效不佳者逐渐加量至 30mg/d。

（4）正性肌力药：有心排血量减少、外周低灌注的表现（低血压，少尿）伴或不伴充血及肺水肿的患者，在利尿剂和血管扩张剂正规治疗无效时，可以应用正性肌力药。

1）多巴胺：小剂量多巴胺 [$<3\mu g/$（kg·min）] 作用于外周多巴胺受体，直接和间接降低外周血管阻力，增加肾、冠脉和脑血流。中等剂量多巴胺 [$3\sim5\mu g/$（kg·min）] 可增加心肌收缩力和心排血量。大剂量多巴胺 [$>5\mu g/$（kg·min）] 可导致血管收缩和系统血管阻力增加，适用于急性心力衰竭伴收缩压较低时，但是有心动过速、心律失常的危险。

2）多巴酚丁胺：主要通过刺激 β_1 和 β_2 受体产生剂量依赖的正性肌力作用和变时作用，在急性心力衰竭中短期应用，主要是缓解症状。多巴酚丁胺应用于外周低灌注，伴或不伴对靶剂量利尿剂和血管扩张剂治疗无效的充血或肺水肿。通常开始以 $2\sim3\mu g/$（kg·min）持续滴注逐步增至 $20\mu g/$（kg·min）。

3）磷酸二酯酶抑制剂：主要应用米力农，首剂 $25\sim75\mu g/kg$ 静脉注射（$>10\ min$），继以 $0.375\sim0.750\mu g/$（kg·min）静脉滴注。常见不良反应有低血压和心律失常。

4）左西孟旦：具有正性肌力作用和外周血管扩张作用。其应用指征为继发于收缩性心功能不全的低心排血量心力衰竭而不伴有严重的低血压。通常给药剂量为首剂 $12\sim24\mu g/kg$ 静脉注射（超过 10min），随后给予持续静脉滴注，剂量为 $0.05\sim0.1\mu g/$（kg·min）。可逐渐滴定至最大剂量 $0.4\sim0.6\mu g/$（kg·min）。一般不应用于收缩压 $<85mmHg$ 的患者。

5）血管升压药：在心源性休克时，联合应用正性肌力药和输液，尽管已改善了心排血量，但仍不能保持足够的动脉和血管灌注，则应使用血管升压药。

A.肾上腺素：肾上腺素与 β_1、β_2 和 α_2 受体有较高的亲和力。当多巴酚丁胺抵抗或血压持续较低时，通常使用肾上腺素，滴注剂量为 [$0.05\sim0.5\mu g/$（kg·min）]。

B.去甲肾上腺素：去甲肾上腺素与 α 受体有较高的亲和力，在全身血管阻力降低引起的低血压（如败血症性休克）中多用去甲肾上腺素 [$0.2\sim1\mu g/$（kg·min）]。去甲肾上腺素可以与多巴酚丁胺合用以改善血流动力学。

6）洋地黄类正性肌力药：洋地黄类正性肌力药物能抑制心肌 Na^+-K^+-ATP 酶，从而增加 $Ca^{2+}-Na^+$ 交换，产生正性肌力作用。在急性心力衰竭中洋地黄类药物用于心房颤动伴快速心室率，治疗目标主要是控制心室率。临床常使用西地兰静脉给药，首剂给 0.4～0.8mg 静脉注射，2h 后酌情再给 0.2～0.4mg。

3. 非药物治疗

（1）主动脉内球囊反搏（IABP）：可有效改善心肌灌注，又可降低心肌耗氧量和增加心排血量。适应证：①AMI 或严重心肌缺血并发心源性休克，且不能由药物纠正；②伴血流动力学障碍的严重冠心病（如 AMI 伴机械并发症）；③心肌缺血或急性重症心肌炎伴顽固性肺水肿；④作为左心室辅助装置（LVAD）或心脏移植前的过渡治疗。对其他原因的心源性休克是否有益尚无证据。

（2）机械通气：指征为心跳呼吸骤停而进行心肺复苏及合并 I 型或 II 型呼吸衰竭。有下列 2 种方式：①无创呼吸机辅助通气：分为持续气道正压通气和双相间歇气道正压通气 2 种模式。推荐用于经常规吸氧和药物治疗仍不能纠正的肺水肿合并呼吸衰竭，呼吸频率 >20 次/分，能配合呼吸机通气的患者，但不建议用于收缩压 $<85mmHg$ 的患者。②气道插管和人工机械通气：应用指征为心肺复苏时、严重呼吸衰竭经常规治疗不能改善者，尤其是出现明显的呼吸性和代谢性酸中毒并影响

到意识状态的患者。

（3）血液净化治疗：出现下列情况之一时可考虑采用超滤治疗：①高容量负荷如肺水肿或严重的外周组织水肿，且对利尿剂抵抗；低钠血症（血钠<110mmol/L）且有相应的临床症状如神志障碍、肌张力减退、腱反射减弱或消失、呕吐及肺水肿等。②肾功能进行性减退，血肌酐>500μmol/L 或符合急性血液透析指征的其他情况可行血液透析治疗。超滤对急性心力衰竭有益，但并非常规手段。

（4）心室机械辅助装置：急性心力衰竭经常规药物治疗无明显改善时，有条件的可应用该技术。

六、中西医临床诊疗思路

急性心力衰竭是危及患者生命的临床危急重症，如何给予快速正确的诊断治疗极其重要。我们在临床中西医结合诊断与急救中，需注意以下几点：

（1）急性心力衰竭的诊断，根据周围循环、体静脉充盈和心率、出入量等体征进行系统的临床评估十分重要。

（2）实验室检查如心电图、BNP、肌钙蛋白、X 线、超声心动图等对于不典型心力衰竭的明确诊断具有十分重要的意义。

（3）治疗时，必须考虑对急性心力衰竭原发基础疾病进行综合治疗。

（4）对于难治性心力衰竭或终末期心力衰竭患者可采取进一步支持治疗，如主动脉内球囊反搏、人工机械通气及心室辅助装置或病情稳定后进行心脏移植。

（5）在慢性心力衰竭的治疗中，ACEI/ARB 和β受体阻滞剂具有十分重要的地位。但是，急性心力衰竭 ACEI/ARB 和β受体阻滞剂应谨慎使用。

（6）在目前急性心力衰竭的抢救治疗中，西医具有更大的优势，但中医在某些环节可参与急救治疗。如参脉注射液、参附注射液等中成药，已在长期的临床观察和实验研究中证实能明显提高抢救成功率，改善预后，并减少西药的不良反应。

（7）急性心力衰竭为心之阳气虚损，将其作为本；而将所致的瘀血阻滞、水液蓄留这种病症表现作为标；根据中医的基本治疗理论，选择标本兼治的方案。中医真武强心汤配合西药治疗，比单纯的应用常规西药治疗效果更显著，可以缓解临床症状，提高治愈率。所用药物中主要是强心温阳如附子，增加冠状动脉血流量；补肺健脾如炙甘草、白术、黄芪；大补元气如红参；按照君臣配伍的原则，将茯苓、泽泻、生薏苡仁等配之，以起到消肿、利水的作用；而且在活血祛瘀、化气利水、养血敛阴、收敛潜降与宁心安神方面，分别应用了丹参、桂枝、白芍、煅牡蛎。在诸种药物共同作用下，达到了益气温阳、活血利水的标本兼治目的；在两种药物联用的基础上，使患者获得了较好的治疗，疾病严重等级得到了下降，治疗时间与住院时间明显缩减，尤其是在疗效方面，总有效率得到了提高。

七、预防与调护

（一）预防

（1）平素有基础心血管疾病患者，应积极治疗原发病，阻断或减缓疾病进展至心力衰竭阶段。

（2）去除诱因，如上呼吸道及肺部的感染、心律失常、酸碱平衡失调、补液不当、过度摄盐等诱因均可导致急性心力衰竭发作，应及时纠正或处理。

（3）调整生活方式，如控制水和钠的摄入量、戒烟、低脂饮食、控制体重，失代偿期患者应注意卧床休息，同时配合被动运动以防止深静脉血栓形成。

（4）心理和精神治疗可改善心力衰竭患者预后，必要时可配合使用抗焦虑或抗抑郁药物。

（5）对于心力衰竭伴有睡眠呼吸困难患者可使用无创呼吸机配合低流量给氧以改善睡眠低氧血症。

（6）对心力衰竭高危患者进行积极宣教及早期干预是减少急性心力衰竭发病率行之有效的途径。

（二）调护

（1）静息状态仍呼吸困难宜采取半卧位或端坐位，双腿下垂以减少回心血量，降低心脏前负荷。

（2）对于长期卧床的患者，要加强皮肤护理，保持床铺整洁，防止褥疮发生。病情稳定后可适当进行下肢主动或被动运动，以防深静脉血栓形成。

（3）病室安静舒适，空气新鲜，冬天注意保暖。

（4）密切观察生命体征及病情变化并记录。

（5）保持大便通畅，排便时勿用力，便秘者给予缓泻剂。

（6）遵医嘱给予利尿、强心剂和扩血管药物，并注意药物的不良反应，注意监测记录出入量，对于有肺淤血及体循环淤血者应限制饮水量、严格控制静脉补液用量及补液速度。

（7）加强心理护理，及时给予精神安慰，以缓解患者焦虑紧张情绪，增加患者的安全感。

古医籍精选

《脉经》："脾者土也……有一子，名之曰金……土亡其子，其气衰微，水为洋溢，浸渍为池，走击皮肤，面目浮肿，归于四肢。愚医见水，直往下之，虚脾空胃，水遂居之，肺为喘浮。肝反畏肺，故下沉没……心衰则伏，肝微则沉，故令脉伏而沉。工医来占，固转孔穴，利其溲便，遂通水道，甘液下流，亭其阴阳，喘息则微，汗出正流，肝着其根，心气因起，阳行四肢，肺气亭亭，喘息则安。"

《圣济总录》："心衰则健忘，心热则多汗。"

《金匮要略》："心水者，其身重而少气，不得卧，烦而燥，其人阴肿"，"水停心下，甚者则悸，微者短气"。

《黄帝内经》："若心气虚衰，可见喘息持续不已。"

病 案 分 析

（一）病案摘要

陈某，女，78岁。2015年10月20日由外院"120"送至我院急诊。主诉：突发喘促2h。症状：2h前突发喘促，心悸，端坐，动后喘甚，伴冷汗，四肢湿冷。舌暗，苔薄白，脉沉弦。既往史：既往有高血压病史，否认冠心病、糖尿病病史。查体：BP 193/110mmHg，双肺闻及大片湿啰音，心界向左下扩大，HR 132次/分，呈奔马律，各瓣膜听诊区无明显杂音。检查：B型钠尿肽1200pg/ml；血常规、急诊生化及心酶指标等检查呈阴性。心电图：①窦性心动过速；②左室高电压；胸片：双侧肺门呈蝴蝶状阴影，提示有急性肺水肿。舌暗淡，苔白滑，脉细促。

中医诊断：暴喘（阳虚水泛，瘀血内阻）。

西医诊断：①急性左心衰竭；②高血压3级（极高危组）；③高血压性心脏病。

（二）分析

1. 诊断思路

（1）中医诊断思路：患者因"突发喘促2h"入院，症见：气促，心悸，端坐，冷汗，四肢湿冷，故中医诊断为"暴喘"。综合分析，四诊合参，当属阳虚水泛，瘀血内阻之证。

（2）西医诊断思路

1）确定急性左心衰竭诊断：患者突发气促，呈端坐呼吸，伴四肢湿冷，查体：BP 193/110mmHg，双肺闻及大片湿啰音，心界向下扩大，HR 132 次/分，呈奔马律。检查：B 型钠尿肽 1200pg/ml；胸片：双侧肺门呈蝴蝶状阴影，提示有急性肺水肿，为急性左心衰竭发作的典型表现，根据临床表现及体征可明确诊断为急性左心衰竭。

2）明确急性左心衰竭的病因：患者既往有高血压病史，此次发作时血压急剧升高，可明确急性左心衰竭病因为高血压性心脏病。

2. 治疗思路

（1）中医治疗思路：中医当以温阳利水，活血化瘀为原则，"急则治其标"，中医急救治疗当静脉注射参附针以温阳益气固脱；中医辨证治疗选方当以真武汤加减，可配合针内关、膻中、合谷。艾灸足三里、百会、命门。

（2）西医治疗思路：结合患者临床表现与病史等，患者为高血压性急性心力衰竭，其治疗应主要为以下几个方面：

1）一般治疗：予患者取端坐位，双腿下垂；给予心电、血压、动脉血氧饱和度监测。

2）吸氧：保证患者血氧饱和度在 95%～98%。

3）镇静：予患者静脉注射吗啡 3mg，必要时重复 1 次。

4）血管扩张剂：患者目前血压较高，且患者基础病因为高血压。因此，治疗的重点应以降低血压，降低心脏后负荷为主。首先选用硝酸盐类药物如硝酸甘油静脉滴注，在严密监测血压的情况下，从 5μg/min 开始逐渐增加，直至收缩压控制在 100～120mmHg 或患者心力衰竭症状缓解。

5）利尿剂：呋塞米 20mg 静脉注射，以减轻心脏前负荷。

6）正性肌力药物：患者为高血压性急性心力衰竭，故患者未出现外周低灌注的表现时正性肌力药物不主张常规应用。

（王大伟　郑民安）

第二节　恶性心律失常

恶性心律失常（malignant arrhythmia）通常指恶性室性心律失常，多引起严重血流动力学障碍，包括持续性室性心动过速和心室颤动。恶性心律失常多发生于有明确的器质性心脏病（如冠心病、心肌病、心力衰竭）患者。复杂性心律失常患者中潜在恶性心律失常约占 35%，恶性心律失常约占5%，有血流动力学障碍，发生心源性猝死风险极高。

本病属于中医学的"怔忡"、"心悸"、"眩晕"、"昏厥"等范畴。

一、病因病理

（一）中医病因病机

1. 病因　中医认为本病多因禀赋不足，素体虚弱，或久病伤正，或劳倦伤脾，以致气血阴阳失调，发为本病。

2. 病机

（1）感受外邪：感受外邪，内舍于心，心脉不通，瘀阻脉络，发为本病。

（2）情志所伤：平素胆怯心虚，突遇惊恐，扰乱心神；或忧思不解，心气郁结，心血耗损，不能养心；或大怒伤肝，大恐伤肾，怒则气逆，火逆于上，发为本病。

（3）药食不当：痰热内蕴，久郁化火，上扰心神而致本病，出现心悸、怔忡、脉律失常等表现。

（4）体虚劳倦：禀赋不足，素体虚弱，或久病伤正，耗损心阴心气，或劳倦伤脾，气血乏源，心神失养，发为本病。

（5）饮食不节：嗜食肥甘，蕴热化火生痰，痰火上扰心神，发为本病。

病位在心，与肝、脾、肾等脏腑密切相关。病性或本虚（气血阴阳亏虚），或标实（气滞、血瘀、痰湿、寒凝、火郁），或虚实夹杂。

（二）西医病因病理

1. 病因

（1）各种病因的器质性心脏病：如冠状动脉性与风湿性心脏病、心肌病、心包炎等。

（2）房室旁道传导引起的预激综合征。

（3）内分泌代谢疾病与电解质紊乱：如甲状腺功能亢进、低钾或高钾等。

（4）药物的毒性作用：如洋地黄、奎尼丁、丙吡胺、胺碘酮等抗心律失常药等。

（5）外科手术和诊断性操作：如胸部手术，尤其是心脏手术，包括麻醉过程，还有心脏插管术及冠状动脉造影。

（6）急性感染。

（7）急性颅内病变：如蛛网膜下腔出血。

2. 发病机制

（1）冲动形成异常：①自律性异常：在各种生理或病理情况下，如心肌缺血、坏死、电解质紊乱等可改变心房或心室内异位兴奋点的自律性，使其高于窦房结的频率，导致异常自律性的形成。②触发激动：在儿茶酚胺浓度升高、低血钾、高血钙、洋地黄中毒、延长动作电位的药物（如胺碘酮）等因素作用之下，动作电位内向钙离子流加速，引起心肌细胞再次除极。连续的触发激动可导致心动过速。

（2）冲动传导异常：①传导系统阻滞：因冲动适逢生理不应期为生理性阻滞，若非生理性不应期者，则为病理性传导阻滞。②折返：是大多数快速心律失常最常见的发生和维持机制。折返的形成要具有如下三个基本条件：传导系统环路、单向传导阻滞和传导速度减慢。折返可发生在心房、心室内和心房与心室之间。

二、临床表现

（一）病史

恶性心律失常的患者可以有各种各样的主诉，但多以心悸、晕厥、晕厥前症状及心力衰竭就诊。患者对心悸、心跳规则或不规则的感觉大不相同。一些患者对其心脏节律的轻微的改变异常敏感，而另一些患者甚至当持续室速发作时也毫无症状。评估患者已知的或可能存在的心律失常，应该尽量采集到能明确诊断或能指导进一步检查的重要信息。

另外，应注意仔细询问患者的用药史及饮食史。越来越多的药物可直接或间接地影响心室去极化而引起长 QT 间期介导的心动过速。

（二）症状

根据心律失常类型的不同，其临床表现各异。

（1）血流动力学稳定的单形性室性心动过速：心悸、胸闷、无或有乏力。

（2）多形性室速：心悸、胸闷、乏力，发作性头晕，重者出现昏厥、休克，甚则猝死。

（3）心室颤动或无脉性室性心动过速、心室颤动：一旦发生立即出现意识丧失、抽搐等血流动力学障碍的表现，继之循环、呼吸停止。

（三）体征

除基础病的体征外，根据心律失常的类型，体征各有特点。

（1）血流动力学稳定的单形性室性心动过速：心率在100～250次/分，心律可规则或略不规则，心尖部第一心音强弱不等并可有心音分裂。

（2）多形性室性心动过速：出现血流动力学障碍时血压下降，老年患者可出现意识模糊。

（3）心室颤动或无脉性室性心动过速、心室颤动：意识丧失，血压下降，大动脉搏动和心音消失。

（四）辅助检查

1. 心电图

（1）单形性室性心动过速：分为持续性室性心动过速（SMVT）和非持续性室性心动过速（NSVT）。非持续性室性心动过速为连续3个及3个以上的室性心律，频率大于100次/分，在30s内自行终止；当单形性室速持续时间＞30s或由于血流动力学障碍需早期进行干预治疗时，则称为SMVT，SMVT大多发生于结构性心脏病患者，但也可见于目前的诊断技术尚不能发现的心脏病患者，后者称之为特发性室性心动过速（IVT）。单形性室性心动过速在心电图上表现为连续出现快而大致规则的宽大畸形QRS波群，频率100～250次/分；心房激动波与宽大畸形的室性QRS波群无关，出现房室分离，偶可出现心房激动波下传心室，出现心室夺获或心室融合波。

（2）多形性室性心动过速：室性QRS波群振幅和主波方向每隔3～10个心搏转向相反方向；QRS波群频率多在150～280次/分；多在长—短序列以后发作；QT间期延长，并见高大U波。

（3）心室扑动：P波消失，出现连续和有规则的大振幅波，频率200～250次/分，不能区分QRS波群和ST-T波段；持续时间短，常于数秒或1min、2min内转变为室性心动过速或心室颤动。

（4）心室颤动：P-QRS-T完全消失，代之以形态振幅和间隔绝对不规则的小振幅波，频率＞250次/分；持续时间短，如不能转复，心电活动数分钟后消失。

（5）严重室内传导阻滞：右束支传导阻滞时QRS波群时限超过0.12s，V_1、V_2导联呈rsR，R波粗钝，T波与QRS主波方向相反。左束支传导阻滞时QRS波群时限超过0.12s，V_5、V_6导联Q波消失，R波宽大，顶部有切迹或粗钝，T波与QRS主波方向相反。左前分支阻滞：电轴左偏达-45°～90°，Ⅰ、aVL导联呈qR波，Ⅱ、Ⅲ、aVF导联呈rS型，QRS时限小于0.12s。左后分支阻滞：电轴右偏达+90°～120°，Ⅰ导联呈rS波，Ⅱ、Ⅲ、aVF导联呈qR波，且RⅢ＞RⅡ，QRS时限小于0.12s。

（6）完全性房室传导阻滞：心房与心室电活动各自独立、互不相关；心房率快于心室率；心室率为40～50次/分，QRS波群的形态正常或出现传导阻滞。

（7）病态窦房结综合征：为非药物引起的持续而显著的窦性心动过缓，心室率＜50次/分；窦性停搏与窦房传导阻滞；窦房传导阻滞与房室传导阻滞并存；心动过缓与房性快速性心律失常交替发作（慢-快综合征）。

2. 动态心电图　记录24h心电活动，发现并鉴别恶性心律失常。

3. 希氏束电图　为有创性的心腔内心电图，用于研究心律失常的发生机制，鉴别室上性或室性心动过速，诊断房室传导阻滞部位等。

4. 食管心电图　记录心房电位和心房快速起搏或程序电刺激。用于确定是否存在房室结双径路和鉴别室上性和室性心动过速；有助于预激综合征和病态窦房结综合征的诊断。快速心房起搏可终止某些室上性折返性心动过速。

5. 信号平均技术　检测心室晚电位，预测心肌梗死后心律失常的危险因素。

6.临床心电生理检查　记录心腔内的不同部位局部电活动。确立心律失常类型、发生部位和机制；终止心动过速；判断患者是否容易诱发室性心动过速及发生心脏性猝死。

心律失常发作或间歇期要确定诱因和有无基础心脏病，除常规心电学检查外，需做心脏 X 线、超声心动图、放射性核素心肌显像或冠状动脉造影等检查，确诊或排除器质性心脏病。

三、诊断

根据患者的临床表现、体征，结合辅助检查，确定心律失常的性质、诱因、对血流动力学影响的程度、恶性程度和预后及导致猝死的风险。发作间期应确定有无器质性心脏病。必要时行心腔内电生理检测，确定心律失常性质和治疗方案。

四、鉴别诊断

本病应主要与非恶性心律失常相鉴别。非恶性心律失常多发生于轻度或无器质性心脏病的患者，如在吸烟、饮酒、情绪激动、强体力活动后可出现窦性心动过速，运动员常见窦性心动过缓，如房性期前收缩，无器质性心脏病的患者见室性期前收缩等。因此，对心律失常首先要确定其性质、诱因、对血流动力学影响的程度、恶性程度和预后及发生猝死的风险。发作间期应确定有无器质性心脏病。某些特别难鉴别的心律失常还需要进行食管心电图、临床心电生理检查等来鉴别。

五、治疗

（一）中医治疗

治疗原则：首当分清虚与实孰多孰少，然后行补、泻之法。本虚为主者，可予以养阴复脉、补血安神、温阳通脉、补气定志等法；邪实为主者，可予以清热解毒、祛瘀通脉、祛痰定悸等法。

1.针灸及其他外治法

（1）针刺法：取穴膻中、内关、神门、心俞、厥阴俞，用平补平泻法，新发病及年轻青体力尚强者用重刺激，留针 3～5min；对久病体虚者用补法轻刺激，留针 15～30min。适用于各种室性心动过速。

（2）艾灸法：适用于心气、心阳不足或心阳气虚脱者。先灸百会，效果不显著加灸气海。如果阳虚欲脱，灸气海、神阙以温中回阳。

（3）耳针：选穴心、神门、交感点。用 5 分毫针刺入穴内，留针 30min，10min 行针 1 次，中等刺激，适用于心室过速。对于反复发作者，可于发作终止之后，改用耳穴埋针或耳穴压药（用王不留行籽或保济丸），每 3 天更换 1 次。如为缓慢性心律失常，可选穴内分泌、心、神门、交感、皮质下。用胶布固定王不留行籽贴压于耳穴上，每天按压 2～3 次，每次 5min，10 次为 1 个疗程。

（4）穴位按摩：患者仰卧，医生以拇指端顺时针按压左神藏穴或灵墟穴，治疗阵发性室性心动过速。如为缓慢性心律失常，取心俞、膈俞、至阳穴，采用点、按、揉等手法，在上述穴位上进行刺激，手法由轻至重，每天 1 次，每次 15min，10 次为 1 个疗程。

2.辨证方药

（1）气阴两虚证

证候　心悸怔忡，虚烦多梦，或自汗盗汗，或五心烦热。舌淡苔薄白，脉虚数或促涩、结代。

治法　益气养阴。

方药　生脉散。药用：西洋参、麦冬、五味子。若无西洋参改太子参。

若气虚偏甚，气短乏力较甚者，加黄芪益气补心；若阴虚而有低热者加天门冬、生地、黄连、莲子心、苦参以养阴清热宁心；若心烦失眠明显者加酸枣仁、柏子仁以安神助眠；若肾阴不足，症见腰酸膝软，目眩耳鸣者，加冬虫夏草、龟甲、鳖甲以滋肾养心；若兼心脉瘀阻，胸闷刺痛，舌有瘀点者，加丹参、三七活血通脉。

中成药用救心丹、稳心颗粒、参麦注射液、参松养心胶囊、生脉口服液、黄芪生脉饮等。

（2）心阳不振证

证候 心悸不安，胸闷气短，面色苍白，畏寒肢冷，乏力气短。舌淡苔白，脉虚微或兼迟缓，或涩或结代。

治法 补益阳气，温振心阳。

方药 温阳复脉汤。药用：熟附子、干姜、淫羊藿、冬虫夏草、甘松、炙甘草。

若兼心气不足，气短乏力者加人参、黄芪以补益心气；若兼血瘀心脉，心胸翳痛者，加降香、当归、川芎以通心脉；若兼痰阻心脉，心胸翳痛，加瓜蒌皮、薤白、法半夏、石菖蒲豁痰开窍以通心脉；若兼阳虚水泛，肢体浮肿者，加茯苓皮、猪苓、泽泻、桂枝以温阳利水消肿。

中成药用参附注射液、心宝丸、宁心宝胶囊（虫草胶囊）、金水宝、健身全鹿丸、桂附地黄丸等。

（3）心脉瘀阻证

证候 心悸不安，胸闷不舒，心前区刺痛，入夜尤甚，或见唇甲青紫。舌质紫暗或瘀斑、瘀点，脉涩或结代。

治法 治宜活血化瘀，通脉止悸。

方药 活血复脉汤。药用：桃仁、红花、赤芍、生地黄、香附、丹参、当归、延胡索、三七末、青皮、甘草。

若兼气虚，心悸乏力者，可去香附、青皮，加党参、黄芪，以益气养心；兼阳虚胸闷气短、畏寒肢冷者，可去青皮、生地黄、红花，加淫羊藿、熟附子、肉桂以温心通阳。

中成药可用复方丹参注射液、丹红注射液、灯盏细辛注射液、疏血通注射液、麝香保心丸、速效救心丹、蟾麝救心丸、心灵丸等。

（4）痰扰心脉证

证候 心悸胸闷，眩晕恶心，头重身倦，痰多咳嗽。舌苔浊腻，脉弦滑或涩或结代。

治法 治宜通阳泄浊，涤痰开结。

方药 涤痰复脉汤。药用：法半夏、陈皮、佛手、胆南星、党参、茯苓、石菖蒲、甘草。

若气虚者，加党参、黄芪以益气豁痰；痰浊蕴久化热而见心悸失眠，胸闷烦躁，口干口苦者，加黄连、竹茹、枳实以清热豁痰。

中成药可用安神温胆丸、朱砂安神丸、泻肝安神丸、清脑安神丸等。

（二）西医治疗

治疗目标：急诊首先要稳定血流动力学，中止或纠正心律失常；病情稳定后积极查找病因进行原发病的治疗，预防再次恶性心律失常的发生。快速判断患者有无危及生命的情况，如为无脉性室性心动过速、必室颤动，患者神志不清，大动脉搏动消失，立即按心搏骤停进行心肺复苏。血流动力学不稳定的心律失常应立即给予电复律以终止心律失常。如血流动力学稳定后，则可根据基础疾病与心律失常类型，采取药物治疗。抗心律失常药物可控制部分恶性心律失常，但也可诱发新的心律失常。因此应根据导致恶性心律失常的心脏疾病不同、血流动力学的状态、恶性心律失常的类型，采取不同的治疗方案，选择不同的抗心律失常药物。

1. 非持续性室性心动过速（NSVT） 与室性期前收缩相似，常见于无或有结构性心脏病患者。在结构性心脏病患者中，NSVT 是持续性室性心动过速或心脏性猝死危险性增加的信号。

（1）心脏结构正常的 NSVT：大多数持续时间较短的单形性 NSVT 起源于左室或右室流出道，这类心律失常患者只是在出现症状、无休止发作或导致左心功能不全时才需要治疗。心脏结构正常的流出道室性心动过速患者极少发生心脏性猝死。治疗措施包括：β受体阻滞剂、非二氢吡啶类钙拮抗剂、Ic 类抗心律失常药物或者导管消融。

（2）有结构性心脏病患者的 NSVT：治疗基础心脏病较心律失常本身更为重要。当记录到多形性 NSVT 时应尽快评估患者是否存在冠脉缺血，针对这种心律失常的主要治疗措施是改善冠脉血供。如果非持续性多形性室速可被确诊为儿茶酚胺敏感性多形性室性心动过速（CPVT），其致死的风险很高，推荐给予 β 受体阻滞剂，可能情况下植入 ICD 治疗。对于 TdP，停用任何可延长复极化的药物，纠正电解质紊乱。

所有 LVEF<0.35 的患者都应该考虑植入 ICD，但是对于左室收缩功能中度受损（LVEF<0.40）的缺血性心脏病 NSVT 患者，应该进行程序电刺激检查，如果电生理检查诱发出心室颤动或持续性室性心动过速，则推荐植入 ICD。对于心肌梗死后 LVEF>0.40 且伴有晕厥史的 NSVT 患者，也应该遵循这一方法，如果电生理检查能够诱发出持续性室性心动过速，推荐 ICD 治疗。LVEF>0.40 的无症状性 NSVT 患者，不需要特殊的抗心律失常治疗，优化治疗基础心脏病是治疗目的。对于伴有 NSVT 的（肥厚性心肌病）HCM 患者，无论合并或不合并其他危险因素，均应考虑 ICD 治疗。一般说来，对于症状性、反复发作的结构性心脏病 NSVT 患者，经血运重建、优化的内科治疗及解除可逆性诱因后仍未改善，推荐应用抗心律失常药物。

2. 持续性单形性室性心动过速（SMVT） 急性期治疗要根据患者症状及发作时血流动力学的耐受程度来决定。意识不清或血流动力学不稳定的 SMVT 患者应立即给予同步直流电复律；意识清醒但血压低或症状明显的患者，先静脉使用镇静剂后再行电复律，在用镇静剂之前可以先静脉试用利多卡因（1mg/kg），但其对 SMVT 的缓解率只有 15%；对于血流动力学稳定或症状轻微的持续性室性心动过速的患者，在密切监测 12 导联心电图下给予相应处理；对于无结构性心脏病患者，可考虑静脉注射 β 受体阻滞剂、维拉帕米、氟卡尼或胺碘酮。

胺碘酮为治疗结构性心脏病持续性室性心动过速最有效的药物，但迅速经中心静脉给药会引起低血压，因此用药时要严密监测生命体征，如果症状加重或血流动力学不稳定，要立即给予镇静剂并行电复律。若 SMVT 蜕变为心室颤动应立即行非同步模式除颤。心室颤动转复后静脉应用胺碘酮比利多卡因的生存率高。对于缺血性心脏病出现电风暴或 ICD 反复电击的患者可考虑紧急导管消融治疗。

3. 持续性多形性室性心动过速/心室颤动 多形性室性心动过速是指 QRS 波形态可以清楚识别但连续发生变化（提示心室激动顺序不断改变）、频率大于 100 次/分的室性心律失常。QT 间期延长的多形性室性心动过速，其 QRS 波常围绕心电图等电位线扭转，故又称之为尖端扭转型室速（TdP）。

无结构性心脏病的多形性室性心动过速或心室颤动（PMVT/VF）可能预示有遗传性心律失常综合征倾向，如短 QT 综合征、儿茶酚胺敏感性室性心动过速、Brugada 综合征或早期复极综合征。而对于合并结构性心脏病患者，急性冠脉综合征和陈旧性 Q 波心肌梗死是主要原因。

PMVT/VF 的治疗包括几个方面：

（1）室性心动过颤：是急诊急救中最危重的心律失常，处理不及时或不当可短时间内致命，又称为临终心律。发生心室扑动与心室颤动时，心脏失去排血功能，患者有晕厥及阿斯综合征表现，紧急非同步直流电复律为唯一的治疗手段。除颤的时机是治疗的关键，每延迟除颤 1min，复苏成功率下降 7%～10%。成功电除颤取决于从心室颤动发生到行首次电除颤的时间。若心室颤动波甚细，可静脉注射肾上腺素 1～3mg，使心室颤动波变粗，利于除颤成功。在没有除颤设备的情况下，如发生在目击下 1min 之内，应立即用手叩击心前区，并实施心肺复苏术；同时可使用药物除颤，但效果不及电转复，用药方法同室性心动过速。

（2）ICD 植入：作为不可逆性 PMVT/VF 患者的主要治疗措施。急性心肌梗死伴 LVEF<35% 的患者在发病后的前 3 个月及血运重建时存在心脏性猝死高风险。应分别在 40 天及 90 天后再评估是否为 ICD 适应证。

（3）抗心律失常药物：β 受体阻滞剂虽可能有助于稳定急性心肌缺血患者的症状，但由急性心肌缺血所致的 PMVT/VF 的首要治疗方法为冠状动脉血运重建。维拉帕米联合 β 受体阻滞剂可尝试用于治疗儿茶酚胺敏感性多形性室性心动过速，氟卡尼联合β受体阻滞剂可尝试用于 3 型 LQTS 和儿茶酚胺敏感性多形性室性心动过速。

（4）导管消融治疗：由一种或几种形态室性期前收缩触发 PMVT/VF，可行导管消融治疗。需要强调的是，即使针对 PMVT/VF 触发机制的导管消融获得成功，ICD 植入仍然需要。

4. 慢心室率型的心律失常　治疗目的提高心室率，维持心排血量，预防猝死。药物可选用异丙肾上腺素和阿托品。药物治疗无效时，需及时安装临时或永久起搏器。

六、中西医临床诊疗思路

现代医学治疗恶性心律失常的优势在于能够快速、有效地中止心律失常，维持血流动力学稳定，减少猝死等心脏事件，在控制发作、解决器质性心脏病变方面具有优势。由于抑制快速性心律失常的药物也可致心律失常，其应用受到限制。近年来，随着中医对心律失常病理机制认识的不断深化，临床和实验研究也取得了一定的疗效和进展。中医对心律失常的认识没有现代医学那么细化，主要从过速、过缓两方面来考虑。

（一）快速型心律失常

①快速型心律失常与中医"心悸"、"怔忡"相关，一般认为多为阴虚脉促，法当滋阴复脉，但问题往往不是单方面的。《景岳全书·脉神章》指出："数脉之病，唯损最多，愈虚则愈数，愈数则愈危，岂数皆热乎？若以虚数作热则万无不败者矣。"心脏的正常搏动节律除了依赖心阴的滋养之外，还需要心气的推动、心阳的温煦。阴阳互相制约、平衡才能维持正常生理机能。心气不足、气不化精则心阴亦亏，阴虚，虚火上扰心神更加重心悸。人体正气不足或感受外邪致心阳不振、相火失位，导致虚阳浮越、冲气上冒、心神不宁亦可表现为心悸脉促。所以本病除滋阴复脉外，亦要顾及心气、心阳。②治疗快速型心律失常的经典剂为"炙甘草汤"。炙甘草汤首载于东汉张仲景的《伤寒论·辨太阳病脉证并治下》第 177 条。方中重用生地一斤，配伍炙甘草四两、麦冬半升、阿胶二两、麻子仁半升等，取滋阴复脉之意。炙甘草汤以甘草为君，陶弘景《名医别录》记载：甘草具"通经脉，利血气"之功能。若方中大枣，无论古今注家，则多略而不谈。不知此方仲景用大枣至 30 枚之多，绝非偶然，在《伤寒论》、《金匮要略》诸方中，大枣用量唯此方为最。而本方中药味用量之重堪与比肩者，唯生地黄为一斤，《神农本草经》记载：生地"主伤中，逐血痹"，《名医别录》注："通血脉，利气力"，则大枣、地黄为辅弼，甘草"通经脉，利血气"为臣药无疑，诸药共奏滋阴复脉之功，方中人参、桂枝、清酒、生姜以益气通阳，阴阳双补。炙甘草汤的组方有三个层面，驱散外邪、滋阴养血、益气通脉，就像快速型心律失常有不同的病因和表现一样，可以是病毒性心肌炎、也可能是冠心病，表现有心动过速、有期前收缩、有心房颤动。针对不同的患者，是阴血亏甚、还是阳气不振、还是外邪侵袭，可以灵活加减不同组分的用量，如此重用桂枝、人参益气通脉，对心动过缓同样疗效卓著，炙甘草汤有双向调节作用。吴鞠通去炙甘草汤中人参、桂枝、生姜、大枣，加白芍，名为加减复脉汤，全方滋阴退热、养液润燥，但是由于去掉了温通心阳之药，其治疗方向完全改变，正如他在《温病条辨·下焦》中所说"在仲景当日，治伤于寒者之结代，自有取于参、桂、姜、枣，复脉中之阳。今治伤于温者之阳亢阴竭，不得再补其阳也。用古法而不拘用古方，医者之化裁也"，所以加减复脉汤主要是用来治疗温病温邪深入下焦、肝肾阴伤之证。

（二）缓慢型心律失常

①缓慢型心律失常包括窦性心动过缓、病态窦房结综合征、房室传导阻滞等，临床较为常见，有时可导致恶性心律失常甚至猝死。本病应当属于中医"心悸"、"胸痹"、"晕厥"、"迟脉证"等范畴，可以伴有或不伴有节律失常。在临床中，缓慢型常与快速型心律失常并见。心动过缓多为阳气衰微、阴寒之邪内侵、胸阳不振所致，治疗宜温经散寒、振奋胸阳。同时，阴阳又是互相制约平衡

的，胸阳不振、相火失位，亦可导致虚阳浮越，心悸脉促。②治疗缓慢型心律失常的代表方剂为麻黄附子细辛汤。麻黄附子细辛汤出自《伤寒论》第 301 条"少阴病，始得之，反发热，脉沉者，麻黄细辛附子汤主之"。少阴阳虚、复感外邪、阳气不得疏布，以附子振奋里阳，以麻黄发越阳气。细辛辛温雄烈，可助麻黄发越阳气、温通散寒，与附子相配，又有鼓舞肾中真阳之功，三者共用相得益彰。药理学研究证实麻黄附子细辛汤具有抗心律失常，增快心率，兴奋窦房结，增加传导功能。此外，还有参附汤亦可治疗缓慢型心律失常，"回阳救逆、益气固脱"，临床研究认为其可以强心，加快心率，抗心律失常，促进心肌供血等。通常麻黄附子细辛汤、参附汤不单独使用，尤其是合并快速性心律失常时，需要配伍滋阴复脉、益气通阳的药物。

七、预防与调护

（一）预防

恶性心律失常是导致心脏性猝死的一个重要原因，因此应当高度重视，早期识别，一经发现必须给予及时而恰当的紧急处理。成功抢救后，应寻找引起恶性心律失常的病因，如药物中毒、电解质紊乱、器质性心脏病或医源性因素，并对因治疗。

（1）早期积极治疗纠正容易进展为恶性心律失常的疾病，如 Q-T 间期延长综合征、完全性房室传导阻滞、心室自主心律、重度病态窦房结综合征、双束支和III度房室传导阻滞、病窦综合征等。

（2）双束支和III度房室传导阻滞、病窦综合征而致昏厥者，推荐安装永久心脏起搏器和 ICD。其他非一过性或不可逆性疾病所致心室颤动或心室扑动，应在抢救成功后安装 ICD。

（3）对原发性电生理异常者，可行射频消融治疗，部分患者可予β受体阻滞剂或行胸部交感神经节阻断术预防。对于无法修复的心脏器质性病变，条件允许时可行心脏移植。

（4）中医强调未病先防，内养正气，预防为先。积极防治原发病，及时控制、消除原发病的病因和诱因是预防本病发生的关键。

（二）调护

（1）对于稳定期的患者，应鼓励其正常生活和工作，采取健康的生活方式，保证充足的休息和睡眠，不熬夜，饮食清淡，劳逸结合。

（2）病情较重者，应卧床休息，加强生活护理，嘱患者出现胸闷、心悸等不适时尽量不采用左侧卧位，以免加重不适感。

（3）饮食清淡，避免饱餐，注意粗纤维的摄入，以保持大便通畅，避免用力排便，出现排便困难时可适当使用缓泻剂。避免摄入浓茶、咖啡等兴奋性食物。

（4）对于心律失常出现缺氧症状，或因血流动力学障碍出现发绀或胸闷不适时，给予低流量吸氧。

（5）恶性心律失常患者应予持续心电监护，监测心率、血氧饱和度及血压，并做好病情记录，长期监测者需注意皮肤情况。

（6）避免情绪激动加重病情，注意对患者进行心理疏导及健康宣教，消除患者恐惧心理，嘱患者学会自我调节，保持乐观轻松心态。

古医籍精选

《伤寒论·辨太阳病脉证并治》："伤寒，脉结代，心动悸。"

《金匮要略方论·惊悸吐衄下血胸满瘀血病脉证治》："心下悸者,半夏麻黄丸主之。"

《诸病源候论·风病诸候·风惊悸候》："诊其脉,动而弱者,惊悸出。动则为惊,弱则为悸。"

《丹溪手镜·悸》："有痰饮者,饮水多必心下悸,心火恶水,心不安也","有气虚者,由阳明内弱,心下空虚,正气内动,心悸脉代,气血内虚也,宜炙甘草汤补之","又伤寒二三日,心悸而烦,小建中汤主之"。

《石室秘录·内伤门》："心悸非心动也,乃肝血不能养心也。"

《万病回春·怔忡》："心无血养,如鱼无水,心中惕惕然而跳动也。"

《证治准绳·杂病·悸》："茯苓丸治伤寒后,或用心劳倦,四肢羸弱,心松惊悸,吸吸短气。"

《医宗必读·悸》："汗吐下后,正气虚而悸不得卧。"

《景岳全书·怔忡惊恐》："命门火衰,真阳不足而怔忡者,右归饮。"

病 案 分 析

（一）病案摘要

梁某,女,68岁。因"气促10h"于2015年11月19日下午入院。既往史:糖尿病病史10年,血糖达标;高血压病史8年,最高血压180/105mmHg,血压达标;5年前因快速心房颤动,使用胺碘酮0.2g,每天1次,可维持窦性心律;1年前,因贫血住院,诊断"骨髓增生异常综合征",并间断输血等维持治疗。体检:T 36.3℃,P 71次/分,R 22次/分,BP 135/60mmHg;神清,两肺呼吸音粗,未闻及干湿啰音,HR 75次/分,律不齐,偶可闻及期前收缩;双下肢不肿。舌红,苔薄黄脉结代。入院主要阳性检查结果:血常规:Hb 70g/L;生化:ALB 25.6g/L,K^+ 3.63mmol/L,Ca^{2+} 1.64mmol/L;NT-proBNP 2120ng/L;血气分析:$PaCO_2$ 28mmHg,PaO_2 56.5mmHg;心电图:窦性心律,QT间期延长(0.46s),偶发室性期前收缩;胸片:双肺纹理增粗,左下肺轻度炎症。入观后予以控制心力衰竭,抗感染、控制血压、血糖等对症处理。2h后,无明显诱因下,患者突然出现头晕,随后意识丧失,考虑为心源性晕厥,立即予电复律并施以胸外心脏按压,2min后,患者意识恢复。转EICU继续监护治疗。1h后,患者再次出现晕厥,监测心电图提示室性心动过速,QT间期显著延长。

中医诊断:昏厥(心肾阳虚,痰蒙神窍)。

西医诊断:①恶性心律失常,尖端扭转型室速,QT间期延长;②慢性心力衰竭急性加重;③高血压3级,高血压性心脏病;④肺部感染,Ⅰ型呼吸衰竭;⑤2型糖尿病;⑥骨髓增生异常综合征,中度贫血。

急救处理:给予异丙肾上腺素提升心率至100次/分,给予参附40ml静脉注射,静脉使用门冬氨酸钾镁与钙。随即置入临床起搏器,维持心率在90~110次/分。

（二）分析

仔细查看心电监测,发现患者在一个室性期前收缩后出现尖端扭转型室性心动过速。考虑到患者QR间期延长有两个因素:①低钙血症;②胺碘酮可能进一步延长了QT间期。随着低血钾与低钙的纠正,持续监测心电图示QT间缩短至正常范围,患者未见发作室性心动过速。考虑到可能有延长QT间期的不良反应,停用胺碘酮,改为参松养心胶囊以控制室性期前收缩和预防心房颤动。

第三节 急性冠脉综合征

急性冠脉综合征（acute coronary syndrome，ACS）是以冠状动脉粥样硬化斑块破裂或侵蚀，继发完全或不完全闭塞性血栓形成为病理基础的一组临床综合征。临床包括 3 种类型，即不稳定型心绞痛（UA）、非 ST 段抬高性心肌梗死（non-ST-segment elevation myocardial infarction，NSTEMI）和 ST 段抬高性心肌梗死（ST-segment elevation myocardial infarction，STEMI）。这一组疾病共同的病理生理基础是冠状动脉粥样硬化斑块不稳定破裂及伴随的血小板聚集、血栓形成，从而导致急性、亚急性心肌缺血。

本病相当于中医的"真心痛"、"厥心痛"、"胸痹心痛"、"胸痹"等。

一、病因病理

（一）中医病因病机

1. **病因** 中医学认为本病与年老体衰、阳气不足、七情内伤、气滞血瘀、过食肥甘或劳倦伤脾、痰浊化生、寒邪侵袭、血脉凝滞等原因有关。寒凝气滞、血瘀痰浊闭阻心脉，心脉不通发为心胸疼痛，严重者部分心脉突然闭塞，气血运行中断而发为真心痛。

2. **病机** 本病的发病基础是本虚，为心之气血阴阳亏虚，标实为寒凝、气滞、血瘀、痰阻。标实是发病条件，在本病发生过程中，可先实后虚，亦有先虚后实者；若病情进一步发展，可心胸猝然大痛，发作为真心痛。病情或可加重为亡阳厥脱、亡阴厥脱，或阴阳俱脱，最后导致阴阳离决。总之，本病其位在心，总的病机为本虚标实，急性期既可见本虚较甚，亦可见标实严重。

（1）年老肾衰：中年以后，肾气渐虚。因肾阴肾阳为一身阴阳之根本，肾虚其他脏腑也出现衰退，导致脏腑功能失调。肾阳虚衰无以温煦脾阳，而脾运化无权，营血虚少，脉道不充，血液运行不畅，以致心失所养，心阳不振，心气不足，血脉失于温运，痹阻不畅心脉阻滞而发生本病。

（2）饮食不节、过劳：嗜食肥甘厚味、酒烟辛香之品，损伤脾胃，脾失健运，聚生痰湿；湿郁化热，热耗津液，熬液成痰。痰阻脉络，上犯心胸清旷之区，清阳不振，气机不畅，心脉痹阻，或痰阻脉络，气滞血瘀，胸阳失展而成心痛。

（3）七情所伤：忧思恼怒，可致心肝之气郁滞，气机不利，血脉运行不畅，胸阳不振，肝失条达，疏泄失常，导致不通则痛；或忧思伤脾，使脾失健运，痰湿内生，痰阻脉络，气血运行受阻，致使气结血凝，发生胸痛。

（4）寒暑犯心：素体阳虚，胸阳不振，阴寒之邪乘虚侵袭，寒凝气滞，血行不畅，胸阳失展，心脉痹阻，不通则痛。偶尔或因酷暑炎热，犯于心君，耗伤心气，亦每致血脉运行失畅而心痛。故患者常于气候突变，特别是遇寒冷，则易猝然发生本病。

（二）西医病因病理

1. **病因** ACS 的病理基础是冠状动脉粥样硬化。目前认为动脉粥样硬化的主要危险因素包括：年龄增长、性别影响、体重超重或肥胖、高血压、吸烟、血脂异常、糖耐量异常或糖尿病、精神紧张、冠心病家族史、同型半胱氨酸升高、胰岛素抵抗、纤维蛋白原升高等。

2. **发病机制** 动脉粥样硬化的发病机制有三种主要学说，即脂肪浸润学说、血栓原学说和内膜损伤学说，其实三者之间互相关联、互相影响。目前认为动脉粥样硬化是多种因素作用导致动脉壁内皮细胞损伤而发展的结果。内皮损伤后可表现为多种的内皮功能紊乱，如干扰内膜的渗透屏障作用，改变内皮表面抗血栓形成的特性，增加内膜的促凝血特性或增加血管收缩因子或血管扩张因子的释放。此外，维持内皮表面的连贯性和动脉中内皮细胞正常的低转换率，对维持体内自身稳定状态非常重要，一旦内皮转换加快，就可能导致内皮功能发生一系列改变，包括由内皮细胞合成和分泌的物质如血管活性物质、脂解酶和生长因子等的变化，因此内皮损伤可引起内皮细胞许多功能的改变，进而引起严重的细胞间相互作用并逐渐形成动脉粥样硬化病变。

心肌由于不断地进行节律性收缩，对氧的需求量很大，对血流中氧的摄取率远高于其他组织器官。当心肌需氧量增大时，主要是通过提高冠状动脉血流量来增加供血，而冠状动脉的固有狭窄限制了血液供应能力，则导致缺血缺氧。各种原因如吸烟、神经体液调节障碍等，引起冠状动脉痉挛，或突然发生循环血流量减少，如休克、心动过速等，使冠状动脉血流量突然降低，也可导致心肌血液供给不足。冠状动脉痉挛是另一个少见的导致 ACS 的临床情况。

3. **病理**　ACS 的发病有共同的病理基础，即"粥样斑块破裂并发血栓形成"。ACS 的斑块是易损斑块，即为不稳定斑块或称软斑块，其覆盖的纤维帽在循环系统或斑块内部血流动力学改变、冠脉痉挛、涡流或狭窄远端血流不稳定等外在因素的作用下可出现破裂。破裂后如血栓形成未完全阻塞冠脉则引起不稳定型心绞痛，最终可能发展为完全阻塞冠脉而发生 NSTEMI 和 STEMI。

二、临床表现

（一）病史

对于可疑 ACS 的胸痛患者，应立即评估胸痛症状由心肌缺血引起的可能性，可分为高度、中度或者低度三级。详细询问病史包括胸痛症状、既往有无冠心病史、年龄、性别、冠心病危险因素的数量等。

（二）症状

1. **典型心绞痛**　发作常见的诱因有体力活动、情绪激动、受寒、饱餐、吸烟等，贫血、脱水、恶性心律失常或休克也可诱发。疼痛位于胸骨后或心前区，呈压榨性、窒息样、紧缩感或闷胀性疼痛。疼痛常放射到左肩、左臂前内侧到无名指、小指；疼痛时可伴出汗。疼痛一般持续 1～5min，休息后可逐渐缓解，如舌下含服硝酸甘油片常在 1～2min 内缓解。

2. **不稳定型心绞痛**　指介于稳定型心绞痛和急性心肌梗死之间的临床状态，除稳定型心绞痛以外的所有心绞痛均属于不稳定型心绞痛。

3. **NSTEMI/STEMI**
（1）疼痛：疼痛性质与心绞痛相似但更剧烈，持续时间较长，可达数小时至数天，休息和含服硝酸甘油一般不能缓解。需要注意的是，10%～20%患者可无疼痛，或疼痛的性质不典型，或疼痛的部位不典型，或表现为休克、心力衰竭，或表现为无痛性心肌梗死。

（2）全身症状：可在发病第 2 天后出现发热，体温一般在 38℃左右；下壁心肌梗死者约有 1/3 伴有恶心呕吐或上腹痛。

（3）心律失常：见于 75%～95%的患者，多为室性心律失常，以室性期前收缩最多见，可频发或成对出现或呈短阵室性心动过速。少数病例因出现心室颤动等恶性心律失常而猝死。

（4）低血压和休克：在老年患者及大面积心肌梗死病中出现，发病后出现低血压或休克的时间越早，死亡率越高。

（5）心力衰竭：主要是左心衰竭，为梗死后心肌收缩力下降所致。右心梗死者，可出现急性右心衰竭。

（三）体征

ACS 患者缺少特异性体征。部分患者可出现以下体征：

（1）暂时性血压升高或下降，右室梗死或大面积心肌梗死时可出现血压下降。

（2）心律失常，常出现不同类型的室性异常心律。

（3）心尖部出现第四心音（房性奔马律），在左侧卧位时容易听到。

（4）乳头肌功能失调所引起的体征：心尖区第一心音亢进，心尖区收缩期杂音及收缩中、晚期喀喇音。

（四）辅助检查

1. **心电图**　是诊断 ACS 最基础的检查，容易获得且诊断价值巨大。心肌梗死时，根据 ST 段是否抬高，分为 ST 段抬高型 ACS 和非 ST 段抬高型 ACS，ST 段抬高型 ACS 即 STEMI。

（1）非 ST 段抬高型 ACS 包括 UA 和 NSTEMI：心电图表现为以 R 波为主的导联中，ST 段水平型或下斜型压低≥0.1mV，T 波平坦或倒置。UA 时，ST 段改变可在发作过后数分钟内逐渐恢复，NSTEMI 的 ST 段短时间内不易恢复。

（2）STEMI：表现为相邻导联 ST 段呈弓背向上型抬高，T 波先高尖，后倒置，往往宽而深，两支对称。相邻导联指的是 I 与 aVL，对应左心室高侧壁；aVF 分别与 II、III 导联相邻，对应左室下壁；胸前导联 V1～V3 相邻且对应室间隔；V1～V5 相邻，对应左室前壁；RV3～RV5 相邻，对应右室。

2. **实验室检查**

（1）肌钙蛋白：是心肌损伤的特异性指标，为诊断心肌梗死的核心指标，包括（超敏）肌钙蛋白 I 或肌钙蛋白 T。肌钙蛋白的动态演变是急性心肌梗死的特征。

（2）其他：肌红蛋白是急性心肌梗死时最早出现的标志物，因其无特异性，临床诊断时需结合其他项目一些参考。传统的心肌酶学指标除 CK-MB 外，其他如 AST、LDH、CK 因特异性低，是心肌梗死诊断的非必检项目。ACS 时还需要检查血常规、凝血指标、血糖、血脂、肝肾功能、D-二聚体、电解质等。

3. **影像检查**　心脏彩超、核素心肌显像（ECT）及心脏磁共振均可显示缺血性心肌改变。与侵入性血管造影相比，冠脉 CTA 比其他可用的检查敏感性更高（98%～100%）；特异性约为 85%，可用于低危 ACS 患者。高危 ACS 患者一般安排急诊冠脉造影。

三、诊断

诊断一般要参考患者是否有缺血性胸痛、心血管疾病的危险因素及实验室和影像检查结果做出诊断。肌钙蛋白的升高与动态演变是急性心肌梗死的典型特征，冠脉造影和血管内超声可以较为清楚地了解冠脉病变情况。

按心肌梗死全球定义诊断心肌梗死：检测到心脏生物标志物（主要为 cTn）水平升高，至少有一个检测值超过参考值上限（URL）第 99 百分位，且至少具备下列条件之一：①缺血性症状；②新出现或怀疑为新出现的心电图明显 ST-T 改变或新出现的左束支传导阻滞；③心电图出现病理性 Q 波；④影像学检查证实有新的存活心肌的丢失或新出现的局部室壁运动异常；⑤造影或尸检证实冠脉内血栓形成。

心肌梗死临床分为 5 型：

1 型：自发性心肌梗死。由于动脉粥样斑块破裂、溃疡、裂纹、糜烂或夹层，引起一支或多支冠状动脉血栓形成，导致心肌血流减少或远端血小板栓塞伴心肌坏死。患者大多有严重的冠状动脉病变，少数患者冠状动脉仅有轻度狭窄甚至正常。

2 型：继发于心肌氧供需失衡的心肌梗死。除冠状动脉病变外的其他情形引起心肌需氧与供氧失平衡，导致心肌损伤和坏死，如冠状动脉内皮功能异常、冠状动脉痉挛或栓塞、心动过速/过缓性心律失常、贫血、呼吸衰竭、低血压、高血压伴或不伴左心室肥厚。

3 型：心脏性猝死。心脏性死亡伴心肌缺血症状和新的缺血性心电图改变或左束支阻滞，但无心肌损伤标志物检测结果。

4a 型：经皮冠状动脉介入治疗（percutaneous coronary intervention，PCI）相关心肌梗死。基线心脏肌钙蛋白（cardiac troponin，cTn）正常的患者在 PCI 后 cTn 升高超过正常上限 5 倍；或基线 cTn 增高的患者，PCI 术后 cTn 升高≥20%，然后稳定下降。同时发生：①心肌缺血症状；②心电图缺血性改变或新发左束支阻滞；③造影示冠状动脉主支或分支阻塞或持续性慢血流或无复流或栓塞；④新的存活心肌丧失或节段性室壁运动异常的影像学表现。

4b 型：支架血栓形成引起的心肌梗死。冠状动脉造影或尸检发现支架植入处血栓性阻塞，患者有心肌缺血症状和（或）至少 1 次心肌损伤标志物高于正常上限。

5 型：外科冠状动脉旁路移植术（coronary artery bypass grafting，CABG）相关心肌梗死。基线 cTn 正常患者，CABG 后 cTn 升高超过正常上限 10 倍，同时发生：①新的病理性 Q 波或左束支阻滞；②血管造影提示新的桥血管或自身冠状动脉阻塞；③新的存活心肌丧失或节段性室壁运动异常的影像学证据。

四、鉴别诊断

急性冠脉综合征（ACS）主要与稳定型心绞痛进行鉴别，后者的心绞痛主要是典型的心绞痛表现。肌钙蛋白升高还需要与非急性心肌梗死原因所致的心肌损伤相鉴别。ACS 的急性胸痛需要与主动脉夹层、急性肺栓塞、气胸、胸膜炎等鉴别。

1. 稳定型心绞痛　稳定型心绞痛需要与不稳定型心绞痛鉴别。前者每次疼痛的诱因、疼痛性质、疼痛持续时间、伴随症状、缓解因素基本类似，动脉粥样硬化的斑块稳定，不易发生急性心脏事件，一般予以药物治疗。

2. 急性心包炎　有胸闷、胸痛、咳嗽、发热和呼吸困难的症状，深呼吸气时症状加重，可有心包摩擦音。心电图除 aVR 导联外，多数导联有 ST 呈弓背向下的抬高，无异常 Q 波。肌钙蛋白一般不升高或轻微升高无动态演变。X 线及心脏超声检查对诊断有帮助。

3. 急性肺动脉栓塞　大面积肺动脉栓塞时，可出现胸痛、气急、休克，伴有右心负荷急剧增加的表现（右心室增大，肺动脉瓣区第二心音亢进，三尖瓣区出现收缩期杂音）。D-二聚体、心电图及肺动脉 CT 等检查有助于鉴别诊断。

4. 主动脉夹层　可出现剧烈胸痛，疼痛性质类似急性心肌梗死，疼痛开始即达高峰，常放射到背、肋、腹、腰及下肢。累及到主动脉弓时两上肢血压及脉搏可有明显差别，少数患者有主动脉瓣关闭不全，可有下肢暂时性瘫痪或偏瘫。超声及 CTA 检查等有助于鉴别。

5. 急腹症　急性胰腺炎、消化性溃疡穿孔、急性胆囊炎、胆石症等，患者可有上腹部疼痛及休克，可能与他病疼痛波及上腹部者相混，但急腹症多伴消化系统症状，腹部影像学检查、心电图及肌钙蛋白等有助于明确诊断。

五、治疗

（一）中医治疗

治疗原则：急性期可选用有速效止痛作用之药剂（气雾剂、针剂）以迅速缓解心绞痛等症状。疼痛缓解后予以辨证施治，常以补气活血、温阳通脉为法，以减少心肌缺血范围，防治各种并发症。

1. 针灸及其他外治法

（1）针刺法：研究表明针刺治疗可起到止痛及稳定心律作用。体针可选取内关、膻中、心俞、巨阙、阴郄等穴位，以泻法为主；另有研究表明平衡针针刺胸痛穴可缩短 AMI 患者胸痛持续时间和减轻胸痛程度，高频电针刺激内关穴可用于辅助治疗急性心肌梗死合并心力衰竭。

（2）耳穴法：常用穴位为心、神门、皮质下、内分泌、大肠、便秘点，可采用压穴法、毫针法、埋针法等，临床中以上方法可交叉结合应用，可改善 AMI 患者便秘情况，同时降低 AMI 患者焦虑状态评分。

（3）穴位按揉与腹部按摩：选用天枢、大肠俞、脾俞、足三里、上巨虚等穴位，患者先取平卧位，每次选取 3～4 穴，用拇指和食指压按摩 3～5min，以得气为度，然后双腿屈曲，以脐为中心用手掌根部顺时针方向按揉腹部，每天 2 次，上、下午各 1 次，每次 10～20min，可起到与番泻叶类似的功效，有利于改善 AMI 患者的排便情况。

2. 辨证方药

（1）气虚血瘀证

证候 心胸刺痛，胸部闷滞，动则加重，伴乏力，短气，汗出，舌质黯淡或有瘀点瘀斑，舌苔薄白，脉虚无力或弦细无力。

治法 益气活血，祛瘀止痛。

方药 补元汤合血府逐瘀汤。药用：人参、黄芪、桃仁、红花、紫草、当归、生地黄、川芎、赤芍、柴胡、桔梗、陈皮、白术、白芍。

合并阴虚者，可合用生脉散，或人参养荣汤。

中成药用通心络胶囊、复方丹参滴丸、丹七胶囊、速效救心丸、丹参酮 IIA 磺酸钠注射液、丹红注射液、疏血通注射液等。

（2）痰瘀互结证

证候 胸痛剧烈，胸闷如窒，可伴头昏脑胀，身体困重，气短痰多，腹胀纳呆，恶心呕吐，或可见肢体肌肤甲错，舌质紫暗或暗红，可有瘀斑，舌下瘀筋，苔厚腻，脉滑或涩。

治法 活血化痰，理气止痛。

方药 瓜蒌薤白半夏汤合桃红四物汤。药用：瓜蒌、薤白、半夏、熟地、当归、白芍、川芎、桃仁、红花等。

痰浊郁而化热者，可予黄连温胆汤加减；痰热兼有郁火者，可加海浮石打烂、海蛤壳打烂、黑山栀、天竺黄、竹沥；大便干者，可加大黄后下；伴有热毒者，可合黄连解毒汤。

中成药用丹蒌片、麝香保心丸、麝香通心滴丸、蟾麝救心丸、救心丹、心灵丸等。

（3）正虚阳脱证

证候 心胸隐痛，胸中憋闷或有窒息感，喘促不宁，心慌，面色苍白，冷汗淋漓，烦躁不安，或表情淡漠，重则神识昏迷，四肢厥冷，口开合，手撒尿遗，脉数无根，或脉微欲绝。

治法 回阳救逆，益气固脱。

方药 参附龙牡汤合四逆加人参汤。药用：生附子、人参、干姜、炙甘草、大枣、龙骨、牡蛎。

伴有咳唾喘逆，水气凌心射肺者，可予真武汤合葶苈大枣泻肺汤；伴有口干，舌质嫩红，阴竭阳脱者，可合用生脉散。

中成药用宽胸气雾剂、参附注射液、桂附地黄丸、健身全鹿丸、心宝丸、参茸黑锡丹等。

（4）气阴两虚证

证候 胸闷隐痛，时作时止，心悸心烦，疲乏气短，头晕，或手足心热，舌质嫩红或有齿痕，苔少，或薄白，脉沉细无力，或结代或细数。

治法 益气养阴。

方药　生脉散合人参养荣汤。药用：西洋参、麦冬、五味子、当归、黄芪、白术、茯苓、肉桂、熟地、远志、陈皮、白芍、甘草。

胸阳痹阻者，可合枳实薤白桂枝汤；胸痛明显者，可予乌头赤石脂丸加减；偏阳虚者，可合四逆汤。

中成药用生脉注射液、参麦注射液、参芎葡萄糖注射液、炙甘草合剂、益气复脉颗粒。

（二）西医治疗

治疗目标：只要无禁忌证，ACS 患者均要及时开通狭窄或闭塞的冠状动脉（罪犯血管），改善症状，控制反复发作的心肌缺血，改善心脏功能和预后。

1.急性 ST 段抬高型心肌梗死　治疗原则是防止梗死面积的扩大，缩小心肌缺血范围，挽救濒死心肌，保护心功能，防治恶性心律失常、泵衰竭等各种并发症。

（1）急诊监护和一般处理

1）监护：持续心电图、血压和血氧饱和度监测，及时发现和处理心律失常、血流动力学异常和低氧血症。

2）卧床休息：发病后需要严格休息，一般以卧床休息为宜。对血流动力学稳定且无并发症的 AMI 患者一般卧床休息 1～3 天，对病情不稳定及高危患者卧床时间应适当延长。

3）吸氧：急性心肌梗死患者常有不同程度的动脉血氧张力降低，在休克和左心衰竭时更为明显。在严重左心衰竭、肺水肿合并有机械并发症的患者，多伴有严重低氧血症，需面罩加压给氧或气管插管并机械通气。

4）镇静止痛：如胸痛剧烈，可给吗啡 2～4mg 皮下注射，必要时每 5～10min 重复 1 次，总量不宜超过 15mg，注意其对呼吸的影响。

（2）再灌注治疗

1）溶栓治疗：明确诊断为 STEMI，并符合下列情况：STEMI 症状出现 12h 内，心电图两个胸前相邻导联 ST 段抬高≥0.2mV 或肢体导联 ST 段抬高≥0.1mV 或新出现（可能新出现）的左束支传导阻滞的患者；STEMI 症状出现 12～24h 内，而且仍然有缺血症状及心电图仍然有 ST 段抬高。非 ST 段抬高心肌梗死及不稳定型心绞痛，溶栓治疗不但无益，可能有害。心源性休克患者应该紧急进行血运重建治疗，如 PCI 或冠状动脉旁路移植术（CABG），如无条件或明显延迟，则可给予溶栓治疗。右室心肌梗死的患者常常合并低血压，尽管溶栓的疗效不确切，如不能行 PCI，仍可考虑溶栓治疗。

溶栓治疗的绝对禁忌证：出血性卒中或原因不明的卒中；6 个月内的缺血性卒中；中枢神经系统创伤或肿瘤；3 周内的严重创伤、手术、头部损伤；1 个月内胃肠道出血；主动脉夹层；出血性疾病；难以压迫的穿刺（内脏活检、腔室穿刺等）。

溶栓治疗的相对禁忌证：6 个月内的短暂性脑缺血发作（TIA）；口服抗凝药物；血压控制不良（收缩压≥180mmHg 或者舒张压≥110mmHg）；感染性心内膜炎；活动性肝肾疾病；心肺复苏无效。

溶栓剂的使用方法：

A.第三代溶栓剂：即瑞替普酶（r-PA）。注射用瑞替普酶（rb-PA）是阿替普酶的"缺失型突变体"，结构改变的瑞替普酶继续保留了较强的纤维蛋白选择性溶栓作用，同时与肝脏上清除受体结合力降低，血浆半衰期显著延长，长于第二代溶栓剂。瑞替普酶推荐 10MU+10MU 分两次静脉注射，每次缓慢推注 2min 以上，两次间隔为 30min。注射时应使用单独的静脉通路，不能与其他药物混合给药，两次静脉注射给药期间以生理盐水或 5%葡萄糖维持管路畅通。

B.第二代溶栓剂：即重组组织型纤溶酶原激活剂。阿替普酶（rt-PA）：较为普遍的用法为加速给药方案（即 GUSTO 方案），首先静脉注射 15mg，继之在 30min 内静脉滴注 0.75mg/kg（不超过

50mg），再在 60min 内静脉滴注 0.5mg/kg（不超过 35mg）。给药前静脉注射肝素 5000U，继之以 1000U/h 的速率静脉滴注，以 APTT 结果调整肝素给药剂量，使 APTT 维持在 60～80s。

C.第一代溶栓剂：从人尿液中提取出来的双联丝氨酸蛋白酶，直接激活血纤溶酶原，不具有纤维蛋白特异性，可导致系统性纤维蛋白降解，易出现出血并发症。尿激酶：建议剂量为 150 万 U，于 30min 内静脉滴注，同时配合肝素皮下注射 7500～10 000U，每 12h 1 次；或低分子量肝素皮下注射，每天 2 次。

D.链激酶：从 B 型溶血性链球菌培养液中提取的一种非蛋白酶的外源性纤溶酶原激活剂，它对血液循环中以及血凝块结合的纤维蛋白（原）都起作用，可引起广泛的纤维蛋白原消耗，出血并发症偏高。建议剂量 150 万 U 于 1h 内静脉滴注，配合肝素皮下注射 7500～10 000U，每 12h 1 次，或低分子量肝素皮下注射，每天 2 次。

2）介入治疗：目前 PTCA 和支架植入术是被公认为首选的最安全有效的恢复心肌再灌注的治疗手段。尽早应用可恢复心肌再灌注，降低近期病死率，预防远期的心力衰竭发生，其效果明显优于溶栓治疗。

溶栓与 PCI 的选择：溶栓的技术要求低，适合中国大部分医院；直接 PCI 有更高的血管开通率，条件许可推荐作为首选方法。需要强调的是，STEMI 患者在溶栓后仍建议进行冠脉造影评估罪犯血管是否再通，是否需要补救性 PCI。

3）冠状动脉旁路移植术（也称作冠脉搭桥术，简称 CABG）：是传统的冠脉再通的方法。尤其是左主干病变、左前降支近段病变、三支病变等，及介入治疗效果欠佳的 AMI 可以考虑。

（3）药物治疗

1）抗血小板药物：冠状动脉内斑块破裂诱发局部血栓形成是导致 AMI 的主要原因。在急性血栓形成中血小板活化起着十分重要的作用，抗血小板治疗已成为 AMI 的常规治疗，溶栓前即应使用。阿司匹林为基础的联合氯吡格雷或替格瑞洛等是常用方案。血小板糖蛋白（glycoprotein，GP）Ⅱb/Ⅲa 受体拮抗剂在有效的双联抗血小板及抗凝治疗情况下，不推荐 STEMI 患者造影前常规应用，高危患者或造影提示血栓负荷重、未给予适当负荷量 P2Y12 受体抑制剂的患者可静脉使用替罗非班或依替巴肽。

2）抗凝药物：凝血酶是使纤维蛋白原转变为纤维蛋白最终形成血栓的关键环节，因此抑制凝血酶至关重要。

A.普通肝素：肝素作为对抗凝血酶的药物在临床应用最普遍，对于 ST 段抬高的 AMI，肝素作为溶栓治疗的辅助用药；对于非 ST 段抬高的 AMI，静脉滴注肝素为常规治疗。一般使用方法是先静脉注射 5000U 冲击量，继之以 1000U/h 维持静脉滴注。静脉肝素一般使用时间为 48～72h，以后可改用皮下注射 7500U，每 12h 1 次，注射 2～3 天。

B.低分子量肝素：鉴于低分子量肝素有应用方便、不需监测凝血时间、出血并发症低等优点，临床多用低分子量肝素代替普通肝素。

3）他汀类药物：除调脂作用外，他汀类药物还具有抗炎、改善内皮功能、抑制血小板聚集的多效性，因此，所有无禁忌证的 STEMI 患者入院后应尽早开始他汀类药物治疗，且无须考虑胆固醇水平，常用药物有阿托伐他汀、瑞舒伐他汀、氟伐他汀、普伐他汀等，中成药血脂康也有他汀类药物作用。

4）β受体阻滞剂：β受体阻滞剂通过减慢心率，降低体循环血压和减弱心肌收缩力来减少心肌耗氧量，对改善缺血区的氧供需失衡，缩小心肌梗死面积，降低急性期病死率有肯定的疗效。在无该药禁忌证的情况下应及早常规应用。常用的β受体阻滞剂有美托洛尔、比索洛尔、卡维地洛等。酒石酸美托洛尔常用剂量为 12.5～50mg，每天 2 次；琥珀酸美托洛尔 23.75～95mg，每天 1 次；比索洛尔，2.5～10mg，每天 1 次。用药需严密观察，使用剂量必须个体化。

5）血管紧张素转换酶抑制剂（ACEI）：主要作用机制是通过改善心肌重塑、减轻心室过度扩张而减少充盈性心力衰竭的发生率和病死率。多项大规模临床随机试验已证实 AMI 早期使用 ACEI 能降低病死率。在无禁忌证的情况下，溶栓治疗后血压稳定即可开始使用 ACEI。ACEI 使用的剂量和时限应视患者情况而定，一般来说，ACEI 应从低剂量开始逐渐增加剂量。

6）硝酸酯类药物：作为非再灌注治疗时代的常用药，AMI 时只要无禁忌证通常使用硝酸甘油静脉滴注 24~48h，然后改用口服硝酸酯制剂，注意其对血压的影响。如患者已经开通了罪犯血管，如无心绞痛的症状可不必使用，如仍有心绞痛时仍可使用。

7）钙拮抗剂：AMI 时一般不使用。除非患者的血压控制不佳，此时可考虑给予长效钙拮抗剂，但仍需注意其对心功能的不利影响。

8）洋地黄制剂：AMI 的前 24h 一般不使用洋地黄制剂。AMI 的恢复期在 ACEI 和利尿剂治疗下仍存在充血性心力衰竭的患者，可使用地高辛。对于 AMI 左心衰竭并发快速心房颤动的患者，可考虑使用洋地黄制剂。

9）其他：双联抗血小板时，少数患者可能会诱发消化道出血，常规使用质子泵抑制剂（PPI）可减少消化道出血的发生率，但需要注意其与氯吡格雷的相互作用，宜选择对氯吡格雷代谢影响较小的药物如潘妥拉唑、雷贝拉唑等。为保证患者的休息与睡眠，可给予地西泮等镇静安眠药物；同时也要注意保持患者大便的通畅，可适当使用通便药物。

（4）并发症及处理：急性心肌梗死常见的并发症有急性左心衰竭、心源性休克、心律失常及室间隔穿孔等机械性并发症。

2. 非 ST 段抬高的心肌梗死 患者的最初治疗除不能溶栓治疗外，其他治疗与 ST 段抬高的患者相同。

3. 不稳定型心绞痛 需要进行危险分层，风险评分方法可选用 TIMI 或 GRACE 评分系统。TIMI 评分 0 或 1 分或 GRACE 评分＜109 分，为低危，可采用药物治疗，不必积极侵入性治疗（PCI 或 CABG）；TIMI 评分＞2 分或 GRACE 评分 109~140 分，为中危，可先采用药物治疗，如无效则考虑侵入性治疗；如 GRACE 评分＞140 分，或出现心力衰竭症状或体征、新发或加重二尖瓣反流，或血流动力学不稳定，或持续性室性心动过速或心室颤动，或接受药物治疗仍有静息状态下的心绞痛或心肌缺血均应考虑即刻侵入性治疗。药物治疗方案同 STEMI。

六、中西医临床诊疗思路

（1）根据中医学"急则治其标"的原则，ACS 急性发作时当速效止痛，这是中西医处理 ACS 的共同点，也是评价治疗方案是否有效的重要依据。目前临床上除了含服硝酸酯类药物外，常用心痛喷雾剂、速效救心丸、麝香保心丸、复方丹参滴丸、苏合香丸等。其他如心绞痛宁膏贴敷心前区；针灸治疗，可取膻中、内关、巨阙、间使等。

（2）ACS 的高危因素包括高龄、高血糖、高血压、坐位生活方式等，中医学认为它们均暗耗阴精，表现为气阴两虚的基础体质，在某些因素诱发下，或导致不通则痛，或不荣则痛，即出现了标实本虚的临床证候。若早期干预治疗，予以扶正祛邪，正气得复则病情缓解，或不然，邪气更甚，正气更虚，最终正气衰败而亡。

（3）ACS 的介入治疗后，可以出现心肌无复流、慢血流、缺血再灌注损伤、心肌顿抑、心室重构等，中医药的早期参与可获得疗效，从而改善预后。气虚血瘀是再灌注后的主要证型，益气活血中药可以改善再灌注后心肌微循环，保护缺血再灌注损伤的心肌；临床研究显示，以益气活血为主的 AMI 中西医结合临床路径可以降低患者近期主要心血管事件的发生率。

（4）活血化瘀法是临床最常用的治疗方法，王清任提出"补气活血、逐瘀活血"两大法则，特别提出突发胸痛投木金散、瓜蒌薤白白酒汤，不效时可服用血府逐瘀汤；叶桂在《温热论》中主张虫类通络为用药之关键，常用地龙、䗪虫、水蛭等；这些论述对我们治疗 ACS 颇有启发。但临床长期单纯应用活血化瘀药易伤正气，需辨证用药，与温阳补气药配合提高疗效。

七、预后与调护

（一）预防

在已发生心绞痛或疑有冠心病的患者应采取有效的预防措施，积极治疗高血压、高血脂及糖尿病等，注意劳逸结合，防止过度紧张和情绪激动，禁烟，肥胖者要控制饮食，减轻体重，对心绞痛患者给予药物治疗，这样可减少心肌梗死的发病率。

1.**预防应该从青少年开始**　进行健康宣教，控制危险因素，保证健康的生活方式，低脂膳食受益最多的是发生心肌梗死的最高危患者，有许多研究者提倡早期在饮食中添加叶酸，可起预防心肌梗死的作用。

2.**戒烟酒，控制体重**　消除压力和紧张状态　循证医学的证据表明戒烟可降低心血管病的发病率和死亡率，有研究表明青少年时期的某些不良行为心理因素与成年后的心脑血管事件有关。

3.**抗血小板治疗**　阿司匹林可以降低高危患者的心肌梗死和心血管事件的死亡率，阿司匹林预防心肌梗死复发的效果已得到肯定。

4.**控制血压、血糖**　控制血压的目的在于减少心脑血管事件的复发。

5.**调脂**　急性心肌梗死的病理基础是动脉粥样硬化，粥样斑块破裂并发血栓形成，调脂稳斑目前主要首选为他汀类，他汀类药物除了降脂作用外还有抗炎症、稳定斑块、减少自由基生成及轻度的降压作用，有效降脂治疗可使心脑血管事件明显下降。

6.**筛选高危人群**　早期干预可降低急性心肌梗死和脑卒中急性期发病率，检查包括遗传学检查、大动脉功能检查、内膜-中膜厚度测定及颈动脉斑块的检测等，颈动脉狭窄的患者采用华法林+阿司匹林治疗。

（二）调护

ACS 发生后，应快速调整心态，了解并尽快适应自己新的健康状态。保持精神愉快、舒畅，有助于病情的康复。注意生活起居，寒温适宜，避免寒冷刺激、精神刺激等。病情稳定后，尽早开始活动，以助心脏康复；运动需循序渐进，可在病床上作轻微活动，然后在平地上慢步行走，再逐渐增加活动量。出院后在医生指导下规律地进行有氧运动，以提升心功能。运动方法包括八段锦、平路快步走、游泳等。

古医籍精选

《金匮要略·胸痹心痛短气病》："胸痹，心中痞气。气结在胸，胸满，胁下逆抢心，枳实薤白桂枝汤主之，人参汤亦主之"，"心痛彻背、背痛彻心，乌头赤石脂丸主之"，"胸痹之病，喘息而唾，胸背痛，短气，寸口脉沉而迟，关上小紧数，栝楼薤白白酒汤主之"，"胸痹，不得卧，心痛彻背者，栝楼薤白半夏汤主之"。

《证治准绳·诸痛门》："或问丹溪言，心痛即胃脘痛，然乎？曰：心与胃各一脏，其病形不同，因胃脘痛处在心下，故有当心而痛之名，岂胃脘痛即心痛者哉！历代方论，将二者混同叙于一门，误自此始。"

《临证指南医案·胸痹》："胸痹有暴寒郁结于胸者，有火郁于中者，有寒热互郁者，有气实填胸而痹者，有气衰而成虚痹者，亦有肺胃津液枯涩，因燥而痹者，亦有上焦湿浊弥漫而痹者。若夫胸痹，则但因胸中阳虚不运，久而成痹。"

《类证治裁·胸痹》"胸痹胸中阳微不适，久则阴乘阳位，而为痹结也。"

病 案 分 析

（一）病案摘要

梁某，女，89岁。因"反复胸闷3年余，加重1周"于2017年1月3日至我院急诊。患者缘于3年前开始出现胸闷，呈压榨感，活动后气促，曾多次我院心脏科门诊就诊，诊断：冠心病、慢性心力衰竭，予欣康、波立维、立普妥药物口服治疗，症状控制尚可。1周前患者无明显诱因下反复出现胸前区闷痛，每次发作持续5～10min，含服救心丹药物后症状不能缓解。遂至急诊就诊，症见：乏力，胸前区闷痛，少许心悸，无肩臂放射痛，无出冷汗，无恶心呕吐，纳眠欠佳。舌淡暗，苔白，舌底脉络迂曲，脉弦细。体格检查：BP 120/85mmHg，双下肺闻及湿啰音，HR 95次/分，律整，各瓣膜听诊区未及病理性杂音，腹部（-），双下肢轻度浮肿。舌淡暗，苔白，舌底脉络迂曲，脉弦细。辅助检查：超敏肌钙蛋白 T 0.261μg/L，NT-ProBNP 4626pg/ml，心电图提示：窦性心律，V1～V5导联ST段水平压低0.1～0.15mV，胸片提示：主动脉硬化，主动脉型心脏。

中医诊断：胸痹（气虚血瘀）。

西医诊断：①急性冠脉综合征（急性非ST段抬高型心肌梗死）；②慢性心力衰竭。

（二）分析

1. 诊断思路

（1）中医诊断思路：患者因"反复胸闷3年余，加重1周"入院，症见：乏力，胸前区闷痛，少许心悸，无肩臂放射痛。故中医诊断"胸痹"。综合分析，四诊合参，当属气虚血瘀之证。

（2）西医诊断思路：患者既往反复胸闷痛病史，1周来患者反复出现胸前区闷痛，每次发作持续5～10min，含服救心丹药物后症状不能缓解，急诊查超敏肌钙蛋白 T 0.261μg/L，NT-ProBNP 4626pg/ml，心电图提示：窦性心律，V1～V5导联ST段水平压低0.1～0.15mV。根据病史、临床表现及辅助检查可明确诊断为：①急性冠脉综合征（急性非ST段抬高型心肌梗死）；②慢性心力衰竭。

2. 治疗思路

（1）中医治疗思路：中医以"标本兼治"为原则，立"益气活血化瘀"为法。中医急救治疗予静脉滴注丹参注射液以活血化瘀；中医辨证治疗选方当以保元汤合血府逐瘀汤加减。

（2）西医治疗思路：结合患者临床表现与辅助检查等，诊为：①急性非ST段抬高型心肌梗死；②慢性心力衰竭。其处理措施如下：

1）与家属沟通病情与治疗方案，家属考虑患者高龄，要求先以药物保守治疗。

2）一般治疗：嘱卧床休息，予心电、血压、动脉血氧饱和度监测；低流量吸氧。

3）缓解心绞痛：宽胸气雾剂0.6ml，胸闷或胸痛发作时舌下喷3次；口服美托洛尔缓释片23.75mg，每天1次；单硝酸异山梨酯缓释片40mg，每天1次。注意收缩压尽可能不低于110mmHg。

4）抗凝药物：予依诺肝素钠注射液0.4ml，皮下注射，每12h1次。

5）抗血小板制剂：予维持剂量：阿司匹林100mg口服，每天1次；氯吡格雷75mg口服，每天1次。

6）他汀类药物：阿托伐他汀40mg，每晚1次。

7）注意肌钙蛋白及心电图动态演变情况。

8）当以上处理后，患者胸闷症状仍不能缓解时，再与家属沟通，行冠状动脉造影术，了解冠脉狭窄情况，必要时支架植入。

（吴晓新　丁邦晗）

第四节　高血压急症

高血压急症（hypertensive emergencies，HE）是指在原发性或继发性高血压发展过程中，短期内血压突然和显著升高（一般超过 180/120mmHg），同时伴有心、脑、肾等重要靶器官功能不全的表现，引起高血压危象，是危及生命的临床综合征。

根据临床表现，高血压急症可分为急进型高血压、高血压脑病和高血压危象。急进型高血压系指血压快速增高，舒张压超过 120～130mmHg，伴有心肾功能受损、视网膜病变，多发生于中青年高血压患者；高血压脑病是指在高血压病程中发生急性脑血液循环障碍，引起脑水肿和颅内高压而产生的一系列临床表现；高血压危象是指高血压病程中周围细小动脉发生短暂性强烈痉挛，导致血压急剧升高，并引起靶器官急性功能不全。高血压急症产生的危害，除与血压升高的绝对水平和速度有关外，靶器官受累程度亦极为重要，临床中应立即降低血压或将血压控制在合理范围，阻止靶器官损害和严重并发症发生。

本病属于中医学"薄厥"、"眩晕"、"中风病"、"头痛"等病的范畴。薄者，迫近也，内迫气血上逆之意；厥者，不通也，阻塞流通之意。薄厥是指多由情志失调造成气血上壅，脑髓窍络蒙塞的危急重症。

一、病因病理

（一）中医病因病理

1. **病因**　中医认为高血压急症主要病因为素体阳亢、劳倦内伤、情志失调、饮食不节等，但多由情志失调诱发。

2. **病机**　本病病性为本虚标实，清代张璐《张氏医通》曰："厥逆者，只因精气内夺。"本病病情险恶危急，易致人死地。

（1）情志失调，肝阳暴盛：《素问·生气通天论》："阳气者，大怒则形气绝，而血菀于上，使人薄厥。"素体阳亢，五志过极，致肝阳暴涨，气血并走于上，或挟痰火，或阳化风动，上扰清窍，则见眩晕、头痛，甚至昏厥、中风；另气机郁滞，津液不得输布，聚而为痰，气滞、痰浊痹阻心脉或脑窍，可发展为眩晕、胸痹等。

（2）饮食不节，嗜酒过度：平素嗜食肥甘厚味，加之素体阳盛，内热与糟粕结于胃肠，浊气扰于神明而昏厥；饮食不节，损伤脾胃，痰浊内生。《丹溪心法·中风》"湿土生痰，痰生热，热生风也"，痰郁化热，血行不畅，痰热血瘀或携风阳之邪，蒙蔽清窍，而成昏厥。

（3）体虚劳欲，阴阳失调：因劳倦伤脾，脾失健运，湿浊内停，积聚成痰，痰浊上蒙清窍；房劳过度则损伤肾阴，均可导致肝肾阴虚，相火上扰，而见眩晕、头痛。

若失治误治，又可造成邪浊内阻，元神伏匿而神昏不语；气血逆乱，肝风内动，走扰经络而肢颤抽搐；亦因邪逆亢盛，正气不足，神明受阻，心阳暴泄而卒死。

（二）西医病因病理

1. 病因 高血压急症可以发生在高血压患者，表现为高血压危象或高血压脑病；也可发生在其他许多疾病过程中，主要在心、脑血管病急性阶段，如脑出血、蛛网膜下腔出血、缺血性脑梗死、急性左心室心力衰竭、心绞痛、急性主动脉夹层和急慢性肾衰竭等情况时。

2. 发病机制 各种高血压急症的发病机制不尽相同，某些机制尚未完全阐明，但与下列因素有关。

（1）交感神经张力亢进和缩血管活性物质增加：在各种应激因素（如精神严重创伤、情绪激动等）作用下，交感神经张力、血管收缩活性物质（如肾素、血管紧张素 II 等）大量增加，诱发短期内血压急剧升高。

（2）局部或全身小动脉痉挛：①脑细小动脉持久性或强烈痉挛导致自动调节机制破坏，过度收缩的脑血管继之发生"强迫性"扩张，导致过度灌注，引起颅内高压，诱发高血压脑病；②冠状动脉持久性或强烈痉挛导致心肌缺血、损伤甚至坏死等，诱发 ACS；③肾动脉持久性或强烈收缩导致肾脏缺血性改变，诱发肾衰竭；④视网膜动脉持久性或强烈痉挛导致视网膜内层组织变性坏死和血-视网膜屏障破裂，诱发视网膜出血、渗出和视盘水肿；⑤全身小动脉痉挛导致压力性多尿和循环血容量减少，反射性引起缩血管活性物质进一步增加，形成病理性恶性循环最终诱发心、脑、肾等重要脏器缺血和高血压危象。

（3）脑动脉粥样硬化：高血压促成脑动脉粥样硬化后斑块或血栓破碎脱落，形成栓子，微血管瘤形成后易于破裂，斑块和（或）表面血栓形成增大，发生急性脑血管病。

（4）其他：引起高血压急症的其他相关因素尚有神经反射异常（如神经源性高血压危象等）、内分泌激素水平异常（如嗜铬细胞瘤高血压危象等）、肾素-血管紧张素-醛固酮系统的过度激活等。

二、临床表现

（一）病史

既往有原发性高血压，或有肾实质疾病、肾血管性高血压、肾移植后、嗜铬细胞瘤、子痫等继发性高血压、头颅外伤、围手术期（特别是颈总动脉区的手术）等。

（二）症状

神经系统：头痛、恶心呕吐、视力模糊、神志不清、抽搐，以及局灶性神经异常征等；心血管系统：血压可高达 200/120mmHg 以上、胸闷、胸痛、心悸等，甚至可出现急性左心功能不全；肾脏损害症状：蛋白尿、血尿、氮质血症甚至急性肾衰竭；自主神经功能失调：烦躁不安、多汗、面色苍白或皮肤潮红、手足发抖等。

（三）辅助检查

1. 胸片 可见左心扩大、肺静脉扩张，并可能有胸腔或叶间积液。

2. 心电图 亦能发现左心室扩大的表现：左心室高电压伴劳损。

3. 心脏彩超 了解心脏形态及主动脉情况。

4. 眼底镜检查 可见高血压性视网膜病变，视盘水肿、动静脉交叉征、出血和渗血。

5. 颅脑 CT 或 MRI 影像 可除外颅内出血、梗塞或占位。

三、诊断与鉴别诊断

（一）诊断

（1）收缩压＞220mmHg 和（或）舒张压＞140mmHg 时，无论有无症状均应诊断为高血压急症。

（2）高血压 2 级或 3 级伴有心、脑、肾、视网膜和大动脉等重要靶器官发生急性功能严重障碍、甚至衰竭。

（3）多数患者有原发性或继发性高血压病史，少数患者可因高血压急症而发病。需注意高血压患者血压升高的速度较血压水平更重要，如短期内平均压升高＞30%有重要临床意义，一旦在高血压基础上出现急性靶器官损害则高血压急症诊断无疑。

（二）鉴别诊断

本病主要与其他原因引起的心、脑、肾功能不全及高血压亚急症相鉴别。

（1）其他原因所致的左心衰竭，其早期可能血压偏高，但收缩压低于 130～140mmHg，也无眼底改变，且有可引起左心衰竭的病史。

（2）任何原因所致的肾衰竭，一般在高血压出现前先有肾性、肾前性或肾后性病变的病史。

（3）出现神经系统症状时须注意跟脑卒中及颅内占位性病变相鉴别。

（4）高血压亚急症是指血压显著升高但不伴靶器官损害，患者可以有血压明显升高造成的症状，如头痛、胸闷、鼻出血和烦躁不安等。

四、治疗

（一）中医治疗

治疗原则：本病病位在脑脉，病性属本虚标实，上盛下虚，当以降逆除邪、平抑血气为先，采用醒神开窍、平肝降逆、疏通血脉为大法。

1. 针灸及其他外治法

（1）针刺法。主穴：风池、曲池、足三里、太冲。配穴：肝火炽盛者加行间；阴虚阳亢者加太溪、三阴交；痰湿内蕴者加丰隆、内关；阴阳两虚者加关元、气海。

（2）平衡针。主穴：降压穴。配穴：肾病穴、头痛穴。

2. 辨证方药

（1）肝阳上亢证

证候　平素时有头晕或头痛、头胀，心烦易怒，急躁，突发头痛加剧，面赤，呕吐、行走不稳，甚则昏仆，不省人事，肢体强痉拘急，大便秘结，舌红，苔黄，脉弦紧。

治法　平肝潜阳。

方药　羚角钩藤汤。药用：羚角、桑叶、川贝、生地、钩藤、菊花、茯神、白芍、生甘草等。
肝火偏盛，加龙胆草加强泻肝之力；大便秘结者加大黄以通腑泄热；阳亢生风加天麻熄风。
中成药用醒脑静注射液、松龄血脉康胶囊、参麦注射液、参附注射液、牛黄降压丸、镇心降压片等。

（2）痰浊上扰证

证候　平素头晕头胀，痰多泛恶，突然头晕头胀或头痛加剧，或呕吐泛涎，昏厥倒地。舌淡暗苔白腻，脉弦滑。

治法　化痰熄风开窍。

方药　涤痰汤。药用：南星、半夏、枳实、茯苓、橘红、石菖蒲、人参、竹茹、甘草等。
血瘀胸痛者加丹参、延胡索以活血止痛；腹胀纳呆者加砂仁、藿香以行气化浊；痰浊化热者加黄连清热。

中成药用晕乃停口服液、山楂降压丸、天马眩晕宁等。

（3）痰热腑实证

证候 平素过食肥甘厚腻，突然头晕急剧，昏厥倒地，甚则神志不清，鼻鼾痰鸣，肢体强痉拘急，项强身热，口臭，大便秘结。舌红苔黄腻，脉弦滑数。

治法 通腑泻热，化痰醒脑。

方药 桃核承气汤。药用：桃核、桂枝、大黄、甘草、芒硝等。

兼气滞者，加枳实、青皮以理气。火旺者加丹皮、栀子清热凉血。

中成药可用牛黄降压丸、安宫牛黄丸、天麻钩藤饮、脑立清、牛黄降压丸、镇心降压片。

（二）西医治疗

治疗原则：①迅速而适当的降低血压，去除诱因；②减轻受累器官的损害，恢复其生理功能；③巩固降压疗效，针对病因治疗；④加强一般治疗：吸氧、卧床休息、监测生命体征，维持水、电解质平衡，防治并发症等。

1. 迅速降压

（1）静脉用药：首选硝普钠或乌拉地尔：①硝普钠：以 0.5μg/（kg·min）的滴速开始静脉泵入，根据病情逐渐加量，滴速不超过 10μg/（kg·min），需避光，持续使用一般不宜超过 72h，以免发生氰化物中毒。②乌拉地尔：乌拉地尔注射液25mg稀释10ml生理盐水中，缓慢静脉注射后，予乌拉地尔 50～100mg 溶于 100ml 0.9%生理盐水或 5%葡萄糖溶液中静脉泵入。③硝酸甘油，5～30mg 溶于 5%葡萄糖溶液中，5μg/min 开始静脉泵入，最高剂量可达 200μg/min。

（2）口服降压药：静脉给药 1～2 天加用口服药，逐渐停用静脉制剂而维持口服，以使血压长期稳定。

2. 特殊情况的治疗

（1）高血压脑病：除迅速降压外，还需制止抽搐和减轻脑水肿。①制止抽搐：地西泮 10mg 静脉缓注，必要时可 30min 后重复 1 次。还可选用苯巴比妥钠 100mg 肌内注射；②减轻脑水肿：快速滴注 20%甘露醇 125～250ml，每隔 4～6h 可重复；呋塞米 20～40mg 静脉注射，必要时可静脉注射地塞米松。

（2）并发脑血管意外：并发脑出血时，先降颅压，使用降颅压药物后再观察血压情况。如果血压≥200/110mmHg，可慎重平稳的将血压降至 180/105mmHg 左右；血压在 170～200/100～110mmHg，先不用降压药物，暂用脱水降颅压后观察血压情况，必要时再用降压药物。如果血压低于 165/95mmHg 时，不需要降压治疗。缺血性脑血管病血压管理参考缺血性脑血管病。

（3）并发左心衰竭或急性肺水肿：静脉滴注硝普钠或乌拉地尔、硝酸甘油，其他措施可按急性肺水肿处理。

（4）并发急性心肌梗死：优先选择硝酸甘油，一般将血压控制在 140/90mmHg 以下，还可加用β受体阻滞剂、ACEI 等。

（5）先兆子痫和子痫：不宜将血压降得过低，以免影响胎儿血供，可静脉注射乌拉地尔，给予地西泮肌内注射，禁用硝普钠，慎用钙拮抗剂、利血平。

（6）并发肾功能不全：除血液透析外，药物首选利尿剂，如呋塞米。也可选用钙拮抗剂、α受体阻滞剂，多与利尿剂合用。

（7）嗜铬细胞瘤所致得高血压危象：首选α受体阻滞剂酚妥拉明 5～10mg 静脉注射，以 25～50mg 加入 5%葡萄糖溶液静脉滴注维持。

（8）伴主动脉夹层动脉瘤：选用乌拉地尔或硝普钠经静脉迅速降压，肌内注射吗啡以镇静止痛。应尽快介入或手术治疗。

五、中西医临床诊疗思路

高血压急症是危及患者生命的临床危急重症，快速正确的诊断治疗极其重要。在急救中，需注意以下几点：

（1）尽快完善相关检查，如尿常规、急诊生化、床边心电图、眼底检查等。

（2）当出现神经系统症状或体征时，必须行影像学检查以排除急性脑血管意外（如头颅 CT、头颅 MR）。

（3）注意区分高血压迫切状态和高血压紧急情况：急进型高血压属于前者，可在数小时内将血压降低，并不需降至正常范围，同时处理合并症。而高血压危象属于后者，要求在发病 1h 内立即给予有效降压治疗，使血压下降。

（4）静脉用药期间，加强监护，以免造成血压过低，组织器官灌注不足。

（5）在目前高血压急症的抢救治疗中，西医具有更大的优势，但中医在某些环节可参与急救治疗。如醒脑静、安宫牛黄丸、参麦注射液等中成药，已在研究中证实能明显提高抢救成功率，改善预后。

（6）在高血压急症稳定期的治疗，中医具有比较明确的疗效。辨证使用中药治疗，可以改善患者的症状。

六、预防与调护

（一）预防

高血压急症的发生可导致患者猝死，特别对于高危患者，如高龄或血管高度硬化患者，短时间内迅速升高的血压容易导致高血压脑病或脑血管意外；平素慢性心力衰竭的患者可因迅速增加的心脏后负荷而导致心力衰竭急性加重引起死亡，应引起高度重视。

（1）大力开展对于高血压病的健康宣教是预防高血压病及高血压急症发生的重要途径，特定的社会、生活环境、饮食结构均可能导致罹患高血压病及高血压急症的发生。

（2）养成健康饮食习惯，改变不良饮食结构，限制钠盐摄入，将每天钠的摄入量逐渐控制至 5g 左右（约相当于食盐 13g），适当增加钾的摄入，改变不合理的膳食结构，防止超重和肥胖，戒烟酒等。高血压患者的饮食应低热量，低胆固醇，低盐、低糖和高维生素，少食用或不食用兴奋性食物如浓茶、咖啡。

（3）适度运动，尤其是有氧运动可预防高血压，提高和改善心肺功能，减少体内脂肪，但运动时应控制强度，以防血压波动过大。

（4）对于有高血压家族史等遗传因素，或儿童期、青少年期即表现出血压升高等高危人群，应早期发现、早期干预，并作为重点监测对象，定期检查、随访，一旦血压明显升高应及时治疗，以防止高血压病发生及进展为高血压急症，并有效减少心脑血管并发症的发生。

（5）为高血压患者建立终身服药的观念，努力提高患者依从性，向患者提供详细的相关药物知识，包括药物不良反应及配伍禁忌，帮助患者选用合适的降压药物，嘱患者定期门诊随访，根据血压控制情况在医生的指导下调整药物。

（6）指导患者正确测量血压的方法，平素可自行监测血压，并记录好血压，以便为就诊时选择药物提供重要依据。

（二）调护

嘱咐患者严格卧床休息，减少活动。饮食应当以清淡、易消化低盐食物为主，少食多餐，多食水果蔬菜，保持排便通畅，尤其伴有急性左心衰竭患者更应避免用力排便，可适当使用缓泻剂，并尽量床上排便以免活动加重病情，改变体位从卧位到直立位应缓冲 3～4min，以防直立性低血压。

古代医籍选

《素问·生气通天论》："阳气者，大怒则行气绝，而血菀于上，使人薄厥。有伤于筋，纵，其若不容，汗出偏沮，使人偏枯。"

《素问·阴阳应象大论》："暴怒伤阴，暴喜伤阳，厥气上行，满脉去形。"

《黄帝素问宣明论方》卷一："阳气，大怒则行气绝，而血菀于上，令人薄厥于胸中。赤茯苓汤主之。"

《医贯·厥》："肝藏血而主怒，怒则火起于肝，载血上行，故今血菀于上，是血气乱于胸中，相薄而厥逆也，谓之薄厥，宜蒲黄汤主之。"

《景岳全书·厥逆》："气厥之证有二，以气虚气实，皆能厥也。……气实而厥者，其形气愤然勃然，脉沉弦而滑，胸膈喘满，此气逆证也。经曰：大怒则形气绝，而血菀于上即此类也。治宜以排气饮，或四磨饮，或八味顺气散、苏合香丸之类，先顺其气，然后随其虚实而调理之。又若因怒伤气逆，气旋去而真气受损者，气本不实也，再若素多忧郁恐畏，而气怯气陷者，其虚尤可知也。若以此类而用行气开滞等剂则误矣。……血厥之证有二，以血脱、血逆皆能厥也。……血逆者，即经所云血之与气，并走于上之谓，又曰大怒则形气绝而血菀于上之类也。夫血因气逆，必须先理其气，气行则血行无不行也，宜通瘀煎或化肝煎之类主之，俟血行气舒，然后随证调理。"

《类证治裁·厥证》："气实而厥者，形色郁勃，脉沉弦而滑，胸膈喘满，为气逆。"

《张氏医通·厥》："今人皆不知厥证，而皆指为中风也。大中风者，病多经络之受伤，厥逆者，直因精气之内夺，表里虚实，病情当辨，名义不正，无怪其以风治厥也。"

《医学入门·厥》："气逆而不下行，则血积于心胸，《内经》谓之薄厥，言阴阳相搏气血奔并而成。"

《景岳全书》："气并为血虚，血并为气虚，此阴阳之偏败也。今其气血并走于上，则阴虚于下，而神气无根，是即阴阳相离之候，故致厥脱。"

《医林改错》："急躁，平素和平，有病急躁是血瘀……俗言肝气病。"

病 案 分 析

（一）病案摘要

李某，女，59 岁。2016 年 3 月 10 日来我院急诊就诊。主诉：反复头晕头胀 3 年，加重半天。症状：2013 年下半年开始反复出现头晕头胀，在当地医院诊断为"高血压"，一直服用降压药（苯磺酸氨氯地平片）治疗，血压控制在 160～180/90～110mmHg，上述症状时有反复。昨晚心情不好，睡眠不佳，今早起床时头晕头胀加重，心烦易怒，急躁，面色潮红，肢体麻木，口苦，舌红苔黄，脉弦。既往史：否认冠心病、糖尿病病史。查体：BP 240/135mmHg，HR 72 次/分，律齐，$A_2 > P_2$，各瓣膜听诊区无明显杂音，NS（－）。检查：血常规、急诊生化及心酶指标等检查呈阴性。

中医诊断：眩晕（肝阳上亢）。

西医诊断：①高血压急症；②高血压 3 级（很高危组）。

（二）分析

1. 诊断思路

（1）中医诊断思路：患者因"反复头晕头胀3年，加重半天"入院。症见：头晕头胀，心烦易怒，急躁，面色潮红，肢体麻木，口苦，故中医诊断为"眩晕"。四诊合参，当属肝阳上亢型。

（2）西医诊断思路：①高血压急症；②高血压3级（很高危组）。

诊断依据：血压240/135mmHg，伴头晕头胀、肢体麻木等症状，应诊断为高血压急症。

2. 治疗思路

（1）中医治疗思路：以"急则治其标"为原则，以平肝潜阳为法，选用羚角钩藤汤加减，配合平衡针针降压穴、头痛穴。

（2）西医治疗思路

1）一般治疗：卧床休息，心电、血压监测。

2）镇静：地西泮10mg肌内注射。

3）降压：乌拉地尔注射液25mg稀释于10ml生理盐水中，静脉缓慢注射；乌拉地尔50mg溶于5%葡萄糖250ml内维持泵入。氨氯地平5mg每天1次、比索洛尔5mg每天1次，控制血压。

（王大伟　郑民安）

第五节　病毒性心肌炎

病毒性心肌炎（viral myocarditis，VMC）是指病毒感染引起的心肌局限性或弥漫性的急性或慢性炎症病变，属于感染性心肌疾病。病理学改变有心脏体积增大，重量增加，切面心肌呈灰色或淡黄色，质松软。镜下，心肌呈局限性或弥漫性炎症，心肌细胞变性坏死，心肌间质内有单核细胞，淋巴细胞弥漫性浸润。病变如在心包下区，则常合并心包炎，称为病毒性心包心肌炎。心肌病变的好发部位为左心室壁及室间隔，有时可累及传导系统，造成心律失常。心肌炎的后期变化为心肌间质纤维化，可致心腔持久性扩张而形成扩张性心肌病。

本病属于中医学"心悸"、"喘证"、"胸痹"等范畴。

一、病因病理

（一）中医病因病机

1. 病因　中医认为病毒性心肌炎因正气亏虚，尤其是心肺气虚，加之七情、劳倦、饮食不节等因素，致腠理不固，邪毒乘虚入侵。

2. 病机　病位在心，涉及肝、脾、肾等脏。病性为本虚标实，虚实夹杂。本虚有气虚、阴伤、阳衰，并可表现为气阴两虚、阴阳两虚，甚至阳衰阴竭、心阳外越；标实为瘀血、寒凝、痰浊、气滞，又可相互为病，如气滞血瘀、寒凝气滞、痰瘀交阻等。一般急性发作期以标实为主，多为痰瘀互结；缓解期以气血阴阳亏虚为主，心气虚常见。

（1）寒邪内侵：寒邪侵袭，胸阳被遏，气滞血凝，发为本病。或素体胸阳不足，阴寒之邪乘虚侵袭，亦成本病。

（2）饮食不节：恣食肥甘厚味，或嗜烟酒，以致脾胃受伤，运化失健，聚湿生痰，上犯心胸清旷之区，胸阳不展，气机不畅，心脉闭阻，而致本病。

（3）情志失调：忧思伤脾，脾失健运，痰浊内生；郁怒伤肝，肝郁气滞，甚则气郁化火。痰阻气滞，胸阳不运，心脉闭阻，不通则痛。

（4）劳逸失调：劳倦伤脾，运化失职，气血生化乏源，无以濡养心脉，拘急而痛。或积劳伤阳，心肾阳微，鼓动无力，阴寒内侵，血行涩滞，而发本病。

（5）年迈体虚：中老年人，肾气自半，精血渐衰。如肾阳虚衰，不能鼓动五脏之阳，可致心气不足或心阳不振，血脉失于温运，或阴寒痰饮乘于阳位，痹阻心脉，发为本病；若肾阴亏虚，不能濡养五脏之阴，心脉失于濡养，拘急而痛。

本病病机早期为温热邪毒首犯于肺，肺气宣降失司，邪毒由肺及心，染及心脉，如叶天士所言"温邪上受，首先犯肺，逆传心包"。邪毒侵心后损伤心气、心阴，气阴两虚，心失所养。病变后期正虚邪恋，或由气阴耗损及于心阳，致心之气血阴阳亏虚，可累及脾、肾、肝等。肾阴虚则心火独亢，心肾不交，心阳不振，致心脉痹阻，瘀血内滞；心阳虚衰，肾水过寒，水饮内停，凌心射肺，泛滥肌肤。水湿停聚，痰浊内生，蕴而化热，凌心蒙窍，终而形成本虚标实、虚实夹杂之证，甚则出现阴竭阳脱之危象。

（二）西医病因病理

1. 病因 多种病毒可引起心肌炎，其中以引起肠道和上呼吸道感染的病毒最多见。柯萨奇病毒 A 组、柯萨奇病毒 B 组、艾可（ECHO）病毒、脊髓灰质炎病毒为常见致心肌炎病毒，其中柯萨奇病毒 B 组病毒是最主要的病毒。其他如腺病毒、流感、副流感病毒、麻疹病毒、腮腺炎病毒、乙型脑炎病毒、肝炎病毒、带状疱疹病毒、巨细胞病毒和艾滋病病毒等。

2. 发病机制 现代医学认为病毒性心肌炎的发病机制为病毒的直接作用，包括急性病毒感染及持续病毒感染对心肌的损害；细胞免疫主要是 T 细胞，以及多种细胞因子和一氧化氮等介导的心肌损害和微血管损伤，均可损害心脏功能和结构。其中最常见的是柯萨奇（Coxsackie）病毒、ECHO病毒（即人肠孤病毒）、风疹病毒、流行性感冒病毒、腮腺炎病毒等 30 余种，最近报道心肌炎患者中 12.9%可检出小 DNA 病毒 parvovirus B19。

3. 病理 以往认为该病过程有二个阶段：①病毒复制期；②免疫变态反应期。但是近来研究结果表明，第一阶段除有病毒复制直接损伤心肌外，也存在有细胞免疫损伤过程。

病毒性心肌炎的病理改变可分为局灶性和弥漫性心肌炎；实质性和间质性心肌炎。实质性心肌炎是以心肌细胞溶解、坏死、变性和肿胀为主要特征的病理改变。间质性心肌炎以心肌纤维之间和血管周围结缔组织中有炎性细胞浸润为主的病理改变。以柯萨奇病毒 B3 感染的心肌炎病理改变为例，在急性期早期有心肌细胞肿胀，细胞横纹不清，胞浆染色嗜酸性增强，胞核出现核固缩和核碎裂。早期尚未见炎性细胞浸润，随后心肌细胞可发生坏死、崩解、胞核和细胞轮廓消失，周围出现单核细胞及淋巴细胞为主的炎性细胞浸润，坏死灶中蓝色钙化颗粒物质增多，形成散在点状、灶性或片状心肌细胞坏死和炎性细胞浸润，心脏间质和血管多未受累。部分病毒性心肌炎进入慢性期。其主要病理改变是炎性细胞逐渐减少，纤维细胞开始增多，形成纤维瘢痕组织，部分心肌可有增生、肥大，在病灶内可钙化及心脏扩大、心内膜增厚及附壁血栓形成等。在急性或慢性阶段，心肌炎均可累及心脏传导系统，引起传导阻滞或各种心律失常。无论是实质性心肌炎还是间质性心肌炎，也都会引起不同程度的心肌松软无力，发生心脏功能减损。

第一阶段病毒复制期，该阶段是病毒经血液直接侵犯心肌，病毒直接作用，产生心肌细胞溶解作用。第二阶段免疫变态反应期。对于大多数病毒性心肌炎（尤其是慢性期者），病毒在该时期内可能已不存在，但心肌仍持续受损。目前认为该期发病机制是通过免疫变态反应，主要是 T 细胞免疫损伤致病。

二、临床表现

（一）病史

国内外报道 59%～88%的 VMC 患者有过发热、头痛、咳嗽、咽痛、乏力等"感冒"样全身症状，或出现恶心、呕吐、腹泻等消化道症状；也有部分患者症状较轻未引起注意，须仔细追问病史。但无上述症状者并不能除外有先驱病毒感染史。病毒感染前驱症状出现 1～3 周后心脏受累的症状会逐渐出现。

（二）症状

病毒性心肌炎患者临床表现取决于病变的广泛程度和部位，轻者可无症状，重者可出现心力衰竭、心源性休克和猝死。患者常在发病前 1～3 周有上呼吸道或肠道感染史，表现为发热、全身酸痛、咽痛、倦怠、恶心、呕吐、腹泻等症状，然后出现心悸、胸闷、胸痛或心前区隐痛、头晕、呼吸困难、水肿，甚至发生 Adams-Stokes 综合征；极少数患者出现心力衰竭或心源性休克。

（三）体征

1. **心脏增大**　病情轻者通常无心脏增大，重者可出现心脏轻到中度增大。
2. **心率和心律的改变**　与发热不平行的心动过速、心率异常缓慢和各种心律失常，其中以室性期前收缩最常见。
3. **心音变化**　第一心音减弱或分裂，心音可呈胎心律样，若同时有心包受累，则可闻及心包摩擦音。
4. **合并心力衰竭的其他体征**　肺部湿啰音、颈静脉怒张、肝脏增大和双下肢水肿等；病情严重者可出现心源性休克的体征。

（四）辅助检查

1. **血液生化检查**　急性期可出现白细胞计数增高、血沉增快、C 反应蛋白、血清肌酸磷酸激酶同工酶（CK-MB）、血清肌钙蛋白 T、血清肌钙蛋白 I 增加。
2. **病毒学检查**　可从咽拭子、粪便、心肌组织中分离病毒或用 PCR 技术检测病毒 RNA；血清中检测特异性抗病毒抗体滴度。
3. **心电图**　ST-T 改变，常见 T 波倒置或降低，也可有 ST 段轻度移位；各种心律失常，以室性心律失常和房室传导阻滞多见。
4. **胸部 X 线**　病情轻者可正常；病情重者可有心影增大。
5. **超声心动图**　病情轻者可正常；病情重者可有左心室增大、室壁运动减低、心脏收缩功能异常、心室充盈异常等。
6. **放射性核素心肌显像**　可显示心肌细胞坏死区的部位和范围，敏感性高，特异性低。
7. **心内膜心肌活检**（endomyocardial biopsy，EMB）　EMB 的组织病理学或分子生物学证据被认为是确诊心肌炎的金标准，但在国内尚未被推荐用于常规心肌炎的临床诊断。EMB 为有创检查，主要用于病情危重、治疗反应差、病因不明的患者。阳性结果是诊断心肌炎的可靠证据。由于病毒性心肌炎病变可为局灶性，因取材误差可出现阴性结果。

三、诊断

在上呼吸道感染、腹泻等病毒感染后 3 周内出现心脏表现，如出现不能用一般原因解释的感染后重度乏力、胸闷、头昏（心排血量降低所致）、心尖第一心音明显减弱、舒张期奔马律、心包摩擦音、心脏扩大、充血性心力衰竭或阿斯综合征；有临床症状并伴有新出现的房室传导阻滞、期前收缩、房性或交界性心动过速、心房颤动或 ST-T 改变者；血清肌钙蛋白 I 或肌钙蛋白 T（强调定量测定）、CK-MB 明显增高；超声心动图示心腔扩大或室壁活动异常和（或）核素心功能检查证实左心室收缩或舒张功能减退；在急性期从心内膜、心肌、心包或心包穿刺液中检测出病毒、病毒基因片段或病毒蛋白抗原；病毒中和抗体、补体结合试验或血细胞凝集抑制反应滴度有明显升高。符合上述情况应高度怀疑急性 VMC。

对难以明确诊断者，可进行长期随访，有条件时可做心内膜心肌活检进行病毒基因检测及病理学检查。

四、鉴别诊断

1.风湿性心肌炎 除具有心肌炎的表现外，往往有近期链球菌感染史证据（如咽痛、抗 "O" 升高、咽拭阳性等）；且多为全心受累，杂音多较明显且较恒定；常伴有风湿热的其他特征性表现，如多发性关节炎、皮下结节、环形红斑；糖皮质激素与抗风湿治疗有效。

2.冠心病 多为慢性起病，发展缓慢，常有心肌缺血、损伤或坏死的证据；发病年龄较大，无前驱性上呼吸道及肠道病毒感染的实验室证据；多有肥胖、高血压、糖尿病等易患因素；常有心绞痛，对硝酸甘油反应良好。冠状动脉造影可确诊。

3.其他 VMC 尚需与甲状腺功能亢进、中毒性心肌炎等鉴别。

五、治疗

（一）中医治疗

治疗原则：应以清热解毒和营，兼以益气养阴为治疗大法。如果病邪深入脉络，气血瘀阻，可以加活血化瘀的药物，同时主要以养心为主。如果病情危重，心阳欲脱，应该尽快使用扶元固脱之品。病后邪祛正衰，一般以扶正固本为主。

1.针灸及其他外治法

（1）针刺法：取内关、三阴交、心俞、足三里等穴。每次选用 1~3 个穴位，手法用平补平泻法，留针半小时或不留针。可加电针加强穴位刺激。

（2）艾灸法：多用于本虚证，同针刺穴位。

（3）穴位贴敷：应用中药（黄芪、沙参、丹参等）磨粉制膏分别贴敷于（膻中、厥阴俞）或（巨阙、心俞）交替使用，隔天换药，10 天为 1 个疗程，治疗 30 天。

2.辨证方药

（1）毒邪攻心证

证候 恶寒发热，头痛身痛，心悸胸痛，气短乏力，咽痛咳嗽，口干口苦，腹胀纳呆，恶心呕吐，小便黄赤，舌红，舌苔黄，脉浮数、滑数或促结代。

治法 清热解毒。

方药 银翘散合清营汤。药用：连翘、金银花、苦桔梗、薄荷、竹叶、生甘草、荆芥穗、淡豆豉、牛蒡子、犀角（水牛角代）、生地黄、元参、麦冬、丹参、黄连、连翘等。

湿重者可加藿香、茵陈、白豆蔻等。

中成药用板蓝根口服液、抗病毒口服液、清开灵注射液、痰热清注射液、清热解毒口服液、莲花清瘟胶囊等。

（2）气阴两虚证

证候 低热，自汗，心悸气短，乏力，面色㿠白，舌淡，苔薄白，脉细弱或结代。

治法 养心气，清余热。

方药 生脉散和五味子散。药用：人参、麦冬、五味子、黄芪、甘草、人参、桂枝、羌活、干姜、细辛、附子、白术等。

若阴虚明显者可改人参为西洋参，重用生地、麦冬加强滋阴作用；若兼见水肿者加茯苓皮、泽泻、猪苓增强利水的作用；自汗、盗汗者加煅龙骨、煅牡蛎；失眠易惊者加生龙骨、生牡蛎以安神；口渴者加玉竹、石斛以滋阴；心烦易怒加栀子、郁金以清热除烦。

中成药用生脉注射液（颗粒）、参麦注射液、补心气口服液、炙甘草合剂、益心复脉颗粒等。

（3）阳虚证

证候 面色苍白，自汗，精神倦怠，四肢乏力、冰冷，胸闷心悸，气促，面色㿠白，纳呆，甚至神志不清、二便失禁，舌淡暗有齿印，苔白或白腻，脉沉细或沉迟结代。

治法 回阳救逆。

方药 参附汤和龙骨牡蛎救逆汤。药用：红参、制附子、煅龙骨、煅牡蛎、五味子。

喘咳胸闷者加瓜蒌、薤白、肉桂，以温阳化痰、宽胸止咳。血瘀重者加三七、丹参。

中成药用参附芪注射液、黄芪注射液、参附注射液、参茸黑锡丹、心宝丸等。

（二）西医治疗

治疗目标：提高病毒性心肌炎的治愈率，减少心肌炎后遗症，降低扩张性心肌病的发生率。

1. **一般治疗** 病毒性心肌炎急性期患者应尽早休息，可以减轻心脏负荷：①有恶性心律失常、心力衰竭者，卧床休息1个月，半年内不参加体力活动。②无心脏形态功能改变者，休息半个月，3个月不参加重体力活动。

2. **保护心肌治疗** 抗自由基和改善代谢类药物：维生素C、维生素E、辅酶Q、肌苷、曲美他嗪、ATP、1，6二磷酸果糖（FDP）等。

3. **抗病毒治疗** 抗病毒治疗主要用于疾病早期：①干扰素：1.5万～2.5万U，每天肌内注射1次，2周为1个疗程。②抗生素：细菌感染是病毒性心肌炎的条件因子，在治疗初期应常规应用青霉素400万～800万U/d或克林霉素1.2g/d静脉滴注1周。

4. **免疫抑制治疗** 在心肌炎早期，患者出现完全性房室传导阻滞、重度室性心律失常、心源性休克、心脏扩大伴心力衰竭等严重并发症，此时存在免疫介导心肌损害，可短期应用糖皮质激素治疗。

5. **对症治疗** 出现心力衰竭者，按常规心力衰竭治疗，但洋地黄类药物用量宜偏小。可口服贝那普利5～10mg，每天1次。完全性房室传导阻滞者可应用临时起搏器或应用地塞米松10mg，每天1次，静脉滴注，3～7天。根据心律失常情况选用抗心律失常药物。

六、中西医临床诊疗思路

急性病毒性心肌炎患者的病情较重，应早诊断、积极对症支持治疗。中医治疗重点在清热解毒、活血化瘀、扶正等方面，可选用清开灵注射液、丹参注射液、黄芪注射液等中成药。临床急诊急救中应关注以下问题：①尽早明确诊断；②对心力衰竭及休克者及早应用血管活性药物维持血压；③监测心电图，积极治疗心律失常；④对有房室传导阻滞的难治性心力衰竭、危重患者或考虑有自身免疫的情况下应用皮质激素；⑤黄芪有抗病毒、调节免疫功能，对干扰素系统有激活作用，可予黄芪注射液静脉滴注。

本病以虚为本，人参可大补元气，益生津液，黄芪益气固本，增强人体免疫功能，提高机体的抗病毒能力，为本病常用主药。出现恶性心律失常、心力衰竭、休克、高度房室传导阻滞、阿-斯综合征时，应迅速使用中西医结合的方法救治。

七、预防与调护

（一）预防

（1）出现发热、头痛、咳嗽、咽痛、乏力等"感冒"样全身症状，或出现恶心、呕吐、腹泻等消化道症状时应及时就诊，早期治疗干预，以防病情恶化。

（2）平时应尽量避免至人群密集场所，以减少病毒感染机会，培养良好的卫生习惯。

（3）适当进行体育运动和有益的户外活动，增强身体素质，提高机体的免疫力。

（二）调护

本病均有严重心功能改变，处理不当则容易危及生命，必须重视和认识本病，做好调护工作。

（1）急性病毒性心肌炎患者应安置于监护病房进行心电监测，绝对卧床休息，直至病情稳定2周后可适当活动，期间应做好床上护理。

（2）吸氧及记录24h出入量，吸氧应持续至患者病情稳定，生命体征平稳方可撤除，记录24h出入量，并定期取小便标本常规检查。

（3）饮食应以高蛋白、高维生素食物为宜，以流质或半流质为主，注意监测饮食量变化。

（4）做好患者情绪的疏导与安抚，同时与家属充分沟通病情，争取患者及其家属理解并积极配合治疗。

（5）病毒性心肌炎容易合并细菌感染，应防止感染的发生，因患者卧床，身体衰弱，故容易继发肺部、泌尿道感染和出现褥疮，注意口腔护理，呼吸道痰液引流通畅和注意皮肤、外阴部清洁，预防褥疮发生。

（6）严密监测病情变化，急性病毒性心肌炎病情凶险，应随时准备好抢救器材及抢救用药，保持至少一条静脉时刻通畅，做好静脉护理工作。

（7）合理安排休息和活动，急性期严格卧床休息2～3个月，避免过劳、缺氧、营养不良、呼吸道感染、寒冷、酗酒等诱因；坚持药物治疗，定期随访。

古医籍精选

《温热论》："温邪上受，首先犯肺，逆传心包。"

《素问·痹论》："脉痹不已，复感于邪，内舍于心。心痹者，脉不通，烦则心下鼓。"

《类证治裁》："胸痹，胸中阳微不运，久则阴乘阳位而为痹结也，其症胸满喘息，胸痛彻背。夫诸阳受气于胸中，必胸次空旷，而后清气转运，布息展舒。胸痹之脉，阳微阴弦，阳微知在上焦，阴弦则为心痛，以《金匮》、《千金》均以通阳主治也。"

病案分析

（一）病案摘要

邓某，男，15岁。2017年2月17日就诊。主诉：反复恶寒发热2周，胸闷气促1天。症状：患者2周前出现发热，恶寒，鼻塞流涕，周身酸痛，头晕头痛，自服对乙酰氨基酚后症状可缓解，但病情反复，反复出现恶寒发热症状。今晨开始出现胸闷，动则气促，面色㿠白，自汗，精神倦怠，四肢乏力，纳呆，舌淡暗有齿印，苔白，脉沉。既往史：否认高血压病史，否认冠心病、糖尿病病史。查体：咽充血（-），双侧扁桃体未见肿大。BP 90/60mmHg，双肺闻及少许湿啰音，心界不大，HR 94 次/分，各瓣膜听诊区无明显杂音。检查：血常规、急诊生化等检查未见异常。心电图：未见异常。心酶：AST 69U/L，CK 1662 U/L，CK-MB 33U/L，LDH 485U/L。胸片：轻度肺水肿表现。舌淡暗有齿印，苔白，脉沉弦。

中医诊断：胸痹（阳虚）。

西医诊断：急性病毒性心肌炎，心功能不全，心功能 3 级。

（二）分析

1. 诊断思路

（1）中医诊断思路：患者因"反复恶寒发热 2 周，胸闷气促 1 天"入院，症见：胸闷，动则气促，面色㿠白，自汗，精神倦怠，四肢乏力、冰冷，纳呆，舌淡暗有齿印，苔白，脉沉，故中医诊断为"胸痹"。四诊合参，当属阳虚之证。

（2）西医诊断思路：确定急性病毒性心肌炎诊断：患者鼻塞流涕 2 周，发热，恶寒，胸闷，动则气促，面色㿠白，头晕头痛，查体：血压 90/60mmHg，双肺闻及少许湿啰音。检查：心肌酶学 AST 69U/L，CK 1662U/L，CK-MB 33U/L，LDH 485U/L。胸片：轻度肺水肿表现。根据临床表现及体征可明确诊断为急性病毒性心肌炎。

2. 治疗思路

（1）中医治疗思路：中医当以"急则治其标"为原则，以回阳救逆为法，予静脉滴注黄芪针益气强心，参附针回阳救逆。中医辨证治疗予参附汤加减。中医对此病的切入点主要在热、毒、瘀疬，若患者出现发热，可予清开灵注射液清热解毒，若血瘀症状较重，可予丹参针活血化瘀，若伴痰浊内阻，可用静脉滴注痰热清注射液。

（2）西医治疗思路：结合患者临床表现与病史，患者为暴发性心肌炎合并有心力衰竭表现，其治疗应主要为以下几个方面：

1）一般治疗：给予心电、血压、动脉血氧饱和度监测；半卧体位。

2）面罩给氧：保证患者血氧饱和度在 95%~98%。

3）清淡饮食。

4）予果糖注射液、环磷酸腺苷静脉滴注营养心肌；静脉滴注青霉素抗感染。

5）予呋塞米注射液 20mg 静脉注射，同时予多巴酚丁胺抗心力衰竭治疗，在血流动力学稳定的情况下，应用硝酸甘油减轻心脏前负荷。

（丁邦晗　于永红）

第六节　急性感染性心内膜炎

感染性心内膜炎（infective endocarditis，IE）是指由细菌、真菌和其他微生物（如病毒、立克次体、衣原体、螺旋体等）直接感染而产生心瓣膜或心室壁内膜的炎症，有别于因风湿热、类风湿关节炎、系统性红斑狼疮等所致的非感染性心内膜炎。瓣膜为最常受累部位，但感染可发生在室间隔缺损部位、腱索和心壁内膜。而动静脉瘘、动脉瘘（如动脉导管未闭）或主动脉狭窄处的感染虽属于动脉内膜炎，但临床与病理均类似于感染性心内膜炎。

本病属于中医学"心痹"、"胸痹"、"热证"等病的范畴。

一、病因病理

（一）中医病因病机

1. 病因　中医认为感染性心内膜炎主要有内因及外因两个方面，内因多为先天心脏禀赋不足，或后天患有心痹、胸痹等；外因多为感受温热毒邪。

2. 病机　本病在心脏先天、后天病变或心脏受损的基础上，因感受温热毒邪，温热毒邪乘正气不足，气血瘀滞、痰浊内阻入侵脏腑血脉，逆传心包，内舍心脉，形成本病。

（1）先天禀赋不足：先天禀赋不足，则致心气不足，温热毒邪乘虚而入，内舍心脉，发为本病。

（2）心痹内虚：感受风寒湿热之邪，内侵入心，发为心痹，心脉痹阻，气血运行不畅，气滞血瘀，温热毒邪乘虚侵入心脉，发为本病。

（3）胸痹内虚：饮食不节，或劳倦伤脾，或七情所伤致脾胃运化失司，痰浊内生，气血瘀滞，形成胸痹。胸痹日久，气血失畅，温热毒邪乘虚侵入心脉，内蕴于心，发为本病。

（4）心损内虚：由于心脏手术，或其他外部创伤致心脏受损，心气耗损，温热毒邪乘虚侵入心脉，发为本病。

（二）西医病因病理

1. 病因

（1）病原体侵入血流：引起菌血症、败血症或脓毒血症，并侵袭心内膜。

（2）心瓣膜异常：有利于病原微生物的寄居繁殖。

（3）防御机制的抑制：肿瘤患者使用细胞毒性药物和器官移植患者用免疫抑制剂。临床经过与病原微生物有关，病原微生物包括各种细菌、真菌等。传统分为急性和亚急性两类，其临床经过及病理变化均有所不同。急性感染性心内膜炎是由于被累心内膜常有溃疡形成，故又称为溃疡性心内膜炎。此类心内膜炎起病急剧，多由毒力较强的化脓菌引起，其中大多为金黄色葡萄球菌，其次为化脓性链球菌。通常病原菌先在机体某局部引起化脓性炎症（如化脓性骨髓炎、痈、产褥热等），当机体抵抗力降低时（如肿瘤、心脏手术、免疫抑制等）病原菌则侵入血流，引起败血症并侵犯心内膜。此型心内膜炎多发生在本来正常的心内膜上，多单独侵犯主动脉瓣，或侵犯二尖瓣。亚急性者主要发生于器质性心脏病，首先为心脏瓣膜病，其次为先天性血管病。

2. 发病机制　当有心血管器质性病变存在时，血流由正常的层流变为涡流和喷射，并从高压腔室分流至低压腔室，形成明显的压力阶差，使受血流冲击处受损伤，内层膜原暴露，血小板、红细胞、白细胞和纤维蛋白积聚，为病原微生物的入侵创造了条件。反复发生的菌血症可使循环中产生凝集素，使病原体与上述各种成分形成赘生物。赘生物内的细菌受到保护，免受人体防御机制的清除，且通过血小板-纤维素聚集而逐渐增大，瓣膜破坏加重；赘生物破裂时导致栓塞，细菌被释放入血产生菌血症和转移性播种病灶，免疫系统的激活可引起关节炎、血管损害、杵状指等。

3. 病理　IE 的基本病理变化为在心瓣膜表面附着由血小板、纤维蛋白、红细胞、白细胞和感染病原体沉着而组成的赘生物。后者可延伸至腱索、乳头肌和室壁内膜。赘生物底下的心内膜可有炎症反应和灶性坏死。之后感染病原体被吞噬细胞吞噬，赘生物被纤维组织包绕，发生机化、玻璃样变或钙化，最后被内皮上皮化。但心脏各部分的赘生物愈合程度不一，某处可能愈合，而他处的炎症却处于活跃期，有些愈合后还可复发，重新形成病灶。当病变严重时，心瓣膜可形成深度溃疡，甚至发生穿孔。偶见乳头肌和腱索断裂。

二、临床表现

（一）病史

发病前常有龋齿、扁桃体炎等急性化脓性感染、器质性心脏病、器械检查、静脉插管、介入治疗或心内手术史。

（二）疾病分类及表现

根据病程、有无全身中毒症状和其他临床表现常将感染性心内膜炎分为急性和亚急性，但两者有相当大的重叠性。

1. 急性感染性心内膜炎　多发生于正常的心脏。病原菌通常是高毒力的细菌，如金黄色葡萄球菌或真菌。起病往往突然，伴高热、寒战，全身毒血症症状明显，常是全身严重感染的一部分，病程多急骤凶险，易掩盖急性感染性心内膜炎的临床症状。

2. 亚急性感染性心内膜炎　多数起病缓慢，有全身不适、疲倦、低热及体重减轻等非特异性症状。少数以发症形式起病，如栓塞、不能解释的卒中、心瓣膜病的进行性加重、顽固性心力衰竭、肾小球肾炎和手术后出现心瓣膜杂音等。

（三）常见症状特征

1. 感染症状　发热是心内膜炎最常见的症状。几乎所有的患者都有过不同程度的发热、热型不规则、热程较长，个别患者无发热。此外患者有疲乏、盗汗。

2. 心脏体征　80%～85%的患者可闻及心脏杂音，可由基础心脏病和（或）心内膜炎导致瓣膜损害所致。原有的心脏杂音可因心脏瓣膜的赘生物而发生改变，出现粗糙响亮、呈海鸥鸣样或音乐样的杂音。原无心脏杂音者可出现音乐样杂音，约一半患儿由于心瓣膜病变、中毒性心肌炎等导致充血性心力衰竭，出现心音低钝、奔马律等。

3. 栓塞症状　视栓塞部位的不同而出现不同的临床表现，一般发生于病程后期，但约 1/3 的患者为首发症状。如皮肤栓塞可见散在的小瘀点，指趾屈面可有隆起的紫红色小结节，略有触痛，此即 Osler 结节；脾栓塞可有左上腹疼痛、左肩疼痛和左侧胸腔少量积液；肾栓塞可出现两肋和腹部疼痛，伴血尿；肠系膜栓塞常伴腹痛、大便潜血阳性；脑动脉栓塞则有头痛、呕吐、偏瘫、失语、抽搐甚至昏迷等；较大的血管栓塞可致心功能不全；上述局部脏器受累表现亦可由细菌性动脉瘤所致。病程久者可见杵状指、趾，但无发绀。

同时具有以上三方面症状的典型患者不多，尤其 2 岁以下婴儿往往以全身感染症状为主，仅少数患儿有栓塞症状和（或）心脏杂音。

（四）辅助检查

1. 常规检查　①尿常规：多数患者有蛋白尿及血尿，如有肾梗死可见肉眼血尿。②血常规：感染性心内膜炎的特点是继发性贫血，且随病程延长而加重，但 AIE 可无贫血。③血沉：增快，可用作病情发展和治疗后好转的指标之一。

2. 免疫学检查　25%患者有高丙种球蛋白血症，80%患者出现循环中免疫复合物，上述异常在感染治愈后消失。

3. X 线　主动脉细菌性动脉瘤可见主动脉增宽，左心衰竭时可有肺淤血或肺水肿征。

4. 心电图　偶可见心肌梗死、房室传导阻滞、室内传导阻滞，传导阻滞常提示主动脉瓣环或室间隔脓肿。

5. 诊断 IE 的两大基石　①血培养：是诊断 IE 的特异性指标。应在入院后 3h 内，每隔 1h 1 次共抽取 3 个血标本后开始经验性抗生素治疗。本病的菌血症为持续性，无须在体温升高时采血。每次取静脉血 10～20ml 作厌养和需养菌培养。②超声心动图：IE 的主要特征为赘生物的形成。超声心动图能显示赘生物的结构和回声特点，特别是高分辨率的超声仪器对赘生物有较高的敏感性和特异性。

三、诊断

确定的感染性心内膜炎的临床标准应符合以下 2 个主要标准或 1 个主要标准+3 个次要标准或 5 个次要标准。

（一）主要标准

1. 血培养阳性

（1）两次血培养获得同样的典型微生物，如草绿色链球菌、牛链球菌、HACEK 组菌。

（2）持续血培养阳性，指在下列情况下找到病原体：①采集的血标本间隔 12h 以上。②所有送检的 3 个或更多标本中，全部或大部分阳性，且第 1 个标本与末个标本间隔至少 1h 以上。

2. 心内膜有感染证据　超声心动图检查阳性。①在心瓣膜或瓣下结构，或反流血液冲击处，或在置入的人工瓣膜上见有摆动的心内团块，且不能以其他解剖性变化来解释。②心内脓肿。③新出现的人工瓣膜反流。

（二）次要标准

（1）基础疾病，包括基础心血管病或静脉毒瘾。

（2）发热，体温≥38.0℃。

（3）血管损害现象：较大动脉的栓塞、化脓性栓塞、细菌性动脉瘤、颅内出血、结膜出血、Janeway 结节。

（4）免疫现象：肾小球肾炎、Osler 结节、Roth 斑、类风湿因子阳性。

（5）微生物学证据：血培养阳性但不符合上述主要标准，或血清学证据符合可致本病的微生物活动性感染。

（6）超声心动图：有本病表现，但尚未达到主要标准。

四、鉴别诊断

本病的临床表现涉及全身多器官，既有多样化，又缺少特异性，需与之鉴别的疾病较多。亚急性者应与急性风湿热、系统性红斑狼疮、左房黏液瘤、淋巴瘤、腹腔内感染、结核病等鉴别。急性者应与金黄色葡萄球菌、淋球菌、肺炎球菌、革兰阴性杆菌所致的败血症等相鉴别。

五、治疗

（一）中医治疗

治疗原则：以气血瘀滞、血行不畅为主要病机，产生一系列瘀的证候，以心痹、胸痹为本病之本，以毒邪外侵为标，治以清热解毒、益气养阴通络为法。本病的特点是：邪、毒、热、瘀、痰、虚。辨证方法有卫气营血辨证、三焦与脏腑辨证，重点为卫气营血辨证。

1. 针灸及其他外治法

（1）针刺法：取大椎、曲池、商阳、内庭、关冲穴为主，高热不退者配十宣，口渴引饮者配尺泽，腹痛，便秘者配合谷、天枢、上巨虚。

（2）艾灸法：多在疾病恢复期调养心气，可取内关、郄门、神门、心俞等。

（3）刺络疗法：急性期可刺神门、少冲。

2. 辨证方药

（1）卫分证

证候　恶寒发热，汗出头痛，胸闷心悸，咳嗽气短，舌红，苔薄白，脉浮数。

治法　辛凉解表，清热解毒。

方药　银翘散合五味消毒饮。药用：连翘、金银花、苦桔梗、薄荷、竹叶、生甘草、荆芥穗、淡豆豉、牛蒡子、野菊花、蒲公英、紫花地丁、紫背天葵子等。

若热重，可加黄连、连翘之类清泄热毒；血热毒盛，加赤芍、丹皮、生地黄等，以凉血解毒；积液多、炎症包块大者，加败酱草、红藤；腹痛甚者，加赤芍、丹皮、红花、乳香、没药；体质弱或内分泌失调者，加茯苓、生地；有尿频、尿痛、尿急症状者，加滑石。

中成药可用银翘解毒片、防风通圣散、正柴胡饮颗粒、抗病毒口服液、板蓝根冲剂、双黄连口服液等。

（2）气分证

证候　高热，大汗出，口渴欲饮，不恶寒反恶热，心悸气促，烦躁不安，大便秘结，小便短赤，舌红，苔黄或黄腻，脉洪大或滑数。

治法　清热解毒，益气扶正。

方药　白虎加人参汤合五味消毒饮。药用：知母、石膏、甘草、粳米、人参、金银花、野菊花、蒲公英、紫花地丁、紫背天葵子等。

若腹部胀满，大便秘结者，用大承气或增液承气汤。

中成药用穿琥宁注射液、清开灵注射液、热毒宁注射液、抗病毒口服液、板蓝根冲剂、双黄连口服液等。

（3）营分证

证候　发热，午后或夜间为甚，口不渴，烦躁不安，皮肤黏膜可见瘀斑、瘀点，少气懒言，精神倦怠，四肢乏力，舌暗红，苔少或剥苔，脉沉细数。

治法　清营清热，扶正祛邪。

方药　清营汤合五味消毒饮。药用：犀角（水牛角代）、生地黄、元参、竹叶心、麦冬、丹参、黄连、连翘、金银花、野菊花、蒲公英、紫花地丁、紫背天葵子等。

若寸脉大，舌干较甚者，可去黄连，以免苦燥伤阴；若热陷心包而窍闭神昏者，可与安宫牛黄丸或至宝丹合用以清心开窍；若营热动风而见痉厥抽搐者，可配用紫雪，或酌加羚羊角、钩藤、地龙以熄风止痉；若兼热痰，可加竹沥、天竺黄、川贝母之属，清热涤痰；营热多系由气分传入，如气分热邪犹盛，可重用金银花、连翘、黄连，或加石膏、知母，及大青叶、板蓝根、贯众之属，增强清热解毒之力。

中成药可用西黄丸、安脑丸、八宝丹、安宫牛黄丸、至宝丹等。

（4）血分证

证候　身热烦躁，心悸气促，皮肤黏膜可见瘀斑、瘀点，或见吐血、尿血、便血，肝脾肿大，或见中风偏瘫，神昏谵语，舌暗红有瘀点，苔少或剥苔，脉沉细数。

治法　清热解毒，凉血散血。

方药　清热地黄汤合五味消毒饮。药用：生地、黄连、白芍、荆芥、知母、黄柏、当归、丹皮、地榆、金银花、野菊花、蒲公英、紫花地丁、紫背天葵子等。

若虚火明显者，加知母、玄参、黄柏等以加强清热降火之功；兼脾虚气滞者，加白术、砂仁、陈皮等以健脾和胃。

中成药用丹参注射液、红花注射液、血必净注射液、犀角地黄丸、西黄丸等。

（二）西医治疗

治疗目标：及早治疗可以提高治愈率，应用抗生素治疗前应抽取足够的血培养，根据病情的轻重推迟抗生素治疗几小时乃至 1～2 天，并不影响本病的治愈率和预后。而明确病原体，采用最有效的抗生素是治愈本病的最根本的因素。

1. 抗生素的使用

（1）应用原则。①用药要早：可减轻心瓣膜的损害，防治并发症。②剂量要足：由于病原体隐藏于有纤维覆盖的赘生物内，不易被杀灭，必须提高药物血清浓度。③疗程要长：一般需 4～6 周，停药过早易致感染复发。④选用杀菌剂：抑菌剂停药后细菌可再繁殖。⑤监测血清杀菌滴度调整药物剂量。⑥联合用药：如使用青霉素、头孢菌素、万古霉素等能抑制细胞壁合成，促进氨基糖苷类药物进入细胞内杀灭细菌。

（2）应用方法。应根据血培养和药敏试验的结果选用敏感的抗生素。

1）青霉素敏感（MIC≤0.1μg/ml）的草绿色链球菌或牛链球菌，可采用以下治疗方案：①青霉素 G 钠盐 1200 万～1800 万 U/d，持续静脉滴注，或分 6 次静脉注射，疗程 4 周。②头孢曲松钠 2g/d，静脉注射，疗程 4 周。③万古霉素 15～30mg/（kg·d）分 2 次静脉注射，每天总量不超过 2g，疗程 4 周，用于对β内酰胺类过敏者，用药后 1h 后达到峰浓度，维持浓度 30～45μg/ml。

2）对青霉素相对耐药（0.1μg/ml＜MIC＜0.5μg/ml）的草绿色链球菌和牛链菌，予青霉素 G 钠盐 1800 万 U/d 持续静脉滴注，或分 6 次，疗程 4 周，第 1～2 周加用庆大霉素。对β内酰胺类过敏者可用万古霉素。

3）肠球菌：合用破坏细胞壁作用的抗生素和具有杀菌作用的氨基糖苷类。①青霉素 G 钠盐 1800 万～3000 万 U/d，持续静脉滴注，或分 6 次。加用庆大霉素。疗程 4～6 周。②氨苄西林 12g/d 持续静脉滴注，或分 6 次静脉注射，合用庆大霉素，疗程 4～6 周。③万古霉素 15～30mg/（kg·d）分 2 次静脉注射，每天总量不超过 2g，疗程 4 周，合用庆大霉素。

4）葡萄球菌：①苯唑西林 2g 静脉注射，疗程 4～6 周，开始治疗 3～5 天加用庆大霉素。②头孢唑啉 2g 静脉注射，每 8h 1 次，疗程 4～6 周，加用庆大霉素方法同前。③万古霉素：剂量同前，疗程 4～6 周。

5）HACEK 组微生物：对第三代头孢菌素较敏感，可选用头孢唑啉或头孢三代菌素。

6）真菌：念珠菌所致 AIE 可应用咪康唑 0.6～1.8g/d，或氟康唑，第 1 天静脉滴注 400mg，此后根据情况静脉滴注 200～400mg/d。曲雷属真菌感染可用两性霉素 B。

2. 需考虑手术治疗的情况

（1）瓣膜穿孔，破裂，腱索离断，发生难治性急性心力衰竭。

（2）工人瓣膜置换术后感染，内科治疗不能控制。

（3）并发细菌性动脉瘤破裂或四肢大动脉栓塞。

（4）先天性心脏病发生感染性心内膜炎，经系统治疗，仍不能控制时。

（5）化脓性心包炎。

3. 并发症处理

（1）心力衰竭：多见于主动脉瓣膜病变，发生率高达 75%，按心力衰竭常规处理，如因心瓣膜机械性损害应手术治疗。

（2）肾衰竭：发生率约为 50%，可予血液透析。

（3）血管栓塞：可予对症处理或外科手术。

（4）细菌性动脉瘤：微小的动脉瘤在有效抗生素治疗后可消失，直径 1～2cm 的动脉瘤应尽早手术。颅内动脉瘤应视情况及时处理。

4. 其他治疗 伴心律失常者可按常规处理。不推荐溶栓，抗凝亦应谨慎，除大块肺梗死外，禁用肝素抗凝；如有华法林使用指征，应调整 INR 至 2.5～3.5，出现中枢神经系统症状时应停用抗凝药物；必须行抗凝治疗时应避免选用肌内注射。

5. **治愈标准** 应用抗生素 4～6 周后体温、血沉恢复正常，红细胞、白细胞、血红蛋白较前升高，症状改善，脾脏缩小，尿常规恢复正常，停用抗生素第 1、2、6 周的血培养为阴性，可认为本病已治愈。

六、中西医临床诊疗思路

急性感染性心内膜炎是由毒力较强的病原微生物引起的心内膜或心瓣膜或邻近大动脉内膜感染并伴赘生物形成，起病急、进展快；若不针对病原体及时使用有效抗生素，死亡率很高。因此尽早明确诊断，予足量、有效的抗菌药物具有重要的临床意义。在诊治过程中需注意以下几点：

（1）对有急性化脓性感染、近期手术、外伤、器械检查史的患者，有不明原因发热达 1 周以上，应怀疑本病的可能，并立即作血培养。如兼有贫血、周围栓塞现象和心脏杂音出现，应考虑本病的诊断。

（2）血培养阳性，超声心动图发现心瓣膜或心内膜壁有赘生物及固有心脏病的异常表现是确诊的主要依据。

（3）治疗原则：尽早选用杀菌性抗生素，大剂量、长疗程、静脉途径给药。

（4）本病的辨证论治以卫气营血为纲领，辨证论治首先要分清病位所在；其次治疗中要重点使用清热解毒的方法。本病热毒炽盛，容易损伤阴血，导致血脉瘀阻，治疗可以加用凉血散血方法。后期往往出现气阴两虚的临床表现，须注意予以益气养阴。

（5）在治疗感染性心内膜炎过程中要注意心脏的基础情况，有针对性地予以治疗处理。

七、预防与调护

（一）预防

（1）注重口腔和皮肤卫生，以防损伤黏膜之后继发感染。尽量避免不必要的有创操作，若实施有创的医疗检查，必须在严格的无菌条件下进行。高危人群预防性应用抗菌药物是预防该病的重要一环，尤其是既往器质性心脏病患者、长期服用糖皮质激素等免疫力低下患者或者艾滋病患者。

（2）注重饮食与健康，感染性心内膜炎患者要增强体质，定时适度锻炼以促进血液循环和新陈代谢，提高免疫力。

（3）养成良好个人卫生习惯，饭前便后勤洗手，不摄入生冷食物和饮料，多吃蔬菜和水果等。

（二）调护

（1）嘱患者卧床休息，采取舒适体位，限制活动量，保持室内安静通风；定时测量体温，并记录患者体温波动情况；记录出入量，观察患者心功能情况，是否出现气短、夜间不能平卧或双下肢水肿等情况。

（2）脏器功能尚正常的患者饮食宜选择高热量、高蛋白、易消化食物，注意补充维生素和矿物质，鼓励患者多饮水，如出现心功能不全的表现应限制盐分和水分的摄入，控制输液速度，记录液体出入量。

（3）进行心电图监测，若出现恶性心律失常或脏器功能障碍或衰竭，应转入监护室。

（4）定期进行心脏超声检查，如果超声检查见到巨大赘生物，应嘱咐患者绝对卧床休息，避免剧烈运动和突然改变体位，以防赘生物脱落造成动脉栓塞。一旦出现栓塞表现，应评估病情，视情况予溶栓、抗凝等药物。

（5）安慰患者稳定其情绪。向患者讲解有关本病的知识，耐心向患者解释病情，鼓励患者积极配合治疗。及时与患者家属沟通解释病情，争取家属理解配合治疗。

病案分析

（一）病案摘要

周某，男，43岁。2015年7月12日于我院就诊。主诉：骶尾部溃烂缺损渐行性加重1月余，发热3天。症状：骶尾部疼痛不适，骶尾部见8cm×10cm×12cm大小褥疮，深及骨面，见少量淡黄色组织，见少量渗液，恶寒，发热，舌暗红有瘀点，苔少，脉沉细数。既往史：吸毒史6年，慢性肾衰竭（失代偿期）。否认高血压病、冠心病、糖尿病病史。查体：T 38.6℃，心界向左下扩大，HR 90次/分，各瓣膜听诊区无明显杂音。双下肢肌肉部分萎缩，骶尾部见8cm×10cm×12cm大小褥疮，深及骨面，见少量淡黄色组织，见少量渗液，肉芽鲜红。检查：血常规WBC $15.8×10^9$/L；急诊生化：BUN 38.72mmol/L，CREAT 231.6μmol/L；尿常规：潜血4+，蛋白+。心电图：未见异常。胸片：双肺感染。血培养：金黄色葡萄球菌。心脏彩超示：三尖瓣增厚并重度关闭不全，符合感染性心内膜炎改变，肺动脉轻度高压。颅脑MRI+MRA示：①双侧脑室扩张，轻度积液；②颅脑MRA未见明显异常。胃镜检查：黏膜中度慢性活动性炎症，未见癌细胞，HP（+）。舌暗红有瘀点，苔少，脉沉细数。

中医诊断：①外感发热（血分证）；②褥疮（湿热内蕴）。

西医诊断：①急性感染性心内膜炎；②骶尾部疮疡4度。

（二）分析

1. 诊断思路

（1）中医诊断思路：患者因"骶尾部溃烂缺损渐行性加重1月余，发热3天"入院，恶寒发热，且有褥疮史，当属祖国医学"外感发热"、"褥疮"范畴，患者舌暗红有瘀点，苔少，脉沉细数，四诊合参，分别当属血分证和湿热内蕴。

（2）西医诊断思路：确定急性感染性心内膜炎诊断：吸毒史、褥疮是感染性心内膜炎的危险因素，且症见恶寒，发热。查体：T 38.6℃，心界向左下扩大，HR 90次/分，各瓣膜听诊区无明显杂音。血培养见金黄色葡萄球菌。心脏彩超示：三尖瓣增厚并重度关闭不全，符合感染性心内膜炎改变，肺动脉轻度高压。根据临床表现及体征可明确诊断"急性感染性心内膜炎"。

2. 治疗思路

（1）中医治疗思路：本病以邪、毒、热、瘀、痰、虚为主，中医当以"急则治其标"为则，以清热解毒、凉血散血为法，静脉滴注红花针以活血化瘀，大黄胶囊和尿毒康口服以排毒。中医辨证治疗选方当以清热地黄汤合五味消毒饮加减。

（2）西医治疗思路：结合患者临床表现与病史等，患者为急性感染性心内膜炎，其治疗应主要为以下几个方面：

  1）一般治疗：骶尾部褥疮换药并神灯照射；保持褥疮清洁干爽。

  2）心电、血压、血氧饱和度监测。

  3）低流量吸氧。

  4）血培养+药敏试验，选用敏感抗生素治疗。

  5）若并发心力衰竭应及时予抗心力衰竭常规处理，若发生瓣膜穿孔等药物无法纠正心力衰竭，可考虑手术治疗。

  6）若伴心律失常可在排除禁忌证后予静脉应用胺碘酮注射液或其他抗心律失常药物。

（王大伟 于永红）

第七节 急性心脏压塞

  急性心脏压塞（acute cardiac tamponade）是指心包腔内大量液体快速积聚引起的心包内压力急骤升高而引起的急性心脏压迫综合征。心包腔内的液体可以是血液、也可以是脓液或渗出液。急性心脏压塞的 Beck 三联征：动脉血压下降，静脉压力上升，心音低弱、遥远。急性心脏压塞属于心血管的急症之一，其发病率尚不清楚。

  本病相当于中医的"暴喘"、"心悸"、"神昏"、"厥脱"等。

一、病因病理

  （一）中医病因病机

  1.**病因** 中医认为本病可因感受外邪、久病虚劳、暴力跌撞、手术、外伤所致，其主要病机是血瘀痰浊，闭阻心脉，甚则气机逆乱、阴阳不接、阳气暴脱。

  2.**病机** 本病病位在心与心包，主要病机为血瘀痰饮壅阻于心，病因既有外伤感邪直中发病，也有虚劳他病演变而成。

  （1）外邪内侵：感受外邪，逆传心包，或热毒炽盛，耗气伤阴，以致心气受损、阳气暴脱，出现胸闷胸痛、端坐呼吸、大汗淋漓等。

  （2）手术外伤：手术意外等致心脏受损时，可使离经之血瘀阻主心包，血行不畅，心气受损、鼓动无力，发为本病。

  （3）久病虚劳：久病体虚致气血运行无力，血瘀痰饮内生，阻于心包，阻碍心气，发为本病。

  综上所述，本病属本虚标实，与虚劳久病相关，在各种因素影响下出现血瘀痰浊内阻，气血受损，甚则阳气暴脱，出现各种急性心脏压塞的症状。病因与外伤，邪气水饮瘀血内陷胸中有关。手术或刀枪损伤脉管，血溢于外，或邪气水饮瘀血内陷胸中，致胸阳不振，饮停心肺，发为喘证；病发突然，则为暴喘。

  （二）西医病因病理

  1.**病因** 急性心包压塞的常见原因有：心脏损伤，医源性（心脏手术后，心导管术后，起搏器置入术后），主动脉夹层，自发性出血（抗凝治疗，尿毒症，血小板减少），心肌梗死后心脏破裂，其他少见的各种肿瘤（如间皮瘤）、特发性或病毒性急性心包炎等。

  2.**发病机制** 正常人心包内有 15～30ml 的液体，其内的压力是零或负值，其功能主要是减少壁层和脏层心包表面的摩擦。如果心包内液体迅速增多，心包无法伸展以适应其容量的变化，使心包内压力急骤上升，即可引起心脏受压，导致心室舒张期充盈受阻，并使周围静脉压升高，最终使心排血量下降，血压下降，构成急性心脏压塞。

二、临床表现

（一）病史

本病有直接肺损伤因素如心脏损伤，心脏手术后，心导管术后，起搏器置入术后；间接心脏损伤，主动脉夹层，自发性出血（抗凝治疗、尿毒症、血小板减少），心肌梗死后等高危因素。

（二）症状

心前区疼痛、胸闷、呼吸困难，甚至发绀、烦躁不安、干咳，感染性心包炎有畏寒、发热等。低血压休克症状有：出汗、面色苍白、四肢冷、呼吸浅快、烦躁不安，甚至意识障碍等。

（三）体征

1. **奇脉**　是急性心脏压塞的重要体征，指的是吸气时动脉收缩压下降超过 10mmHg 以上，其机制为心脏舒张功能受限，吸气时回心血量不能相应增加，右室排血量减少，吸气时肺血管床扩张，进入左心血量减少，致左心排血量减少，产生奇脉。

2. **血压下降，脉压减小**　心室舒张受限，心排血量减少，收缩压下降，而舒张压不变，因而脉压减小。

3. **静脉压增高**　心脏舒张受限，静脉回流受阻，吸气时颈静脉更显膨出，为 Kussmauls 征。

4. **心脏浊音界扩大，心尖搏动减弱或消失**　心脏浊音界可随体位而变化，心尖搏动位于心脏浊音界内侧，且由于左室舒张受限，心尖搏动减弱，甚则消失。

（四）辅助检查

1. **CT 检查**　CT 对心包膜的观察较超声心动图为优，因此，对心包积液的诊断敏感性高，并能鉴别液体量、部位和性质。

2. **超声心动图**　对心包积液的诊断敏感性相对较高。表现为右心房舒张期塌陷，右心室舒张早期塌陷。吸气时三尖瓣血流异常增加和二尖瓣血液减少＞15%，吸气时右心室面积异常增大和左心室面积异常缩小，吸气时 EF 斜率减小，假性左心室肥厚，心脏呈摇摆运动。

3. **心电图**　电交替是心脏压塞的突出表现，提示心脏在心包腔内摆动。其他表现包括窦性心动过速、低电压、T 波低平或倒置。

4. **X 线胸片**　心脏压塞在胸片上无诊断性特征。因心脏破裂或撕裂所致急性心包出血发生心脏压塞时，心脏大小可完全正常。当积液超过 250ml 时，心脏向两侧扩大，呈烧瓶样改变。透视下心脏增大，搏动减弱或消失，但肺野清晰。

5. **心包穿刺术**　有助于了解心包积液的性质，将穿刺液作常规、生化、细菌培养，找抗酸杆菌、找病理细胞，帮助查明病因。此外尚能缓解心脏受压的症状。此检查属有创检查，可在超声心动图引导下进行。

6. **实验室检查**　感染时白细胞计数和中性粒细胞均升高，血沉加快，血红蛋白和红细胞减少。若为肿瘤引起，心包穿刺液可查到肿瘤细胞。

三、诊断

临床根据低血压休克症状、体静脉淤血、奇脉等体征，结合心电图、X 线胸片、超声心动图等辅助检查，一般可作出诊断。心导管检查可从血流动学方面确定心脏压塞的诊断。

四、鉴别诊断

低血压伴颈静脉压升高应与以下疾病鉴别。

1. **充血性心力衰竭** 可出现低血压休克症状、体静脉淤血体征及少量心包积液，一般有慢性心脏病病史，多数能听到心脏收缩期杂音及肺部湿啰音，无奇脉及 Kussmal 征，超声见心脏扩大而无或仅有少量心包积液。

2. **右心衰竭** 可有低血压、奇脉、颈静脉充盈、肝大、浮肿等表现，但临床过程缓慢，气促症状较轻，X 线胸片的心影无对称性扩大，超声心动图可见右心扩大而无或极少量心包积液。

3. **缩窄性心包炎** 听诊可闻及心包摩擦音。X 线检查示心影正常或轻度增大，可见心包钙化。超声心动图可见心包增厚、室间隔矛盾运动但无心包积液。

4. **肝硬化** 可有腹水、浮肿，但无心脏压塞表现，超声心动图可鉴别。

5. **急性心肌梗死、肺栓塞** 两者均有血压低，静脉压升高和心率加快，但奇脉、超声心动图、心电图和 CT 等对鉴别诊断有一定的帮助。

五、治疗

（一）中医治疗

治疗原则：早期可结合原发病，配以活血祛痰逐饮，晚期则以回阳救逆固脱为主。

1. **针灸及其他外治法**

（1）针刺法：肺气壅痹者主穴：大椎、风门、肺俞，手法为点刺，不留针。起针后加火罐。痰多气壅者加天突、膻中，手法为泻法。热毒炽盛者取少商以三棱针针刺放血，或十宣点刺放血。

（2）艾灸法：喘而欲脱者，艾灸百会、涌泉、足三里、肺俞。

（3）搐鼻法：用搐鼻散（细辛、皂角、半夏），或通关散（猪牙皂、细辛、薄荷、麝香）撒入或吹入患者鼻腔内，使之喷嚏。必要时可隔 15～30min 重复 1 次。

2. **辨证方药**

（1）邪犯心包证

证候 发热，心悸，胸痛，胸闷，咳嗽气短，全身骨节酸痛，烦躁汗出，舌红，苔黄腻或白腻，脉浮数或滑数或兼结代。

治法 疏风清热，宣肺开胸。

方药 白虎加桂枝汤。药用：知母、甘草、石膏、粳米、桂枝等。

发热明显者可加大青叶、黄芩、板蓝根等清热解毒；痰热壅盛者加用浙贝母、瓜蒌仁清热化痰。

中成药可用双黄连注射液、清开灵注射液、抗病毒口服液、安宫牛黄丸、至宝丹、紫雪丹等。

（2）湿毒壅心证

证候 身热凛寒，胸闷胸痛，心悸怔忡，烦闷不安，咳嗽气急，持续不缓，四肢关节红肿热痛，舌红，苔黄燥，脉滑数或结代。

治法 清热解毒利湿。

方药 仙方活命饮合宣痹汤。药用：白芷、贝母、防风、赤芍、当归尾、甘草、皂角刺、穿山甲、天花粉、乳香、没药、金银花、陈皮、防己、杏仁、滑石、连翘、山栀、薏苡、半夏、蚕沙、赤小豆等。

热毒盛者加黄芩、黄连、黄柏清热泻火解毒；热伤津液口干者加用生地、玄参、麦冬养阴生津。

中成药可用双黄连口服液、半夏露颗粒、杏苏二陈丸、痰饮丸等。

（3）痰浊淫心证

证候　胸痛，或胸闷气憋，呃逆喘息，痰多，不能平卧，头昏心悸，肢体浮肿，小便短少，舌苔白腻，脉沉滑或滑数。

治法　利湿蠲饮，开胸通阳。

方药　葶苈大枣泻肺汤合苓桂术甘汤。药用：葶苈子、大枣、茯苓、桂枝、白术、甘草等。

气短乏力者加用黄芪、党参补气；血瘀胸痛明显、胁下有痞块、舌质紫暗者，加三七、桃仁、延胡索活血祛瘀。

中成药可用痰热清注射液、小青龙颗粒、二陈丸、十香返生丸等。

（4）痰瘀互结证

证候　心前区刺痛有定处，心悸怔忡，胸闷气短，喘息不能平卧，夜间加剧，甚者持续不缓；或伴口唇青紫，胁下痞块，舌质青紫晦暗，脉沉细或涩或结代。

治法　活血逐瘀，通络止痛。

方药　血府逐瘀汤合失笑散。药用：桃仁、桂枝、大黄、甘草、芒硝、红花、当归、生地黄、川芎、赤芍、牛膝、桔梗、柴胡、枳壳、蒲黄、五灵脂等。

若疼痛甚者可加用延胡索加强止痛。

中成药可用穿琥宁注射液、丹参注射液、灯盏细辛注射液、复方丹参片、救心丹、麝香保心丸等。

（5）阳虚气脱证

证候　起病急骤，胸痛心悸，气喘倚息不得卧，烦躁不安，口唇青紫，四肢不温，冷汗淋漓，舌质淡，苔白，脉微欲绝或不能触知。

治法　回阳益气固脱。

方药　参附龙牡汤。药用：红参、附子、龙骨、牡蛎、石菖蒲、胆南星等。

中成药可用参附注射液、六神丸、牡荆丸、参茸黑锡丹、心宝丸、健身全鹿丸等。

（二）西医治疗

治疗目标：维持正常血流动力学，迅速降低心包内压，解除心脏压迫，积极消除病因。

1. 改善血流动力学　可在心包腔内减压前或减压时予快速静脉滴注生理盐水、右旋糖酐、血浆，增加中心静脉压与回心血量，以维持一定的心室充盈压。此外，应用正性肌力药如多巴胺、多巴酚丁胺等以增强心肌收缩力、维持血压。

2. 降低心包腔内压力

（1）心包穿刺：①术前扩容和升压：心包腔穿刺前要进行血流动力学支持，其措施是建立静脉通道，补充血液、血浆或生理盐水。扩容是改善右室舒张塌陷和血流动力学恶化的重要措施。必要时可使用血管活性药物，维持收缩压在 90mmHg 以上。②穿刺技术：术前行 X 线或 B 超检查，确定穿刺部位。嘱患者半卧位，一般穿刺点选取心前区穿刺点（左侧第 5 肋间锁骨中线外心浊音界 2cm 左右，沿第 6 肋间刺入）或剑突下穿刺点（在剑突和肋下缘所形成的角内向上、向后、向外刺入）。先在穿刺点局部浸润麻醉，穿刺针上套一胶管，止血钳夹闭，从心前区进针时，针头由下而上向脊柱方向缓慢刺入心包，进针约 3cm。从剑突下进针时，针头与腹壁保持 30°～40° 角，向上向后并稍向左进入心包腔后下部，需进针 3～5cm，感到针头阻力突然消失后，可有穿刺针随心脏搏动的感觉，此时应稍退针，并立即用止血钳夹住针头以固定深度。然后连接注射器，放松胶管上的止血钳，缓慢抽液，注射器拔下前以止血钳夹住胶管以防空气进入，术毕拔出针头，术口消毒后敷无菌纱布并固定。首次抽液不应超过 100ml，以后每次不超过 300～500ml，抽液速度宜慢，以防回心血量增加过快导致肺水肿，还应嘱患者术中切勿咳嗽或深呼吸，术前半小时可服可待因镇咳。心前区进针较浅且容易，但易损伤冠脉或致心包内液体漏至胸腔。剑突下穿刺可将心包下部的积液抽出，避免积液漏至胸腔，适用于化脓性心包积液或癌性心包积液。

（2）经皮球囊心包扩开：在介入室使用球囊对心包进行扩开，造成心包撕裂，改善心包压塞。本法适用于心脏压塞或大量心包积液的肿瘤患者。

（3）外科治疗：包括心包切开术和心包切除术。如心脏压塞继发于损伤引起，优先胸外科治疗。对不需要进行广泛心包切除的患者可在剑突下作一小的心包切口，在加压下完成外科心包排液，同时置入引流管作胸腔外引流。心包切除术适用于心包大量渗出或心包缩窄的患者。

六、中西医临床诊疗思路

（1）急性心脏压塞的预后主要取决于病因、快速诊断和应急处理的速度和措施。外伤或医疗操作所致的急性心脏压塞，及时对因治疗可获得佳效。其他原因如主动脉夹层、自发性出血、心肌梗死后心脏破裂及肿瘤等所致者预后欠佳。

（2）急性心脏压塞最初先出现静脉压升高，继而产生动脉压下降，理解和掌握血流动力学的这两个阶段变化对诊断和治疗本病有重要意义，前者为早期诊断的重要指标，当动脉压明显下降，则说明病程已至晚期，应立即积极采取有效措施进行抢救。

（3）如果心脏压塞症状较轻，尚未导致心源性休克出现，或经心包穿刺后症状明显缓解，可先行药物治疗并继续严密观察病情变化。若继续出现心脏压塞加重症状，则应考虑手术探查，或根据病史、穿刺液体性状等作出判断，以利于对原发病作进一步治疗，如心脏缝合、心包切开引流等，化脓性心包炎引起者应反复穿刺抽脓并注入抗生素。

（4）若心脏压塞症状发展迅速，则多提示有心包出血，在此情况下即使经过心包穿刺使心脏压塞症状暂时缓解，也应积极进行手术治疗。

（5）急性心包压塞时出现颈静脉怒张、肝大、肝颈静脉回流征阳性、腹水、下肢浮肿等症状，此为静脉压升高以增加心排血量的代偿反应结果，治疗时切不可应用静脉放血或用强力利尿剂以降低静脉压，否则可加重心排血量的进一步下降从而使病情恶化。

（6）中医辨证治疗的切入点在于配合治疗原发病及改善心脏压塞后（围手术期）的症状。早期以祛瘀逐饮为主，但也应根据病情辨证予清热解毒、补气养阴等治疗，后期多出现阳虚气脱，治疗上则应以补气回阳固脱为主，然而本病毕竟属急重凶险之病证，一般宜中西医结合处理，以中药辨证施治配合心包穿刺、抗休克、抗感染、扩容等积极治疗，可望最大限度减少死亡率，相当部分患者尚需行其他紧急手术治疗。

七、预防与调护

（一）预防

急性心包压塞属急危重症，病死率高。对于主动脉夹层、抗凝治疗、尿毒症、血小板减少、心肌梗死等高危患者，进行心脏有创操作时，应严密观察，预防医源性伤害。心包穿刺抽液时，抽液速度宜慢，以防回心血量增加过快导致肺水肿，还应嘱患者术中切勿咳嗽或深呼吸，术前半小时可服可待因镇咳。

（二）调护

（1）心包腔引流管的护理：给予患者平卧位，心电监护，监测生命体征的变化，尽量减少搬动，妥善固定心包引流管，防止引流管扭曲受压或脱落，准确记录引流液的性质、颜色、量，判断有无继续出血，如出血量多，必要时行外科手术治疗。引流管应每天换药并消毒周围皮肤，防止伤口感染。当引流量逐渐减少，床旁超声心动图检查评估心包腔内积液较前明显减少时，可以拔管。拔管后伤口每天更换敷料，保持伤口清洁，促进愈合。

（2）引流管拔除后根据患者情况指导患者尽早下床活动以防止肺不张，并注意加强营养。

（3）加强患者心理护理：多与患者沟通，告诉患者术后注意事项及良好的转归，同时及时了解其心理变化和要求，耐心做好解释工作，将对患者有积极影响的信息透露给患者，使其感到安全和可依赖而积极配合治疗。

古医籍精选

《景岳全书·厥逆》："气厥之证有二，以气盛气虚皆能厥也。气虚卒倒者，必其形气索然，色清白，身微冷，脉微弱，此气脱证也。……气实而厥者，其形气愤然勃然，脉沉弦而滑，胸膈喘满，此气逆证也"；"血厥之证有二，以血脱血逆皆能厥也。血脱者如大崩大吐或产后尽脱，则气亦随之而脱，故致卒仆暴死。……血逆者，即经所云，血之与气并走于上之谓"。

《石室秘录·厥症》："人有忽然厥，口不能言，眼闭手撒，喉中作酣声，痰气甚盛，有一日即死者，有二三日而死者，此厥多犯神明，然亦因素有痰气而发也。"

《素问·平人气象论》："脉绝不至曰死，乍疏乍数曰死。"

《素部·三部九候论》："参伍不调者病。"

《金匮要略·惊悸吐衄下血胸满瘀血病脉证治》："寸口脉动而弱，动则为惊，弱则为悸。"

《丹溪心法·惊悸怔忡》："惊悸者血虚，惊悸有时，以朱砂安神丸。痰迷心膈者，痰药皆可，定志丸加琥珀、郁金。怔忡者血虚，怔忡无时，血少者多。有思虑便动，属虚。时作时止者，痰因火动。瘦人多因是血少，肥人属痰。寻常者多是痰。自觉心跳者是血少，四物、朱砂安神之类。"

《景岳全书·怔忡惊恐》："怔忡之病，心胸筑筑振动，惶惶惕惕，无时得宁者也。……此证惟阴虚劳损之人乃有之，盖阴虚于下，则宗气无根，而气不归源，所以在上则浮撼于胸臆，在下则振动于脐旁，虚微者动亦微，虚甚者动亦甚。凡患此者，速宜节欲，节劳，切忌酒色。"

《证治汇外·惊悸怔忡》："惊悸者，忽然若有所惊，惕惕然心中不宁，其动也有时。怔忡者，心中惕惕然，动摇不静，其作也无时。"

《医林改错·血府逐瘀汤所治之症目》："心跳心慌，用归脾安神等方不效，用此方百发百中。"

《济生方·喘》："将理失宜，六淫所伤，七情所感，或因坠堕惊干，渡水跌仆，饱食过伤等，动作用力，遂使脏气不和，荣卫失其常度而不能够随阴阳出入以成息，则促迫于肺，不得宣通而为喘也。"

《中藏经》："不病而暴喘促者死。"

病案分析

（一）病例摘要

患者，女，46岁，因"反复心悸10年，加重伴头晕1年"入院。入院后心电图检查诊断为"预激综合征"，动态心电图见阵发性心动过速。经与家属沟通后行射频消融治疗。在操作过程中，患者突然诉头晕，胸痛心悸，气促，烦躁不安，口唇青紫，冷汗淋漓，随后意识丧失，舌质淡，苔白。监测示 BP 80/50mmHg。紧急胸透：心影扩大。心包穿刺见心包内有血性液体。

（二）分析

1. 诊断思路

（1）中医诊断思路：患者突然出现头晕，胸痛心悸，气促，烦躁不安，口唇青紫，冷汗淋漓，随后意识丧失，属祖国医学"厥脱"范畴，四诊合参，证属"阳虚气脱"。

（2）西医诊断思路

1）确定"预激综合征"诊断，患者有预激综合征病史。

2）确定"急性心脏压塞"诊断。

病史：在心脏射频消融的过程中出现血压下降，意识丧失，考虑两种情况：一是快速性心律失常导致心排血量下降所致，二是心脏破裂致心脏压塞。

临床表现：患者首先为头晕，提示脑血流下降。血压下降，心脏搏动减轻，考虑为医疗操作致心脏破裂发生心脏压塞。

胸透和心包穿刺：因患者在导管室，胸透见心影扩大。立即心包穿刺见心包内有血性液体，心脏破裂致心脏压塞的诊断成立。

2. 治疗思路

（1）中医治疗思路：在围手术期，根据辨证使用中成药。如合并有痰热证给予痰热清针或清开灵针，神昏可使用醒脑静针。本患者为阳虚气脱，可使用黄芪注射液、丽参注射液、参附注射液静脉滴注，中药汤剂以参附龙牡汤加减。

（2）西医治疗思路

1）扩容：立即开通多个静脉通道，给予生理盐水和羟乙基淀粉快速输注。

2）外科治疗：立即外科开胸行心脏修补术和心包引流术，将心包和胸腔内的液体回收回输到心脏中，补充同型浓缩红细胞。

3）术后治疗：进入 CCU 或 ICU 监护，吸氧、预防感染、心包引流和其他对症处理。

（周　红　曾瑞峰）

第五章　消化系统急症

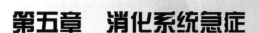

第一节　急性胃肠炎

急性胃肠炎（acute gastroenteritis）是指因各种不同原因所引起的急性胃肠道炎症，临床表现以恶心、呕吐、腹痛、腹泻、发热为主，严重者可出现脱水及电解质紊乱、酸中毒、休克。病因多为细菌的感染、细菌毒素的刺激、有毒的食物、有毒的化学药品，甚至可能是全身性的传染病而引起的胃、肠道炎症，大部分病例是在食用被感染或被污染的食物后引起，因而有时又称为食物感染或食物中毒。

从病理改变的部位及临床现象来看，急性胃肠炎可分为急性胃炎、急性肠炎。急性胃炎发病部位主要在胃，主要表现是胃的症状，以呕吐为主；急性肠炎发病部位主要在小肠，主要表现是小肠的症状，以腹泻为主；急性肠炎发病部位如在结肠，则合并有结肠的症状，如里急后重等，因而又有急性胃炎、急性肠炎及急性小肠、结肠炎等不同的名称。因此，急性胃肠炎这一诊断名词，它的界限是很不明确的。过去对于它的病因了解得太少，因而只能用这样一个比较笼统的名称。现在对于病因的了解比较全面，而诊断的方法也有很大的改进，只要经过适当的化验方法和流行病学调查，大都可以确定病原，所以近年来文献上，都喜欢采用病原学的诊断名词，如沙门菌属食物感染或葡萄球菌食物中毒等。

本病属于中医"暴吐"、"暴泻"、"腹痛"等病的范畴。

一、病因病机

（一）中医病因病机

1. **病因**　中医认为急性胃肠炎是由内外因素损伤脾胃所致，而长期饮食失调、劳逸失度及各种慢性疾病所造成的脾胃亏虚，又为内外因素损伤脾胃奠定了基础。

2. **病机**

（1）感受外邪：发病多以湿邪为主，湿为六淫之一，多不单行，随寒而侵者为寒湿，动于火者为湿热。六淫之邪夹湿困脾，脾困失运，胃伤不腐，清浊相混，水谷势必混杂而下为暴泻。

（2）饮食内伤脾胃：暴饮暴食，或恣食肥甘，或误食不洁之物，皆能损脾胃，脾伤不升，胃损不降，清浊相混，下注肠间，导致大肠传导失司，发为暴泻。

（3）脾肾虚寒：平素脾肾虚寒，受纳失权，致使中阳不振，中气下陷，不能腐化水谷，运输精微，结果水反为湿，谷反为滞，水谷与糟粕混杂而下，发为暴泻。平素肾阳不足，命门火衰，火不生土，脾无肾阳的温煦，更易发洞泄。

总之，外感湿邪，或饮食所伤，或由脾胃虚寒，乃至脾胃运化失权，胃失和降，胃气上逆而呕吐。大肠传导失职，水谷与糟粕混杂而下，发为泄泻。邪伤胃肠之腑，气机郁滞，不通则痛，可见腹痛之症。

（二）西医病因病理

1. **病因**　现代医学认为急性胃肠炎是由于进食含有病原菌及其毒素的食物，或饮食不当，如过量的有刺激性的不易消化的食物而引起的胃肠道黏膜的急性炎症性改变。

2. 发病机制　急性胃肠炎的发病机制是由于有害因素直接或间接地削弱了胃肠黏膜防御机制的某些成分，即损伤因子与防御因子间的平衡遭破坏。

3. 病理　急性胃肠炎病理变化为胃肠黏膜呈急性炎症、水肿、充血及分泌物增加。

二、临床表现

（一）病史

患者多在夏秋季突然发病，并多有误食不洁食物的病史，部分病例有暴发性流行的特点。

（二）症状

患者多表现为恶心、呕吐在先；继以腹泻，每天 3~5 次，甚至数十次不等，大便多呈水样，深黄色或带绿色，恶臭，可伴有腹部绞痛、发热、全身酸痛等程度不同的中毒症状；呕吐、腹泻严重者，可有脱水、酸中毒，甚至休克等。

（三）体征

体征缺乏特异性，主要表现为上腹及脐周有压痛，无腹肌紧张及反跳痛，肠鸣音多亢进。

（四）辅助检查

1. 血常规　白细胞计数大多正常，有局灶性化脓病变时明显升高。

2. 粪便检查　部分粪便有黏液和血，有的镜下白细胞增多。

3. 细菌学检查　呕吐物和粪便中可分离出病原菌，并发肠道外感染时，可从血、骨髓、脓液和其他体液如胸腔积液、脑脊液、关节积液中检测到病原体。因细菌间歇入血，反复培养可提高阳性率。

（五）常见并发症

严重病例可并发休克、电解质紊乱、代谢性酸中毒。

三、诊断

根据病史、典型的临床症状、体征及实验室检查如血常规、便常规和培养可做出急性胃肠炎诊断。

四、鉴别诊断

急性胃肠炎应与细菌性痢疾相鉴别，见表 5-1。

表 5-1　急性胃肠炎与细菌性痢疾的鉴别

鉴别点		急性胃肠炎	细菌性痢疾
相同点		夏秋季节发病，恶心、呕吐、腹痛、腹泻	
不同点	大便性状	黄色水样便	有或无黏液脓血便
	病原学检查	可分离出致病原（除痢疾杆菌外）	大便培养可见痢疾杆菌，或荧光抗体检测痢疾杆菌抗原呈阳性

五、治疗

（一）中医治疗

治疗原则：急性胃肠炎易伤液耗气，故应采取高效、速效的手段以祛邪止泻，以防伤津，治疗重在调理中焦，分利湿浊。

1. 针灸及其他外治法

（1）针刺法：取内关、中脘、足三里等穴，用泻法。

（2）艾灸法：对暴泻剧烈或延误治疗已出现津伤气脱的患者需采取急救措施，先灸关元、气海、足三里数十壮。

（3）贴敷法：丁香 2g，干姜 6g，吴茱萸 20g，共研细末。每次 3g，醋调成糊状，敷贴脐部，每天 1 次，用于风寒、脾肾阳虚之暴吐暴泻。

2. 辨证方药

（1）肠胃湿热证

证候　病起急骤，恶心频发，呕吐吞酸，腹痛阵作，泻下急迫，便行不爽，粪色黄褐而臭，口渴欲饮，心烦，尿短赤少，舌苔黄腻，脉弦数或滑数。

治法　清热化湿，理气止泻。

方药　葛根芩连汤。药用：葛根、炙甘草、黄芩、黄连等。

若兼有外感加苏梗、陈皮、防风疏风解表；若气机壅滞，加枳实、厚朴以行气化湿；若兼有阳明腑实，加大黄、枳实行气通腑。

中成药用午时茶颗粒、香连化滞丸口服，穿琥宁注射液静脉滴注。

（2）寒湿阻滞证

证候　呕吐清水，恶心，腹泻如水，腹痛肠鸣并伴有畏寒发热，颈项或全身关节酸痛，苔薄白或白腻，脉濡。

治法　散寒除湿，和中止泻。

方药　藿香正气散。药用：大腹皮、白芷、紫苏、茯苓、半夏、白术、陈皮、厚朴、桔梗、藿香、甘草等。

若表邪重者加荆芥、防风疏风散寒；若兼食滞者，加神曲、鸡内金消食化积。

中成药选用藿香正气液（丸、软胶囊）、保济丸、喇叭正露丸等。

（3）食滞胃肠证

证候　恶心厌食，得食愈甚，吐后反快；腹痛，泻下秽臭，气迫不爽，泻后痛减，苔厚腻，脉滑实。

治法　消食化滞，和胃降逆。

方药　保和丸。药用：山楂、神曲、半夏、茯苓、陈皮、连翘、莱菔子等。

若恶寒发热者加苏叶、藿梗解表化湿；若大便不爽者加槟榔行气通便；若伤油腻者，加用山楂消食化积。

中成药可选用保和丸健胃消食片等。

（4）脾胃虚寒证

证候　禀赋不足，素体脾虚，饮食稍有不慎即吐泻，大便溏薄，呕吐清水，且时作时休，面色不华，乏力倦怠，舌淡，脉弱。

治法　健脾理气，和胃止泻。

方药　附子理中丸。药用：附子、党参、白术、干姜、甘草等。

若疼痛明显者加吴茱萸、荜茇散寒止痛；若兼有气滞，加香附、苏梗、木香行气活血；若寒湿重者，加炒苍术、小茴香温化寒湿；若兼瘀血阻络，加九香虫、失笑散活血化瘀；脾气虚者可选参苓白术散。

中成药用附子理中丸、参苓白术散口服。

（二）西医急救治疗

治疗目标：多数急性胃肠炎具有自限性特点，治疗关键在于补液和对症处理，一般不需要抗生素治疗。但若出现持续腹泻，病情严重，病原学明确是细菌感染，或血白细胞明显升高时可应用抗菌药物。

1.**一般治疗**　发病当天卧床休息，呕吐腹痛症状较重可禁食，一般第 2 天可以进食一些流质性食物，以防止脱水或治疗轻微的脱水。饮食要容易消化，如细面条、稀饭、发面馒头等，禁食生硬、辛辣饮食。口服葡萄糖-电解质液以补充体液的丢失。病情较轻的患者常不需要特殊治疗，一般可在 1～2 天内自愈。中、重度的患者由于严重的呕吐和腹泻，可使肠道丢失大量液体，出现水及电解质平衡紊乱，如等渗或高渗性脱水、代谢性酸中毒及低钾血症，并出现全身中毒症状，所以应适当补充水分及电解质。如果持续呕吐或明显脱水，则需静脉补充 5%～10% 葡萄糖盐水及其他相关电解质。

2.**对症治疗**
（1）止吐药：如肌内注射甲氧氯普胺。
（2）解痉药：如肌内注射山莨菪碱。
（3）止泻药：如蒙脱石（思密达）、洛哌丁胺（易蒙停）等。
（4）肠道微生态疗法：口服双歧杆菌制剂如双歧杆菌嗜酸乳杆菌肠球菌三联活菌、乳酸菌素散等。由细菌感染而引起的腹泻有促进毒素排出的作用，故止泻药应权衡考虑后再使用。

3.**抗菌治疗**　本病病程常呈自限性，不主张常规应用抗菌药。对于感染性腹泻，可适当选用有针对性的抗生素，常用的有喹诺酮类、三代头孢、二代头孢、阿莫西林、氨苄西林等药物。如有细菌培养及药敏报告，应根据药物敏感性选择抗菌药物。

六、中西医临床诊疗思路

1.**重视寻找病因**　由于急性胃肠炎是个临床诊断，包括了很多种病原引起的腹泻病，对公共卫生安全造成极大的威胁，因此及时快速的病因确定十分重要。

2.**中医中药在急性胃肠炎治疗中有肯定的疗效**　急性期针刺足三里、内关等穴，简便易行，对解痉止痛、止吐、缓解症状有确实疗效。症状减轻后，对于一般单纯性胃肠炎，给予中医辨证治疗，取得一定疗效。

3.**重视病因不明和病毒感染性急性胃肠炎**　不是所有的急性胃肠炎都可以找到病原并对因治疗，对于病毒感染引起的急性肠炎更是缺乏针对性药物，因此应该发挥中医药的优势，充分运用中医辨证的灵活性，可以取得很好疗效。

4.**重视重症患者的支持治疗**　若出现休克、水电解质平衡失调，应该输入相应液体。可根据中医辨证，伤阴者可静脉滴注参麦注射液、生脉注射液，气阴衰竭导致阳脱者，可静脉滴注参附注射液。

七、预防与调摄

（一）预防

急性胃肠炎的预防，主要从饮食规律、卫生习惯、精神调节等方面进行管理。

（1）养成良好卫生习惯，在餐前便后要洗手，蔬菜瓜果要充分清洗干净，注意个人卫生；盛放食物器具要清洁，对冰箱进行定时清洗与消毒；冰箱内生熟食品分开储存，进食前要将食物热熟；外出住宿时，要选择干净卫生的旅馆、饭店，并注意用餐、饮水；注意居住环境卫生，及时杀灭苍蝇。

（2）合理饮食：各餐要定时、定量，避免暴饮暴食或运动剧烈或是边运动边用餐；禁食过硬、过冷、过辛辣、过酸等刺激性食物，少喝浓茶、咖啡、烈酒等兴奋性食物；根据自身体质搭配食物，注意用餐营养；选用温和食谱，避免对胃黏膜造成损伤；做饭时，要以蒸、煮、炖等方法为主，少用煎炸、生吃等方法。

（3）提升自身免疫力：急性肠胃炎受季节变化影响较大，在夏秋季节高发，注意根据天气状况更换、增减衣物，避免受寒。强化日常锻炼，根据自身爱好、体质选择合理的运动方式，以提升机体免疫力。通过饮食搭配、营养调节，以增强体质。

（4）调节情绪，改善精神状态：情绪焦虑、抑郁，精神紧张，在一定程度上可加重急性胃肠炎的发生；做好情绪自我管理及调节，可一定程度上预防急性胃肠炎的发生。

（二）调护

（1）为患者营造舒适、安静的病房环境，合理控制室内温度与湿度，保证通风透气，保证患者有充足的睡眠与休息。同时，密切观察患者生命体征。

（2）护理人员应主动与患者交流、沟通，为其介绍急性胃肠炎的发病机制、治疗方法、效果及可能出现的不良反应，增加患者对疾病的了解。同时，耐心解答患者的疑问，并给予适当的鼓励与支持，消除患者内心疑虑，使其保持良好的心态，积极配合治疗。

（3）饮食上，宜进食高热量、易消化的流质或者半流质食物，比如白米粥、面条等。不可进食高脂肪含量及高蛋白食物，如鸡蛋、牛奶等。坚持少量多餐的饮食原则，禁止进食不洁或被污染食物及饮料，生吃瓜果要清洗干净，养成规律饮食、饭前便后洗手等习惯。大便成形后即可恢复正常饮食。

（4）严重腹泻者，除了嘱患者按时服药外，腹痛剧烈时可给予适量的解痉剂，以减轻腹痛症状；腹泻严重而脱肛者，可用干净纱布轻柔纳回。注意便后用凉开水冲洗，保持卫生，预防感染。发热者，体温超过 38.5℃时予退热药，多饮水。

古医籍精选

《三因极一病证方论·呕吐叙论》："呕吐虽本于胃，然因亦多端，故有寒热饮食血气之不同，皆使人呕吐……且如气属内因则有七种不同，寒涉外因则六淫分异皆作逆，但郁于胃则致呕，拘于忧气而已，况有宿食不消，中满溢出，五饮聚结，随气翻吐，痼冷积热，及瘀血凝闭，更有三焦漏气走哺，吐利泄血皆有此证，不可不详辨也。"

《伤寒明理论·呕吐》："大抵伤寒表邪欲传里，里气上逆则为呕也。是以半表半里证多云呕也。伤寒三日，三阳为尽。三阴当受邪。是知邪气传里者必致呕也。"

《证治汇补·呕吐》："清阳气浮，无所依从，呕咳上气，此阴虚成呕，不独胃家为病。所谓无阴则呕也。"

《景岳全书·呕吐》："凡病呕吐者，多以寒气犯胃。故胃寒者，十居八九；内热者，十止一二；而外感之呕则尤多寒邪……凡实邪在胃而作呕者，必有所因，必有见证。若因寒滞者必多疼痛；因食滞者必多胀满；因气逆者必痛胀连于胁肋；因火郁者必烦热燥渴，脉洪而滑；因外感者，必头身发热，脉数而紧。"

《南病别鉴·湿热论》："肺胃不和，最易致呕，盖胃移热于肺，肺不受邪，还归于胃，呕恶不止。若以治肝胆之呕治之，误矣。故必用川连以清湿热，苏叶以通肺胃，则投之立愈。以肺胃之气，非苏叶不能通也。分数轻者，以轻剂恰治上焦病耳。"

《医学心悟·呕吐哕》："至于食入反出，因为有寒。若大便闭结，须加血药以润之，润之不去，宜蜜煎导而通之，宣下窍开，上窍即入也"，"若格拒饮食，点滴不入者，必用姜水炒黄连以开之，累用累效"。

《石室秘录·脐治法》："呕吐之证，人以为胃虚，谁知出于肾虚。无论食入即出是胃之衰。凡有吐症，无非肾虚之故。故治吐不治肾，未窥见病之根也……肾火生脾，脾土始能反胃，胃气一转呕吐始平。"

《类证治裁·呕吐》："呕吐诸药不效，当用镇重之品，当坠其上逆之气"，"呕而绝粒者，取生饿血热饮，留食必吐者，煮羊血熟食之，皆立止"。

《景岳全书·泄泻》："泄泻之暴病者，或为饮食所伤，或为时气所犯，无不由于口腹，必各有所因，宜察其因而治之"，"盖五夺之中惟泻最急，是不可见之不早也"。

《温疫明辨·自利》："时疫自利，皆热证也。其所利之物，与内虚内冷者自别，冷利之色淡，热利之色正黄，甚有深黄酱色者。冷利稀薄，热利稠粘。虚冷利，散而不臭，热利臭而多沫；虚冷易出，热证努清。冷利缓，热利暴注下迫而里急，此辨时疫热利与诸冷利之大概也。时疫初起，有手足厥冷，恶寒，呕吐，腹痛，自利者，全似太阴寒证，辨其为疫，只在口中秽气作黏，舌上白苔粗厚，小便黄，神情烦躁，即可知其非寒中太阴，是时疫发于太阴也。"

病 案 分 析

（一）病案摘要

宋某，女，38岁，8月份起病。主诉：腹痛6h，呕吐6次，腹泻10余次。症状：6h前因饮食不洁后出现腹泻，大便呈黄色水样，无黏液脓血便，共计10余次，恶心呕吐胃内容物6次，脐周腹痛，发热，不恶寒，口干渴，尿黄少。既往健康。查体：T 38.0℃，BP 95/65mmHg，腹部平软，脐周轻度压痛，无反跳痛。舌红，苔稍黄，脉滑数。血常规：WBC 12.9×10⁹/L；便常规：WBC（++），未发现痢疾杆菌；血钾3.01mmol/L，血淀粉酶、胸腹透未见异常。

中医诊断：腹痛（肠胃湿热）。

西医诊断：急性肠炎。

（二）分析

1. 诊断思路

（1）中医诊断思路：患者因"腹痛6h，呕吐6次，腹泻10余次"入院，症见：腹泻，恶心呕吐，腹痛，口干渴，尿黄少，舌红，苔白稍黄，脉滑数，故中医诊断为"腹痛"。四诊合参当属肠胃湿热之证。

（2）西医诊断思路：症状以腹泻、腹痛、恶心、呕吐、发热为主要表现，血常规 WBC 12.9×10⁹/L，便常规 WBC（++），未发现痢疾杆菌，根据临床表现、体征及实验室检查可明确诊断为急性肠炎。

2. 治疗思路

（1）中医治疗思路：急则治其标，当以清热化湿、理气止泻为法。治疗予静脉滴注穿琥宁以清热解毒，配合泻法针刺足三里、内关。中医辨证治疗选方以葛根芩连汤加减。

（2）西医治疗思路

1）一般治疗：卧床休息，禁食禁水；予血压监测；静脉补充5%～10%葡萄糖盐水，补液量根据出入量计算，适当补钾治疗。

2）对症治疗：肌内注射止吐药甲氧氯普胺10mg 1次；肌内注射解痉药山莨菪碱针10mg 1次；口服双歧杆菌嗜酸乳杆菌肠球菌三联活菌1g，每天3次。

3）对因治疗：选用喹诺酮类药物，如左氧氟沙星，每次0.1～0.2g，2～3次/天。

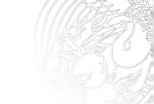

第二节　急性上消化道出血

急性上消化道出血（upper gastrointestinal hemorrhage，UGH）是指屈氏韧带以上的消化道，包括食管、胃、十二指肠或胰胆等病变引起的急性出血，胃空肠吻合术后的空肠上段病变出血亦属这一范围。其临床表现主要是呕血和黑粪，常伴有血容量减少引起的急性周围循环衰竭，是临床常见急症，占内科住院患者的 2.4%～10.3%。本病好发于冬、春两季，男性多于女性，以中青年多见，老年病例则以消化道肿瘤为多。

本病属于中医学"呕血"、"便血"等病的范畴。

一、病因病机

（一）病因

中医认为上消化道出血主要病因为饮食不节、情志内伤或劳倦内伤等，导致热伤胃络，脾虚不摄，胃络瘀阻等而引发，其病理基础是络伤血溢。

（二）病机

本病病位在胃与大肠，与肝脾关系密切。若呕血便血不止，气随血脱可致亡阴、亡阳之"脱证"。

1.饮食不节　饮食不节导致湿热郁结于内，湿热郁久化火，灼伤胃络；或燥热蕴结，胃热内盛，火伤胃络，迫血妄行；或湿热下注，损伤肠络。

2.情志内伤　忧思恼怒过度，肝气郁而化火，肝火横逆犯胃，损伤胃络，火载血升，气逆血奔。

3.劳倦内伤　多因禀赋不足、思虑劳伤太过、饮食不节，损伤脾胃，致脾气虚弱，气不摄血，溢于脉外。

（三）西医病因病理

1.病因　现代医学认为上消化道出血可因上消化道本身的炎症、机械性损伤、血管病变、肿瘤等因素引起，也可因邻近器官的病变和全身性疾病累及上消化道所致。常见的病因和诱发因素有：食管疾病、胃十二指肠疾病、胃肠吻合术后的空肠溃疡和吻合口溃疡、门静脉高压、上消化道邻近器官或组织的疾病或全身性疾病引发胃肠道出血等。

2.发病机制　由于急性上消化道出血病因的不同，其出血的机制也有所不同。消化性溃疡出血，主要是溃疡侵蚀较大血管所致，多见于十二指肠球部溃疡或胃小弯穿透性溃疡；肝硬化导致的急性上消化道出血，主要与门脉高压有关；急性胃黏膜病变，主要是胃黏膜屏障功能被破坏，氢离子侵袭血管而导致出血；上消化道肿瘤可发生缺血性坏死、表面糜烂或溃疡、侵袭血管而出血。

3.病理　上消化道出血的基本病理改变是消化道黏膜基层，甚或浆膜层的血管因糜烂坏死溃疡或破裂而出血。

二、临床表现

（一）症状与体征

急性上消化道出血的临床表现主要取决于出血量及出血速度。

1.呕血与黑便　是上消化道出血的特征性表现。呕血多棕褐色呈咖啡渣样；如出血量大，未经胃酸充分混合即呕出，则为暗红甚者鲜红或有血块。黑便呈柏油样，黏稠而发亮；当出血量大，血液在肠内推进快，粪便可呈暗红甚至鲜红色。

2. 失血性周围循环衰竭　急性大量失血后由于循环血容量迅速减少而导致周围循环衰竭。一般表现为头昏、心慌、乏力、突然起立发生晕厥、肢体冷感、心率加快、血压偏低等。严重者呈休克状态，表现为烦躁不安或神志不清、面色苍白、四肢湿冷、口唇发绀、呼吸急促等，血压下降、脉压变窄、心率加快。休克未改善时尿量减少。

3. 贫血和血常规变化　急性大量出血后均有失血性贫血；但在出血的早期，血红蛋白浓度、红细胞计数与血细胞比容可无明显变化。在出血后一般须经 3～4h 以上才出现贫血，出血后 24～72h 血液稀释到最大限度。上消化道大量出血 2～5h，白细胞计数升达（10～20）×10^9/L，血止后 2～3 天才恢复正常。

4. 发热　大量出血后，多数患者在 24h 内出现低热，持续 3～5 天降至正常。发热的原因可能与周围循环衰竭等因素所致体温调节中枢功能障碍有关。

5. 氮质血症　大量出血后，由于大量血液蛋白质的消化产物在肠道被吸收，血中尿素氮浓度可暂时增高，称为肠源性氮质血症。一般于一次出血后数小时血尿素氮开始上升，24～48h 可达高峰，大多不超出 14.3mmol/L，3～4 天后降至正常。

（二）辅助检查

上消化道出血的患者应立即行相关实验室检查，如血常规、急诊生化、胃镜、X 线钡餐、选择性动脉造影、放射性核素 ^{99m} 锝标记红细胞扫描、吞棉线试验及其他理化检查等。

（1）胃镜检查：是消化道出血定位、定性诊断的首选方法，其诊断正确率达 80%～90%，多主张检查在出血后 24～48h 内进行，称急诊胃镜。急诊胃镜最好在生命体征平稳后进行，尽可能先纠正休克、补足血容量，改善贫血。

（2）X 线钡餐检查：仅适用于出血已停止和病情稳定的患者，其对急性消化道出血病因诊断的阳性率不高。食管吞钡检查可发现静脉曲张，但不能肯定是否为本次出血的原因。

（3）其他检查：选择性动脉造影、放射性核素 ^{99m} 锝标记红细胞扫描、吞棉线试验等主要适用于不明原因的小肠出血。

三、诊断

1. 诊断　根据呕血、黑粪和失血性周围循环衰竭的临床表现，呕吐物或黑便隐血试验呈强阳性，血红蛋白浓度、红细胞计数及血细胞比容下降的实验室证据，可作出上消化出血的诊断。

2. 失血量的判断　成人每天消化道出血在 5ml 以上即可出现粪便隐血试验阳性，每天出血量在 50～100ml 可出现黑便，胃内蓄积血量在 250～300ml 可引起呕吐。一次出血量<400ml 时，一般不出现全身症状；出血量超过 400～500ml 时，可出现乏力、心慌等全身症状；短时间内出血量超过 1000ml，可出现周围循环衰竭表现。如平卧位改为坐位时血压下降（>15～20mmHg）、心率加快（>10 次/分）提示血容量明显不足，应紧急输血，如收缩压<90mmHg，心率>120 次/分，伴有面色苍白、烦躁不安或神志不清，提示已进入休克状态，应积极抢救。

3. 继续出血和再出血的判断　①反复呕血，或黑便次数增多，粪质稀薄，伴肠鸣音亢进；②周围循环衰竭的表现经充分补液输血而未见明显改善，或暂时好转而又恶化；③血红蛋白、红细胞计数和血细胞比容继续下降，血中网织红细胞持续升高；④无脱水及肾功能不全的证据，但血尿素氮持续或再次升高。

四、鉴别诊断

（1）与呼吸道咯血相鉴别，见表 5-2。

表 5-2　咯血与呕血的鉴别

咯血	呕血
咳出	呕出
常混有痰	常有食物及胃液混杂
泡沫状，色鲜红	无泡沫，呈暗红色或咖啡渣样
呈碱性反应	多呈酸性反应
有心、肺疾病史	有胃病或肝硬化病史
咳血前咽喉瘙痒，有"忽忽"声	呕血前常有上腹部不适、恶心，并有头晕感
除非经咽下，否则粪便无改变	粪便呈黑色或柏油状
咯血后继有少量血痰数天	无血痰

（2）与下消化道出血相鉴别：呕血提示上消化道出血，黑粪大多来自上消化道出血，而红色血便大多来自下消化道出血。但上消化道短时间内大量出血亦可表现为暗红色甚至鲜红色血便，此时如不伴呕血，常难与下消化道出血鉴别。

（3）排除进食引起的黑便：如动物血、炭粉、含铁剂的治疗贫血药或含铋剂的治疗胃病药物等，注意询问病史可以鉴别。

五、治疗

（一）中医治疗

治疗原则：针对本病病机变化由气到血，由实到虚，虚实夹杂，寒热互化，故治疗当以急则治标予止血，缓则治本以求因为原则。

1. 针灸及其他外治法

（1）针刺法：取足三里、中脘、胃俞、内关等穴。如肝火犯胃加肝俞、内庭、行间；脾不统血加关元、气海、隐白；气随血脱加关元、命门、百会。实证用泻法，虚证用补法。

（2）敷贴法：气随血脱证可予人参 3g，三七 3g，研成细末，醋调成糊状，敷贴脐部。

2. 辨证方药

（1）胃中积热证

证候　脘腹胀闷，嘈杂不适，甚则作痛，吐血色红或紫黯，常夹有食物残渣，口臭，便秘，大便色黑，舌质红，苔黄腻，脉滑数。

治法　清胃泻火，化瘀止血。

方药　泻心汤合十灰散。药用：大黄、黄连、黄芩、大蓟、小蓟、茜草、栀子、牡丹皮、棕榈、侧柏叶、白茅根、荷叶等。

若胃气上逆而见恶心呕吐者，可加代赭石、竹茹、旋覆花和胃降逆；若伤胃阴而表现口渴、舌红而干、脉象细数者，加麦冬、石斛、天花粉养胃生津。

中成药用云南白药、紫地宁血散等。

（2）肝火犯胃证

证候　暗红甚至鲜红色血便，口苦胁痛，心烦易怒，寐少梦多，舌质红绛，脉弦数。

治法　泻肝清胃，凉血止血。

方药　龙胆泻肝汤。药用：龙胆草、黄芩、山栀子、泽泻、木通、车前子、当归、生地黄、柴胡、生甘草等。

若胁痛甚者，加郁金、制香附理气活络定痛；若血热妄行，吐血量多，加犀角（水牛角代）、赤芍清热凉血止血。

中成药用裸花紫珠片、龙胆泻肝丸等。

（3）脾不统血证

证候　吐血黯淡，大便漆黑稀溏，面色苍白，头晕心悸，神疲乏力，纳少，舌淡红，苔薄白，脉细弱。

治法　益气健脾，养血止血。

方药　归脾汤。药用：白术、当归、白茯苓、黄芪、远志、龙眼肉、酸枣仁、人参、木香、炙甘草等。

偏于脾阳虚者，加炮姜、灶心土，或用黄土汤加减。

中成药用云南白药、归脾丸等。

（4）气随血脱证

证候　吐血倾盆盈满，大便溏黑甚则紫黯，面色苍白，大汗淋漓，四肢厥冷，眩晕心悸，烦躁口干，神志恍惚，甚至昏迷，舌淡红，脉细数无力或脉微细。

治法　益气摄血，回阳固脱。

方药　独参汤或四味回阳饮。药用：人参、附子、炙甘草、干姜等。

气损及阳，脾胃虚寒，肢冷畏寒，自汗便溏，脉沉迟，治宜温经摄血，可用柏叶汤和理中汤。

中成药用参脉注射液、生脉注射液或参附注射液静脉滴注。

（二）西医急救治疗

治疗目标：及时补足血容量，迅速有效止血。上消化道大量出血病情急、变化快，严重者可危及生命，应采取积极措施进行抢救。抗休克、迅速补充血容量应放在一切医疗措施的首位。

1. 一般急救措施　卧床休息，保持呼吸道通畅，必要时吸氧。活动性出血期间禁食。严密监测患者生命体征和呕血、黑便情况，定期复查血红蛋白浓度、红细胞计数、血细胞比容及血尿素氮。

2. 积极补充血容量　立即查血型和配血，尽快建立有效的静脉输液通道，尽快补充血容量。在配血过程中，可先输平衡液或葡萄糖盐水。遇血源缺乏，可用右旋糖酐或其他血浆代用品。

3. 止血措施

（1）胃内降温：通过胃管以 $10 \sim 14^{\circ}C$ 水反复灌洗胃腔，可使胃降温、胃血管收缩、血流减少并可使胃分泌和消化受到抑制，胃纤维蛋白溶解酶活力减弱，从而达到止血目的。

（2）药物止血：血管加压素为常用药物，作用机制为通过对内脏血管的收缩作用，减少门脉血流量，降低门脉及其侧支循环的压力。目前主张同时使用硝酸甘油，以减少血管加压素引起的不良反应，同时还有协同降低门静脉压的作用。生长抑素近年来用于治疗食管胃底静脉曲张出血，研究证明可明显减少内脏出血量，并见奇静脉血流量明显减少。该药止血效果肯定，因不伴全身血流动力学改变，故短期使用几乎没有什么严重不良反应。H_2 受体拮抗剂如西咪替丁和质子泵抑制剂如奥美拉唑，对急性胃黏膜病变及消化性溃疡出血有良好的防治作用。

（3）气囊压迫止血：是一种有效的，但仅是暂时控制出血的非手术治疗方法。由于并发症多，不能长期压迫，停用后早期再出血率高，目前已不推荐作为首选止血措施。

（4）内镜治疗：内镜直视下注射硬化剂至曲张的静脉，或用皮圈套扎曲张静脉是目前治疗食管胃底静脉曲张破裂出血的重要手段。

（5）外科手术或经颈静脉肝内门体静脉分流术：急诊外科手术并发症多、病死率高，应尽量避免。有条件的单位可用经颈静脉肝内门体静脉分流术治疗。

六、中西医临床诊疗思路

在急性上消化道出血稳定期的治疗中，中医具有比较明确的疗效。根据辨证使用中药治疗，可以明显改善患者的生存质量，提高生存率，降低死亡率。西医在病因诊断方面及治疗急性大出血方面有其优点，病情较危重的中、大量出血以采用中西医结合治疗为宜。即使是大出血，在运用西医方法止血的同时，采用中医药治疗，能取得相得益彰之效。

（1）急性上消化道出血作为一种内科急症，常迫使临床医生在紧急情况下判断出病因、病变部位，从而不失时机地给予相应治疗措施。急性内镜为上消化道出血的首选诊断方法，对于内镜不能确诊的活动性出血患者，宜行选择性动脉造影检查。若仍不能确诊，经内科积极治疗病情仍未能稳定者，多数人主张及早手术探查。

（2）急性上消化道出血的抢救，首先应及时补充血容量，防治休克。同时尽快明确出血部位与病因，根据其出血类型给予药物止血、局部压迫止血或内镜下止血等方法治疗。对于静脉曲张性出血，紧急止血后，还应进一步进行内镜下曲张静脉的消除治疗，以预防短期内再出血。

（3）急性上消化道出血一般急性期出血吐血时，不适于饮服汤药；当只有黑便或有大出血（吐血）但已初步被控制的患者，针对其病机，给予辨证施治汤药治疗。也即轻度出血时，可在辨证基础上加用中医中药治疗，调饮食，忌辛辣厚味，控制病情。若病情发展至中重度出血，血去气伤，甚则气血衰亡，出现厥证、脱证之危候，则应结合西医治疗，以进一步提高抢救成功率。

（4）出现气随血脱时，及早运用益气固脱法治疗，对防治出血性休克，维持血压稳定有较大帮助。肝硬化合并胃底静脉曲张破裂出血时运用大黄及其制剂，在增强止血效果的同时，既能加速排出肠道积血，又有抑制肠道细菌作用，起到西药无法替代的作用。

七、预防与调摄

（一）预防

（1）对于上消化道溃疡性疾病应早期干预，积极治疗，以防止溃疡进展，引起急性上消化道出血。

（2）饮食方面应尽量清淡，避免食用辛辣刺激或质地坚硬食物，以避免刺激溃疡面引起出血。

（3）若肝硬化患者出血，急性期止血成功后应积极治疗原发病，并嘱其定期复查。

（二）调护

（1）日常护理：患者入院后进行日常护理，重症患者要保证其绝对卧床休息，注意患者的保暖情况，保证患者在床上卧姿状态下大小便，以避免晕倒、摔伤等导致出血。患者出现大量出血时要采取休克卧位或下肢抬高至30°，呕血时头要偏向一侧，以免出现窒息。处理患者体位的同时要备好急救用品、药品，以便进行抢救处理。加强基础日常护理，尽量避免患者二次出血，减少并发症。

（2）心理护理：大部分上消化道出血患者会伴有呕血、便血等症状，此类症状属于激烈的表现症状，会给患者带来极大的心理压力。当患者遇到这种情况时一般会产生异常的情绪波动，影响其心理，使患者的信心逐渐被磨灭，失去对未来生活的自信。护理人员遇到这种情况时，要多与患者进行沟通，对患者进行细致的思想工作，向患者解释疾病的成因、治疗方法及成功案例。减轻患者的心理压力，稳定患者情绪，指导患者如何配合治疗。

（3）饮食护理：对出血量相对少，又无呕血、呕吐等激烈临床表现的患者，可以选用清淡、温和、无刺激性的流食。对于急性大出血患者，其食管、胃壁静脉出现破裂的患者要采取禁食措施。出血停止后适当采用流食、半流食直至软食为止。患者进食要从少量多餐开始，逐渐转变为普食正常饮食。食管、胃底静脉破裂出血的患者在止血成功后1~2天即可进食高热量、高维生素的流食以补充体力，但是要限制钠盐及蛋白质的摄入。上消化道出血患者切忌食用坚硬、带刺、粗纤维及刺激性食物，避免对上消化道造成损伤，导致二次出血。

（4）口腔护理及皮肤护理：护理人员要随时保持患者口腔清洁，消除口腔内异味，避免造成口腔内细菌的繁殖，也防止口腔内异味造成患者恶心、呕吐。

（5）对患者及家属进行健康宣教，使其可以尽早地识别出血征象，采取适当的抢救措施，并能积极配合医护人员进行治疗。同时协助患者建立起自信心，消除恐惧、紧张心理，保持一个积极向上的乐观情绪，合理安排预后的生活。

古医籍精选

《金匮要略·惊悸吐衄下血胸满瘀血病脉证并治》："夫酒客咳者，必致吐血，次因极饮过度所致也"，"吐血不止者，柏叶汤主之"，"心气不足，吐血，衄血，泻心汤主之"。

《诸病源候论·吐血候》："夫吐血者，皆由大虚损及饮酒、劳损所致也……伤胃者，是饮食大饱之后，胃内冷，不能消化，则便烦闷，强呕吐之，所食之物与气共上冲蹙，因伤损胃口，便吐血，色鲜正赤是也……寸口脉微而弱，血气俱虚，则吐血。关上脉微而芤，亦吐血。"

《先醒斋医学广笔记·吐血》："吐血三要法：宜行血，不宜止血。血不行经络者，气逆上壅也。行血则血循经络，不止自止。止之则血凝，血凝则发热、恶食，病日痼矣。宜补肝，不宜伐肝。经曰：五脏者，藏精气而不泻者也。肝为将军之官，主藏血。吐血者，肝失其职也。养肝则肝气平而血有所归。伐之则肝虚不能藏血，血愈不止矣。宜降气，不宜降火。气有余即是火，气降即火降，火降则气不上升，血随气行，无溢出上窍之患矣。降火必用寒凉之剂，反伤胃气，胃气伤则脾不能统血，血愈不能归经矣。"

《景岳全书·杂证谟·血证》："出于胃者，亦多由于脏也，何也？观《内经》曰：五脏者，皆禀气于胃。胃者，五脏之本也。然则五脏之气，皆禀于胃，而五脏之病，独不及于胃乎？盖凡胃火盛而大吐者，此本家之病，无待言也，至若怒则气逆，甚则呕血者，亦必出于胃脘，此气逆在肝，木邪乘胃而然也。又如欲火上炎，甚则呕血者，亦出于胃脘，此火发源泉，阴邪乘胃而然也……且胃以水谷之海，故为多气多血之脏，而实为冲任血海之源。故凡血枯经闭，当求生血之源，源在胃也；而呕血吐血者，当求动血之源，源在脏也。"

《医法圆通》："凡吐血之人，忽见脉来洪大，此阳竭于上。危亡之候也。今人动云：吐血属火，脉大属火，皆是认不明阴阳之过也。"

《灵枢·百病始生》："阴络伤则血内溢，血内溢则后血。"

《诸病源候论·血病诸候》："此由五脏伤损所为。脏气既伤，则风邪易入，热气在内，亦大便下血，鲜而腹痛。冷气在内，亦大便血下，其色如小豆汁，出时疼而不甚痛。前便后下血者，血来远；前下血后便者，血来近，远近者，言病在上焦、下焦也。令人面无血色，时寒时热。脉浮弱，按之绝者，下血。"

《太平圣惠方·治大便下血》："夫肠风下血者，由脏腑劳损，气血不调，大肠中久积风冷，中焦有虚热，冷热相攻，毒瓦斯留滞，传于下部，致生斯疾也。皆由坐卧当于风湿，醉后房劳，恣食猪鸡果实羊面，酒食之毒滞于脏腑，脏腑停留毒瓦斯，日久不能宣通，风冷热毒搏于大肠，大肠既虚，时时下血，故名肠风也。"

《丹溪心法·卷二·下血》："下血，其法不可纯用寒凉药，必于寒凉药中加辛味为佐。久不愈者，后用温剂，必兼升举，药中加酒浸炒凉药，和酒煮黄连丸之类，寒因热用故也。若内蕴热毒，毒气入肠胃，或因饮酒过多，及啖糟藏炙爆，引血入大肠，故泻鲜血。"

病 案 分 析

（一）病案摘要

刘某，男，50岁。2014年5月20日10时由"120"送至医院急诊。主诉：头晕乏力2天伴呕血30min。症状：患者2天前自觉头晕、乏力，30min前呕吐鲜红色胃内容物约400ml。

神疲，饮食少，小便少，大便量多，呈棕褐色，舌淡红，脉细数无力。既往史：既往有乙型肝炎后肝硬化病史。查体：BP 95/60mmHg，口腔无溃疡，扁桃体不大，咽部不充血，心律齐，HR 98 次/分，腹部膨隆，无压痛、反跳痛及肌紧张，肋下扪及肝下缘，质硬，腹部叩诊呈浊音，肝颈静脉回流征（＋），肠鸣音活跃，双下肢凹陷性水肿。检查：血常规 WBC $4.68×10^9$/L，RBC $2.6×10^{12}$/L，Hb 65g/L，PLT $34×10^9$/L；生化：BUN 12.4mmol/L。

中医诊断：呕血（气随血脱）。

西医诊断：①急性上消化道出血；②肝硬化胃底食管静脉曲张破裂。

（二）分析

1. 诊断思路

（1）中医诊断思路：患者因"头晕乏力 2 天伴呕血 30min"入院，症见：神疲，饮食少，小便少，大便量多，呈棕褐色，舌淡红，脉细数无力。故中医诊断为"呕血"。综合分析，四诊合参，当属气随血脱之证。

（2）西医诊断思路

1）确定急性上消化道出血的诊断：本病特点为突然出现呕血，血压偏低，实验室检查 RBC 和 Hb 降低，表示大量失血，可明确诊断为急性上消化道出血。

2）明确急性上消化道出血的病因：患者既往有肝硬化病史，PLT 明显降低，表示凝血功能较差，可明确急性上消化道出血因为肝硬化胃底食管静脉曲张破裂引起。

2. 治疗思路

（1）中医治疗思路：中医治疗当以急则治标予止血，缓则治本以求因为原则。中医急救治疗当静脉注射参附注射液以回阳固脱；中医辨证治疗选方当以独参汤加味。

（2）西医治疗思路：结合患者临床表现与病史等，对出血量及是否是活动性出血作出判断，因其血压偏低，血常规 RBC 和 Hb 明显降低，可判断出血量较大，肠鸣音活跃提示有活动性出血，其治疗应主要为以下几个方面：

1）一般治疗：卧床休息，暂禁食，保持呼吸道通畅，吸氧保证患者血氧饱和度在 95%～98%。严密监测患者生命体征和呕血、黑便情况，定期复查血红蛋白浓度、红细胞计数、红细胞比容及血尿素氮。

2）积极补充血容量：静脉滴注 5%葡萄糖盐水，立即查血型和配血，输注全血。

3）止血措施：通过胃管以 10～14℃水反复灌洗胃腔；奥美拉唑 40mg，静脉注射，每天 2 次；14 肽生长抑素先静脉注射 250μg，以后以 250μg/h 连续静脉滴注维持。

第三节　急性胰腺炎

急性胰腺炎（acute pancreatitis，AP）是指多种病因引起的胰酶激活，继以胰腺局部炎症反应为主要特征，伴或不伴有其他器官功能改变的疾病。临床以轻症急性胰腺炎（MAP）多见，呈自限性，20%～30%患者为重症胰腺炎（SAP），病情危重。

中医对其并无系统论述及相关病名，主要散见于"急性脾心痛"、"胃脘痛"、"腹痛"、"结胸"、"阳明腑实证"等病证的相关论述中，现在统一归入"胰瘅"病范畴。

一、病因病机

（一）中医病因病机

1. 病因　中医认为，胰瘅是因为酗酒或暴食，或情志刺激，或继发于胆石、蛔厥等病症之后，湿热毒邪蕴积于胰所致。多因素体虚弱致外邪易袭、湿热毒邪内生，机体气机内乱而发病。

2. 病机　本病以腹痛为主证，是邪气蕴结中焦所致，其病程可分为早、中、晚三个阶段。早期正盛邪轻，多见郁结相兼；中期正虚邪实，多见瘀、热或瘀结之邪内陷。并有耗阴伤阳之候。

（1）饮食不节：酗酒或暴食易损伤脾胃，湿热内生，积于中焦而发病，中焦气机受阻，脾胃升降失司，发为胰瘅。

（2）情志失调：情志不畅或素体肝旺，致脏腑气机阻滞，致肝气郁结，横逆上犯于脾胃，发为胰瘅。

（3）蛔虫内扰：结石或湿热郁久产生蛔虫，阻塞胆管致使肝失疏泄，壅积中焦，发为胰瘅。

（4）胰胆失调：先病于胆，胆气受损，胆汁不能通降于肠，反逆于胰；或胰腺自病，气化不通，胰液不能外排而内蓄，损伤胰腺而致病。

本病临床病机总属气机逆乱，热毒炽盛，以邪实为主。但若热毒内陷，伤阴损阳，正虚邪陷，则发生厥脱。久邪气去，正气不足，经脉失养，气血不通，发为瘀血，阻滞经脉，久则成包块，经久不愈。如邪气盛，正气虚衰，则最终阳气衰亡，丧失温养及固托之力。或热毒炽盛，壅遏阳气，阳气被困，脾胃气机阻滞，不能上达清窍，发为神昏。

（二）西医病因病理

1. 病因

（1）常见病因：胆石症（包括胆道微结石），饮酒，脂肪餐，高脂血症。

（2）其他病因：壶腹乳头括约肌功能不良，药物和毒物，逆行性胰胆管造影术（ERCP）后，十二指肠乳头旁憩室，外伤，高钙血症，腹部手术后，壶腹周围癌，胰腺癌，血管炎，感染性疾病（柯萨奇病毒、腮腺炎病毒、获得性免疫缺陷病毒、蛔虫症）等，自身免疫性疾病（系统性红斑狼疮、干燥综合征）等，抗胰蛋白酶缺乏症等。

（3）特发性：经临床与影像、生化等检查，不能确定病因者称为特发性。

2. 发病机制　急性胰腺炎的发病机制主要是胰液对胰腺及其周围组织自身消化的结果。各种胰酶原的不适时提前被激活是急性胰腺炎形成的主要始动因素。胰腺有一种保护机制是能够分泌抑制胰蛋白酶活性的胰蛋白酶抑制剂，当超过10%的胰蛋白酶已被激活时，该机制就失去其作用。所以任何对该保护机制有负面影响或压倒性作用的不利因素均可导致胰腺炎的发生。此外，炎症细胞因子在急性胰腺炎导致的全身性炎症中也起着重要作用，在急性胰腺炎中炎性细胞因子互相关联和累积，可导致血管渗漏、低血容量、多器官系统衰竭等危象的发生。

3. 病理　急性胰腺炎的病理变化表现为从水肿到出血坏死等一系列改变。从病理上可分为急性水肿型和出血坏死型两种。

（1）急性水肿型：约占急性胰腺炎的90%。外形肿大，质地结实；胰腺周围组织可有少量坏死。

（2）急性出血坏死型：此型较为少见。其基本病变为：胰腺实质坏死；血管损害引起水肿、出血和血栓形成；脂肪坏死；伴随的炎症反应。大体形态上可见钙化灶呈大小不等、稍隆起的象牙色斑点或斑块，散落在大网膜或胰腺上。

二、临床表现

（一）病史

有胆道疾病史，酗酒、暴饮暴食史。

（二）症状

1. **腹痛** 是急性胰腺炎的主要症状，呈钝痛、绞痛、钻痛或刀割样痛，多急性发作，常在胆石症发作后不久、大量饮酒或饱餐后产生。其多位于上腹部，50%患者有向腰背部放射的束带状痛，弯腰抱膝或前倾坐位可轻微减轻疼痛。胰腺分泌物扩散后可引起腹膜炎，致下腹及全腹痛。

2. **恶心、呕吐** 可能为炎症累及胃后壁或肠道胀气、麻痹性肠梗阻或腹膜炎引起。呕吐可频繁发作，呕吐物多为胃内容物、胆汁或咖啡样液体，呕吐后腹痛多无缓解。

3. **发热** 常源于急性炎症、坏死胰腺组织继发感染、或继发真菌感染。发热伴黄疸多为胆源性胰腺炎。

4. **黄疸** 多见于胆源性胰腺炎。

5. **低血压及休克** 由于有效循环血量不足：①血液和血浆大量渗出；②频繁呕吐丢失体液和电解质；③血中缓激肽增多，引起血管扩张和血管通透性增加；④并发消化道出血。

（三）体征

本病体征与病情程度相关。MAP 腹部体征较轻，仅有上腹轻压痛，多无腹肌紧张、反跳痛，可有腹胀或肠鸣音减少。SAP 患者多有腹部压痛、肌紧张，可有明显的腹胀、肠鸣音减弱或消失。腹膜炎时出现全腹压痛、反跳痛，胰腺与胰周大片坏死渗出时出现移动性浊音。

（四）辅助检查

1. **白细胞计数** 血白细胞增高至（10～20）×10^9/L，中性粒细胞明显增高。

2. **血清、尿淀粉酶测定** 为诊断急性胰腺炎最常用的指标。一般血清淀粉酶在起病 6～12h 开始升高，48h 达高峰，持续 3～5 天，血清淀粉酶超过正常值 3 倍即可确诊。淀粉酶的高低不一定反映病情轻重，其他急腹症如消化性溃疡、胆石症、肠梗阻等都可有血清淀粉酶升高，但一般不超过正常值 2 倍，出血坏死型胰腺炎淀粉酶可正常或低于正常。尿淀粉酶变化仅作参考。

3. **血清标志物** 推荐使用 C 反应蛋白（CRP）。CRP 是组织损伤和炎症的非特异性标志物，发病 72h 后 CRP 大于 150ng/L，提示胰腺组织坏死。动态测定血清白细胞介素-6（IL-6）水平，增高提示预后不良。

4. **血清脂肪酶** 常在发病后 24～72h 开始上升，持续 7～10 天，超过正常值上限的 3 倍有诊断意义。其对就诊较晚的急性胰腺炎患者有诊断价值，且特异性较高。

5. **影像学诊断** 腹部平片可排除其他急腹症，如内脏穿孔等，"哨兵袢"和"结肠切割征"为胰腺炎的间接指征。腹部 B 超作为常规初筛检查，在发病初期 24～48h 进行，可初步判断胰腺组织形态学变化，同时有助于判断有无胆道疾病，但受 AP 时胃肠道积气的影响，对 AP 不能做出准确判断。推荐 CT 扫描作为诊断急性胰腺炎的标准影像学方法。必要时行增强 CT（CE-CT）或动态增强 CT 检查。根据炎症的严重程度分级为 A～E 级：

A 级：正常胰腺。

B 级：胰腺实质改变，包括局部或弥漫的腺体增大。

C 级：胰腺实质及周围炎症改变，胰周轻度渗出。

D 级：除 C 级外，胰周渗出显著，胰腺实质内或胰周单个液体积聚。

E级：广泛的胰腺内、外积液，包括胰腺和脂肪坏死，胰腺脓肿。

A～C级：临床上为轻型急性胰腺炎；D级和E级：临床上为重症急性胰腺炎。

（五）并发症

1. 局部并发症

（1）胰腺脓肿：SAP起病2～3周后，胰腺及胰周坏死继发感染形成脓肿，出现高热、腹痛、上腹肿块和中毒症状。

（2）假性囊肿：多在起病2周后发生，是胰腺周围的包裹性积液，囊壁由纤维组织和肉芽组织构成，大的囊肿可产生压迫症状，伴压痛。

2. 全身并发症

（1）ARDS：突发性、进行性呼吸窘迫、烦躁、气促、发绀、出汗等，严重低氧血症，常规氧疗不能缓解。

（2）心律失常和心功能衰竭：发生机制有①血容量不足致心肌灌注不足；②激活的胰酶损害心肌，抑制心肌收缩；③感染引起的毒素损害心肌。

（3）急性肾衰竭：早期表现为少尿、蛋白尿、血尿或管型尿，血尿素氮进行性增高，迅速进展为急性肾衰竭。死亡率可高达80%。

（4）消化道出血：上消化道出血多由应激性溃疡、糜烂所致，下消化道出血可由胰腺坏死穿透横结肠所致。

（5）细菌及真菌感染：感染部位有胰周脓肿、腹腔脓肿、呼吸道、泌尿道等。早期以革兰阴性杆菌为主，大量使用广谱抗生素，且机体抵抗力低下，易引起真菌感染。

（6）高血糖：多为暂时性，由胰腺的破坏和胰高血糖素的释放引起，偶可发生糖尿病酮症酸中毒或高渗性昏迷。

（7）胰性脑病：定向障碍、狂躁、伴幻觉、妄想，甚至昏迷。某些患者在胰腺炎后期或恢复期出现迟发意识障碍，是由长期禁食引起维生素B_1缺乏致丙酮酸脱氢酶活性下降而影响大脑功能。

（8）凝血异常：血液处于高凝状态，血栓形成、循环障碍，可发展成DIC。

（9）水电解质、酸碱平衡紊乱：多有不同程度的脱水，频繁呕吐者可有代谢性碱中毒，SAP患者多有明显脱水和代谢性酸中毒。部分患者有低钙血症。

三、诊断

1. 轻症AP（MAP）　具备AP的临床表现和生化改变，而无器官功能障碍或局部并发症，对液体补充治疗反应良好。Ranson评分<3，或APACHE-Ⅱ评分<8，或CT分级为A、B、C。

2. 重症AP（SAP）　具备AP的临床表现和生化改变，且具下列之一者：局部并发症（胰腺坏死，假性囊肿，胰腺脓肿）；器官衰竭Ranson评分≥3；APACHE-Ⅱ评分≥8；CT分级为D、E。

四、鉴别诊断

1. 消化性溃疡并急性穿孔　有典型的溃疡病史，疼痛多位于右上腹，腹痛突然加剧，腹肌紧张，肝浊音界消失，X线透视下可见膈下游离气体。

2. 急性心梗　有冠心病病史，心电图有特异变化，血清淀粉酶不高，无腹部体征。

3. 急性胆囊炎及胆石症　常有肠绞痛病史，疼痛多在右上腹，Murphy征阳性，B超及X线胆道造影可明确诊断。

4. 急性肠梗阻　血清淀粉酶不高，胸腹部立卧位片或腹部CT可鉴别。

五、治疗

（一）中医治疗

治疗原则：应分清病期、病因及虚实。早期多气滞；中期湿、热、瘀夹杂；晚期瘀热内陷，耗阴伤阳，虚实夹杂。少数可见脾虚寒凝证。本病的治疗应重点掌握理气疏肝、清热解毒、通里攻下三个方面。

1. 针灸及其他外治法

（1）针刺法：针刺足三里、下巨虚、内关、梁门、胆俞、胃俞、脾俞、中脘等穴，留针 15～20min。实证用泻法，虚证用补法。

（2）艾灸法：阳气暴脱者，可艾灸神阙、涌泉、足三里、天枢等穴位。

（3）中药外敷：予芒硝、金黄散外敷腹部，每天 2 次，可酌情增加次数。

2. 辨证方药

（1）气机阻滞证

证候　满腹疼痛，胀满不适，攻窜两胁，痛引少腹，甚则痛时可扪及包块，痛缓则包散，时聚时散，得嗳气、矢气则痛减，舌淡红，苔薄白，脉弦。

治法　理气，解郁，止痛。

方药　柴胡疏肝散。药用：柴胡、陈皮、川芎、香附、枳壳、芍药、炙甘草等。

气滞较重加川楝子、郁金；肝郁日久化热加丹皮、栀子以清肝泻热。

中成药用逍遥散或丹栀逍遥散口服。

（2）湿热壅滞证

证候　脘腹部胀满，疼痛拒按，恶心呕吐，胸闷不适，大便不通，身热，或口苦，或口气臭秽，小便短赤，舌质红，舌苔黄腻或黄燥，舌苔可厚可薄，脉滑数。

治法　清泄胆胃湿热。

方药　大承气汤合清胰汤。药用：大黄、厚朴、枳实、芒硝、柴胡、白芍、黄芩、胡黄连、木香、延胡索等。

若少阳阳明合病，腹痛剧烈，寒热往来，恶心呕吐，大便秘结者，可用大柴胡汤加减。

中成药用三黄片口服，双黄连粉针剂、清开灵注射液静脉滴注。

（3）热毒内蕴证

证候　脘腹胀满疼痛，身热肢冷，面色秽浊少华，神疲倦怠，甚至昏沉，口干喜冷饮，舌红苔黄无津，脉沉有力。

治法　清热解毒，散瘀开窍。

方药　清瘟败毒散。药用：石膏、地黄、水牛角、黄连、栀子、牡丹皮、黄芩、赤芍、玄参、知母、连翘、桔梗、甘草、淡竹叶等。

若小腹右侧疼痛，合并肠痈者，可合用大黄牡丹汤。

中成药用一清胶囊口服，双黄连粉针剂、血必净注射液静脉滴注。

（4）瘀血阻滞证

证候　以中晚期多见，腹痛或剧或缓，痛处固定不移，扪之质硬，经久不愈，舌质或紫暗或青紫，或有瘀点瘀斑，舌苔薄白脉细涩。

治法　活血化瘀，通里止痛。

方药　复元活血汤或膈下逐瘀汤。药用：柴胡、瓜蒌根、当归、红花、甘草、穿山甲、大黄、桃仁、五灵脂、川芎、丹皮、赤芍、乌药、延胡索、香附、枳壳等。

腹部术后作痛加泽兰；下焦蓄血，大便色黑，可用桃核承气汤。

中成药用穿琥宁注射液静脉滴注。

（5）寒邪内阻证

证候　腹痛突发，痛拒难忍，得温痛减，遇寒加重，恶寒喜温，欲加衣被，手足不温，口淡不渴，或欲热饮，小便清长，大便正常或不通，舌淡红或淡暗，舌苔白腻，脉沉紧。

治法　温中散寒，通里止痛。

方药　大黄附子汤或温脾汤。药用：大黄、附子、细辛、当归、干姜、人参、芒硝、甘草等。

若腹中冷痛，身体疼痛，内外皆寒者可用乌头桂枝汤温里散寒。

中成药用附子理中丸口服。

（6）阳气暴脱证

证候　忽发面色苍白，唇色无华，汗出肢冷，呼吸微弱，手足厥冷，舌淡苔薄，脉沉微细。

治法　温阳，益气，固脱。

方药　参附汤。药用：人参、附子等。

若疼痛不止加吴茱萸、干姜、川椒、乌药。

中成药用参附注射液静脉滴注。

（二）西医治疗

治疗目标：减少及抑制胰腺分泌，抑制胰酶活性，纠正水电解质紊乱，维持有效血容量，防止和治疗并发症。

1. 发病初期的处理和监护　纠正水、电解质紊乱，支持治疗，防止局部及全身并发症。包括：血常规测定、尿常规测定、粪便隐血测定、肾功能测定、肝脏功能测定、血糖测定、心电监护、血压监测、血气分析、血清电解质测定、胸片、中心静脉压测定。动态观察腹部体征和肠鸣音改变。记录24h尿量和出入量变化。上述指标可根据患者具体病情作相应选择。常规禁食，对有严重腹胀、麻痹性肠梗阻者应进行胃肠减压。在患者腹痛减轻或消失、腹胀减轻或消失、肠道动力恢复或部分恢复时可以考虑开放饮食，开始以糖类为主，逐步过渡至低脂饮食，不以血清淀粉酶活性高低作为开放饮食的必要条件。

2. 补液　补液量包括基础需要量和流入组织间隙的液体量。应注意输注胶体物质和补充微量元素、维生素。

3. 镇痛　可使胰腺分泌增加，加重 Oddi 括约肌痉挛，使已存在的胰管、胆管内高压进一步升高，剧烈腹痛可引起或加重休克，还可能导致胰-心反射，发生猝死。疼痛剧烈时考虑镇痛治疗。在严密观察病情下，可注射盐酸哌替啶。不推荐应用吗啡或胆碱能受体拮抗剂，如阿托品、山莨菪碱等，因前者会收缩 Oddi 括约肌，后者则会诱发或加重肠麻痹。

4. 抑制胰腺外分泌和胰酶抑制剂应用

（1）生长抑素及其类似物（奥曲肽）：可以通过直接抑制胰腺外分泌而发挥作用，主张在重症急性胰腺炎治疗中应用。奥曲肽用法：首次剂量静脉注射 0.1mg，继以 25～50μg/h 维持治疗。生长抑素制剂用法：首次剂量 250μg，继以 250μg/h 维持。停药指征：临床症状改善、腹痛消失、和（或）血清淀粉酶活性降至正常。

（2）H_2 受体拮抗剂和质子泵抑制剂（PPI）：可通过抑制胃酸分泌而间接抑制胰腺分泌，除此之外，还可以预防应激性溃疡的发生，因此，主张在重症急性胰腺炎时使用。

（3）蛋白酶抑制剂：早期、足量应用。

5. 血管活性物质的应用　由于微循环障碍在急性胰腺炎，尤其重症急性胰腺炎发病中起重要作用，推荐应用改善胰腺和其他器官微循环的药物，如前列腺素 E_1 制剂、血小板活化因子拮抗剂制剂、丹参制剂等。

6. 抗生素应用

（1）对于轻症非胆源性急性胰腺炎不推荐常规使用抗生素。

（2）对于胆源性轻症急性胰腺炎，或重症急性胰腺炎应常规使用抗生素。SAP 有胰腺坏死存在就应考虑预防感染。致病菌主要为革兰阴性菌和厌氧菌等肠道常驻菌。抗生素的应用遵循：抗菌谱为革兰阴性菌和厌氧菌为主、脂溶性强、有效通过血胰屏障等三大原则。故推荐甲硝唑联合喹诺酮类药物为一线用药，疗效不佳时改用其他广谱抗生素或根据药敏结果，疗程为 7～14 天，特殊情况下可延长应用。要注意胰外器官继发细菌感染的诊断，根据药敏选用抗生素。要注意真菌感染的诊断，临床上无法用细菌感染来解释发热等表现时，应考虑到真菌感染的可能，可经验性应用抗真菌药，同时进行血液或体液真菌培养。

7. 营养支持

（1）轻症急性胰腺炎患者，只需短期禁食，不需肠内或肠外营养。

（2）重症急性胰腺炎患者常先施行肠外营养，一般 7～10 天，对于待病情趋向缓解，则考虑实施肠内营养。

8. 预防和治疗肠道衰竭

（1）对于 SAP 患者，应密切观察腹部体征及排便情况，监测肠鸣音的变化。

（2）及早给予促肠道动力药物，包括生大黄、硫酸镁、乳果糖等。

（3）给予微生态制剂调节肠道细菌菌群。

（4）应用谷氨酰胺制剂保护肠道黏膜屏障。

（5）同时可应用中药，如皮硝外敷。

（6）病情允许下，尽早恢复饮食或肠内营养对预防肠道衰竭具有重要意义。

9. 并发症的处理

（1）ARDS：为急性胰腺炎的严重并发症。处理包括机械通气和大剂量、短程糖皮质激素的应用，如甲泼尼龙，必要时行气管镜下肺泡灌洗术。

（2）低血压：与高动力循环相关。处理包括密切的血流动力学监测，静脉补液，必要时使用血管活性药物。

（3）弥散性血管内凝血（DIC）：应使用肝素。

（4）胰腺假性囊肿：急性胰腺炎有胰液积聚者，部分会发展为假性囊肿。对于胰腺假性囊肿应密切观察，部分会自行吸收。若假性囊肿直径＞6cm，且有压迫现象和临床表现，可行穿刺引流或外科手术引流。

（5）胰腺脓肿。为外科手术干预的绝对指征。

（6）上消化道出血：可应用制酸剂，如 H_2 受体阻断剂、质子泵抑制剂。

10. 手术治疗　　坏死胰腺组织继发感染者在严密观察下可考虑外科手术介入。对于重症病例，主张在重症监护和强化保守治疗的基础上，如患者的病情仍未稳定或进一步恶化，是进行手术治疗、或腹腔冲洗的指征。

六、中西医临床诊疗思路

急性胰腺炎是临床危急重症，如何给予快速正确的诊断治疗极其重要。我们在实际临床中西医结合诊断与急救中，需注意以下几点：

（1）必须强调临床表现在诊断急性胰腺炎中的重要地位。持续性中上腹痛、血清淀粉酶增高、影像学改变，排除其他疾病，可以诊断本病。临床上应注意一部分急性胰腺炎患者从"轻症急性胰腺炎"转化为"重症急性胰腺炎"的可能。

（2）必须对病情作动态观察。体重指数超过 28kg/m^2；胸膜渗出，尤其是双侧胸腔积液；72h 后 CRP＞150mg/L，并持续增高等均为临床上有价值的严重度评估指标。

（3）治疗上应早期、足量使用抑制胰腺外分泌和胰酶抑制剂。推荐在有条件的单位，对于怀疑或已经证实的 AP，如果符合重症指标，和（或）有胆管炎、黄疸、胆总管扩张，或最初判断是单纯型胰腺炎、但在保守治疗中病情恶化的，应 ERCP 下行胰胆管引流或 EST。

（4）中医治疗在常规用药的基础上，据"六腑以通为用"之原则，通腑亦为治疗之关键，其主症腹痛之缓解与大便能否及时畅通有关。治疗中之针药并用，对减轻症状亦起到明显作用。治疗早期配合中药灌肠或中医辨证治疗可减少并发症，缩短病程，降低死亡率。

（5）对水肿型胰腺炎，清胰汤具有肯定的疗效，对较重的或出血坏死型胰腺炎，因临床极易出现变证，故治疗应据不同变证选用不同变法。如正虚邪陷、气虚厥脱，应据气血阴阳的虚衰程度，选用不同的治则方药。如正气不固、气血虚衰者，宜用回阳固脱之法；若气阴两伤者，宜用益气救阴之法；合并腹膜炎，出现热入营血、热深厥深者，宜用清营凉血之法；其他如出现麻痹性肠梗阻，造成严重腹胀及肌紧张，发生频繁剧烈的呕吐，属"结胸证"者，需用清胰汤合大陷胸汤峻下热结，配合大黄类灌肠液保留灌肠以通腑泄下。

七、预防与调摄

（一）预防

（1）治疗胆道疾病：首先应避免或消除胆道疾病，预防肠道蛔虫，及时治疗胆道结石，避免引起胆道疾病急性发作。

（2）戒酒：长期饮酒过量可因慢性酒精中毒，致肝、胰等器官受损害，抗感染能力降低，进而可导致急性胰腺炎发生。

（3）避免暴饮暴食：暴饮暴食可导致胃肠功能紊乱，使肠道排空功能发生障碍，阻碍胆汁、胰液引流引起胰腺炎。

（4）腹部损害或手术损伤：内镜逆行胰管造影也可引起急性胰腺炎，应当引起警惕。

（二）调护

1. 导管护理　急性胰腺炎患者一般需留置各种引流管。如患者采取保守治疗方法，多需进行胃肠减压；如患者采取手术治疗方法，则术后多需要在手术部位进行常规引流。因此要做好各种导管的护理工作。将导管妥善固定在患者的合适部位，并对每个导管做好标记。不但要分清楚每个导管的名称、作用及注意事项，还需要详细向患者和家属讲明，以取得患者的配合。嘱患者在翻身活动时，注意避免导管出现牵拉、扭曲和受压情况。详细观察每条导管的引流液颜色、性质和量，确保每个导管通畅，并做好记录工作。一旦出现异常情况，及时通知医生给予处理。

2. 营养支持　由于急性胰腺炎患者可能会出现恶心、呕吐等各种消化道症状，因此要根据患者的实际情况，给予良好的营养支持。一般急性胰腺炎患者，常规禁食3～5天，以促进胰腺的恢复。此时，要给予胃肠减压，并给予静脉营养，促进患者康复。在禁食后，需根据患者的实际情况，逐渐增加饮食。在饮食中，避免掺入脂肪及蛋白质食物，可给予患者米汤、藕粉等，少食多餐，每次进食在 100ml 左右。随着病情好转，可逐渐增加蛋白质等食物。

3. 预防并发症　急性胰腺炎患者可出现多种并发症，因此医护人员要加强对并发症的预防。观察患者的腹痛情况，如疼痛的性质、部位和程度，以避免出现弥漫性腹膜炎等。如患者情况允许，可半卧位，每 2h 为患者翻身一次，对受压部位进行按摩，防止压疮。教会患者进行深呼吸和有效咳嗽，以促进排痰，使肺部扩张，避免感染等并发症。如患者痰液黏稠不易咳出，可给予祛痰类药物，或采取机械吸痰。

4. 心理护理　急性胰腺炎患者入院时，患者多病情危重，剧烈疼痛及就医的陌生环境会使患者感到孤独感，因此往往有严重的焦虑、恐惧、抑郁心理。因此要将心理护理贯穿到整个治疗过程。

要主动与患者交流和沟通，在进行积极治疗的同时，向患者讲解有关疾病的知识及治疗操作的目的。鼓励和安慰患者，可向患者提供临床治愈的病例，提高患者治疗的信心。同时，为患者寻找各种社会支持系统，共同鼓励患者，使其树立生活的勇气。为患者讲解可能会出现的各种不适症状，并提供缓解的方法。

5. 健康教育　根据患者的病情，给予患者针对性的健康教育，嘱患者积极治疗原发病。饮食宜清淡，避免暴饮暴食，戒除烟酒。患者出院后要进行充分的休息，并适当进行活动，以逐渐增加机体抵抗力。此外，护士需要在患者出院后，主动与患者沟通，了解患者的病情恢复情况。

古医籍精选

《三因极一病证方论》："脾心痛者，如针锥刺其心腹，蕴蕴然气满。"

《圣济总录·卷第五十五·脾心痛》："论曰脾者中州，为孤藏以灌四旁。脾气盛则四脏皆得所养，今脾虚受病，气上乘心，故其为痛特甚，古方谓如针锥所刺而急迫者，是为脾心痛之候"，"治脾心痛如刺，白术汤：白术、人参、炒陈橘皮、炮附子、肉桂、吴茱萸、炮姜"。

《诸病源候论·心痛不能饮食候》："痛而不能饮食者，积冷在内，客于脾而乘心络故也。心，阳气也；冷，阴气也。冷乘于心，阴阳相乘。冷热相击，故令痛也。"

《丹溪手镜·心脾痛》："心脾痛，状若死，终日不得休息，取行间、太冲。"

《聊复集·医阶辨正》："脾痛，脾脉络心，痛不下食。"

《临证指南医案》："心痛引背，口涌清涎，肢冷气塞脘中。此为脾厥心痛，病在络脉，例用辛香。……脾厥心痛者，用良姜、姜黄、莪术、丁香、草果、厚朴治之；以其脾寒气厥，病在脉络，为之辛香以开通也。重按而病稍衰者，用人参、桂枝、川椒、炙草、白蜜治之，以其心营受伤，攻劫难施，为之辛苦以化阳也。"

《东医宝鉴·外形篇·卷三·脾心痛》："脾心痛者，心下急痛也，心痛甚而至于胁下如刀割之痛者，已连及于脾脏矣，古方名为脾痛者，是也。如以锥针刺其心，心痛甚者，脾心痛也，宜用诃子散、手拈散、复元通气散。"

案 例 分 析

（一）病案摘要

患者，男，45 岁，主诉：上腹痛伴呕吐 1 天。患者 1 天前进食后出现上腹胀满疼痛，逐渐加重，呈持续性，向腰背部放射，仰卧、咳嗽或活动时加重，伴低热、恶心、频繁呕吐，吐出食物、胃液和胆汁，吐后腹痛无减轻，多次使用止痛药无效。发病以来无咳嗽、胸痛、腹泻及排尿异常。既往有胆石症多年，但无慢性上腹痛史，无反酸、黑便史，无明确的心、肺、肝、肾病史，个人史、家族史无特殊记载。查体：T 38℃，P 101 次/分，R 20 次/分，BP 120/75mmHg，急性病容，侧卧卷曲位，皮肤干燥，无出血点，浅表淋巴结未触及，巩膜无黄染，心肺无异常，腹平坦，上腹部轻度肌紧张，压痛明显，可疑反跳痛，未触及肿块，Murphy 征阴性，肝肾区无明显叩痛，移动性浊音可疑阳性，肠鸣音稍弱，双下肢不肿。舌质红，舌苔黄腻或黄燥，舌苔厚，脉滑数。化验：血 WBC $21×10^9$/L，N 0.9，L 0.1，Hb 120g/L，PLT $105×10^9$/L。尿蛋白（±），RBC 2～3 个/高倍，血淀粉酶 600U（Winslow 法），腹平片未见膈下游离气体和液平，肠管稍扩张，血清 BUN 7.0mmol/L，腹部 CT 示：胆总管结石，胰管扩张。

中医诊断：胰瘅（湿热壅滞）。

西医诊断：急性胰腺炎。

（二）分析

1. 诊断思路

（1）中医诊断思路：患者因"上腹胀痛伴呕吐1天"入院，中医诊断为"胰瘅"成立，综合分析患者上腹胀满疼痛，呕吐，舌质红，舌苔黄腻或黄燥，舌苔厚，脉滑数。四诊合参，当属湿热壅滞之证。

（2）西医诊断思路

1）确定胰腺炎的诊断：患者腹痛伴呕吐，疼痛进行性加重，查体：急性病容，侧卧卷曲位，上腹部轻度肌紧张，压痛明显，可疑反跳痛，未触及肿块，Murphy征阴性，肝肾区无明显叩痛，移动性浊音可疑阳性，化验：血 WBC 21×10^9/L，N 0.9，L 0.1，Hb 120g/L，PLT 105×10^9/L。尿蛋白（±），RBC 2～3个/高倍，血淀粉酶600U（Winslow法），腹平片未见膈下游离气体和液平，肠管稍扩张，血清 BUN 7.0mmol/L。腹部 CT 示：胆总管结石，胰管扩张，为急性胰腺炎发作的典型表现，根据临床表现及体征可明确诊断为急性胰腺炎。

2）明确病因：患者腹部 CT 示胆总管多发结石，胰管扩张，提示胰腺炎（胆源性，轻型）。

2. 治疗思路

（1）中医治疗思路：治以清泄胆胃湿热为原则。"急则治其标"，方选清胰汤加减。此外，亦可中药灌肠治疗。

（2）西医治疗思路

1）减少胰腺外分泌：禁食和胃肠减压；抑制胰腺分泌药物如生长抑素。

2）对抗胰酶活性药物（抑肽酶、加贝酯）。

3）抗生素。

4）支持疗法：输液、营养支持、镇痛。

5）必要时手术治疗。

第四节 肝性脑病

肝性脑病（hepatic encephalopathy，HE），又称肝昏迷，是严重肝病引起的、以代谢紊乱为基础的中枢神经系统功能失调的综合病征，其主要临床表现是意识障碍、行为失常和昏迷。引起肝性脑病的主要病因是各型肝硬化（以病毒性肝炎导致的肝硬化最多见），其次为重症病毒性肝炎、重症中毒性肝炎、药物性肝病、妊娠期急性脂肪肝、门-体静脉分流术后、原发性肝癌及其他弥漫性肝病的终末期。

本病与中医的"肝厥"相类似，根据病情程度，可归属于"神昏"、"闭证"等范畴，系由"臌胀"、"黄疸"等证发展至极期出现或由"急黄"引发。

一、病因病理

（一）中医病因病机

1. 病因 肝性脑病的病因多因外感湿热疫毒，经口直犯中焦，或因饮食不节（洁），恣食肥甘，嗜酒太过，困遏脾运，湿浊内生，郁而化热而成。此外亦有黄疸肝炎久延失治，或复加药毒损肝所致者。

2. 病机 本病病机特点为湿热内盛，内蕴中焦，熏蒸肝胆，疫毒炽盛，迅即深入营血，内陷心肝，充斥三焦，使多脏受累，甚者邪热深入营血，内陷心包，扰乱神明，扰动肝风而见血证、抽搐、躁乱、昏迷，且可因热毒内陷，阴气耗竭，导致邪闭正脱。本病病位在脑，与心、肝、脾密切相关。基本病机是热、火、痰、浊蒙闭清窍。

（1）外感湿热疫毒：夏秋季节，暑湿当令，或因湿热之邪偏盛，从表入里，内蕴中焦，或素有伏热，感受湿邪，湿从热化，湿郁热蒸，不得泄越，或湿浊、湿热、疫毒等时邪自口而入，或因湿热夹时邪疫毒，热毒炽盛，蒙蔽清窍。湿邪既可从外感受，亦可自内而生，由于湿阻中焦，脾胃升降功能失常，木土关系失调，影响肝胆疏泄，致胆汁不循常道，随血泛溢，外溢肌肤，上注眼目，下流膀胱，使身目小便俱黄，疫毒较重者，则可伤及营血，内陷心包，发为急黄。

（2）饮食不节，伤及脾胃：过食肥甘油腻，或饥饱失常，或过度饮酒，损伤脾胃或肝胆，以至运化功能失职，使脾失健运，湿浊内生，郁而化热，熏蒸于肝胆，以至运化功能失职，使脾失健运，湿浊内生，郁而化热，熏蒸于肝胆，胆汁不循常道，外溢肌肤，或下注膀胱，故《金匮要略·黄疸病脉证并治》曰："谷气不消，胃中苦浊，浊气下流，小便不通……身体尽黄，名曰谷疸"。由于致病因素不同，个体素质的差异，表现为湿热和寒湿两个方面。若因湿热所伤，或素体胃热偏盛，则湿从热化，湿热相交，由脾胃而熏蒸肝胆，胆热液泄，表现为阳黄证候。若因寒湿伤人，或素体脾胃虚寒，则湿从寒化，或阳黄失治误治，湿重而缠绵久延，损伤阳气，寒湿郁滞中焦，致使中阳不振，脾气壅竭不运，胆汁为湿所用，表现为阴黄证。

（3）积聚日久，热毒血瘀：湿热疫毒由口鼻内侵入里后，迅速从脾胃弥漫，深入营血，或湿热伤中，脾伤水聚，导致煎熬熏蒸，炼血为瘀；与血相搏，结而留络为瘀；伤津耗液，阴伤血滞为瘀；损络迫血，血妄离经为瘀；壅滞气机，气滞血阻为瘀，此都为因热致瘀。同样瘀血的形成也可使内伤不足，脾虚气亏，血败不华色，可发生黄疸。损伤津液，累及营血，热毒壅塞体内，无以发越外解，瘀血愈甚热毒愈盛，愈壅愈盛、愈盛愈壅，造成恶性循环。故唐·孙思邈《备急千金要方》谓："凡遇时行热病，多必内瘀发黄"。清·张璐《张氏医通》载有："诸黄虽多湿热，然经脉久病，不无瘀血阻滞也"。究其病因病机，主要在于毒、瘀为患，毒为致病之因，瘀为病理产物，两者又相互影响，互为因果，以至热毒瘀血胶结，内蕴脏腑，气机失调，腑气不通，浊气上冲，恶症丛生。

（4）脾胃虚弱：素体脾胃虚弱，或劳倦过度，脾伤失运，气血亏虚，久之肝失所养，疏泄失职，而致胆液不循常道，随血泛溢，浸淫肌肤，发为黄疸。若素体脾阳不足，病后脾阳受伤，湿由内生而从寒化，寒湿阻滞中焦，胆液受阻，致胆液不循常道，随血泛溢，浸淫肌肤，也可发为黄疸。

（5）肝胆结石、积块瘀阻胆道：胆液不循常道，随血泛溢，也可引起黄疸。

总之，肝性脑病病因有外感和内伤两个方面，外感多属湿热疫毒所致，内伤常与饮食、劳倦、积聚演变等有关。

（二）西医病因病理

1. 病因 肝性脑病，特别是门体分流性脑病的诱因为：上消化道出血、大量排钾利尿、放腹水、高蛋白饮食、麻醉药、镇静催眠药、便秘、尿毒症、外科手术、感染等。

2. 发病机制 现代医学关于肝性脑病的发病机制迄今仍不清楚，目前认为是多种因素共同作用的结果。主要有三个环节：肝功能损伤或侧支分流病理生理基础存在；循环毒素的产生；突破血-脑屏障的循环毒素在不同水平上对脑功能的损害。主要是来自肠道的许多毒性代谢产物未能被肝脏清除，进入血液循环，透过血-脑屏障，引起大脑功能紊乱。

（1）氨中毒学说：目前公认的以氨中毒学说为主。肝功能衰竭时，将氨合成尿素解毒的能力减退，或门体分流存在时，肠道的氨未经肝解毒而直接进入体循环，使血氨升高。氨对脑组织的毒性作用在于使三羧酸循环受阻，ATP 生成减少而消耗过多，干扰了脑细胞的能量代谢，影响脑细胞的兴奋性而昏迷。

（2）假神经递质学说：肝功能衰竭时不能分解清除芳香氨基酸的产物芳香胺，芳香胺进入脑组织，在脑内组织酶的作用下形成苯乙醇胺，其化学结构与神经递质去甲肾上腺素相似，但不能传递神经冲动或作用很弱，当假神经递质取代了神经递质，则神经传导发生障碍，兴奋冲动不能传导到大脑皮质而产生异常抑制，出现意识障碍和昏迷。当锥体外系基底节通路中的多巴胺被假神经递质取代后，则乙酰胆碱能占优势，出现扑翼样震颤。

（3）氨基酸代谢失衡学说：肝硬化时血浆氨基酸中芳香族氨基酸增多而支链氨基酸减少，两组氨基酸代谢呈不平衡现象。肝功能衰竭时胰岛素在肝内的灭活减少，更促使支链氨基酸进入肌肉组织从而降低血中浓度。进入脑中的芳香氨基酸增多，成为假神经递质，扰乱中枢神经功能。

（4）其他：色氨酸、硫醇类等代谢障碍也可诱发肝性脑病。

3.**病理**　急性肝功能衰竭所致的肝性脑病患者的脑常无明显解剖异常，但 38%～50%有脑水肿。慢性肝性脑病患者可出现大脑和小脑灰质及皮质下组织的原浆性星形细胞肥大和增多，病程较长者则大脑皮质变薄，神经元及神经纤维消失，皮质深部有片状坏死，甚至小脑和基底部也可累及。

二、临床表现

（一）病史

慢性肝性脑病患者既往常有各型肝硬化病史或改善门脉高压的门体分流手术史。急性肝性脑病患者则多并发于暴发性肝炎。

（二）症状与体征

肝性脑病的临床表现常因原有肝病的性质、肝细胞损害的程度和诱因的不同而不一致。根据意识障碍程度、神经系统表现和脑电图改变，将肝性脑病自轻微的精神改变至深度昏迷分为 4 期：

一期（前驱期）：轻度性格改变和行为异常，如欣快激动或淡漠少言，衣冠不整或随地便溺，应答尚准确，但吐字不清较缓慢，可有扑翼样震颤，脑电图多数正常，此期历时数日或数周，有时症状不明显。

二期（昏迷前期）：以意识错乱、睡眠障碍、行为失常为主。前一期的症状加重，定向力和理解力均减退，对时、地、人的概念混乱，不能完成简单的计算和智力构图，腱反射亢进、肌张力增高、踝阵挛及 Babinski 征阳性等。此期扑翼样震颤存在，脑电图有特征性异常。患者可出现不随意运动及运动失调。

三期（昏睡期）：以昏睡和精神错乱为主，各种神经体征持续或加重，大部分时间患者呈昏睡状态，但可以唤醒。醒时尚可应答问话，但常有神志不清和幻觉。扑翼样震颤仍可引出，肌张力增加，四肢被动运动常有抵抗力。锥体束征呈阳性，脑电图有异常波形。

四期（昏迷期）：神志完全丧失，不能唤醒。浅昏迷时，对痛刺激和不适体位尚有反应，腱反射和肌张力仍亢进；由于患者不能合作，扑翼样震颤无法引出。深昏迷时，各种反射消失，肌张力降低，瞳孔常散大，可出现阵发性惊厥、踝阵挛和换气过度。脑电图明显异常。

肝功能损害严重的肝性脑病患者常有明显黄疸，出血倾向和肝臭，易并发各种感染、肝肾综合征和脑水肿等，使临床表现更加复杂。

（三）常见并发症

肝性脑病常见的危重并发症主要有：脑水肿及肝肾综合征等。

（四）辅助检查

1.**血氨** 慢性肝性脑病尤其是门体分流性脑病患者多有血氨增高。急性肝性脑病血氨多正常。

2.**脑电图检查** 脑电图的演变与肝性脑病的严重程度一致。利用脑电图可以早期发现肝性脑病，以便及时采取治疗措施，并且能够判断肝性脑病的治疗效果。肝性脑病早期脑电图的节律弥漫性减慢，波幅增高，由正常的α节律（8～13 次/秒）变为θ节律（4～7 次/秒）。更严重的脑电波异常，即δ波（1～5 次/秒），为Ⅱ期肝性脑病的改变。Ⅲ期肝性脑病常出现三相波，但三相波常在昏迷期消失。三相波的出现提示预后不良。

3.**诱发电位** 体外记录是由外部刺激经感受器传入大脑神经元后产生的同步放电反应，分为视觉诱发电位（VEP）、脑干听觉诱发电位（BA-EP）和躯体诱发电位（SEP）。VEP、BAEP 个体差异较大，缺乏特异性和敏感性。SEP 对诊断轻微型肝性脑病价值较大。

4.**心理智能检测** 目前认为心理智能检测对于诊断早期肝性脑病包括亚临床肝性脑病最有价值。常规使用的是数字连接试验和符号数字试验，其结果容易计量，便于随访。

5.**影像学检查** 急性肝性脑病患者头颅 CT、MR 可提示脑水肿，慢性肝性脑病患者多提示不同程度脑萎缩，可排除其他脑病引起的意识障碍。

6.**其他** 部分患者可选用血清氨基酸测定和脑脊液检查，不作为常规检查。

三、诊断

肝硬化失代偿期并发中枢神经系统紊乱为其主要特征，主要诊断依据为：

（1）严重肝病和（或）广泛门体侧支循环。

（2）精神紊乱、昏睡或昏迷。

（3）有肝性脑病的诱因。

（4）明显肝功能损害或血氨增高、扑翼样震颤和典型的脑电图改变有重要参考价值。此外，对肝硬化患者进行常规的心理智能检测可发现亚临床肝性脑病。

四、鉴别诊断

（1）部分肝性脑病以精神症状为唯一突出表现，易误诊为精神病，应主要鉴别。

（2）肝性昏迷应与其他原因引起的昏迷相鉴别：颅脑病变（脑血管意外、颅内感染和肿瘤）、中毒性脑病（酒精、药物中毒等）、代谢性脑病（低血糖、糖尿病酮症酸中毒、尿毒症、高钠血症、低钠血症等）。

五、治疗

（一）中医治疗

治疗原则：早期重在祛邪，采取清热祛湿、通腑泄热、凉血化瘀法迅速控制病情发展，截断病势。后期重在扶正，顾护脾胃，滋养肝肾。积极防治腹胀（臌胀）、出血、顽固性呃逆和呕吐、肝性脑病等并发症。由于其发病机制复杂，有多种因素参与，在治疗上可采取针药并用等综合措施。

1.**针灸及其他外治法**

（1）针刺法：针刺百会、内关、水沟、足三里、气海等穴位。

（2）中药保留灌肠：大黄 20～30g，水煎取汁 200ml 或加入食醋 100ml，保留灌肠，促使排便，减少毒素吸收。

2. 辨证方药

（1）毒热炽盛证

症状　起病急骤，黄疸迅速加深，身目呈深黄色，胁痛，脘腹胀满，疼痛拒按，壮热烦渴，呕吐频作，尿少便结，烦躁不安，或神昏谵语，或衄血尿血，皮下紫斑，或有腹水，继之嗜睡昏迷，舌质红绛，苔黄褐干燥，脉弦大或洪大。

治法　解毒清热，消炎退黄。

方药　黄连解毒汤合茵陈蒿汤。药用：黄连、黄芩、黄柏、栀子、茵陈蒿、大黄等。

高热便秘加枳实、生大黄、玄明粉；皮肤发斑，齿龈出血，加丹皮、藕节炭、生地、茅根；腹胀明显加槟榔、腹皮、冬瓜皮等。

中成药用苏合香丸鼻饲。茵栀黄注射液、苦参注射液静脉滴注。

（2）热入心包证

症状　起病急骤，高热，黄疸迅速加深，身目呈深黄色，口渴，心烦，甚则神昏，谵语，躁狂，舌质红绛，脉数。

治法　醒脑开窍，清热解毒。

方药　清宫汤。药用：元参心、莲子心、竹叶卷心、连翘心、犀角（水牛角代）、连心麦冬等。

神昏谵语加紫雪丹、安宫牛黄丸；抽搐、颤动加羚羊角、珍珠母、石决明；吐衄、便血加侧柏叶、仙鹤草、地榆炭等。

中成药用清开灵注射液、醒脑静注射液静脉滴注。安宫牛黄丸鼻饲。

（3）痰浊内闭证

症状　初期目白睛发黄，迅速至全身发黄，色泽鲜明，右胁疼痛拒按，壮热口渴，口干口苦，恶心呕吐，脘腹胀满，大便秘结，小便赤黄、短少，舌红，苔黄腻或黄糙，脉弦滑或滑数。

治法　化湿清热，泄浊开窍。

方药　菖蒲郁金汤。药用：石菖蒲、炒栀子、鲜竹叶、牡丹皮、郁金、连翘、灯心草、木通、淡竹沥、紫金片等。

腹胀尿少加冬瓜子皮、车前子、马鞭草；恶心呕吐明显加瓦楞、金银花、苏梗、厚朴、陈皮；黄疸经久不退加丹参、赤芍、泽兰、田基黄等。

（4）瘀血发黄证

症状　身、目、尿俱黄，黄色较深且晦暗，逐渐加重，纳少易吐，腹部膨隆、大便溏，色如陶土时伴腹痛，皮肤有瘀斑，兼见衄血，指纹紫滞，舌暗红或微紫，苔黄，脉细涩。

治法　活血化瘀，清热凉血。

方药　凉血活血汤。药用：槐花、紫草根、赤芍、白茅根、生地、丹参、鸡血藤。

出血倾向明显加藕节、水牛角、三七粉；黄疸持续不退除加重赤芍剂量外，再加秦艽、郁金；阴虚明显加麦冬、元参、玉竹等。

（5）寒湿发黄证

症状　身目俱黄，黄色晦暗不泽或如烟熏，右胁疼痛痞满食少，神疲畏寒。腹胀便溏，口淡不渴，舌淡苔白腻，脉濡缓或沉迟。

治法　温阳散寒，健脾化湿。

方药　茵陈术附汤。药用：茵陈、白术、附子、干姜、甘草、肉桂等。

黄疸较深加红花、王不留行、泽兰；腹水多而作胀加桂枝、麻黄、黑白丑；纳谷不馨加木香、砂仁、麦芽、焦山楂、神曲；肝脾肿大加鳖甲、牡蛎、柴胡、当归等。

（6）肝肾阳衰证

症状　身目俱黄，黄色晦暗，腰膝酸软，头晕目眩，耳鸣耳聋，胸脘胁痛，气衰神疲，畏寒肢冷，阳痿遗精，食少便溏，脉虚弱或尺部沉细迟。

治法　温肾补肝，回阳救逆。

方药　桂枝加桂汤合回阳救逆汤。药用：桂枝、芍药、生姜、甘草、大枣、熟附子、干姜、人参、炙甘草、炒白术。

呕吐涎沫或少腹痛加盐炒吴茱萸；呕吐不止加姜汁；汗出不止加大剂量黄芪；全身阳气将亡加仙茅、淫羊藿、巴戟天，并加大人参、附片剂量等。

（二）西医治疗

治疗目标：建立和恢复正常的神经功能，促进意识恢复。宜采取保护肝脏、保持水电解质平衡、减少氨的生成和吸收、纠正氨基酸代谢失调等综合治疗措施。

肝性脑病治疗的目的是建立和恢复正常的神经功能，促进意识恢复。治疗采取保护肝脏、保持水电解质平衡、减少氨的生成和吸收、纠正氨基酸代谢失调等综合治疗措施。

1. 消除诱因　慎用镇静药物，如患者出现躁狂，应以异丙嗪、氯苯那敏等抗组胺药代替镇静剂；及时控制感染、消化道出血；避免快速和大量放腹水，注意纠正水电解质和酸碱平衡失调。每日输入液体总量不超过2500ml为宜；肝硬化腹水患者输液量一般为尿量加500ml，以免血液稀释、血钠过低而加重昏迷。

2. 减少肠内毒物的生成和吸收　Ⅰ～Ⅱ期患者应限制蛋白质摄入，控制在每天20g之内，随病情好转可增加，以植物蛋白为主。Ⅲ～Ⅳ期患者应禁食蛋白质，每天供给热量5.0～6.7MJ，以碳水化合物为主，神志清醒后可逐渐增加蛋白质；可用生理盐水加弱酸分次灌肠，或口服硫酸镁导泻，以消除肠内积食或积血，减少氨类物质的吸收。可口服新霉素、甲硝唑、小檗碱等抑制肠道细菌，减少氨的生成。还可口服乳果糖，使肠道呈酸性，减少氨的生成和吸收。

3. 促进体内氨的代谢清除　临床上较常用鸟氨酸门冬氨酸，其是鸟氨酸、门冬氨酸的混合制剂，可激活尿素合成过程的关键酶，增加尿素合成，促进谷氨酰胺生成，清除血氨。剂量为20～40g加入葡萄糖液中静脉滴注，1次/日。还可使用鸟氨酸-α酮戊二酸、谷氨酸等，但临床上较少应用。

4. 纠正氨基酸代谢紊乱　口服或静脉滴注以支链氨基酸为主的氨基酸混合液，可纠正氨基酸代谢不平衡，提供能量，抑制大脑中假神经递质的形成。

5. GABA/BZ复合受体拮抗剂　氟马西尼为BZ受体拮抗剂，可使内源性BZ衍生物导致的神经传导抑制得到改善。注射后能迅速改善肝性脑病的症状，但最好将氟马西尼与其他治疗肝性脑病的药物联合使用。

6. 肝移植　由于现今肝移植操作过程的改良和标准化，供肝保存方法和手术技术上的进步，抗排斥免疫抑制剂的发展，有条件者，可进行肝移植，以提高存活率。

7. 血液透析　用活性炭、树脂等进行血液灌流或用聚丙烯腈进行血液透析可清除血氨和其他毒性物质，对急慢性肝性脑病有一定疗效。

六、中西医临床诊疗思路

肝性脑病是危及患者生命的临床危急重症，如何给予快速正确的诊断治疗极其重要。我们在临床中西医结合诊断与急救中，需注意以下几点：

（1）肝性脑病患者意识水平的下降经治疗一般是可逆的，重视保护肝脏、保持水电解质平衡、减少氨的生成和吸收、纠正氨基酸代谢失调等综合治疗是取得满意疗效的基础。结合实验室检查，全面明确患者各系统状态，及时纠正相关的病理损害是必要的。

（2）中医治疗本病应注意标本兼治。多数病例在出现肝性脑病之前曾有或正在服用西药、中成药或中药汤剂，此阶段如用药适当，在益肝阴、补脾气之同时，予以化湿利尿豁痰清热之药，将会有助于避免本病的发生。临床上常因治则欠妥、药力不足，或者用药太过如过度攻泻，从而诱发本病。此时应尽快加用开窍醒神、化痰降逆之药。临床上可参考本篇所述之分型论治，但不可拘泥，应注意在固本扶正之基础上，灵活加用各种不同证型之治则，如通泻湿热、清降痰火、利气行水、豁痰开窍等，或据病情综合用药，才有可能取得较好效果。

（3）由于本病患者意识多有一定程度的障碍，口服中药有一定限制。可予大承气汤灌肠、醒脑静注射液、清开灵注射液静脉滴注等。

七、预防与调护

（一）预防

（1）积极治疗肝病，对肝病患者应避免一切诱发肝性脑病的因素，如行门体分流术后少进高蛋白饮食，不要大量使用排钾利尿药和放腹水，避免使用水合氯醛、巴比妥类和吗啡类药物。及时发现Ⅰ、Ⅱ期肝性脑病患者，早期治疗。

（2）肝性脑病患者处于昏迷状态时，病情危重，完全丧失生活自理能力，应加强护理。要勤翻身，每2～4h变换体位一次，防止发生褥疮。

（3）抽搐发作时，要注意保护舌头，有义齿者需取出。

（4）诱因明确且容易消除者预后较好。肝功能较好，门体分流术后由于进食高蛋白而引起的门体分流性脑病，预后也较好。有腹水、黄疸、出血倾向的患者提示肝功能较差，其预后也差。暴发性肝功能衰竭所致的肝性脑病预后最差。

（二）调护

（1）精神调摄：由于本病易于迁延、反复甚至恶化，因此患病后患者一般思想顾虑较重，多虑善怒，致使病情加重。所以，医患结合，讲清道理，使患者从自身疾病的束缚中解脱出来，而不要为某些症状的显没而惶惶不安，忧虑不宁。

（2）注意起居有常，不妄劳作，顺应四时变化，以免正气损伤，邪气乘袭。急性期或慢性活动期应适当卧床休息，有利于整体功能的恢复；急性期后，根据患者体力情况，适当参加体育锻炼，如练太极拳、气功之类，十分必要。

（3）饮食有节：患病后食欲减退、恶心呕吐、腹胀等症状明显，所以调节饮食为主要的辅助疗法。进食富于营养而易消化的饮食，以补脾益肝，阳黄患者适合软食或半流质饮食，以起到补脾缓肝的作用；禁食酒、辛热及油腻之品，防止助湿生热，碍脾运化。阴黄患者也应进食富于营养而易消化的饮食，禁食生冷、油腻、辛辣之品，不吃油炸、坚硬的食物，避免损伤血络。黄疸恢复期，更忌暴饮暴食，以防重伤脾胃，使病情加重。

（4）密切观察脉证变化：若出现黄疸加深，或出现斑疹吐衄、神昏痉厥，应考虑热毒耗阴动血，邪犯心肝，属病情恶化之兆；如出现脉象微弱欲绝，或散乱无根，神志恍惚，烦躁不安，为正气欲脱之征象，均须及时救治。

（5）要讲究卫生，避免不洁食物，注意饮食节制。对有传染性的患者，从发病之日起至少隔离30～45天，并注意餐具消毒。有传染性的黄疸病流行期间，可进行预防服药。注射用具及手术器械宜严格消毒，避免血液制品的污染，防止血液途径传染。

古医籍精选

《脉经·热病十逆死日证》："热病呕血、喘咳、烦满、身黄，其腹鼓胀，泄不止绝，十逆见，一时死。"

《诸病源候论·黄疸诸候》："脾胃有热，谷气郁蒸因为热毒所加，故猝然发黄。心满气喘，

命在顷刻，故云急黄也。有得病即身体面目发黄者，有初不知是黄，死后乃身面黄者，其候，得病但发热心战者，是急黄也。"

《备急千金要方·肝虚实第二》："足厥阴与少阳经俱虚也，病如恍惚尸厥不知人，妄见少气不能言，时时自惊，名曰肝胆俱虚也。"

《三因极一病证方论·酒疸证治》："五疸唯酒疸变证最多，盖酒动物……有大热毒，渗入百脉为病，则不特发黄，溢于皮肤为黑为肿，流于清气道中则眼黄、鼻痛种种不同。"

《景岳全书·传忠录》："以形证言之……或两手循衣摸床，或无邪而言语失伦，或无病而虚空见鬼……或忽然暴病即沉迷烦躁昏不知人，或一时卒倒即眼闭口开，手撒遗尿，若此者虽其脉无凶候，必死无疑，以其形之神去也。"

《证治汇补·黄病》："疸毒冲心，如狂喘满，腹胀气短者，死；脉微小有神，小便利而不渴者，生。"

《医学心悟·黄疸》："复有久病之人及老年人，脾胃亏损，面目发黄，其色黑暗而不明，此脏腑之真气泄露于外，多为难治。"

病 案 分 析

（一）病案摘要

王某，女，18岁，2015年3月25日入院。主诉：身目尿黄1周，神志异常2天。患者1周前出现身目黄染，尿黄，伴头昏乏力，食少，间断恶心呕吐胃内容物未经诊治，2天前出现嗜睡，神志恍惚，烦躁不安，四肢抽搐，身灼热，舌质红绛，苔黄燥有芒刺，脉弦数。既往体健，查体：T 38.9℃嗜睡，呼之可睁眼，不能合理对答，时有烦躁，巩膜及皮肤重度黄染，心律齐，HR 100次/分，腹部平软，肝脾未触及，移动性浊音（+）。检查：抗 HAV -IgM（+），HBV、HCV、HEV均阴性；肝功能：ALT 450U，AST 278U，ALP 525U，TBIL 402.6μmol/l，DBIL 280.51μmol/l。

中医诊断：神昏（痰火炽盛）。

西医诊断：急性重症肝炎（甲型）并肝性脑病。

（二）分析

1.诊断思路

（1）中医诊断思路：患者因"身目尿黄1周，神志异常2天"入院，症见：身目色黄如金，嗜睡，神志恍惚，烦躁不安，四肢抽搐，身灼热，尿色深黄，舌质红绛，苔黄燥有芒刺，脉弦数，故中医诊断为"神昏"。综合分析，四诊合参，当属痰火炽盛之证。

（2）西医诊断思路：确定急性重症肝炎（甲型）并肝性脑病的诊断：患者身目尿黄，嗜睡，神志恍惚，继而哭闹，烦躁不安；查体：移动性浊音（+）。检查：抗 HAV-IgM（+），肝功能损害明显 ALT 450U，AST 278U，ALP 525U，TBIL 402.6μmol/l，DBIL 280.51μmol/l，为急性重症肝炎（甲型）的确诊依据，根据临床表现及体征可明确诊断为急性重症肝炎（甲型）且并发肝性脑病。

2.治疗思路

（1）中医治疗思路：中医当以"急则治其标"为则，以清热解毒、利胆退黄、活血开窍为法，中医急救治疗当静脉注射清开灵注射液以清热解毒；中医辨证治疗选方当黄连温胆汤合犀角地黄汤以加减，可配合针刺十宣、合谷、人中、内关，用泻法。

（2）西医治疗思路：结合患者临床表现与病史等，其治疗应主要为以下几个方面：

1）一般治疗：绝对卧床休息，严密观察病情，记录出入量。静脉补充足量葡萄糖，维生素B、C、K，电解质，能量合剂，ATP，辅酶A等以补充身体所需及保护肝脏。

2）饮食：暂停摄入蛋白质，以碳水化合物为主的流质饮食，少食多餐。

3）降氨药物：鸟氨酸门冬氨酸30g加入5%葡萄糖注射液250ml静脉滴注，每天1次。

4）纠正氨基酸代谢紊乱：静脉滴注以支链氨基酸为主的氨基酸混合液，纠正氨基酸代谢不平衡，提供能量，抑制大脑中假神经递质形成。

5）积极治疗原发病：对于重症肝炎引起的肝性脑病以保肝为原则，在治疗肝性脑病的同时应积极治疗原发病。

（廖为民　李　林　邓玲玲）

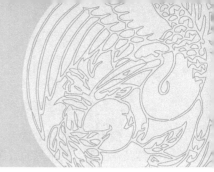

第六章　泌尿系统急症

第一节　泌尿系感染

泌尿系感染又称为尿路感染（urinary tract infection，UTI）是指病原体侵犯尿路黏膜或组织引起的尿路炎症，是肾脏、输尿管、膀胱和尿道等泌尿系各个部位感染的总称。本病多见于育龄女性、老年人、免疫功能低下、肾移植与尿路畸形者。由于感染发生的部位不同，尿路感染可分为上尿路感染（主要是肾盂肾炎）和下尿路感染（主要是膀胱炎）。根据有无尿路功能或解剖上的异常，还可分为复杂性尿路感染和非复杂性尿路感染。如严重尿路感染细菌入血导致全身炎症反应综合征，则可发展为尿源性脓毒血症。本病主要病理学改变为黏膜充血，潮红，黏膜下组织充血、水肿和白细胞浸润，炎症剧烈时可有广泛性出血。

临床表现一般为尿频、尿急、尿痛，严重者可有腰痛、恶寒、发热等表现。亦有少数患者无临床症状而仅靠实验室检查而确诊。

泌尿系感染属于中医学的"淋证"、"外感发热"、"腰痛"范畴。

一、病因病理

（一）中医病因病机

1.病因　中医认为，由于外感或内伤导致湿热壅结膀胱，膀胱气化不利；或情志不畅、肝失疏泄，膀胱气化不利；或劳倦过度、脾肾亏虚，膀胱气化无权，均可导致淋证。

2.病机　本病病位在肾、膀胱，其发病以肾虚为本，膀胱湿热为标，与肝脾密切相关，也有久病气亏肾虚，外邪易侵，致病情反复发作。

（1）膀胱湿热：多食辛热肥甘之品，或嗜酒太过，酿成湿热；或下阴不洁，秽浊之邪侵入膀胱，酿成湿热；或外感风寒湿邪入里化热，下注膀胱；或病属它脏传入，如心移热于小肠，致分清泌浊功能紊乱而传入膀胱，肝胆湿热下注，或胃肠积热等传入膀胱，膀胱气化不利，发为热淋；若灼伤脉络，迫血妄行，血随尿出，则发为血淋；若湿热久蕴，煎熬尿液，日积月累，结成砂石，则发为石淋；若湿热蕴结，膀胱气化不利，不能分清别浊，脂液随小便而出，则发为膏淋。

（2）气滞血瘀：肝郁气滞或恼怒伤肝，肝失疏泄，气滞不通，郁于下焦，膀胱气化不利，发为气淋。

（3）脾肾两虚：久淋不愈，湿热耗伤正气，或劳累过度，房室不节，或年老、久病、体弱，皆可致脾肾亏虚。脾虚而中气不足，气虚下陷，则发为气淋；若肾虚而下元不固，肾失固摄，不能制约脂液，脂液下注，随尿而出，则发为膏淋；病久伤正，遇劳即发者，则为劳淋。

（4）肾阴亏虚：热淋病延日久，耗气伤阴，或月经、妊娠、产褥、房劳等因素耗伤肾阴；或渗湿利尿太过，伤及肾阴，肾阴亏虚，阴虚而湿热留恋而致膀胱气化不利，虚火扰络，尿中夹血，则为血淋。

本病根本病机为湿热蕴结下焦，膀胱气化不利。淋证初起，多较易治愈。但若湿热毒盛，弥漫三焦或内犯营血，也可导致癃闭、喘促、昏迷甚至厥脱等严重变证。淋证日久不愈或反复发作，则转为劳淋。

（二）西医病因病理

1. **病因** 现代医学认为，尿路感染主要是由细菌感染引起，极少数为病毒、真菌、衣原体、支原体及滴虫等。最常见的致病菌是肠道革兰阴性杆菌，占急性尿路感染的70%以上，其中以大肠埃希杆菌为最多见。

本病常见的易感因素包括：尿路梗阻、膀胱输尿管反流、机体免疫力低下、神经源性膀胱、妊娠、性别和性活动、医源性因素、泌尿系统结构异常及遗传。因人体存在免疫力，致病微生物进入泌尿系统后并不都引起尿路感染，当存在易感因素，或为致病力较强的微生物感染时，容易发生急性尿路感染。

2. **发病机制** 尿路感染的发生与细菌的感染途径、机体防御能力致病力等有关。

（1）感染途径：细菌侵入泌尿系统可通过上行感染、血行感染、直接感染及淋巴道感染四个途径，以上行感染最为常见，血行感染次之。

1）上行感染：最初的感染可能主要来源于肠道，或者是阴道（性生活相关），病原菌在尿道周围和尿道内繁殖，有时甚至可以上行至膀胱、输尿管和肾脏。这种途径的感染称为上行感染，约占尿路感染的95%。

2）血行感染：指病原微生物通过血运到达肾脏和尿路其他部位引起的感染。此种感染途径少见，不足2%。多发生于患有慢性疾病或接受免疫抑制剂治疗的患者。常见的病原菌有金黄色葡萄球菌、沙门菌属、假单胞菌属和白色念珠菌属。

3）直接感染：泌尿系统周围器官、组织发生感染时，病原菌偶可直接侵入到泌尿系统导致感染。

4）淋巴道感染：盆腔和下腹部的器官感染时，病原菌可从淋巴道感染泌尿系统，但罕见。

（2）机体防御能力：包括排尿的冲刷作用；尿道和膀胱的黏膜的抗菌能力；尿液中高浓度尿素、高渗透压和低pH等；前列腺分泌物中含有的抗菌成分；感染出现后，白细胞的清除作用；输尿管膀胱连接处的活瓣具有防止尿液、细菌进入输尿管的功能。当机体防御功能下降后，细菌得以进入及繁殖。

（3）细菌的致病力：细菌进入膀胱后能否引起尿路感染，与其致病力有很大关系。以大肠埃希菌为例，能引起症状性尿路感染的仅为其中的少数菌株，如O、K和H血清型菌株。大肠埃希菌通过菌毛将细菌菌体附着于特殊的上皮细胞受体，然后导致黏膜上皮细胞分泌IL-6、IL-8，并诱导上皮细胞凋亡和脱落。致病性大肠埃希菌还可产生溶血素、铁载体等对人体杀菌作用具有抵抗能力的物质。

3. **病理** 急性膀胱炎的病理变化主要表现为膀胱黏膜血管扩张、充血、上皮细胞肿胀、黏膜下组织充血、水肿及炎症细胞浸润，重者可有点状或片状出血，甚至黏膜溃疡。

急性肾盂肾炎可单侧或双侧肾脏受累，肉眼所见，表现为局限或广泛的肾盂肾盏黏膜充血、水肿，表面有脓性分泌物，黏膜下可有细小脓肿，于一个或几个肾乳头可见大小不一、尖端指向肾乳头、基底伸向肾皮质的楔形炎症病灶。镜下所见，病灶内可见不同程度的肾小管上皮细胞肿胀、坏死、脱落，肾小管腔中有脓性分泌物。肾间质水肿，内有白细胞浸润和小脓肿形成。炎症剧烈时可有广泛性出血，较大的炎症病灶愈合后局部形成瘢痕。肾小球一般无形态学改变。合并有尿路梗阻者，炎症范围常广泛。

慢性肾盂肾炎双侧肾脏病变常不一致，肾脏体积缩小，表面不光滑，有肾盂肾盏粘连、变形，肾乳头瘢痕形成，肾小管萎缩及肾间质淋巴-单核细胞浸润等慢性炎症表现。

二、临床表现

（一）病史

本病可有尿路梗阻、尿路损伤、尿路畸形、留置导尿管、肾移植或免疫缺陷史。

（二）症状

1. 膀胱炎　即通常所指的下尿路感染。成年妇女膀胱炎的主要表现是膀胱刺激症状，即尿频、尿急、尿痛，白细胞尿，偶有血尿，甚至肉眼血尿，膀胱区可有不适。一般无明显的全身症状，但少数患者有腰痛、低热（一般不超过 38.5℃）。

2. 急性肾盂肾炎　常发生于育龄妇女，临床表现有两组症状群：

（1）泌尿系统症状：包括尿频、尿急和尿痛等膀胱刺激征，腰痛和（或）下腹部痛、肋脊角及输尿管点压痛、肾区压痛和叩痛。

（2）全身感染的症状，如寒战、发热、头痛、恶心、呕吐和食欲下降等。

有些肾盂肾炎患者的临床表现与膀胱炎相似，且两者的临床表现很难鉴别，需进一步做定位检查方能确诊。

3. 不典型尿路感染

（1）以全身急性感染症状，如寒战、发热、恶心、呕吐为主要表现，而尿路局部症状，如尿频、排尿困难、腰痛等不明显，易误诊为感冒、伤寒和败血症等。

（2）尿路症状不明显，而主要表现为急性腹痛和胃肠功能紊乱的症状，易误诊为阑尾炎、胆囊炎和急性胃肠炎等。

（3）以血尿、轻度发热和腰痛为主要表现者，易误诊为肾结核。

（4）无明显的尿路症状，仅表现为背痛、腰痛、或单侧或双侧下腹痛。

（5）少数人表现为肾绞痛、血尿，易误诊为尿路结石。

（6）无症状细菌尿，临床完全无症状，但尿细菌定量培养菌落≥10^5/ml，常见于老年女性、尿路器械检查后或原有慢性肾脏疾病并发尿感者。

（三）体征

下腹部压痛、肋脊角及输尿管点压痛，肾区压痛和叩痛；需要指出的是，并非所有患者均具有以上典型的体征。

（四）辅助检查

1. 尿常规检查

（1）颜色：尿感时尿色可清或浑浊，尿液外观浑浊对诊断症状性菌尿的敏感性为90.4%，特异性为66.4%。可有腐败气味，极少数患者（<5%）可有肉眼血尿，多见于急性膀胱炎。

（2）白细胞：采用红细胞计数盘，检测非离心的中段尿标本，如白细胞计数≥10 个/高倍镜则提示脓尿（敏感性 75%～96%，特异性 94%～98%），如发现白细胞管型，特别是有细菌者，有助于上尿路感染的诊断；仅少部分患者有较明显的血尿，极少数有肉眼血尿；尿蛋白常为阴性或微量。另外，白细胞酯酶浸试条检测是证实白细胞尿的一种快速、简便方法（敏感性75%，特异性82%），当镜检有困难时，可作为筛选的手段。

（3）亚硝酸盐试验：尿液中大肠杆菌属超过 10^5 CFU/ml 时亚硝酸盐试验可出现阳性，但应满足致病菌含硝酸盐还原酶、体内有适量的硝酸盐存在、尿液在膀胱内有足够的停留时间（4h）等条件，否则易出现假阴性。

2. 尿细菌学检查

（1）涂片细菌检查：清洁中段尿沉渣涂片，革兰染色用油镜或不染色用高倍镜检查，计算 10 个视野细菌数，取其平均值，若每个视野可见 1 个或更多细菌，提示尿路感染。本法可初步确定杆菌或球菌是革兰阴性菌或革兰阳性菌，对及时选择有效抗生素有重要参考价值。

（2）细菌培养：可采用清洁中段尿、导尿及膀胱穿刺尿做细菌培养，其中膀胱穿刺尿培养结果最可靠。清洁中段尿细菌定量培养$\geq 10^5$/ml，如临床上无尿感症状，则要求做两次中段尿培养，细菌数均$\geq 10^5$/ml，且为同一菌种，称为真性菌尿，可确诊为尿路感染；尿细菌定量培养 10^4/ml～10^5/ml，为可疑阳性，需复查；如$< 10^4$/ml，可能为污染。

3. 血液检查　急性肾盂肾炎时白细胞升高（严重感染者也可出现白细胞减低），并有中性粒细胞增多，或核左移。C反应蛋白、降钙素原可升高，红细胞沉降率可加快。

4. 影像学检查　主要目的是了解尿路解剖和功能的情况，以发现引起尿路感染的易感因素如结石、膀胱输尿管反流、畸形等。静脉肾盂造影的适应证为再发性尿路感染；如有长期反复发作性尿路感染时，则应作排尿期膀胱输尿管造影。尿路梗阻患者在必要时，还要作逆行肾盂造影。需注意的是，尿路感染急性期一般不宜作静脉肾盂造影检查，如确有必要，可作B超检查。

三、诊断

目前国内专家共识及指南诊断标准如下：

（1）存在尿频、尿急、尿痛、血尿、背部疼痛和肋脊角压痛等症状及体征，如果女性患者同时存在尿痛和尿频，则尿路感染的可能性为90%。

（2）体检急性膀胱炎患者可有耻骨上区压痛，但缺乏特异性。发热、心动过速、肋脊角压痛对肾盂肾炎的诊断特异性高。

（3）实验室检查

1）尿常规检查：包括尿液物理学检查、尿生化检查和尿沉渣检查。应用最普遍的是尿液的干化学分析仪检查和尿沉渣人工镜检。①尿生化检查：其中与尿路感染相关的常用指标包括亚硝酸盐（nitrite，NIT）阳性，见于大肠埃希菌等革兰阴性杆菌引起的尿路感染，尿液中细菌数$> 10^5$/ml 时多数呈阳性反应，阳性反应程度与尿液中细菌数成正比。白细胞酯酶（leukocyte esterase，LEU）：正常值为阴性，尿路感染时为阳性。②尿沉渣显微镜检：有症状的女性患者尿沉渣显微镜检诊断细菌感染的敏感性60%～100%，特异性49%～100%。应注意，尿检没有WBC不能除外上尿路感染，同时尿WBC也可见于非感染性肾疾病。

2）尿培养：治疗前的中段尿标本培养是诊断尿路感染最可靠的指标。①尿标本收集：排尿标本，大多数患者可以通过排尿的方式取得合格的尿标本。导尿标本，如果患者无法自行排尿，应行导尿留取标本。耻骨上穿刺抽吸尿标本，仅限于不能按要求排尿（如脊髓损伤）的患者，在新生儿和截瘫患者也可以使用。②关于尿培养细菌菌落计数数量的说明：美国感染疾病学会（IDSA）和欧洲临床微生物学和感染疾病学会（ESCMID）规定的尿路感染细菌培养标准为：急性非复杂性膀胱炎中段尿培养$\geq 10^3$/ml；急性非复杂性肾盂肾炎中段尿培养$\geq 10^4$/ml；女性中段尿培养$\geq 10^5$/ml；男性中段尿培养或女性复杂性尿路感染导尿标本$\geq 10^4$/ml。

（4）无症状性细菌尿的诊断：主要依靠尿细菌学检查，要求两次细菌培养均为同一菌种的真性菌尿。

（5）导管相关性尿路感染：对于留置导尿管的患者出现典型的症状、体征，且无其他原因可以解释，尿标本细菌培养菌落计数$> 10^3$/ml 时，应考虑导管相关性尿路感染的诊断。

（6）复杂性尿路感染的诊断有2条标准：尿培养阳性及包括以下至少1条合并因素：留置导尿管、支架管或间歇性膀胱导尿；残余尿> 100 ml；任何原因引起的梗阻性尿路疾病，如膀胱出口梗阻、神经源性膀胱、结石和肿瘤；膀胱输尿管反流或其他功能异常；尿流改道；化疗或放疗损伤尿路上皮；围手术期或术后尿路感染；肾功能不全、移植肾、糖尿病或免疫缺陷等。

（7）尿源性脓毒症：目前认为，尿路感染伴发的全身炎症反应（systemic inflammatory response syndrome，SIRS）可诊断为尿源性脓毒症。值得注意的是，随着对脓毒症认识的不断更新，目前脓毒症的新定义已从感染诱发的SIRS，更改为宿主对感染的反应失调，产生危及生命的器官功能障碍。

四、鉴别诊断

（1）全身感染性疾病：有些尿路感染的局部症状不明显，而以全身急性感染症状为主，易于误诊为流行性感冒、疟疾、败血症、伤寒等发热性疾病。如能详细询问病史，注意尿路感染的局部症状及肾区叩击痛，并作尿沉渣和细菌学检查，不难鉴别。

（2）急腹症：有些患者可无尿路感染的局部症状，而表现为发热、血白细胞增高、腹部局限性疼痛等，易误诊为急性阑尾炎、女性附件炎等。通过详询病史及作尿沉渣和细菌学检查，则可鉴别。

（3）肾结核：要注意肾结核常可与普通尿路感染并存。普通尿路感染经抗菌药治疗后，仍残留有尿路感染症状或尿沉渣异常者，应高度注意肾结核的可能性，见表6-1。

表6-1 尿路感染与肾结核鉴别表

鉴别点	尿路感染	肾结核
共性		膀胱刺激征，血尿
鉴别	普通细菌培养阳性	膀胱刺激征更突出，晨尿培养结核杆菌阳性，尿沉渣可找到抗酸杆菌，而普通细菌培养为阴性；发现肾结核病灶X线征，部分患者可有肺、附睾等肾外结核

（4）尿道综合征（尿频-排尿不适综合征）：患者虽有尿频、尿急、尿痛，但多次检查均无真性细菌尿，可资鉴别。其诊断标准应具备下列三条：女性患者有明显的排尿困难、尿频，但无发热、白细胞增高等全身症状；多次尿细菌培养，菌落数$<10^5$/ml。尿中红、白细胞增加不明显，<10个/HP。

五、治疗

（一）中医治疗

治疗原则：《景岳全书》对淋证的治疗提出"热者宜清，涩者宜利，下陷者宜升提，虚者宜补，阳虚者宜温补命门"的治疗原则，对于淋证的辨证治疗具有积极的指导意义。本病根本病机为湿热蕴结下焦，膀胱气化不利，故急性期治疗多以清利湿热为主，但临床上需要"三因制宜"，辨证对待。

1.针灸及其他外治法

（1）针刺法：针刺膀胱俞、中极、阴陵泉、行间、太溪等穴。如尿血加血海、三阴交；小便如膏加肾俞、照海；少腹痛满加曲泉；尿中结石加委阳、然谷；遇劳即发者去行间加灸百会、气海。

（2）耳针法：选肾、膀胱、交感、输尿管、肾上腺、神门等穴位，每次3～5穴，每天1次，10天为1个疗程。

（3）贴敷疗法：选用连翘、栀子、木通、竹叶各10g，膏药1剂，上药研末，加水适量摊于膏药上，贴于患者脐部及少腹部，每天更换1次。

（4）坐浴：苦参、土茯苓、黄柏、蛇床子各50g，水煎坐浴，每天1次。

2.辨证方药

（1）膀胱湿热证

证候 小便频急不爽，尿道灼热刺痛，尿黄浑浊，小腹拘急，腰痛，或恶寒发热，或大便干结，舌红苔黄腻，脉滑数。

治法 清热利湿通淋。

方药 八正散。药用：车前子、瞿麦、萹蓄、滑石、山栀子仁、甘草、木通、大黄等。

若大便秘结、腹胀者，可重用生大黄（后下），并加用枳实、厚朴以通腑泄热；若伴见寒热往来、口苦呕恶者，可合小柴胡汤以和解少阳；若热毒壅盛，高热不退者，可合五味消毒饮或黄连解毒汤以清热解毒；若湿热伤阴者去大黄，加生地、知母以养阴清热；尿血者选加大蓟、小蓟、白茅根、藕节、珍珠草以清热止血。

中成药可选用尿感宁颗粒、热淋清颗粒、三金片等口服。

（2）气滞血瘀证

证候　小便涩滞、灼热刺痛，有时可见血尿，少腹胀满疼痛，烦躁易怒，口苦口黏，舌质暗红，可见瘀点，苔薄白，脉弦或弦细。

治法　活血化瘀，疏肝理气。

方药　丹栀逍遥散。药用：白术、柴胡、当归、茯苓、甘草、牡丹皮、山栀、芍药。

胸闷胁胀者，可加青皮、乌药、小茴香以疏通肝气；小便涩滞灼热明显者，加入金钱草、车前草、滑石等清热利湿通淋之品；出现血尿者，加入茜根、生蒲黄、藕节等以止血散瘀。

中成药可选用血必净注射液静脉滴注。

（3）脾肾两虚证

证候　尿频，余沥不净，少腹坠胀，遇劳则发，腰酸，神疲乏力，面足轻度浮肿，面色苍白，舌质淡，苔薄白，脉沉细或细弱。

治法　健脾益气，佐以利湿。

方药　无比山药丸。药用：山药、茯神、泽泻、熟地黄、山萸肉、盐巴戟天、盐菟丝子、盐杜仲、牛膝、五味子、酒肉苁蓉、煅赤石脂。

若脾虚气陷，肛门下坠，少气懒言者加党参、黄芪、白术、升麻、柴胡之属以益气升阳；面色苍白，手足不温，腰膝无力，舌淡苔白润，脉沉细数者，加附子、肉桂、淫羊藿等温补肾阳之品；夹瘀者加牛膝、蒲黄、刘寄奴等；湿热明显者加珍珠草、土茯苓、蒲公英等。

中成药可选用黄芪注射液静脉滴注。

（4）肾阴亏虚证

证候　尿频不畅，解时刺痛，腰酸乏力，午后低热，手足烦热，口干口苦，舌质红，苔薄黄，脉细数。

治法　滋阴清热，利湿通淋。

方药　知柏地黄汤。药用：知母、熟地黄、黄柏、山茱萸、山药、牡丹皮、茯苓、泽泻。

若见骨蒸潮热者，加青蒿、鳖甲加强育阴清热；五心烦热甚加白茅根、淡竹叶清心火；视朦干涩者，加枸杞子、菊花养肝明目；头晕头痛者加天麻、钩藤平肝熄风；腰酸明显加女贞子、桑寄生补肾壮腰；有结石者加金钱草、海金沙、鸡内金清热排石。

中成药可选用知柏地黄丸。

（二）西医治疗

治疗目标：以最小的不良反应、最少的细菌耐药、最低廉的费用来获得最佳的治疗效果，预防或治疗败血症、减轻全身或局部症状，清除隐藏在生殖道和肠道内的病原体，预防远期后遗症。

1. 一般治疗　宜休息，多饮水，勤排尿。发热者给予易消化、高热卡、富含维生素饮食。膀胱刺激征和血尿明显者，可口服碳酸氢钠片 1.0g，每天 3 次，以碱化尿液。对于反复发作的患者，应积极寻找病因，及时去除诱发因素。

2. 单纯性膀胱炎　目前美国感染病学会指南将磷霉素氨丁三醇、匹美西林、呋喃妥因、复方磺胺甲噁唑列为推荐用于女性单纯性膀胱炎治疗的药物。同时，建议根据各地病原学情况，患者的个体情况（过敏、耐受性、依从性）等进行选择，同时建议，对于怀疑早期急性肾盂肾炎的患者，避免选用磷霉素氨丁三醇、匹美西林、呋喃妥因等药物，因为这些药物不能在肾组织中达到有效浓度。

（1）呋喃妥因：100mg 口服，2 次/天，持续 5 天。具有较少的耐药性和附加损害，观察性研究表明，对于轻度肾损伤和老年女性同样适合；对于怀疑早期急性肾盂肾炎或肌酐清除率小于 30ml/min 者应避免。

（2）复方磺胺甲噁唑：2片，2次/天，持续3天。如当地耐药率超过20%或者患者近3个月已服用该药治疗膀胱炎，则避免选用。

（3）磷霉素氨丁三醇：3g口服，单剂治疗。具有单次服药及不良反应少等优点，欧洲泌尿外科协会指南将磷霉素氨丁三醇推荐为一线用药；但对于怀疑早期急性肾盂肾炎的患者应避免选用。

（4）匹美西林：400mg，口服，1次/天，持续3~7天。有效率低于其他一线用药，不良反应较少，对于怀疑早期急性肾盂肾炎的患者应避免选用。

如果上述药物不适用，则考虑使用β-内酰胺类（阿莫西林克拉维酸、头孢泊污、头孢地尼、头孢克洛），疗程为3~7天。由于近年来耐药性的增加，不推荐单独使用阿莫西林及氨苄西林；氟喹诺酮类治疗急性膀胱炎3天的疗程中疗效显著，但由于耐药率的增加及不良反应的发现，建议用于更严重的其他感染，而不作为单纯性膀胱炎的一线用药。

男性的单纯性膀胱炎临床证据相对较少，目前推荐复方磺胺甲噁唑（160/800mg，2次/天，持续7天）或者氟喹诺酮类（环丙沙星500mg，2次/天或者1000mg，1次/天；或左氧氟沙星500~750mg，1次/天，持续5天）。

目前国内有关指南则提出可选择采用磷霉素氨丁三醇、匹美西林、呋喃妥因、喹诺酮类、第二代或第三代头孢菌素抗菌药物。绝大多数急性单纯性膀胱炎患者经单剂疗法或3天疗法治疗后，尿菌可转阴。

3. 单纯性急性肾盂肾炎 所有急性肾盂肾炎应常规进行尿培养及药敏试验，在经验治疗的基础上及时根据药敏结果选用抗生素。

轻症患者可在密切监护情况下门诊治疗，首选氟喹诺酮类药物口服（环丙沙星500mg，2次/天或者1000mg，1次/天；或左氧氟沙星750mg，1次/天，持续5~7天），也可在口服前使用1次长效的静脉注射用抗生素（如1g头孢曲松或者24小时剂量的氨基糖苷类药物）

如考虑耐药或者患者不耐受，可根据细菌培养敏感性选择复方磺胺甲噁唑（160/800mg，首剂加倍，2次/天，7~10天）或者β-内酰胺类口服（14天），如暂无药敏结果，推荐口服前使用1次长效的静脉注射用抗生素（如1g头孢曲松或者24小时剂量的氨基糖苷类药物）。

需要住院的患者建议静脉抗感染治疗，选用氟喹诺酮类、氨基糖苷类（联合或不联合氨苄西林）、广谱头孢或广谱西林类，或者碳青霉素类药物。如有产广谱内酰胺酶的细菌感染者，建议使用碳青霉素类；如尿源性脓毒症患者，也需考虑覆盖产广谱内酰胺酶的细菌，因此也推荐使用碳青霉素类。

4. 复杂性尿路感染

（1）轻中度患者初始经验治疗：①氟喹诺酮类：近期未使用过氟喹诺酮类可选择左氧氟沙星（500mg，静脉或口服，每天1次）。也可使用环丙沙星（200mg，静脉滴注或口服，每天2次）。②头孢菌素（2代或3a代）：相比1代头孢菌素而言，2代头孢菌素（如头孢呋辛、头孢替安、头孢孟多）对革兰阴性菌的杀菌活性显著增加，同时保持了对葡萄球菌属较高的杀菌活性。而3a代头孢菌素对革兰阴性菌有很高的杀菌活性，对葡萄球菌杀菌活性较弱，药代动力学特征与2代头孢菌素相比区别不大。③磷霉素氨丁三醇：每次3g，隔天口服1次。

（2）重症患者或初始经验性治疗失败患者：①氟喹诺酮类：如果未被用于初始治疗。②脲基青霉素：哌拉西林+β内酰胺酶抑制剂：可选用哌拉西林/他唑巴坦（3.375~4.5g，静脉滴注，每6h1次）。③头孢菌素（3b代）：增加了对假单胞菌的抗菌活性，如头孢他啶（2g，静脉滴注，每8h1次）或头孢吡肟（2g，静脉滴注，每8h1次）。④碳青霉烯类：如亚胺培南、美罗培南、帕尼培南及比阿培南，可用于敏感菌所致的各类感染，亚胺培南的剂量为0.5g，静脉滴注，每6h1次或1g，每8h1次，美罗培南为0.5~1.0g，静脉滴注，每8h1次。

（3）如果患者病情严重且尿培养提示革兰阳性球菌，应经验性选择万古霉素（1g，静脉滴注，每12h1次），但应检测血药浓度，肾功能不全者根据肌酐清除率调整剂量。

（4）疗程：治疗至体温正常或合并症情况（如尿路导管或结石）清除后3~5天。

（5）外科手术：积极手术治疗引起或加重尿路感染的尿路梗阻性疾病，包括结石、肿瘤、狭窄、先天性畸形或神经源性膀胱等。感染和梗阻性尿石症患者需要即刻的肾脏集合系统减压。如果逆行输尿管插管成功则可以达到和经皮肾造瘘一样的对肾脏集合系统的减压效果。

5. 尿源性脓毒症　治疗包含以下四个主要方面：

（1）早期液体复苏目标治疗（EGDT）。

（2）早期足量的优化抗生素治疗。

（3）复杂泌尿道的早期处理。

（4）脓毒症的特殊治疗：尿源性脓毒症应早期经验性选择抗生素治疗，首选广谱β-内酰胺类抗生素；针对产 ESBL 的肠杆菌及重度脓毒症患者，可选择碳青霉烯类抗生素，所有尿源性脓毒症中最值得关注的是梗阻性肾盂肾炎的处理，是否存在梗阻应及时诊断并予以处理，应遵循的原则是执行最轻微的侵入性操作。

重症医学领域的各项措施应及时跟进，包括循环功能支持、机械通气、脏器功能替代治疗及内分泌激素不足的补充治疗等。

六、中西医临床诊疗思路

（一）急性期

西医杀菌为主，中医清利为辅。《景岳全书·淋浊》："淋之初病，则无不由乎热剧，无容辨矣"。急性膀胱炎、急性肾盂肾炎、慢性肾盂肾炎急性发作期，中医辨证以实、热证为主，由于湿热下注膀胱或瘀热蓄于膀胱，以至不能宣通水道而引起小便淋沥频数。治疗上应急则治其标，以清利为主，常选用清热利湿、清热解毒类中药。湿重于热者，应着重利湿通淋，常选用萹蓄、瞿麦、滑石、车前子、石韦、泽泻、猪苓、珍珠草、荠菜等甘寒利水不伤阴之品；热重于湿者，应着重清热解毒，常选用黄芩、黄柏、蒲公英、白花蛇舌草、金银花、穿心莲、半边莲、紫花地丁等既可清热解毒，西医药理实验又证实具有抗菌作用的中药。并可根据温病学治疗湿热病的经验，在一派苦寒中药中加入一、两味具有芳香化湿作用的中药如厚朴、木香等，一是利用厚朴、木香的广谱抗菌作用，二是防止苦寒药物的败胃作用。急性尿路感染，如急性肾盂肾炎或膀胱炎是由于致病性大肠杆菌引起的细菌感染，使用杀菌性抗生素可以很快控制症状，并减少严重并发症的发生，清利为主的中医治疗可以增强抗生素作用，有助于缩短疗程，还可减少抗生素可能引起的细菌耐药和二重感染。

（二）慢性期

中医补益利湿活血为主，西医抑菌疗法为辅。慢性期的尿路感染，西医治疗常采用低剂量、长疗程的抑菌疗法，短期能收到明显效果，但长期服用容易产生耐药性，反而进一步造成病情反复以致迁延难愈。此时可进一步发挥中医药治疗的优势，在辨证论治的基础上结合体质调理，改善机体免疫功能，逐步减少尿路感染的发作。①慢性尿路感染缓解期，临床多表现为脾肾气阴亏虚，治疗上缓则治其本，不必囿于淋证忌补之说。中药应选用黄芪、党参、白术、熟地黄、枸杞子、山茱萸、女贞子、黄精等补益脾肾之品，因湿热之邪尚未尽清，还应在补虚的基础上适当加入清热利湿中药，如半枝莲、白花蛇舌草、土茯苓、败酱草、蒲公英、车前草、白茅根等。②理气药有调整尿道平滑肌功能，对改善膀胱刺激症状及消除残余尿有一定效果。如木香、乌药、枳实、陈皮、青皮等，可适当选用。③尿路感染迁延不愈时，由于抗原与抗体结合形成免疫复合物，活化补体，可引起肾脏组织病变，病理解剖时，可见肾盂肾盏黏膜充血、水肿，显微镜下可见肾间质因炎症而形成的瘢痕，这些现象，中医辨证为瘀血，在宏观辨证尚无瘀血表现时，根据微观辨证，适当加入活血化瘀中药，如桃仁、红花、丹参、赤芍、五灵脂、蒲黄、水蛭等，可增加肾血流量，提高肾小球滤过率，增加尿量，加强尿路细菌的排泄，并可促进肾脏局部血液循环，使病灶内抗菌药物浓度提高，从而提高疗效。④劳淋与肾虚息息相关，女性尿道短，易发尿路感染，中年之后，特别是尿路防御能力下降，增加了尿路感染的复发；且经常使用抗生素，易致形成细菌多重耐药。膏方作为中医传统的一种制剂，为历代名家所推崇，其动物胶体属于血肉有情之品，用其收膏，大大增强了补虚、养血、壮阳、生精之力。对慢性尿路感染患者来说，以本虚为主，虚热尤存，选用滋阴养血之龟板胶、阿胶为收膏主药，鹿角胶偏热，量宜稍减，诸药合用，取阳中求阴、阴中求阳，对于尿路感染的复发具有培补作用，使之补而不腻，清而不寒，疏而不漏；终达补虚泻实并重，脏腑气血同治的效果。

七、预防与调护

（一）预防

约 90%的非复杂性尿感患者经抗生素治疗后可痊愈，10%可转为持续性或反复再发。复杂性尿路感染的复发率高，除非去除了易感因素，否则易反复发作或持续不愈。严重的肾盂肾炎多见于复杂性尿路感染，部分患者病情严重，就诊时可能已发展成急性肾衰竭、严重脓毒症、感染性多器官功能障碍，病势凶险，病死率高。

（1）增强体质，提高机体的防御能力。

（2）消除各种诱发因素如糖尿病、尿路结石及尿路梗阻等。

（3）积极寻找并去除炎性病灶，如男性的前列腺炎，女性的尿道旁腺炎、阴道炎及宫颈炎；与性生活有关的反复发作的尿路感染，于性交后即排尿，并按常用量内服一个剂量的抗菌药物作预防。

（4）尽量避免使用尿路器械，如必要留置导尿管，应严格无菌操作，在尿路器械使用 48h 后，动态观察尿常规、必要时尿培养监测有无尿感的发生。

（5）对尿路感染反复发作的妇女，长程低剂量疗法，可减少尿感再发。

（二）调护

1. 生活调护 ①坚持每天多饮水，勤排尿，每 2～3h 排尿 1 次，以冲洗膀胱和尿道，避免细菌在尿路繁殖；②经常注意阴部的清洁：勤用淋浴，用经过煮沸的水清洗外阴；内裤以全棉为佳，且不宜过小或过紧，还要每天更换；避免长期使用卫生护垫，特别是女性的月经期和产褥期，以减少尿道口的细菌群；大便后手纸应由前向后抹拭，以免污染尿道；③膀胱输尿管反流患者，要养成"二次排尿"习惯，即每一次排尿后数分钟，再排尿一次；④对于妊娠晚期合并急性肾盂肾炎的患者，应采用侧卧位，或轮换体位减少妊娠子宫对输尿管的压迫，使尿液引流通畅。

2. 饮食调养 总的饮食治疗原则是多饮水（每天 1500～2000ml 以上）；宜吃清淡、富含水分的食物，忌韭菜、葱、蒜、胡椒、生姜等辛辣刺激食物；进食各种蔬菜、水果；选择有清热解毒、利尿通淋功效的食物如菊花、荠菜、马兰头、冬瓜等；忌食温热性食物如羊肉、狗肉、兔肉和其他油腻食物；忌烟酒。

古医籍精选

《金匮要略·消渴小便不利淋病脉证并治》："淋之为病，小便如粟状，小腹弦急，痛引脐中"。

《诸病源候论·淋病诸候》："诸淋者，由肾虚膀胱热故也"。

《外台秘要》："五淋者，石淋、气淋、膏淋、劳淋、热淋也"。

《景岳全书·淋浊》："淋之初病，则无不由乎热剧，无容辨矣"。

病案分析

（一）病案摘要

黎某，女，45 岁，2011 年 5 月 29 日入院。主诉：右侧腰腹疼痛 1 天余，高热寒战伴气促半天。症状：5 月 28 日凌晨 3 时左右患者开始出现腹痛，以右侧腰腹部为甚，持续性绞痛，向会阴部放射，伴小便不畅，恶心、呕吐胃内容物 1 次，非咖啡色，非喷射状，至我院急诊科就诊，查体：右下腹压痛（+），无反跳痛，右肾区叩痛（+），肠鸣音稍活跃；急查血常规：WBC $15.19 \times 10^9/L$，N 0.92，Hb 117g/L；尿常规 KET（2+），非结晶磷酸盐（4+）；离子 K^+ 3.37mmol/L；B 超：右侧输尿管上段结石并右肾轻度积液。考虑为"肾绞痛"，先后予山莨菪碱、黄体酮解痉、酮咯酸氨丁三醇注射液止痛，头孢曲松、甲硝唑抗感染，补液补钾，经治疗后症状缓解。当日下午出现高热寒战伴气促、头晕，测体温高达 40.8℃，查体：右肾区叩击痛（+），余未见明显阳性体征；复查血常规：WBC $6.68 \times 10^9/L$，N 0.9，Hb 98g/L；离子：Na^+ 135mmol/L，K^+ 2.72mmol/L；尿常规正常；胸片及尿路平片：左下肺野阴影，考虑炎症，右上腹 $L_{2/3}$ 水平密影，右侧尿路结石待排；予左氧氟沙星（左克）、头孢哌酮-舒巴坦（舒普深）抗感染，退热、补钾补液等对症治疗，汗出后体温可降至正常，但至凌晨 6 时血压多次波动在 $70 \sim 83/50 \sim 56$mmHg，心率波动于 $106 \sim 110$ 次/分，复查血常规：WBC $28.04 \times 10^9/L$，N 0.95，Hb 98g/L。进一步完善相关检查，血气分析（吸氧下）：pHTC 7.426，PCO_2TC 24.7mmHg，PO_2TC 74.2mmHg，BE-7.6mmol/L，$SatO_2$ 96.2%；凝血：PT 16.7s，AT 43.5%，INR 1.45R，FIB 4.31g/L，APTT 36.9s；D-二聚体 658 μg/L；CRP 201.8mg/L；生化：Cl^- 109.4mmol/L，Cr 136μmol/L；降钙素原 32.87ng/ml。全腹 CT 平扫+三维重建：①右肾结石、右侧输尿管上段结石并右肾及右侧输尿管上段轻度扩张、积液；②考虑胆囊泥沙样结石；③双下肺及左上肺下舌段炎症，双下肺含气不全；④双侧胸腔少量积液，右侧为著。入院症见：神清，精神疲倦，气促，恶寒，暂无发热，右侧腰腹部疼痛，呈持续性胀痛，口干，纳眠差，大便尚可，小便欠畅，无肉眼血尿。舌尖红，苔黄微腻，脉数。既往史无特殊。入院查体：T 36.1℃，P 100 次/分，R 27 次/分，BP 78/59mmHg。双肺呼吸音粗，右下肺可闻及湿啰音；右中上腹压痛（+），右侧输尿管行程压痛（+），右肾区叩击痛（+），移动性浊音阴性。

中医诊断：①外感高热（毒热证）；②淋证-石淋（湿热瘀结）。

西医诊断：①脓毒症；②多器官功能障碍综合征（呼吸、肾脏、凝血）；③肺部感染；④泌尿道感染；⑤泌尿系结石。

（二）分析

1. 诊断思路

（1）中医诊断思路：患者急性起病，突发高热，恶寒，气促，故中医诊断为"外感高热"，腰痛伴小便不畅，结合现代医学检查，诊为"石淋"。结合口干，舌尖红，苔黄微腻，脉数，四诊合参，当属于毒热证。

（2）西医诊断思路

1）确定脓毒症诊断：患者高热（40.8℃），气促（R 27 次/分），低血压（78/59mmHg），结合血常规等炎症指标明显升高，同时伴有肾、凝血、呼吸等多器官功能障碍，故脓毒症、MODS 诊断明确。

2）确定感染源：患者既往右肾结石病史，目前高热，伴有右侧腰痛，右侧输尿管行程压痛（+），右肾区叩击痛（+），结合 CT 提示右肾及右输尿管扩张积液，故考虑急性肾盂肾炎可能性大。结合右下肺可闻及湿啰音及胸片显示，同时考虑合并肺部感染。

2. 治疗思路

1）中医治疗思路以"实则泻之"为则，以"清热解毒"，"化石利尿通淋"为法，予清开灵针静脉滴注清热解毒，方选五味消毒饮加减，四黄水蜜腰腹外敷清热活血止痛。经治疗后患者热退，右侧腰腹仍觉隐痛，口干，纳呆，舌淡红，苔白微腻，脉弦。考虑毒热之象渐消，辨证为"脾虚湿热瘀阻"，治以"健脾行气化湿、清热利尿排石"为法拟方。

2）西医治疗思路

抗感染：予亚胺培南-西司他丁钠（泰能）针静脉滴注抗感染；免疫球蛋白静脉滴注增强机体免疫力。

解除尿路梗阻：经尿道膀胱镜下右侧输尿管支架管置入术。

无创呼吸机辅助通气改善氧合。

补液支持，维持水电解质、酸碱平衡。

第二节　急性肾损伤

急性肾损伤（acute kidney injure，AKI）是指多种原因引起突然发生的肾脏功能减退，溶质清除能力及肾小球滤过率急剧下降，导致水电解质和酸碱平衡紊乱及氮质代谢产物在血液蓄积的一组临床综合征。

急性肾损伤的病理表现根据不同病因而异，常见的急性肾小管损伤主要病理表现有两种，分别是急性弥漫性严重肾小管上皮细胞变性和急性肾小管坏死。病理生理学改变主要是肾脏缺血缺氧、肾毒素的中毒性损伤所致血管内皮细胞的损伤，肾小管上皮细胞损伤、凋亡，管腔堵塞，滤过率下降的过程。常见的临床表现为容量超负荷、酸中毒、高钾血症、氮质血症等。

急性肾损伤目前已逐步替代急性肾衰竭的概念。2012 年，改善全球肾脏病预后组织（Kidney Disease：Improving Global Outcomes，KDIGO）在原来 RIFLE 标准及 AKIN 标准的基础上进行修改，发布了急性肾损伤临床实践指南，从血清肌酐和尿量两方面对急性肾损伤做出了定义，是目前应用较为广泛的诊断依据。

本病属于中医学的"癃闭"、"关格"、"水肿"等范畴。

一、病因病理

（一）中医病因病机

1. 病因　中医认为，本病发生多与外感六淫疫毒、饮食不当、意外伤害、失血失液、中毒虫咬、药毒伤肾等因素有关。

2. 病机　本病病位在肾，与肺、脾、三焦、膀胱关系密切，五脏六腑皆可殃及而诸证横生。一般初期多为火热、湿毒、瘀浊之邪壅塞三焦，影响其通调水道的功能，以实热为主；病至后期，以脏腑虚损为主。

（1）六淫疫毒：外感六淫疫毒，邪热炽盛，肺热壅滞，膀胱湿热，邪气入气入血，损伤肾络，气化失司，而见少尿或血尿。

（2）饮食不当：误食毒物，邪毒入里，湿毒中阻，气机升降失常，内犯于肾，经络气血瘀阻，气化不行，而见少尿或尿闭。

（3）意外伤害：急性损伤、外科手术等导致失血失液，阴血亏耗，水无化源；或经络气血瘀阻，气化不行，而致癃闭。

（4）药毒伤肾：各类对肾脏有毒性的中西药物若使用不当，可致火热毒邪内生，灼伤肾络，闭阻水道，或热毒耗液，致精亏血少，肾府空虚，使肾元衰竭而发病。

（5）津亏气脱：各种原因导致大汗、大泻、大失血等，水无化源；或阳气暴脱，肾元衰竭，无以气化而发病。

本病病机是由于六淫疫毒、饮食不节、药物毒物、创伤手术等导致火热、湿毒、瘀浊阻遏气机及水道之通调，久病可因实致虚；也有津亏气脱，肾无化源或肾失气化，由虚致实。病理性质总属本虚标实，虚实夹杂。病机关键在于肾失气化，水湿浊邪不能排出体外。

（二）西医病因病理

1. 病因　急性肾损伤的病因复杂，血液经过肾小球的滤过、肾小管的重吸收及分泌后产生尿液，而尿液需输尿管输送至膀胱储存并排出体外，尿液生成及输送的各个过程中出现的问题都有可能导致肾功能的异常。根据病因可将急性肾损伤分为肾前性、肾性及肾后性。

（1）肾前性：由于肾脏血流灌注不足引起的缺血性功能损害。常见于：

1）循环血容量不足：各种导致循环血容量下降的因素均可影响肾脏的血液灌注。可见于各种原因导致的出血：手术、创伤、胃肠道出血、产后大出血等；体液丢失：胃肠道液体丢失（如剧烈的呕吐、腹泻、胃肠道减压），大量出汗，过度利尿（如大量使用利尿药、醛固酮增多症），皮肤性失液（如烧伤）；全身性血管扩张：如脓毒症、过敏反应等导致血流分布异常，循环血容量相对下降。

2）有效动脉压下降：有效动脉压下降将会影响肾脏血液灌注，肾内血流重新分配。常见病因为：心脏疾患如充血性心力衰竭、心肌病、恶性心律失常、心脏压塞等影响心输出而使有效动脉压下降；肾脏血流动力学改变，包括疾病或药物导致的肾血管收缩（如高钙血症、肝肾综合征、非甾体类消炎药、血管收缩剂等）和出球小动脉扩张（如血管紧张素转化酶抑制剂）。

（2）肾性：见于各种原因导致的肾实质的病变。常见病因有：

1）急性肾小管坏死：是最常见的 AKI 类型，包括肾缺血（如脱水、失血、休克等）或肾中毒（外源性毒物包括微生物及其代谢产物，药物，蛇毒、毒蕈等生物毒素，砷、铅等重金属等；内源性毒物包括溶血、挤压综合征、剧烈运动产生的色毒素及电击伤、高钙血症、高尿酸血症等）。

2）肾脏血管疾病和肾小球疾病：如急性肾小球肾炎、急进性肾炎、肾病综合征、微血管病变、肾静脉血栓或动脉栓塞。

3）急性小管间质疾病：如药物、感染等引起急性间质性肾炎、肾乳头坏死；肾内梗阻：如高钙血症、高尿酸血症、多发骨髓瘤。

4）急性肾皮质坏死：如感染性流产、胎盘早期剥离、败血症等。

（3）肾后性：尿路结石或血块、前列腺疾病和肿瘤等为常见病因。在婴儿中，后尿道瓣膜为常见病因；而在儿童中，慢性的尿道阻塞性疾病将会增加缺血及肾毒性物质诱发 AKI 的风险。

2. 发病机制

（1）发生变性、凋亡、坏死、脱落损伤的肾小管上皮通过释放肿瘤坏死因子-α、单核细胞趋化蛋白-1、白细胞介素-8、白细胞介素-6、白细胞介素-1、转化生长因子-β，活化 T 细胞表达与分泌调节因子分泌的炎症和趋化因子参与炎症细胞的趋化与活化过程，导致炎症反应的放大，加重损伤过程。

（2）肾小管间质的微血管内皮功能及结构受损急性缺血或再灌注、各种毒素及炎症性损伤均会导致。

（3）免疫炎症反应（天然免疫和活动性免疫反应）介导组织损伤如药物引起的急性肾损伤。

3. **病理**　肾脏体积通常增大，切面可见肾皮质增厚，苍白，肾髓质淤血呈红紫色。急性肾小管损伤光镜表现肾小管上皮细胞重度空泡或（和）颗粒变性，细胞变平，管腔扩张；部分肾小管内可见脱落的细胞碎片或颗粒管型堵塞。恢复期可见肾小管上皮细胞再生。电镜下可见损伤肾小管上皮细胞内质网和线粒体肿胀，溶酶体增多及微绒毛脱落。肾小球损伤根据具体病理类型不同表现各异，急性增生性肾小球肾炎主要以肾小球细胞增生和坏死，多核细胞浸润及伴有严重损害的上皮性新月体为主要特征；另外，与 AKI 相关性肾小球病变也包括血栓性微血管病变和单克隆免疫球蛋白沉积病。肾间质病变的病理特征为肾脏间质的细胞浸润（淋巴细胞、单核细胞、嗜酸粒细胞）和水肿（或纤维化），也可见小管炎症及淋巴细胞浸润。

二、临床表现

（一）病史

近期存在呕吐、腹泻、严重烧（烫）伤、手术、创伤、休克、出血等导致的血容量不足；或近期严重感染；或使用了具有肾毒性中西药物、毒物、重金属等；或存在前列腺增生、泌尿系统肿瘤、结石等梗阻的潜在因素。

（二）症状

典型患者临床症状可根据病程分为少尿期、多尿期、恢复期，也有部分患者尿量正常，其余可出现疲倦乏力、恶心纳差、气促、心悸、水肿乃至神经系统、血液系统等各系统临床表现，常无特异性，易与原发疾病临床表现混合存在。

1. **少尿期**　突然出现少尿（24h 尿量<400ml，或每小时尿量<17ml），或无尿（24h 尿量<100ml），同时伴有氮质血症及代谢性酸中毒迅速加重等临床表现。

（1）容量超负荷：表现为稀释性低钠血症、组织水肿、体重增加、高血压、急性心力衰竭和脑水肿等。

（2）高钾血症：出现恶心、呕吐、四肢麻木等感觉异常、心率减慢，严重者出现神经系统症状，如恐惧、烦躁、意识淡漠，直到后期出现窦室或房室传导阻滞、窦性静止、室内传导阻滞甚至心室颤动。

（3）代谢性酸中毒：呼吸加快加深，典型者称为 Kussmaul 呼吸，心率改变（早期增快，后期减慢）、胃肠不适如轻微腹痛、腹泻、呕吐、纳差等。

（4）出血倾向及轻度贫血现象。

（5）氮质血症引起的各系统临床症状（如头痛、嗜睡、意识模糊、不安腿、纳差、恶心呕吐、皮肤瘙痒等）。

少尿期维持时间典型者为 7～14 天，也可短至几天，或长至 4～6 周。

2. **多尿期**　少尿期后尿量可突然或逐日增加，当每天尿量>400ml 时即进入多尿期，多尿期每天尿量可多达 2500～5000ml 或更多，尿比重或渗透压降低，氮质血症和代谢性酸中毒早期继续加重，以后逐渐减轻，同时可伴有脱水、贫血、乏力、纳差、嗜睡、低钾血症、低钠血症等临床表现。

3. **恢复期**　多尿期后尿量逐渐恢复正常（每天尿量 1500～2500ml），肾功能进一步改善，Scr 和 BUN 也恢复到正常。临床常见乏力、尿液清长等临床表现。肾小球滤过功能多在 3～12 个月内恢复；肾小管功能恢复较慢，部分持续 1 年以上，仍可尿比重低、渗透压低；少数严重病例可发生永久性肾损害（慢性肾衰竭）。

（三）体征

1. **心血管系统** 心脏扩大，电解质紊乱，酸中毒等引起各种心律失常。

2. **呼吸系统** 呼吸深快，或伴氨味，肺部啰音。

3. **神经系统** 肌力减低，共济运动失调等。

4. **皮肤检查** 贫血貌，水肿（面目浮肿、甚至全身水肿），皮肤干燥，脱屑，无光泽，有色素沉着，顽固性皮肤瘙痒与尿素及钙盐沉积有关。

5. **泌尿系统** 尿量是否减少，有无肾区叩击痛，肋腰点、肋脊点有无压痛，输尿管行径压痛，膀胱叩诊情况。

（四）辅助检查

1. **血液检查** 血常规可提示轻、中度贫血；血肌酐、尿素氮进行性升高；高血钾，低血钠，低血钙；有不同程度的代谢性酸中毒。早期诊断的指标方面，如中性粒细胞明胶酶相关性脂质运载蛋白（neutrophi1 gelatnase associated lipocalin，NGAL）、肾损伤分子-1（kidney injury molecule-1，KIM-1）、半胱氨酸蛋白酶抑制剂-C（cystatin-C）、白细胞介素-18（interleulin-18，IL-18）、视黄醇结合蛋白、β_2 微球蛋白等，除此之外少量关于富含半胱氨酸蛋白 61（Cyr-61）、钠氢交换子 3（NHE-3）的研究也提示这些生物学标志物对 AKI 早期诊断有一定的参考价值。新的生物学指标可能较血肌酐有更好的敏感性，但是这些标记物多数尚处于评估阶段，未得到广泛临床应用。

2. **尿液检查** 肾前性 AKI 的尿液分析较少见到血细胞及蛋白成分，尿比重增加（＞1.020），尿渗透压＞500mOsm/kg，尿钠＜20mmol/L，肾衰指数［尿钠浓度/（尿/血肌酐）］＜1。肾性 AKI 的尿液外观多浑浊、尿色深，有时呈酱油色；尿蛋白多为（＋）～（＋＋）；尿沉渣见肾小管上皮细胞、上皮细胞管型和颗粒管型及少许红、白细胞；尿比重降低且较固定（1.015 以下）；尿钠含量增高。肾后性 AKI 尿常规多为正常，偶可见少量红细胞或白细胞。应注意尿液指标检查须在输液、使用利尿药、高渗药物前进行，否则会影响结果。

3. **影像学检查** AKI 患者肾脏 B 超检查常难发现异常，但可用于鉴别诊断，排除肾后性及慢性肾脏病等可能。有慢性肾脏疾病病史的患者，多发现双侧肾已缩小。但需注意糖尿病肾病、淀粉样变和多囊肾可并不缩小。尿路梗阻性疾病可见因积液而引起的肾盂、肾盏、输尿管扩张。怀疑尿路梗阻，可选择腹部平片，必要时可做 CT、逆行性或下行性肾盂造影等检查；考虑肾脏血管阻塞性疾病，需行肾血管造影。但应特别注意避免造影剂肾毒性不良反应加重急性肾衰竭。

4. **肾活检** 在排除了肾前性及肾后性因素后，对不明原因的急性肾衰竭都有肾穿刺活检指征。

三、诊断

（一）诊断标准

①48h 内 Scr 上升≥0.3mg/dl（26.5mmol/L）；②确定或推测 7 天内血肌酐增至≥基线水平的 150%；③尿量＜0.5ml/（kg•h）×6h。在单独应用尿量诊断标准时要除外尿路梗阻或其他导致尿量减少的可逆因素。

（二）分级标准

分级标准见表 6-2。

表 6-2　2012 年《KDIGO 急性肾损伤临床实践指南》关于 AKI 的分级诊断标准

分期	Scr 标准	尿量
1 期	基线水平的 1.5～1.9 倍；或 Scr 上升≥26.5μmol/L（0.3mg/dl）	连续 6～12h 尿量＜0.5ml/（kg·h）
2 期	基线水平的 2.0～2.9 倍	连续 12h 尿量＜0.5ml/（kg·h）
3 期	基线水平的 3 倍以上；或 Scr≥353.6μmmol/L（0.4mg/dl）；或开始肾脏替代治疗；或小于 18 岁，估算的 GFR＜35ml/（min·1.73m²）	连续 24h 尿量＜0.3ml/（kg·h）；或连续 12h 以上无尿

四、鉴别诊断

（一）急性尿潴留

凡患者突然出现少尿者，均需与急性尿潴留相鉴别。需注意患者有无尿急、排尿困难的症状或膀胱区胀满、叩诊浊音等体征，必要时完善膀胱 B 超检查，或及时留置尿管导尿；如长期留置尿管者突然出现尿量减少，应检查尿管排除尿管堵塞。

（二）慢性肾衰竭

慢性肾衰竭既往有慢性肾炎、高血压、糖尿病等慢性病史，而急性肾损伤多存在急性的病因，如心力衰竭、休克、感染、梗阻、中毒等；慢性肾衰竭贫血严重，有不同程度的慢性并发症如尿毒症性心肌病、肾性骨病等，急性肾损伤者贫血不严重，全身慢性并发症一般较轻微；还可以通过理化检查进一步鉴别诊断：慢性肾衰竭 B 超多提示双肾缩小、结构紊乱，而急性肾损伤双肾不缩小甚至增大；慢性肾衰竭患者每天血肌酐动态改变幅度不大，而急性肾损伤者发病时血肌酐进行性升高明显，去除诱因、病情改善后血肌酐下降速度也较快。

（三）急性肾损伤的病因鉴别

1. 肾前性 AKI　有导致肾缺血的明显因素（如脱水、失血、休克、心力衰竭等）；患者尿量明显减少（不一定达到少尿），尿比重增高（＞1.018），尿渗透压≥500mOsm/kg，尿钠＜10mmol/L，尿沉渣常无异常；BUN/Scr 不成比例增加，可达 20：1 或更高。在仍不易鉴别患者，可通过补液试验，如果已补足血容量，血压恢复正常，尿量增加，氮质血症改善，则支持肾前性的诊断。如仍无尿，应怀疑病情已发展为急性肾小管坏死。

2. 肾后性 AKI　有导致尿路梗阻的因素如肿瘤、结石、血块阻塞等病史；临床无尿与多尿交替出现，或起病突然无尿；影像学检查见肾盂扩张、肾盂积水，输尿管上端扩张，或膀胱尿潴留。

3. 肾性 AKI　①急性间质性肾炎：常有药物过敏史，如发热、皮疹、关节疼痛，实验室检查有镜下血尿、蛋白尿、尿沉渣染色可见嗜酸性粒细胞，血中嗜酸性粒细胞增加，IgE 增高，停用致敏药物后肾功能可逐渐恢复，临床上激素有效。②肾小球疾病：临床上少尿更突出，尿蛋白严重等；可根据无导致 ATN 的致病因素，而具有的特殊病史、特征性临床表现、化验异常及对药物治疗的反应做出诊断；肾活检可帮助鉴别。

五、治疗

（一）中医治疗

治疗原则：祛邪扶正是治疗急性肾损伤的重要方法。根据急性肾损伤的病机特点，初期主要为火热、湿毒、瘀浊之邪壅滞三焦，水道不利，以实证居多。治疗重在通腑泻实，利湿解毒，活血化瘀，宣通三焦等法；后期兼见正气虚损，宜分气血阴阳及脏腑亏虚而补之。

1. 针灸及其他外治法

（1）针刺法：①伴有休克者针刺人中、合谷、涌泉、足三里；耳针升压点、心、肾、皮质下、内分泌等穴位。②少尿期针刺膀胱俞、中极、阴陵泉；耳针肾、交感、内分泌等穴位；③多尿期针刺肾俞、关元、气海、大椎、三阴交、足三里。耳针肾、膀胱、三焦、内分泌等穴位。

（2）中药结肠透析：①邪实为主者，以生大黄15~20g，枳实20g，芒硝20g，厚朴20g，蒲公英30g，加水500ml浓煎成150ml，调至适温，高位保留灌肠，保留至少30min，每天2次。②阳虚邪实者，以熟附子20g，生大黄15~20g，枳实20g，芒硝20g，厚朴20g，加水500ml浓煎成150ml，调至适温，高位保留灌肠，保留至少30min，每天1次。

2. 辨证方药

（1）少尿期

1）邪毒内侵证

证候 尿量急骤减少，甚至闭塞不通，或发热不退，或神昏嗜睡，恶心呕吐，舌质绛红，舌苔厚腻，脉濡滑或细滑。

治法 通腑泄浊，解毒导滞。

方药 黄连解毒汤。药用：黄连、黄芩、黄柏、栀子等。

若由蛇毒、蜂毒所致者，加白花蛇舌草、半边莲、夏枯草清热解毒。水肿严重者加茯苓皮、泽泻以利水消肿；恶心呕吐者加法半夏、竹茹、陈皮以和胃止呕；大便不通者加川厚朴、大黄以行气通便。中成药可选用清开灵注射液或热毒宁注射液静脉滴注。

2）热毒瘀滞证

证候 尿点滴而出，或尿闭、尿血，或高热，神昏，谵语，吐血，衄血，斑疹紫黑或鲜红，舌质绛紫黯，苔黄焦或芒刺遍起，脉细数。

治法 清热解毒，活血化瘀。

方药 清瘟败毒饮。药用：生地、黄连、黄芩、丹皮、石膏、栀子、甘草、竹叶、玄参、犀角、连翘、芍药、知母、桔梗等。

发热重而风动不止者加紫雪丹口服以清热止痉；神昏者加石菖蒲10g、郁金15g以清热开窍，严重者可加安宫牛黄丸灌服。

中成药可选用血必净注射液静脉滴注。

3）瘀毒内阻证

证候 严重外伤及挤压伤之后出现血尿、尿少、尿闭、瘀斑累累，全身疼痛，舌质瘀紫，苔腻，脉涩。

治法 活血祛瘀，通腑泄毒。

方药 桃红四物汤。药用：当归、熟地、川芎、白芍、桃仁、红花。如伴有恶心呕吐者加法半夏、竹茹、陈皮以和胃止呕；如有活动性出血，上方宜暂去桃仁、红花、川芎等活血动血之品，改为三七、蒲黄、茜根等祛瘀止血之品。

中成药可选用血必净注射液静脉滴注，内服云南白药等。

4）津亏气脱证

证候 大汗大泻，大失血后，血压下降，尿少或无尿，气微欲绝，或喘咳急促，唇黑甲青，汗出肢冷，舌淡或淡白，脉微细欲绝。

治法 益气回阳，养阴固脱。

方药 参附汤合生脉散。药用：熟附子、人参、麦冬、五味子等。

中成药可选用参附注射液及参麦注射液静脉滴注。

（2）多尿期

1）气阴两虚证

证候　全身疲乏，尿多清长，舌红少津，脉细。

治法　益气养阴。

方药　参芪地黄汤。药用：北芪、党参、熟地、山萸肉、山药、丹皮、泽泻、茯苓。

若余邪未尽，湿热留恋，身热苔腻，则须注意清热化湿，选加黄芩、滑石、薏苡仁、白豆蔻、藿香之品。

中成药可选用参麦注射液静脉滴注。

2）肾阴亏损证

证候　腰酸疲乏，尿多不禁，口干欲饮，舌红，苔少，脉细。

治法　滋阴补肾。

方药　二至丸加味。药用：女贞子、墨旱莲等。

尿多不禁者，加五味子、牡蛎、桑螵蛸以固涩缩尿。

中成药可选用金水宝胶囊、百令胶囊或六味地黄丸等。

（二）西医治疗

治疗目标：①积极寻找并消除诱因；②保持有效肾脏灌注；③维持水、电解质、酸碱平衡和内环境的稳定，促进肾脏恢复；④加强营养支持；⑤积极治疗原发疾病，防治并发症。

1.一般治疗　卧床休息、充分补充热量、营养饮食疗法；热量以糖类和脂肪供应为主，配合优质低蛋白饮食。对于高分解代谢或接受血液净化疗法者，蛋白质摄入量可适当放宽。饮食摄入以胃肠道为主，危重患者出现肠功能障碍者则需结合静脉营养。

2.非替代治疗

（1）少尿期的治疗

1）严格控制水、钠摄入量：每天输入量为前1天的尿量加上显性失水量和非显性失水量（约400ml）。发热者，体温每增加1℃应增加入液量100ml。但对于合并肾前性因素者可适当增加补液量。可通过观察患者体重、心率、血压、肺水肿症状体征等综合判断。必要时借助CVP、血管彩超甚至PICCO、漂浮导管等血流动力学监测手段进行精密评估及动态观察。

2）利尿剂与脱水剂

A.呋塞米：为袢利尿剂，并具有轻度血管扩张作用，是AKI治疗中最常用的利尿剂，主要用于治疗少尿期水钠潴留引起的心功能不全。初始剂量为20mg，1h后无效，可静脉注射呋塞米40mg。若尿量仍无增加，可改为呋塞米持续静脉泵入，剂量为2～4mg/min，一般每天总剂量<1g。若无水钠潴留者，不建议常规使用。

B.甘露醇：不仅具有渗透性利尿作用，还具有清除细胞外氧自由基的作用。在挤压综合征引起的AKI中，早期应用甘露醇有治疗作用。其他病因引起的ARF中，甘露醇无治疗作用，甚至加重病情。因此，甘露醇在ARF的救治中不应常规应用。

3）电解质和酸碱平衡的管理：容量过负荷、肺水肿、脑水肿及高钾血症是少尿期死亡的主要原因，所以在此期应积极控制容量负荷，并防止电解质和酸碱平衡失调。

4）控制感染：感染是患者少尿期主要的死亡原因，常见感染部位为肺部、尿路、胆道等，应根据细菌培养和药敏结果，合理选用抗生素治疗，避免肾毒性药物的使用。

5）防治消化道出血：可选择H_2受体拮抗剂或质子泵抑制剂预防严重急性肾衰竭患者的胃肠道出血。

（2）多尿期的治疗：多尿期开始，威胁生命的并发症依然存在。治疗重点仍为维持水、电解质和酸碱平衡，控制氮质血症，治疗原发病和防止各种并发症。部分急性肾小管坏死病例多尿期持续较长，每天尿量多在 4L 以上，补充液体量应逐渐减少（为出量的 1/2～2/3），并尽可能经胃肠道补充，以缩短多尿期。

（3）恢复期的治疗：此期应注意加强营养，增强体质，定期随访检查肾功能，尽量避免一切对肾脏有害的因素。少数转为慢性肾衰竭的患者，应按慢性肾衰竭进行治疗。

3. 肾脏替代治疗（renal replacement therapy，RRT）　包括了所有间断性或连续性地清除溶质、对脏器功能起支持作用的各种血液净化技术，是目前 AKI 的主要治疗手段。其中连续性肾替代治疗（CRRT）包括了所有连续性地清除溶质、对脏器功能起支持作用的各种血液净化技术。

（1）肾替代治疗的时机：近年越来越多的研究提示，早期（I 期或 II 期）开始肾脏替代治疗可改善危重患者的预后，而在III期选择 RRT 则难以改善预后。因此，重症患者如出现对其他治疗效果不满意的代谢性酸中毒、容量超负荷及严重电解质紊乱，均为肾替代治疗的绝对适应证及开始治疗的时机。特别适用于 AKI 伴心衰、脑水肿、高分解代谢、重症胰腺炎、ARDS、MODS 等危重状态者，尤其对于炎症因子的清除是目前研究的热点。

（2）目前临床上可参考以下具体指标作为肾替代治疗时机

1）紧急透析指征：①难治性容量超负荷；②高钾（＞6.5mmmol/L）；③尿毒症症状（心包炎，尿毒症脑病等）；④严重代酸（pH＜7.1）；⑤明确的酒精或药物中毒。

2）一般透析指征：①容量超负荷；②高钾（＞5.8～6.0mmmol/L）；③严重代酸（pH＜7.2）。

KDIGO 指南指出，出现危及生命的电解质、酸碱平衡紊乱及容量超负荷时，应当行紧急肾脏替代治疗。如果没有以上情况，临床医生应根据临床方面可能取得的获益、实验室检查的变化趋势来选择 RRT 的时机，而不是局限于特定的 BUN 或者 Ccr 水平。随机临床对照研究表明，对于无以上适应证的患者进行肾脏替代治疗的疗效尚不确切，甚至有大型的临床研究提示并无获益。

六、中西医临床诊疗思路

（1）本病起病较急，出现严重代酸、肺水肿、高钾血症等时可危及生命，因此，坚持中西医结合，优势互补是治疗的重点。

（2）起病阶段重点在于病因的祛除，西医及早介入，如液体复苏纠正容量不足，抗感染治疗脓毒症，解除肾后性梗阻等因素，有助于病情的尽早控制。

（3）少尿期轻症患者可以中医综合治疗为主，辅以西医病因或对症处理；重症患者必须中西医结合治疗，有指征者尽快进行肾脏替代治疗。如存在严重的水钠潴留或胃肠功能障碍或高钾血症，口服或鼻饲中药不能操之过急，可考虑采用灌肠、贴敷、针刺等外治法综合治疗。

（4）多尿期患者尚未脱离生命危险，必要时仍需维持肾脏替代治疗，在西医综合治疗的基础上，可根据辨证予中医治疗提高疗效。

（5）恢复期西医无确切的治疗方法，以中医辨证治疗为主，促进患者肾功能尽快恢复。

七、预防与调护

（一）预防

（1）生活规律，起居有节，避免劳累。

（2）维持充足的有效血容量，防止肾脏低灌注状态，尤其在高热、呕吐、腹泻等容易失液脱水的状态下。

（3）积极治疗原发病，及早发现有导致急性肾衰竭的危险因素并迅速去除。

（4）避免滥用药物，尤其是有肾毒性的非甾体类消炎止痛药、抗生素、造影剂等。

（5）药源性 AKI 的预防：用药前详细询问病史及药物过敏史；严格掌握肾毒性药物的使用；避免合用肾毒性药物；肿瘤化疗前应预先服用别嘌醇，化疗前及化疗期间应补足液体；使用在尿中形成结晶的药物宜同时碱化尿液及水化；使用对比剂的造影剂诱导的急性肾损伤（CI-AKI）高危患者应用等张氯化钠或碳酸氢钠注射液静脉途径扩容，而不是非静脉途径扩容。

（6）小儿、老年人及原有肾病患者更易发生 AKI，应积极治疗基础病。

（二）调护

1. 液体管理　首先对患者进行状态的评估，每天应监测体重和中心静脉压（CVP），以确定患者是血容量减少或液体超负荷；其次尿量的准确测量也是必不可少的，以防止体液过多或脱水。大多数患者的尿量应等于前 1 天输入的液体量，再加上额外的 500ml。呋塞米剂量每天可使用数百毫克，没有证据表明，使用利尿剂能够降低死亡率、降低费用和缩短住院的时间或增加肾功能的恢复。

（1）少尿期的液体管理：少尿期保持液体平衡一般采用"量出为入"的原则，每天进水量为前 1 天液体总排出量加 500ml；早期应严格限制水、钠、钾和蛋白质。准确记录 24h 出入液量，口服和静脉进入的液量要逐项记录，尿量和异常丢失量如呕吐物、胃肠引流液、腹泻时粪便内水分等都需要准确测量，每天定时测体重在检查有无水肿加重，但必须注意有无血容量不足因素，以免过分限制补液量而加重缺血性肾损害，使少尿期延长。

（2）多尿期的液体管理：多尿期开始时威胁生命的并发症依然存在，重点仍为维持水电解质和酸碱平衡、控制氮质血症、治疗原发病和防止各种并发症。部分急性肾小管坏死病例多尿期持续较长，每天尿量多在 4L 以上，补充液体量应逐渐减少（比出量少 500～1000ml），并尽可能经胃肠道补充以缩短多尿期。

2. 代谢性酸中毒管理　应经常监测动脉血气、患者的氧饱和度与脉搏血氧饱和度，并通过面罩或鼻导管使用氧疗，有时要机械通气。应评估患者是否有肺窘迫的症状和体征。护理人员必须为卧床患者进行拍背，帮助排痰，危重或无力咳痰者，应给予气道吸痰，增加患者的肺活量，如果可以，动员患者下床活动。

3. 电解质管理　每天必须监测患者的电解质，包括钠和钾的水平。高钾血症的早期识别和管理是至关重要的，应限制食物及药品中钾的摄入，彻底清创，防止感染。

4. 营养管理　通过充分的营养评估，对不同患者制订针对性的营养治疗方案，避免进一步加重肾脏损害，将有助于改善急性肾损伤患者的预后。总的饮食摄入原则为食物清淡易消化，含充分的维生素、足够的碳水化合物（每天最少摄入碳水化合物 100g），优质低蛋白，并应根据患者胃肠功能，循序渐进，不能操之过急。高血钾时应严格限制食物中钾的摄入量如瘦牛肉、橘子、香蕉、炒花生、海带、紫菜、土豆、豆类制品等含钾量高的食物。可作食疗用的中药有：粳米、藕粉、红萝卜、鲜白茅根、马蹄、竹蔗等。少尿期应严格控制水钠摄入量，以"量出为入"为主要原则。进入多尿期后，随着尿量的增加，逐渐增加饮食摄入量，包括逐日增加蛋白质摄入、钠盐摄入、含钾食物摄入。

5. 个人护理　加强口腔护理，保持口腔清洁、舒适，以促进食欲，防止发生感染。其次，还要对患者进行皮肤的清洁和监测及压力区的定期护理，保持床单平整、干燥、柔软而又舒适，防止压疮的发生。另外还多应注意休息。

古医籍精选

《景岳全书·癃闭》载："小水不通是癃闭，此最危急症也"。

《证治汇补·癃闭附关格》有："既关且格，必小便不通……最为危候"。

《伤寒论·平脉法第二》指出："关则不得小便，格则吐逆。"

《伤寒论·辨阳明病脉证并治》云："阳明病，胁下硬满，不大便而呕，舌上苔者，可与小柴胡汤，上焦得通，津液得下，胃气因和，身濈然汗出而解也。"

《伤寒直解》云："不大便者，下焦不通，津液不得下也。呕者，中焦不治，胃气不和也。舌上白苔者，上焦不通，火郁于上也。可与小柴胡汤，调和三焦之气。上焦得通而白苔去，津液得下而大便利，胃气因和而呕止。三焦通畅，气机旋转，身濈然汗出而解也"。

病案分析

（一）病案摘要

何某，女，80岁，于2012年12月26日来诊。主诉：纳差、乏力10余天，加重伴呕吐1天。症状：患者长期居住老人院。10余天前无明显诱因下出现呕吐，非喷射状，伴纳差、乏力，腹泻无腹痛（粪便次数及具体性状不详），在老人院给予庆大霉素抗感染及支持治疗，患者呕吐腹泻消除，但纳差乏力未见好转，每天进食不足一碗粥。今日患者再次出现呕吐、大便稀烂，遂来诊。来诊时患者神志清醒，精神烦躁，形体消瘦，皮肤枯槁，时有呕吐，纳差，乏力，口干，无腹痛，无咳嗽咳痰，无发热恶寒，无腰酸腰痛，小便量可，大便稀烂色黄，今天解3次。舌质淡暗，舌苔白稍腻，脉弦细滑。既往史：高血压病史多年，收缩压最高达198mmHg，平素服用拜新同，血压控制情况不详。查体：T 36.6℃，P 72次/分，R 13次/分，BP 161/81mmHg。神志清醒，精神烦躁，发育正常，营养欠佳，形体消瘦，脱水貌，腹平软，全腹无压痛及反跳痛，肝脾肋下未及，肝颈静脉回流征（－），双肾区无叩痛，肠鸣音正常。检查：血气分析：pH 7.391，PO_2 103mmHg，PCO_2TC 24.7mmHg，BE －9.3mmol/L；血常规 WBC $9.3×10^9$/L，N 0.89，Hb 125g/L，PLT $426×10^9$/L；生化 Ur 30.73mmol/L，Cr 789μmol/L，TCO_2 17.3mmol/L，GLU 4.68mmol/L，K^+ 2.62mmol/L，Na^+ 144mmol/L，Cl^- 95.7mmol/L；尿常规：白细胞（1+），潜血（1+），白细胞计数106个/μl，红细胞计数12个/μl；尿钠浓度46mmol/L，尿渗透压203mOsm/kg；PTH 6.6pg/ml；B超：肝胆脾胰、双肾未见异常。

中医诊断：肾衰病（气阴两虚，湿浊瘀阻）。

西医诊断：①急性肾损伤？②电解质代谢紊乱；③急性肠炎；④高血压（3级，极高危组）。

（二）分析

1. 诊断思路

（1）中医诊断思路：患者纳差、消瘦、口干、乏力、腹泻，舌质淡暗，舌苔白稍腻，脉弦细滑，结合现代医学实验室检查结果，符合"肾衰病"诊断。综合分析，四诊合参，辨证为气阴两虚，湿浊瘀阻。

（2）西医诊断思路

1）确定肾损伤诊断：患者肌酐水平明显升高，同时伴有纳差、疲倦、代谢性酸中毒等表现，肾损伤诊断明确。

2）确定肾损伤的急性与慢性，病因诊断：起病较急，无贫血，B超检查双肾大小形态正常，应考虑为急性肾损伤。病因方面，B超未发现梗阻性肾病，可排除肾后性因素；患者高龄，10余天前开始出现呕吐、腹泻、纳差，存在容量不足、肾灌注不足的肾前性因素；又有近期使用氨基糖苷类抗生素（庆大霉素）史，同时存在肾性因素。

2. 治疗思路

（1）中医治疗思路：上下交损，当治其中。辨证以益气养阴、祛湿化浊、和胃止呕为法，方用香砂六君汤合参苓白术散加减：木香10g（后下），春砂仁10g（后下），太子参15g，茯苓15g，山药15g，石斛15g，玉竹15g，莲子15g，竹茹15g，苏夏15g，葛根15g，甘草5g。

水煎服，每天 1 剂。

（2）西医治疗思路

1）补液扩容、纠正酸碱失衡和水电解质紊乱。能量支持及补液扩容，尽快纠正肾前性因素。予以碳酸氢钠纠正酸中毒，予补钾、补钙对症处理。

2）避免肾毒性药物使用。

3）考虑患者尿量可（每天尿量 1200～1600ml），无顽固性高钾、无少尿、无心力衰竭等情况，肌酐水平较前下降，可暂予保守治疗，如出现严重代酸、高钾、肺水肿等，则需及时行肾脏替代治疗。

（李　芳　刘壮竹）

第七章 血液系统急症

第一节 急性溶血性贫血

急性溶血性贫血（acute hemolytic snemia）是由于各种原因在短时间内引起体内红细胞破坏加速，超过骨髓造血潜能时，临床上出现不同程度的贫血，严重者出现严重缺氧、肾衰竭甚至死亡。溶血性贫血有时虽有红细胞破坏，但骨髓造血尚可代偿而无贫血者，称为溶血状态。在某些因素与作用下发生的急性溶血过程，除全血外，网织红细胞减少，骨髓造血发生暂时停滞，严重时则称为急性溶血危象。当破坏的速度超过骨髓的代偿功能时才会发病。由于各种原因使红细胞寿命缩短，过早、过多地破坏（溶血），血循环中红细胞数减少，骨髓加速红细胞的生成与释放。若红细胞被破坏的速度超过骨髓红系统造血代偿性增生的能力，遂发生溶血性贫血。

本病属于中医学"血证"、"虚劳"、"黄疸"、"积聚"等病证范畴。

一、病因病理

（一）中医病因病机

1. 病因 中医认为溶血性贫血的病因为先天不足、外感时邪、饮食所伤、病后续发等。

2. 病机 本病多因湿热内蕴，或热扰营血，湿热毒邪相搏结，肝失疏泄，胆汁外溢。或热毒内蕴化火，浸入血分，耗伤营血。主要病机为湿毒化火，损伤营血，或湿热蕴蒸、气血亏虚，为本虚标实之证。

（1）先天因素：肾主骨生髓，为先天之本。先天禀赋不足，肾虚精髓空虚，则血亦化生不足而见血虚诸症，且易感受外邪而致病。

（2）外感时邪：素体亏虚，感受湿热邪毒，熏蒸肝胆，胆汁不循常道而外溢故见黄疸诸症；或热毒内蕴化火，侵入血分，耗伤营血，导致贫血。

（3）饮食所伤：饮食失调，长期嗜酒无度，或过食肥甘厚腻，或饮食不洁如食蚕豆或服某些药物后损伤脾胃，失于运化，湿热内生，郁久化热而导致湿热蕴结中焦，伤及营血而致病。

（4）病后续发：胁痛、积聚或其他疾病之后，瘀血阻滞，湿热残留，日久肝脾肾损伤，湿热瘀阻，外邪引发而致发病。其病位主要在脾、肾、肝。

（二）西医病因病理

1. 病因 遗传性球性红细胞增多症并诱发感染等诱因；柏氨喹啉型药物型溶血；蚕豆病；免疫性溶血性贫血；血型不合输血等。

2. 发病机制

（1）红细胞膜的异常：溶血性贫血很多是由于红细胞膜的缺陷所致。

（2）血红蛋白的异常：由于血红蛋白分子结构的异常，使分子间易发生聚集或形成结晶，导致红细胞硬度增加，无法通过直径比其小的微循环而被单核-巨噬细胞系统所吞噬。不稳定血红蛋白病和磷酸戊糖旁路酶缺陷等，由于氧化作用破坏血红蛋白，导致海因小体形成。这种含有坚硬珠蛋白变性小体的红细胞，极易被脾索阻滞而清除。

（3）机械因素：如病理性瓣膜、人工瓣膜等对红细胞的机械性损伤。弥散性血管内凝血时纤维蛋白条索在微血管内形成，当循环的红细胞被黏附到网状结构的纤维蛋白条索上后，由于血流不断冲击，引起破裂。如红细胞强行通过纤维蛋白条索间网孔时，可受到机械性损伤而溶血，临床称为微血管病性贫血。

二、临床表现

（一）病史

除询问发病缓急、主要症状及病情进程外还应着重询问以下各项：

1. **地区性** 强调家庭籍贯，如地中海贫血多见于广东及浙江等沿海地区。
2. **家族史** 近亲中如有贫血、黄疸、脾肿大者，则有先天性溶血性贫血可能。
3. **药物接触史** 药物可诱发免疫性溶血性贫血，氧化性药物可使不稳定血红蛋白病及 G-6-PD 缺乏症发生溶血。
4. **引起溶血性贫血的原发病史** 如淋巴瘤可伴有免疫性溶血性贫血。
5. **诱发因素** 如过劳、寒冷刺激及服蚕豆等。

（二）症状

急性溶血性贫血起病急骤，可突发寒战、高热、面色苍白、腰酸背痛、气促、乏力、烦躁，亦可出现恶心、呕吐、腹痛等胃肠道症状。这是由于红细胞大量破坏，其分解产物对机体的毒性作用所致。

（三）体征

游离血红蛋白在血浆内浓度越过 130mg 时，即由尿液排出，出现血红蛋白尿，尿色如浓红茶或酱油样，12h 后可出现黄疸。溶血产物损害肾小管细胞，引起坏死和血红蛋白沉积于肾小管，以及周围循环衰竭等因素，可致急性肾衰竭。由于贫血，缺氧，严重者可发生神志淡漠或昏迷、休克和心功能不全。

（四）辅助检查

确定是否为溶血性贫血，可根据红细胞破坏增加和骨髓代偿功能增强而确定。

1. **红细胞破坏增加的证据** 如红细胞计数下降、血清间接胆红素增多、尿内尿胆原的排泄量增多、血浆结合珠蛋白明显减少或消失、血浆游离血红蛋白浓度增高、尿内出现血红蛋白（急性溶血）或含铁血黄素（慢性溶血）、红细胞生存时间缩短等。
2. **骨髓代偿性增生的证据** 网织红细胞增多、末梢血中出现有核红细胞、骨髓内幼红细胞增生明显增多，粒红比例下降或倒置等。

（五）常见危重并发症

溶血常见危重并发症主要有肾衰竭、休克、心力衰竭等。

三、诊断

急性溶血性贫血的诊断可分成两步：①首先明确有无溶血，应寻找红细胞破坏增加的证据；②查明溶血的原因，则须经过病史、症状、体征及实验室等资料的综合分析来作判断。

四、鉴别诊断

贫血伴有骨髓红系造血旺盛和网织红细胞增生或贫血伴有黄疸的疾病可与溶血性贫血混淆。

五、治疗

（一）中医治疗

治疗原则：祛邪为主，结合虚实夹杂分期而治。治疗上：急性期重在祛邪，清利湿热；慢性期补虚为主，健脾补肾，培补气血生化之源；虚实夹杂者宜祛邪与补虚并施。

1. 针灸及其他外治法

（1）针刺法：针刺胆俞、肝俞、阴陵泉、太冲、内庭。阳黄者用泻法。每天 1 次，留针 30min，10 次为 1 个疗程。阴黄者平补平泻，留针 30min，10 次为 1 个疗程。

（2）艾灸法：阴黄者灸脾俞、胃俞、至阳、足三里、三阴交。每天灸 1～2 次，每穴灸 3～5 壮，或隔天 1 次。

（3）耳针疗法：溶血性贫血还可用耳针疗法，选取胆、肝、脾、胃、耳中耳、耳迷根等穴疏肝利胆、健脾和胃。每次取 2～3 穴，中等刺激平补平泻，每天 1 次，10 次为 1 个疗程。

2. 辨证方药

（1）气营两燔证：此为危急重症，病死率高。

证候 壮热、烦渴、神志昏迷、斑疹隐约可见，舌绛苔黄燥等。或斑疹较多，有吐血、衄血、便血，抽搐等血分症状。

治法 清气凉营为主。

方药 竹叶石膏汤合清营汤或清气凉营方。药用：竹叶、石膏、半夏、麦冬、人参、粳米、甘草、犀角（水牛角代）、生地黄、元参、丹参、黄连、金银花、连翘等。

若胃阴不足，胃火上逆，口舌糜烂，舌红而干，可加石斛、天花粉等以清热养阴生津；胃火炽盛，消谷善饥，舌红脉数者，可加知母、天花粉以增强清热生津之效；气分热犹盛，可加知母，增强清热之力。

中成药可加用清开灵注射液、醒脑静注射液、安宫牛黄丸。血虚者可加益血生胶囊。出血较重者可加用口服药物云南白药及三七片。

（2）湿热蕴蒸证

证候 身目俱黄，黄色鲜明，发热口渴，纳呆厌油，恶心呕吐，胁痛腹胀，大便秘结，小便黄赤，肝脾肿大，触痛明显。舌红，苔黄腻，脉弦数。

治法 清热利湿，益气和胃为主。

治法 茵陈五苓散。药用：赤茯苓、泽泻、猪苓、肉桂、白术（炒）等。

中成药可加用清开灵注射液、茵栀黄注射液。

本病多起病急，病情重，变化快，常以黄疸、虚劳或积证为证候特点，可出现心悸喘脱、厥脱、关格、闭窍、动风等变证。

（二）西医治疗

治疗目标：迅速控制溶血；尽早防治溶血并发症，包括抗休克，抗心力衰竭，保护肾功能，及时补液输血以改善贫血，防止重要器官受损，降低胆红素，预防核黄疸。

1. 病因治疗 应尽快去除诱因，如溶血性输血反应应立即停止输血；寒冷型抗体自身免疫性溶血性贫血，应注意防寒保暖，特别是保持四肢温暖；蚕豆病患者应避免食用蚕豆和具氧化性质的药物；药物所致的溶血性贫血应立即停药等；感染本身可引起溶血也可使原有溶血性疾患发生急性溶血危象，应注意防治感染；继发于其他疾病的免疫性溶血应积极治疗原发病。

2. 药物治疗

（1）糖皮质激素和其他免疫抑制剂：用肾上腺皮质激素抑制免疫反应，对免疫性溶血性疾患有效。激素对于其他类型溶血性疾患常无效，应避免滥用。治疗自体免疫溶血性贫血、新生儿同种免疫溶血病、阵发性睡眠性血红蛋白尿等，每天泼尼松 1～1.5mg/kg，或甲泼尼龙 1mg/（kg·d），或地塞米松 10mg（首日），后逐渐减量，如自体免疫溶血性贫血可用环磷酰胺、硫唑嘌呤或达那唑（danazol），必要时可选用立妥昔单抗等。

（2）输血：贫血明显时，输血可改善贫血症状，但在某些溶血情况下，也具有一定的危险性，如给自体免疫性溶血性贫血患者输血可发生溶血反应，给阵发性睡眠性血红蛋白血症（PNH）患者输血也可诱发溶血，大量输血还可抑制骨髓自身的造血功能，所以应尽量少输血。有输血必要者，最好只输红细胞或用生理盐水洗涤 3 次后的红细胞。

（3）雄性激素或蛋白合成激素能刺激骨髓造血，增加代偿功能，但作用也有限。

六、中西医临床诊疗思路

（1）尽管溶血性贫血临床疾病类型繁多，但主要表现是一致的，如黄疸、贫血、腰痛、尿色深黄等，这些症状无特异性，仅仅能提供诊断的线索，而不能确定疾病的分类和引起溶血的原因。如何进行诊断、分类及确定溶血的原因，对于选择治疗方法、评估疾病预后及疗效评定有着十分重要的意义。若仅仅依据中医临床证候来诊断溶血性贫血是远远不够的，必需结合西医的血常规、骨髓象、各特异性的溶血实验进行分析诊断与鉴别诊断，以免延误诊疗、耽误病情。在临床上，应首先从现代医学的角度采取各种微观实验项目明确诊断和分类，在此基础上，再探索如何与中医宏观证候结合，以深入全面判断溶血性贫血的病情及机体体质状况，辨证分型论治，以提高治疗效果。

（2）急性溶血性贫血发作以西医控制为主，尤其是血管内溶血者，病情严重，处理不当，往往会造成肾功能损害，重者出现肾衰竭。此时宜采取糖皮质激素、丙种球蛋白、洗涤红细胞输注、祛除诱因、碱化尿液的措施救治，有明显优势，可迅速控制溶血纠正机体贫血和缺氧状态，加速溶血成分的排泄，防止出现肾衰竭。中医可予清热利湿、凉营解毒辅助治疗，控制溶血以减少糖皮质激素和输血。

（3）对于贫血情况严重的患者，要考虑到"有形之血难以速生，无形之气所当急固"，在使用大量的补血药物的时候，也应该注意补气药物的使用。同时，在输血方面，应严格把握输血的适应证，防止无效输血。

七、预防与调护

（一）预防

（1）对于有接触或服用药物诱发溶血的患者应注意避免接触及服用相关药物，避免诱发因素；同时注意一些遗传性疾病的筛查。

（2）注意避免风寒，尽量减少伤风感冒。对抗生素和抗癌类药物的使用，要抱谨慎的态度，因为有一部分患者由于服用了这些药物而发病，故在治疗过程中应该定期检测血常规，如有异常立即停用，即时治疗。

（3）生活要有规律，积极锻炼身体，保持心情舒畅，避免精神刺激。

（二）调护

（1）急性期护理：溶血性贫血患者入院时，一般病情危急，要密切观察患者贫血进展程度、皮肤黏膜的黄染程度、尿色、尿量和生命体征的变化。耐心倾听患者的主诉，发现患者出现头痛、恶心、呕吐、腹痛、腹泻、寒战、高热等表现，及时处理。

（2）严密监测肾功能，给予留置导尿，观察尿量、颜色、性质的变化。注意预防泌尿系感染。准确及时记录24h出入量，保持液体进出总量平衡。

（3）恢复期护理：①心理护理：急性溶血性贫血患者发病急，病情严重，因此患者精神紧张，心理负担重，应及时了解患者的心理情感反应，并给予精神上的鼓励和安慰；向患者介绍本病有关知识，消除患者紧张、恐惧心理，使患者能积极配合治疗及护理。②健康宣教：患者经过合理治疗和科学护理后病情得到控制和好转，应将疾病知识向患者说明解释，如指导蚕豆病患者不食蚕豆及其制品、避免感染及使用氧化性药物，对免疫性因素导致溶血者应加强锻炼，改善体质，定期检查血红蛋白，以减少本病的发生。

古医籍精选

《卫生宝鉴》载一医案："元气正卿，壬寅二月间，因官事劳役，饮食不节，心火乘脾，脾气虚弱，又以恚怒，气逆伤肝，心下痞满，四肢困倦，身体麻木；次传身目俱黄，微见青色，颜黑，心神烦乱，怔忡不安，兀兀欲吐，口生恶味，饮食迟化，小便癃闭而赤黑；辰巳间发热，日暮则止；至四月尤盛……。"

《医学纲目》记载一个医案："一妇人年六十岁，病振寒战……身热又欲近火……脐下恶寒……浑身黄及睛黄……溺黄赤而黑又频数……病来身重如山，便著床枕。"

《景岳全书》："全非湿热，而总由气血之败。盖气不生血，所以血败；血不华色，所以色败；凡病黄疸而绝无阳证阳脉者，便是阴黄。"

《诸病源候论》："小儿在胎，启幕脏器有热，熏蒸于胎，至生下小儿体皆黄，谓之胎疸也。"

《秘传证治要诀及类方》载："诸失血后，多会面黄。盖血为荣，面色红润者，血荣之也，血去则面色萎黄。……亦有遍身黄者，但黄不及耳目。"

病案分析

（一）病案摘要

患者，女，23岁，因"孕1产0孕38+3周头盆不称"，于2015年6月21日在我院行剖宫产术，手术顺利，历时40min，术中出血400ml。术后生命体征平稳，留置尿管通畅，尿色清。当天17时左右给庆大霉素24万U加入5%葡萄糖500ml中静脉滴注，输液中及输液后无不良反应。夜间尿管自行脱出后自解小便两次，未注意颜色。22日10点左右自觉全身难受，呕吐，大汗淋漓，小便为浓茶色，查：T 38.8℃，R 25次/分，HR 96次/分，BP 80/50mmHg，全身皮肤、巩膜轻度黄染，双肺听诊无杂音，子宫收缩佳，阴道流血少。舌红，苔黄微腻，脉弦滑。复查血常规：Hb 60g/L，WBC $12.8×10^9$/L，网织红细胞0.05。B超无异常，考虑溶血性贫血可能，即急查肝功能、肾功能，并留置尿管，吸氧，静脉滴注地塞米松20mg、维生素K_1 15mg，输全血600ml等处理后，体温开始下降，BP 110/80mmHg。12时，患者病情进行性加重，精神极差，自觉头昏、气急、心慌，皮肤、巩膜重度黄染，尿呈酱油色，舌红苔黄腻，脉弦滑。血常规及肝肾功能复查回报：Hb 40g/L，白蛋白33.38g/L，总胆红素74.17μmol/L，直接胆红素14.6μmol/L，谷草转氨酶100U/L，尿胆素（－），隐血阳性。

中医诊断：黄疸（湿热内阻）。

西医诊断：急性溶血性贫血。

（二）分析

1. 诊断思路

（1）中医诊断思路：患者因使用药物后出现全身皮肤、巩膜重度黄染，症见：精神极差，自觉头昏、气急、心慌，皮肤、巩膜重度黄染，尿呈酱油色，舌红苔黄腻，脉弦滑。故中医诊断为"黄疸"。综合分析，四诊合参，当属湿热内阻之证。

（2）西医诊断思路

1）确定急性溶血性贫血的诊断：使用庆大霉素之后，全身难受，呕吐，大汗淋漓，小便浓茶色，且病情进行性加重，精神极差，头昏、气急、心慌，尿呈酱油色。查体：T 38.8℃，皮肤、巩膜重度黄染。检查：WBC 12.8×10^9/L，网织红细胞由 0.01 升至 0.05，Hb 40g/L，白蛋白（A）33.38g/L，总胆红素 74.17μmol/L，直接胆红素 14.6μmol/L，谷草转氨酶 100U/L，尿胆素（-），隐血阳性。根据临床表现及各项检查结果可明确诊断为急性溶血性贫血。

2）明确急性溶血性贫血的病因：患者无黄疸及尿血史，在使用庆大霉素后，出现急性溶血性贫血，当停用庆大霉素，并用脱敏、输血等治疗而愈，故可确诊为庆大霉素引起的急性药物性免疫性溶血性贫血。

2. 治疗思路

（1）中医治疗思路：中医当以"急则治其标"为治则，以清热利湿为法。中医可辅以苦参注射液或茵栀黄注射液以利湿退黄。中医辨证治疗选方当以茵陈蒿汤加减。可配合针刺中脘、阳陵泉、合谷、内庭、期门、太冲。

（2）西医治疗思路：结合患者临床表现及各项检查结果，患者确诊为急性药物性免疫性溶血性贫血，其治疗主要为以下几个方面：

1）停止使用庆大霉素。

2）一般治疗：卧床休息，监测心电、血压，记 24h 尿量，复查血常规、肝功能、肾功能。

3）吸氧：保证患者血氧饱和度在 95%～98%。

4）抗过敏治疗：予以钙剂如葡萄糖酸钙 20mg 静脉注射或静脉滴注以抗过敏，以及使用抗组胺药物治疗。

5）肾上腺糖皮质激素：用肾上腺皮质激素抑制免疫反应，对免疫性溶血性疾患有效。予以静脉滴注地塞米松 20mg，或每天泼尼松 40～60mg，分次口服，或氢化考的松每天 200～300mg 静脉滴注。

6）输血：患者贫血明显，输血是主要疗法之一，可改善患者贫血症状。根据患者病情，予以输血治疗。

7）对症支持治疗：患者有出血时，可予以维生素 K_1 静脉滴注，根据病情使用能量合剂、白蛋白及维生素等。

第二节　急性出血性疾病

急性出血性疾病（acute hemorrhagic disease）是一组由于毛细血管壁缺陷或损伤，血小板质或量异常，凝血因子缺陷等原因，引起的自发性或血管损伤后出血不止为特征的急性病症。其表现为自发性出血，创伤后持续出血，出血程度和创伤不平行。由于止血是一个复杂的概念，急诊出血的患者更易造成诊断上的疏忽或延误。

出血性疾病是急性出血性疾病，属于祖国医学的"血证"范畴。

一、病因病理

（一）中医病因病机

1. 病因　中医认为急性出血性疾病主要原因为热甚迫血、阴虚火旺、气不摄血及瘀血阻滞等。

2. 病机　本病有虚实之分，热甚迫血为实，阴虚火旺、气不摄血为虚。若久病不愈，而致瘀血阻滞者，可表现为虚实夹杂。病因有热、虚、瘀之不同，病位在血脉及骨髓，与心、肝、脾、肾关系密切。

（1）热甚迫血：外感风热燥邪，深入血分，伤及脉络；或因阴阳失衡，阳气内盛，内热蕴生，热甚迫血；或阳气内盛，复因感受时邪，饮食内伤，脏腑功能失调，蕴生内热；或七情所伤，情志郁结，气郁化火，火盛迫血，溢于脉外。

（2）阴虚火旺：久病或热病之后，耗伤津液；或忧思劳倦，暗耗心血，阴液耗损；或饮食不节，胃中积热伤阴，致胃阴不足；或恣情纵欲，耗损肾阴，阴液不足，虚火内炽，灼伤血脉，迫血妄行而致出血。

（3）气不摄血：先天禀赋不足，后天调养失宜，肾气不足，累及精髓。脾气虚，气血生化乏源；或因病久不复，精血亏损；或反复出血，气随血夺，致气虚不能统摄血液而致出血。

（4）瘀血阻滞：久病入络，或离经之血不能排出体外，留积体内，蓄积成瘀血。瘀血阻滞，血行不畅，致血不循经，溢于脉外而为出血。

本病发病急骤，若未能及时救治，可迅速出现气随血脱、阴阳离决的危重变证。

（二）西医病因病理

1. 病因　现代医学认为各种急性出血性疾病多是外伤、血小板障碍、凝血功能紊乱等引起的。由于各种先天遗传、后天获得性疾病使机体内血管内皮细胞受到损伤或激活，血管内膜凝血/抗凝平衡打破；血小板的异常（量、质）黏附或聚集，凝血系统中凝血因子异常缺乏，促凝机制缺陷和纤溶系统过度激活，导致人体止血机制障碍而出现急性出血。根据发病环节，急性出血性疾病的病因可分以下几类：

（1）血管因素所致出血性疾病：先天性或遗传性血管壁或结缔组织结构异常引起的出血性疾病，如遗传性毛细血管扩张症；获得性血管壁结构受损，又称血管性紫癜，可由如免疫、感染、化学、代谢、机械等因素引起。

（2）血小板因素所致出血性疾病：血小板量异常、血小板功能缺陷。

（3）凝血因子异常所致出血性疾病：包括遗传性凝血因子异常、获得性凝血因子减少。

（4）纤维蛋白溶解过度所致出血性疾病：①原发性纤维蛋白溶解；②继发性纤维蛋白溶解。

（5）循环抗凝物质所致出血性疾病：大多为获得性，如抗凝血因子Ⅷ、抗凝血因子Ⅸ；肝素样抗凝物质、狼疮抗凝物质。以上因素以再生障碍性贫血、肿瘤（包括白血病等血液系统疾病）、感染、弥散性血管内凝血（DIC）、流行性出血热、过敏性紫癜、血小板减少性紫癜为常见。

2. 发病机制　本病多由先天性或获得性因素导致血管壁损伤，或血小板数、量和功能异常，或凝血功能障碍，这三方面病理变化单独或同时存在，引起皮肤、黏膜、内脏及组织自发性或轻微损伤后出血不止。

二、临床表现

（一）病史

了解患者的出血特征、出血诱因、基础疾病及家族史和其他一般状况。

（二）体征

1. 出血体征 典型表现为皮肤及黏膜瘀点、瘀斑、肌衄、齿衄，口腔黏膜及眼结膜下出血，咯血，消化道出血，泌尿道出血等，或因颅内出血而危及生命。

（1）皮肤黏膜出血：最常见，多发生于轻伤之后，出现顽固的持续性渗血，可长达数日或数周之久，如鼻衄及拔牙后出血。

（2）肌肉出血：皮下及肌肉出血，可形成血肿，多于外伤后数日始形成。时间久者血肿周围可形成伪包膜，称血友病性血囊肿，压迫和破坏周围组织。

（3）关节出血：多见于血友病，各关节均可累及，依次为膝、踝、髋、肘、腕、肩及手指小关节，先有疼痛和压痛，继之肿胀。轻者无后遗症，重者关节强直及畸形，相应部位肌肉萎缩。

（4）内脏出血：消化道出血亦较常见，颅内出血发生率为 2.5%～7.8%，死亡率高，一般在硬膜外出血或蛛网膜下腔出血。

2. 相关疾病体征 贫血、肝脾肿大、黄疸、蜘蛛痣、腹水、水肿等，以及关节畸形、皮肤异常扩张的毛细血管团等。

3. 一般体征 如心率、呼吸、血压、末梢循环状况等。

（三）辅助检查

1. 初筛试验及特殊试验选择 包括凝血酶原时间（PT），活化的部分凝血酶时间（APTT），血小板计数及出血时间（BT）。初筛试验仅能帮助确定出血性疾病是属于血小板数量或功能异常，或是内源性或外源性凝血机制障碍。

2. 血小板功能检查 包括：①血小板聚集功能测定。血小板聚集功能异常见于遗传性血小板贮存池释放障碍和尿毒症、血管性血友病、巨血小板综合征及摄入阿司匹林患者。②特殊的血小板膜糖蛋白分析。血小板无力症存在血小板膜 GPⅡb/Ⅲa 缺乏或异常，巨血小板综合征存在血小板膜 GPⅠb/Ⅸ/Ⅴ 量或质的异常。

3. 凝血因子缺乏的特殊试验 可采用凝血活酶生成及纠正试验（Bigg TGT）排除有无 FⅧ、FⅨ、FⅪ缺乏。

4. 凝血因子抑制物分析 凝血因子抑制物包括 FⅧ抑制物和抗磷脂抗体（APA）两类，可以干扰内、外源性凝血途径，FⅧ抑制物的定性、定量分析；抗磷脂抗体（APA）确诊试验：基于 APTT 或鲁塞尔蝰蛇毒时间（RVVT）分析的混合试验（患者血浆+正常血浆）或纠正试验（加入外源性磷脂），也可用酶联免疫吸附分析或放射免疫分析方法确定抗磷脂抗体。

三、诊断

应按先常见病后少见病、先易后难、先普通后特殊的原则，逐层深入进行程序性诊断。

（1）确定是否属出血性疾病的范畴。

（2）大致分辨是血管、血小板异常，还是凝血障碍或其他疾病。

（3）判断是数量异常还是质量缺陷。

（4）通过病史、家族史及某些特殊检查初步确定是遗传性还获得性。

（5）若为遗传性，应进性基因及其他分子生物学检查以确定病因及发病机制。

四、鉴别诊断

临床上须对各种出血性疾病进行鉴别，见表 7-1：

表 7-1　血小板、血管型疾病与凝血性疾病的临床鉴别

	血小板及血管性疾病	凝血性疾病
瘀点、瘀斑	多见（小、分散）	罕见（大、片状）
内脏出血	较少	较多见
肌肉出血	少见	多见
关节腔出血	罕见	多见（血友病）
出血诱因	自发性较多	外伤较多
性别	女性较多	男性较多（血友病）
家族史	少有	多有
疾病过程	过程短暂，可反复发作	遗传性者常为终身性

五、治疗

（一）中医治疗

治疗原则：针对病因止血，首先本病病因多热、虚、瘀，治疗上注意调理脏腑气血，当以清热、滋阴、凉血、益气摄血、活血化瘀为则。

1. 针灸及其他外治法

（1）针刺法：选取三阴交、血海、夹脊胸7、胸11等穴。先刺夹脊胸7、胸11，得气后，留针5min，起针后再取三阴交、血海，得气后留针20min，期间行针3次，以补法为主，隔天1刺，1个月为1个疗程。

（2）艾灸法：选取肝俞、脾俞、肾俞、足三里、三阴交等穴，并随证加减。用麦粒大小艾柱进行无瘢痕灸法，每穴5～7壮；或用艾条灸，每天或隔天1刺，连续治疗。

（3）耳针：选取耳穴肾上腺、膈、肝等，配肺、内分泌、脾、肾等。用毫针强刺激，留针30min，或埋线1～2天。

（4）中药药浴：选取：生地黄、牡丹皮、白芍、黄芩、黄柏各20g，山栀15g，生甘草9g，水牛角30g；上药煎煮20min后，以药液浸洗肌肤，每天1剂，7剂为1个疗程。适用于内热炽盛者。

2. 辨证方药

（1）血热妄行证

证候　起病急骤，发热，口渴，口臭，便秘，大便色黑，尿黄，出血量多，色泽鲜艳，咯血或吐血，皮肤紫斑以下肢最为多见，大小不等，融合成片，伴有鼻衄、齿衄，或有腹痛，甚则尿血、便血。舌红，苔薄黄，脉弦数或滑数。

治法　清热凉血。

方药　犀角地黄汤。药用：犀角、生地黄、牡丹皮、芍药等。

若出血量多，加藕节、地榆、仙鹤草以止血，可重用大黄、三七凉血止血、活血化瘀；热毒炽盛，烦躁不安，口渴欲饮者，加生石膏、龙胆草，冲服紫雪丹；大量出血而致气随血脱者，急服独参汤以益气固脱。

中成药可加用清开灵注射液。

（2）阴虚火旺证

证候　头晕目眩，耳鸣，低热颧红，心烦盗汗，口干咽燥，齿衄鼻衄，月经量多，紫斑较多，颜色紫红，时发时止。咳嗽痰少，痰中带血，或反复咳血，血色鲜红。舌红少苔，脉细数。

治法　滋阴降火，清热止血。

方药　茜根散或玉女煎。药用：茜根、黄芩、栀子仁、阿胶、石膏、熟地、麦冬、知母、牛膝等。

若胃阴不足，明显口渴者，可加玉竹、沙参等；肾阴亏虚而火不甚，症见腰膝酸软、头晕乏力、手足心热、舌红少苔、脉沉细数者，可用知柏地黄汤加茜草根、紫草。肺肾阴虚者，可用百合固金汤加白及、紫草等。

中成药可加用生脉注射液，口服可加用云南白药、三七片。

（3）气不摄血证

证候　神情倦怠，心悸，气短，头晕目眩，食欲不振，面色苍白或萎黄。皮肤紫斑黯淡，多散在出现，或齿衄，鼻衄，便血，咯血吐血，反复发作，过劳则加重。

治法　益气摄血，健脾养血。

方药　归脾汤或保元汤。药用：白术、当归、白茯苓、黄芪、远志、龙眼肉、酸枣仁、人参、木香、炙甘草、肉桂等。

若大量出血而见脉细微、面色苍白、四肢厥冷、汗出淋漓等气随血脱症状时，可服四逆汤或独参汤。

中成药可加用生脉注射液、补中益气丸。

（4）瘀血内阻证

证候　肌衄，瘀斑色青紫，鼻衄，吐血，便血，血色紫暗，月经有血块，毛发枯黄无泽，面色黧黑，下睑青暗。舌质紫暗或有瘀斑、瘀点，脉细涩或弦。

治法　活血化瘀止血。

方药　桃红四物汤。药用：当归尾、熟地、赤芍、白芍、川芎、白术、炮山甲、制首乌、红花、桃仁、夏枯草、板蓝根、甘草等。

疲乏少力，短气懒言而气虚明显，无以推动血液而致瘀血者，重用黄芪，加党参；畏寒肢冷、腹胀便溏，腰酸，舌体胖大，脉沉迟，脾肾阳虚者，加附子、肉桂、菟丝子等温阳之品。

中成药可加用丹参注射液、云南白药、三七片等。

（二）西医治疗

治疗目标：迅速止血，挽救患者的生命。原发性急性出血性疾病多为先天性或遗传性，应以补充疗法为主；继发性急性出血性疾病以治疗基础疾病为主。

1. 病因治疗

（1）防治基础疾病：主要适用于获得性出血性疾病，如控制感染，积极治疗肝、胆疾病、肾病，抑制异常免疫反应等。

（2）避免接触、使用可加重出血的物质及药物：如血管性血友病、血小板功能缺陷症，应避免使用阿司匹林、吲哚美辛及噻氯匹定等抗血小板药物。凝血障碍所致如血友病等，应慎用抗凝药物，如华法林、肝素等。

2. 止血治疗

（1）补充血小板和其他相关凝血因子：紧急情况下，输入新鲜血浆或新冷冻血浆是较为可靠的补充或替代疗法，其内含除组织因子（TF）、Ca^{2+}外的全部凝血因子。还可根据补充血小板悬液、凝血酶复合物、纤维蛋白原等凝血因子等。

（2）止血药物

1）收缩血管、改善毛细血管通透性药物：如垂体后叶素、维生素C、糖皮质激素等。

2）合成凝血相关成分所需的药物：如维生素K_1、维生素K_3、维生素K_4等。

3）抗纤溶药物：如氨基己酸（EACA）、氨甲环酸、氨甲苯酸（PAMBA）、抑酞酶等。

4）促止血因子释放药物：去氨加压素（DDAVP）能促进血管内皮细胞释放vWF，改善血小板的黏附、聚集功能，提高FⅧ：C水平。

5）局部止血药物：凝血酶、血凝酶（立止血）等。

6）重组活化因子Ⅶ（rFⅦa）：重组活化因子Ⅶ是一种新的凝血制剂。rFⅦa直接或者与组织因子组成复合物促血小板生成药物。目前用于临床的有血小板生成素（TPO）可促使FX的活化与凝血酶的形成。

7）促血小板生成的药物：多种细胞因子调节各阶段巨核细胞的增殖、分化和血小板的生成，目前用于临床的药物包括血小板生成素、白细胞介素-11等。

3. 局部处理 局部加压包扎、固定及手术结扎局部血管等。

4. 其他治疗

（1）免疫治疗：对某些免疫因素相关的出血性疾病，如过敏性紫癜（ITP）、有高滴度抗体的重型血友病A和血友病B等，可应用CD20单抗等免疫治疗。

（2）血浆置换：血栓性血小板减少性紫癜（TTP）、重症ITP可采用此法以去除相关抗体或相关致病因素。

（3）基因疗法：有望为遗传性出血性疾病患者带来新的希望。

（4）手术治疗：如脾切除、血肿清除，以及关节成型及置换等。

六、中西医临床诊疗思路

急性出血性疾病是危及患者生命的临床危急重症，因此，及时给予快速而正确的诊断治疗至关重要。临床上需注意以下几点：

1. 快速诊断 要充分结合患者病史、家族史及各种实验室检查进行快速诊断。诊断过程中应把握"先常见病后少见病、先普通后特殊、先易后难"的原则。

2. 快速止血 诊断暂不明确者，可先考虑应用各种局部止血药物或机械压迫止血，紧急输注新鲜血浆也是一个重要止血措施。待诊断明确后再针对病因、病理进行止血治疗。病情危重如合并重要脏器出血等，如果常规药物止血无效时，应果断采取外科手术或介入治疗。

3. 中西医结合治疗 中医在急性出血性疾病治疗的切入点主要在于缓解出血症状、防止再出血。中医在凉血止血、活血止血等治法指导下运用的冰冻紫黄液、大黄、三七等均被临床和实验研究证实有确切止血疗效。中医还可发挥整体观念、辨证论证优势，调理脏腑气血，改善症状，防止再出血。

七、预防调护

（一）预防

（1）出血的诱因，以外伤最为常见。此所谓络伤血溢。固有出血倾向患者应禁食坚硬食物，防止刮伤消化道引起继发出血，如咬苹果等常引起齿龈出血；如抓皮肤、或碰撞皮肤往往发生紫斑或血溢，大便干燥可引起肛裂出血。故饮食宜软，防止外伤，对于预防血证具有重要的意义。

（2）急性期需绝对卧床，避免剧烈活动，禁止大声说话、哭笑、咳嗽等，预防颅内出血，待病情稳定后方可适当活动。

（3）洗漱时避免摩擦、碰伤。皮肤有血疱破溃时应及时处理，防止出血和继发感染的发生。

（二）调护

（1）平素要注意冷暖变化，调节寒温，精神愉快。病情轻者，可以适当活动。若有出血多及高热等临床表现，患者极度衰竭，应仔细观察病情变化以便及早诊断。晚期患者应尽量减少刺激。饮食上，若属实热和阴虚血瘀，要忌食辛辣刺激之品，以免加重病情。

（2）给予富含维生素、高蛋白、低脂、易消化食物，合理补充营养。保持口腔、皮肤清洁干净，静脉注射时，止血带勿扎得过紧、过久，动作要轻、快，以免加重出血。注射后要注意适当压迫进针部位以避免渗血。凝血功能障碍患者绝对禁止肌内注射。

古医籍精选

《素问•刺腰痛论》："得之举重伤腰，衡络绝，恶血归之。"

《血证论》："且经隧之中，既有淤血踞住，则新血不能安行无恙，终必妄走而吐溢矣。"

《备急千金要方》："犀角地黄汤，治伤寒及温病应发汗而不汗之内蓄血者，及鼻衄吐血不尽，内余淤血，面黄，大便黑，消淤血方。"

《景岳全书•杂证谟•血证》："血有蓄而结者，宜破之逐之"，"血有涩者，宜利之"，"血有虚而滞者，宜补之活之"。

《医方经验汇编》："班迹有瓜瓣者，有如萍背者，亦有如指甲青钱之六乾，累累成片，梭圆不等。"

《医贯•血证论》："胃者，守营之血，守而不走，存于胃中，胃气虚不能摄血，故令人呕吐，从喉而出于口也。"

《景岳全书•吐血》："若素多劳倦……而忽致吐血下血者，此脾虚不能摄血。"

《血证论•吐血》："既有瘀血踞住，则新血能安行五恙，终必妄走而吐溢矣。"

病 案 分 析

（一）病案摘要

患儿，男，12岁。主诉：阵发性腹痛16天，伴解黑大便10天，发现双下肢皮疹3天。入院前16天无诱因出现腹痛，以下腹部及脐周为主，阵发性绞痛，发作时腹痛难忍，伴恶心、无发热、胸闷及心悸、呕吐、腹泻与黑便等，在当地诊所治疗（具体不详）无效。10天前出现呕吐咖啡样胃内容物2次。到当地县医院就诊。行上消化道钡餐检查提示：十二指肠球部溃疡伴胃炎，继而出现解黑大便，每天1次。按消化性溃疡伴出血治疗5天（具体不详），患儿腹痛及便血无改善。3天前患儿双下肢皮肤出现皮疹，呈暗红色，伴局部皮肤肿胀，未经任何治疗，且腹痛阵发性加重，精神差，遂来就诊。门诊诊断胃溃疡，静脉滴注氨苄青西林、奥美拉唑、山莨菪碱及维生素C及维生素B_6等药，腹痛无缓解，儿科就诊。既往健，无长期腹痛及消化道病史，无药物、食物过敏史。查体：神清，急性痛苦病容，双上肢、臀部及双下肢可见皮疹，呈暗红色出血性皮疹，压之不褪色，对称性分布，大小形态不一，高出皮面并有融合呈片状，伴局部皮肤肿胀，唇暗红，咽充血，扁桃体不大，颈软，心肺正常腹平软，下腹部及脐周轻压痛，无反跳痛，余正常。舌暗红，苔少，舌底静脉迂曲，脉弦涩。血常规：Hb 131g/L，RBC 5.02×10^9/L，PLT 294×10^9/L，WBC 14.9×10^9/L，L 0.271，G 0.661。粪便常规+潜血：潜血（3+）。肾功能、电解质、小便常规、腹部平片均正常。

中医诊断：血证（瘀血内阻）。

西医诊断：过敏性紫癜（混合型）。

（二）分析

1.诊断思路

（1）中医诊断思路：患者因"阵发性腹痛16天，伴解黑大便10天，发现双下肢皮疹3天"入院，症见：双上肢、臀部及双下肢可见皮疹，呈暗红色出血性皮疹，高出皮面并有融合呈片状，伴局部皮肤肿胀，唇暗红，下腹部及脐周轻压痛，舌暗红，苔少，舌底静脉迂曲，脉弦涩，故中医诊断为"紫癜"。综合分析，四诊合参，当属瘀血内阻之证。

（2）西医诊断思路：确定过敏性紫癜的诊断分析：过敏性紫癜是一种毛细血管变态反应性出血疾病，诱因可能为感染、药物、食物、花粉等，可累及毛细血管、微动脉及微静脉血管。绝大多数患者是以皮肤紫癜表现为首发症状，同时或逐渐出现关节、胃肠道、肾脏损害。约50%病例有腹痛，常发生于出疹的1~7天，严重者可合并呕吐、消化道出血甚至肠套叠，肠损害可发生于回盲部而表现为阑尾炎样症状。实验室检查可有白细胞及中性分类升高。少数患者是以腹部症状为首发，之后才出现皮肤紫癜，容易误诊为"消化道溃疡"及"阑尾炎"。本例患者即属于此种情况。以腹痛及消化道出血为首发，行上消化道钡餐检查提示：十二指肠球部溃疡伴胃炎，给予抗炎、抑酸、保护胃黏膜及止痛等治疗，无效。之后才出现双下肢皮疹，血常规升高，最后确定为过敏性紫癜（混合型）。

本病的病因目前不清楚。引起本病的抗原可能有多种，如食物（蛋类、乳类、豆类等）、药物（阿司匹林、抗生素等）、微生物（病毒、细菌、寄生虫等）等，均可成为诱发本病的因素。有的患儿发病前有链球菌感染，病毒性上呼吸道感染或注射了防疫针。

2. 治疗思路

（1）中医治疗思路：中医当以活血化瘀、行气止痛为法，以"急则治其标"为治则，中医辨证治疗选方当以血府逐瘀汤合柴胡疏肝散加减。

（2）西医治疗思路：结合患者临床表现及病史等，诊断为过敏性紫癜（混合型）。其治疗应主要为以下几个方面：

1）一般治疗：脱离原有生活环境，避免接触花粉等可能致敏的物质，避免食用可能致过敏的食物，如鸡蛋、牛奶、鱼虾等。卧床休息，定时测量血压、复查便常规及潜血、定时复查尿常规，防止紫癜性肾炎的发生。发病期间禁食，症状控制后逐渐增加饮食，观察食物性过敏原。

2）抗感染治疗。

3）根据病情使用激素，静脉滴注氢化可的松、促肾上腺皮质激素、地塞米松或口服泼尼松，对缓解症状、减少出血有效，但是对防止紫癜肾炎无效。

4）大剂量维生素C、卡巴克络等可帮助改善血管脆性。

5）抗过敏药物的使用：抗组胺药物、钙剂及免疫抑制剂的使用。

6）出血量大时，根据病情需要可输血。

（周 红）

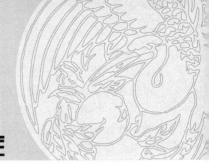

第八章 内分泌系统急症

第一节 糖尿病相关急症

糖尿病相关急症，包括糖尿病酮症酸中毒（DKA）及高血糖高渗综合征（HHS）也称糖尿病非酮症高渗综合征（DNHS）在内的高血糖危象，它们临床危害不可忽视，这两种病症均显著增加了脑水肿、永久性神经损害和死亡等发生可能。在胰岛素发现以前，DKA 的死亡率可高达 90% 以上，随着抗生素的应用及补液纠正脱水，死亡率降至 20% 以下。20 世纪 50 年代用大剂量胰岛素治疗，死亡率降至不足 10%。近 20 多年，随着标准化 DKA 治疗方案的实施，死亡率也逐渐下降。但在老年患者及合并有危及生命的严重疾病者，死亡率仍较高。

DKA 与 HHS 这两种代谢紊乱的发病机制有许多相似之处，即血中胰岛素有效作用的减弱，同时多种反向调节激素水平升高，如胰高血糖素、儿茶酚胺、盐或糖皮质激素、生长激素等。DKA 及 HHS 患者由于这些激素水平的变化而导致肝和肾脏葡萄糖生成增加、外周组织对葡萄糖的利用降低，导致高血糖，同时细胞外液渗透压发生了平行变化。DKA 时，由于胰岛素作用明显减弱，以及升糖激素作用增强共同使脂肪组织分解为游离脂肪酸，释放入血液循环，并在肝脏氧化分解产生酮体，包括 β-羟丁酸（β-hydroxybutyrate，β-OHB）、乙酰乙酸和丙酮，从而造成酮血症及代谢性酸中毒。HHS 可能是由于血浆胰岛素分泌相对不足，虽然不能使胰岛素敏感组织有效利用葡萄糖，却足以能够抑制脂肪组织分解，不产生酮体。但目前与此有关的研究证据尚不充分。发生 HHS 的部分患者并无昏迷，部分患者可伴有酮症。DKA 和 HHS 均能造成尿糖增高引发渗透性利尿，从而使机体脱水，失钠、钾及其他电解质成分。

在治疗上，DKA 和 HHS 均有相似之处，本章中详细分析。

糖尿病酮症酸中毒

糖尿病酮症酸中毒（diabetic ketoacidosis，DKA）是由于体内胰岛素缺乏及升糖激素不适当升高，引起糖、脂肪和蛋白质代谢紊乱，以至水、电解质和酸碱平衡失调，以高血糖、高血酮和代谢性酸中毒为主要表现的糖尿病严重并发症。DKA 的发生与糖尿病类型相关，与病程无关。1 型糖尿病有发生 DKA 的倾向，2 型糖尿病在某些诱因下也可发生。

本病属于中医学"消渴病"、"呕吐"、"哕"、"昏迷"等范畴。

一、病因病理

（一）中医病因病机

1. **病因** 中医学认为本病病因是在消渴的基础之上因外邪犯胃、饮食不节积热伤津，神志失调，郁火伤阴，房劳过度，肾精亏损，过服温燥药物，耗伤阴津所诱发。

2. **病机** 本病的主要病机为阴津亏损，燥热偏盛，病理性质为正虚邪实。阴虚燥热，或虚实夹杂。

（1）外邪犯胃：感受秽浊之气，气机逆乱，或感受湿浊之邪，阻遏中焦，升降失司，清浊不分，胃失和降而见突然泛恶，纳呆呕吐，发病暴急。

（2）饮食不节：暴饮暴食，损伤脾胃，脾不升清，胃不降浊，或宿食积滞，日久化热，腐食化浊，或因过食辛辣之品，胃热内盛，或素有宿食痰浊，久蕴化热，胃热上蒸，故见口出臭秽之气，味似烂苹果，口渴多饮，口唇红赤，尿赤便秘，舌红苔黄，脉数。

在消渴阴虚燥热、气阴两虚的基础上，或因感受外邪，或因饮食不节，出现痰浊内生、热毒浸淫，而见本病，甚者浊邪上蒙清窍而见昏睡不醒，可危及生命。

（二）西医病因病理

1. **病因**　现代医学认为糖尿病酮症酸中毒的主要诱因是急性感染，其他包括胰岛素不适当减量或突然中断、饮食不当（过量或不足、食品过甜、酗酒等）、胃肠疾病（呕吐、腹泻等）、脑卒中、心肌梗死、创伤、手术、妊娠、分娩、精神刺激等，有时无明显诱因。

2. **发病机制**　胰岛素缺乏是本病发生的基础。胰岛素缺乏时伴随着胰高血糖素等升糖激素不适当的升高，葡萄糖对胰高血糖素分泌的抑制能力丧失，胰高血糖素对刺激（精氨酸和进食）的分泌反应也增大，导致肝、肾葡萄糖产生增加和外周组织利用葡萄糖障碍，加剧高血糖；并使肝脏的酮体生成过多，出现酮症或酮症酸中毒。其他升糖激素包括儿茶酚胺、糖皮质激素、生长激素，在 DKA 发生中也起一定作用。

（1）酸中毒：脂肪动员和分解加速，大量游离脂肪酸在肝内经β氧化产生酮体（乙酰乙酸、β-羟丁酸和丙酮），超过肝外组织的氧化能力，使血酮体升高（酮血症），尿酮体排出增多（酮尿）。乙酰乙酸和β-羟丁酸均为较强的有机酸，大量消耗体内储备碱，超过机体的代偿能力，便发生代谢性酸中毒。

（2）严重失水：由多种因素的综合作用引起：①血糖和血酮浓度升高使血浆渗透压增高，细胞脱水伴渗透性利尿；②蛋白质和脂肪分解加速，酸性代谢产物的大量排泄加重水分丢失；③厌食、恶心、呕吐等使水摄入量减少及丢失过多。

（3）电解质平衡紊乱：渗透性利尿、呕吐及摄入减少、细胞内外水分及电解质的转移，以及血液浓缩等因素，均可导致电解质平衡紊乱。血钠一般正常或偏低，血清钾可正常或偏高，血磷常降低。

（4）携氧系统功能异常：因红细胞糖化血红蛋白增加，2，3-二磷酸甘油酸减少，血红蛋白与氧的亲和力增加，造成组织缺氧。另外酸中毒时血 pH 下降使血红蛋白与氧亲和力下降，在某种程度上改善组织缺氧。

（5）周围循环衰竭和肾功能障碍：严重失水致水容量减少，酸中毒引起微循环障碍，可发生周围循环衰竭，出现低血容量休克。肾灌注量减少，引起少尿或无尿，严重者发生肾衰竭。

（6）中枢神经功能障碍：严重失水血液黏稠度增加、血渗透压升高、循环衰竭及脑细胞缺氧等多种因素综合作用引起中枢神经功能障碍，临床出现不同程度的意识障碍（嗜睡至昏迷），长期缺氧可致脑水肿。

二、临床表现

（一）病史

患者多有糖尿病病史，但无论 1 型糖尿病还是 2 型糖尿病均可以糖尿病酮症酸中毒为首发表现。

（二）症状

根据酸中毒的程度，DKA 可分为轻度、中度和重度（表 8-1）。轻度是指仅有酮症，无酸中毒（糖尿病酮症）；中度除酮症外，还有轻至中度酸中毒（糖尿病酮症酸中毒）；重度是指酸中毒伴意识障碍（糖尿病酮症酸中毒昏迷），或虽无意识障碍，但二氧化碳结合力低于 10mmol/L 者。起始症状常为脱水引起的多饮、多尿、乏力、体重下降。随后出现食欲下降、腹痛、恶心呕吐、呕吐物可呈咖啡色、潜血阳性。因中枢神经受抑制可出现倦怠、嗜睡、头痛、烦躁、意识模糊、昏睡、反射迟钝甚至消失，最终昏迷。冠心病患者可并发心律失常、心绞痛、心肌梗死、心源性休克等。体格检查可见皮肤弹性减退、眼球下陷，黏膜干燥，脉细数和低血压，晚期各种反射迟钝甚至消失，嗜睡以至昏迷。代谢性酸中毒时呈 Kussmaul 呼吸，呼出气体带有烂苹果味。感染等诱因引起的临床表现可被 DKA 的表现所掩盖。少数患者表现为腹痛，酷似急腹症，易误诊，应注意部分患者以 DKA 为首发表现而就医，易误诊。

表 8-1　DKA 轻中重度诊断标准

鉴别点	DKA		
	轻度	中度	重度
血糖（mmol/L）	>13.9	>13.9	>13.9
动脉血 pH	7.25～7.30	7.00～7.24	<7.00
血清 HCO_3^-（mmol/L）	15～18	10～15	<10
尿酮	阳性	阳性	阳性
血酮	阳性	阳性	阳性
血浆有效渗透压†	可变的	可变的	可变的
阴离子间隙‡	>10	>12	>12
精神状态	清醒	清醒/嗜睡	清醒/嗜睡

†血浆有效渗透压的计算公式：$2 \times ([Na^+] + [K^+])$（mmol/L）+血糖（mmol/L）；

‡阴离子间隙的计算公式：$[Na^+] - [Cl^- + HCO_3^-]$（mmol/L）；

出自《2012 年中国高血糖危象诊断与治疗指南》

（三）体征

皮肤弹性减退，眼球凹陷，黏膜干燥，呼吸深大，脉细数，并有低血压，晚期各种反射迟钝甚至消失，意识障碍严重者可出现昏迷，严重酸中毒者可见 Kussmaul 呼吸，呼出气有典型烂苹果味。

（四）辅助检查

对于考虑 DKA 的患者首要的实验室检查应包括：血糖、BUN/Cr、血清酮体、电解质（可以计算阴离子间隙）、渗透压、尿常规、尿酮体、血气分析、血常规、心电图。如果怀疑合并感染还应该进行血、尿、咽部的细菌培养。如有相关指征，还应该作胸片检查，同时给予适当抗生素治疗。糖化血红蛋白检测有助于判断近期病情控制的好坏。

1. **血酮**　DKA 最关键的诊断标准为血酮值。目前临床诊断 DKA 多采用尿酮体检测，尿酮体检测简便且灵敏度高，是目前国内诊断 DKA 的常用指标。尿酮体检测通常采用的是半定量的硝普盐法，但此方法无法检测出酮体的主要组分：β-羟丁酸（β-OHB）。因此若条件允许，诊断 DKA 时应采用血酮检测，若无血酮检测方法可用时，尿酮作为备用方法。此外，对临床需急诊处理的 DKA 患者推荐血酮床旁监测（如便携式血酮仪）作为治疗监测的手段。当血酮≥3mmol/L 或尿酮体阳性，血糖>13.9mmol/L 或已知为糖尿病患者，血清 HCO_3^->18mmol/L 和（或）动脉血 pH>7.3 时可诊断为糖尿病酮症，而血清 HCO_3^-<18mmol/L 和（或）动脉血 pH<7.3 即可诊断为 DKA。如发生昏迷可诊断为 DKA 伴昏迷。

2. 血糖　血糖多数在 16.7～33.3mmol/L，有时可达 55.5mmol/L 以上。血酮体大于 4.8mmol/L 以上有诊断意义。血浆渗透压可轻度升高，有时可达 350mmol/L 以上。pH 常低于 7.35，严重时低于 7.0。$PaCO_2$ 降低。CO_2 结合力降低，轻者为 13.5～18.0mmol/L，重者在 9.0mmol/L 以下。$[HCO_3^-]$ 降低至 15mmol/L 以下。碱剩余负值低于-2.3mmol/L。阴离子间隙升高，与碳酸氢盐降低大致相等。血钾降低，但发病之初血钾可正常或偏高。血钠、血氯降低，尿素氮和肌酐可因失水、循环衰竭及肾功能不全而升高，治疗后可恢复。白细胞计数常增高，以中性粒细胞为主。

3. 阴离子间隙　DKA 是酮酸积聚导致阴离子间隙增加的代谢性酸中毒。正常的阴离子间隙范围在 7～9mmol/L，若＞10～12mmol/L 表明存在阴离子间隙增加性酸中毒。阴离子间隙是通过氯离子与碳酸氢根离子的浓度之和与钠离子浓度差 $[(Na^+)-(Cl^-+HCO_3^-)]$ 计算得到的。DKA 按照酸中毒的严重程度（血 pH、血碳酸氢盐和血酮），以及是否存在精神症状分为轻、中、重度。

4. 白细胞计数　大多数 DKA 患者会发生白细胞计数增高。白细胞计数高于 $25.0×10^9$/L 则提示体内有感染，须进一步检查（建议入院时即查降钙素、C-反应蛋白、完善痰培养、血培养、尿培养、便培养等病原学检查）。

5. 血钠　多数患者血钠水平可以低于正常。血钠的下降通常是由于高血糖造成高渗透压，使细胞内的水转移至细胞外稀释所致。如果高血糖患者血钠浓度增加则提示严重水丢失。血清乳糜微粒会干扰血糖血钠的测定结果，因此，酮症酸中毒时有可能出现假性正常血糖（pseudonormoglycemia）和假性低钠血症（pseudohyponatremia）。

6. 血清渗透压　血清渗透压与神智改变的研究阐明了渗透压与神志障碍存在正线性关系。在有效渗透压不高（不大于或等于 320mmol/L）的糖尿病患者中，出现木僵或昏迷状态要考虑到引起精神症状的其他原因。

7. 血钾　胰岛素缺乏及酸中毒致血钾向细胞内转移减少，进而导致高血钾。因此，如果血钾浓度低于正常，则提示患者机体内的总钾含量已经严重缺乏，对这类患者应该进行严密的心电监护并积极补钾治疗，因为随着治疗的进行血钾会进一步下降并可能导致心律失常。

8. 尿　尿糖呈强阳性，若肾糖阈增高，可呈弱阳性甚至阴性。尿酮体在肾脏功能正常时呈强阳性，肾功能严重受损及组织缺氧时可呈假阴性，此时需要依靠血酮检查。

三、诊断

早期诊断是决定治疗成败的关键。

临床上对于原因不明的恶心呕吐、酸中毒、休克、失水、昏迷的患者，尤其是呼吸有酮味（烂苹果味）、血压低而尿量多者，不论有无糖尿病病史，均应想到本病的可能性。立即查末梢血糖、血酮、尿糖、尿酮，同时抽血查血糖、血酮（β-羟丁酸）、尿素氮、肌酐、电解质、血气分析等以确诊或排除本病。

对深大呼吸伴有烂苹果味，虽然脱水尿量仍多，未诊断糖尿病者更应提高警惕。临床根据血糖升高，酮体阳性，低血清碳酸氢盐、高阴离子间隙即可诊断糖尿病酮症酸中毒。

四、鉴别诊断

糖尿病酮症酸中毒需与以下疾病作鉴别：

其他类型糖尿病昏迷：低血糖昏迷（表 8-2）、高血糖高渗状态、乳酸性酸中毒。

其他疾病所致昏迷：脑膜炎、尿毒症、脑血管意外等。部分患者以 DKA 作为糖尿病的首发表现，某些病例因其他疾病或诱发因素为主诉，有些患者 DKA 与尿毒症或脑卒中共存等使病情更为复杂，应注意辨别。

表 8-2 糖尿病酮症酸中毒与低血糖昏迷的鉴别

鉴别点	糖尿病酮症酸中毒	低血糖昏迷
发病	有感染、胰岛素应用不当、暴饮暴食等诱因	有进食过少或过量应用降糖药史
血糖	多在 16.7～33.3mmol/L	<2.8mmol/L
尿糖	阳性	阴性
血酮	阳性	正常
pH	常低于 7.35	正常
CO_2 结合力	降低	正常
治疗	胰岛素治疗有效	高渗葡萄糖溶液治疗有效

五、治疗

（一）中医治疗

治疗原则：以"实者泻之"、"留者攻之"为治则，急救处理。辨识本病虚实寒热、邪正盛衰，视其不同证候选用药。

1.针灸及其他外治法 针刺素髎、内关、涌泉、水沟、足三里、十宣、百会、合谷等穴。中等强度的平补平泻手法。素髎穴从鼻尖端斜向上刺入，深 0.5～1 寸，持续运针 30min；其他穴位可连续捻转提插 3～5min，稍作间歇继续运针，直至血压回升，留针 1～12h，视血压稳定，症情改善后去针。留针期间宜间断予以运针。

2.辨证方药

（1）阴虚燥热证

证候 心烦，口渴喜冷饮，饮后稍快，疲乏倦怠，纳呆，或见恶心欲吐，舌暗红，苔薄黄而干或微腻，脉细数或滑数。

治法 清泄肺胃，生津止渴。

方药 玉女煎合白虎汤。药用：熟地黄、石膏、麦冬、知母、牛膝等。

汗出烦渴重者加五味子、乌梅、石斛、天花粉、玄参敛汗养阴、止渴除烦；疲乏倦怠重者加黄芪。恶心欲吐，舌苔白腻者加半夏、竹茹、藿香，芳香化浊、和胃止呕；大便秘结者加玄参、何首乌、大黄，养阴清热通便。

中成药可用银黄注射液、参麦注射液。

（2）浊毒中阻证

证候 口燥唇焦，大渴引饮，渴饮无度，皮肤干瘪，精神委靡，嗜睡，胸闷纳呆，恶心呕吐，口有秽臭，时有少腹疼痛如绞，大便秘结，舌红苔垢而燥，脉沉细。

治法 清热导滞，芳香化浊。

方药 增液承气汤合清胃汤。药用：大黄、芒硝、玄参、麦冬、生地黄等。

发热，大渴引饮，大汗出者，重用生石膏，加知母、石斛养阴清热除烦止渴；伴头晕、嗜睡不语者加石菖蒲、佩兰，芳香辟秽、开窍醒神；少腹疼痛如绞，舌质紫暗有瘀斑者加桃仁、赤芍、木香，活血化瘀、行气止痛；小便刺痛加车前子、黄柏、苍术，清热除湿、利尿通淋。

中成药可用清开灵注射液、鱼腥草注射液。

（3）浊毒闭窍证

证候 口干微渴，心烦不寐，烦躁不安，或嗜睡，甚则昏迷不醒，呼吸深快，食欲不振，口臭呕吐，小便短赤，舌暗红而绛、苔黄燥或黑，舌有灰晕，脉细数。

治法 芳香开窍，清营解毒。

方药 安宫牛黄丸、清营汤。药用：牛黄、水牛角、麝香、黄连、黄芩、栀子、冰片、珍珠、朱砂、金箔、郁金、雄黄等。

惊厥抽搐加羚羊角、钩藤、白芍，养阴柔肝、熄风止痉。

中成药可用清开灵注射液、安宫牛黄丸。

（4）虚风内动证

证候 神倦欲寐，耳聋眼花，手足蠕动，甚则抽搐，惊厥。舌红绛少苔，脉虚细数。

治法 滋阴清热，柔肝熄风。

方药 复脉汤、大定风珠。药用：干地黄、鸡子黄、白芍、阿胶、干地黄、鸡子黄、麻仁、麦冬、五味子、牡蛎、鳖甲、龟板、甘草等。

仅见手足蠕动者可选二甲复脉汤；若见抽搐惊厥，神识不清者，用三甲复脉汤；抽搐舌绛少苔者予大定风珠合复脉汤。

中成药可用脉络宁注射液、参麦注射液。

（二）西医治疗

治疗目标：尽快补液以恢复血容量、纠正失水状态，降低血糖，纠正电解质及酸碱平衡失调，同时积极寻找和消除诱因，防治并发症，降低病死率。主要治疗方法包括：补液、胰岛素、补钾、纠正酸碱平衡等治疗。

1. **补液** 是抢救 DKA 首要的、极其关键的措施。

（1）第 1h 输入生理盐水（0.9%NaCl），速度为 15～20ml/（kg·h）（一般成人 1～1.5L）。随后补液速度取决于脱水的程度、电解质水平、尿量等。

（2）如果纠正后的血钠浓度正常或升高，则最初以 250～500ml/h 的速度补充 0.45%NaCl，同时输入 0.9% NaCl。如果纠正后的血钠浓度低于正常，仅输入 0.9%NaCl。

（3）要在第 1 个 24h 内补足预先估计的液体丢失量，补液治疗是否奏效，要看血流动力学（如血压）、出入量、实验室指标及临床表现。

（4）对于心肾功能不全的患者，在补液的过程中要检测血浆渗透压，并经常对患者的心脏、肾脏、神经系统的状况进行评估以防止出现补液过多。

（5）当 DKA 患者的血糖≤11.1mmol/L，HHS 患者的血糖≤16.7mmol/L 时，须补 5%葡萄糖并继续胰岛素治疗，直到血酮、血糖均得到控制。

为尽快补液，立即建立 2 条静脉通道，一条为快速补液通道，一条为静脉胰岛素输注通道。通常使用生理盐水，补液总量可按原体重的 10%估算。如无心力衰竭，开始时补液速度应较快，以便快速补充血容量，改善周围循环和肾功能。以后根据血压、心率、尿量、末梢循环及中心静脉压（必要时）决定输液量和速度。第 1 个 24h 输液总量为 4000～5000ml，严重失水者可达 6000～8000ml。如治疗前已有低血压或休克，快速输液不能有效升血压，应输入胶体溶液并采用其他抗休克措施。对心功能不全患者应在中心静脉压监护下调节输液速度及输液量。开始治疗时不能给予葡萄糖溶液，当血糖降至 13.9mmol/L 时改输 5%葡萄糖液，并加入速效胰岛素。静脉补液的同时可进行胃肠道补液。胃肠道补液量可占总输入量的 1/3～1/2。若有呕吐、明显胃肠胀气或上消化道出血者则不宜采取胃肠道补液，见表 8-3。

表 8-3　DKA 时建议补液速度

时间	补液量
第 1h	1000～1500ml（视脱水程度可酌情增加至 2000ml）

时间	补液量
第2h	1000ml
第3～5h	500～1000ml/h
第6～12h	250～500ml/h

2. 胰岛素 治疗 DKA 的根本措施是迅速补充胰岛素。

（1）连续静脉滴注胰岛素 0.1U/（kg·h），重度 DKA 患者则以 0.1U/kg 静脉注射后以 0.1U/（kg·h）滴注。若第 1h 内血糖下降不到 10%，则以 0.14U/kg 静脉注射后继续先前的速度滴注。

（2）床旁监测患者血糖及血酮，当 DKA 患者血酮值的降低速度<0.5mmol/（L·h），则需增加胰岛素的剂量 1U/h，同时检查静脉胰岛素注射泵装置（在 DKA 治疗期间不建议经皮下胰岛素泵注射），确保装置的正常运行。

（3）当 DKA 患者血浆葡萄糖达到 11.1mmol/L 可以减少胰岛素输入量至 0.02～0.05U/（kg·h），此时静脉补液中应加入葡萄糖。此后需要调整胰岛素给药速度及葡萄糖浓度以维持血糖值在 8.3～11.1mmol/L（DKA）或 13.9～16.7mmol/L（HHS），DKA 患者血酮<0.3mmol/L。

（4）治疗轻-中度的 DKA 患者时，可以采用皮下注射超短效胰岛素类似物或短效胰岛素的方法。

（5）当 DKA 缓解，患者可以进食时，应该开始常规皮下注射胰岛素方案。在停止静脉滴注胰岛素前 1～2h 进行胰岛素皮下注射。若患者无法进食，推荐持续静脉胰岛素注射及补液治疗。

（6）当患者尿酮体转阴并且血糖降至<11mmol/L 后，根据患者尿糖、血糖及进食情况调节胰岛素剂量或改为每 4～6h 皮下注射普通胰岛素 1 次，然后逐渐恢复平时的治疗。已确诊糖尿病的患者可给予 DKA 起病前的胰岛素治疗剂量，未用过胰岛素的患者，起始可以给予 0.5～0.8U/（kg·d）的不同的胰岛素方案。

3. 补充电解质 因细胞内的钾大量转移到细胞外液，加上失水、血液浓缩、肾功能减退等因素，糖尿病酮症酸中毒早期血钾常升高，随着补液和胰岛素治疗，血钾迅速降低。一般失钾量为每公斤体重 3～10mmol/L，若初期血钾<3.5mmol/L 提示失钾严重。补钾宜与补液同步，血钾正常且每小时尿量大于 40ml 的患者，每升液体需加 KCl 1.5g；血钾<3.5mmol/L，补钾浓度加倍；血钾<3mmol/L 时，每小时需补钾 2～3g；血钾>5.5mmol/L 伴有少、无尿，可待补液后尿量恢复再行补钾。治疗过程中，需定时监测血钾，如有条件应心电监护，从 T 波变化反映血钾水平，便于调整速度和浓度。病情恢复后仍应继续口服钾盐数天。

4. 纠正酸碱平衡 对轻症的 DKA，经胰岛素及补液治疗后，酸中毒可逐渐纠正，不必补碱。当血 pH<6.9 或 HCO$_3^-$<5.3mmol/L，或严重的高钾血症，可予 5%NaHCO$_3$ 100～200ml 滴注，此后根据 pH 及［HCO$_3^-$］调整剂量，直至 pH>7.1。

六、中西医临床诊疗思路

糖尿病酮症酸中毒治疗的原则应针对纠正内分泌代谢紊乱，去除诱因，阻止各种并发症的发生，减少或尽量避免治疗过程中发生意外，降低病死率。

1. 补液 必须快速补充足量液体，恢复有效循环血量。原则上先快后慢。治疗过程中必须严防血糖下降太快、太低，以免发生脑水肿。对老年患者及心、肾功能障碍者，补液不可太快，宜密切观察。

2. 胰岛素 是治疗酮症酸中毒的关键药物。目前认为小剂量胰岛素静脉连续滴注或间断性肌内注射的治疗方法具有简便、安全、有效等特点，但必须视病情而定。

3. 补充钾及碱性药物　在补液中应注意缺钾情况。酮症酸中毒时血钾总是低的，故一开始即可同时补钾。一般不必补碱。当血 pH<6.9 或伴有高血钾时，应给予碱性药物，以 5%NaHCO₃ 溶液为宜。补碱量不宜过多。

4. 抗生素　感染常是本症的主要诱因，因此要注意抗生素的应用。

5. 糖尿病酮症酸中毒　在中医学中属消渴病的重要并发症之一，在治疗上，分为气阴两虚型、热毒熏蒸型、内闭外脱型及阴竭阳脱型。在临床上常见于糖尿病酮症酸中毒的各个阶段。在糖尿病酮症酸中毒初期，即酮症发展期和酸中毒代偿期，属气阴两虚型和热毒熏蒸型，胰岛储备不足，胰岛素分泌延缓，症情较轻，可在辨证的基础上用中医中药治疗，迅速截断病势，控制发展。当病情进展出现内闭外脱或阴竭阳脱，此时酮症发展到失代偿期，胰岛功能损害严重，病情凶险，必须立即配合西医治疗，绝大多数酮症酸中毒患者可以获益。

七、预防与调护

（一）预防

（1）患者宜保持心情舒畅，起居有常，生活有节，注意休息。饮食以清淡、富营养、易消化为主，避免进食生冷、肥甘、辛辣食物。

（2）糖尿病患者应控制血糖，定期监测血糖、尿糖、酮体，并根据血糖变化情况遵医嘱调整治疗方案。

（3）坚持适度运动，控制体重，糖尿病患者应养成良好的运动习惯，运动可以降低体重，增加机体对胰岛素的敏感性，从而更有效地控制血糖。

（4）饮食上应根据自身血糖控制情况，根据医生提供糖尿病饮食方案定量合理搭配碳水化合物、蛋白质和脂肪的摄入量。

（二）调护

DKA 及 HHS 均显著增加了脑水肿、永久性神经损害和死亡等发生可能。

（1）加强基础护理，预防褥疮发生。对昏迷患者，给予定时翻身，按摩受压部位，保持皮肤及床单的清洁，应用充气床垫，有效预防褥疮发生。

（2）观察血糖、尿量的变化。临床中，胰岛素的用量应精确，同时观察用药后反应，避免发生低血糖。注意观察尿量的变化。及时补充钾离子，以防止发生电解质紊乱。

古医籍精选

《灵枢·五变》："余闻百疾之始期也，必生于风雨寒暑，循毫毛而入腠理，或复还，或留止，或为风肿汗出，或为消瘅，或为寒热，或为留痹，或为积聚。人之善病消瘅者，何以候之？少俞答曰：五脏皆柔弱者，善病消瘅。黄帝曰：何以知脏之柔弱也？少俞答曰：夫柔弱者必有刚强，刚强多怒，柔者易伤也。黄帝曰：何以候柔弱与刚强？少俞答曰：此人薄皮肤，而目坚固以深者，长衡直扬，其心刚，刚则多怒，怒则气上逆，胸中蓄积，血气逆留，宽皮充肌，血脉不行，转而为热，热则消皮肤，故为消瘅。"

《素问·脉要精微论》："反四时者，有余为精，不足为消。应太过，不足为精，应不足，有余为消。风成为寒热，瘅成为消中，厥成为巅疾，久风为飧泄，脉风成为疠，病之变化，不可胜数。"

病 案 分 析

（一）病案摘要

张某，男，41岁。主诉：嗜睡、反应迟钝2天，昏迷1h。现病史：患者2天前无明显诱因出现嗜睡、反应迟钝，未予注意，1h前昏迷，伴深大呼吸，呼出气体有烂苹果味，舌质暗红，苔黄燥，脉象细数。既往史：1型糖尿病史5年，否认高血压、冠心病、肾病、脑血管疾病史。查体：BP 135/85mmHg，轻度昏迷，Kussmaul呼吸，双肺呼吸音粗，无啰音，HR 90次/分，律整，无杂音，腹软，肝脾未触及，角膜反射、瞳孔对光反射存在，病理反射未引出。检查：血常规：WBC 5.5×10^9/L，N 0.8，L 0.2。血糖45 mmol/L，尿糖（3+）。血酮体5.5mmol/L。尿酮体（2+）。血pH 7.0，$PaCO_2$ 30mmHg，CO_2CP 12mmol/L，HCO_3^- 7mmol/L，阴离子间隙34.3mmol/L。电解质：K^+ 3.3mmol/L，Na^+ 130mmol/L，Cl^- 90mmol/L。心电、胸部后前位片、头颅CT无明显异常。

中医诊断：昏迷（浊毒闭窍）。

西医诊断：1型糖尿病，糖尿病酮症酸中毒。

（二）分析

1. 诊断思路

（1）中医诊断思路：患者因"嗜睡、反应迟钝2天，昏迷1小时"入院，症见：轻度昏迷，深大呼吸，呼出气体有烂苹果味，舌质暗红，苔黄燥，脉象细数，故中医诊断为"昏迷"。综合分析，四诊合参，当属浊毒闭窍之证。

（2）西医诊断思路：患者有1型糖尿病史5年，嗜睡、反应迟钝2天，昏迷1h，深大呼吸，呼出气体有烂苹果味，实验室检查见血糖45mmol/L，尿糖（3+）。血酮体5.5mmol/L。尿酮体（3+），血pH 7.20，$PaCO_2$ 30mmHg，CO_2CP 12mmol/L，HCO_3^- 11mmol/L，阴离子间隙32.5mmol/L。根据病史、临床表现及实验室检查可明确诊断为1型糖尿病及糖尿病酮症酸中毒。

2. 治疗思路

（1）中医治疗思路：治疗当以芳香开窍、清营解毒为原则，"急则治其标"，中医急救治疗以安宫牛黄丸1丸灌服；辨证治疗选方当选清营汤加减，并配合安宫牛黄丸口服。

（2）西医治疗思路

1）补液：立即给予0.9%NaCl持续静脉滴注，每小时1000ml，3h后改为500 ml/h，第1天补液量5000ml。血糖降低至11.1～13.9mmol/L时，给予5%葡萄糖+普通胰岛素静脉滴注。

2）胰岛素：可予普通胰岛素或诺和锐6U静脉注射，以每小时6～8U泵入。并每小时监测血糖1次，每小时下降3.9～6.1mmol/L为宜。当血糖降低至13.9mmol/L时，减慢胰岛素输注速度并继续监测血糖维持在11.1mmol/L。

3）补充电解质：KCl 1.5g/h，每小时监测血钾及尿量，并进行床头心电监护。

4）纠正酸碱平衡：治疗思路予5% $NaHCO_3$ 100ml静脉滴注，并根据pH及HCO_3^-调整剂量，至pH＞7.1，HCO_3^-＞15mmol/L。

糖尿病非酮症高渗综合征

糖尿病非酮症高渗综合征（diabetic nonketotic hyperosmolar syndrome，DNHS）也称高血糖高渗综合征（hyperosmolar hyperglycemic syndrome，HHS）是以严重高血糖（＞33.3mmol/L）、严重脱

水、高血浆渗透压（＞350mmol/L）、但无明显的酮症酸中毒，伴有不同程度的神经系统损害，或有肾前性尿毒症为特征的糖尿病急性并发症。

本病多见于老年 2 型糖尿病患者，也见于 1 型糖尿病，部分患者既往无糖尿病病史，而以高渗性昏迷为首发症状就诊。死亡率与患者年龄及渗透压有关。75 岁以上老年人死亡率为 10%，85 岁以上为 35%。血浆渗透压<350mmol/L 时死亡率约 7%，＞375～400mmol/L 时死亡率上升至 37%。

本病属于中医学"消渴"、"昏迷"、"厥证"等范畴。

一、病因病理

（一）中医病因病机

1. 病因　中医学认为本病病因是在消渴的基础上因外感六淫、久病失治误治所诱发的。

2. 病机

（1）外感六淫：素体阴虚燥热，又感外邪，邪并于阳，从阳化热，消灼阴液，阴液大伤而发本病。

（2）久病失治误治：消渴日久，或因医过，或因他病，伤津耗液，阴伤愈重，燥热益盛而见本病。

本病的病机关键在于阴虚燥热。燥热耗伤肺津，肺枯叶焦不能敷布津液，充身泽毛，而见皮肤干瘪；燥热伤津而见咽干口燥；燥热炼液为痰，痰浊上蒙清窍而见神昏谵语、躁扰不宁；痰浊中阻而见脘痞胸闷。

（二）西医病因病理

1. 病因

（1）应激：各种急性感染、急性胰腺炎、急性心肌梗死、急性脑血管病变、甲状腺功能亢进、肾功能不全及外伤、手术、烧伤等引起血糖升高、失水、渗透压增高。

（2）脱水治疗：颅压升高时应用甘露醇脱水、误用高渗糖水、尿毒症应用腹膜透析、血液透析等引起失水过多，血液浓缩，渗透压升高。

（3）药物：服用促进糖原异生、抑制胰岛素分泌或降低其作用的药物，如类固醇激素、噻嗪类利尿剂、普奈洛尔等也可诱发高渗性非酮症糖尿病昏迷。

2. 发病机制

其发病机制尚未完全阐明，主要与下列因素有关：

（1）胰岛素绝对或相对不足，各种诱因使胰岛素分泌进一步减少，致血糖升高伴渗透性利尿。

（2）在感染、急性脑血管意外、手术等应激状态下，儿茶酚胺和糖皮质激素分泌增加，抑制胰岛素分泌和加重胰岛素抵抗，致血糖显著升高。

（3）失水和低钾血症引起皮质醇、儿茶酚胺和胰高血糖素分泌增多，从而抑制胰岛素的分泌。

（4）严重高血糖致渗透性利尿失水多于失钠，血容量减少引起继发性醛固酮增多，致尿钠排出进一步减少。

（5）神经系统损害：因高血糖、高渗透压及酸中毒抑制高级中枢而出现神经系统损害。

二、临床表现

（一）病史

常有 2 型糖尿病病史或 1 型糖尿病病史，部分患者无相关病史。

（二）症状及体征

本病起病隐袭，发展缓慢。起病时常先有多尿、多饮，失水随着病程进展而逐渐加重，出现体重下降、皮肤、黏膜、口唇干燥，体温升高，少尿、无尿，心动过速、血压下降，甚至休克。脑细胞脱水出现神经系统症状，表现为神志淡漠、反应迟钝、嗜睡，或幻觉、胡言乱语、躁动不安，或见单瘫、偏瘫或癫痫样抽搐等，最后陷入昏迷。来诊时多已显著失水甚至休克，无酸中毒样深大呼吸。因血黏稠度增加，除诱发脑梗死外还可出现肺栓塞、心肌梗死甚至是心源性猝死。

（三）辅助检查

血糖＞33.3mmol/L，一般为 33.3～66.6mmol/L。血渗透压＞350mmol/L，一般为 330～460mmol/L。血钾多正常或偏低。血钠常＞145mmol/L，可达 155mmol/L，甚至 180mmol/L，但亦可正常或者偏低。血 pH 多正常或者稍低。血［HCO_3］正常或偏低。血酮体多正常，或可稍高。血 BUN 常中度增高，可达 30～35mmol/L。血肌酐可升高至 450～550mmol/L。血常规血细胞比容增大，白细胞升高。尿常规尿糖呈强阳性，尿酮体阴性或弱阳性。

三、诊断

本病继发于糖尿病，病程较长，发病前期，其症状易被原发病掩盖；而后期则易被误诊为脑卒中、心肌梗死等。因此，如果患者存在任何难以解释的意识障碍、神经系统体征、脱水或者休克均应注意存在本病的可能。

诊断标准：①血糖＞33.3mmol/L。②pH 正常或者稍低。③血［HCO_3］正常或偏低。④血浆渗透压≥350mmol/L。⑤血酮体正常或偏高。

四、鉴别诊断

糖尿病非酮症高渗综合征需与以下疾病作鉴别，见表 8-4。

表 8-4　糖尿病非酮症高渗综合征与糖尿病酮症酸中毒

鉴别点	糖尿病非酮症高渗综合征	糖尿病酮症酸中毒
血糖	＞33.3mmol/L	多在 16.7～33.3mmol/L
血酮	阴性或弱阳性	强阳性，一般＞5mmol/L
血渗透压	＞350mmol/L	轻度升高
pH	7.35 左右或正常	常低于 7.35
CO_2 结合力	正常或稍低	降低
血 Na	＞155mmol/L	一般＜135mmol/L
发病情况	多见于年老 2 型糖尿病患者	好发于年轻 1 型糖尿病患者

因本病神经系统的症状和体征较多，易误诊为脑血管意外、癫痫发作，应仔细询问病史，并测血糖、血酮体、血电解质、血 pH 后作出判断，必要时可行脑脊液检查和头颅 CT、MRI 进行鉴别。

五、治疗

（一）中医治疗

治疗原则：早发现，早治疗，祛邪与扶正并举，急则治其标，凉血清热、解毒降浊以去除痰浊毒邪；以益气养阴、扶正疗病之本；以期打断"正虚—邪盛—正虚"的恶性循环。

1. 针灸及其他外治法　针刺法取穴：脾俞、膈俞、胰俞、足三里、三阴交、肺俞、胃俞、肝俞、中脘、关元、神门、然谷、阴陵泉、尺泽、地机、气海。针法：以缓慢捻转，中度刺激平补平泻法，留针 15～20min。

2. 辨证方药

（1）肺燥津枯证

证候 烦渴引饮，渴欲冷饮，口干咽燥，皮肤干瘪，小便频数量多，大便秘结，舌质红少津，苔薄黄，脉细数。

治法 清肺润燥，止渴生津。

方药 白虎汤合消渴方。药用：知母、石膏、粳米、甘草、天花粉、黄连、生地黄、藕汁、葛根、麦冬等。

气虚汗多者加人参；大便秘结者加增液承气汤；口渴者加石斛、玄参。

中成药可用参麦注射液、生脉注射液。

（2）痰浊中阻证

证候 倦怠嗜卧，恶心呕吐，脘痞纳呆，口甜口臭，烦渴思饮，四肢重着，头晕如蒙，舌红苔黄腻，脉滑数。

治法 芳香化浊，降逆和胃。

方药 温胆汤合菖蒲郁金汤。药用：半夏、竹茹、橘皮、枳实、白茯苓、生姜、大枣、甘草等。

恶心呕吐甚者加竹茹、砂仁；头昏、嗜睡者加佩兰、石菖蒲；舌苔厚腻，大便秘结者加大黄。

中成药可用痰热清注射液、清开灵注射液。

（3）热陷心包证

证候 神识昏蒙，或有谵语，甚则昏迷，痰壅气促，或见手足抽搐，四肢厥冷，舌绛少苔或苔黄燥，脉细数。

治法 清热凉营，豁痰开窍。

方药 清营汤。药用：犀角（水牛角代）、黄连、生地黄、玄参、金银花、连翘、竹叶、麦冬清、丹参等。

痰热盛者加竹沥；惊厥抽搐者加石决明、磁石、钩藤。

中成药可用紫雪丹、醒脑静注射液。

（4）阴虚动风证

证候 头晕目眩，手足蠕动，强劲抽搐，或口噤不开，躁动不安，或神志昏迷，大便秘结，舌红绛无苔，脉弦数。

治法 清热镇惊，平肝熄风。

方药 羚羊钩藤汤合黄连阿胶汤。药用：羚羊角、钩藤清、桑叶、菊花、白芍、生地黄、甘草、贝母、竹茹、茯神等。

清热止痉之剂，躁动不安者加龙骨、牡蛎、黄连清热除烦，使心火不亢而能下交于肾；鸡子黄清热益阴，使肾阴上奉于心；阿胶滋阴益心和肾；黄芩清热除烦；芍药补血和营，育肾阴，痰热盛者加天竺黄、竹沥。

中成药可用参麦注射液、穿琥宁注射液。

（5）阴阳亡脱证

证候 面色苍白，目闭口开，大汗不止，手撒肢冷，甚至二便自遗，脉微欲绝。

治法 益气养阴，回阳固脱。

方药 生脉饮合参附汤。药用：红参、麦冬、五味子等。

四肢厥逆者加干姜、甘草；大汗淋漓者加黄芪；若阳气似有回复，症见面赤肢冷，虚烦不安，乃真阴耗竭，虚阳外越之象，可用地黄饮子峻补真阴，温肾扶阳。

中成药可用参附注射液、生脉注射液。

（二）西医治疗

本治疗目标：同 DKA，应及时补液，补充血容量以纠正休克和高渗状态；胰岛素治疗纠正血糖及代谢紊乱；消除诱发因素，积极防治并发症。

1. **补液** 迅速补液以恢复血容量，纠正高渗和脱水是抢救成功的关键。本症失水较 DKA 更为严重，可达体重的 10%～15%，输液要更为积极。治疗早期应快速补液，第 1 天补液量应为估计失水量的一半左右+生理丢失量。最初 1～2h 内可每小时输入 1～2L，24h 补液量可达 6000～10 000ml。以后逐渐减慢速度。估计失水量超过原来体重的 10%者，可于 2～3 天内补足。输液首选等渗液，有利于恢复血容量，纠正休克，改善肾血流量，恢复肾脏调节功能。如果无休克，渗透压明显升高，尤其是血钠>150mmol/L 时，应给低渗液，但应注意预防脑水肿的发生。严重失水、低血压或休克患者应给予等渗溶液及血浆或全血。经过治疗，血糖降低至 13.8～16.6mmol/L 而血钠或血浆渗透压仍高者，改用低渗溶液。老年及有心脏病的患者，补液不宜太快。无论有无心脏病均应做心电监护，有心脏病的老年患者应做中心静脉压监测，根据中心静脉压控制补液速度。在治疗过程中应每 2h 监测一次血糖、电解质，每天监测血浆渗透压、尿素氮、血肌酐等。

2. **降血糖治疗** 胰岛素使用原则与方法和 DKA 大致相同。一般每小时滴注 0.05～0.10U/kg，也可先静脉负荷 0.15U/kg，以后监测血糖水平。当患者血糖水平接近 16.7mmol/L 时，应加用 5%葡萄糖补液。在高渗状态未纠正之前，不宜将血糖降的过低，应使血糖维持在 13.9～16.7mmol/L，直到血渗透压达到 315mmol/L 以下、患者神志清醒为止，以防脑水肿。治疗过程中若患者血糖很快降低至 13.3mmol/L 以下，应减量、延长注射时间或者暂停观察。

3. **补钾** 虽然患者一般血钾正常，但因患者严重脱水必然同时失钾，且随着补液的进行血钾必然降低，故应注意及时补钾。除非患者无尿、肾衰竭、血钾>5.5mmol/L 时可暂缓观察。补钾方法同 DKA。

4. **其他治疗** 对感染者积极控制感染，血透、腹透及应用甘露醇脱水治疗者应注意是否有脱水现象并监测血糖、尿糖。对同时应用具有对抗胰岛素作用或可诱发高渗性非酮症糖尿病昏迷的药物者，应注意监测血糖和渗透压。

随着糖尿病患者的增加与医疗水平的不断提高，糖尿病非酮症高渗性昏迷已经得到了广大临床医生的重视，但本病的临床死亡率仍然较高，尤其是老年患者死亡率高达 20%以上，大部分患者主要死于高渗性非酮症糖尿病昏迷的并发症，如慢性肾功能不全、革兰阴性菌重症肺炎及心脑血管病变等。

六、中西医临床诊疗思路

（1）根据临床症状及实验室检查结果不难做出明确诊断。

（2）及时、迅速补液扩容并应用胰岛素以纠正高渗状态，对于抢救成功具有重要意义。但需注意补液种类及速度。另外高渗性非酮症糖尿病昏迷患者对胰岛素比较敏感，应谨慎使用。因患者有高血糖、少尿、休克，大剂量胰岛素可使血糖迅速下降，而致血压更低，尿量更少，病情更重，故必须谨慎。

（3）中医药配合西医抢救高渗性非糖酮症糖尿病昏迷可提高抢救成功率、改善预后。

（4）在抢救成功后，进行中医辨证治疗，有利于控制糖尿病，提高患者生存质量。

七、预防与调护

（一）预防

（1）患者宜保持心情舒畅，起居有常，生活有节，注意休息。饮食以清淡、富营养、易消化为主，避免进食生冷、肥甘、辛辣食物。可根据糖尿病饮食计算公式合理计算每天饮食摄入量。

（2）糖尿病患者应控制血糖，定期监测血糖、尿糖、酮体，并根据血糖变化情况遵医嘱调整治疗方案。

（3）坚持适度运动，控制体重，以增加机体对胰岛素的敏感性，更有效地控制血糖。

（二）调护

（1）患者宜保持心情舒畅，起居有常，生活有节，注意休息。饮食以清淡、富营养、易消化为主，避免进食生冷、肥甘、辛辣食物。

（2）严密观察病情：给予心电监护，并准确记录24h出入量，以了解血容量是否充足，为补液、补钾提供参考。认真观察患者的神志、瞳孔大小、对光反射，及时发现神经系统损害。定期监测血糖，防止发生低血糖。

（3）保持呼吸道通畅，呕吐时头偏向一侧，防止发生窒息和吸入性肺炎，予吸氧以纠正组织缺氧，避免脑损伤。

（4）健康教育是提高糖尿病患者的自我管理能力的有效方法，应针对饮食及用药不当等诱因对患者及家属进行卫生宣教，让其明确饮食治疗的重要性及糖尿病饮食计算方法。教会其自测血糖，告知按时服药或注射胰岛素。

古医籍精选

《素问·腹中论》："帝曰：夫子数言热中消中，不可服高粱、芳草、石药。石药发瘨，芳草发狂。夫热中消中者，皆富贵人也，今禁高粱，是不合其心，禁芳草石药，是病不愈，愿闻其说。岐伯曰：夫芳草之气疲于美，石药之气悍，二者其气急疾坚劲，故非缓心和人，不可以服此二者。"

《金匮要略》："肺痿之病，从何得之？师曰：或从汗出，或从呕吐，或从消渴，小便利数，或从便难，又被快药下利，重亡津液，故得之。"

病 案 分 析

（一）病案摘要

毛某，女，66岁，发病当日9时30分由"120"送至急诊科。主诉：嗜睡、反应迟钝1天。现病史：患者1天前无明显诱因出现嗜睡、反应迟钝，伴头晕乏力、口干口渴、小便频数、大便秘结，舌红少津、苔薄黄、脉细数。既往史：2型糖尿病史10年。查体：T 37℃，P 80次/分，R 20次/分，BP 140/80mmHg，患者嗜睡，反应迟钝，体胖，双肺呼吸音清，未闻及啰音，HR 80次/分，律齐，无杂音，全腹柔软，无压痛、反跳痛、肌紧张，肝、脾未触及，四肢肌力正常，双下肢无浮肿，生理反射存在，病理反射未引出。检查：血常规、心电图、CT未见明显异常，血、尿酮体均正常，肝、肾功能无异常。血糖35mmol/L，血pH 7.41，K^+ 4.0mmol/L，Na^+ 145.0mmol/L，Cl^- 102.0mmol/L，BUN 5.20mmol/L。

中医诊断：昏迷（肺燥津枯）。

西医诊断：①2型糖尿病；②糖尿病非酮症高渗综合征。

（二）分析

1. 诊断思路

（1）中医诊断思路：患者因"嗜睡、反应迟钝1天"入院。症见嗜睡、反应迟钝，伴头晕乏力、口干口渴、小便频数、大便秘结，舌干红少津、苔薄黄，脉细数，故中医诊断为"昏迷"。综合分析，四诊合参，当属肺燥津枯之证。

（2）西医诊断思路：患者患2型糖尿病病史10年。嗜睡、反应迟钝1天。查体除意识障碍外无显著异常。检查：心电图、CT未见异常。血、尿酮体均正常，肝、肾功能无异常。血糖35mmol/L，血pH 7.41，K^+ 4.0mmol/L，Na^+ 145.0mmol/L，Cl^- 102.0mmol/L，BUN 5.20mmol/L。根据病史、临床表现及实验室检查可排除脑血管病变、糖尿病酮症酸中毒、低血糖昏迷，并确诊为2型糖尿病，糖尿病非酮症高渗综合征。

2. 治疗思路

（1）中医治疗思路：治疗当以清肺润燥、止渴生津为原则。中医急救治疗当予至宝丹"急则治其标"。中医辨证治疗方选白虎汤合消渴方并加增液承气汤、石斛、花粉、玉竹。

（2）西医治疗思路

1）补液：每小时予1L生理盐水持续3h，然后逐渐减慢速度。还应注意患者年龄较大，补液速度不宜过快，以免加重心脏负担。

2）补钾：10%KCl 1.0g/h加入上述液体静脉滴注，并监测血钾。

3）补充胰岛素：快速胰岛素5U/h，加入上述液体静脉滴注，每隔2h监测一次，待血糖接近16.7mmol/L时，加用5%葡萄糖补液。

（安　娜　张新军）

第二节　甲状腺功能亢进危象

甲状腺功能亢进危象（thyroid storm）简称甲亢危象，为甲亢患者可危及生命的严重表现，通常见于严重的甲亢患者在合并其他疾病时，如感染、败血症、精神应激和重大手术时。其临床表现为高热、大汗淋漓、心动过速、频繁呕吐及腹泻、极度消耗、谵妄、昏迷。最后多死于休克、呼吸循环衰竭及电解质紊乱。甲亢危象常在未诊断或治疗不彻底的久病甲亢患者中发生，新诊断或经治疗病情已得到控制的患者少见。甲亢危象一般占住院甲亢人数的1%～2%。各年龄均可发病，儿童少见，中老年人较多见。

本病属中医"瘿病"发展到严重阶段的危重症范围。在古医籍中又有瘿、气瘿、瘿囊等名。战国时期《庄子·德充符》即提到"瘿"的病名。《金匮要略》中虽未提到瘿的病名，但是却论述了许多相关证候病"者素不能食，而反暴思之，必发热也"、"趺阳脉数，胃中有热，即消谷引食"、"火逆上气，咽喉不利"、"虚劳烦躁不得眠"、"目如脱状"等。

一、病因病机

（一）中医病因病机

1. 病因　甲亢患者若突然遭受剧烈的精神创伤，或五志过极化火，或劳倦过度，或外感六淫等而致本病。

2. 病机　甲亢是一种涉及肝、脾、肾等多个脏腑的整体性病变，其病机与肝的关系甚为密切。病始多由七情内伤，肝郁不达，气机郁滞，湿痰凝结，病多为实；郁久化火，灼伤阴液，以至阴虚火旺；"壮火食气"，终至气阴两伤。临床常见肝郁气滞、肝火内动、肝火乘胃、肝强脾弱，乃至肝火下汲，肾阴、肝肾阴精亏损等病理变化。病变过程由实转虚，或虚实夹杂之候。总的病机特点是

"阳常有余，阴常不足"。

（1）肝火亢盛：患者若突然遭受剧烈的精神创伤或五志郁极化火或劳倦过度、耗血伤阴、阴火内生；或外感六淫，热毒炽感，传里化火；阳强阴弱之体心肝之火暴张，心火亢盛，因而高热、大汗、心烦、心悸、怔忡，子病及母或肝气横逆脾土则见恶心呕吐、腹泻，热扰心包则神昏。

（2）若病情进展，邪气越盛，正气越虚，最后出现阴竭阳脱，而见神志淡漠或昏不知人，心悸气喘或气息微弱，大汗淋漓，四肢微温或四肢厥冷等凶候。

（二）西医病因病理

1. 病因

（1）手术、外伤：以甲状腺手术最常见。主要由于手术前未使用抗甲状腺药物或者甲状腺功能亢进未能完全控制；手术应激及术中挤压甲状腺致大量甲状腺素释放入血。

（2）感染：临床最常见。以肺部感染常见，亦可见于胃肠道、泌尿道感染等。

（3）各种应激：如过度紧张、疲劳、高温、急性心肌梗死、糖尿病酮症酸中毒、分娩等。

（4）药物：甲状腺素过量；突然停用碘剂或中断甲亢药物；药物过敏、洋地黄中毒等。

（5）其他：代谢异常如糖尿病酮症酸中毒、高渗性昏迷；放射性碘治疗。

2. 发病机制　现代医学认为，甲亢危象的发病机制及病理生理尚未完全阐明，目前认为可能与下列因素有关。

（1）大量甲状腺激素（TH）释放至循环中：患者血液中的甲状腺激素骤然升高，是引起甲亢危象的重要机制。如甲状腺手术、不适当停用碘剂及同位素^{131}I治疗后，血TH水平均升高，是常见引起甲亢危象发生主要原因。

（2）血游离TH浓度增加：感染、非甲状腺手术等应激，可使血甲状腺结合球蛋白（TBG）及甲状腺素结合前白蛋白（TBPA）浓度下降，与其结合的甲状腺激素解离，血循环中游离甲状腺激素增多。

（3）机体对TH耐量衰竭：甲亢患者各脏器系统由于多种原因而对过多的甲状腺激素适应能力减低，由此引起失代偿而产生危象。

（4）肾上腺能活力增加：甲亢时心血管系统的高动力状态和肾上腺素过量的表现极相似。给甲亢患者作交感神经阻断或服用抗交感神经或β肾上腺能阻断药物，均可使甲亢的症状和体征改善。这些研究均提示交感神经活力增加在甲亢危象发病中起重要作用。

二、临床表现

（一）病史

甲亢危象患者常有感染史、不适当地停用抗甲状腺药物，尤其是碘剂及各种应激反应，如精神紧张、劳累过度、高温环境、饥饿、药物等，或有甲状腺本身的手术或其他急诊手术。

（二）症状与体征

危象前期时患者原有的症状加剧，伴中等发热、体重锐减、恶心、呕吐。危象期典型临床表现为高热、大汗淋漓、心动过速、频繁呕吐及腹泻、极度消耗、谵妄、昏迷。最后多死于休克、呼吸循环衰竭及电解质紊乱。

1. 体温　急骤上升，高热常在39℃以上，大汗淋漓，皮肤潮红，继而可汗闭，皮肤苍白和脱水。高热是甲亢危象的特征表现，是与重症甲亢的重要鉴别点。体温升高有伴发感染的可能，应引起重视。

2. 中枢神经系统　精神变态，极度烦躁不安，谵妄，嗜睡，最后昏迷。

3. 心血管系统　窦性心动过速，常达160次/分以上，与体温升高程度不成比例，这是与感染等其他疾病的重要鉴别点之一，可出现心律失常，如期前收缩、室上性心动过速、心房颤动、心房扑动等，也可以发生肺水肿或充血性心力衰竭，最终血压下降，陷入休克。

4. 消化系统　食欲极差，恶心，频繁呕吐，腹痛、腹泻明显，体重锐减。恶心、呕吐和腹痛常是本病的早期表现。肝脏可有肿大，肝功能不正常，终至肝细胞功能衰竭，出现黄疸。黄疸提示预后不良。

5. 电解质紊乱　由于进食少、频繁呕吐，腹泻及大量出汗，最终出现电解质紊乱，约半数患者有低钾血症，1/5 患者有低钠血症。

临床有小部分患者症状和体征不典型，突出特点是：神情淡漠，木僵，嗜睡，反射减弱，低热，乏力明显，心率慢，脉压小，突眼及恶液质，甲状腺仅轻度肿大，最后陷入昏迷，甚至死亡。临床上称为淡漠型甲亢危象。

（三）实验室及其他检查

甲亢危象时，患者血清甲状腺激素测量结果不一致，对危象的诊断帮助不大。但若血清 TH 浓度显著高于正常，对预测其临床表现和预后有一定作用。甲状腺影像学检查：可见甲状腺弥漫性肿大、结节；甲状腺超声检查见甲状腺血流丰富；放射性核素检查可见放射物浓集。

三、诊断

本病主要根据甲亢病史，症状、体征的急剧恶化，并综合实验室检查结果作出诊断。
诊断标准：
（1）体温超过 38℃。
（2）与体温升高不成比例的心动过速。
（3）原有甲亢症状加重。
（4）心血管系统、消化系统功能障碍。
（5）中枢神经功能障碍。

四、鉴别诊断

本病需与重症感染、急性胃肠炎、冠心病、肝昏迷等鉴别。

五、治疗

（一）中医治疗

治疗原则：甲亢危象以肝阳暴张、心火亢盛为主证，要泻火解毒、清心平肝。若阴竭阳脱、心气衰竭要益气养阴、回阳固脱。

1. 针灸及其他外治法
（1）针刺法：肝阳暴张、心火亢盛主证针刺曲池、合谷、少商、太冲、风池、大椎，泻火解毒、清心平肝。选用 2～3 个穴位，用泻法。
（2）艾灸法：阴竭阳脱、心气衰竭证温灸百会、神阙、足三里、关元、气海、三阴交等穴，益气养阴、回阳固脱。

2. 辨证方药
（1）肝阳暴张，心火亢盛证
证候　高热烦躁，心悸多汗，恶心呕吐，谵妄抽搐，舌红苔黄、脉象弦数。
治法　泻火解毒，清心平肝。
方药　龙胆泻肝汤合泻心汤。药用：龙胆草、黄芩、山栀子、泽泻、木通、车前子、当归、生地黄、柴胡、生甘草等。

若肝胆实火较盛，可去木通、车前子，加黄连以助泻火之力；若湿盛热轻者，可去黄芩、生地，加滑石、薏苡仁以增强利湿之功；若玉茎生疮，或便毒悬痈，以及阴囊肿痛，红热甚者，可去柴胡，加连翘、黄连、大黄以泻火解毒。

中成药可用双黄连注射液、茵栀黄口服液。

（2）阴竭阳脱，心气衰竭证

证候　大汗淋漓，呕吐泄泻，心悸气促，继而汗出黏冷，心悸怔忡，气短息微，四肢厥逆，面色苍白，昏睡不醒，舌淡，脉虚数无根。

治法　益气养阴，回阳固脱。

方药　生脉散、参附汤、四逆汤。药用：人参、麦冬、五味子、附子、干姜、甘草等。

中成药可用参附注射液、生脉注射液。

（二）西医治疗

治疗目标：纠正严重的甲状腺毒症和诱发疾病，保护机体重要脏器，防止功能衰竭。甲亢危象前期和危象期诊断后，不需要等待化验结果，应尽早开始治疗。

1. 降低循环 TH 水平

（1）大剂量药物抑制 TH 的合成和分泌：丙硫氧嘧啶（PTU）在周围组织中可以减少 T_4 转化至 T_3，故作为首选药物口服或胃管内注入 600～1200mg 后，可在 1h 内阻止甲状腺内碘化物的有机结合，或者 200～300mg，每 6h 一次。然后每天给维持量 300～600mg，分 3 次服。甲硫氧嘧啶的剂量与之相仿，甲硫嘧啶（他巴唑）或卡比马唑（甲亢平）的剂量则为 20～30mg，每 6h 1 次。给抗甲状腺药物后 1h 开始给碘剂。每天口服复方碘溶液 30 滴，或静脉滴注碘化钠 1g 或复方碘溶液 3～4ml/1000～2000ml 溶液，用以延缓激素从甲状腺中的急剧释放。理论上要在使用碘剂前 1h 使用 PTU，但临床经常两种药同时应用，不需等待。

（2）迅速降低循环 TH 水平：血浆置换及腹膜透析法可迅速有效清除血中过多 TH。但这些方法操作均较复杂，应用尚不多。

2. 降低周围组织对甲状腺激素的反应　临床上多用抗交感神经药物来减轻周围组织对儿茶酚胺过敏的表现，常用的药物有以下两类。

（1）β肾上腺素能阻断剂：静脉注射普奈洛尔 1～5mg，或每 4h 口服 20～60mg。使用时注意禁忌证。如心脏储备功能不全、心脏传导阻滞、心房扑动、支气管哮喘等患者应慎用或禁用。而使用洋地黄制剂心力衰竭已被纠正者，在密切观察下可以使用普奈洛尔。

（2）利血平和胍乙啶：利血平首次肌内注射 5mg，以后每 4～6h 肌内注射 2.5mg。胍乙啶只能口服，故呕吐、腹泻严重者可影响疗效。

3. 保护机体脏器，对症治疗防止功能衰竭　发热轻者用退热剂，如对乙酰氨基酚，但不宜用水杨酸制剂；发热高者用积极物理降温，必要时考虑人工冬眠。应注意补充水及纠正电解质紊乱，补充葡萄糖及大量维生素，尤其是 B 族。如有心力衰竭及肺充血存在，必要时用洋地黄及利尿剂。此外，甲亢患者糖皮质激素代谢加速，肾上腺存在潜在的储备功能不足，易导致皮质功能衰竭。可用大剂量地塞米松（2mg，每 6h 口服 1 次），或氢化可的松 200～300mg/d，能抑制甲状腺激素释放，抑制末梢 T_4 转变为 T_3，能增加本症生存率。

4. 积极控制诱因　有感染者应给予积极抗菌治疗。伴有其他疾患者应同时积极处理。

六、中西医临床诊疗思路

甲亢危象是甲亢少见的并发症，但病情危重，病死率很高。在临床中西医结合诊断与急救中，需注意以下几点：

（1）甲亢危象的诊治关键在于早期识别诊断。当甲亢患者因各种诱因或并发症致病情加重时，即应考虑危象，并积极处理。

（2）甲亢危象时甲状腺功能的检查对危象的诊断帮助不大，因而多不能等待详细的甲状腺功能检查即应开始抢救治疗。

（3）甲亢危象患者多死于休克、心肺功能衰竭、黄疸及电解质紊乱。因而甲亢危象的治疗要注意保护机体重要脏器，防止功能衰竭。

（4）在甲亢危象的抢救治疗中，中医可积极参与急救治疗，如醒脑静注射液、参附注射液、安宫牛黄丸等中成药，并可配合针刺治疗。

七、预防与调护

（一）预防

（1）甲亢患者应及时治疗，并定期检查甲状腺功能，学会控制情绪，保持精神放松，避免情绪激动。

（2）继发性甲亢应积极治疗原发病，必要时行手术治疗。

（二）调护

（1）吸氧，保持呼吸道通畅，及时清除呼吸道分泌物，防止吸入性肺炎发生。

（2）开通中心静脉通道，进行 CVP 监测。留置导尿，记录 24h 出入量，注意出入液量平衡，及时补液，纠正水、电解质和酸碱平衡紊乱。避免精神刺激，安慰、鼓励患者，使之学会自我心理调节，必要时适当使用镇静药物。由于机体代谢率增高，应给予高碳水化合物、高蛋白、高维生素饮食，提供足够的能量，满足高代谢需要，避免刺激性食物。

（3）患者及其家属了解甲亢的基本知识，认识诱发甲亢的因素，懂得尽量消除和避免这些因素。

古医籍精选

隋·巢元方在《诸病源候论·瘿候》中说："瘿者，由忧恚气结所生"。

宋·严用和的《济生方·瘿瘤论治》中曰："调摄失宜，气凝血滞，为瘿为瘤"。

明·陈实功的《外科正宗·瘿病论》有："夫人生瘿瘤之症，非阴阳正气结肿，乃五脏瘀血、浊气、痰滞而成"。

病案分析

（一）病案摘要

患者，男，57 岁，发病当日来急诊收住。主诉：发热伴剧烈头痛 5 天。查体：T 38.5℃，HR 100～120 次/分，BP 145/85mmHg。心、肺检查未发现显著变化。神经系统检查未见异常。血常规、尿常规、肝功能、肾功能、脑电图、脑磁共振成像均未见异常。入院第 4 天出现躁动不安，自言自语，激惹，惊恐眼神，大汗淋漓，渐处于谵妄状态。体温最高 39.0℃，HR＞120 次/分。颈部稍有抵抗。予脱水降颅压、抗炎、止痛等治疗，病情无缓解。入院第 7 天甲状腺功能化验回报：游离 T_4（FT_4）109.3pmol/L，T_4＞411nmol/L，游离 T_3（FT_3）36.03Pmol/L，T_3 7.8nmol/L，TSH 0.01mU/L。追问病史，10 年前曾患甲亢，经甲巯咪唑（他巴唑）治疗，半年后治愈，停药，后未曾复查。入院前半年常有心悸、多汗并消瘦。现症见：头痛，高热，躁动不安，心悸多汗，恶心呕吐，舌红苔黄、脉弦数。查体：突眼（+），甲状腺Ⅱ度肿大，质软，可闻及血管杂音，双手平伸震颤（+）。

（二）分析

1. 诊断思路
本例的临床表现主要以头痛、精神症状等神经系统为主，但脑电图、脑磁共振成像无异常。依据甲亢病史，并有高热、躁动不安，心悸多汗，双手平伸震颤，甲状腺功能检查提示甲状腺毒血症，故诊断为甲亢危象。中医依据四诊，辨证为肝阳暴张，心火亢盛。

2. 治疗思路
（1）中医治疗思路：当"急则治其标"，以泻火解毒、平肝熄风为原则，急救治疗以醒脑静注射液 20ml 加入 10%葡萄糖液中静脉滴注，安宫牛黄丸 1 丸，口服或鼻饲。以泻法针刺曲池、合谷、少商、太冲、风池、大椎等穴位。

（2）西医治疗思路
1）抑制 TH 的合成和分泌：可用丙硫氧嘧啶 600～1200mg 一次口服或胃管鼻饲，然后每天给丙硫氧嘧啶 300～600mg，分 3 次服。每天口服复方碘溶液 30 滴，或静脉滴注碘化钠 1～2g。
2）降低周围组织对甲状腺激素的反应：一般用量是静脉注射普萘洛尔 1～5mg，或每 4h 口服 20～60mg。
3）保护机体脏器，对症治疗防止功能衰竭：应补充水及纠正电解质紊乱，补充葡萄糖可提供热量及肝糖原，给大量维生素，尤其是 B 族，并积极物理降温。

第三节　肾上腺危象

肾上腺危象（adrenal crisis）又称急性肾上腺皮质功能不全（acute adrenocortical hypofunction）或艾迪生危象（Addisonian crisis），是指由各种原因引起的肾上腺皮质功能衰竭状态。其临床表现主要为恶心、呕吐、腹泻、脱水、休克、惊厥、嗜睡或昏迷等，病势凶险，如不及时抢救，则多数死亡。

本病属于中医学"厥脱"、"神昏"范畴。

一、病因病机

（一）中医病因病机

1. 病因　中医学急性肾上腺皮质功能不全的主要病因为先天禀赋不足、感受温热疫毒之邪、创伤、毒物、情志不遂、劳累过度、用药不当等。

2. 病机
（1）温热疫毒：感受温邪热毒，热毒入里，由气及营、耗气伤阴、内陷心包，损及五脏，使气血运行障碍，气机逆乱，阴阳之气不相顺接，浊气上逆则呕恶，浊气下行则腹泻，甚则阴竭阳脱，内闭外脱。

（2）先天禀赋不足：素体羸弱，久病虚劳，形气不充，脏腑不荣，生机不旺。复因邪气外袭，正不胜邪，脏腑阴阳气血亏虚，正虚邪实发为本病。

（3）情志不遂、劳累过度：情志不遂，肝气不舒，木旺克土，肝脾失和；劳累过度，房室不节，肾精亏损；用药不当，戕伤元气，调理失时，正气难复。阳微阴竭而见阴竭阳脱之危候。

本病的主要病机是本虚标实。本虚指脏腑之元气不足，肾为先天之本，精血之海，藏真阴而寓元阳，为脏腑阴阳之根；脾胃为后天之本，水谷之海，运化水谷之精微而生气血，滋养脏腑，元气之根本在于肾，滋养于脾，脾肾的虚损是病机演变的主要环节。

（二）西医病因病理

现代医学认为急性肾上腺皮质功能减退的常见病因如下：

（1）急性肾上腺皮质出血、坏死：最常见的病因是感染，导致肾上腺静脉细菌性血栓形成，严重败血症，多见于脑膜炎球菌感染。此外，出血热患者肾上腺严重出血，肾上腺区域的外伤，高凝状态和严重烧伤均可出现急性肾上腺皮质出血、坏死。

（2）肾上腺结核为本病常见病因，结核病灶为上皮样肉芽肿及干酪样坏死，继而出现纤维化病变，肾上腺可缩小、钙化。肾上腺双侧全部切除或一侧全切、另侧 90% 以上次全切除后，或单侧肿瘤切除而对侧已萎缩者，如术前准备不周、术后治疗不当或补给不足、停用过早等均可发生本症。

（3）慢性肾上腺皮质功能减退者在各种应激状态下如感冒、过劳、大汗、创伤、手术、分娩、呕吐、腹泻、变态反应或骤停皮质素类治疗等均可导致本症。

（4）长期大剂量肾上腺皮质激素治疗过程中，由于患者垂体、肾上腺皮质已受重度抑制而呈萎缩，如骤然停药或减量过速，可引起本症。

（5）其他较少见病因：如白血病浸润、淋巴瘤、放射治疗破坏、服用肾上腺酶系抑制药物如美替拉酮，或细胞毒药物如双氯苯二氯乙烷等。

肾上腺皮质激素是维持人的生命活动所必需的，在缺氧、创伤、感染后低血糖等应激情况下，糖皮质激素分泌不足可引起碳水化合物代谢紊乱、糖异生能力下降、血糖降低，以至发生低血糖，甚至昏迷。肾上腺皮质激素还能对抗胰岛素，抑制己糖酶活性，因而肾上腺皮质激素分泌减少时可加重血糖降低。醛固酮分泌不足可致肾远曲小管排钾减少、血钾升高、钠及水丢失、血细胞内外水及电解质分布失调、血容量减少以至肾血流量减少、肾功能障碍。

二、临床表现

（一）症状

1. 全身症状　乏力，脱水严重，多有高热。原有皮肤、黏膜色素沉着加深，以摩擦处、掌纹、乳晕、瘢痕等处明显。

2. 循环系统　心率增快，可达 160 次/分以上，脉搏细弱，还有全身皮肤湿冷、血压下降等休克表现。

3. 消化系统　恶心、呕吐，腹痛、腹泻、腹胀。部分患者消化道症状明显，出现严重腹痛、腹肌紧张、反跳痛，酷似外科急腹症。

4. 神经系统　烦躁不安，或出现委靡、表情淡漠、嗜睡、神志模糊，甚至昏迷。低血糖者常有出汗、震颤、视力模糊、复视，甚至精神失常，抽搐。

5. 泌尿系统　肾功能减退，出现少尿、无尿等。

（二）辅助检查

1. 血液生化　原发性肾上腺危象患者有低钠高钾血症，继发肾上腺危象患者仅有低钠血症。还可有轻微的酸中毒及不同程度的氮质血症。

2. 血液常规　可有正色素性正细胞性贫血、嗜酸性粒细胞及淋巴细胞增多。

3. 血浆肾上腺皮质激素的测定　血浆皮质醇（F）≤30μg 可确诊本病，但在正常范围也不能排除诊断。17-OHCS 和 17-KS 明显降低可协助诊断。原发性患者血浆 ACTH≥55pmol/L，继发性患者早晨 8 时 ACTH＜4.5pmol/L。

三、诊断

如患者有导致肾上腺危象的上述原因与诱因，又出现无法解释的高热、低血糖、意识障碍、频繁呕吐、腹泻、腹痛、休克等，结合实验室检查如血浆 F、ACTH 测定及血液生化、血液常规的检查，可作出肾上腺危象的诊断。

四、鉴别诊断

（1）由于大多数肾上腺危象患者表现有恶心、呕吐、腹泻、脱水、休克、惊厥、嗜睡或昏迷等，因此必须与其他病因的昏迷相鉴别。如糖尿病酮症酸中毒昏迷、糖尿病高渗性昏迷、急性中毒、脑血管意外等，这些患者血糖高或正常，嗜酸性粒细胞数不增加。

（2）急性肾上腺皮质出血、坏死是引起肾上腺危象的常见原因，这些患者半数以上都有腹部和胸肋部疼痛、过敏、肌紧张并伴随恶心、呕吐、腹泻、脱水、休克，因此必须和内外科急腹症相鉴别。

（3）与其他原因低血糖鉴别，如胰岛素瘤。胰岛素瘤低血糖症状发作较重而持久，多在空腹发生。

（4）甲状腺危象：临床表现与本病相似，但前者多有手术或甲状腺疾病史，且血浆 T_3、T_4 水平升高。

五、治疗

（一）中医治疗

治疗原则：中医治疗本病以补益肾气，兼活血散瘀为基本治则，五脏虚损者，或益肾养心或温补脾肾，或滋养肝肾，随证治之。

1. 针灸及其他外治法

（1）针刺法：取左耳肾上腺区配内关穴，持续电针；取人中、中冲、内关、足三里穴，针刺并用间歇刺激手法。

（2）艾灸法：直接艾灸或悬灸气海、关元、足三里、膻中穴，每穴 4～5 壮或 20min，适用于亡阳气脱者。直接灸大敦穴 3～5 壮（或隐白穴 1～3 壮），适用于亡阴气脱者。

2. 辨证方药

（1）热毒炽盛，气阴两亏证

证候　发热不寒，四肢厥冷，恶心呕吐，口渴欲饮，烦躁不安，小便短赤，神疲乏力，舌质红苔黄干，脉细数。

治法　清热解毒，益气养阴。

方药　黄连解毒汤合生脉饮。药用：黄连、黄芩、黄柏、栀子、人参、麦冬、五味子等。

便秘者，加大黄以泻下焦实热；吐血、衄血、发斑者，酌加玄参、生地、丹皮以清热凉血；发黄者，加茵陈、大黄，以清热祛湿退黄；疔疮肿毒者，加蒲公英、金银花、连翘，增强清热解毒之力。

中成药可用参麦注射液、双黄连注射液。

（2）肾阳虚衰证

证候　腰膝酸软，畏寒肢冷，精神委靡，小便不顺畅，有时还出现水肿。脉沉细弱，舌体胖大，舌淡。

治法　温化肾阳。

方药　右归饮。药用：熟地、山药、山茱萸、枸杞、甘草、杜仲、肉桂、制附子等。

如气虚血脱，或厥，或昏，或汗，或晕，或虚狂，或短气者，必大加人参、白术；如火衰不能生土，为呕哕吞酸者，加炮干姜；如阳衰中寒，泄泻腹痛，加人参、肉豆蔻；如小腹多痛者，加吴茱萸；如淋带不止，加补骨脂；如血少血滞，腰膝软痛者，加当归。

中成药可用参附注射液、右归丸。

（3）脾肾阳虚、内闭外脱证

证候　神志恍惚，甚或神昏，面色苍白，消瘦神疲，形寒肢冷，恶心呕吐，下利清谷，腰膝酸冷，气短息微，肢体厥逆，二便闭，舌淡苔白，脉沉迟细弱或虚细无根。

治法　回阳固脱，益气敛阴。

方药　参附汤、四逆汤合菖蒲郁金汤。药用：人参、附子、干姜、石菖蒲、炒栀子、鲜竹叶、牡丹皮、郁金、连翘、灯心草、木通、淡竹沥、紫金片等。

如发热者加石膏、知母、金银花；大便秘结、腹部胀满者加大黄、芒硝；抽搐者加钩藤、天麻、僵蚕；恶心呕吐者加竹茹、陈皮、代赭石。

中成药可用参附注射液、生脉注射液。

（4）肝肾阴虚证

证候　头晕目眩，耳鸣健忘，失眠多梦，咽干口燥，腰膝酸软，胁痛，五心烦热，颧红盗汗，舌红，少苔，脉细数。

治法　滋养肝肾。

方药　一贯煎。药用：沙参、生地黄、枸杞、当归、川楝子、麦冬等。

如大便秘结者加知母、瓜蒌仁；午后虚热、多汗者加地骨皮；胁胀痛甚加鳖甲；胃胀满、难消化时加鸡内金、春砂仁、神曲；阴虚有痰时，则去枸杞子，加川贝、桑白皮；烦热口渴，舌红而干者加知母、石膏、淡竹叶。

中成药可用刺五加注射液、参麦注射液。

（5）气血两虚证

证候　面色不华，头晕心悸，失眠多梦、健忘、食少、便溏、倦怠乏力、舌淡、脉细弱。

治法　补气养血。

方药　八珍汤。药用：人参、白术、白茯苓、当归、川芎、白芍药、熟地黄、炙甘草等。

若以血虚为主，眩晕心悸明显者，可加大地、芍用量；以气虚为主，气短乏力明显者，可加大参、术用量；兼见不寐者，可加酸枣仁、五味子。

中成药可用八珍颗粒、益气养心安神口服液。

（6）气滞血瘀证

证候　胸胁胀闷，走窜疼痛，急躁易怒，胁下痞块，刺痛拒按，舌质紫暗或见瘀斑，脉涩。

治法　活血化瘀。

方药　膈下逐瘀汤。药用：五灵脂、当归、川芎、桃仁、丹皮、赤芍、乌药、延胡索、甘草、香附、红花、枳壳等。

中成药可用丹红注射液、复方丹参注射液。

（二）西医治疗

治疗目标：立即补充肾上腺皮质激素，补液、抗休克及支持疗法，治疗基础病，消除诱因。肾上腺危象盐皮质激素缺乏，补充足够的皮质激素是关键。急救原则是及时补充糖皮质激素，快速补液，纠正电解质失衡，治疗低血糖等，后期后可予适补充盐皮质激素。

（1）补充液体：典型肾上腺危象患者液体损失量可达细胞外液的1/5，治疗的第1、2天内每天补充生理盐水量应达 2000～3000ml。部分以糖皮质激素缺乏为主的患者脱水较轻，可适当减少补液。还应注意补充葡萄糖以防止低血糖。

（2）糖皮质激素：立即静脉注射氢化可的松 100mg，使糖皮质激素水平达到正常人在发生严重应激时的水平，此后每 6～8h 静脉滴注 100mg，最初 24h 总量约 400mg，第 2、3 天可减少至 300mg，以后逐日递减到 100mg 改为口服。

（3）盐皮质激素：早期大剂量补充糖皮质激素时一般不需要补充，口服维持糖皮质激素时可同时予 9 α-氟氢可的松 0.05～0.1mg/d 口服。

（4）积极治疗感染及去除其他诱因。

（5）抗休克：如收缩压在 80mmHg 以下伴休克症状者经补液及激素治疗仍不能纠正循环衰竭时，应及早给予血管活性药物。

六、中西医临床诊疗思路

本病病程较长，故坚持较长时间的正规内科治疗方可奏效，否则有致危象发生的可能。

（1）本病的快速诊断与迅速救治尤为重要。临床上可根据患者病史及出现临床上出现无法解释的低血糖、高热、意识障碍、胃肠道症状、休克，进行初诊断，予退热、纠正低血糖、抗休克等对症处理，待检验回报后明确诊断即可予皮质激素及其他相关治疗。

（2）肾上腺危象在中医学中属厥脱、昏迷范围，其病机特点为本虚标实，以本虚为主，因虚致实，由实更虚，故治疗上应注意驱邪扶正，补虚泻实。早期清热解毒以驱邪，益气养阴以扶正。晚期益气敛阴，回阳固脱以补虚扶正。至于危象，当中西医结合而抢救。

（3）为加快药物吸收和改善肾血流，增加肾上腺皮质血供氧供，以改善其萎缩或破坏，无论治疗何证均可于方药中加入适度活血化瘀药，以提高疗效。

（4）现代医学多采用长期皮质激素的替代补充疗法，但有一定的毒副作用和禁忌证；中医的切入点在于改善使用激素后出现的各种不良反应症状，如恶心呕吐，可选用黄连苏叶汤+砂仁降气止呕。临床上，坚持中医辨证施治与小量激素配合应用，既可发挥积极的治疗作用，又可减轻西药的不良反应，使疗效更加持久巩固。中医认为，其病机属脾肾不足，正气匮乏，通过各种治法以扶助正气，可有助于提高机体自身的修复能力，促进肾上腺皮质功能的恢复。在治疗过程中，一要注意守方，持之以恒，方可收效；二要注意观察服药过程中患者所出现的反应及舌、脉的变化，以作为调整用药的依据。

七、预防与调护

（一）预防

（1）早期出现肾上腺感染征象应及时就诊，早期治疗，避免疾病进一步发展。

（2）肾上腺手术前应充分评估患者病情，术后合理补充肾上腺皮质激素，应足疗程使用肾上腺皮质激素。

（3）长期使用肾上腺皮质激素者不可骤然停药，以防出现肾上腺危象。

（二）调护

（1）应给予患者高热量、易消化食物，提供足够的热量、补充维生素及保证水电解质的平衡。

（2）长期卧床患者容易便秘，为了防止便秘，每天可给患者吃一些香蕉、蜂蜜和含纤维素多的食物，每天早晚给患者按摩腹部。3 天未大便者，应服用麻仁润肠丸或大黄苏打片等缓泻药，必要时可用开塞露帮助排便。

（3）避免抽烟喝酒，避免吃辛辣刺激性的食物为宜。

古医籍精选

《素问·大奇论》："脉至如喘，名曰暴厥，暴厥者不知与人言。"

《素问·厥论》："阳气衰于下，则为寒厥"，又曰："寒厥之为寒也，必从五指而上于膝者，阴气起于五指之里，集于膝下而聚于膝上，故阴气胜则从五指至膝上寒。其寒也，不从外，皆从内也"。

《伤寒论》："伤寒若吐若下后不解，不大便五六日，上至十余日……若剧者，发则不识人，循衣摸床，惕而不安。"

《素问玄机原病式》："或寐而多言者，俗云睡语，热之微也。若热甚则睡瘛，而神昏不清，则谵语也。"

《寿世保元》："扰乱动摇，火之化也。谵，多言也。心热神乱，则语言妄乱也。"

《外感温热篇》："风温证身大热，口大渴，目赤唇肿，气粗烦躁，舌绛齿板痰咳，甚至神昏谵语，下利黄水者，风温热毒，深入阳明营分，最为危候。"

《增评柳选四家医案》："肝阴素亏，温邪扰之，发为痉病，神昏龄齿，瘛疭不定。法当滋养肝阴，以荣筋脉，清涤痰热，以安神明者也。"

《医林改错》："中风……良由将息失宜，内火暴甚，水枯莫制，心神昏昧，卒倒无所知。"

《杂病广要》："肌肤不仁，邪在络也；左右不遂，筋骨不用，邪在经也；昏不识人，便溺阻隔，邪在府也；神昏不语，唇缓涎出，邪在藏也。"

《症因脉治》云："内有积热，外中风邪，经络不通，发热自盛，热极生痰，上熏心肺，神识昏迷，则不语作矣。"

《症因脉治》："身热神昏，声如睡，喘急不宁，语言不便，此外感痰壅之症也。"

《张氏医通》："饮食起居动静失宜，心火暴甚，肾水虚衰不能制之，则阴虚阳实，而热气怫郁，心神昏冒，筋骨不用而卒倒无知也。亦有因五志有所过极而卒中者。"

《医学心悟》："病邪在表，未入少阳，误用柴胡，谓之引贼入门。轻则为疟，重则传入心胞，渐变神昏不语之候。"

《医宗金鉴》："睛不和者，是肾水为胃阳所竭，水既不能制火，则火上熏于目，而眸子朦胧，为之不了了也，此热结神昏之渐，危恶之候也。"

《湿热病篇》："湿热证壮热口渴，舌黄或焦红，发痉神昏，谵语或笑，邪灼心包，荣血已干，官犀黄羚羊角连翘生地元参钩藤银花露鲜菖蒲至宝丹等味。"

《素问·生气通天论》："阳气者，大怒则形气绝，而血菀于上，使人薄厥。"

病案分析

（一）病案摘要

李某，男，70岁。2006年3月20日10时50分来我院急诊。主诉：高热伴恶心呕吐3天。症状：发热，恶心呕吐，腹泻，四肢湿冷，神志淡漠。舌质红，苔黄干，脉细数。既往史：既往有原发性肾上腺皮质功能减退病史，自行停用皮质激素半个月，否认冠心病、糖尿病病史。查体：BP 90/58mmHg，HR 155次/分。检查：Na^+ 130mmol/L，WBC $12.3×10^9$/L，血糖 3.5mmol/L，基础血浆尿皮质醇明显降低。舌质红，苔黄干，脉细数。

中医诊断：厥脱（热毒炽盛）。

西医诊断：急性肾上腺皮质功能不全。

（二）分析

1. 诊断思路

（1）中医诊断思路：患者因"高热伴恶心呕吐3天伴神志淡漠"入院，故中医诊断"厥脱"可成立。综合分析患者发热，恶心呕吐，腹泻，四肢湿冷，神志淡漠，舌质红，苔黄干，脉细数。四诊合参，当属热毒炽盛之证。

（2）西医诊断思路

1）确定急性肾上腺皮质功能不全诊断：发热，恶心呕吐，腹泻，四肢湿冷，神志淡漠，舌质红，苔黄干，脉细数。既往史：既往有原发性肾上腺皮质功能减退病史，自行停用皮质激素半个月，查体：BP 90/58mmHg，HR 155次/分。检查：Na^+130mmol/L，WBC 12.3×10^9/L，血糖3.5mmol/L，基础血浆尿皮质醇明显降低。

2）明确急性肾上腺皮质功能不全的病因：患者既往有原发性肾上腺皮质功能减退病史，自行停用皮质激素半个月，可明确急性肾上腺皮质功能不全的病因为原发性。

2. 治疗思路

（1）中医治疗思路：本病以发热不寒，恶心呕吐，口渴烦躁，尿短赤，神疲乏力，舌质红，苔黄干，脉细数等热毒炽盛，气阴两伤见症为主。治法为清热解毒，益气养阴。

（2）西医治疗思路：结合患者临床表现与病史等，患者为急性肾上腺皮质功能不全，其治疗应主要为以下几个方面：

1）皮质激素治疗：初1～2h内迅速静脉滴注可溶性氢化可的松（如琥珀氢化可的松）100～200mg（溶于500～1000ml葡萄糖盐水中），于最初5～6h皮质醇总量应达500～600mg以上。如静脉滴注地塞米松或甲泼尼松龙应同时肌内注射去氧皮质酮2mg。第2、3天肾上腺皮质激素可减量每天氢化可的松300mg，如病情好转，继续减至每天200mg，继而每天100mg。再改为口服醋酸可的松或醋酸泼尼松而逐渐过渡到患者所需维持量，一般需1～2周，减量过快易导致病情反复恶化。如上述治疗后尚未能维持血压，可加用去氧皮质酮治疗，剂量视病情而定。

2）补液：入水总量须视失水程度、呕吐等情况而定，一般第一天须补2500～3000ml以上，第二天后再视血压、尿量等调整剂量。补液时须注意电解质平衡，如失钠明显者，则初治期即采用5%葡萄糖盐水；呕吐腹泻严重者大量葡萄糖液后尤宜加入适量氯化钾，每天1000ml补液可加入2～3g。如有酸中毒时，应酌情给予碱性药物。

3）抗休克：如血压在80mmHg以下伴休克症状者经补液及激素治疗仍不能纠正循环衰竭，应及早给予血管活性药物。

4）抗感染：有感染者应针对病因予以特效治疗。

5）对症治疗：包括给氧，使用各种对症治疗药物如镇静剂等，但不宜给吗啡及巴比妥盐类等。

（安　娜　张新军　白永江）

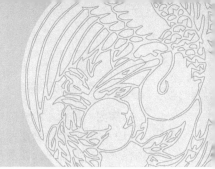

第九章　神经系统急症

第一节　急性脑血管疾病

急性脑血管病是指由于各种脑血管病变所致急性起病、迅速出现局限性或弥漫性神经功能缺失的脑血管性临床事件，又称为脑卒中、脑中风。按病变性质可将急性脑血管病分为出血性卒中，包括脑出血、蛛网膜下腔出血等；缺血性脑卒中，包括短暂性脑缺血发作和脑梗死。脑血管疾病的发病率、死亡率和致残率很高，是导致全球人口死亡的三大疾病之一。本节主要以动脉血栓性脑梗死和脑出血为例讨论急性脑血管疾病。

动脉血栓性脑梗死（atherothrombotic cerebral infarction，ATC）是由于动脉粥样硬化斑块、溃疡、出血等多种原因形成的动脉血栓沿血液循环进入脑动脉或供应脑的颈部动脉，造成血流阻塞而产生脑梗死。脑出血（intracerebral hemorrhage，ICH）分外伤性和非外伤性两种，后者又称原发性或自发性脑出血，系颅内或全身疾病引起脑实质内出血。

临床表现根据脑部病变部位不同可出现面瘫、失语、偏瘫、局灶性抽搐甚至意识障碍等，头颅CT或MRII等影像学检查可见颅内缺血或出血性病变。

本病属于中医学"中风"的范畴。

一、病因病理

（一）中医病因病机

1. 病因　中医认为本病主要因年老体衰，积损内伤，情志失调，饮食不节，劳欲过度等，致使机体阴阳失调，气血逆乱，脑脉瘀阻而成本病；或阴亏于下，阳亢于上，阳化风动，挟火挟痰，横窜经络，致血溢脑脉之外，形成危重证候。

2. 病机　本病病位在脑，与心、肝、脾、肾的关系密切。病性为本虚标实，上盛下虚，以气血不足或肝肾阴虚为致病之本，风、火、痰、瘀为发病之表。

（1）内伤积损：年老气血本虚，加之内伤积损，或纵欲伤精，或久病、劳倦过度，使气血再衰，气虚运血无力，停而瘀阻脑脉。

（2）情志失调：情志抑郁，气机失畅，血行不利，瘀阻脑脉；或肝肾阴虚，水不涵木，复因情志所伤，肝阳骤亢；或五志过极，心肝火旺，风火相煽，血随气逆，上扰元神，神明失用，脑脉阻痹发病。

（3）饮食不节：过食膏粱厚味，致脾失健运，聚湿生痰；或肝木素旺，横逆乘脾土，致脾运失健，内生痰浊；痰浊内聚，复因情志、外邪夹内伏之痰邪，横窜经络，上蒙清窍，痹阻脑脉，发为本病。

本病病机总属阴阳失调，气血逆乱。病理基础为肝肾阴虚。因肝肾之阴下虚，则肝阳易亢于上，复加饮食起居不当，劳累过度，情志刺激或气候骤变等诱因，气血上冲于脑，脑脉痹阻或血溢脑脉之外，神窍闭阻，故猝然昏仆，不省人事。

（二）西医病因病理

1. 病因 动脉血栓性脑梗死与脑出血病因不尽相同。

（1）动脉血栓性脑梗死病因：①血管壁病变：主要原因包括：高血压性脑细小动脉硬化，脑动脉粥样硬化，血管先天性发育异常和遗传性疾病，各种感染和非感染性动静脉炎、中毒、代谢及全身性疾病导致的血管壁病变，均可引起脑卒中。②心脏病：风湿性心瓣膜病、先天性心脏病、细菌性心内膜炎、心房颤动及二尖瓣脱垂等引起的心内附壁血栓或赘生物脱落是心源性脑栓塞的主要病因。③其他病因：血管内异物如空气、脂肪、寄生虫卵和癌细胞团等。

（2）脑出血病因：脑出血包括外伤性脑出血和自发性脑出血。高血压血管病变是自发性 ICH 最常见的病因。脑淀粉样血管病（cerebral amyloid angiopathy，CAA）是老年患者发生非创伤性脑叶 ICH 最常见的原因，而血管畸形是儿童 ICH 最常见的原因。此外其他病因包括出血性脑梗死、脑肿瘤、细菌性动脉瘤、烟雾病、血管炎、凝血机制障碍等。

2. 发病机制 近来发现一些危险因素可能与动脉硬化形成及其并发症有关。损伤反应被普遍认为是动脉粥样硬化形成的机制。临床与动物实验均证明，动脉粥样硬化早期，生化（氧化低密度脂蛋白、溶血卵磷脂、高级糖化终产物、同型半胱氨酸、脂蛋白 a）与生物机械损伤（血流系统）刺激内皮细胞表达分泌白细胞黏附分子，如血管内细胞黏附分子-1（VCAM-1），细胞内黏附分子、P-选择素、整合素（αVβ3）。这些分子将循环中的单核细胞黏附到内皮上，并在单核细胞趋化蛋白-1（MCP-1）的帮助下进入内皮下，摄取氧化低密度脂蛋白（ox-LDL）并转化为巨噬细胞。后者能合成、释放很多不同种类的炎症因子、细胞素、生长因子及蛋白酶（金属酶）消化基质蛋白。若这一过程发生在动脉粥样硬化斑块中，则斑块基质蛋白被消化，易于在血流冲击下破裂、出血或形成血栓，发生冠心病或脑卒中。

自发性脑出血中脑损伤的发病机制主要有三个方面：①血凝块扩大对脑实质产生的原发性直接机械性损伤；②颅内压（intracranial pressure，ICP）增高；③占位效应继发脑疝。血凝块体积和继发性病灶周围水肿促发了占位效应及其继发效应。血凝块周围区域血流量降低引起的局部神经元缺血，导致进一步的细胞毒性水肿及毒性的兴奋性氨基酸和炎症介质释放。此外凝血酶诱导的炎症级联反应激活和基质金属蛋白酶（matrix metalloproteinases，MMPs）过度表达导致 ICH 中血脑屏障破坏和水肿形成，导致神经元细胞受损。

3. 病理 动脉血栓性脑梗死轻度缺氧往往无明显病变，重度缺氧仅存活数小时者尸检时也可无明显病变。只有中度缺氧、存活时间在 12h 以上者才出现典型病变，表现为神经元出现中央性尼氏小体溶解和坏死；髓鞘和轴突崩解；星形胶质细胞肿胀。第 1~2 天出现脑水肿，中性粒细胞和巨噬细胞浸润，并开始出现泡沫细胞。第 4 天星形胶质细胞明显增生，出现修复反应。30 天左右形成蜂窝状胶质瘢痕。

脑出血病理检查可见血肿中心充满血液或紫色葡萄浆状血块，周围水肿，并有炎症细胞浸润。血肿较大时引起颅内压增高，可使脑组织和脑室移位、变形，重者形成脑疝。幕上的半球出血，血肿向下挤压下丘脑和脑干，使之移位，并常常出现小脑幕疝。如下丘脑和脑干等中线结构下移可形成中心疝，如小脑大量出血可发生枕大孔疝。1~6 个月后血肿溶解，胶质增生，小出血灶形成胶质瘢痕，大出血灶形成椭圆形中风囊，囊腔内含有铁血黄素等血红蛋白降解产物和黄色透明黏液。

二、临床表现

（一）病史

多数急性脑血管意外患者有高血压、高血脂、心脏病或糖尿病病史。

（二）症状

急性脑血管疾病共同症状特点如下：

1. 起病突然　病发即出现相应症状和体征，是脑卒中的主要特点。

2. 全脑症状　头痛、恶心、呕吐和不同程度的意识障碍。这些症状可轻重不等或不出现，主要与脑卒中类型和严重程度有关。

3. 神经系统损害的局灶性症状和体征　根据损害的部位不同而异，是临床确定脑卒中病灶部位的主要依据。

（1）颈内动脉系统损害表现：主要由大脑半球病变所致，可表现为病灶对侧中枢性面、舌下神经瘫痪和肢体瘫痪；对侧偏身感觉障碍；优势半球损害时可有失语；对侧同向性偏盲。

（2）椎-基底动脉系统损害表现：主要由脑干、小脑或枕叶病变所致，可表现为：眩晕伴恶心、呕吐；复视；构音、吞咽困难；交叉性瘫痪或感觉障碍；站立不稳。

（3）脑膜刺激征：颅内高压或病变波及脑膜时发生，表现为颈项强直、Kernig 征和 Brudzinski 征阳性。

4. 临床表现　根据类型不同，急性脑血管疾病可以有不同的临床表现，本节主要以动脉血栓性脑梗死和脑出血为例进行介绍：

（1）动脉血栓性脑梗死：多有高血压、糖尿病或心脏病病史，常在安静或睡眠中起病。神经系统局灶性症状多在发病后 10 余小时或 1～2 天内达到高峰。除脑干梗死和大面积梗死外，大多数患者意识清楚或仅有轻度意识障碍。病情轻重决定于血栓栓塞的血管、梗死灶的大小和位置，可在数小时至 3 天内逐渐加重。①颈内动脉系统症状表现为：构音障碍或失语（优势半球），对侧中枢性面瘫、舌瘫；双眼向对侧注视障碍（向病灶侧同向偏视），偏盲；对侧中枢性偏瘫和偏身感觉障碍。②椎-基底动脉系统梗死灶在脑干、小脑、丘脑、枕叶及颞顶枕交界处。症状表现为：眩晕、复视、呕吐、声嘶、吞咽困难、共济失调等。体征可见：交叉性瘫痪：同侧周围性脑神经瘫痪，对侧中枢性偏瘫。交叉性感觉障碍：小脑共济失调、眼震、平衡障碍、四肢肌张力降低等。

（2）脑出血：高血压是其主要原因，常因体力活动或情绪激动而诱发。发病时多有血压明显升高。临床表现主要取决于出血部位和出血量。

1）壳核出血：即内囊外侧型出血，占全部脑出血的 60%，多由豆纹动脉尤其是其外侧支破裂引起。血肿向内压迫内囊导致典型的对侧偏瘫、偏身感觉障碍和同向性偏盲，如为优势半球可有失语；出血量大可出现意识障碍。

2）丘脑出血：即内囊内侧型出血，为第二常见出血类型。典型症状以偏身感觉障碍起病，向外压迫内囊可致偏瘫，与壳核出血者不同处在于上、下肢瘫痪程度均等或基本均等，深浅感觉都有障碍；向内蔓延至脑室或中脑，引起垂直注视麻痹、瞳孔改变、昏迷。预后比壳核出血差。

3）脑叶出血：即皮层下白质出血，常由动脉硬化、淀粉样变血管病及脑血管畸形等引起。小量出血症状轻；出血破入蛛网膜下腔者，脑膜刺激征明显，易误诊为原发蛛网膜下腔出血。

4）脑桥出血：多由高血压致基底动脉脑桥支破裂引起，大量出血（血肿＞5ml），患者即见：昏迷、四肢瘫、呕吐咖啡样胃内容物、双侧针尖样瞳孔、眼球浮动、中枢性呼吸障碍，甚至去大脑强直发作等，多在 48h 内死亡；小量出血可无意识障碍，表现为交叉性瘫痪和共济失调性偏瘫，两眼向病灶侧凝视麻痹或核间性眼肌麻痹。

5）小脑出血：多由小脑齿状核动脉破裂所致，表现为突然眩晕、呕吐、站立或行走不能、肢体共济失调伴头痛、面部感觉障碍。

（三）体征

急性脑血管病的体征表现根据脑部受损部位不同而有差异，需要结合临床症状共同分析。神经系统体格检查可发现脑神经功能缺损，深感觉、浅感觉障碍，肌力、肌张力改变，共济运动失调，生理反射异常及病理反射阳性等。

（四）辅助检查

急性脑血管疾病的患者应立即进行相关实验室检查，如脑部 CT、MRII、颈动脉超声多普勒、DSA 或 MRIA 及其他理化检查等。

1. 脑部 CT 和 MRII　动脉血栓性脑梗死发病 24～48h 后，CT 扫描可见相应部位的低密度灶，边界欠清晰，并有一定的占位效应。但早期 CT 扫描阴性不能排除本病；MRII 可较早期发现脑梗死，特别是脑干和小脑的病灶。脑出血发病即可在脑 CT 扫描显示出高密度影，边界清楚。

2. 颈动脉超声多普勒　可显示颈部大血管有无狭窄或动脉粥样斑块。

3. DSA 或 MRIA　主要适应证是头颈部血管病变如动脉瘤和血管畸形，也可用于发现有无脑动脉粥样硬化斑块、溃疡或狭窄处。

4. 腰穿检查　脑出血可见血性脑脊液。

三、诊断

根据典型临床表现结合 CT 或 MRII 检查，急性脑血管疾病的诊断并不困难。

四、鉴别诊断

各种类型的急性脑血管疾病应相互鉴别，见表 9-1。

表 9-1　各种类型急性脑血管疾病鉴别诊断简表

鉴别点	缺血性脑卒中			出血性脑卒中	
	动脉血栓性脑梗死	脑栓塞	腔隙性脑梗死	脑出血	蛛网膜下腔出血
好发年龄	60 岁以上	青壮年	65 岁以上	50～60 岁	中青年
主要病因	脑动脉粥样硬化	风湿性心瓣膜病	高血压脑动脉硬化	高血压脑动脉硬化	脑动脉瘤或血管畸形
诱因	安静状态	无或激动、用力	安静状态	情绪激动、用力	情绪激动、用力
发病方式	较缓	最急	急	急	急骤
起病时血压	正常或低	多数正常	增高或正常	明显增高	增高或正常
好发部位	脑内各大动脉分支	大脑中动脉	脑穿通动脉	脑穿通动脉	脑底动脉环附近血管
全脑症状	无或轻	有，但短暂	无	持续较重	明显
眼底变化	动脉硬化	偶有动脉栓塞	动脉硬化	动脉硬化或视网膜出血	玻璃体后出血
瞳孔改变	一般无	一般无	一般无	有时患侧散大	有时患侧散大
局灶性脑损害	有	有	有	有	无
脑膜刺激征	一般无	一般无	无	可有	明显
头颅 CT	低密度灶	低密度灶内可有出血	<1.5cm 低密度灶	脑内高密度灶	蛛网膜下腔高密度影
脑 DSA	大动脉狭窄或闭塞	可有大动脉闭塞	大动脉一般通畅	大动脉一般通畅	动脉瘤或血管畸形

五、治疗

（一）中医治疗

治疗原则：以破血化瘀、泻热醒神、豁痰开窍为基本治法。

1. 针灸及其他外治法

（1）针刺法

1）中经络：①半身不遂：取手足阳明经穴为主，辅以太阳、少阳经穴。一般均刺患侧穴，针对病程较久者，也可采用"补健侧，泄患侧"的治法。主穴：肩髃、曲池、手三里、外关、合谷、环跳、阳陵泉、足三里、解溪、昆仑。配穴：病侧经筋屈曲拘挛者，肘部加曲泽，腕部加大陵，膝部加曲泉，踝部加太溪。如言语謇涩，加哑门、廉泉、通里。②口角㖞斜：取手足阳明经穴为主。主穴：地仓、颊车、合谷、内庭、太冲。配穴：按患处酌情选取牵正、水沟、四白、下关等穴位。

2）中脏腑：闭证：取督脉和十二井穴为主。主穴：水沟、十二井、太冲、丰隆、劳宫。配穴：牙关紧闭配颊车、合谷，言语不利配哑门、廉泉、关冲。

（2）艾灸法：脱证：取任脉经穴为主，可用大艾柱灸。主穴：关元、神阙（隔盐灸）。配穴：气血不足者加脾俞、足三里、气海、合谷。

（3）头针：选对侧运动区，配合足运感区，失语者可选择语言区。

（4）拔罐法：选择曲池、阳池、环跳、风市、伏兔、阳陵泉等穴位，采用小口径火罐，分组轮换治疗。

2. 辨证方药

中风病位在脑，与心、肝、脾、肾的关系密切。病性为本虚标实，上盛下虚，以气血不足或肝肾阴虚为致病之本，风、火、痰、瘀为发病之表。

（1）中经络

1）肝阳暴亢证

证候　半身不遂，肢体强痉，口舌㖞斜，言语不利，眩晕，头胀痛，面红目赤，心烦易怒，口苦咽干，便秘尿黄，舌质红或绛，苔黄或黄燥，脉弦或弦数。

治法　平肝熄风潜阳。

方药　天麻钩藤饮。药用：天麻、钩藤、生石决明、山栀、黄芩、川牛膝、杜仲、益母草、桑寄生、夜交藤、朱茯神等。

心中烦热甚者加生石膏、龙齿以清热安神；痰多，言语不利较重者可加胆南星、竹沥、石菖蒲等以清热化痰；若舌苔黄燥，大便秘结不通，腹胀满者，宜加大黄、芒硝、枳实等以通腑泄热。

中成药可用清开灵注射液、醒脑静注射液等。

2）风痰阻络证

证候　半身不遂，肢体拘急，口舌㖞斜，言语不利，肢体麻木，头晕目眩，舌质暗红，苔白腻，脉弦滑。

治法　化痰熄风通络。

方药　化痰通络汤。药用：法半夏、橘红、枳壳、川芎、红花、远志、石菖蒲、茯神、党参、丹参、炙甘草等。

若眩晕甚者，可酌加全蝎、钩藤、菊花以平肝熄风；若烦躁不安，舌苔黄腻，脉滑数者，可加黄芩、栀子以清热泻火。

中成药可用川芎嗪注射液、丹参注射液、灯盏细辛注射液等。

3）痰热腑实证

证候　半身不遂，肢体强痉，言语不利，口舌㖞斜，腹胀便秘，头晕目眩，口黏痰多，午后面红烦热，舌质红，苔黄腻或黄燥，脉弦滑大。

治法　通腑泄热化痰。

方药　星蒌承气汤。药用：大黄、芒硝、胆南星、瓜蒌仁等。

若口干舌燥，苔燥或少苔，便秘者可加生地黄、玄参、麦冬以滋阴液。

中成药可用清开灵注射液、醒脑静注射液等，可用大承汤灌肠。

4）气虚血瘀证

证候　半身不遂，肢体瘫软，言语不利，口舌㖞斜，面色㿠白，气短乏力，偏身麻木、心悸自汗，舌质暗淡，或有瘀斑，苔薄白或白腻，脉细缓，或细涩。

治法　益气活血通络。

方药　补阳还五汤。药用：黄芪、当归尾、赤芍、地龙、川芎、桃仁、红花等。

口角流涎，言语不利者加石菖蒲、远志以化痰宣窍；肢软无力，麻木者可加桑寄生、杜仲、牛膝、鸡血藤以补肝肾，强筋骨。

中成药选用参麦注射液、川芎嗪注射液等。

5）阴虚风动证

证候　半身不遂，口舌㖞斜，言语不利，手足心热，肢体麻木，五心烦热，失眠，眩晕耳鸣。舌质红或暗红，苔少或光剥无苔，脉弦细或弦细数。

治法　滋阴潜阳，镇肝熄风。

方药　镇肝熄风汤。药用：怀牛膝、生赭石、生龙骨、生牡蛎、生龟板、生杭芍、玄参、天冬、川楝子、生麦芽、茵陈、甘草等。

潮热盗汗、五心烦热者加黄柏、知母、地骨皮以清相火；腰膝酸软者加女贞子、旱莲草、枸杞子、杜仲、何首乌等以补益肝肾。

中成药选用参麦注射液、生脉注射液、灯盏细辛注射液等。

（2）中脏腑

1）闭证

A.风火闭窍证

证候　突然昏仆，不省人事，半身不遂，肢体强痉，口舌㖞斜，两目斜视或直视，面红目赤，口噤、项强，两手握固拘急，甚则抽搐，舌质红或绛，苔黄燥或焦黑，脉弦数。

治法　清热熄风，醒神开窍。

方药　天麻钩藤饮。药用：天麻、钩藤、生石决明、山栀、黄芩、川牛膝、杜仲、益母草、桑寄生、夜交藤、朱茯神等。

肝火盛者加龙胆草、黄连、夏枯草以清肝泻火；抽搐者加僵蚕、全蝎、蜈蚣以熄风止痉；腹胀便秘者合大承气汤以通腑泄热。

中成药可选用安宫牛黄丸、紫雪丹或安宫牛黄丸鼻饲，或清开灵注射液、醒脑静注射液静脉滴注等。

B.痰火闭窍证

证候　突然昏仆，不省人事，半身不遂，肢体强痉拘急，口舌㖞斜，鼻鼾痰鸣，面红目赤，或见抽搐，两目直视，躁扰不宁，大便秘结，舌质红或红绛，苔黄腻或黄厚干，脉滑数有力。

治法　清热涤痰，醒神开窍。

方药　羚羊角汤。药用：羚羊角、犀角屑、防风、茯神、黄芩、玄参、升麻、龙齿、甘草、竹茹、地骨皮、人参等。

痰热盛者加鲜竹沥汁、胆南星、猴枣散以清热化痰；火盛者加黄芩、山栀子、石膏以清热泻火；腹胀便秘者合大承气汤以通腑泄热。

中成药可选用安宫牛黄丸、至宝丹或安宫牛黄丸鼻饲，或清开灵注射液、醒脑静注射液静脉滴注等。

C.痰湿蒙窍证

证候 突然昏仆，不省人事，半身不遂，口舌㖞斜，痰涎涌盛，面白唇暗，四肢不温，甚则逆冷，舌质暗淡，苔白腻，脉沉滑或缓。

治法 燥湿化痰，醒神开窍。

方药 涤痰汤。药用：南星、半夏、枳实、茯苓、橘红、石菖蒲、人参、竹茹、甘草等。

中成药选用苏合香丸鼻饲，川芎嗪注射液静脉滴注等。

2）脱证

证候 元气衰败，突然昏仆，不省人事，汗出如珠，目合口张，肢体瘫软，手撒肢厥，气息微弱，面色苍白，瞳神散大，二便失禁，舌质淡紫，或舌体卷缩，苔白腻，脉微欲绝。

治法 益气回阳，扶正固脱。

方药 参附汤。药用：人参、附子等。

汗出不止者加黄芪、煅龙骨、煅牡蛎、五味子以敛汗固脱；真阴不足，阴不敛阳致虚阳外越，或上证使用参附汤后见面赤足冷，虚烦不安，脉极虚弱或突现脉大无根者，是阳气稍复而真阴不足，此为阴虚阳脱之证，当以地黄饮子以填补真阴，温壮肾阳。

中成药可选用参附注射液。

（二）西医治疗

治疗目标：挽救生命，降低死亡率、致残率和减少复发。以动脉血栓性脑梗死和脑出血的急救治疗为例，分别说明。

1.动脉血栓性脑梗死 发病后及早恢复血流是治疗动脉血栓性脑梗死的关键。

（1）一般治疗：包括维持呼吸功能、调整血压、控制血糖、控制体温、预防并发症及营养支持等。

（2）改善脑血循环

1）静脉溶栓治疗：起病后极早期溶栓治疗是恢复梗死区血流的主要方法，可挽救半暗带区尚未死亡的神经细胞。溶栓治疗是目前最重要的恢复血流措施，重组组织型纤溶酶原激活剂（rt-PA）和尿激酶是我国目前使用的主要溶栓药，参考 2014 年中国急性缺血性脑卒中诊治指南，现认为有效抢救半暗带组织的时间窗为 4.5h 内或 6h 内。实施方案及参考建议如下：①对缺血性脑卒中发病 3h 内和 3～4.5h 的患者，应按照适应证和禁忌证（表 9-2 和表 9-3）严格筛选患者，尽快静脉给予 rt-PA 溶栓治疗。使用方法：rt-PA 0.9mg/kg（最大剂量为 90mg）静脉滴注，其中 10%在最初 1min 内静脉注射，其余持续滴注 1h，用药期间及用药 24h 内应严密监护患者。②如没有条件使用 rt-PA，且发病在 6h 内，可参照表 9-4）适应证和禁忌证严格选择患者考虑静脉给予尿激酶。使用方法：尿激酶 100 万～150 万 U，溶于生理盐水 100～200ml，持续静脉滴注 30min，用药期间应严密监护患者。③不推荐在临床试验以外使用其他溶栓药物。④溶栓患者的抗血小板或特殊情况下溶栓后还需抗凝治疗者，应推迟到溶栓 24h 后开始。

表 9-2　3h 内 rt-PA 静脉溶栓的适应证、禁忌证及相对禁忌证

适应证
1. 有缺血性卒中导致的神经功能缺损症状
2. 症状出现<3h
3. 年龄≥18 岁
4. 患者或家属签署知情同意书

禁忌证
1. 近 3 个月有重大头颅外伤史或卒中史
2. 可疑蛛网膜下腔出血
3. 近 1 周内有在不易压迫止血部位的动脉穿刺
4. 既往有颅内出血
5. 颅内肿瘤，动静脉畸形，动脉瘤
6. 近期有颅内或椎管内手术
7. 血压升高：收缩压≥180mmHg，或舒张压≥100mmHg
8. 活动性内出血
9. 急性出血倾向，包括血小板计数低于 $100×10^9/L$ 或其他情况
10. 48h 内接受过肝素治疗（ATPP 超出正常范围上限）
11. 已口服抗凝剂者 INR>17 或 PT>15s
12. 目前正在使用凝血酶抑制剂或 Xa 因子抑制剂，各种敏感的实验室检查异常（如 ATPP，INR，血小板计数，ECT；TT 或恰当的 Xa 因子活性测定等）
13. 血糖<2.7mmol/L
14. CT 提示多脑叶梗死（低密度影>1/3 大脑半球）

相对禁忌证
下列情况需谨慎考虑和权衡溶栓的风险与获益（即虽然存在一项或多项相对禁忌证，但并非绝对不能溶栓）：
1. 轻型卒中或症状快速改善的卒中
2. 妊娠
3. 痫性发作后出现的神经功能损害症状
4. 近 2 周内有大型外科手术或严重外伤
5. 近 3 周内有胃肠或泌尿系统出血
6. 近 3 个月内有心肌梗死史

注：INR：国际标准化比值；ATPP：活化部分凝血活酶时间；ECT：蛇静脉酶凝结时间；TT：凝血酶时间

表 9-3　3～4.5h 内 rt-PA 静脉溶栓的适应证、禁忌证和相对禁忌证

适应证
1. 缺血性卒中导致的神经功能缺损
2. 症状持续 3～4.5h
3. 年龄≥18 岁
4. 患者或家属签署知情同意书

禁忌证同表 9-2

相对禁忌证（在表 9-2 基础上另行补充如下）
1. 年龄>80 岁
2. 严重卒中（NIHSS 评分>25 分）
3. 口服抗凝药（不考虑 INR 水平）
4. 有糖尿病和缺血性卒中病史值

注：NIHSS：美国国立卫生研究院卒中量表

表 9-4　6h 内尿激酶静脉溶栓的适应证及禁忌证

适应证
1.有缺血性卒中导致的神经功能缺损症状
2.症状出现＜6h
3.年龄 18～80 岁
4.意识清楚或嗜睡
5.脑 CT 无明显早期脑梗死低密度改变
6.患者或家属签署知情同意书

禁忌证同表 9-2

2）血管内介入治疗：包括动脉溶栓、桥接、机械取栓、血管成形和支架术。实施方案及参考建议如下：①静脉溶栓是血管再通的首选方法，静脉溶栓或血管内治疗都应尽可能减少时间延误。②发病 6 h 内由大脑中动脉闭塞导致的严重卒中且不适合静脉溶栓的患者，经过严格选择后可在有条件的医院进行动脉溶栓。③由后循环大动脉闭塞导致的严重卒中且不适合静脉溶栓的患者，经过严格选择后可在有条件的单位进行动脉溶栓，虽目前有在发病 24h 内使用的经验，但也应尽早进行避免时间延误。④机械取栓在严格选择患者的情况下单用或与药物溶栓合用可能对血管再通有效，但临床效果还需要更多随机对照试验验证。对静脉溶栓禁忌的部分患者使用机械取栓可能是合理的。⑤对于静脉溶栓无效的大动脉闭塞患者，进行补救性动脉溶栓或机械取栓（发病 8h 内）可能是合理的。⑥紧急动脉支架和血管成型术的获益尚未证实，应限于临床试验的环境下使用。

3）抗血小板治疗：不符合溶栓适应证且无禁忌证的缺血性脑卒中患者应在发病后尽早给予口服阿司匹林 150～300mg/d。急性期后可改为预防剂量（50～325mg/d）。溶栓治疗者，阿司匹林等抗血小板药物应在溶栓 24h 后开始使用。对不能耐受阿司匹林者，可考虑选用氯吡格雷等抗血小板治疗。

4）抗凝、降纤治疗：对大多数急性缺血性脑卒中患者，不推荐无选择地早期进行抗凝治疗，特殊情况下溶栓后还需抗凝治疗的患者，应在 24h 后使用抗凝剂。降纤治疗主要用于合并高纤维蛋白原血症的患者，也有用于早期溶栓治疗。对不适合溶栓并经过严格筛选的脑梗死患者，特别是高纤维蛋白血症者可选用降纤治疗。常用药物包括降纤酶、巴曲酶及安克洛酶等。一般用降纤酶首剂 10U，隔日 5U，静脉注射，3 次为 1 个疗程。

5）其他改善脑循环药物如丁基苯酞、人尿激肽原酶在临床工作中，依据随机对照试验结果，可个体化应用。

6）脑保护治疗：复流与脑保护相结合应是脑梗死最有效的治疗方法，但还没有公认可行的实施方案，目前可用的制剂有：钙通道拮抗剂、胞磷胆碱等。

7）急性期并发症的处理：包括脑水肿与颅内压增高、梗死后出血、癫痫、吞咽困难、肺炎、排尿障碍与尿路感染、深静脉血栓形成和肺栓塞等给予专科相应处理。

2.脑出血　控制脑水肿、颅高压是降低病死率的关键。

（1）一般治疗：原则上就地诊治，保持呼吸道通畅、维持营养和水电解质平衡，控制血糖加强护理。

（2）脱水降颅内压：通常使用 20%甘露醇或呋塞米。

（3）调控血压：目前认为收缩压＞200mmHg，舒张压＞110mmHg 时才须作降血压处理，但不宜过速、过低降血压，以防引起脑供血不足，加重脑损害。

（4）止血剂和凝血剂的应用。

（5）手术治疗：手术目的主要是尽快清除血肿、降低颅内压、挽救生命，其次是尽可能早减少血肿对周围脑组织的压迫，降低致残率。常用的方法有：去骨瓣减压术、小骨窗开颅血肿清除术、钻孔穿刺血肿碎吸术、内镜血肿清除术、微创血肿清除术和脑室穿刺血肿引流术等。

六、中西医临床诊疗思路

急性脑血管疾病是危及患者生命的临床危急重症，快速正确的诊断治疗极其重要。临床需注意以下几点：

（1）及时准确的诊断，可借助于 CT、MRII 等检查手段。

（2）对于动脉血栓性脑梗死，超早期溶栓治疗是恢复梗死区血流的主要方法。

（3）不宜过速、过低降血压，目前认为对于脑出血收缩压＞200mmHg，舒张压＞110mmHg 时才须作降血压处理。

（4）中医通腑泻下在急性脑血管病中的应用，近年来取得了令人瞩目的成果，使通腑泻下法成为救治中风病的一个重要法则。用通腑泻下法釜底抽薪，借泻下阳明之力，引上逆之风、火、痰、瘀下行，使邪去正安，保存真阴，方易渡过急性期，较快恢复肢体功能。通过通腑泻下法可开窍启闭，泻瘀血、逐痰浊、降气血，使阴阳平衡。现代药理研究，大黄既可通腑泻下，又可活血化瘀，能改善人体血液循环，促进新陈代谢，排出毒性代谢产物，起到降低颅内压，减轻脑水肿，促进瘀血吸收和增加胃肠蠕动，从而在救治中风中起重要作用。运用通腑法应注意：①应用须及时：如同温病"下不嫌早"。中风发病后，只要有四大证，神昏，大便秘结，舌苔黄或黄腻、脉沉实有力则可用通腑泻下法。如无大便秘结，而见面红、口气臭秽、谵妄，烦躁，有实证的舌苔脉象也可使用。②用药要灵活：大黄、玄明粉剂量要根据患者体质、病势等情况灵活掌握，一般大黄用 10g 左右，大剂量可用至 30g，大便通利后可酌情减量或去玄明粉，不宜过度通泻，慎防伤阴耗液，损其正气；③疗程要适当，一般 5～7 天，腑实证消，则适时减量和改用其他治法。④给药途径因人而异，神昏，呕吐明显患者可改用鼻饲或直肠滴入给药。⑤若年老阴虚者，可选增液承气汤及生脉散；对气虚、阳虚、体质极度衰弱或有脱水的患者应慎用或忌用。

（5）活血化瘀法治疗脑出血近年来取得了较大的进展。根据中医的理论，离经之血，即为瘀血，出血者必留瘀。现代研究表明，脑出血的神昏、偏瘫等症状与出血后血肿对周围脑组织的压迫有关，脑水肿颅高压加重了大脑的血液循环障碍，属于瘀血痰浊的范畴。瘀血不除，新血难安；痰浊不化，神明难清。脑出血的治疗和再出血的预防，关键在于调控血压及对颅高压的治疗，而不在于是否使用了活血化瘀药。故少量的脑出血用活血化瘀药是安全的，大面积脑出血的急性期高颅压则不宜使用活血化瘀药，恢复期用则宜。血液病（如白血病、再障、血友病、原发性血小板减少性紫癜、恶性贫血）及肝脏疾病凝血机制障碍所致脑出血禁用活血化瘀法。临床常用的活血化瘀药可辨证选方或随方加减，气滞血瘀，用血府逐瘀汤；气虚血瘀，用补阳还五汤；阴虚血滞，用增液汤加川芎、赤芍、益母草、鸡血藤等；腑实血瘀，用桃红四物汤合大承气汤或三化汤加减；痰浊夹瘀，用化痰通络汤。用活血化瘀药时，应选偏凉性或平性之品，如穿山甲、丹参、赤芍、益母草、桃仁、水蛭等。

（6）对中脏腑闭证的患者救治，理论上分阳闭及阴闭，阳闭用安宫牛黄丸，阴闭用苏合香丸。但在临床实践中，对中脏腑的患者不论阳闭或阴闭均可用安宫牛黄丸或醒脑静（安宫牛黄丸的水剂）。因为中脏腑闭证的病机是风、火、痰、瘀闭阻清窍而发神昏，阳闭见痰热证，阴闭见痰湿证。据临床观察安宫牛黄丸醒神开窍疗效最好，所以中风中脏腑者，神昧、神昏、神愦，只要排除脱证，均可使用安宫牛黄丸。窍开神清越快，偏瘫肢体肌力恢复较快，后遗症相对较轻。

七、预后与调护

（一）预防

动脉血栓性脑梗死的病死率约 10%，致残率达 50% 以上。存活患者中 40% 以上可能复发，且复发次数越多，致残率越高，最终成为脑血管性痴呆。脑出血的预后与出血量和出血部位有关，出血量大、全身情况差者，病死率高。脑干出血病死率高达 70%，大脑半球出血约为 20%，总的病死率为 30%～40%。存活患者中，残废率达 70%。预防措施主要有：

（1）合理安排作息时间，保证充足的睡眠，中老年人要根据自身情况，养成早睡早起的习惯。每天进行一定的有氧运动，如慢跑、游泳等。

（2）减少人多、空气不流通地方的驻留。保持室内空气清新。

（3）少吃或不吃冷饮，室内外温差不宜过大，骤冷、骤热等对人体血液流动影响较大，是脑中风的外界诱因之一。注意日常饮食，多吃高钾食物如菠菜、番茄等，多吃含类黄酮与番茄红素多的食物，如洋葱、香菜、胡萝卜、苹果、番茄等，控制胆固醇水平。

（4）定期进行体格检查，特别是血液常规化验及血液生物化学检查。

（二）调护

卒中后在病情稳定的情况下应尽早开始坐、站、走等活动。卧床者病情允许时应注意良姿位摆放。应重视语言、运动和心理等多方面的康复训练，目的是尽量恢复日常生活自理能力。此外急性期卒中复发的风险很高，卒中后应尽早开始二级预防。

古医籍精选

《金匮要略·中风历节病》："邪气反缓，正气即急，正气引邪，喎僻不遂。邪在于络，肌肤不仁；邪在于经，即重不胜，邪入于腑，即不识人；邪入于脏.舌即难言，口吐涎。"

《伤寒论·辨太阳病脉证并治》："太阳病，发热汗出，恶风，脉缓者，名曰中风。"

《灵枢·刺节真邪》："虚邪偏客于身半，其人深，内居营卫，营卫稍衰，则真气去，邪气独留，发为偏枯。"

《医经溯洄集·中风辨》："中风者，非外来风邪，乃本气病也，凡人年逾四旬，气衰之际，或因忧喜忿怒伤其气者，多有此疾""殊不知因于风者，真中风也。因于火、因于气、因于湿者，类中风，而非中风也。……辨之为风，则从昔人以治。辨之为火、气、湿，则从三子以治，如此庶乎析理明而用法当矣"。

《临证指南医案·中风》："今叶氏发明内风，乃身中阳气之变动。肝为风脏，因精血衰耗，水不涵木，木少滋荣，故肝阳偏亢，内风时起。治以滋液熄风，濡养营络，补阴潜阳。如虎潜固本复脉之类是也。若阴阳并损，无阴则阳无以化，故以温柔濡润之通补，故以地黄饮子还少丹之类是也。"

病案分析

（一）病案摘要

王某，女，74岁。因"突发左侧肢体乏力 3h"于 2016 年 10 月 30 日 11 时 30 分就诊。患者 10 月 30 日上午 8 时 30 分左右刷牙期间突发左侧肢体乏力，左上肢抬举困难，左手抓握不灵，站立行走困难，伴头晕，昏沉感，无视物黑矇，无言语不利，家属紧急送至当地医院就诊，急查头颅 CT 未见脑出血，家属联系我院神经科于 11 时 30 分转至我院急诊就诊。接诊患者神清，精神疲倦，言语流利，对答正常，左侧上下肢体乏力，可抬举，不能抵抗阻力，不能站立行走，纳眠欠佳，二便调。

患者既往有糖尿病、高脂血症病史，未系统诊治。

查体：BP 185/95mmHg，心肺查体大致正常，神经系统查体左侧肢体肌力 3 级，左侧肢体肌张力下降，左侧肢体肌力 3 级，左侧巴宾斯基征阳性。舌淡暗，苔白腻，脉细滑。辅助检查：外院头颅 CT 提示双侧放射冠、基底节区腔隙性脑梗死，未见出血。我院 MRI+MRIA+DWI 提示：①双侧基底节区、双侧放射冠、半卵圆中心、双侧额顶叶多发脑缺血梗塞灶，其中右侧基底节区及放射冠病灶为急性梗死；②MRIA 示颅内动脉多发狭窄，提示脑动脉硬化。

中医诊断：中风（中经络，风痰阻络）。

西医诊断：脑梗死（急性期，定位：右侧基底节区及放射冠；定性：动脉粥样硬化性血栓形成）。

（二）分析

1. 诊断思路

（1）中医诊断思路：患者因"突发左侧肢体乏力 3h"就诊，症见：神清，精神疲倦，左侧肢体乏力，可抬举，不能抵抗阻力，难以直立行走，头晕，昏沉感，纳眠一般，二便调。舌淡暗，苔白腻，脉细滑。中医诊断为"中风"。综合分析，四诊合参，当属中经络，风痰阻络之证。

（2）西医诊断思路：

1）确定缺血性脑卒中诊断：患者突发左侧肢体活动不利，不能站立行走及抓握。查体左侧肢体上、下肢肌力 3 级，肌张力减弱，左巴宾斯基征（+），BP 185/95mmHg。颅脑 CT 检查提示双侧放射冠、基底节区腔隙性脑梗死，未见出血。

2）明确缺血性脑卒中病位诊断：结合症状体征及我院 MRII+MRIA+DWI 提示：病变部位为右侧基底节区及放射冠。

3）明确的缺血性脑卒中病因：患者既往有糖尿病、高脂血症病史，存在缺血性脑卒中危险因素，颅脑 MRIA 所见提示脑动脉硬化，其病因考虑为脑动脉粥样硬化性血栓形成所致。

2. 治疗思路

（1）中医治疗思路：中医当以化痰熄风通络为原则，辨证选用化痰熄风汤加减，中成药选择灯盏细辛静脉滴注加强活血通络之功。病情稳定后可加用针灸治疗。

（2）西医治疗思路：结合患者临床表现与病史等，患者为缺血性脑卒中，其治疗应主要为以下几个方面：

1）溶栓治疗：患者发病在 6h 内，其神经系统功能缺损严重，对比溶栓适应证，患者具备溶栓指征，同家属沟通，密切监测生命体征，排除禁忌证，可行静脉溶栓治疗，首选静脉溶栓，如条件允许也可行神经介入治疗。

2）抗聚稳斑及营养神经治疗：溶栓 24h 后可给予波立维、阿司匹林抗血小板聚集，加用立普妥稳定斑块治疗，此外可采用丁苯酞软胶囊改善脑循环，保护线粒体。

3）其他治疗：注意保护胃黏膜及加强营养支持，尽早康复锻炼，促进患肢功能恢复。

（覃小兰　王进忠）

第二节　中枢神经系统感染

中枢神经系统感染（infections of the central nervous system）是临床上最常见的神经系统疾病之一，是由病原微生物（包括病毒、细菌、真菌、螺旋体、寄生虫、立克次体和朊蛋白等）侵犯中枢神经系统的实质、被膜及血管等引起的急性、慢性炎症性或非炎症性疾病。本病病因较多，早期临床表现不一，严重者可导致死亡或后遗症，早期积极治疗多数可治愈。

临床上，中枢神经系统感染性疾病根据病原体侵犯中枢神经系统不同的解剖部位，可以分为三类：①脑炎、脊髓炎或脑脊髓炎：脑和（或）脊髓实质受累；②脑膜炎、脊膜炎或脑脊髓膜炎：脑和（或）脊髓软膜受累；③脑膜脑炎：脑实质与脑膜两者合并受累。

病原微生物感染中枢神经系统最常见的感染途径：①血行感染：经过损伤的皮肤黏膜、静脉逆行入颅、胎盘等经血液入颅感染；②直接感染：穿透性外伤或邻近结构感染后直接蔓延入颅；③神经干逆行感染：嗜神经病毒如单纯疱疹病毒、狂犬病毒等先感染呼吸道、皮肤或胃肠道黏膜后经神经末梢进入神经干，逆行入颅内。

本节重点介绍最常见的病毒性脑炎——单纯疱疹病毒性脑炎（herpes simplex encephalitis，HSE），又称为急性坏死性脑炎，它是单纯疱疹病毒（herpes simplex virus，HSV）感染引起的一种急性中枢系统感染性疾病。本病呈全球分布，四季均可发病，无性别差异，任何年龄均可发病。国外发病率为（0.22～8）/10 万，国内无确切流行病学资料。HSV 最常侵犯大脑额叶、颞叶及边缘系统，引起脑组织出血性坏死和（或）变态性脑损害，病情凶险，未经治疗死亡率高。

本病属于中医"温病"、"头痛"、"痉症"、"神昏"、"痿证"、"癫狂"等范畴。

一、病因病理

（一）中医病因病机

1.病因　中医认为 HSE 的发病多因感受温热邪毒所致。

2.病机　病位在心、脑，与肝、脾相关。病性以毒邪壅盛为主，亦有心神受扰，阴阳离决之危象。前者属实，后者属虚。

（1）邪犯卫气，逆传心包：温热毒邪侵袭卫表，经腧不利，见发热、恶寒，颈项强直；邪热上扰清窍，则神倦嗜睡，头痛；邪热犯及肝胃或湿热之邪留恋三焦则见口渴，恶心，呕吐。

（2）气营两燔，心营受损：邪热入于气营，里热炽盛，见高热，头痛，项强；热炽中焦则口渴，恶心，呕吐；热扰心神则烦躁，嗜睡或昏迷。

（3）痰热内扰，神明被蒙：湿热生痰，痰热上蒙蔽清窍，则见神昏谵语，舌强难言；热邪炽盛则高热，口渴；痰涎壅盛，热扰胸中，则胸脘满闷，喉间痰鸣，痰黏难咯；痰热内阻，胃气上逆则呕吐，呃逆。

（4）热入营血，邪陷心包：邪热炽盛入于营血，营阴被灼，故壮热，入夜尤甚，口干渴；热盛邪陷心包则神昏谵语，烦躁；邪热久羁，耗伤真阴，引动肝风则惊厥，抽搐，全身强直，角弓反张。热邪迫血妄行可见衄血。

（二）西医病因病理

1.病因　本病的病因为单纯疱疹病毒（HSV）感染，HSV 是一种嗜神经 DNA 病毒，具有 HSV-1 和 HSV-2 两种血清型，HSV-1 型多见于成人且占大多数，HSV-2 较为少见，多见于新生儿通过产道原发感染。其主要传染源是患者和健康病毒携带者，通过密切接触、性接触、飞沫接触等途径传播。

2.发病机制　HSV 首先在口腔、呼吸道、生殖器引起原发感染，此时机体产生特异性免疫力但不足以彻底消除病毒，潜伏在体内而不引发症状。病毒潜伏的主要场所是神经节中的神经细胞，HSV-1 主要在三叉神经节或嗅神经束，HSV-2 主要在骶神经节。当人体免疫力下降时，潜伏的病毒可活化，经三叉神经或嗅神经轴突进入脑内，引起颅内感染。对于新生儿或免疫力低下患者，HSV-1 还可能通过病毒血症入侵神经系统。HSV 脑炎的具体发病机制目前尚未完全清楚，但直接的病毒介导和间接的免疫介导机制均在 CNS 损伤中发挥作用。

3.病理　本病病理改变主要是脑组织水肿、软化、出血、坏死，可弥漫累及双侧大脑半球，常不对称分布，以颞叶内侧、边缘系统和额叶眶面为主，枕叶也可受累，其中脑实质出血性坏死是重要的病理特征。镜下单个核细胞炎症区域形成血管周围套和炎性细胞的局灶性浸润，也可能观察到神经胶质结节、噬神经细胞现象，以及伴有坏死区域和巨噬细胞的大量淋巴细胞浸润，最有特征性的病理改变为神经细胞和胶质细胞内可见嗜酸性包涵体，包涵体内有疱疹病毒的颗粒和抗原。

二、临床表现

（一）病史

本病具有疱疹病毒感染病史。约 2/3 发生于 40 岁以上成人，原发感染的潜伏期为 2～21 天，平均 6 天。约 1/4 患者有口唇疱疹史。

（二）症状与体征

（1）前驱症状：可有发热、全身不适、头痛、肌痛、嗜睡、腹痛、腹泻等，一般起病急骤，体温可达 38.4～40.0℃，病程为数日至 1～2 个月。

（2）头痛、呕吐、记忆丧失、轻微意识和人格改变、轻偏瘫、偏盲、失语、局灶性脑神经功能缺陷、共济失调、多动、脑膜刺激征等是常见的临床表现。少数患者可表现为癫痫发作或精神行为异常如注意力涣散、反应迟钝、言语减少、情感淡漠、表情呆滞、呆坐或卧床、行动懒散、生活不能自理；或木僵、缄默；或动作增多、行为奇特及冲动行为等。此外还可能合并大小便失禁、局限性皮疹，以及吉兰-巴雷综合征等。

（3）病情进展多数患者有意识障碍：表现为意识模糊或谵妄，病情加重甚至可出现嗜睡、昏睡、昏迷或去皮质状态，部分在早期可迅速出现昏迷。重症患者可因广泛脑实质坏死和脑水肿引起颅内压增高，甚至形成脑疝而死亡。

（三）辅助检查

1. 血常规、脑脊液常规　血白细胞可稍高；脑脊液压力正常或增高，有核细胞数增高，以淋巴细胞为主；出血性坏死性脑炎可有红细胞数增多；蛋白质轻中度增高，糖和氯化物正常。在病程早期，脑脊液分析也可正常。当临床高度怀疑该疾病时，重复检查可有一定帮助。

2. 头颅 CT、MRI 检查　大约一半的患者 CT 出现一侧或双侧颞叶和额叶低密度灶，其中有点状高密度灶则提示出血，症状出现 4～5 天内 CT 可正常；MRI 检查有助于早期诊断，典型表现为额叶内侧及眶面、岛叶皮质和扣带回出现局灶性水肿，MRI T_2 加权像上为高信号，FLAIR 像上更为明显。

3. 脑电图检查　80% 以上的病例会出现局灶性脑电图检查异常，通常显示为受累区域显著的间歇性高振幅慢波（δ 和 θ 减缓），偶尔显示为连续的周期性单侧癫痫样放电。但是，许多 EEG 检查异常结果为非特异性。

4. 病原学检查　包括脑脊液病原学检查和脑活检。脑脊液主要检测 HSV 特异性 IgM、IgG 抗体，双份血清和 HSV-1 抗体动态观察中双份抗体有增高趋势，滴度在 1：80 以上，病程中 2 次或以上抗体滴度呈 4 倍以上增加，血与脑脊液比值＜40 均可确诊；另外，发病后 2 周内检测脑脊液中病毒 DNA 可早期快速诊断。脑活检是诊断本病的金标准，表现为非特异性的炎性改变，细胞核内出现嗜酸性包涵体，电镜下可发现细胞内病毒颗粒。

三、诊断

诊断标准：有以下 1～7 项即可临床诊断，确诊需要 1～11 项。

（1）口唇或生殖道疱疹病史，或此次发病有皮肤、黏膜疱疹。

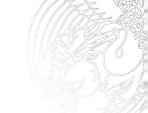

（2）起病急，病情重。临床表现有上呼吸道感染前驱症状。

（3）精神行为异常、意识障碍、抽搐、早期出现的局灶性神经系统损害体征。

（4）脑脊液常规检查符合病毒感染特点。

（5）脑电图提示有弥漫性脑异常，以颞、额区损害为主。

（6）CT、MRI 显示额、颞叶局灶性出血性软化病灶。

（7）特异性抗病毒药治疗有效。

（8）双份血清和脑脊液抗体检查有显著变化趋势。

（9）活检或病理发现包涵体，或者原位杂交 HSV 病毒核酸。

（10）脑脊液 PCR 检测出病毒 DNA。

（11）脑组织或脑脊液标本分离、培养、鉴定出病毒。

四、鉴别诊断

1.细菌感染　化脓性脑膜炎 CSF 白细胞显著增高，CSF 细菌培养或涂片检查可发现致病菌，可寻找原发性化脓性感染灶。脑脓肿表现颅内压明显增高，CT 强化显示环状增强可资鉴别；结核性脑膜炎起病较隐袭，CSF 典型改变为淋巴细胞轻中度增高，蛋白增高，糖和氯化物降低，结核菌抗酸染色（+），脑脊液结核菌培养和结核抗体测定对诊断有益。

2.真菌感染　真菌性脑膜炎患者常有免疫缺陷病史，起病隐袭，CSF 淋巴细胞增高为主，糖含量明显降低，CSF 墨汁染色可检出新型隐球菌。

3.病毒感染　如带状疱疹病毒脑炎、肠道病毒脑炎、腮腺病毒脑炎、风疹病毒脑炎等，主要依靠特异性抗体及病原学检测区分。

五、治疗

（一）中医治疗

治疗原则：初期以实热为主，邪在卫分阶段可重用辛凉解表；邪在气分当用清气泄热，通腑解毒，解痉开窍；邪在营血，当以清营凉血，配合解毒通腑。后期气阴两伤，治宜益气养阴，清虚热。

1.针灸及其他外治法

（1）针刺法：针刺风池、曲池、合谷、大椎、曲泽、十二井穴、人中等穴，根据需要选用穴位，用强刺激泻法，可留针或不留针。

（2）平衡针：头痛剧烈者可选用平衡针针刺头痛穴（位于足背第 1、2 跖骨骨前凹陷处中点，斜向涌泉穴 15°～45° 以内，进针 1.5～2 寸，上下提插，不留针）；伴意识障碍者可针刺升提穴（位于头顶两耳尖连线中点前 2 寸处，沿皮下骨膜外向前平刺 2 寸。另一手摸针尖，不使外露，待达到针感时，发生滞针手法：针柄顺时针转 7～10 次局部酸紧沉痛）。

2.辨证方药

（1）卫气同病，逆传心包证

证候　发热，微恶寒，头痛，恶心呕吐，口渴咽痛，颈项强直，神昏嗜睡或烦躁。舌红苔薄白或薄黄，脉浮滑数。

治法　辛凉解表，清气泄热。

方药　银翘散合白虎汤。药用：连翘、金银花、苦桔梗、薄荷、竹叶、生甘草、荆芥穗、淡豆豉、牛蒡子、石膏、知母、粳米等。

神昏嗜睡者加石菖蒲、郁金以醒神开窍；腹胀、纳呆，苔腻者加藿香、佩兰、苍术以运脾燥湿。

（2）气营两燔，心营受损证

证候　高热，头痛，项强，汗多气促，口渴，恶心，呕吐，烦躁或嗜睡，甚则昏迷，或伴谵语，抽搐。舌质红绛，脉细数。

治法　清气泄热，凉营解毒。

方药　白虎汤合清营汤。药用：犀角（水牛角代）、生地黄、元参、竹叶心、麦冬、丹参、黄连、金银花、连翘、石膏、知母、粳米等。

（3）热入营血，邪陷心包证

证候　壮热，入夜尤甚，神昏谵语，反复惊厥，甚则全身强直，角弓反张，皮肤可见瘀点、瘀斑，或见鼻衄、肌衄。舌绛少苔，脉细数。

治法　清热解毒，凉血，熄风开窍。

方药　清瘟败毒饮。药用：生石膏、生地、犀角、川连、生栀子、桔梗、黄芩、知母、赤芍、玄参、连翘、鲜竹叶、甘草、丹皮等。

神昏惊厥者加羚羊角粉冲服以解痉；衄血者可加大赤芍、丹皮用量。

（4）痰热内扰，神明被蒙证

证候　高热，神昏谵语，痰涎壅盛，色黄，难咯，胸脘满闷，舌质红苔黄，脉滑数。

治法　清热化痰，开窍醒神。

方药　黄连温胆汤合至宝丹。药用：川连、竹茹、枳实、半夏、橘红、甘草、生姜、茯苓、乌犀、玳瑁、琥珀、朱砂、雄黄、牛黄、龙脑、麝香、安息香、金箔、银箔等。

痰鸣者加竹沥豁痰；口舌㖞斜者加白附子、僵蚕、全蝎以祛风通络。

（5）气阴两伤证

证候　低热或午后潮热，自汗，神倦乏力，口干，心悸。舌淡红少苔，脉细数无力。

治法　益气养阴，清虚热。

方药　竹叶石膏汤。药用：竹叶、石膏、半夏、麦冬、人参、粳米、甘草等。

手足颤动，拘挛者加龟甲、鳖甲以滋阴定痉；气少神疲加太子参、山药以益气补脾。

中成药的使用：高热，神志不清者鼻饲安宫牛黄丸或至宝丹以醒脑开窍；抽搐，惊厥者加羚羊角粉冲服以祛风解痉。

（二）西医治疗

治疗目标：早期诊断和治疗是降低死亡率的关键，主要包括抗病毒治疗、免疫治疗及对症支持治疗。

1. **抗病毒治疗**　一旦考虑为该诊断，就应尽快开始静脉给予抗病毒的经验治疗，主要药物有阿昔洛韦和更昔洛韦。阿昔洛韦可以抑制病毒 DNA 的合成，常静脉给药，每 8h 10mg/kg，疗程 14～21 天，可用于诊断性治疗。更昔洛韦用量 5～10mg/（kg·d），每 12h 一次，静脉滴注，疗程同样为 14～21 天。

2. **免疫治疗**　主要有干扰素和转移因子。干扰素具有广谱抗病毒活性，对宿主细胞损害极小。转移因子可使正常淋巴细胞致敏而转化为免疫淋巴细胞。

3. **肾上腺皮质激素**　对治疗尚存争议，主要用于控制炎症反应及减轻水肿，对病情危重者可酌情使用，主要有地塞米松、甲泼尼龙、泼尼松等。

4. **抗菌治疗**　有合并细菌或真菌感染者根据药敏结果可用适当抗生素或抗真菌治疗。

5. **对症支持治疗**　重症患者注意维持营养及水电解质的平衡，保持呼吸道的通畅。营养低下者予补充营养；高热者予降温补液支持；颅内压高者予脱水治疗；加强护理，预防褥疮及呼吸道感染等；恢复期进行必要的康复治疗。

六、中西医临床诊疗思路

（1）早诊断和早治疗是本病的关键，对有高热、头痛、呕吐，肌阵挛、癫痫发作，或伴意识障碍患者应考虑本病，尽早行脑脊液及头颅 CT 或 MRI 检查。

（2）明确诊断或疑似病例尽早使用阿昔洛韦治疗。对症治疗，迅速控制高热、颅高压、癫痫症状，稳定生命体征，加强护理，预防并发症。

（3）中医多从温病论治，分清处于卫气营血哪个阶段，辨证使用"温病三宝"配合西药治疗，中医急救常用"三宝"，一般高热用紫雪丹，抽搐用至宝丹，神昏用安宫牛黄丸。

（4）本病分为三期辨治：①早期常为暑湿蕴蒸，阻滞少阳三焦，治疗不能辛温发散，亦不能太过清苦寒凉，必须宜通三焦，务使暑湿之邪得上下分消而解。头痛者加菊花、白蒺藜、苍耳子、葛根等；热毒较重者用大青叶、板蓝根、金银花、蒲公英、水牛角等。②极期最易暑湿酿痰，蒙蔽心包，甚则引动肝风，治宜豁痰开窍、解暑清热，温病"三宝"为常用之急救药，必须早用、重用。每天 2～3 次。并配合豁痰开窍清解之品，天竺黄 10g，川贝 6g，石菖蒲 10g，连翘 10g，胆南星 10g，天花粉 15g，瓜蒌皮 12g，郁金 10g；热盛者加生石膏、知母、鱼腥草、大青叶、板蓝根；气虚者加西洋参、太子参，痰热较盛者加牛黄，动风者加羚羊角。③后期往往耗伤津气，易出现神倦、汗多，甚或失聪、失语、瘫痪。如不注意调治，易留下后遗症。此时用药非腻滞、温养可行，必清补清养，常用太子参、沙参、石斛、天花粉、生地、麦冬、五味子等。尤喜用西洋参补气生津而不温不燥。暑湿与食积秽浊合邪，更易内蒙清窍，重新陷于昏迷状态。治疗暑湿内闭兼食滞者除仍重用解暑化湿、豁痰开窍外，加用消积化滞之品，如麦芽、谷芽、鸡内金等，并力主饮食清淡，如白荆、藕粉、马蹄粉等少量多餐，效果极佳。

七、预防与调护

（一）预防

本病预后主要取决于病毒侵犯部位、严重程度及机体免疫能力，如未及时治疗，死亡率可高达 60%～80%，存活者中仍有部分患者遗有偏瘫、失语、癫痫、智能低下等后遗症，甚至极少数患者维持在植物人状态。即使对患者进行了适当的诊断和治疗，其死亡率仍可能高达 20%～30%。

（二）调护

（1）加强病情观察，密切注意患者意识、瞳孔、呼吸、血压及肢体活动、抽搐等情况，有颅内高压的患者，应严密观察有无脑疝的先驱症状。

（2）保持呼吸道通畅，将患者头偏向一边，若有痰及呕吐物及时吸出。

（3）对高热持续时间较长的脑炎患者要保持室内空气流通，环境阴凉，给头部冷敷。

（4）患者发生抽搐时，把患者安置平卧头侧位，必要时用压舌板或张口器，避免刺激患者，不可强行按压肢体，抽搐频繁者给予苯巴比妥肌内注射或 10% 水和氯醛保留灌肠。

（5）对偏瘫患者要加强主动运动和被动运动，防止肢体挛缩和畸形。

古医籍精选

《金匮要略·痉湿暍病脉证治》："太阳病，发热无汗，反恶寒者，名曰刚痉"，"太阳病，发热汗出，而不恶寒，名曰柔痉"。

《湿热病篇》："湿热证，三四日即口噤，四肢牵引拘急，甚则角弓反张，此湿热侵入经络脉隧中。宜鲜地、秦艽、威灵仙、滑石、苍耳子、丝瓜藤、海风藤、酒炒黄连等味。"

《儒门事亲·指风痹痿厥近世差玄说二》："大抵痿之为病，皆因客热而成，好以贪色，强力过极，渐成痿疾。故痿属肺，脉痿属心，筋痿属肝，肉痿属脾，骨痿属肾。总因肺受火热，叶焦之故，相传于四脏，痿病成矣。"

病案分析

（一）病案摘要

患者，女，17 岁，2 个月前出现头痛、发热，烦躁不安，记忆力明显下降，语无伦次，运动减少，发病后 15 天到当地医院就诊，朦胧状态，不能合作，颈抵抗，余神经系统未见异常。脑 CT 示左外囊有一个 0.3cm×0.5cm 的略低密度灶。腰穿压力 260mmH$_2$O，CSF：WBC 7.5×10^6/L，蛋白 0.55g/L，糖和氯化物正常。给予治疗后症状稍改善。T 37℃左右，问话尚能回答。半个月后出现打人、骂人等精神症状，给予奋乃静治疗。半个月前出现昏迷，呼之不应，口唇和面部不自主运动，头颈不自主痉挛向右扭转，左侧肢体活动减少，汗多气促，口渴，大小便失禁，遂来就诊。既往有单纯疱疹病毒感染病史。查体：浅昏迷，口唇和面部不自主运动，头颈痉挛性向右扭转，四肢肌张力高，腱反射亢进，颈抵抗，克氏征阳性。辅助检查：血常规 WBC 20.6×10^9/L，N 0.9，L 0.1。腰穿压力 100mmH$_2$O，CSF 成分正常。脑电图示广泛重度异常。病理报告表明为坏死性脑膜脑炎，主要累及边缘系统，病变区域的神经细胞和胶质细胞核内可见 Cowdry A 型包涵体。

中医诊断：神昏（气营两燔）。

西医诊断：单纯疱疹病毒性脑膜脑炎。

（二）分析

1. 诊断思路

（1）中医诊断思路：患者神昏，肢体痉挛抽搐，汗多气促，口渴，二便失禁，舌质红绛，脉细数。综合分析，四诊合参，当为"神昏"范畴，证属"气营两燔"。

（2）西医诊断思路：青年女性，急性起病，亚急性病程，有单纯疱疹病毒感染病史，头痛、发热和精神异常，意识障碍，不自主运动，查体：浅昏迷，口面肢体不自主运动，四肢肌张力高，腱反射亢进，脑膜刺激征阳性。考虑中枢神经系统感染，脑电图示广泛重度异常。腰穿压力增高，CSF 中白细胞 7.5×10^6/L，蛋白轻度增高，糖和氯化物正常。头颅 CT 提示左外囊低密度灶。病理检查发现 Cowdry A 型包涵体。确诊为：单纯疱疹病毒性脑膜脑炎。

2. 治疗思路

（1）中医治疗思路：以"急则治其标"为则，以清气泄热、凉营解毒为法。方用白虎汤合清营汤加减，鼻饲至宝丹，静脉滴注醒脑静注射液以醒脑开窍，平衡针治疗取头痛穴。

（2）西医治疗思路

1）病因治疗：静脉滴注阿昔洛韦抗病毒治疗，中药辨证治疗基础上辨病加抗病毒中药。

2）对症治疗：控制高热、颅高压、不自主运动、意识障碍症状。

3）支持治疗：维持营养及水、电解质平衡，保持呼吸道通畅，营养支持，加强护理，预防继发感染、褥疮发生。

4）康复治疗：采用理疗、按摩、针灸等治疗帮助恢复肢体功能。

第三节　癫痫持续状态

癫痫持续状态（status epilepticus，SE）是癫痫每次发作持续 5min 以上，或 2 次以上发作，发作间期意识未能完全恢复。流行病学调查结果显示我国癫痫患病率在 3.5‰～4.8‰，癫痫持续状态发生率占癫痫患者的 2.6%～6%，国内六城市和 21 省农村调查资料显示，癫痫年死亡率分别为 7.9/10 万人口与 6.9/10 万人口。癫痫持续状态分为全面性惊厥性癫痫持续状态和非惊厥性癫痫持续状态。

本病属于中医"痫证"、"癫疾"范畴。

一、病因病理

（一）中医病因病机

1.病因 中医认为本病病因或为先天不足，或为后天所伤。

（1）先天因素：《素问·奇病论》指出"得之在母腹中时，其母有所大惊"，导致气机逆乱，精伤肾亏，致胎儿发育异常，出生后易发痫证。

（2）后天所伤：多因情志失调、饮食不节或劳累过度、外感六淫、脑部外伤等。

2.病机 本病为各种病因导致机体气机逆乱，风、痰、瘀、火阻蔽清窍，神机失用而成。发作时以昏不知人，口吐涎沫，双目上视，四肢抽搐，或口中如作猪羊叫声，持续不能缓解为特征。病位在脑，与心、肝、脾、肾密切相关，风、痰、瘀、火是主要的致病产物，病性属本虚标实、虚实夹杂之证。

（1）风痰上扰：忧思伤脾，或嗜食肥甘厚味，致中焦健运失职，湿聚成痰；气机逆乱，触动伏痰上蒙清窍，致神明失用。

（2）肝郁痰火：嗔怒伤肝，肝失疏泄，湿聚成痰，痰郁生火，"怒则气逆"，痰火上扰清窍而发病。

（3）肝肾阴虚证：痫证日久，风火久灼真阴，肝肾不足，而致头昏目眩，两目干涩，腰酸腿软。

（4）瘀阻清窍：因难产或跌仆撞击损伤颅脑，元神失守，气血瘀阻筋脉，致肢体抽搐。

（二）西医病因病理

1.病因 本病最常见的原因是不规则服用抗癫痫药；与停用酒精、巴比妥类、巴氯芬或苯二氮䓬类药物（特别是阿普唑仑）有关的戒断综合征；急性结构性损伤（如脑肿瘤或肿瘤脑转移、脑卒中、头部创伤、蛛网膜下腔出血、脑缺氧或低氧）或感染（脑炎、脑膜炎及脓肿）；既往或长期存在的结构性损伤（如既往头部损伤、脑性瘫痪、既往神经外科手术史、围产期脑缺血及动静脉畸形）；代谢异常（如低血糖、肝性脑病、尿毒症、维生素 B_6 缺乏、低钠血症、高血糖、低钙血症及低镁血症）；使用或过量使用降低癫痫发作阈值的药物，如茶碱、亚胺培南、大剂量青霉素、喹诺酮类抗生素、甲硝唑、异烟肼、三环类抗抑郁药、安非他酮、锂盐、氯氮平、氟马西尼、环孢素、利多卡因、布比卡因、甲泛葡胺及吩噻嗪类等。

2.发病机制 尚不清楚，有学者提出本病的突触假说，认为癫痫发作时，突触前膜释放大量的神经递质或调质，其中起抑制作用的 GABA 和起兴奋作用的谷氨酸与突触后膜的相关受体结合后产生作用，当抑制性递质作用不足时，发作便继续。随着癫痫多次发作，突触后膜中的受体部分内陷，后膜表面积减少，递质不易与受体结合。

3.病理 病理学研究发现癫痫发作时，突触后膜的 GABA 受体内陷程度大于谷氨酸类受体，引起内源性抑制作用减弱。GABA 受体内陷使得谷氨酸受体相对增多，增加了神经元兴奋性，使癫痫继续发作，而发作时大量神经肽释放，消耗抑制性神经肽类物质，兴奋性肽作用增强，更加剧癫痫发作，使其难以终止。

二、临床表现

癫痫发作的状态根据发源于一侧大脑半球某个部分、或是双侧大脑半球同时受累进可分为全面性发作持续状态和局灶性发作持续状态，临床上以全面性强直-阵挛发作持续状态最多见且最危险，下面以本病为代表进行论述。

（一）病史

本病多有癫痫反复短期发作的典型病史，可有遗传因素和颅脑功能损伤的病史。

（二）症状与体征

强直性抽搐期主要表现为全身强直-阵挛发作反复发生，意识丧失，全身肌肉持续性收缩，头后仰，上肢屈曲或伸直，两手握固，下肢伸直，持续 20～30s；随后为阵挛性抽搐期，肌肉强烈屈伸，约 40s；发作过程持续 30min 以上，伴有自主神经失调症状。如果大发作超过 60min，则可出现继发性代谢障碍合并症：乳酸增高，高血糖后低血糖，大汗，继高血压后出现低血压，终至休克，最后发生心、脑、肝、肺等多脏器功能衰竭，自主神经和生命体征改变。

（三）辅助检查

1. **脑电图**　常见癫痫放电类型有：棘波、尖波、尖-慢波、棘-慢综合波、多棘波群等。
2. **CT 和 MRI**　MRI 有助于发现颞叶海马硬化和脑皮质发育不良。
3. **SPECT 和 PET**　可发现癫痫患者的局部脑血流量和糖代谢在间歇期减低，发作期增高，有助于癫痫病灶的定位。
4. **其他辅助检查**　胸片、脑脊液、血常规、血气分析、肝肾功能等。

三、诊断

根据典型的临床体征、癫痫病史及脑电图等检查，不难作出诊断。

四、鉴别诊断

癫痫持续状态主要和癔病发作相鉴别，见表 9-5。

表 9-5　癫痫持续状态和癔病发作鉴别要点

鉴别要点	癫痫持续状态	癔病发作
发作场合	任何场合，突然或刻板式发作	精神诱因及有人在场，发作形式多样
眼位	上睑抬起，眼球上串或转向一侧	眼睑紧闭，眼球乱动
面色	发绀	苍白或发红
瞳孔	散大，对光反射消失	正常，对光反射存在
舌咬伤、摔伤、尿失禁	可有	无
终止方式	可自行终止或必须药物干预	需要安慰及暗示治疗
病理征	常为阳性	阴性
持续时间	5min 以上或更长	可长达数小时
激惹性格	很少	很多

五、治疗

（一）中医治疗

治疗原则：以"急则治标"为原则，配合镇静药物终止发作，驱邪扶正，维护脏腑功能及调和阴阳。针灸、按摩等中医特色疗法亦可在辨证论治的原则下参与临床急救。

1. 针灸及其他外治法

（1）针刺法：癫痫持续状态患者持续抽搐，不适宜留针治疗。选用百会、人中、内关、神门、三阴交、太冲，百会、内关、三阴交得气即出，人中持续捻转运针 1～2min，余穴用泻法。

（2）平衡针

1）癫痫穴：①定位：位于胫骨与腓骨之间，即髌骨下缘至踝关节连线的中点。②功能：醒脑开窍、舒筋活血、理气和中。③主治：癫痫等。

2）精裂穴：①定位：位于委中与足跟连线的中点。②功能：舒筋活络、活血化瘀、清热解毒。③主治：精神分裂症、癔症、癫痫等。

（3）艾灸法：选用中脘、内关、间使、太冲、百会、足三里、丰隆、气海，百会、气海行艾条熏灸，以红晕为度；余穴平补平泻。

（4）穴位按压：正在发作或见昏迷，取人中、十宣、涌泉；牙关紧闭用下关、颊车。指掐四关（双合谷、太冲）、人中、少商、十宣及足拇趾、中趾、小趾侧旁过敏点，最后掐二风门、承浆。

2. 辨证方药

（1）风痰上扰证

证候 突然跌仆，目睛上视，口吐白沫，手足抽搐，喉中痰鸣，舌苔白腻，脉弦滑。

治法 涤痰熄风，开窍定痫。

方药 涤痰汤合定痫丸。药用：南星、半夏、枳实、茯苓、橘红、石菖蒲、人参、竹茹、甘草、明天麻、川贝母、茯神、丹参、麦冬、石菖蒲、远志、全蝎、僵蚕、琥珀、辰砂等。

若痰黏不利，加瓜蒌、海浮石化痰；若痰液清稀，加干姜温化寒痰。

中成药可选用清开灵注射液、醒脑净注射液、紫雪丹、医痫丸等。

（2）肝郁痰火证

证候 平素性情急躁，发则昏仆抽搐，口吐涎沫，舌红苔黄，脉弦滑数。

治法 清肝泻火，化痰开窍。

方药 龙胆泻肝汤合涤痰汤。药用：龙胆草、黄芩、山栀子、泽泻、木通、车前子、当归、生地黄、柴胡、生甘草、南星、半夏、枳实、茯苓、橘红、石菖蒲、人参、竹茹等。

若抽搐明显者加天麻、钩藤等，若大便秘结者加大黄，若痰黏者加竹沥水、天竺黄等。

中成药可选用清开灵注射液、醒脑净注射液、紫雪丹等。

（3）肝肾阴虚证

证候 痫病反复发作，头昏目眩，两目干涩，心烦失眠，腰酸腿软，舌红少苔，脉细数。

治法 补益肝肾，滋阴熄风。

方药 大补元煎。药用：人参、山药、熟地、杜仲、当归、山茱萸、枸杞、甘草等。若心中烦热者，加竹叶、栀子、灯心草清热去烦；若大便干结者加火麻仁、肉苁蓉等。

如元阳不足多寒者，加附子、肉桂、炮姜；如气分偏虚者，加黄芪、白术，如胃口多滞者，不必用；如血滞者，加川芎，去山茱萸；如滑泄者，加五味、补骨脂之属。

中成药可选用六味地黄丸等。

（4）瘀阻清窍证

证候 发则猝然昏仆，抽搐，或单见口角、眼角、肢体抽搐，颜面口唇青紫，舌质紫暗或有瘀斑，脉涩或沉弦。

治法 活血化瘀，通络熄风。

方药 通窍活血汤。药用：赤芍、川芎、桃仁、红枣、红花、老葱、鲜姜、麝香等。

若痰多加法夏、竹茹等；若兼气虚者加太子参、黄芪等。

中成药可选用丹参注射液、川芎嗪注射液等。

（二）西医治疗

治疗原则：保持稳定的生命体征和进行心肺功能支持；终止癫痫持续状态，减少对脑神经元的损害；寻找并尽可能根除病因和诱因；处理并发症。长时间的癫痫持续状态可以导致不可逆的脑损伤。发作时间越长，就越难控制。

1. 稳定生命体征

（1）首先是涉及生命的对症处理如保持呼吸道通畅，清除口腔分泌物，吸氧，必要时可气管插管或切开。

（2）心电图、血压、呼吸、脑电图的严密监测。

（3）尽早开通静脉通道。

（4）在尽量短的时间内寻找病因并治疗。

（5）再者就是防治并发症如脑水肿可予甘露醇脱水。

（6）预防性使用抗生素抗感染。

（7）高热者予物理降温。

（8）纠正代谢紊乱。

（9）给予营养支持。

2. 药物治疗 理想的药物治疗包括静脉给药：可快速进入脑内，阻止癫痫发作；无严重的不良反应，在脑内可存在足够长的时间。除了静脉给药，还可通过骨内、鼻黏膜、直肠及含服等方式给药。在一个阶段用药 20min 内不能控制癫痫发作，即开始下一阶段用药，争取尽快终止癫痫发作，减少神经系统损害，用药前要充分告知终止持续状态药物不良反应风险。

第一阶段为紧急初始治疗，首选静脉注射或肌内注射给药途径，选用药物包括：①地西泮（起始 10mg，2~5mg/min，静脉注射，10min 可重复 1 次）；②咪达唑仑（起始 10mg，肌内注射，单次给药，其他途径给药困难可考虑 0.2mg/kg 鼻内给药；0.5mg/kg 含服）；③劳拉西泮（起始 0.1mg/kg 不超过 2mg/min，静脉注射，每次剂量 4mg，5~10min 可重复 1 次）；④苯巴比妥（以上三种药物静脉注射或肌内注射不可行时，15mg/kg 静脉注射，单次给药）。

第二阶段为快速控制治疗，主要药物为苯二氮䓬类药物，此阶段对于初始治疗敏感、SE 已完全控制的患者，可以继续维持有效剂量；对于初始紧急治疗失败的患者，继续治疗以中止发作。选用药物包括：①苯巴比妥（起始 15~20mg/kg，50~100mg/min，静脉注射，单次给药）；②丙戊酸钠 [起始 15~45mg/kg，3~6mg/（kg·min），静脉注射，后续 1~2mg/（kg·min）静脉泵注]；③左乙拉西坦（起始 60mg/kg，静脉注射，最多 3000mg，单次给药）。

第三阶段为症状反复的治疗（20min 内完成），主要药物包括：①咪达唑仑 [起始 0.2mg/kg，静脉注射，后续 0.05~0.40mg/（kg·h）静脉推泵维持]；②丙泊酚 [2~3mg/kg，静脉注射，追加负荷量 1~2mg/kg 直至发作终止，后续 4~10mg/（kg·h）静脉泵注维持]；③硫喷妥 [2~7mg/kg，速度≤50mg/min，后 0.5~5mg/（kg·h）维持]。

上述药物均有不同的不良反应，使用时应注意。给予上述足够剂量药物仍不能控制发作，再用各种药物或重复剂量又担心超过安全限度时，可考虑由气管内插管，对患者实施全身麻醉和应用肌松剂，麻醉深度可达 3 期 4 级。癫痫状态完全控制后应进行病因诊治。

六、中西医临床诊疗思路

对癫痫持续状态的患者应及时中西医结合抢救，先用西药迅速控制发作，然后再用中药施治。

（1）迅速控制癫痫持续状态为抢救成功的关键，使用抗癫痫药要尽早，一次用量要足，并注意维持，对难治性癫痫持续状态，使用麻醉药物或抗癫痫药物联用。

（2）紧急情况下，采用中西医结合方法，针药并用，对中止癫痫发作具有一定作用。

（3）应特别注意避免和处理脑水肿、酸中毒、呼吸循环衰竭、高热、低血糖等。

（4）癫痫持续状态的发生常与突然停用或不规则服用抗癫痫药物有关，故服用西药时须注意，切忌突然停药和更换药物，如病情需要更换药物时，一定在增加新药的同时，将原用药逐渐减量，两药的重叠期为2～3周时间，当新药起作用后，才停用旧药。

（5）中医治疗本病首在祛痰，兼以清心开窍、抑肝顺气，先治其标。基本方由涤痰汤化裁而成（法半夏、茯苓、陈皮、竹黄、胆南星、白附子、石菖蒲、钩藤、龙齿）。在治本方面，常用两种金箔镇心丸，一是用朱砂、竹黄、胆星、珍珠、牛黄为蜜丸。用于痰浊渐除、邪火已退之际，尚有余痰深潜，络窍阻结未尽，此时已不宜攻逐之剂。只能搜风磨劫，通络开窍，默化余邪，缓图毕功。二是用人参、紫河车、茯神、琥珀、珍珠、朱砂、甘草为蜜丸，适于本元虚怯之病。两方均为图本善后之治。

七、预防与调护

（一）预防

（1）癫痫持续状态的预后主要取决于病因和基础病理生理。具有明显病因的症状性癫痫经过处理原发病因，预后较好；而无明显诱因，或病因难以治疗者，预后较差。

（2）癫痫持续状态时间越长，多脏器损害的程度越严重，所以及时预防和处理各类并发症十分重要。所以避免一切诱发因素是减少癫痫持续状态的前提，及时诊断，根据患者的不同病情，采取以抗癫痫药物为中心，其他治疗手段为辅的综合治疗手段是减少患者死亡和致残的关键。

（3）抑郁和焦虑在癫痫患者中有较高的发病率，日常要耐心的对患者及家人进行健康教育，对癫痫的病因、发病情况、转归及预后等进行耐心讲解，消除顾虑，帮助患者树立战胜疾病的信心，使患者正视疾病，从心理和行为上接受长期治疗。

（二）调护

（1）癫痫发作前期需注意发作先兆，护理需防止摔伤、防止咬伤舌。

（2）癫痫发作时应立即进行生命体征检测；完善各项检查，对患者的病情进行全面评估；维持通气、呼吸、循环稳定；头颅降温、脱水降颅压及维护各器官功能；维持水电解质平衡及预防和控制感染；保护预防舌咬伤及肢体损害。

（3）护理时需注意密切观察病情，保证足够的营养，应尽早地用鼻饲给以高蛋白、高热量、高维生素的流质食物，定时翻身，吸痰，保暖，预防感染。

古医籍精选

《古今医鉴·五痫》："痫者有五等，而类五畜，以应五脏，发则卒然倒仆，口眼相引，手足搐搦，背脊强直，口吐涎沫，声类畜叫，食倾乃苏。原由所由，或因七情之气郁结，或为六淫之邪所干，或因受大惊恐，神气不舍，或自幼受惊，感触而成，皆是痰迷神窍，如痴如愚。治之不须分五，俱宜豁痰顺气，清火平肝，而以黄连、瓜蒌、南星、半夏之类，导火导痰，分多少治之，无有不愈。有热者，以凉药清其心；有痰必用吐法，吐后用东垣安神丸，及平肝之药，青黛、柴胡、川芎之类。"

《丹溪治法心要》："痫不必分五等，专主在痰，多用吐法。有惊有痰有火，大率行痰为主。"

《素问·奇病论》："人生而有病癫疾者，病名为何？安所得之？岐伯曰：病名为胎病。此得之在母腹中时，其母有所大惊，气上而不下，精气并居，故令子发为癫疾也。"

病案分析

（一）病案摘要

李某，女，52岁。主诉：持续肢体抽搐伴意识丧失2h。患者2h前突发四肢抽搐伴意识丧失、喉中痰鸣、口吐白沫、双目上视，朋友给予按压"人中"，头部外擦"风油精"，抽搐有所减少，但一直处于意识丧失状态，朋友遂送来我院急诊。查体：BP 73/42mmHg，R 35次/分，心肺查体未见明显异常。舌淡暗，苔白腻，脉弦滑。2岁时有高热惊厥病史，17岁开始反复出现肢体抽搐伴意识障碍，每月发作2~3次，每于劳累、情绪波动等情况发作加重，每次持续约数秒到数分钟，可自行缓解；1999年因从楼上摔下导致昏迷、颅骨骨折，经治疗好转出院，无遗留肢体活动不利，但抽搐发作频率增加，我院诊断为"癫痫"，间断就诊，不规则服用"丙戊酸钠片"。

中医诊断：癫痫（风痰上扰）。

西医诊断：癫痫持续状态。

（二）分析

1. 诊断思路

（1）中医诊断思路：患者因"持续肢体抽搐伴意识丧失2h"入院，症见：肢体抽搐，意识不清，口中怪叫，喉中痰鸣，舌淡暗，苔白腻，脉弦滑。四诊合参，当属中医"癫痫"范畴，属风痰上扰。

（2）西医诊断思路

1）确定癫痫持续状态诊断：患者突发肢体持续抽搐伴意识丧失，持续约2h，发作中双目上视，喉中怪叫，并有痰多，口吐白沫的表现。

2）明确癫痫持续状态病因：患者儿时有高热惊厥的病史，之后肢体抽搐时有发生，成年后又有外伤颅骨骨折病史，肢体抽搐频率增加。不规则服用抗癫痫药。

2. 治疗思路

（1）中医治疗思路：当以"急则治其标"为原则，以涤痰熄风、开窍定痫为法，平衡针针刺癫痫穴，以涤痰汤合定痫丸加减，以涤痰熄风、开窍定痫。

（2）西医治疗思路

1）一般治疗：①防止各种外伤；②确保患者呼吸道通畅，患者头部应转向一侧，及时清除口咽分泌物；积极纠正电解质紊乱及酸中毒；防治继发肺部感染。③可持续或间断性吸氧。

2）药物：地西泮10mg静脉注射，必要时15min后可重复使用，并予后续4mg/h静脉泵注维持。

3）并发症治疗：静脉滴注0.9%生理盐静脉滴注增加血容量，血压上升后适当给予静脉注入20%甘露醇125ml或呋塞米以防止脑水肿，脱水后继续给予增加血容量治疗，维持水电解质酸碱平衡，适当给予抗生素预防肺部感染。

第四节　急性脊髓炎

急性脊髓炎（acute myelitis），又称急性横贯性脊髓炎，是一种病因不明的非特异性脊髓炎症，是指由各种感染或异常免疫反应所引起的急性（1周内病情达到高峰）横贯性脊髓炎性病变，以病变平面以下运动、感觉及自主神经功能障碍为临床特征。本病可发生于任何年龄，但以青壮年较常见；一年四季均可发病，但以冬末春初或秋末冬初较为常见；男女患病机会均等，无性别差异，且散在发病。

本病属于中医学"痿病"、"痿证"、"痿躄"、"瘫痪"、"拘挛"等范畴。痿证是指肢体软弱无力，筋脉松弛，运动受限，可伴有或不伴有肌肉萎缩的一类病证。

一、病因病理

（一）中医病因病机

1. **病因**　痿证的病因复杂多样，多因于先天不足或后天情志内伤、饮食劳倦、跌仆瘀阻等导致五脏虚损，加之外感温毒或湿热等邪气，致使气血亏虚，伤精耗液，肌肉筋脉失养。

2. **病机**　本病病位在肌肉筋脉，但与五脏虚损密切相关。肺主皮毛，心主血脉，肝主筋，脾主肌肉，肾主骨，温热毒邪、湿热邪气浸淫筋脉或阳虚之体感受寒湿之邪，继而浸淫肝肾，寒湿阻络或病后余热未尽，耗气伤津或素体脾胃虚弱，气血生化乏源或先天不足，房劳过度等致阴精亏损，各种致病因素耗伤五脏精气，致使气血亏虚，伤精耗液，肌肉筋脉失养，髓枯筋痿，或者跌仆瘀阻，气血运行不利，脉道不利，神明失主或四肢失养，而发为本病。

（1）肺热津伤：肺热叶焦，灼伤阴津，精津失布，不能润泽五脏六腑及肢体筋脉，久则肢体痿弱不用。如《素问》："黄帝问曰：五脏使人痿，何也？……故肺热叶焦，则皮毛虚弱急薄，著则生痿躄也"。

（2）湿热浸淫：久居潮湿之地或外感湿热邪气，浸淫经脉，气血运行不畅，五体失养而至痿。如《素问》："因于湿，首如裹，湿热不攘，大筋软短，小筋驰长，软短为拘，驰长为痿"。

（3）寒湿下注：脾胃虚弱，运化无力，津液失于输布，津停成痰，痰湿内停，或肾阳不足，虚寒内生，寒湿下注，或涉水冒雨，外感寒湿，痹阻经脉，亦可致痿。如《证治汇补·痿躄》："湿痰痿者，肥盛之人，血气不能运动其痰，致湿痰内停，客于经脉……令人四肢不用举是也"。

（4）跌仆瘀阻：跌仆损伤，瘀血内阻脉道，气血运行不利，神明失养或不能润泽五体。

（5）脾胃虚弱：脾胃虚弱，运化无力，或气血津液不足，无法濡养五脏六腑，以至筋骨肌肉失养；或水湿不运，聚湿成痰，痰湿内停，蕴而化热，湿热内生，阻滞经脉，发为痿证。如《诸病源候论》："脾候身之肌肉，主为胃消行水谷之气，以养身体四肢，脾气弱，即肌肉虚。"

（6）肝肾阴虚：肝主筋，肾主骨，肝肾阴虚，筋骨肌肉因失养而松弛，不能束骨而利关节，筋弛脉弱，肌肉痿弱无力。

（二）西医病因病理

1. **病因**　未明，现代医学研究发现某些特异性感染可以导致脊髓炎症性损害，包括病毒、细菌、螺旋体、真菌、寄生虫及非感染性炎症。约半数急性脊髓炎患者发病前1～2周内有呼吸道或胃肠道感染的病史，但仍未在此类患者的脑脊液、神经组织或脊髓中分离到病毒或检出病毒抗体。而且有部分患者是在疫苗接种后发病。目前推测本病可能是感染后或疫苗接种后又发生非特异性炎症反应，与异常的免疫反应有关。

2. **发病机制**　尚未阐明。有些学者认为本病为多发性硬化等特定疾病并发症；也有学者认为大部分患者发病前1～2周内有前驱感染病史，某些特异性感染，包括病毒、细菌、真菌、螺旋体等，或由其他部位感染经血行传播至脊髓或沿着神经根逆传脊髓；但由于尚未在本病患者脑脊液或脊髓中分离出病原体或检测出相应抗体，且有部分患者于疫苗接种后发病，因此，亦有学者认为本病并非病原体感染的直接作用，而是由于感染或疫苗接种后引起异常免疫反应而发病。

3. **病理**　本病可累及脊髓的任何节段，但以胸段（$T_{3\sim5}$）最常见（此处为脊髓前动脉、脊髓后动脉交界处），其次是颈段和腰段。病理改变表现为肉眼可见受累节段脊髓肿胀，梭形膨大，严重者质地软化。断面镜检可见脊髓内血管充血扩张，病变部位血管周围存在以淋巴细胞或单核细胞为主的炎症细胞浸润，脊髓白质广泛或呈片状脱髓鞘性改变，侧索、后索尤为明显。部分可见脊髓前角运动神经元肿胀、轴突病变，晚期可见部分胶质细胞增生。

二、临床表现

（一）病史

外伤、过劳及受凉等为本病常见发病诱因，而约半数患者发病前 1～2 周内存在上呼吸道、胃肠道或其他部位感染病史，或有疫苗接种史。

（二）症状及体征

1. **发病特点**　急性起病，常在数小时或 2～3 天内症状进展至高峰，病变常局限于数个脊髓阶段，以胸段最为常见，如脊髓内有 2 个以上散在病灶称为播散性脊髓炎；如病变迅速上升波及延髓，可出现运动障碍和感觉障碍由下肢波及上肢、吞咽困难、构音不清、呼吸肌麻痹等，称为上升性脊髓炎。

2. **临床表现**　急性脊髓炎临床表现主要为病变平面以下运动障碍、感觉障碍、自主神经功能障碍等，具体如下：

（1）运动障碍：早期呈脊髓休克症状，称为脊髓休克期，该期可持续 3～4 周，如并发肺部感染、泌尿道感染、褥疮等，脊髓休克期可延长，表现为双下肢弛缓性瘫痪或四肢瘫，肌张力低下，腱反射消失，病理反射阴性；脊髓恢复期表现为肌张力逐渐增高，腱反射逐渐恢复，肢体肌力由远端逐渐恢复。

（2）感觉障碍：病变节段以下深浅感觉丧失，可在感觉消失平面上缘有一感觉过敏区或束带样感觉异常，随病情恢复感觉障碍平面逐步下降，但较运动功能恢复慢，也不明显。

（3）自主神经功能障碍：早期小便潴留，无膀胱充盈感，呈无张力性神经源性膀胱，膀胱可因充盈过度而出现充盈性尿失禁；随着脊髓功能的恢复，膀胱容量缩小，尿液充盈到 300～400ml 时即自主排尿，称反射性神经源性膀胱。

其他自主神经功能障碍表现为病变平面以下皮肤干燥，少汗或无汗，或皮肤水肿、脱屑或指甲松脆和角化过度等。

（三）常见并发症

肺部感染，包括了坠积性肺炎、吸入性肺炎；泌尿道感染；胃肠功能下降；褥疮；下肢深静脉血栓；呼吸衰竭等。

（四）辅助检查

1. **血常规**　急性期白细胞正常或轻度增高。

2. **脑脊液**　压颈试验通畅，少数病例脊髓水肿严重可有不完全性梗阻；脑脊液压力正常，个别脊髓水肿严重可有脑脊液压力升高；脑脊液外观无色透明，白细胞数正常或增高，以淋巴细胞为主；蛋白含量正常或轻度增高，糖、氯化物正常。

3. **电生理检查**　视觉诱发电位（VEP）正常，下肢体感诱发电位（SEP）波幅明显减低；运动诱发电位（MEP）异常，诱发电位也可作为判断疗效及预后的指标；肌电图呈失神经改变。

4. **影像学检查**　脊柱 X 线正常；脊髓 CT 可除外继发性脊髓病，如脊髓肿瘤等，对脊髓炎诊断意义不大；脊髓 MRI 是急性脊髓炎的影像学检查手段，MRI 典型改变是病变部脊髓增粗，病变节段髓内呈斑点状或片状长 T_1、长 T_2 信号，常为多发，或有融合，强度不均；恢复期可恢复正常，但也有脊髓 MRI 始终未显示异常者。

三、诊断

诊断标准：①发病前 1～2 周内有呼吸道、胃肠道或其他部位感染病史或疫苗接种史；②急性起病，进展迅速，出现病变平面以下的运动障碍、感染障碍或自主神经功能障碍等脊髓横贯性损害的症状；③脑脊液检查和脊髓 MRI 符合急性脊髓炎特点，脊髓 CT 或 MRI 排除其他脊髓病。

四、鉴别诊断

1. 急性硬膜外脓肿　亦可出现急性脊髓横贯性损害，但病前常有身体其他部位化脓性感染灶。其常有发热、根痛、脊柱叩击痛和脊膜刺激症状，外周血及脑脊液白细胞增高，CSF 蛋白含量明显增高，脊髓腔梗阻，CT、MRI 可帮助诊断。

2. 脊柱结核或转移癌　脊柱结核亦可引起病变椎体骨质破坏、塌陷，压迫脊髓出现急性横贯性损害，但脊柱结核患者常有结核中毒症状，且脊柱 X 线可见椎体破坏、椎间隙变窄及椎旁寒性脓肿阴影等典型改变；转移癌患者影像学有助于诊断鉴别。

3. 脊髓血管病　脊髓前动脉闭塞综合征表现为短时间内出现截瘫、痛温觉丧失、二便障碍等，但深感觉保留；脊髓出血则常有剧烈腰背部疼痛、肢体瘫痪、二便障碍等，脑脊液呈血性，MRI 有助于诊断。

4. 视神经脊髓炎　常伴视力下降等视神经炎表现或视觉诱发电位异常。

5. 亚急性坏死性脊髓炎　起病较缓慢，病变平面以下进行性双下肢无力和感觉障碍加重、腱反射亢进、病理征阳性、肌萎缩，后期可出现完全性截瘫、二便障碍、肌张力低下、腱反射消失等，脊髓碘油造影可见脊髓表面有扩张的血管。

五、治疗

（一）中医治疗

治疗原则：急性期以风热、湿热、暑热、寒湿等邪气侵袭人体，耗气伤津，阻遏阳气，壅塞经络为主；恢复期以脾胃不足，肝肾亏虚为病变重点，日久可出现瘀血阻络。故急性期重症宜治标救急为主，恢复期扶正固本为要。

1. 针灸及其他治法

（1）平衡针：根据患者症状及辨证情况，虚证患者可选用升提穴（双耳尖连线中点前 2cm 处，向前平刺 1.5～2 寸，顺时针行针，再逆时针行针后出针）以益气固本、胃痛穴（口角下一寸，向前正中线平刺进针 1～1.5 寸）以健脾养胃；根据脊髓病变节段病变选用腰痛穴（取前额正中划十字中点，一步到位手法，进针 1.5～2 寸，宜针刺神经后出现酸麻胀痛。$L_{4、5}$ 以下病变：针尖向下；$L_{4、5}$ 以上病变：针尖向上）、胸痛穴（取前臂背侧尺桡骨之间腕肘关节连线下 1/3 处向上斜刺进针 1.5～2 寸，上下提插）；肢体痿废不用，可选用双侧偏瘫穴（取耳尖上 2 寸，针尖向太阳穴方向平刺 2～3 寸，以局部酸麻胀痛为主，可行滞针手法或一步到位手法）。

（2）传统针灸常用针刺穴位：肺热津伤者，可选用髀关、风市、阳陵泉、足三里、尺泽，用强刺激泻法，不留针；湿热浸淫者，可选阴陵泉、三阴交、病变平面上下的华佗夹脊穴、伏兔、足三里、丰隆、解溪、太白，用强刺激泻法，不留针；脾肾两虚，寒湿下注，可选尺泽、曲池、外关、八邪、委中、足三里、昆仑、八风穴，用强刺激泻法；瘀血阻络，可选可选气海、血海、足三里等；脾胃亏虚者，可选脾俞、胃俞、足三里、解溪、曲池、合谷，用中等刺激法，并可加灸，隔天一次；肝肾阴虚者，可选肝俞、肾俞、命门、腰阳关、足三里、三阴交、太溪、曲池、合谷穴位，背脊各穴中等刺激法，四肢各穴用强刺激法，并加灸法。

（3）艾灸法：若以脾胃亏虚、肝肾阴虚等虚证为主者，可艾灸足三里、关元、合谷、神阙、百会等穴位；尿潴留患者可艾灸气海、关元等穴位。

（4）推拿疗法：上肢拿肩井，揉捏臂臑、手三里、合谷部肌筋，点肩髃、曲池等穴，搓揉臂肌来回数遍；下肢拿阴廉、承山、昆仑，揉捏伏兔、承扶、殷门部肌筋，点腰阳关、环跳、足三里、委中、犊鼻、解溪、内庭等穴，搓揉股肌来回数遍。

2. 辨证方药

（1）肺热津伤证

证候　皮肤干枯，咽干唇燥，心烦口渴，尿短赤不利，大便干结，舌红而少津，苔黄，脉细数。

治法　清热润肺，濡养筋脉。

方药　清燥救肺汤。

若壮热、口渴，加石膏、金银花、连翘以清热祛邪；咳呛少痰，加桑白皮、瓜蒌壳、川贝以清润肃肺。

中成药选用清开灵注射液。

（2）湿热浸淫证

证候　身热不扬，伴脘闷纳呆，口干苦而黏，小便赤涩热痛，舌红，苔黄腻，脉濡数或滑数。

治法　清热燥湿，通利经脉。

方药　加味二妙散。

若胸脘痞闷者，加瓜蒌壳、枳壳、郁金以宽胸理气；长夏雨季，加藿香、佩兰以芳香化浊。

中成药选用二妙丸。

（3）脾肾两虚，寒湿下注证

证候　手足发凉，进而吞咽困难，痰液壅盛，呼吸急促，唇甲青紫或瞬目不能，舌质淡，苔薄白或白腻，脉沉迟。

治法　祛寒湿，温脾肾。

方药　麻黄附子细辛汤。

若脾虚甚，加党参、黄芪以补益脾气；若肢冷畏寒，大便溏薄者，加蔻仁以温脾阳。

中成药选用疏风通络丸。

（4）瘀血阻络证

证候　四肢痿软无力，手足麻木不仁，筋脉抽掣，甚则萎枯不用，青筋暴露，肌肤甲错，舌紫唇青，舌有瘀点、瘀斑，脉细涩。

治法　活血化瘀，益气养血。

方药　血府逐瘀汤。

若肌肤甲错，形体消瘦，手足痿弱，为瘀血久留，可用圣愈汤送服大黄䗪虫丸，补虚活血；肢体麻木者，可加用桂枝、制附子以温阳通络。

中成药可选用盐酸川芎嗪注射液、丹参注射液等。

（5）脾胃亏虚证

证候　肢体痿软无力日重，纳差，腹胀，便溏，面浮不华，气短，神疲乏力，舌淡，胖大，苔薄白，脉沉细或沉弱。

治法　活血化瘀，益气养血。

方药　参苓白术散。

若病久体虚，重用黄芪，人参，并加枸杞子、龙眼肉以补气血。若肌肉萎缩日久，加制马钱子冲服以温阳通经。

中成药可选用黄芪注射液或参芪扶正注射液等。

（6）肝肾阴虚证

证候　病势缓慢，久则骨肉瘦削，手足麻木，头晕耳鸣，两目昏花，潮热盗汗，两颧潮红，舌红绛少津有裂纹，脉细数或沉细弦小数。

治法　滋补肝肾，育阴清热。

方药　虎潜丸。

若腰背酸软，肌肉瘦削较明显者，可加狗脊、续断、肉苁蓉以补肝肾，壮腰膝；若无热象可去知母、黄柏。

中成药可选用六味地黄丸或健步丸等。

（二）西医治疗

治疗目标：针对减轻脊髓损害，防止脊髓炎的并发症，促进功能康复。

1. **皮质激素治疗**　甲强龙短期冲击治疗，1000mg/d静脉滴注，连用3～5天，之后改为泼尼松60mg/d或1mg/kg，随着病情好转逐渐减量并停药。激素应用期间注意防止感染和激素不良反应。

2. **免疫球蛋白**　应用按0.4g/（kg·d），5天为1个疗程。

3. **抗生素**　可根据病原学结果及药敏试验结果选用抗生素。

4. **神经营养药**　目前神经营养药疗效难以明确。

5. **防止并发症**　针对瘫痪肢体，保证其正常功能位，防止褥疮、肺炎、皮肤及尿路感染、下肢深静脉血栓形成等。对于呼吸衰竭患者，轻度呼吸障碍患者应用祛痰药物和超声雾化吸入；对重度呼吸障碍，应及时清除呼吸道分泌物，保持气道通畅，必要时及时行气管插管或气管切口，进行呼吸机辅助通气等。

6. **康复治疗**　早期行康复治疗以防止肢体痉挛、关节挛缩，防治下肢深静脉血栓形成，促进肢体肌力恢复等。医疗体操：被动与主动相结合，在病情稳定后应尽早开展被动运动，从大关节→小关节，从近端→远端，被动运动后进行主动运动锻炼，患者主观意识抬起肢体或移动肢体等动作，可加速主动运动的恢复。

六、中西医临床诊疗思路

本病起病急，变化快，中西医结合治疗优势突出。基于本病病因尚不清晰，多数学者认为本病多为感染或疫苗接种后引起异常免疫反应所致，糖皮质激素是治疗本病有效、安全、快速的方法，其中以甲泼尼龙疗效更为显著，激素使用过程中应注意防治感染及减少、避免激素不良反应。若出现呼吸肌麻痹，应及时做好气道管理，严重时应给予建立人工气道及呼吸支持治疗；若出现吞咽困难、排尿障碍，应留置胃管及尿管。结合中医中药治疗不仅可减少激素不良反应，对于脊髓功能恢复也有一定疗效。另外，功能恢复是本病治疗的另一关键点，中医的针灸、推拿、康复效果好，应尽早给予治疗。

本病多数在发病后1～3个月内恢复步行能力，少数长期残留后遗症。约10%患者可复发，或演化为多发性硬化或视神经脊髓炎。

七、预防与调护

（一）预防

从中医角度而言，第一，痿证的发生常与久居湿热之地，感受湿热邪气有关，因此，避免久居湿地，增强正气以防御外邪，有助于本病的预防与康复；第二，注意精神调养，避免情绪波动和过劳，饮食规律，清淡饮食；第三，本病出现肢体运动无力，久则肌肉萎缩，提倡适度锻炼，或循经拍打以促进气血运行，或通过五禽戏、八段锦、太极拳等进行康复治疗。

（二）调护

从现代医学角度而言，久卧者，应翻身拍背，鼓励排痰，预防呛咳，防止褥疮和肺炎等并发症；肢体保暖，保持功能位和被动运动，防止肢体挛缩、关节僵硬、下肢深静脉血栓形成等。有呼吸困难者应注意呼吸道通畅，经常变换体位，以促进呼吸道分泌物的排出，如痰不能咳出或有分泌物蓄积，可行气管切开，必要时加用人工呼吸。

因患者需要长时间卧床，因而易发生排便无力或胃肠蠕动减慢情况，造成患者发生便秘和排便困难等情况。指导患者多食粗纤维食物、水果及蔬菜等健康食品，并使用番泻叶代茶饮，如有需要可适当使用开塞露、通便灵等药物，从而保证排便通畅。

古医籍精选

《素问·痿论》："黄帝问曰：五脏使人痿，何也？岐伯对曰：肺主身之皮毛，心主身之血脉，肝主身之筋膜，脾主身之肌肉，肾主身之骨髓。故肺热叶焦，则皮毛虚弱急薄，著则生痿躄也。心气热，则下脉厥而上，上则下脉虚，虚则生脉痿，枢折挈，胫纵而不任地也。肝气热，则胆泄口苦，筋膜干，筋膜干则筋急而挛，发为筋痿。脾气热，则胃干而渴，肌肉不仁，发为肉痿。肾气热，则腰脊不举，骨枯而髓减，发为骨痿。"

《素问·痿论》："黄帝曰：如夫子言可矣。论言治痿者，独取阳明何也？岐伯曰：阳明者五脏六腑之海，主润宗筋，宗筋主束骨而利机关也。冲脉者，经脉之海也，主渗灌溪谷，与阳明合于宗筋，阴阳摠宗筋之会，合于气街，而阳明为之长，皆属于带脉，而络于督脉。故阳明虚，则宗筋纵，带脉不引，故足痿不用也。帝曰：治之奈何？岐伯曰：各补其荥而通其俞，调其虚实，和其逆顺，筋脉骨肉，各以其时受月，则病已矣。"

《临证指南医案》："夫痿证之旨，不外乎肝、肾、肺、胃四经之病。盖肝主筋，肝伤则四肢不为人用，而筋骨拘挛；肾藏精，精血相生，精虚则不能灌溉诸末，血虚则不能营养筋骨；肺主气，为清高之脏，肺虚则高源化绝，化绝则水涸，水涸则不能濡润筋骨。阳明为宗筋之长，阳明虚则宗筋纵，宗筋纵则不能束筋骨以流利机关，此不能步履，痿弱筋缩之证作矣。"

病案分析

（一）病案摘要

黄某，男，73岁，2015年3月12日患者出现头痛，以前额胀痛为主，伴眼眶疼痛，持续不能缓解，周身酸痛，未测体温，自行服药（具体不详）后症状未见明显缓解。3月14日自觉头痛加重，伴四肢乏力、麻木，发热，体温最高达39.0℃，少许咳嗽咯痰，完善头颅 CT 示桥脑、左侧基底节区腔隙性脑梗死，胸腹 CT、心脏彩超等未见异常，经抗感染、退热、补液支持等对症处理后，患者热退。3月18日患者出现四肢乏力、麻木加重。症见：四肢乏力、麻木，T_4 以下躯干麻木感，少许头痛，少许咳嗽咯痰，小便不畅，大便未解，舌暗红，苔黄腻，脉滑。查体：心肺查体（-）；神经系统：神清，脑神经征（-），四肢肌力 4 级，四肢及 T_4 以下痛触觉减退，腹壁反射消失，四肢腱反射减退，病理征（-）。辅助检查：脑脊液检常规：潘氏蛋白试验（+），WBL 88×10^6/L，N 0.1，单核细胞 0.05；脑脊液生化：脑脊液蛋白 828mg/L、Cl⁻ 116.3mmol/l、Glu 4.05mmol/L。头颅+颈胸腰椎 MRI：双侧放射冠、半卵圆中心多发缺血灶；颈椎、胸椎、腰椎退行性变。

中医诊断：痿病（湿热浸淫）。

西医诊断：急性脊髓炎（定位：T_4）。

（二）分析

1. 诊断思路

（1）中医诊断思路：患者四肢乏力，舌暗红，苔黄腻，脉滑。四诊合参，属于中医学"痿证"范畴，证属"湿热浸淫"。

（2）西医诊断思路

1）患者急性起病，进行性加重，感染前驱症状。

2）患者以头痛、四肢乏力及麻木、T_4 以下躯干感觉异常伴二便不利为主要表现，神经系统查体见 T_4 水平以下痛触觉减退，腹壁反射消失，四肢腱反射减退，病理征阴性。

3）脊髓 MRI 排除脊髓血管病、视神经脊髓炎和急性脊髓压迫症等，结合脑脊液检查结果，考虑急性脊髓炎。

2. 治疗思路

（1）中医治疗思路：治疗上当以"急则治其标"为法，以"清热燥湿，通利经脉"为则，方选加味二妙散加减，可配合平衡针针刺偏瘫穴、头痛穴、胸痛穴等。

（2）西医治疗思路

1）激素：甲强龙 1000mg 冲击治疗 4 天后，改用泼尼松 60mg/d，后根据病情逐渐减量；激素治疗期间，给予护胃、补钾、补钙等对症处理预防激素不良反应。

2）神经营养药：给予单唾液酸四己糖神经节苷脂注射液营养神经。

3）对症处理：针对患者存在咳嗽咯痰等症状，给予沐舒坦等药物；同时，加强翻身、拍背、呼吸道护理，留置尿管导尿，加强尿道管理等。

（覃小兰　杨时鸿）

第五节　急性炎症性脱髓鞘性多发性神经病

急性感染性多发性神经根神经炎（acute infective multiple radiculoneuritis）又称急性炎症性脱髓鞘性多发性神经炎（acute inflammatory demyelinating polyneuritis，AIDP），即吉兰-巴雷综合征（Guillain Barrè syndrome，GBS）。病变主要侵犯脊神经根和周围神经，也常累及脑神经。年发病率为（0.6～1.9）/10 万。本病所有年龄阶段均可受累，但从 10 岁开始，年龄每增加 10 岁，发病率增加约 20%。此外，男性发病率高于女性。发病无明显季节差异，但国内有报道以夏秋季为多。

临床表现为进行性、相对对称的肌无力，伴有深部腱反射减弱或消失。肌无力表现各异，轻则轻微行走困难，重则四肢、面部、呼吸，以及延髓肌（bulbar muscles）几乎完全麻痹。

本病属于中医学"痿证"、"风痱"、"暗痱"等病范畴。

一、病因病理

（一）中医病因病机

1. 病因　中医认为本病主要病因为外感温热或暑热之邪，或湿热浸淫或寒湿相困等。

2. 病机　本病病位在筋脉肌肉，与肺、脾、肝、肾的关系密切。病性以热证、虚证为多，亦有虚实夹杂者。

（1）温邪犯肺：温邪犯肺，肺受热灼，津液耗伤，筋脉失于濡养发为痿。

（2）湿热浸淫：多系夏秋季节感受湿邪，湿留不去，湿郁化热，浸淫经脉，气血运行受阻，肌肉弛缓伴疼痛，渐成痿病。

（3）素体阳虚或肺肾气虚：因素体阳虚或肺肾气虚感受寒湿之邪，继而浸淫肝肾，寒湿阻滞经络、筋骨成痿；寒湿流连不去，甚至可见呼吸困难的肺肾阳虚之危证。

（4）脾胃虚弱：素体脾胃虚弱运化失职，水谷精微不能濡养肌肉四肢及久病体虚，肾精不足，肝血亏损，血行不畅，瘀血内停，筋骨失养而成痿病。

（二）西医病因病理

1. 病因　现代医学认为本病病因目前尚不完全清楚，多数学者支持本病是一种感染引起的细胞和体液免疫机制介导的自身免疫性疾病。60%～70%的 GBS 患者发病前 6 周内有前驱感染史。感染细菌包括空肠弯曲菌、肺炎支原体、人类免疫缺陷病毒等。此外乙肝表面抗原、疫苗接种及外伤、器官移植等也可能是 GBS 的病因。

2. 发病机制　由于病原体（病毒、细菌）的某些组分与周围神经髓鞘的某些组分相似，机体免疫系统发生错误应答，产生自身免疫性 T 淋巴细胞和自身抗体，针对周围神经组分进行免疫识别，造成周围神经脱髓鞘改变。本病病变位于脊神经根、神经节及周围神经，偶可累及脊髓。

3. 病理　局部血管周围单核巨噬细胞、淋巴细胞浸润，充血、水肿，神经纤维出现节段性脱髓鞘和轴突变性，脑神经核细胞和前角细胞可发生变性。恢复过程中髓鞘可缓慢修复，但淋巴细胞浸润可长期存在。

二、临床表现

（一）病史

本病起病呈急性或亚急性，约半数以上患者在发病前数日到数周有感染史，最常见的是咽痛、鼻塞、发热等上呼吸道感染及腹泻、呕吐等消化道症状，其他尚有带状疱疹、流行性感冒、水痘、腮腺炎和病毒性肝炎等。

（二）症状

（1）首发症状常为双下肢无力，逐渐加重和向上发展，累及上肢及脑神经，表现为对称性的弛缓性瘫痪，腱反射减弱或消失，无锥体束征。多数病例肢体近端肌肉无力更为明显，初期肌肉萎缩不明显，后期肢体远端有肌肉萎缩。严重病例可累及肋间肌和膈肌，导致呼吸肌麻痹而危及生命。

（2）脑神经障碍在成人中以双侧面神经麻痹最为常见，而儿童以舌咽和迷走神经麻痹更为常见，表现为吞咽困难、构音障碍、呛咳和咳痰不能，易并发肺炎、肺不张及痰阻窒息。动眼神经、三叉神经、舌下及副神经较少累及。下肢可有振动觉及位置觉减退，常有腓肠肌压痛。

（3）自主神经功能损害有手足少汗或多汗、手足肿胀、皮肤潮红、肢端皮肤干燥、心动过速等症状，偶有短暂的大小便潴留或失禁。

（4）GBS 还有不典型的变异型

1）Fisher 综合征：GBS 的变异型，主要表现为眼外肌麻痹、共济失调和腱反射消失（ophthalmoplegia-ataxia-areflexia）三联征。

2）急性运动轴索型神经病（acute motor axonal neuropathy，AMAN）：病情重，表现为单纯运动型，多有呼吸肌受累，1～2 天内出现四肢瘫痪，肌萎缩出现较早，病残率高，预后差。

3）急性运动感觉轴索型神经病（acute sensorimotor axonal neuropathy，AMSAN）：临床表现与AMAN 相似，病情更重，预后差。

4）不能分类的 GBS：包括"全自主神经功能不全"、复发型 GBS。

（三）体征

感觉障碍一般较运动障碍轻，表现为主观感觉异常，如麻木、蚁走感、针刺感和烧灼感，可伴肌肉酸痛，但浅感觉检查缺损不明显，或有轻微的"手套、短袜"型的感觉减退。

（四）辅助检查

1. 脑脊液检查　呈蛋白-细胞分离现象，即蛋白含量增高而细胞数不高，为本病的特征性表现。蛋白含量增高在 0.8~8g/L。一般在症状出现的 1 周末开始升高，至第 3 周最高，以后又逐渐下降。

2. 电生理检查　主要包括肌电图（electromyography，EMG）和神经传导检查显示急性多发性神经病的证据，AIDP 主要为脱髓鞘改变，而急性运动轴索性神经病（AMAN）和急性感觉运动轴索性神经病（AMSAN）主要为轴索变性，对诊断有意义。

三、诊断

（1）发病前 1~3 周有感染史。

（2）急性或亚急性起病并在四周内进展的对称性四肢弛缓性瘫痪和脑神经损害。

（3）轻微感觉异常。

（4）脑脊液蛋白-细胞分离现象。

（5）肌电图检查，早期 F 波或 H 反射延迟或消失。神经传导速度减慢，远端潜伏期延长，动作电位波幅正常或下降。

四、鉴别诊断

1. 急性脊髓炎　可为四肢瘫，或为双下肢瘫，锥体束征阳性，传导束型感觉障碍和括约肌功能障碍，脑脊液蛋白和细胞均有轻度增高或正常。

2. 周期性瘫痪　为钾代谢障碍所致，以骨骼肌弛缓性瘫痪为主的疾病。有反复发作病史。瘫痪以肢体近端为重，无脑神经麻痹及感觉障碍，发作时多有血清钾改变，调钾治疗反应良好。脑脊液正常。

3. 重症肌无力　全身性重症肌无力可呈四肢迟缓性瘫痪，但起病缓慢，无感觉症状，症状有波动，表现为晨轻暮重，疲劳试验、新斯的明试验阳性。

4. 脊髓灰质炎　起病时多有发热，肌肉瘫痪多为节段性，可不对称，无感觉障碍，脑脊液蛋白和细胞均增多。

5. 白喉和肉毒中毒　应作喉部检查和相应的血清学检查，以排除此两种疾病。

五、治疗

（一）中医治疗

治疗原则：急性期重症宜治标急救为主，或清热润肺，或清热燥湿，或健脾益气，或活血化瘀等。虚证宜扶正补虚为主。脾胃虚弱者，宜益气健脾；肝肾亏虚者，宜滋养肝肾。实证宜祛邪和络为主。肺热伤津者，宜清热润燥；湿热侵淫者，宜清热利湿；瘀阻脉络者，宜活血行气；虚实夹杂者，又当扶正与祛邪并施。

1. 针灸及其他外治法

（1）针刺法

1）实证：对于外感温邪，肺热叶焦、湿热不攘、痰湿导致的痿证，在取阳明穴的同时，也要注意选取太阴经上的穴位，以达到清泻肺热、健脾利湿的目的。肺热较盛者，可以选取手太阴肺经之鱼际、列缺、尺泽及肺俞等穴，用泻法以清热润肺；脾虚湿重者，可以选用足太阴脾经之公孙、商丘、血海、阴陵泉、三阴交穴，平补平泻以健脾化湿；湿热证取脾俞、阴陵泉穴用泻法进行针刺。

2）虚证：痿证日久，病位已深，势必伤及肝肾，使病情缠绵，故在取阳明经的基础上，选取足厥阴肝经之太冲、中封、曲泉，足少阴肾经之太溪、复溜、照海或肝俞、肾俞，针用补法，或针灸并用。

（2）电针：在肌肉瘫痪处取穴，针刺后加脉冲电刺激，采用断续波，以患者能耐受为度，每天1次，每次留针30min。

（3）艾灸：选取阳明经穴位为主，辨证加用其他穴位进行艾灸治疗，每次20min，可每天多次。

2. 辨证方药

（1）肺热津伤证

证候　外感发热期或发热后，见上肢或者下肢软弱无力，手不能持物，足不能任地，甚则瘫痪，渐致肌肉瘦削，皮肤干枯，感觉异常，咽干唇燥，声音嘶哑，心烦口渴，尿短赤热痛。舌红而少津，苔黄，脉细数。

治法　清热润肺，濡养筋脉。

方药　清燥救肺汤。

若壮热，口渴，汗多者，加生石膏、金银花、连翘以清热解毒祛邪；若肺胃阴伤，身热退净，食欲减退，口燥咽干甚者、加石斛、玉竹、沙参以养阴生津。

中成药可选用痰热清注射液、抗病毒口服液等。

（2）湿热浸淫证

证候　四肢或双下肢痿软无力乃至瘫痪，肢体灼热，得凉稍舒，身热不扬，可有肌肤麻木不仁，感觉减退，口眼㖞斜，伴脘闷纳呆，泛恶欲吐，女子带下，或肌肤瘙痒，足跗微肿，口干苦而黏，小便赤涩热痛。舌红，苔黄腻，脉濡数或滑数。

治法　清热燥湿，通利经脉。

方药　加味二妙散。

中成药可选用二妙丸。

（3）脾气亏虚证

证候　肢体痿软无力日重，食少纳呆，腹胀，便溏，面浮不华，气短，神疲乏力。舌淡，舌体胖大，苔薄白，脉沉细或沉弱。

治法　健脾益气，渗湿通络。

方药　参苓白术散合补中益气汤。

中成药可选用黄芪注射液、补中益气丸、参苓白术散等。

（4）瘀血阻络证

证候　四肢痿软无力，手足麻木不仁，筋脉抽掣，甚则痿枯不用，四肢青筋暴露，肌肤甲错。舌紫唇青或舌有瘀点、瘀斑，脉细涩。

治法　活血化瘀，益气养血。

方药　血府逐瘀汤。

中成药可选用丹参注射液、血府逐瘀口服液等。

（二）西医治疗

治疗目标：本病急性期应尽早就诊，及时治疗，采取相应有效的抢救措施，提高抢救的成功率，降低病死率。

1. 对症治疗　25%～33%的患者病情严重需要心电监护和机械通气，尤其有自主神经功能紊乱者及 Hughes 评分＞3 分者 [Hughes 关于 GBS 患者肌力的评分标准包括 6 项内容：0＝正常，1＝轻微症状和体征，能做手工、能跑，2＝可独立行走 5m，不能做手工，3＝不能独立行走（需扶持），4＝卧床或在轮椅上，5＝需要辅助通气治疗，6＝死亡] 需入住 ICU 治疗监护，延髓支配肌肉麻痹伴饮水呛咳、呼吸困难及严重的肺部感染患者需要尽早气管切开，以保持呼吸道通畅。同时给予鼻饲营养补充必须能量，防止电解质紊乱。

2. 免疫治疗

（1）血浆置换疗法（PE）：可去除血浆中致病因子，轻症、中症和重症患者每周应分别做 2 次、4 次、6 次。发病 2 周后治疗无效。方法：每次做血浆置换时按每千克体重取出血浆 55ml，代以 5% 清蛋白生理盐水或血浆，一般 5～10 次为 1 个疗程。严重感染、心律失常、血液病、心功能不全及严重肝肾衰竭者禁用。

（2）静脉注射 IgG：急性期患者，无免疫球蛋白过敏或先天性 IgA 缺乏等禁忌证者，可予静脉注射 IgG，成人 0.4g/（kg·d），连用 5 天。血浆置换与静脉注射 IgG 不必联合应用，因联合应用并不能增加疗效。

（3）静脉注射免疫球蛋白疗法（IVIg）：对于急性严重型患者，发病后 1～2 周内为最适宜。方法：免疫球蛋白 0.4g/（kg·d）静脉滴注，共用 5～7 天。免疫球蛋白过敏或先天性 IgA 缺乏者禁用。

（4）免疫抑制剂：近年的随机对照临床试验未发现其效果优于一般治疗，且可能有较多并发症，现已不主张应用，但慢性型对激素有良好反应。

3. 综合治疗

（1）呼吸肌麻痹是本病的主要危象，密切观察呼吸情况，需经常保持呼吸道通畅，定时翻身拍背，使呼吸道分泌物及时的排出，并预防肺不张及呼吸道感染。如有缺氧症状，血氧饱和度降低，动脉氧分压低于 70mmHg，则宜尽早使用呼吸机。使用呼吸机期间需加强护理，预防并发症。

（2）延髓麻痹宜及早插胃管，进食时及食后 30min 宜取坐位。

（3）调节排便功能：重症患者早期置导尿管并尽早开始进行膀胱功能训练。

（4）止痛：有剧痛时，可用非阿片类镇痛药。

（5）治疗原有合并疾病（调整血压、控制感染等）。注意保证足够热量（2000～3000kcal/24h）。

4. 并发症的治疗

（1）急性呼吸衰竭：关键是维护呼吸功能，当肺活量下降至正常的 25%～30%、咳嗽无力、呼吸道分泌物排出困难时应及时气管切开。对患者的呼吸功能应进行严密观察，必要时应及时予以机械通气。

（2）肺部感染：为患者的致死原因之一，一旦发现患者的肺部有感染征象，应及时根据病原学检查选择有效的抗生素治疗。

（3）肺栓塞：有报告肺栓塞的发生率为 33%，其中 60% 是致命性的。常规地使用肝素 5000U 皮下注射，每天 2 次可能降低其发生率。

（4）心律失常：常见病因为机械通气，代谢、酸碱和电解质紊乱，肺炎，血栓栓塞和自主神经功能障碍。首先应根除引起心律失常的病因，再酌情给予抗心律失常药。用药后仍不能逆转的室性心动过速可考虑同步直流电复律。

六、中西医临床诊疗思路

（1）应根据患者病史及脑脊液蛋白-细胞分离现象、肌电图等实验室检查尽快明确诊断。

（2）急性期可采用血浆置换、静脉注射IgG、静脉注射免疫球蛋白，必要时还可考虑使用皮质类固醇等方法治疗。

（3）如使用大剂量的皮质激素超过十天，患者表现出湿热的症候，此时应选用清热利湿的中药，在辨证选方的基础上加薏苡仁、扁豆、淮山药、金银花、土茯苓。

（4）急性感染性多发性神经炎与病毒感染有关，故应充分发挥中医药的长处，大部分清热解毒药均有抗病毒的作用，常用的板蓝根、大青叶、金银花、穿心莲、黄芩、黄连、鱼腥草等。中成药针剂有清开灵、穿琥宁、双黄连等。

（5）急性感染性多发性神经炎在急性期过后，以气虚为主证的，可采用行气活血通络的治法，用补阳还五汤为主方。方中黄芪的量可大至120g，患者如服药后觉燥热，黄芪的量可减少或用常用量15g，另加五爪龙15～30g，因五爪龙有南方的黄芪之称，补气而不温燥。以阴虚为主证的，可用滋养肝肾、舒筋活络的治法，选用虎潜丸加减，方中的虎骨可用牛骨、猪脊髓骨代替，并加血肉有情之药，如紫河车、鹿角胶及猪、牛脚筋；病程长者，加搜风通络之药，如蜈蚣、全蝎、土鳖虫等，并加活血通络之药。

（6）针灸下肢痿软无力选阳陵泉、阴陵泉、足三里、三阴交、承山、昆仑、太溪等。上肢痿软无力选曲池、手三里、内关、外关、合谷。四肢麻木可用梅花针刺。艾灸肝俞、肾俞，上肢瘫加肩髃、曲池、合谷；下肢瘫加髀关、梁丘、足三里、解溪；尿失禁加次髎、中极；大便失禁加大肠俞、长强。

七、预防与调护

（一）预防

本病预后取决于自然因素如年龄、病前腹泻史和CJ感染，以及人为因素如治疗方法和时机，应强调早期有效治疗的意义，支持疗法和及时辅助呼吸也很重要。大部分患者可完全恢复或遗留轻微的下肢无力，约10%患者出现严重后遗症。3%～4%的患者因为呼吸麻痹、肺部感染、心力衰竭死亡。

（二）调护

做好基础护理，每两小时翻身叩背一次。翻身时减轻局部受压，预防压疮发生。同时注意预防感冒，适度活动，增强体质，并根据自身状况调整饮食习惯，合理膳食。做好对患者的心理护理，密切观察患者病情变化和心理情况。

古医籍精选

《素问·痿论》："黄帝问曰：五脏使人痿何也？岐伯对曰：肺主身之皮毛，心主身之血脉，肝主身之筋膜，脾主身之肌肉，肾主身之骨髓。故肺热叶焦，则皮毛虚弱急薄，著则生痿躄也。心气热，则下脉厥而上，上则下脉虚，虚则生脉痿，枢折挈，胫纵而不任地也。肝气热，则胆泄口苦，筋膜干，筋膜干则筋急而挛，发为筋痿。脾气热，则胃干而渴，肌肉不仁，发为肉痿。肾气热，则腰脊不举，骨枯而髓减，发为骨痿。"

《证治汇补·痿躄》："治痿独取阳明。因阳明经为水谷之海。主化津液。变气血。以渗灌溪谷。而润筋脉者也。况阳明之经。合于宗筋。会于气街。属于带脉。而络于督脉。故阳明虚则五脏无所裹。不能行血气。濡筋骨。利关节。则宗筋弛纵。带脉不引而为痿。"

《局方发挥》："诸痿生于肺热，只此一句便见治法大意，经曰：'东方实，西方虚，泻南方，补北方。'此固就生克言补泻。而大经大法不外于此。……五行之中，唯有二火，肾虽有二，水居其一，阳常有余……故经曰一水不胜二火……若嗜欲无节，则水失所养，火寡于畏而侮所胜，肺得火邪而热矣……肺受热而金失所养，木寡于畏而侮所胜，脾得木郁而伤矣，肺热则不能管摄一身，脾伤则四肢不能为用，而诸痿之病作。泻南方则肺金清而东方不实，何脾伤之有，补北方则心火降而西方不虚，何肺热之有，故阳明实则宗筋润，能束骨而利机关矣。治痿之法，无出于此。"

病案分析

（一）病案摘要

许某，男，63岁。因"四肢无力进行性加重3天"于2016年11月9日就诊。患者于11月1日感冒后出现发热，咳嗽，伴四肢乏力，起初尚能行走，经治疗3天（具体用药不详），症状无好转。至11月6日不能行走，四肢无力，肢端麻木，紧急至我院就诊。接诊患者神清，精神一般，言语流利，四肢无力，难以活动，肢端麻木，无头晕头痛，无胸闷、心悸、气促，纳可，小便量多，大便调。

患者既往高血压、脑梗死病史，未遗留明显后遗症。否认糖尿病病史。

查体：心肺查体未见异常，神经系统查体四肢肌力1级，肌张力减弱，四肢腱反射消失，浅感觉、深感觉未见明显异常，双侧巴宾斯基征（-），脑膜刺激征（-）。舌质淡，苔薄白，脉沉细。

辅助检查：接诊后紧急行腰椎穿刺留取脑脊液检查，脑脊液常规提示：无色透明，脑脊液WBC $3.0×10^6$/L，RBC $2.0×10^6$/L，脑脊液潘氏蛋白试验（+）。脑脊液生化：Cl^- 119.4mmol/L，蛋白1033mg/L。血常规、急诊生化、凝血功能未见明显异常。肌电图：①四肢神经多发性周围性损害，运动纤维损害为重，重度脱髓鞘改变为主，近段神经根损害重；②针极肌电图未见明确损害。

中医诊断：痿证（脾气亏虚）。

西医诊断：急性炎症性脱髓鞘性多发性神经炎（吉兰-巴雷综合征）。

（二）分析

1. 诊断思路

（1）中医诊断思路：患者因"四肢无力进行性加重3天"入院，症见：神清，四肢无力，难以抬举，肢端麻木，舌质淡，苔薄白，脉沉细，中医诊断为"痿证"。四诊合参当属脾气亏虚之证。

（2）西医诊断思路

1）确定急性炎症性脱髓鞘性多发性神经炎诊断：首先考虑是神经中枢性损害或周围性损伤，是否确定为急性感染性多发性神经炎。患者四肢无力、麻木进行性加重，四肢呈对称性弛缓性瘫痪，有四肢主观感觉异常，病前有上呼吸道感染病史。查体：神志清楚，四肢肌力1级，肌张力减弱，浅感觉、深感觉未见明显异常，四肢腱反射消失，双侧病理征（-）。实验室和其他检查：脑脊液具有蛋白、细胞分离的特征性改变。肌电图：四肢神经多发性周围性损害，运动纤维损害为重，重度脱髓鞘改变为主，近段神经根损害重。根据临床表现和体征可明确诊断。

2）明确急性炎症性脱髓鞘性多发性神经炎的诱因：上呼吸道感染。

2. 治疗思路

（1）中医治疗思路：中医以"虚则补之"为则，治以健脾益气为法，中医辨证治疗选方用补中益气汤加减。可配合针刺足三里、三阴交、阳陵泉、合谷、曲池、中脘、关元。

（2）西医治疗思路：治疗主要包括一般治疗，如保持呼吸道通畅，定时翻身拍背，促进呼吸道分泌物的排出，防治肺部感染，必要时使用呼吸机以保证血氧浓度。药物治疗包括采用免疫球蛋白冲击治疗、静脉注射 IgG 等积极治疗，此外可加用甲钴胺及复合维生素 B 营养神经，必要时也可考虑血浆置换，但不必与静脉注射 IgG 联合应用。注意预防和处理并发症。

（覃小兰　王进忠）

第十章　水和电解质代谢、酸碱平衡紊乱

第一节　水、钠代谢紊乱

水钠代谢紊乱是指机体在疾病、手术和创伤等病理因素影响下，体内水和电解质的动态平衡遭到破坏而导致水和电解质钠代谢紊乱，表现为容量、浓度和成分的失调。其中，容量失调系指体液量呈等渗性减少或增加，仅引起细胞外液量的改变，如临床缺水或水过多；浓度失调系指由于细胞外液含量的减少或增加，导致渗透压发生变化，如低钠或高钠血症；成分失调系指与细胞外液中的离子成分改变并引起相关的病理变化，如低钾或高钾血症、酸中毒、碱中毒等。

人体内环境是细胞外液，构成了机体器官功能活动与体内细胞生活的液体环境，维系各器官和细胞功能的基本活动的保证，内环境的稳定主要由体液、电解质和渗透压所决定。若代谢失衡的程度超越人体的代偿能力，便可影响疾病的转归。因此，掌握水、电解质和酸碱平衡的基本理论及失衡时的临床表现，对提高临床监护和诊治水平十分重要。

失　水

失水（脱水）是指液体摄入不足和（或）丢失过多致体液容量减少。根据体液丢失的程度，可分为：①轻度失水：失水量占体重 2%～3%（小儿 2%～5%）；②中度失水：占体重 3%～6%（小儿5%～10%）；③重度失水：占体重 6%以上（小儿 10%～15%）。根据水与电解质特别是钠丢失比例与性质，又可分为：①低渗性失水（缺钠性失水、慢性失水），电解质丢失多于水的丢失，血浆渗透压<280mOsm/L，属于缺钠性低钠血症；②等渗性失水（混合性失水、急性失水），最常见，水与电解质以血浆正常比例丢失，血浆渗透压正常；③高渗性失水（单纯性失水、缺水），水丢失多于电解质。

一、病因病理

（一）病因

不同类型水、钠代谢紊乱的常见病因有所不同。

1. **等渗性失水**　为临床上最常见的失水类型。常见病因有：①消化液急性丧失如大量呕吐和肠瘘等。②体液丧失至第三间隙，如肠梗阻、急性腹膜炎、腹腔内或腹膜后感染、大面积烧伤等。

等渗性失水，失水和失钠的比例相等，主要是以细胞外液容量减少，使有效循环血容量降低，肾血流量减少而出现少尿、口渴，严重者血压下降。

2. **低渗性失水**　常见原因有：①钠排出增加：a.经胃肠道丢失，消化液呈持续性丧失，致大量钠盐丢失，如长期胃肠减压、反复呕吐或慢性肠梗阻；b.局部丢失：如大面积烧伤、剥脱性皮炎的大创面渗出较多，引起失盐失水，或反复放腹水、胸腔积液等；c.经肾脏丢失：长期使用利尿剂而致排钠过多，抑制肾小管对钠 Na^+ 的重吸收，使 Na^+ 和水共同随尿排出，以及肾衰竭多尿期、肾小管酸中毒、肾上腺皮质功能减退症等引起钠和水的排出过多。②临床补液只补水未补盐，钠补充不

足，如治疗等渗性失水时过多补充水分而忽略钠的补充等。

低渗性失水由于缺钠，血浆呈低渗状态，水分由间质转移到细胞内，使细胞内的水增加，故不觉口渴。血浆胶体渗透压较间质液的渗透压高，故后期水又向血管内转移，结果是细胞外液的减少。患者可发生循环血量不足，而出现心排血量下降，血压下降，静脉压低，心率快，心音弱，甚至休克。

3.**高渗性失水** 常见原因有：①摄入水分不足，如口、咽、腔、喉及食管疾病引起饮水困难。过分控制患者入水量，含钠高的肠内营养液或静脉注入大量高渗液体。各种环境因素致水源断绝也可引起。②水分散失过多：a.经肾脏丢失：如垂体性或肾性尿崩症；肾衰竭多尿期，使用大量高渗性葡萄糖、甘露醇、山梨醇、尿素等脱水治疗；酸中毒发生严重脱水引起渗透性利尿；糖尿病患者因血糖控制不佳致高渗性利尿。b.经皮肤丢失：高温多汗、高热或运动后大量出汗，高代谢如甲亢，大面积烧伤暴露丢失大量水分等。c.经呼吸道丢失：深大的呼吸或气管切开的患者，从呼吸道丢失大量的水分。d.水向细胞内转移：细胞内小分子物质增多，渗透压增高，水转入细胞内。

（二）发病机制

1.**等渗性失水** 等渗性失水时，细胞外液减少，肾脏入球小动脉壁的压力感受器和远曲小管感受器刺激，引起肾素-血管紧张素-醛固酮系统兴奋，促进醛固酮的分泌以增加远曲小管对 Na^+ 和水的重吸收，使细胞外液量得以恢复。由于丢失液体为等渗性液体，细胞内、外液的渗透压无明显变化，细胞内液无需向细胞外转移以代偿细胞外液的丧失。但若体液失衡持续时间过长，细胞内液将逐渐随细胞外液散失而外移，以至出现细胞内缺水。

2.**低渗性失水** 由于液体丢失，失钠多于失水，细胞外液呈低渗状态，机体主要通过减少 ADH 分泌使肾小管重吸收的水分减少以增加尿量，从而提高细胞外液渗透压；但此代偿途径的结果致使细胞外液进一步减少，一旦循环血容量受影响，机体将牺牲体液渗透压，优先保持和恢复血容量，表现为：①肾素-醛固酮系统兴奋，增加远曲小管对 Na^+ 和水的重吸收；②刺激 ADH 的分泌，以增加水分重吸收、减少尿的生成。但循环血量的减少超过上述代偿调节的能力，则将出现休克。因大量失钠而导致的休克又称为低钠性休克。严重缺钠时，细胞外液可向渗透压相对高的细胞内转移，造成细胞肿胀和细胞内低渗状态并影响酶系统的活性，脑组织对此改变最为敏感，可出现进行性加重的意识障碍。

3.**高渗性失水** 失水量大于失钠量，细胞外液渗透压高于细胞内液，细胞内液向细胞外液转移，导致细胞内液量减少；严重时，脑细胞可因缺水而发生功能障碍。细胞外液的高渗状态致使：①刺激视丘下部的口渴中枢，患者出现口渴感而主动饮水，以增加体内水分和降低渗透压。②刺激 ADH 分泌增加，使肾小管重吸收水分增加、减少尿量，以恢复细胞外液量和渗透压。若病因未能及时去除，循环血容量的显著减少可刺激醛固酮分泌，从而加强对钠和水的重吸收，以维持容量。

二、临床症状

（一）病史

患者一般有引起水钠代谢紊乱的基础疾病、因手术和创伤等病理因素的影响，体内水和电解质的动态平衡遭到破坏而导致水、电解质代谢紊乱。

（二）症状与体征

1.**等渗性失水** 是水钠同比例丢失，Na^+ 在正常范围内。

临床症状主要有恶心、呕吐、厌食、口唇干燥、眼窝凹陷、皮肤弹性降低和少尿等，但口渴症状不明显。

若短期内体液丧失达体重的 5%，可出现心率加快、脉搏减弱、血压异常、肢端湿冷等血容量、组织灌注不足的症状。若体液继续丢失，达体重的 6%～7%时，可出现休克症状，常伴代谢性酸中毒；若因大量胃液丧失所致的等渗性失水，可并发代谢性碱中毒。

2. 低渗性失水　主要根据病史，临床表现和 Na$^+$值＜135mmol/L 即可诊断。可分为：

（1）轻度缺钠：Na$^+$为 130mmol/L 左右，患者自觉疲乏、头晕、无力；口渴不明显；尿中钠含量增高。

（2）中度缺钠：Na$^+$为 120mmol/L 左右，除上述临床表现外，还伴有恶心、呕吐、脉搏细速、视物模糊、血压异常、脉压变小；浅静脉瘪陷，站立性晕厥，尿量减少等临床症状。

（3）重度缺钠：Na$^+$＜110mmol/L，常伴休克；患者意识障碍，肢末发凉甚至惊厥或昏迷；肌痉挛性抽搐，腱反射减弱或消失，病理征阳性。

3. 高渗性失水　失水大于失钠，Na$^+$＞145mmol/L。

（1）轻度：失水占体重的 2%～4%，主要症状为口渴、尿少，无明显体征，无休克。

（2）中度：失水占体重的 4%～6%，上述症状加重，肢体软弱无力、烦躁，有皮肤弹性差、眼眶凹陷、口唇干燥等体征，但无休克。

（3）重度：失水量＞体重的 6%。除上述症状外，可出现躁狂、幻觉、谵妄甚至昏迷等脑功能障碍的表现。

（三）辅助检查

1. 等渗性失水

（1）实验室血细胞分析检查：可见红细胞计数、血红蛋白和血细胞比容均明显增高的血液浓缩现象。

（2）电解质：血清 Na$^+$、Cl$^-$等离子一般无明显降低。

（3）尿液分析：可见尿比重增高。

（4）动脉血气分析：可判断是否同时伴有酸（碱）中毒。

2. 低渗性失水

（1）尿液分析：可见尿比重＜1.010，尿 Na$^+$、Cl$^-$含量常明显减少。

（2）电解质：可见 Na$^+$＜135mmol/L。

（3）血细胞分析检查：可见红细胞计数、血红蛋白量、血细胞比容及血尿素氮质均有增高。

3. 高渗性失水

（1）尿液分析：可见尿比重增高。

（2）血细胞分析检查：可见红细胞计数、血红蛋白量、血细胞比容及血尿素氮质均有增高。

（3）电解质：可见 Na$^+$＞150mmol/L。

三、诊断

有引起失水的病因。根据病史可推测失水的类型和程度，如高热、尿崩症应考虑高渗性失水可能；呕吐、腹泻多考虑低渗性或等渗性失水；结合患者实验室检查（血细胞分析、电解质、尿液分析）等资料可明确失水类型。

四、治疗

治疗目标：①等渗性失水，寻找并消除原发病因，防止或减少水和钠的继续丢失，可用等渗盐水或平衡盐溶液补充血容量，但应注意等渗液因其氯含量高于血清氯含量，大量补充有致高氯性酸中毒的危险。②低渗性失水，积极治疗原发病，静脉滴注高渗盐水或含氯溶液。轻、中度缺钠患者，可补充 5%的葡萄糖盐溶液；重度缺钠患者，先输晶体溶液，后输注胶体溶液，再静脉滴注高渗盐水，以进一步恢复细胞外液的渗透压。③高渗性失水，尽早去除病因，防止体液继续丢失。鼓励患者饮水及静脉补充非电解质溶液，输液过程中，应观察血清钠水平的动态变化，必要时补钠。除每天需供给 2000ml 液体以维持正常生理代谢外，还需补充液体继续丢失量，估算方法可先根据临床表现，估计丧失水量占体重的百分比，然后按每丧失体重的 1%补液 400～500ml 计算。

（一）高渗性失水

补液原则：补水或低渗液。
（1）估计：根据临床表现估计出补液量：
$$补液总量=累计丢失量（轻、中、重）+继失量+日需量$$
（2）根据血 Na$^+$ 值计算：
补水量（L）=（血 Na$^+$实测值 mmol/L－血 Na$^+$正常值 mmol/L）÷血 Na$^+$正常值×体重（kg）×0.5
补液种类：以补水为主，补钠为辅，适当补充钾及碱性溶液。经口、鼻饲者可直接补充水分，经静脉者，初始补 5%葡萄糖液，以后如血钠下降，尿比重降低，可适当补充 5%葡萄糖氯化钠液；渗透压升高明显者，初时可用 0.45%低渗氯化钠液。

（二）低渗性失水

补液原则：先补高渗盐水后补等渗盐水。
（1）估计：按临床缺钠程度补给，轻度 0.5g/kg，中度 0.75g/kg，重度 1g/kg。
（2）计算：按血 Na$^+$ 浓度计算：
补 Na$^+$量（g）=［血 Na$^+$正常值（142mmol/L）－血 Na$^+$实测值 mmol/L］×体重（kg）×0.2÷17
补液量可按氯化钠 1g 含 Na$^+$17mmol 折算。
以补充高渗溶液为主，可用 0.9%氯化钠液 1000ml 加 10%葡萄糖液 250ml 及 5%碳酸氢钠 100ml 配成的溶液静脉滴注，此时每 1000ml 液体含钠 158mmol，氯 113mmol，碳酸氢根 44mmol。重度缺 Na$^+$致血 Na$^+$＜120mmol/L 时，上述公式算出的累计量，补时只补一半，另加日需量 4.5g。可小心静脉滴注 3%～5%NaCl 液。一般先补给补钠量的 1/3～1/2，且不能过快，一般以血钠每小时升高 0.5mmol/L 为宜。

（三）等渗性失水

补液原则：补等渗液（等渗盐水或平衡液）。
（1）估计：按临床表现程度（轻度 2%、中度 4%、重度 6%）补给。当补等渗盐水时应注意血液中钠与氯是不相等的，血钠 142mmol/L，血氯 103mmol/L，氯少了 1/3，如都补 NaCl 会造成高氯性酸中毒。因此，当补盐水时应将 1/3 量的液体用等渗 1.25%NaHCO$_3$ 补。
（2）计算：
$$补液量（L）=（实测 Hct－正常 Hct）÷正常 Hct×体重（kg）×0.2$$
计算出的补液量是累计量，当日只补 1/2，仍需加继失量和日需量。下述配方更符合生理需要：0.9%氯化钠液 1000ml+5%葡萄糖液 500ml+5%碳酸氢钠 100ml。

（四）补液一般原则与注意事项

①轻度失水者，首选口服或鼻饲补液；中度失水常需辅以静脉补给；重度失水则必须从静脉补给，必要时考虑深静脉置管补液。②补液速度先快后慢，中、重度失水一般在开始 4～8h 内输入补液总量的 1/2～1/3，余 1/2～2/3 在 24～48h 内补足，并根据病情的轻重、缓急、年龄、心肺肾功能等情况予以调整。③在补液过程中宜注意患者神志、血压、脉搏、呼吸、皮肤弹性、黏膜干湿度、尿量、吐泻量及实验室检查结果等情况，作为衡量疗效的指标，调整补液量、速度与溶液的性质，并记录 24h 出入水量。④急需大量快速补液时，宜口服或鼻饲补液，经静脉补充时宜监测 CVP（＜

12cmH$_2$O 为宜）。

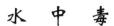

水中毒是由于摄水过多，超过机体代谢与调节能力，导致水在体内大量潴留，引起循环血量增多和渗透压降低，并出现一系列的临床症状和体征。

一、病因病理

（一）病因

1. 抗利尿激素（ADH）过多　①ADH 代偿性分泌增多：如外科手术、大失血、严重感染、胸腔肿瘤压迫大血管、心功能不全、药物等导致 ADH 释放增多；毛细血管静水压升高和（或）胶体渗透压下降，体液积聚在"第三间隙"。②ADH 不适当的分泌过多：如恶性肿瘤（肺癌、胰腺癌等）、肺炎、肺脓肿、颅内疾病及甲状腺等疾病者可发生 ADH 分泌过多；其特征是体液总量明显增多，有效循环血容量和细胞内液增加，血钠低，一般不出现水肿。③医源性：ADH 用量过多。

2. 肾功能不全，排水功能降低　常见于急性肾衰竭少尿期，过多地输液试图增加尿量而易发生水中毒。

3. 肾上腺皮质功能减退　皮质醇分泌不足，致肾小球滤过率降低，对 ADH 抑制作用减弱，导致水潴留。

4. 入水过多　如中枢神经系统病变刺激下丘脑口渴中枢而致饮水过多。

（二）发病机制

因水分摄入过多或排出过多，细胞外液量骤增；血清 Na$^+$ 浓度因被稀释而降低、渗透压下降；细胞内液的渗透压高于细胞外液，细胞外液向细胞内转移，细胞外液量的增加抑制醛固酮的分泌，使远曲小管和肾小球对 Na$^+$ 和水重吸收减少、尿量增加，有效血容量下降，引起醛固酮增多，故使水钠潴留更为严重。水过多时首先影响细胞外液，使细胞外液量增多，钠含量下降，呈低渗状态，水分向细胞内转移，导致细胞代谢和功能紊乱，所出现的各种症状其中最严重者可出现脑水肿及脑疝的表现。

二、临床表现

（一）症状

有水中毒的明确病因，在原发病的基础上逐渐呈现体重增加、软弱无力、呕吐、嗜睡、泪液和涎液增多等现象；一般无凹陷性水肿。

（二）辅助检查

（1）血红细胞计数、血红蛋白量、血细胞比容、血浆蛋白量均降低。
（2）血浆渗透压降低，以及红细胞平均容积增加和平均血红蛋白浓度降低，提示细胞内、外液量均增加。

三、诊断

（1）存在水中毒的病因。
（2）临床表现特点

1）急性水中毒：发病急，临床症状表现为低渗状态所致精神神经症状：头痛、视力模糊、定向力障碍、共济失调、昏迷。脑细胞水肿时可现颅内压升高症状，发生脑疝时可致呼吸、心跳停止。

2）慢性水中毒：起病缓慢，因常与原发病如心力衰竭、肾病综合征等混杂在一起，故轻症很难识别，但常伴有体重增加。当血浆渗透压≤260mOsm/L（血 Na^+≤125mmol/L）时，可表现出疲倦、表情淡漠、恶心、食欲减退等症状；当血浆渗透压降至240～250mOsm/L（血 Na^+115～120mmol/L）时，出现头痛、嗜睡、神志错乱等神经精神症状；当血浆渗透压降至230mOsm/L（血 Na^+110mmol/L）时，可发生昏迷。血 Na^+在48h 内迅速降至108mOsm/L 以下可致神经系统永久性损伤或死亡。

3）实验室检查：血细胞分析、尿液分析、电解质有助于诊断及鉴别急性水中毒与慢性水中毒。

四、治疗

治疗目标：防重于治；积极治疗原发病；严格控制液体摄入量；促进体内水分排出，减轻细胞水肿。

（1）积极治疗原发病、控制水入量，去除导致 ADH 过多的因素，严格控制入水量是治疗的基本措施。液体入量以控制在每天 700～1000ml 为宜，使患者出入量呈负平衡状态，即可逐渐自行恢复。

（2）急性重度水中毒应保护心、脑功能，纠正低渗状态。

1）高容量综合征：以脱水为主，减轻心脏负荷。首选呋塞米，如呋塞米 20～60mg 口服，每天 3～4 次；病情较重者用呋塞米 20～40mg 静脉注射，6～8h 1 次。危急病例可考虑血液超滤治疗，疗效确切、迅速。

2）低渗血症（特别是已出现神经功能障碍者）：立即用 3%～5%氯化钠溶液静脉滴注，以迅速纠正细胞内液的低渗状态。一般剂量为 5～10ml/kg，分 3 次静脉滴注，开始 1h 内滴入 1/3 量，观察 1h 根据病情再考虑输入第 2、3 次的液体。应密切观察血压、脉搏、颈静脉充盈情况，以及中心静脉压、尿量、血钠等变化。补液时当观察临床症状变化，当球结膜水肿消失即可停止，不可强求血钠达到正常水平。当血容量过多，出现心功能不全时，需运用利尿剂减轻心脏负荷。

低 钠 血 症

低钠血症指血钠<135mmol/L，低钠血症的病因主要与血浆渗透压降低有关，低钠血症反映钠在血浆中浓度的降低，并不一定表示体内总钠量的丢失，总体钠可正常或稍有增加。

一、病因病理

1. 缺钠性低钠血症　即低渗性脱水。总钠量、细胞内钠减少，血清钠浓度降低。

2. 稀释性低钠血症　即水过多。总钠量正常或增加，细胞内和血清钠浓度降低。

3. 转移性低钠血症　少见，机体缺钾时，钠从细胞外移入细胞内。总钠正常，细胞内钠增多，血清钠减少。

4. 特发性低钠血症　机制未明，见于恶性肿瘤、肝硬化晚期、营养不良、年老体衰及其他严重慢性病晚期，又称消耗性低钠血症，可能是细胞内蛋白质分解消耗后渗透压降低，水由细胞内移向细胞外而造成，也可能是渗透压重建所致。

二、临床表现

轻度低钠血症或低钠发展缓慢时，症状不明显。低钠发生迅速则症状严重：

1. 细胞内水肿　各种低钠血症的共同特征。脑细胞水肿症状最突出，表现为精神委靡、嗜睡、面色苍白、体温低下，重者昏迷、惊厥。脑疝时瞳孔大小不等、呼吸节律不整等。

2. 细胞外液容量改变　低渗性脱水时，细胞外液进入细胞内，使细胞外脱水更重，患者循环不良（四肢凉、脉细弱、尿少）及脱水表现（皮肤弹性差、眼窝、前囟凹陷等）十分突出。低钠伴细胞外液过多时表现为水肿。水中毒严重者可有肺水肿。

3. 神经肌肉应激性低下 低钠可导致肌张力低下、腱反射消失、心音低钝及肠麻痹腹胀，症状类似低钾血症。

三、诊断

明确的失钠病史，实验室检查血清 Na^+ < 135mmol/L，即可诊断为低钠血症。

（1）确定是否为低钠血症，低钠血症的患者需测定血渗透压；若渗透压正常，则可能为严重高脂血症或少见的异常高蛋白血症所致的假性低钠血症。渗透压增高则为高渗性低钠血症。

（2）估计细胞外液容量状况：血压偏低或下降、皮肤弹性变差；实验室检查血尿素氮上升、肌酐轻度上升容量低者提示低钠血症主要由体液绝对或相对不足所致。如有胃肠道液体丢失、大量出汗、尿钠 < 10mmol/L 者，提示经肾外丢失；运用利尿药，且实验室检查示尿钠 > 20mmol/L，则可能为经肾丢失。

四、治疗

治疗目标：出现较严重的低钠血症，应予静脉补钠，但应注意，血钠浓度增加过快，可能导致桥脑神经细胞脱髓鞘改变，甚至出现脑桥髓鞘溶解症；补液后收缩压仍低于 90mmHg，应进行抗休克治疗。

轻度低钠血症者口服盐水或氯化钠片即可纠正，同时需饮水，使血容量得到恢复，病情严重者，给予静脉补钠，补钠量可按下列公式计算：

缺 Na^+ 量（mmol）=（正常血 Na^+ 值-患者所测血 Na^+）×0.6（女性为 0.5）×患者体重

其中，1g 氯化钠=17mmolNa$^+$。

据此可以算出应补充生理盐水或高浓度盐水的毫升数，但应注意，补 Na^+ 不宜过快，血 Na^+ 浓度过快，可能导致脑神经细胞脱髓鞘改变。补 Na^+ 同时治疗原发病，去除病因。

<h1 style="text-align:center">高 钠 血 症</h1>

高钠血症是指血清 Na^+ > 145mmol/L，机体总钠量可增高、正常或减少。

一、病因病理

1. 低容量性高钠血症 见于水丢失过多（单纯失水或失水伴失钠），细胞外液量与细胞内液量均减少，失水多于失钠。

（1）肾性丢失：①尿崩症，包括中枢性尿崩症、肾性尿崩症及尿崩症伴渴感减退症。②渗透性利尿，使用甘露醇等药物。③高钙血症、低钾血症时造成肾性尿崩症。④急、慢性肾衰竭。⑤糖尿病酮症酸中毒及高渗性昏迷，产生渗透性利尿。⑥溶质摄入过多，高蛋白含盐饮食能引起渗透性利尿。⑦摄入大量海水亦可导致渗透性利尿。

（2）经皮肤丢失：如高温、高热环境及剧烈运动。

（3）经呼吸道丢失：过度换气、气管切开、肺源性失水。

（4）经消化道丢失：胃肠道渗透性水样腹泻。

2. 高容量性高钠血症 高容量性高钠血症常出现血容量和血钠均增高，主要见于医源性或误服，多见于皮质醇增多症、原发性醛固酮增多症或应用潴钠药物。

二、临床表现

（一）病史

本病有水摄入不足、失水过多、钠摄入过多等病史。

（二）症状

病情轻重与血钠升高的速度和程度有关。初期症状不明显，随着病情发展或在急性高钠血症时，主要表现为中枢神经系统症状，如神志恍惚、烦躁不安、抽搐、惊厥、癫痫样发作、昏迷乃至死亡。

（三）辅助检查

1. 常用血液分析指标
（1）血清 Na^+ 浓度升高，大于 145mmol/L，多伴有高氯血症。
（2）血浆晶体渗透压：血浆晶体渗透压常升高。
（3）血液量：正常或升高，红细胞计数、血红蛋白、血浆蛋白及血细胞比容基本正常或轻度下降。
（4）红细胞形态：红细胞体积缩小，平均红细胞血红蛋白浓度升高。
2. 常用尿液分析指标
（1）尿钠浓度：多明显升高。
（2）尿氯浓度：与尿钠浓度的变化一致。
（3）尿渗透压和尿相对密度：与尿钠浓度的变化一致，多数患者由于氯化钠排出增多，水分吸收增多，渗透压和相对密度皆明显升高；内分泌紊乱者，尿渗透压和相对密度较低。

三、诊断

根据水摄入不足、失水过多、钠摄入过多等病史，通过患者临床症状、血液分析及尿液分析检查可诊断。

四、治疗

治疗目标：纠正高钠血症，不可用低渗液过快纠正高钠，建议缓慢降低血钠浓度，血钠浓度每8h 内降低应<15mmol/L，即每小时减低<0.5～2mmol/L。补液过程中应适当补钾，应做到可不使体液渗透压下降过快，又不会增加钠负荷。

（一）低容量性高钠血症的治疗

患者血钠虽高，体内仍可能缺钠，首先应恢复血循环容量及尿量，可输入 1/2～2/3 含钠液 20～30ml/kg，若患者血循环容量良好或经上述治疗循环恢复后，可用加有氯化钾的 1/6～1/4 含钠液补充累积液量，速度为每小时 5～7ml/kg。

（二）单纯失水的治疗

单纯失水的治疗即患者基本无钠的丢失。轻症只需多饮白开水；重症可静脉输入 1/8～1/4 含钠液，其中加氯化钾。含葡萄糖浓度以 2.5% 为宜。
纠正高钠血症时应注意：
（1）血钠浓度降至正常一般不少于 48h，血钠下降速度不可超过 1mmol/（L·h）或 10～15mmol/（L·d）。
（2）纠正高钠的速度比液体低张性的程度更为重要。

（3）高钠血症时发生高血糖倾向，故葡萄糖液常采用 2.5%，通常并不给予胰岛素。

第二节　钾代谢紊乱

钾的主要生理作用是维持细胞的正常代谢与酸碱平衡、细胞膜的应激性和心肌的正常功能。正常成年男性的体内钾总量为 50～55mmol/kg，女性为 40～50mmol/kg。体内 98% 的钾分布在细胞内，2% 在细胞外，血钾仅占总量的 0.3%。正常血钾浓度为 3.5～5.5mmol/L；细胞间液为 3.0～5.0mmol/L。成人每天需钾约 0.4mmol/kg，即血钾 3～4g（75～100mmol）。肾脏是排钾的主要器官，尿钾占 85%，粪和汗液分别排钾 10% 和 5%。肾有较好的排钠功能，但无有效的保钾能力；即使不摄入钾，每天仍排钾 30～50mmol，尿钾排出量受钾的摄入量、远端肾小管钠浓度、血浆醛固酮和皮质醇的调节。细胞内液的钾为细胞外液的 30～50 倍，血钾调节主要靠细胞膜上的"钠泵"排钠保钾。依据血清钾浓度不同，可以分为以下两类低钾血症（即血清钾浓度低于 3.5mmol/L）和高钾血症（即血清钾浓度高于 5.5mmol/L）。

低 钾 血 症

低钾血症（hypokalemia）是指血清钾<3.5mmol/L，血 K^+ 在 3.0～3.5mmol/L 称为轻度低钾血症，血 K^+ 在 2.5～3.0mmol/L 为中度低钾血症，K^+<2.5mmol/L 为重度低钾血症，可出现严重症状。

一、病因病理

（一）病因

1. 缺钾性低钾血症　表现为体内总钾量、细胞内钾和血清钾浓度降低。①摄入钾不足：见于长期厌食、偏食、禁食及静脉补液中少钾或无钾者。每天钾的摄入量<3g，并持续 2 周以上。②排出钾过多：主要是经肾或胃肠道失钾。肾脏失钾是低钾血症最常见原因，其诊断标准为尿钾排泄>20mmol/d 且无腹泻病史。例如，长期应用排钾利尿剂；各种以肾小管功能障碍为主的肾脏疾病；长期应用肾上腺皮质激素或肾上腺皮质功能亢进，尤其是醛固酮增多症。

2. 转移性低钾血症　多由细胞外钾离子转移至细胞内引起，表现为体内钾离子量正常，细胞内钾离子增多，血清钾浓度降低。见于：①代谢性或呼吸性碱中毒或酸中毒的恢复期，一般血 pH 每升高 0.1，血钾约下降约 0.7mmol/L；②使用大量葡萄糖液（特别是同时液体中加入胰岛素时）；③周期性瘫痪，如低血钾型周期性瘫痪；④急性应激状态，如颅脑外伤、心肺复苏后、急性缺血性心脏病等致肾上腺素分泌增多，促进钾进入细胞内；⑤输血过程中，因冷存过程中可丢失钾 50% 左右，进入人体后细胞外钾迅速进入细胞内。

3. 稀释性低钾血症　细胞外液水潴留时，血钾浓度相对降低，机体总钾量和细胞内钾正常，见于水中毒，以及过多过快补液而未及时补钾。

4. 其他原因所致的失钾　如大面积烧伤、腹腔引流、腹膜透析、血液透析等。

（二）发病机制

低钾血症引起的机体功能代谢障碍的严重程度与血钾降低的速度、幅度及持续时间有关。血钾降低速度越快，血钾浓度越低，对机体影响越大。一般当血清钾低于 3.0mmol/L，才出现较为明显的临床表现。慢性失钾者，尽管血钾浓度较低，临床症状也不太明显。低钾血症对神经肌肉及心脏电生理影响较大。此外，低钾血症还可引起酸碱平衡紊乱、肾损害和细胞代谢障碍。

1. 对神经肌肉的影响 急性低钾血症时，细胞外液钾浓度（$[K^+]e$）降低，细胞内液钾浓度（$[K^+]i$）不变，结果$[K^+]i/[K^+]e$比值增大，细胞内钾外流增多，膜静息电位（Em）的绝对值增大，其与阈电位（Et）的距离（Em-Et）加大，使兴奋的刺激阈值也须增高，故引起神经肌肉细胞的兴奋性降低，严重时兴奋性甚至消失。同时由于Em-Et间距缩小，动作电位发生前电位变化比正常时小，因此0期除极曲线斜率变大，峰电位减小，所以神经肌肉的传导性亦降低。临床表现为骨骼肌无力，甚至引起弛缓性麻痹。一般当血清钾低于3.0mmol/L时，可有四肢无力的症状，常首先累及下肢，以后可影响上肢及躯干的肌群。低于2.5mmol/L时可出现软瘫，严重者可因呼吸肌麻痹而致死。平滑肌无力表现为胃肠蠕动减弱、肠鸣音减少或消失，腹胀（肠胀气），甚至发生麻痹性肠梗阻。

2. 对心脏的影响 低钾血症时，心肌兴奋性增高，超常期延长，异位起搏点自律性增高，同时又有传导性降低使传导减慢及有效不应期缩短，易引起兴奋折返。所以，低钾血症易发生期前收缩、房室传导阻滞、心室颤动等各种心律失常。

3. 对肾脏的影响 慢性低钾血症除能引起肾血流量和肾小球滤过率降低外，可使各段肾小管结构和或功能发生改变，如对ADH的反应性降低，髓襻升支粗段对NaCl重吸收障碍，使肾的浓缩功能障碍，出现多尿、夜尿，甚至有肾性尿崩症；肾小管产氨和重吸收HCO_3^-增加，有利于发生碱中毒；也可能发生所谓"缺钾性肾病"，组织学上有明显的肾小管损伤和间质纤维化。

4. 机体其他方面 低钾血症时除因胰岛素分泌减少可使血糖增高外，组织细胞的蛋白质合成降低。根据血钾降低程度的不同，可有精神不振、淡漠、反应迟钝、嗜睡或昏迷等不同中枢神经系统症状。这与神经细胞兴奋性降低、糖代谢障碍、细胞膜钠泵功能障碍等因素有关。

二、临床表现

（一）病史

本病有低钾血症的病因存在。

（二）症状

1. 中枢神经系统 可出现表情淡漠或烦躁不安、反应迟钝、出现定向力障碍、神志不清，嗜睡或昏迷。

2. 肌肉兴奋性降低 一般血清钾<3.0mmol/L时，患者可出现四肢肌肉软弱无力症状，血清钾<2.5mmol/L时，肢体软瘫，肌腱反射迟钝或消失。血清钾进一步降低，甚至可出现膈肌、呼吸肌麻痹，呼吸困难、吞咽困难，严重者可窒息。

3. 消化系统表现 可出现恶心、呕吐、腹胀、便秘、肠蠕动减弱或消失、肠麻痹等。

4. 循环系统表现 低钾血症对心脏的主要影响为心律失常，与自律性心脏细胞兴奋性和传导组织传导性的异常有关，主要表现为窦房结的兴奋性下降，房室交界区的传导减慢，异位节律细胞的兴奋性增强，故可出现多种心律失常，包括窦性心动过缓、房性或室性期前收缩、室上性心动过速和心房颤动、房室传导阻滞，甚至室性心动过速和心室颤动。容易发生洋地黄中毒。此外，可有心动过速、心力衰竭等表现。血管平滑肌的麻痹可致血压下降、休克。病情严重者可因心室扑动、心室颤动、心搏脏骤停或休克而猝死。

5. 泌尿系统表现 长期或严重失钾可导致肾小管上皮细胞变性坏死，尿浓缩功能下降而出现口渴多饮和夜尿多；进而发生失钾性肾病，出现蛋白尿和管型尿等。

6. 代谢紊乱 钾缺乏时细胞内缺钾，细胞外Na^+和H^+进入细胞内，肾远端小管K^+与Na^+交换减少而H^+与Na^+交换增多，故导致代谢性碱中毒、细胞内酸中毒。

（三）辅助检查

1. **血清钾测定** 血清钾＜3.5mmol/L 为低钾血症。严重低血钾（＜2.5mmol/L）常伴有代谢性碱中毒致血 pH、标准碳酸氢盐（SB）升高，但尿呈酸性。

2. **心电图检查** T 波低平、双相或倒置；U 波出现，T 波可与 U 波相连呈驼峰状，QT 间期延长，P 波振幅增高，PR 间期延长。

三、诊断

根据临床表现、血清钾值、血气分析、心电图可确诊。

四、治疗

治疗目标：寻找和去除引起低钾血症的原因，减少或中止钾离子的继续丧失；根据缺钾的程度制订补钾的计划。

1. **积极治疗原发病** 对缺钾性低钾血症者，及时补钾。

2. **补钾**

（1）补钾原则：能口服尽量口服，不能口服者可静脉滴注，禁止静脉注射。

（2）补钾量：轻度缺钾即血清钾为 3.0～3.5mmol/L，补钾 100mmol/L（KCl 8.0g）；中度缺钾即血清钾为 2.5～3.0mmol/L，补钾 300mmol/L（KCl 24g）；重度缺钾即血清钾为 2.0～2.5mmol/L，补钾 500mmol/L（KCl 40g）。

应分 3～4 天补足或使用补钾公式：补钾量（g）=（血钾正常值 mmol/L-实测血钾值 mmol/L）×体重（kg）×0.6（女性 0.5）÷13.4（1g 氯化钾含 13.4mmol 钾，故除以 13.4 折算为氯化钾量）。

所算结果一般分 3 天补，每天再加日需量 3g。

（3）补钾种类：最好是饮食补钾。肉类、水果、豆类中含钾量高，药物补钾：①氯化钾：含钾 13～14mmol/g，临床上较为常用；②枸橼酸钾：含钾约 9mmol/g；③醋酸钾：含钾约 10mmol/g，枸橼酸钾和醋酸钾适用于伴高氯血症者（如肾小管性酸中毒）的治疗；④谷氨酸钾：含钾约 4.5mmol/g，适用于肝衰竭伴低钾血症者；⑤L-门冬氨酸钾镁溶液：含钾 3.0mmol/10ml，镁 3.5mmol/10ml，门冬氨酸和镁有助于钾进入细胞内。

（4）补钾方法：①途径：口服补钾以氯化钾为首选；为减少胃肠道反应，宜将 10%氯化钾溶液稀释于果汁或牛奶中餐后服，或使用氯化钾控释片，或换用 10%枸橼酸钾，或鼻饲补钾。严重病例需静脉滴注补钾。②静脉补钾：一般静脉补钾的速度以每小时 20～40mmol 为宜，不能超过 50～60mmol/h。静脉滴注氯化钾，可用浓度为 5%葡萄糖液 1.0L 中加入 10%氯化钾 10～20ml，每克氯化钾必须均匀滴注 30～40min 以上，不可静脉注射。③浓度：如以常规静脉滴注法补钾，静脉注射液体以含钾 20～40mmol/L 或氯化钾 1.5～3.0g/L 为宜。对需要限制补液量及（或）不能口服补钾的严重低钾患者，可采用静脉微量输注泵以较高浓度的含钾液体行深静脉穿刺或插管微量匀速输注。

（5）注意事项：①尿量必须在 30ml/h 以上时，方考虑补钾，否则可引起血钾过高。②静脉滴注的氯化钾浓度太高可刺激静脉引起疼痛，甚至静脉痉挛和血栓形成，氯化钾的浓度不宜过高。③切忌滴注过快，血清钾浓度突然增高可导致心搏骤停。④K^+进入细胞内的速度很慢，约15h才达到细胞内、外平衡，而在细胞功能不全如缺氧、酸中毒等情况下，钾的平衡时间更长，约需 1 周或更长，所以纠正缺钾需历时数日，勿操之过急或中途停止补给，成人静脉滴注的速度一般为 60 滴/分。⑤缺钾同时有低血钙时，应注意补钙，因为低血钙症状往往被低血钾所掩盖，低血钾纠正后，可出现低血钙性搐搦。⑥短期内大量补钾或长期补钾时，需定期观察，测定血清钾及心电图以免发生高血钾。

高 钾 血 症

高钾血症是指血清钾浓度超过 5.5mmol/L，主要引起神经、肌肉及心脏的症状，心电图有典型改变。

一、病因病理

（一）病因

1. 钾过多性高钾血症　其特征是机体钾总量增多致血清钾过高，主要见于肾排钾减少。

（1）肾排钾减少：主要见于肾小球滤过率下降（急性肾衰竭、慢性肾衰竭）和肾小管排钾减少（肾上腺皮质功能减退症、低肾素性低醛固酮症、肾小管性酸中毒、氮质血症或长期使用潴钾性的利尿药、β受体阻断药或血管紧张素转换酶抑制剂）。

（2）摄入钾过多：在少尿基础上，常因饮食钾过多、服用补钾药物或静脉补钾过多过快或输入过多库存血等引起。

2. 转移性高钾血症　常由细胞内钾转移到细胞外所致，少尿或无尿诱发或加重病情，机体总钾量可增多、正常或减少。

（1）组织破坏：组织破坏（如挤压综合征）细胞内钾进入细胞外液，如重度溶血性贫血，大面积烧伤、创伤，肿瘤接受大剂量化疗，血液透析，横纹肌溶解症等。

（2）细胞膜转运功能障碍：①代谢性酸中毒时钾转移到细胞外，H^+进入细胞内，血 pH 降低，血清钾升高；②严重失水、休克致组织缺氧；③剧烈运动、癫痫持续状态、破伤风等；④高钾性周期性瘫痪。

3. 浓缩性高钾血症　重度失水、失血、休克等致有效循环血容量减少，血液浓缩而钾浓度相对升高，多同时伴有肾前性少尿及排钾减少；休克、酸中毒、缺氧等使钾从细胞内进入细胞外液。

（二）发病机制

高钾血症对机体的影响主要表现为肌肉无力和心肌兴奋传导异常。

（1）高钾血症对肌肉组织的影响与起病的快慢和血清钾升高的程度密切相关。

1）急性高钾血症：血清钾迅速升高时，细胞内钾变化不大，$[K^+]i/[K^+]e$ 比值明显减小。此时神经肌肉功能的变化取决于血清钾升高的程度，即 $[K^+]i/[K^+]e$ 比值变小的程度。轻度高钾血症时，患者可有感觉异常，出现疼痛、肌肉轻度震颤等症状。严重高钾血症则可出现四肢软弱无力、腱反射消失甚至弛缓性麻痹。上述症状的发生机制为：轻度高钾血症时，由于细胞膜内外钾浓度差减小，故细胞内钾外流减少，从而使静息电位变小（绝对值），神经肌肉兴奋性增高，因而临床上可出现肌肉轻度震颤等症状。严重高钾血症时，静息电位显著变小以致接近阈电位水平，细胞膜处于除极化阻滞状态。静息电位过小时，钠通道失活，故动作电位的形成和传布都发生障碍。因此，严重高钾血症时神经肌肉的兴奋性降低，从而引起四肢软弱无力，甚至发生弛缓性麻痹。

2）慢性高钾血症：当血清钾缓慢潴留时，细胞内也有一定程度的增多，故与急性高钾血症时相比，$[K^+]i/[K^+]e$ 比值变小的程度不甚明显，因而神经肌肉功能的变化也远不如急性高钾血症时明显。

（2）高钾血症对机体的主要危害是引起心室颤动甚至心搏骤停。目前认为高钾血症引起心律失常的发病机制主要是心肌传导功能障碍所致，也与心肌的其他病变、酸碱及离子状态等多种因素有关。

1）对心肌兴奋性的影响：与高钾血症对神经肌肉兴奋性的影响相似，在血清钾浓度迅速轻度升高（血清钾 5～7mmol/L）时，心肌细胞静息电位也轻度减小，引起兴奋所需的阈刺激也较小，即心肌兴奋性增高。当血清钾浓度迅速显著升高（血清钾＞7～9mmol/L）时，由于静息电位过小，电压依赖性 Na^+ 通道处于备用状态的数量明显减少，甚至全部失活，心肌兴奋性也将降低甚至消失。

2）对心肌传导性的影响：血钾较高时，缩小细胞内、外钾浓度差，静息膜电位负值减少，从原有-90mV 升至-70mV 或更高，升高程度和细胞外钾浓度增加呈比例关系。当传导变慢时，心脏各部分细胞活动情形不一，可出现心室性期前收缩，严重者最后发生室性心动过速（VT）、心室颤动，最后达到不能应激的地步。

二、临床表现

（一）病因

本病具有引起高钾血症的病因存在。

（二）症状

高钾血症主要引起神经、肌肉及心脏的症状，心电图有典型改变，若同时合并低钠血症或低钙血症时则更为严重。

神经肌肉系统：早期可有肢体感觉异常、麻木、乏力，而出现肌肉无力和肢体瘫痪，骨骼肌受累顺序依次为躯干、四肢，最后累及呼吸肌。

心脏：临床上表现为心肌收缩抑制，出现心律失常，严重时可出现心室颤动、心脏停搏。

代谢性酸中毒：严重高钾血症患者可发生致命性代谢性酸中毒。

（三）辅助检查

1. 血清钾增高　血清钾＞5.5mmol/L。根据血钾升高的程度，可分为：①轻度：血清钾 5.5～6.5mmol/L；②中度：血清钾 6.5～7.5mmol/L；③重度：血清钾＞7.5mmol/L。

2. 心电图　早期 T 波高而尖、Q-T 间期延长，随后出现 QRS 波群增宽，P-R 间期延长，若伴低 Na^+、低 Ca^{2+}、高 Mg^{2+} 可加剧高血钾对心肌的危害。

三、治疗

治疗目标：减少钾的摄入，立即停止输注或口服含钾的药物，避免进食含钾量高的食物。积极治疗心律失常，逐步降低血清钾浓度，可促使 K^+ 转移入细胞内，促使 K^+ 排泄，腹膜透析或血液透析。

（一）对抗钾的心脏抑制作用

1. 乳酸钠或碳酸氢钠液　作用机制：①造成药物性碱血症，促使钾进入细胞内；②钠拮抗钾的心脏抑制作用；③增加远端小管中钠含量和 Na^+-K^+ 交换，增加尿钾排出量；④Na^+ 增加血浆渗透压，扩容，起到稀释性降低血钾作用；急重症时，立即用 11.2%乳酸钠液 60～100ml（或 4%～5%碳酸氢钠 100～200ml）静脉滴注，一般数分钟起作用。

2. 钙剂　可对抗钾的心肌毒性。常用 10%葡萄糖酸钙 10～20ml 加入适量葡萄糖液，缓慢静脉注射，一般数分钟起作用，但需多次应用。也可用 5%氯化钙。有心力衰竭者不宜同时使用洋地黄。

3. 高渗盐水　其作用机制与乳酸钠相似。常用 3%～5%氯化钠液 100～200ml 静脉滴注，效果迅速，但可增加循环血容量，少尿、无尿者可引发肺水肿，应注意监护心肺功能。若尿量正常，也可应用等渗盐水。

4. 葡萄糖和胰岛素 目的是使血清钾转移至细胞内。一般用 25%～50%葡萄糖液，按每 4g 葡萄糖给予 1U 普通胰岛素持续静脉滴注。

（二）促进排钾

1. 经肾排钾 肾是排钾主要器官。可给予高钠饮食或静脉输入高钠溶液；应用呋塞米、氢氯噻嗪等排钾性利尿药。

2. 经肠排钾 在肠道，阳离子交换树脂与钾交换，可清除体内钾。常用 25%山梨醇液 100～200ml 保留灌肠。或口服离子交换（降钾）树脂（15～30g，每天 3 次）以排钾。

3. 透析疗法 适用于肾衰竭伴急重症高钾血症者，以血液透析为最佳，也可使用腹膜透析。

（三）减少摄钾来源

（1）停止高钾饮食。
（2）供给高糖高脂饮食或采用静脉营养，以确保足够热量，减少分解代谢所释放的钾。
（3）清除体内积血或坏死组织。
（4）避免应用库存血。
（5）控制感染，减少细胞分解。

第三节 酸碱平衡紊乱

机体的组织细胞必须处于具有适宜酸碱度的体液环境中，才能进行正常的生命活动，细胞外液适宜的酸碱度 pH 是 7.35～7.45，平均为 7.40±0.05，是一个变化范围很窄的弱碱性环境，虽然机体在代谢过程中不断生成酸性或碱性物质，也经常摄取一些酸性或碱性食物，但依靠体液的缓冲系统及肺和肾的调节作用，血浆 pH 稳定在正常范围，这种数量情况下维持体液酸碱度的相对稳定性称为酸碱平衡。

尽管机体对酸碱负荷具有强大的缓冲能力和有效的调节功能，但有许多原因可以引起酸碱负荷过量或调节机制障碍导致体液酸碱度稳定性破坏，形成酸碱平衡紊乱。危重患者的酸碱平衡紊乱尤为常见。血 pH 低于正常称为酸血症，造成酸血症的原因称为酸中毒。同理碱血症是指血 pH 高于正常，而碱中毒是造成碱血症的原因。

一、代谢性酸中毒

代谢性酸中毒是细胞外液 H^+ 增加或 HCO_3^- 丢失而引起的以原发性碳酸氢根浓度降低为特征的酸碱失衡紊乱。

（一）病因病理

1. 病因 代谢性酸中毒在病因学上分为阴离子间隙（AG）增加型和 AG 正常型。AG 正常型酸中毒是因为 HCO_3^- 中和 H^+ 而丢失，Cl^- 浓度相应增加所致。AG 增加型代谢性酸中毒是因为未常规测量的阴离子取代 HCO_3^-。

（1）AG 正常型酸中毒：特点是各种原因引起血浆中的 HCO_3^- 浓度降低，同时伴有血 Cl^- 代偿性增高。

1）消化道丢失 HCO_3^-：肠液、胰液和胆汁中 HCO_3^- 的含量高于血浆，腹泻、肠漏和胆漏的患者，可因 HCO_3^- 大量丢失，血浆中 HCO_3^- 减少，肾小管 H^+-Na^+ 交换减少，Na^+ 与 Cl^- 重吸收增多，血 Cl^-

浓度升高。

2）含氯酸性药物摄入过多：长期或大量使用氯化铵、盐酸精氨酸等含氯酸性药物，其机制为：此类药物在代谢过程中可产生 H^+ 和 Cl^-，Cl^- 增多促使近曲小管重吸收 NaCl 增加，远曲小管内 Na^+ 含量减少，H^+-Na^+ 交换减少，HCO_3^- 重吸收减少。此外，大量输入生理盐水可因其中的 Cl^- 含量高于血浆，可引起 AG 正常型代谢性酸中毒。

3）肾脏泌 H^+ 功能障碍：①肾功能减退但尚未出现 HPO_3^{2-}、SO_4^{2-} 等阴离子潴留，可因肾小管泌 H^+ 和重吸收 HCO_3^- 减少而引起 AG 正常型酸中毒；②肾小管酸中毒，近端肾小管酸中毒是由于近曲小管重吸收 HCO_3^- 减少，远端肾小管酸中毒是由于远曲小管泌 H^+ 障碍，H^+ 在体内潴留，血浆 HCO_3^- 浓度降低；③应用碳酸酐酶抑制剂如乙酰唑胺抑制肾小管上皮细胞内碳酸酐酶活性，使碳酸产生减少，泌 H^+ 和重吸收 HCO_3^- 减少。

（2）AG 增高型酸中毒：AG 增高型酸中毒的特点是 AG 增高，但血 Cl^- 正常。

1）固定酸摄入过多，如过量服用水杨酸类药物，使血浆中的有机酸阴离子增加。

2）固定酸产生过多：①乳酸酸中毒：各种原因引起的组织低灌注或缺氧导致乳酸产生增加；②酮症酸中毒：严重饥饿、乙醇中毒等情况等情况时，葡萄糖利用减少或糖原储存不足，脂肪分解加速，产生大量酮体，当酮体的产生量超过外周组织的氧化能力及肾排泄能力时，可能发生酮症酸中毒。

3）肾排泄固定酸减少：急、慢性肾衰竭时，肾小球滤过率低于正常值 25% 时，机体代谢产生的 HPO_3^{2-}、SO_4^{2-} 等不能充分排出，使血中固定酸增加。

2. 常见代谢性酸中毒

（1）乳酸酸中毒

1）定义和意义：乳酸酸中毒指动脉血乳酸水平超过 5mmol/L，同时动脉血 pH 低于 7.35。乳酸酸中毒是危重患者常见的代谢性酸中毒，动脉血乳酸水平增高，提示组织缺氧。乳酸水平与病死率相关。乳酸水平超过 5mmol/L 的患者病死率达到 83%，但因为乳酸受某些因素如营养状态和肝脏疾病的影响，仅凭乳酸水平作出预后判断是片面的。但乳酸水平改变的趋势有助于评定治疗效果和判断预后。

2）病因：①严重全身感染：是引起 ICU 患者乳酸酸中毒的最常见病因。严重全身感染引起乳酸酸中毒的原因仍不清楚，有几种导致乳酸水平增高的发病机制假说：a.机械通气复苏治疗后，如果还持续存在严重乳酸酸中毒，说明仍然存在组织缺氧和微循环紊乱，则患者仍然存在无氧代谢；高分解蛋白质的分解代谢，使丙氨酸、丙酮酸和乳酸增加；b.丙酮酸与乳酸的比例与正常时一样；c.局部组织低氧而使乳酸产生增加导致乳酸酸中毒。②癫痫发作：癫痫大发作导致肌肉能量和肌糖原耗竭，许多葡萄糖转变为乳酸。发作时乳酸水平经常超过 10mmol/L，pH 低于 7.20。③肝衰竭：肝脏是重要的乳酸代谢器官。严重肝脏疾病时，乳酸清除减慢。对于稳定的慢性肝脏疾病患者，即使存在严重的肝功能障碍也不会明显增加血浆乳酸水平。对于暴发性肝功能衰竭患者，因为乳酸盐清除严重减慢而使患者表现为乳酸酸中毒。④其他原因：氰化物、乙醇或甲醇中毒、先天性 1，6-二磷酸果糖缺乏等原因，也会导致乳酸酸中毒。

（二）治疗

治疗原则：应积极去除引起代谢性酸中毒的原因，严重者选用碱性药物对症治疗，纠正酸中毒，若伴有体液电解质代谢紊乱，积极纠正体液电解质代谢紊乱。

（1）首先应病因治疗。

（2）对症治疗：目的在于避免乳酸酸中毒本身对机体造成的损害进一步加重。

1）碳酸氢盐：虽然对碳酸氢盐的安全性和有效性至今仍有不同的观点，但仍长期被用来作为治疗乳酸酸中毒的标准治疗方法。

碳酸盐治疗的目的在于减轻酸血症对血流动力学的影响，但碳酸氢盐治疗存在使 $PaCO_2$ 增高从而引起细胞内 pH 急性降低的危险。

2）透析：血液透析和腹膜透析都可用来治疗乳酸酸中毒。碳酸氢盐或醋酸盐都可以作为缓冲液应用于透析。

（3）酮症酸中毒：酮症酸中毒发生在游离脂肪酸产生增加或脂肪酸分解的酮体在肝脏内蓄积。糖尿病酮症酸中毒最常见，通过检测血糖或酮体可确诊。乙醇性酮症酸中毒发生在大量饮酒反复呕吐者。其表现为在血酮体增高的同时，伴有血糖正常或轻度增高的特点。饥饿性酮症酸中毒是轻微和有自限性的酸中毒，HCO_3^- 的降低很少超过 5mmol/L。

糖尿病酮症酸中毒应通过静脉应用胰岛素治疗，补充碳酸氢盐治疗糖尿病酮症酸中毒无效。对于绝大部分的乙醇性酮症酸中毒患者来说，既不需要碳酸氢盐也不需要胰岛素治疗，对输注葡萄糖反应灵敏。饥饿性酮症酸中毒予以进食能迅速纠正。

二、代谢性碱中毒

代谢性碱中毒是细胞外液碱中毒增多或 H^+ 丢失而引起的以原发性 HCO_3^- 浓度升高为特征的酸碱平衡紊乱。

（一）病因病理

凡是引起 H^+ 丢失或 HCO_3^- 进入细胞外液增多的因素，都可以引起血浆 HCO_3^- 浓度升高，正常情况下，肾脏可减少 HCO_3^- 重吸收，维持血浆正常 HCO_3^- 浓度，避免代谢性碱中毒发生。但在某些情况下，如有效循环血量不足、缺氧等，造成肾脏对 HCO_3^- 的调节功能障碍，使血浆 HCO_3^- 水平升高，发生代谢性碱中毒。

1. 消化道丢失 H^+　见于频繁呕吐及胃肠减压，富含 H^+ 的大量胃液丢失，肠液中的 HCO_3^- 得不到中和而被吸收入血，以致血浆中 HCO_3^- 浓度升高，发生代谢性碱中毒。

2. 肾丢失 H^+

（1）低氯性碱中毒：噻嗪类和袢利尿剂通过抑制髓袢升支对 Cl^- 的主动重吸收，使 Na^+ 的被动重吸收减少。远曲小管液中 NaCl 含量增高，H^+-Na^+、K^+-Na^+ 交换增加，Cl^- 以氯化铵的形式排出，H^+-Na^+ 交换增加使 HCO_3^- 重吸收增加，引起低氯性碱中毒。

（2）肾上腺皮质激素增多：肾上腺皮质激素增多促使肾远曲小管和集合管 H^+-Na^+、K^+-Na^+ 交换增加，HCO_3^- 重吸收增加，导致代谢性碱中毒和低钾血症，后者又促进碱中毒的发展。

（3）H^+ 向细胞内转移：低钾血症时，机体缺钾，细胞内钾向细胞外转移以代偿血钾降低，作为交换细胞外液中的 H^+ 移入细胞内，造成细胞外碱中毒和细胞内酸中毒。同时，因肾小管上皮细胞缺钾，K^+-Na^+ 减少 H^+-Na^+ 交换增加，H^+ 排出增加，HCO_3^- 重吸收增加，造成缺钾性碱中毒。

（二）临床表现

1. 临床表现

（1）呼吸浅而慢，它是呼吸系统对代谢性碱中毒的代偿现象，借助于浅而慢的呼吸，得以增加肺泡内的 PCO_2，使 $[BHCO_3] / [HHCO_3]$ 的分母加大，以减少因分子变大而发生的比值改变（稳定 pH）。

（2）恶心、呕吐、头痛、精神抑郁，严重者可发生昏迷致死。

（3）可能有缺钾的症状，晚期可能因游离钙减少，发生手足搐搦症。

（4）尿少，呈碱性；如已发生钾缺乏，可能出现酸性尿的矛盾现象，应特别注意。标准碳酸氢（SB）、实际碳酸氢（AB）、缓冲碱（BB）、碱剩余（BE）增加，血液 PCO_2、血液 pH 升高。

2. 辅助检查

（1）血气分析：pH>7.45，$CO_2CP>29mmol/L$，SB↑，AB↑，BB↑，BE 呈正值增大。$PaCO_2$ 可代偿性增高，一般>8.0kPa。

（2）血电解质：血清钾降低，血清氯降低，血清钠正常或升高。

（三）诊断

根据病史、体征，以及血气分析的 AB，SB，BB，BE，血液 PCO_2，血液 pH 均增高，可以得出代谢性碱中毒的诊断。

（四）治疗

治疗目标：积极治疗原发病，依据病因的不同，对症选用酸性药物治疗代碱，若患者出现手足抽搐，可使用钙剂对症处理。

（1）积极治疗原发疾病，避免长期服用碱性药物。

（2）有循环血容量不足的患者，可先快速输入右旋糖酐，以恢复有效循环血容量，然后再输生理盐水或葡萄糖生理盐水，补足细胞外液容量，以减少远端肾曲小管的以 H^+ 换 Na^+，发挥肾脏排出 HCO_3^- 的功能。

（3）如果症状严重或 $PCO_2>8.0kPa$（60mmHg）或因呼吸代偿使呼吸受抑制（蓄积 CO_2）以致发生缺氧时，则须使用酸性药物治疗。

（4）严重的代谢性碱中毒或 $PCO_2>8.0kPa$（60mmHg）者，亦可用盐酸精氨酸（分子量为 210.5）。每 210.5mg 盐酸精氨酸，可提供 1mmol 盐酸，20g 盐酸精氨酸约可提供 100mmol 盐酸，加入生理盐水或葡萄糖生理盐水 500～1000ml 中，缓慢静脉滴注。24h 内用量不得超过 20～40g。因带正电荷的精氨酸进入细胞内可使 K^+ 转入细胞外液，须小心避免高钾血症。肝功能不良者禁用。

（5）严重的代谢性碱中毒，不宜使用氯化铵或盐酸精氨酸时，可通过中心静脉测压管输入等渗盐酸溶液。

（6）心力衰竭、肝硬化的患者患代谢性碱中毒时，可服抑制碳酸酐酶利尿剂，减少 H^+ 排出，增加 K^+ 与 Na^+ 交换，减少 HCO_3^- 回收，增加 HCO_3^- 排出，同时又可利尿。可用乙酰唑胺 250～375mg，1～2 次/天，须同时注意维持 K^+ 平衡。

（7）严重的代谢性碱中毒，因缺乏 K^+，虽然致力于恢复细胞外液容量，使用氯化铵等酸性药物治疗，仍因肾小管细胞继续以大量 H^+ 交换 Na^+，HCO_3^- 得不到机会排出，碱中毒也还是不能被纠正。

（8）如有手足搐搦，可静脉内注入 10% 葡萄糖酸酸酸钙 5～10ml。

三、呼吸性酸中毒

呼吸性酸中毒是以原发的 $PaCO_2$ 增高及 pH 降低为特征的高碳酸血症。

（一）病因病理

1. 病因 凡能导致肺通气功能障碍，使体内 CO_2 潴留和 $PaCO_2$ 增高的因素，均会引发呼吸性酸中毒。

（1）呼吸性中枢抑制：如麻醉药使用过量；颅脑损伤；脑炎；脑血管意外；呼吸中枢抑制剂应用（如吗啡、巴比妥类）等。

（2）呼吸肌麻痹：重症肌无力；周期性麻痹；脊髓病变（如急性脊髓灰质炎），急性感染性多发性神经根神经炎等疾病。

（3）胸廓病变：胸部创伤，严重气胸或胸膜腔积液、胸廓畸形等均可严重影响通气功能，引起呼吸性酸中毒。

（4）呼吸道阻塞：喉头痉挛或水肿、溺水、异物堵塞气管等常造成急性呼吸性酸中毒，COPD、支气管哮喘等疾病则为慢性呼吸性酸中毒的常见原因。

（5）肺部疾患：如休克肺、肺水肿、肺不张、肺炎等；胸部损伤如手术、创伤、气胸、胸腔积液等。

（6）吸入 CO_2 气含量过高。

2. 分类

（1）急性呼吸性酸中毒：为急剧发生的 CO_2 潴留，未超过 24h。常见于：急性气道阻塞、急性心源性肺水肿、中枢或呼吸肌麻痹引起的呼吸骤停、急性呼吸窘迫综合征等。

（2）慢性呼吸性酸中毒：一般指 24 h 以上的 CO_2 潴留。常见于：慢性阻塞性肺气肿、肺组织广泛纤维化、肺不张。

3. 呼吸性酸中毒的机体反应

（1）急性呼吸性酸中毒主要靠细胞内液缓冲系统代偿：急性呼吸性酸中毒时，肾脏的代偿作用十分缓慢；细胞内外离子交换及细胞内缓冲作用是急性呼吸性酸中毒的主要代偿方式，代偿包括：

1）H^+-K^+ 交换：随着 $PaCO_2$ 升高，H_2CO_3 解离为 H^+ 和 HCO_3^-，H^+ 与细胞内 K^+ 进行交换，进入细胞内的 H^+ 被 K_2HPO_4、KPr 缓冲，血浆 HCO_3^- 浓度可有所增加，有利于维持 ［HCO_3^-］ 与 ［H_2CO_3］ 的比值，同时 K^+ 外移可诱发高钾血症。

2）红细胞的缓冲作用：血浆中的 CO_2 可通过弥散进入红细胞，在碳酸酐酶的催化下生成 H_2CO_3，而 H_2CO_3 又解离为 H^+ 和 HCO_3^-，H^+ 主要被血红蛋白或氧合血红蛋白缓冲，HCO_3^- 则进入血浆与 Cl^- 交换，结果血浆中 HCO_3^- 浓度有所增加，而 Cl^- 浓度则降低。

（2）肾排酸保碱增强是慢性呼吸性酸中毒的主要代偿形式：慢性呼吸性酸中毒时，由于肾脏的代偿，有可能是代偿性的。因 $PaCO_2$ 和 H^+ 浓度升高持续 2h 以上，可刺激肾小管上皮细胞内碳酸酐酶和线粒体中谷氨酰胺酶的活性，促使肾小管上皮细胞泌 H^+ 和泌 $NH_3 \cdot NH_4^+$，同时增加对 HCO_3^- 的重吸收。这种作用的充分发挥常需 3~5 天才能完成，因此急性呼吸性酸中毒来不及代偿，而在慢性呼吸性酸中毒时，由于肾脏的保碱作用较强大，随 $PaCO_2$ 升高，HCO_3^- 也成比例增高，大致 $PaCO_2$ 每升高 10mmHg，血浆 HCO_3^- 浓度代偿性增加 3.5~4.0mmol/L，使 ［HCO_3^-］／［H_2CO_3］ 比值接近 20：1，因而在轻度和中度慢性呼吸性酸中毒时有可能代偿。

（二）临床表现

1. 病史　有引起肺通气功能障碍，使体内 CO_2 潴留和 $PaCO_2$ 增高的因素。

2. 症状

（1）呼吸困难症状，出现换气不足、发绀、胸闷、头痛等不适。

（2）酸中毒加重症状，可出现神志变化，如嗜睡、谵妄、昏迷等。

（3）若 CO_2 过量潴留，可出现突发心室颤动（由于 Na^+ 进入细胞内，K^+ 移出细胞外，出现急性高血钾症）。

3. 辅助检查　急性呼吸性酸中毒时血气参数如下：$PaCO_2$ 原发性增高，AB 继发性轻度增高，SB 和 BE 维持正常，AB＞SB，pH＜7.35。

失代偿预测公式：

$$\Delta HCO_3^- = 0.1 \times \Delta PaCO_2 \pm 1.5 \text{ 或预测 } HCO_3^- = 24 + 0.1 \times \Delta PaCO_2 \pm 1.5$$

慢性呼吸性酸中毒时血气参数如下：$PaCO_2$ 原发性增高，SB、AB、BB 均继发性明显增高，BE 正值增大，AB＞SB，pH 多数在正常范围下限（代偿性慢性呼吸性酸中毒），严重时可小于 7.35（失代偿性慢性呼吸性酸中毒）。

慢性呼吸性酸中毒的代偿预测公式是：

$$\Delta HCO_3^- = 0.4 \times \Delta PaCO_2 \pm 3 \text{ 或预测 } HCO_3^- = 24 + 0.4 \times \Delta PaCO_2 \pm 3$$

单纯性慢性呼吸性酸中毒时，实测的 HCO_3^- 值应在代偿预测的范围之内；如果实测的 HCO_3^- 值大于预测代偿的最大值，说明体内有过多的 HCO_3^-，可能合并代谢性碱中毒；如果实测的 HCO_3^- 值小于预测代偿的最低值，则说明 HCO_3^- 回收不够，可能合并有代谢性酸中毒。

（三）诊断

临床上常根据相关病史和症状，结合动成血气分析相关指标，作出初步诊断。

（四）治疗

治疗原则：去除病因的同时，积极处理相关并发症，纠正代谢紊乱及酸碱失衡，依据动脉血气结果，对症处理，急性呼吸性酸中毒主要是治疗原发病改善通气功能，酌情使用机械通气及氧疗，紧急情况下使用气管插管或气管切开，使 $PaCO_2$ 降至正常，治疗潜在的病因，积极预防并发症，防止神经症状出现。对于慢性呼吸性酸中毒，可应用控制性给氧策略，$PaCO_2$ 应缓慢降低以避免代谢性碱中毒。

（1）治疗引起肺通气功能障碍的病因，解除引起体内 CO_2 潴留和 $PaCO_2$ 增高的因素，改善可能导致呼吸性酸中毒发生的因素，增加分钟通气量，减少无效腔，减少 CO_2 的产生。但氧疗时不能单纯给氧，因为血氧浓度升高可导致呼吸中枢感受器对缺氧刺激反射消失，从而进一步抑制呼吸运动。

（2）呼吸中枢受抑制时，可根据病情及时使用呼吸兴奋剂。

（3）纠正酸碱失衡，但不主张过多、过早使用碱性药物，纠正酸中毒时应遵循"宁酸毋碱"原则，以免加重组织缺氧和抑制呼吸运动。补碱可用 5%碳酸氢钠溶液。

（4）伴高钾血症时，按高钾血症处理。

四、呼吸性碱中毒

呼吸性碱中毒是以血浆 H_2CO_3 浓度或 $PaCO_2$ 原发性减少而导致 pH 升高为特征的酸碱平衡紊乱。

（一）病因病理

1. 病因 肺通气过度是各种原因引起呼吸性碱中毒的基本发生机制，原因如下：

（1）低氧血症和肺疾患：吸入气体氧分压过低及外呼吸功能障碍如肺炎、肺水肿等，均可因 $PaCO_2$ 降低而引起通气过度。

（2）呼吸中枢受到直接刺激：如精神性通气过度如痛症发作、小儿哭闹，中枢神经系统疾病如脑血管意外、脑炎、脑外伤等刺激呼吸中枢引起过度通气。某些药物（如水杨酸）等可直接兴奋呼吸中枢致通气过度。

（3）人工呼吸机使用不当：可因通气量过大而引起呼吸性碱中毒。

2. 分类 根据病程可分为急性呼吸性碱中毒和慢性呼吸性碱中毒。

（1）急性呼吸性碱中毒：指 $PaCO_2$ 在 24h 内急剧下降，常见于癔症、人工呼吸机过度通气等。

（2）慢性呼吸性碱中毒：指持久的 $PaCO_2$ 下降超过 24h，常见于慢性颅脑疾病、缺氧和氨兴奋呼吸中枢引起持久的 $PaCO_2$ 下降而导致 pH 升高。

3. 呼吸性碱中毒的机体反应

（1）呼吸性碱中毒易出现中枢神经系统功能障碍和神经肌肉应激性增高，呼吸性碱中毒易出现眩晕、四肢及口周围感觉异常、意识障碍及抽搐等，抽搐与低 Ca^{2+} 有关。神经系统功能障碍除与碱中毒对脑功能的损伤有关外，还与脑血流量减少有关，因为低碳酸血症可引起脑血管收缩。

（2）呼吸性碱中毒时机体代偿反应主要是由于血液中 CO_2 减少，CO_2 弥散入肾小管细胞量减少，肾小管泌 H^+ 作用降低，H^+-Na^+ 交换减弱，HCO_3^- 重吸收减少，导致血浆 HCO_3^- 水平也降低。

（二）临床表现

1. **病史**　有引起血浆 H_2CO_3 浓度或 $PaCO_2$ 原发性减少的因素。

2. **症状**　视碱中毒的严重程度和发病的缓急而定。典型表现为换气过度，呼吸加快。碱中毒可使神经肌肉兴奋性增高，急性轻病患者可有口唇、四肢发麻、刺痛，肌肉颤动；严重者有眩晕、昏厥、视力模糊、抽搐；可伴胸闷、胸痛、口干、腹胀等。

（三）诊断

呼吸性碱中毒的诊断主要依据病史和动脉血气分析检测。动脉血气分析结果中原发性变化是 $PaCO_2$ 下降，使血液 pH 上升；代偿性变化包括 HCO_3^-、BE、SB、PCO_2 等下降，pH 可能回到正常，Cl^- 增高，K^+ 轻度降低，AG 轻度增高。

（四）治疗

治疗目标：本病多由于过度通气引起，使用面罩及气袋可吸回部分 CO_2，同时积极治疗原发病，手足抽搐者可酌情使用钙剂。

1. **防治原发病是治疗呼吸性碱中毒的主要措施**　呼吸性碱中毒的治疗应首先防治原发病和去除引起通气过度的原因。如应用呼吸机时适当调整呼吸机的潮气量和呼吸频率；对精神性过度通气患者进行心理治疗酌情使用镇静剂。

2. **吸入含 CO_2 的气体治疗急性呼吸性碱中毒**　对急性呼吸性碱中毒患者可吸入含 CO_2 的混合气体，或用纸袋置于患者口鼻使其再吸入呼出的气体以维持血浆 H_2CO_3 浓度。

3. **低血钙**　对手足抽搐者可静脉注射葡萄糖酸钙进行治疗。

（吴　英　杨敏函　刘晓敏）

第十一章　常见急性中毒及物理因素损害急症

第一节　急性中毒概论

急性中毒（acute poisoning）是指短时间内大量毒物通过皮肤、呼吸道、消化道、静脉通道等途径进入体内，引起的急性严重疾病，其发病急、病情重、变化快，若诊治处理不及时，常可危及生命，早发现、早诊断、早处理对预后至关重要。在我国，急性中毒多见于青壮年，自杀及食物中毒是其主要原因，中毒与损伤共同构成了继恶性肿瘤、脑血管疾病、心脏病、呼吸系统疾病后的第五大死亡原因，占总病死率的 10.7%。

本病属于中医"中毒"范畴。急性中毒最早相关记载见于《金匮要略·禽兽鱼虫禁忌并治》，此后《诸病源候论》、《太平圣惠方》、《圣济总录》等书籍对诸食、诸药、疮疡等中毒的病因病机、证候分类、急救措施及治疗方药等方面进行了详尽的阐述。

一、病因病理

（一）中医病因病机

1.**病因**　急性中毒的病因主要为毒邪（不洁或有毒之物）经皮肤、气道、食管、血脉等途径侵入人体。

2.**病机**　人体禀赋不足，或脏腑功能失调，卫外不固，不能御邪；或毒邪壅盛，损伤正气，致使气血失调、气机逆乱，精津施布受阻，造成脏器损伤，甚至阴阳离决。

（1）毒邪外侵，蕴结脾胃：恶心呕吐，脘腹胀痛，肠鸣辘辘，腹泻或便秘，甚而气闭，午后潮热，呕血、便血。舌质深红，苔黄腻，或花剥苔，脉弦数。

（2）毒犯血脉，聚积肝胆：两胁胀痛，恶心欲呕，泛吐苦水，口燥咽干，头晕目眩，甚而黄疸，抽搐。舌质红，苔黄微黑，脉弦数。

（3）毒伤气血，肺肾受损：咳嗽，气急，不能平卧，或见颜面肢体浮肿，小便短赤，甚则尿闭、尿血。舌质红，苔薄白，脉沉缓。

（4）毒陷心脑，脏腑虚衰：心悸气短，心烦，不寐，或时清时寐，或嗜睡，表情淡漠，甚则昏迷，谵语或郑声，项背强直，角弓反张，瞳孔乍大乍小，或大小不等。舌红绛，无苔，脉数疾，或雀啄脉、屋漏脉。

（二）西医病因病理

急性中毒的毒种主要包括乙醇、药物、食物、一氧化碳、农药、鼠药 6 大类；其中乙醇作为单项中毒毒种位居第一；药物中毒最常见的是镇静催眠药中毒；食物中毒占有重要位置，毒蕈中毒尤为凶险；一氧化碳中毒与冬季燃煤取暖，使用燃气、热水器等密切相关；农药中毒主要是有机磷农药中毒和百草枯中毒，尤其是百草枯中毒最为凶险，病死率可达 50%～70%。

1.**毒物吸收**　急性中毒途径以口服或消化道为主，其次是呼吸道、皮肤黏膜，也可经耳、眼睛、膀胱、直肠、尿道、阴道、腹膜、肌肉或静脉注射等途径进入人体；中毒地点多以家庭为主，静脉注射途径多在娱乐场所出现。

（1）口服或消化道吸收：多见于生活中毒物中毒，包括食物、药物、乙醇、农药等，以胃、小肠吸收为主，吸收情况受胃内 pH、胃内容物、胃肠蠕动情况等影响。

（2）呼吸道吸收：多见于有毒气体、粉尘、烟雾、蒸气等，需要注意的是毒物在肺部的吸收速度比胃黏膜快 20 倍。

（3）皮肤黏膜吸收：主要包括苯胺、有机磷农药等脂溶性毒物，吸收部位包括头皮、腋窝、腹壁、腹股沟、四肢内侧等。

2. 代谢与排泄　毒物吸收入血后经肝脏氧化、还原、水解和结合等过程进行代谢。多数毒物经代谢后毒性降低，少数毒物毒性增强，如对硫磷氧化为对氧磷后对乙酰胆碱酯酶的抑制作用比对硫磷强 300 倍。

气体、易挥发毒物部分以原形经呼吸道排出；大多数毒物经肾脏排泄；重金属（如铅、锰、汞等）毒物及生物碱多由消化道排出，铅、砷、汞等可由乳汁排出；少数毒物由皮肤排出并引起皮炎。

3. 中毒机理　毒物进入人体后，直接或经代谢物间接产生毒性作用，导致机体、器官功能障碍，甚至死亡。中毒的严重程度与毒物剂量或浓度相关，多呈剂量-效应关系。不同毒物中毒机制不同，部分毒物通过多种机制产生毒性作用。

（1）对组织的直接毒性作用：强酸强碱中毒，其毒性作用主要是引起蛋白质变性，短时间内造成组织坏死，引起局部充血、水肿、坏死和溃疡。

（2）干扰或抑制酶的活性：大部分毒物本身或其代谢产物是通过对酶系统的干扰而产生毒性作用，主要机制包括与酶活性中心的原子或功能基团结合、破坏蛋白质部分的金属离子或活性中心、与酶的底物竞争而产生抑制作用等，如砷、汞等与酶的巯基结合，抑制含巯基酶的活性；氰化物抑制细胞色素氧化酶、重金属抑制巯基酶活力；有机磷、氨基甲酸酯类可直接与胆碱酯酶相结合抑制此酶活性。

（3）破坏细胞膜的功能：毒物破坏细胞膜的功能主要通过：①对膜脂质的过氧化作用：如四氯化碳中毒会产生自由基，破坏脂质膜的完整性，使溶酶体破裂，内质网、线粒体变性，细胞死亡。②对膜蛋白的作用：如汞、锌等金属可与线粒体的膜蛋白发生反应，影响三羧酸循环和氧化磷酸化过程。③改变膜结构及通透性：如河豚毒素可选择性阻断膜对 Na^+ 的通透性，从而阻断神经传导，使神经麻痹。

（4）阻碍氧的交换、输送和利用：一氧化碳、硫化氢、氰化物等窒息性毒物能阻碍氧的交换、输送和利用。主要机制为引起肺水肿，使肺泡气体交换受阻；与血红蛋白（Hb）结合形成不易解离的碳氧血红蛋白（COHb），使 Hb 丧失携氧功能；与细胞色素氧化酶中的铁离子结合，使该酶丧失催化氧化还原反应的能力，导致细胞利用氧障碍等。脑、心肌对缺氧最为敏感，可表现为意识障碍、心律失常等。

（5）影响新陈代谢功能：毒物影响新陈代谢主要包括：①破坏核酸功能：氮芥、烷化剂等使脱氧核糖核酸（DNA）发生烷化，从而失去应有的表达功能。②影响蛋白质合成：鼠药中毒后，维生素 K 的活性被抑制，凝血酶原的合成受阻。③影响能量代谢：二硝基酚等可使线粒体内氧化磷酸化作用解偶联，妨碍 ATP 的合成和储存，结果释放出大量能量而发热。

（6）其他机制：主要包括，①损害免疫功能：如抗肿瘤药物可使免疫功能下降；异氰酸脂类、多胺固化剂等可引起异常免疫反应；氟中毒等可引起脾、胸腺的损害。②光敏作用：灰黄霉素可引起光变态反应；沥青可引起光毒性反应。③影响递质释放或激素的分泌：肉毒杆菌毒素可使乙酰胆碱释放受阻而引起肌肉麻痹。

二、临床表现

（一）病史

有直接或间接的毒物接触史，需了解原发病史及中毒前后情况，记录中毒时间、途径、毒物种类、中毒量及中毒现场救治相关资料。

（二）急性中毒综合征

不同毒物中毒虽各有特点，但由于中毒机制相似、内脏器官功能损伤相仿，故临床常见急性中毒综合征如下：

1. 胆碱样综合征　包括毒蕈碱样综合征（M 样症状）和烟碱样综合征（N 样症状）。毒蕈碱样综合征表现为心动过缓、瞳孔缩小、多汗、流涎、流泪、支气管分泌液增多、呕吐、腹泻、多尿，甚则肺水肿，主要见于毛果芸香碱、某些毒蘑菇、有机磷农药中毒等。烟碱样综合征表现为心动过速、肌无力、肌束颤动、血压升高等，主要见于烟碱中毒、烟碱样杀虫剂中毒等。

2. 抗胆碱综合征　主要表现为心动过速、瞳孔散大、体温升高、皮肤干热、口干、吞咽困难、尿潴留、肠鸣音减弱或消失，甚则出现谵妄、幻觉、呼吸衰竭等，主要见于阿托品、颠茄、抗组胺类药物、三环类抗抑郁药、曼陀罗等中毒。

3. 交感神经样中毒综合征　考虑与儿茶酚胺含量升高有关，主要表现为中枢神经系统兴奋症状：如心动过速、血压升高、体温升高、多汗、抽搐、瞳孔散大，主要见于氨茶碱、咖啡因、苯环己哌啶、可卡因等中毒。

4. 麻醉样综合征　主要表现为中枢神经系统抑制症状：如呼吸抑制、心动过缓、血压下降、体温降低、瞳孔缩小、肠蠕动减弱，甚至昏迷，主要见于海洛因、可待因、丙氧酚中毒等。

5. 阿片综合征　主要表现同麻醉样综合征，主要见于阿片类、镇静催眠药物中毒或严重乙醇中毒等。

6. 戒断综合征　主要表现为中枢神经系统兴奋症状：可见心动过速、血压升高、瞳孔增大、多汗、定向障碍、哈欠、竖毛、反射亢进、抽搐、幻觉等，主要见于停用镇静催眠药、抗抑郁药、阿片类、肌松剂等药物。

（三）各器官系统症状

急性中毒可累及皮肤黏膜、眼部、神经、呼吸、循环、消化、泌尿、血液等多个器官和系统。患者常于数分钟或 1h 内出现症状和体征，数小时内病情发展至高峰。需注意急性中毒迟发性功能障碍，如百草枯中毒迟发性的肝、肾功能障碍，毒蕈中毒的迟发性肝、肾功能障碍等。

1. 皮肤黏膜　①皮肤及口腔黏膜灼伤：见于强酸、强碱、苯酚、甲醛等腐蚀性毒物。皮肤黏膜痂皮颜色：盐酸呈灰棕色，硝酸呈黄色，硫酸呈黑色。②发绀：见于麻醉药、有机溶剂、亚硝酸盐和苯胺、硝基苯等引起氧合功能障碍的毒物。③黄疸：见于毒蕈、四氯化碳、鱼胆中毒。

2. 眼部　①瞳孔增大：见于阿托品、莨菪碱类中毒。②瞳孔缩小：见于吗啡、有机磷农药中毒。

3. 神经系统　①昏迷：见于麻醉药、镇静催眠药、有机溶剂、一氧化碳、氰化物、各种农药中毒。②谵妄或精神失常：见于阿托品、乙醇中毒。③肌纤维颤动：见于有机磷农药、氨基甲酸酯杀虫剂中毒。④惊厥：见于窒息性毒物、有机磷杀虫剂、拟除虫菊酯杀虫剂、异烟肼中毒。⑤瘫痪：见于可溶性钡盐、箭毒、蛇毒中毒。

4. 呼吸系统　①呼吸气味异常：乙醇的酒味；有机磷农药的大蒜味；硫化氢的臭鸡蛋味；氰化物的苦杏仁味；水合氯醛的梨味；甲苯的胶味；硝基苯的鞋油味；锌或磷化铝的鱼腥味；毒芹的胡萝卜味。②呼吸加快：甲醇、水杨酸可兴奋呼吸中枢；刺激性气体可致肺水肿而使呼吸加快。③呼吸减慢：镇静催眠药，如地西泮、吗啡等抑制呼吸中枢而致呼吸麻痹。④肺水肿：见于刺激性气体、有机磷农药中毒等。

5. 循环系统 ①心律失常：见于阿托品、洋地黄、拟肾上腺素药物、夹竹桃、蟾蜍等中毒。②心搏骤停：洋地黄、奎尼丁、河豚毒素等可直接作用心肌导致心搏骤停；窒息性毒物中毒导致心脏缺氧，从而引起心搏骤停，此外，可溶性钡盐、排钾利尿药等可引起低钾血症也会导致心搏骤停。③有效循环血容量减少：见于中毒后毒物抑制血管舒缩或休克、剧烈吐泻、严重化学灼伤等。

6. 消化系统 毒物经消化道吸收后常引起恶心、呕吐、腹痛、腹泻、或肠麻痹等症状。呕吐物或洗胃液的颜色有助于毒物判断，紫红色见于高锰酸钾；蓝绿色见于铜盐、镍盐；黄色见于硝酸盐、苦味酸；亮红色见于红汞、硝酸；咖啡色见于硝酸、硫酸及草酸等。

7. 泌尿系统 部分毒物中毒后引起急性肾衰竭，尿少或无尿。①肾小管坏死：见于氨基糖苷类抗生素、头孢菌素、毒蕈、蛇毒、升汞、苯酚等。②肾缺血：中毒休克致肾缺血。③肾小管堵塞：见于磺胺结晶毒物致血管内溶血，游离血红蛋白堵塞肾小管等。

8. 血液系统 ①溶血：中毒后溶血致贫血、黄疸，如砷化氢中毒致血管内溶血。②白细胞减少：抗肿瘤药物、氯霉素等。③出血：阿司匹林、氯霉素、抗肿瘤药物致血小板计数减少；杀鼠剂、蛇毒、肝素、华法林、水杨酸等引起凝血功能障碍。

（四）辅助检查

1. 评估病情 及时完善血常规、急诊生化、肝肾功能、凝血功能、血气分析、心电图、胸片等检查。

2. 毒物检验 采集剩余毒物、容器、可疑食物和水样，含毒物标本如呕吐物、第一次洗胃液、血、尿、粪等送检。

3. 特异检验 怀疑有机磷农药中毒者检测血胆碱酯酶；一氧化碳中毒者检测血碳氧血红蛋白；亚硝酸盐中毒者检测血高铁血红蛋白。

三、诊断

（一）诊断

急性中毒起病急，病情凶险，发展快，诊断必须结合病史、临床表现、毒物检验及救治反应等加以综合分析。急性中毒诊断时应考虑以下情况：

1. 毒物暴露 患者毒物接触史明确或者有毒物进入机体的明确证据而无临床中毒的相关表现，患者可能处于急性中毒的潜伏期或接触剂量尚不足以引起中毒。

2. 急性毒物接触反应 患者有明确的毒物环境暴露史或毒物接触史，伴有相应的临床表现，常以心理精神症状为主，尤其群体性接触有毒气体者，在脱离环境后症状很快消失，实验室检测无器官功能损害证据时，应考虑急性毒物接触反应。

3. 疑似诊断 具有某种毒物急性中毒的相关特征性临床表现，缺乏毒物接触史与毒检证据，其他疾病难以解释的临床表现，可作为疑似诊断。

4. 临床诊断 毒物接触史明确伴有相应毒物中毒的临床表现，并排除有相似临床表现的其他疾病，即可做出急性中毒的临床诊断；有相关中毒的临床表现，且高度怀疑的毒物有特异性拮抗药物，使用该药物后中毒症状明显缓解，并能解释其疾病演变规律者也可作出临床诊断。

5. 确诊 在临床诊断的基础上有确凿的毒检证据，即可靠的毒检方法在人体胃肠道或血液或尿液或其他体液或相关组织中，检测到相关毒物或特异性的代谢成分，即便缺乏毒物接触史，仍然可以确诊。

由于急性中毒具有不可预测性和突发性，除少数有临床特征外，多数临床表现不具备特异性，缺乏特异性的临床诊断指标。若出现以下情况要考虑急性中毒可能：

（1）不明原因突然出现恶心、呕吐、头昏，随后出现惊厥、抽搐、呼吸困难、发绀、昏迷、休克甚至呼吸、心搏骤停等一项或多项表现者。

（2）不明原因的多部位出血。

（3）难以解释的精神、意识改变，尤其精神、心理疾病患者，突然出现意识障碍。

（4）在相同地域内的同一时段内突现类似临床表现的多例患者。

（5）不明原因的代谢性酸中毒。

（6）发病突然，出现急性器官功能不全，用常见疾病难以解释。

（7）原因不明的贫血、白细胞减少、血小板减少、周围神经麻痹。

（8）原因不明的皮肤黏膜、呼出气体及其他排泄物出现特殊改变（颜色、气味）。

（二）病情危重分级

急性中毒推荐参考中毒严重度评分表（PSS）实行急性中毒病情分级并动态评估。中毒严重程度评分标准分五级：无症状（0 分）：没有中毒的症状或体征；轻度（1 分）：一过性、自限性症状或体征；中度（2 分）：明显、持续性症状或体征；出现器官功能障碍；重度（3 分）：严重的威胁生命的症状或体征；出现器官功能严重障碍；死亡（4 分）：死亡。

四、鉴别诊断

除不同毒物间的相互鉴别外，临床见昏迷、呼吸困难、肺水肿、发绀、肢体麻木、腹痛呕吐腹泻等，在诊断急性中毒时还必须与急性脑血管意外、急性心血管疾病、呼吸系统急症、周期性瘫痪、急性胃肠炎等疾病相鉴别。

五、治疗

（一）中医治疗

治疗原则：早期解毒和排毒是急性中毒的主要治则。增加排毒效能，减少毒物对机体的毒性作用。急性中毒总体来说可辨证为实证和虚证两大类症候，实证者祛邪解毒，虚证者扶正祛邪。

1. 解毒排毒途径

（1）催吐：适用于中毒剂量大，口服毒物 2～3h 之内，机体正气充实的神清患者。

可用三圣散（藜芦、防风、瓜蒂）、催吐解毒汤（甘草、瓜蒂、玄参、地榆）水煎顿服，探吐；也可用生鸡蛋 10～20 个，取蛋清加明矾搅匀后口服或灌胃，吐后再灌；白矾或胆矾，温水冲服，或以手指、压舌板探吐。

（2）洗胃：神志不清者，可常规插入胃管，用清水或淡盐水或绿豆汤等洗胃，反复冲洗，直至无色、无味为止。注意防止误吸。

（3）导泻：毒物已进入肠道，但尚未被完全吸收。可用番泻叶 15g 焗服；或大黄、防风、甘草，水煎 300～500ml，灌肠。

（4）灌肠：若口服药物导泻仍不能使毒物完全排出者。可用生大黄或大承气汤煎汤，取 300～500ml 灌肠。

（5）利尿：车前子、白茅根，水煎服。

2. 辨证方药

（1）实证

证候 恶心，呕吐，呕吐物或呼出气体有特殊气味，腹痛，腹泻，头晕，头痛，烦躁不安，肌肉震颤，甚则神昏谵语，舌红苔腻，脉滑数。

治法 祛邪解毒。

方药 银花三豆饮。药用：金银花、甘草、赤小豆、黑豆、绿豆等。

中成药可用血必净注射液、痰热清注射液。

（2）虚证

证候 头晕、耳鸣、筋惕肉瞤，呕吐清涎，腹痛，腹泻，惊悸或怔忡，甚则汗出肢冷，呼吸气微，二便自遗，脉微细欲绝。

治法 扶正祛邪。

方药 参附汤。药用：人参、附子等。

中成药可用参附注射液、生脉注射液。

（二）西医治疗

治疗目标：早期采取有效毒物清除、脏器支持手段，预防毒物所致的多器官功能障碍。

1. 清除未被吸收的毒物 吸入中毒者撤离中毒现场，保持呼吸道通畅，并给予吸氧。接触中毒者除去污染衣物，先用干布抹去皮肤沾染物，防止毒物遇水发生反应。用清水洗净皮肤，禁用热水冲洗以免增加毒物吸收。经口或消化道中毒者，以催吐、洗胃、导泻等方法清除未吸收毒物。

（1）催吐：对清醒的口服中毒患者，最简单的方法就是用压舌板刺激咽后壁催吐。催吐时需注意防止误吸，对昏迷、惊厥、食入腐蚀性毒物者及孕妇等不宜采用催吐。

（2）洗胃：对催吐无效、神清、毒物为水溶性者，洗胃最为适宜。洗胃液的温度一般为35℃左右，温度过低易引起胃痉挛，温度过高可促进毒物吸收。洗胃液的总量视毒物酌情而定；先吸后灌，每次灌入量为 300～500ml，每次灌入量与吸出量基本平衡，灌入量过多可引起急性胃扩张，使胃内压上升，增加毒物吸收，甚至可能导致胃穿孔、胃反流误吸等严重的并发症。

洗胃时机一般建议在服毒后 1h 内，但对某些毒物或有胃排空障碍的中毒患者也可延长至 4～6h；对无特效解毒剂的急性重度中毒，可酌情延长至 24h。对于农药中毒，如有机磷农药、百草枯中毒等主张积极；而对于药物过量，洗胃则趋向于保守。

（3）吸附：活性炭能有效地减少毒物从胃肠道吸收，建议活性炭口服量为成人 50g，儿童 1g/kg 体重，肠梗阻者禁用。对于重金属或腐蚀性毒物，可口服鸡蛋清保护胃黏膜，延缓或减少毒物吸收。

（4）导泻：导泻可使进入肠道的毒物尽快排出，常用硫酸钠、硫酸镁、复方聚乙二醇电解质散，也可用甘露醇或山梨醇。油剂泻药能溶解某些毒物，不建议使用；当毒物已经引起严重腹泻时，不宜再导泻；腐蚀性毒物中毒或患者极为虚弱时，亦不宜导泻。

（5）灌肠：适用于毒物已服用数小时，经导泻无效者，视患者病情可予多次灌肠；活性炭加入灌肠液中可促进毒物吸附后排出。

2. 促进已吸收毒物排泄

（1）加强利尿排毒：大部分毒物吸收后经肾脏排泄，积极利尿是加速毒物排泄的重要措施，常用方法为扩容、利尿。补液速度为每小时 200～400ml，液体种类选择视电解质和渗透压而定，可同时予呋塞米静脉注射，需注意及时复查、补充电解质。

（2）调节尿液酸碱度：①碱化尿液：水杨酸、苯巴比妥等弱酸性化合物中毒时，静脉滴注碳酸氢钠，使尿 pH＞8.0 能加速毒物排出；②酸化尿液：士的宁、苯环己哌啶等弱碱性毒物中毒时，静脉滴注维生素 C 注射液 4～8g/d，使尿液 pH＜5.0 能加速毒物排出。

（3）血液净化：适应证主要包括毒（药）物或其代谢产物能被血液净化清除；中毒剂量大，毒（药）物毒性强，预后较差；发生急性肾衰竭等。常用的方法有以下几种：

1）血液透析（HD）：对脂溶性毒物透析效果差，适用于水溶性、不与蛋白质或其他分子结合的小分子（分子量＜500）和部分中分子毒物的清除，如对乙酰氨基酚、二甲双胍、巴比妥类药物、丙戊酸、茶碱、甲醇、锂盐等中毒。HD 能纠正水、电解质、酸碱平衡紊乱。

2）血液灌流（HP）：主要用于高脂溶性、高蛋白结合率、大中相对分子质量的毒物。活性炭和中性树脂对有机磷农药、苯酚、苯巴比妥等有较好的亲和力，可达到较好的清除作用。HP 不能纠正水、电解质、酸碱平衡紊乱，并可导致白细胞、血小板、葡萄糖、凝血因子、二价阳离子等减少，应严密监测并及时补充。

3）血浆置换（PE）：主要用于蛋白结合率高、相对分子质量大的毒物、内源性毒素、炎性因子清除及补充活性胆碱酯酶等有益成分。常用于三环类抗抑郁药、百草枯、蛇毒、毒蕈中毒、砷化氢中毒等。此法相对安全，对血浆需求量大，但不能纠正水、电解质、酸碱平衡紊乱，且存在经血传播病毒性疾病的风险。

4）连续性血液净化（CBP）或连续性肾脏替代治疗（CRRT）：为血液净化的一种特殊形式，是连续、缓慢清除水分、溶质治疗方式的总称，能稳定清除致病因子和炎症介质，临床中较为常用的是连续性静脉-静脉血液滤过（CVVH）。

3. 足量、早期应用解毒药物　应用解毒药物时需注意：①早期、足量、尽快达到治疗有效量；②正确选择给药方式，使特殊解毒剂在最短时间发挥最好疗效；③注意解毒剂的配伍联用，充分发挥解毒剂协同作用，如有机磷农药中毒者阿托品联用胆碱酯酶复能剂；毒鼠强中毒者地西泮联用纳洛酮等。常见解毒剂用法如下：

（1）金属中毒解毒药：多为螯合剂，常有氨羧螯合剂和巯基螯合剂，部分用法如下：

1）依地酸二钠钙（CaNa$_2$-EDTA）：用于铅中毒等，可与多种金属形成稳定的可溶性金属螯合物，经尿排出体外。用法：每天 0.5～1g 加入 5%葡萄糖液 250～500ml 中，静脉滴注 4～8h，连续用药 3 天，停药 4 天为 1 个疗程，一般用 2～4 个疗程。

2）二乙烯三胺五乙酸（DTPA）：化学结构、作用、剂量与依地酸二钠钙相似，促排铅效果比依地酸二钠钙好。

3）二巯丙醇（BAL）：含活性巯基，可与某些金属形成无毒、难解离的螯合物经尿排出体外。此外，还能夺取已与酶结合的重金属，使酶恢复活力。治疗砷、汞、金的中毒。急性中毒：每次 2.5～4mg/kg 体重，肌内注射，前 2 天每 4～6h 1 次；第 3 天每 6～12h 1 次，以后每天 1 次，7～14 天 1 个疗程。

4）二巯基丙磺酸钠（Na-DMPS）：作用类似二巯丙醇，疗效高，不良反应少，是汞中毒、砷中毒的首选解毒剂，对铬、铋、铅、铜及锑化合物、毒蕈等中毒均有疗效。用于急性金属中毒时可静脉注射，每次 5mg/kg 体重，首日每 4～5h 1 次，第 2 天，每 8～12h 1 次，以后每天 1～2 次，7 天 1 个疗程。

5）二巯丁二钠（Na-DMS）：治疗锑、铅、汞、砷、铜等中毒。急性锑中毒者每小时静脉注射 1g，连用 4～5 次。急慢性铅、汞中毒，每天 1g，静脉注射，3 天 1 个疗程，间隔 4 天再用药。口服每天 1.5g，分 3 次服用，疗程同上。

（2）高铁血红蛋白血症解毒药：主要应用亚甲蓝（美蓝）治疗亚硝酸盐、苯胺、硝基苯等中毒引起的高铁血红蛋白血症。小剂量亚甲蓝可使高铁血红蛋白还原为正常血红蛋白，用法为 1%亚甲蓝 5～10ml（1～2mg/kg 体重）静脉注射，视病情重复使用。大剂量（10mg/kg 体重）效果相反，可产生高铁血红蛋白血症，用于治疗氰化物中毒。

（3）氰化物中毒解毒药：常用亚硝酸盐-硫代硫酸钠，中毒后立即给予。适量的亚硝酸盐使血红蛋白氧化，产生一定量的高铁血红蛋白与血液中氰化物形成氰化高铁血红蛋白。高铁血红蛋白还能夺取已与细胞色素氧化酶结合的氰离子转变为毒性低的硫氰酸盐排出体外。用法为 3%亚硝酸钠溶液 10ml 缓慢静脉注射，随即用 25%硫代硫酸钠 50ml 缓慢静脉注射。

（4）常见特效解毒药物：见表 11-1。

表 11-1　常见特效解毒药物一览表

常用特效解毒药	对抗毒物
阿托品	有机磷农药及毒蕈中毒，毛果芸香碱、新斯的明中毒
解磷定、氯解磷定	有机磷农药中毒
重金属结合物，二硫基丙醇	砷、汞、锑、铋、锰、铅、毒蕈中毒
硫代硫酸钠	砷、汞、铅、氰化物、碘、溴中毒
亚硝酸异戊脂	氰化物、木薯中毒
亚硝酸钠	苦杏仁、桃仁、枇杷仁中毒
美蓝（亚甲蓝）	小剂量急救亚硝酸盐中毒及高铁血红蛋白血症，大剂量用于治疗氰化物中毒
纳洛酮	吗啡类、乙醇、镇静安眠药中毒
解氟灵（乙酰胺）	灭鼠药（氟乙酰胺）中毒
地西泮+纳洛酮	毒鼠强中毒

4. 支持治疗与对症处理　许多毒物至今尚无有效解毒剂，救治措施主要为及早排毒、有效对症和支持治疗。

（1）氧疗：用于急性中毒后引起的氧的交换、输送和利用功能障碍者。常用的氧疗方法包括鼻导管、面罩、呼吸机、高压氧舱给氧；其中高压氧为治疗一氧化碳中毒的绝对适应证，此外还可用于急性硫化氢、氰化物中毒及急性中毒性脑病，以纠正缺氧状态，减轻脑水肿。

（2）肾上腺糖皮质激素：用于肺水肿、中毒性脑病、急性呼吸衰竭、中毒性肝病及溶血性贫血。应用原则为早期、足量、短程。常用氢化可的松琥珀酸钠 200～600mg/d，亦可用甲泼尼松 200～500mg/d。

（3）其他对症支持治疗：按症状分述如下：

1）低血压和休克：常见于镇静安眠药、催吐药、抗精神病和抗抑郁药等中毒。除补充血容量外，应注重血管活性药物的应用，必要时应用纳洛酮促醒及防治中毒性心肌炎。

2）高热与低温：高热常见于抗胆碱类药、单胺氧化酶类药、吩噻嗪类药物中毒，可采用物理降温，如无禁忌证可使用氯丙嗪；低温见于镇静安眠药物中毒，低温可发生水、电解质及酸碱失衡，在保暖同时注意补充电解质。

3）水电解质紊乱与酸碱失衡：急性中毒后呕吐、腹泻、汗出、洗胃、利尿等均可造成内环境的紊乱。因此，在救治过程中要动态监测患者体液、电解质、酸碱度等情况，维持内环境平衡。

4）心律失常：毒物影响心肌纤维电活动，加之心肌缺氧或代谢紊乱而易发生心律失常。早期应用镁极化液有助预防心律失常，根据心律失常的类型相应选用利多卡因、维拉帕米、普罗帕酮、阿托品、毛花苷丙等。

5）心脏呼吸骤停：洋地黄、乌头碱、汞、砷等毒物可直接作用心血管系统引起心搏先停，呼吸随之停止；窒息性气体中毒、有机磷农药、镇静安眠药等可引起呼吸先停，数秒或数分钟后心搏骤停；氯气、氰化物、氨等极高浓度窒息性气体可引起呼吸心搏同时停止。急性中毒后一旦出现心脏呼吸骤停，需立即开始心肺复苏，并启动高级生命支持。

6）急性呼吸衰竭：毒物进入人体后引起呼吸道、呼吸中枢损害，从而导致中毒性呼吸衰竭。治疗要点包括保持呼吸道通畅，及时的氧疗，适当应用呼吸兴奋剂；视病情需要及时建立人工气道并给予无创或有创呼吸机辅助通气；防治吸入性肺炎和机械通气相关性肺炎。

7）急性肾衰竭：主要病变为急性肾小管坏死和肾小管堵塞。治疗措施包括有效控制原发病，维持有效血液循环，纠正缺氧，避免使用肾损害药物，合理使用利尿剂，必要时尽早行血液净化治疗。

8）中毒性脑病：多见于一氧化碳、镇静药、麻醉药中毒，表现为不同程度的意识障碍、颅高压、抽搐、惊厥等症状。救治重点为防治脑水肿，保护脑细胞。意识障碍、颅高压者予甘露醇、呋塞米、白蛋白、糖皮质激素等脱水、降颅压等治疗；抽搐、惊厥者予苯妥英钠、地西泮、咪达唑仑等镇静止痉。脑保护可用胞磷胆碱、纳洛酮等；有条件者予高压氧治疗。

六、中西医临床诊疗思路

诸如中毒此类非中医治疗强项的病种，我们研究的重点不应该放在纯中医治疗上，而应该着重考虑怎样优化组合中西医治疗措施，尤其是怎样在一个具体的疾病病程中做到有的放矢，在疾病的某个阶段、某个环节能真正突出发挥西医治疗所做不到的中医优势，这才是发扬中医特色与振兴中医的必由之路。

（1）现代研究中毒救治主要是如何快速清除未吸收的毒物，常用方法有催吐、洗胃、灌肠等；努力寻找特效的解毒药物，如何增加排毒效能，减少毒物对机体的毒性作用。

（2）古代关于中毒的解救资料较为丰富，并很早就强调以催吐等方法将毒物排出，如《太平圣惠方·解诸药毒诸方》："解中毒……宜速吐之。"而关于通用解毒药，则强调甘草、绿豆的作用，而在《普济方》有瓜蒌粉专解酒毒的记载。

（3）近年来，固定方药及验方研究也取得了一定的进展，特别是对有毒中药的处理方面，如乌头类、斑蝥等中毒，应用中医中药治疗，取得满意的效果。

七、预防与调护

（一）预防

避免毒物接触：①勿食腐败变质之物及毒蕈；②饮酒有节，避免过量；③严格管理农药；④加强煤气管理，煤炉烤火时不要紧闭门窗；⑤遵医嘱用药，不滥用药物。

（二）调护

发生中毒综合护理救治：①卧床休息，冬季宜保暖，夏季宜通风；②进食流质或清淡易消化之品，不能吞咽者，给予鼻饲；③注意口腔护理，勤翻身，防止褥疮和肺炎发生；④保持呼吸道通畅，防止窒息；⑤保持二便通畅，尿潴留者，留置导尿管；⑥故意服毒者，留专人守护。

（梁伟波）

第二节　农药中毒

有机磷杀虫药中毒

有机磷杀虫药（organophosphorus pesticide，OPI）大多数属磷酸酯类或硫代磷酸酯类化合物，是目前应用最广泛的杀虫药。OPI 中毒主要抑制乙酰胆碱酯酶，使乙酰胆碱不能分解而在生理部位蓄积，作用于胆碱能受体，使胆碱能神经发生元过度兴奋，产生毒蕈碱样、烟碱样和中枢神经系统症状，病情严重者可因呼吸衰竭而死亡。

OPI 大都呈油状或结晶状，色泽由淡黄至棕色，有蒜味。除美曲膦酸外，一般难溶于水，不易溶于多种有机溶剂，在碱性条件下易分解失效。由于化学结构中取代基团不同，各种 OPI 毒性相差很大。按大鼠急性口服半数致死量（LD_{50}）可分以下四类：①剧毒类：$LD_{50} < 10mg/kg$，如甲拌磷、

内吸磷、对硫磷、八甲磷等。②高毒类：LD$_{50}$ 10～100mg/kg，如苏化203（硫特普）、三硫磷、甲基对硫磷、甲胺磷、敌敌畏等。③中度毒类：LD$_{50}$ 100～ 1000mg/kg，如乐果、碘依可酯、二嗪农、美曲膦酯等。④低毒类：LD$_{50}$ 1000～5000mg/kg，如马拉硫磷、氯硫磷、杀螟松、稻瘟净、三溴磷等。

本病属于中医学的"卒受药毒"范围。

一、病因病理

（一）中医病因病机

1. 病因　中医认为，本病因误进毒物，或误触毒物，或误吸毒物，或自杀、放毒、谋害，毒物经口鼻而入，机体被邪毒侵犯所致。

2. 病机　邪毒内犯，湿浊内扰胃腑，胃失和降，则恶心呕吐；累及肠道，则腹痛腹泻；损及脾运，滋生湿浊，水饮上逆则呕吐痰涎；湿邪困脾，聚湿为痰，痰饮伏肺，痰升气阻，则呼吸急促，喉中痰鸣；上蒙清窍，则头昏头痛；内闭经络，则谵妄昏迷。湿为阴邪易阻遏气机，损伤阳气，心阳不足，则心悸心慌，脉来迟缓；邪陷心包，蒙蔽神明则意识不清，昏迷、惊厥；阳气不达，则四肢厥冷；气血不畅，筋脉失养，则拘急成痉。重者外毒袭体入里，蕴结化热，内陷心包，扰动神明，瘀滞络道，最终伤津耗液，累及肝肾，煽动内风，阴阳失衡，气血逆乱。若失治误治，则致气血两亡之危候。

（二）西医病因病理

1. 病因　机磷农药中毒的常见原因是生产性中毒、使用性中毒和生活性中毒。

（1）生产性中毒：有机磷农药生产过程中防护不严，农药泄露通过皮肤和呼吸道吸收。

（2）使用性中毒：施药人员使用农药过程中，如喷洒，由皮肤吸收及吸入空气中农药。

（3）生活性中毒：误服、自服、误用或摄入被农药污染的水源和食物。

2. 发病机制　OPI 经胃肠道、呼吸道、皮肤和黏膜吸收后迅速分布全身各脏器，在脂肪组织中储存，脂肪中的浓度可达血浓度的 20～50 倍，肝脏内代谢进行生物转化，其代谢产物主要通过肾脏由尿排出体外。OPI 主要通过亲电子性磷与 ChE 结合，形成难以水解的磷酰化乙酰胆碱，抑制 ChE 的活性，特别是乙酰胆碱酯酶（AChE）的活性，使 AChE 失去分解乙酰胆碱的能力，乙酰胆碱在生理效应部位蓄积，从而产生一系列胆碱能神经过度兴奋的表现。

二、临床表现

（一）急性中毒表现

（1）有自服、误服或生产环境中接触、吸入有机磷农药。

（2）急性中毒发病时间与毒物品种、剂量和侵入途径密切相关。一般经消化道吸收者发病时间最短，10min~2h 内发病；其次为经呼吸道和皮肤黏膜吸收者，2～6h 内发病，很少超过 12h。病情轻者以 M 样症状为主，中度者表现 M 和 N 样症状，重度者同时出现 M、N 样症状和中枢神经系统症状。

（二）症状

1. 胆碱能危象　是急性有机磷中毒的典型表现。

（1）毒蕈碱样症状：中毒后出现最早，主要因副交感神经末梢兴奋引起平滑肌痉挛、外分泌腺分泌增强所致，表现为多汗、流涎、口吐白沫；恶心、呕吐、腹痛、腹泻、二便失禁；流泪、流涕、视物模糊、瞳孔缩小；心率减慢；咳嗽、气急、呼吸道分泌物增多，两肺干、湿啰音，严重者发生肺水肿或呼吸衰竭死亡。

（2）烟碱样症状：肌张力增强，肌纤维震颤，肌束颤动，心率加快，甚至全身抽搐，后出现肌力降低和瘫痪，可因呼吸肌麻痹而死亡。

（3）中枢神经系统症状：由于脑内乙酰胆碱积聚，中枢神经系统细胞突触间冲动传导加快，而有头痛、头昏、乏力、失眠或嗜睡、言语不清，严重者昏迷、抽搐，可因中枢性呼吸衰竭而死亡。

2. 中间综合征　中间综合征（intermediate syndrome，IMS），出现于急性胆碱能危象之后，迟发性神经病之前，称为"中间综合征"，一般在急性中毒后 24～96h 出现。主要表现为脑神经 3～7 和 9～12 支配的肌肉、屈颈肌、四肢近端肌肉及呼吸肌的无力和麻痹，突出的临床表现为呼吸肌无力和麻痹，当呼吸肌麻痹时，可出现不同程度的呼吸困难，严重者引起死亡。

3. 迟发性多发性周围神经病变　少数急性中毒患者在急性症状恢复后 2～4 周，主要累及运动神经纤维，出现进行性肢体麻木、刺痛，呈对称性手套、袜套型感觉异常，伴肢体萎缩无力。重症患者出现轻瘫或全瘫。一般下肢重于上肢，6～12 个月逐渐恢复。

4. 慢性中毒　多见于生产工人，由于长期少量接触有机磷农药所致。症状多为神经衰弱综合征，头痛、头昏、恶心、食欲缺乏、乏力、容易出汗。部分患者可出现毒蕈碱样或烟碱样症状如瞳孔缩小、肌肉纤维颤动。

（三）实验室和其他检查

1. 全血胆碱酯酶活力测定　全血胆碱酯酶活力是诊断 OPI 中毒的特异性实验指标，对中毒程度轻重，疗效判断和预后估计均极为重要。以正常人血胆碱酯酶活力值作为 100%，OPI 中毒时胆碱酯酶活力值在 70%～50% 为轻度中毒；50%～30% 为中度中毒；30% 以下为重度中毒。但此酶的活性下降并不与病情轻重完全平行。对长期有机磷农药接触者，全血胆碱酯酶活力值测定可作为生化监测指标。

2. 有机磷检测　血、尿、胃内容物和大便排泄物中有机磷及其代谢产物的检测，对中毒的诊断与鉴别诊断有指导意义。

3. 其他检查　重度中毒患者胸部 X 线可发现肺水肿影像。心电图常见室性心律失常、尖端扭转室性心动过速、心脏阻滞和 QT 间期延长。疑有迟发性神经病时应检查肌电图、神经传导功能。

三、诊断

（1）有机磷农药接触史。

（2）呼出气、呕吐物、体表有大蒜样臭味。瞳孔针尖样缩小，大汗淋漓、流涎，肌纤维颤动，咳嗽，气促，甚至肺水肿和意识障碍等中毒表现。

（3）全血胆碱酯酶活力降低，阿托品试验阳性（静脉或肌内注射阿托品 1～2mg，10min 后如出现颜面潮红、瞳孔扩大、口干、皮肤干燥、心率加快者，提示不是有机磷中毒；若用药后心率减慢，毒蕈碱样症状减轻，则可能是有机磷中毒）。

四、鉴别诊断

1. 中暑　为高温环境中一段时间后，出现头昏、口渴、多汗、心率加快、发热等；无瞳孔缩小、流涕、流涎和肌纤维震颤。全血胆碱酯酶活力正常。

2. 急性胃肠炎　以呕吐、腹泻、腹痛为主要表现，无多汗、流涎、瞳孔缩小等毒蕈碱样表现。无肌纤维颤动等表现。全血胆碱酯酶活力正常。

3. 食物中毒　发病前有不洁饮食史，以急性胃肠炎表现为主，无肌纤维震颤、瞳孔缩小、呼吸道分泌物增多、气喘、气促、肺水肿等表现。全血胆碱酯酶活力正常。

4. 脑炎　有发热、意识障碍、头痛、呕吐等表现，但有神经系统症状和体征，无流涎、肌肉震颤及呼出气大蒜样臭味等。全血胆碱酯酶活力正常。

5. 拟除虫菊酯类中毒 患者口腔、皮肤及胃内物无特殊的大蒜样臭味，全血胆碱酯酶活力正常。

6. 杀虫脒中毒 以嗜睡、发绀、出血性膀胱炎为主要表现，无瞳孔缩小、大汗淋漓、流涎等。全血胆碱酯酶活力正常。

五、治疗

（一）中医治疗

治疗原则：毒邪初入胃肠，予催吐、泻下、利水等迅速排毒。毒入五脏，出现心、脑、肝、肺受损，多脏腑气机逆乱，当中西医结合抢救。

1. 湿毒壅结肠胃证

证候　腹痛腹胀，恶心呕吐，流清涎，肢冷汗出，面色青紫，四肢震颤，或有精神委靡不振，甚至神志不清。舌质淡红或紫暗，苔白腻或黄腻，脉细或细数。

治法　峻下湿毒，清解肠毒。

方药　承气绿豆汤。药用：元参、麦冬、生地、大黄、芒硝等。

2. 湿浊阻滞胸脘证

证候　胸闷不适，头昏乏力，心悸阵作，周身汗出，纳谷呆滞，恶心呕吐，腹中隐痛，双瞳孔略见缩小。舌质淡红，苔白腻，脉细。

治法　理气健中，驱毒泄浊。

方药　二陈汤合甘草绿豆汤。药用：陈皮、半夏、茯苓、绿豆、甘草等。

3. 火热内扰阳明证

证候　高热口干，皮肤干燥，神昏谵语，手足震颤，颜面潮红，呼吸气粗，脘腹膨胀。舌红干，苔燥，脉洪数。

治法　宜清热通腑，养阴生津。

方药　白虎汤。药用：石膏、知母、粳米、甘草等。

4. 湿毒内淫脾胃证

证候　神志尚清，精神萎软，恶心呕吐，头昏乏力，四肢萎软无力，双瞳略为缩小。舌红，苔白厚腻，脉弦而细。

治法　芳香化浊，和胃止吐。

方药　藿香正气散。药用：大腹皮、白芷、紫苏、茯苓、半夏曲、白术、陈皮、厚朴、苦梗、藿香、甘草等。

5. 气血不足，筋脉瘀阻证

证候　面色淡白，精神萎软，语声低微，四肢弛缓无力，双瞳尚属正常。舌淡红，苔薄白，脉细而涩。

治法　补气活血，养血通络。

方药　补阳还五汤。药用：黄芪、当归尾、赤芍、地龙、川芎、桃仁、红花等。

（二）西医治疗

治疗目标：尽快清除毒物是挽救患者生命的关键。紧急复苏、清除毒物、应用解毒药和支持对症治疗。

1. 迅速清除毒物

（1）立即将患者撤离有毒环境，脱去污染衣物，对沾有毒物的皮肤、毛发和指甲，立即用肥皂水、生理盐水彻底洗涤。眼睛可用生理盐水冲洗。

（2）对口服中毒者，应立即洗胃。未能及时就医者，口服中毒 12h 内仍应洗胃。常用的洗胃液为清水、2%～5%碳酸氢钠溶液（敌百虫忌用）或 1∶5000 高锰酸钾溶液（对硫磷忌用）。洗胃管口径宜大，要防止食物残渣堵塞胃管，洗胃液常需 10 000ml 以上，直至洗出液清晰无农药气味为止。洗胃后由胃管给予硫酸镁 30～60g 或硫酸钠 20～40g 溶于 50ml 清水口服，30min 无导泻作用再口服清水 500ml。

2. **特效解毒剂**　应早期、足量、联合、重复给药。

（1）阿托品和莨菪碱类：能有效阻断有机磷导致的毒蕈碱样症状和对呼吸中枢抑制，缓解 M 样症状，对 N 样症状、恢复胆碱酯酶活性及呼吸肌麻痹无效。中毒患者应及时、足量和反复应用阿托品，严重心动过速和高热者慎用。达到阿托品化（皮肤黏膜干燥、颜面潮红、瞳孔扩大、口干、皮肤干燥、心率加快、肺部啰音消失）后减量维持，根据有无异常分泌物、体温和脉搏调整阿托品用量。若患者出现瞳孔明显扩大、神志模糊、烦躁、谵语、惊厥、昏迷和尿潴留等症状，提示阿托品中毒，立即停用。除阿托品外，山莨菪碱（654-2）和东莨菪碱在解除平滑肌痉挛、减少分泌物、改善微循环和调节体温方面优于阿托品，且无大脑兴奋作用。

（2）胆碱酯酶复活剂：肟类化合物能使被抑制的胆碱酯酶恢复活性。其原理是肟类化合物的吡啶环中的季胺氮带正电荷，遇磷酰化胆碱酯酶时，即与酶的阴离子部位以静电吸引发生结合，夺取结合在酶的酯解部位的磷酸基团，使磷酸基团与酶分离，从而恢复酶的活性。该类药物对病程较久，已经"老化"的磷酰化胆碱酯酶无复活作用。常用的药物有氯解磷定（PAM-CI）和碘解磷定（PAM-I）。

3. **对症及支持治疗**　有机磷农药中毒的主要死因是肺水肿、呼吸肌麻痹及呼吸中枢衰竭，对症治疗应以维持呼吸功能为重点，及时氧疗纠正缺氧，保持呼吸道通畅，正确使用阿托品防治肺水肿，及时机械通气治疗呼吸肌麻痹及呼吸衰竭。此外休克、脑水肿、中毒性心肌炎及心搏骤停等均是重要死因，尽早予相应支持治疗。

4. **血液净化**　对重度有机磷农药中毒患者尽早血液灌流，血液透析或 CRRT 治疗仅在合并肾功能不全或 MODS 等情况时进行。见表 11-2。

表 11-2　OPI 中毒解毒药物用法用量

药物	轻度中毒	中度中毒	重度中毒
胆碱酯酶复活药			
氯解磷定	0.25～0.5g,稀释后缓慢静脉注射，需要时 2h 重复给药	0.5～0.75g，稀释后静脉注射，每 2h 给予 0.5g，共 3 次	0.75～1g 稀释后缓慢静脉注射，半小时后重复给药，继而每小时静脉滴注 0.25g,病情好转，停药观察
碘解磷定	0.4g 稀释后缓慢静脉注射，必要时 2h 后重复 1 次	0.8～1.2g 稀释后 20～30min 滴入；每 2h 给予 0.4～0.8g，共 3 次	1.2～1.6g 稀释后静脉注射，半小时后重复 0.6～0.8g；继而每小时静脉滴注 0.4g，连用 6 次，病情好转后停药观察
抗胆碱药			
阿托品	1～2mg 皮下注射,1～2h 一次；阿托品化后 0.5mg，皮下注射，4～6h1 次	2～4mg 静脉注射;半小时后 1～2mg 静脉注射，阿托品化后，每 4～6h 0.5～1mg 皮下注射	3～10mg 静脉注射，继而每 10～30 分钟静脉注射 2～5mg；阿托品化后，每 2～6h 0.5～1mg 皮下注射

六、中西医临床诊疗思路

急性有机磷杀虫药中毒临床病情危急，需紧急处理，特别是中重度中毒的患者，变化快，一般当中西医结合救治。

1. **阿托品的应用**　阿托品具有阻断乙酰胆碱对剐交感神经和中枢神经系统毒蕈碱受体的作用，对缓解毒蕈碱样症状和对抗呼吸中枢抑制有效，但对烟碱样症状和恢复胆碱酯酶活性没有作用，可肌肉或静脉注射和静脉滴注，根据病情轻重使用不同剂量。轻度中毒首剂可用 0.5～1mg 皮下注射，中度中毒首剂 2～4mg，重度中毒首剂 5～10mg 静脉注射，可反复应用，每 15～30min 重复一次，直至现出现 "阿托品化"，然后减量为 0.5～1mg 皮下或肌内注射。阿托品化即临床出现瞳孔较前扩大、口干、皮肤干燥和颜面潮红、肺湿啰音消失及心率加快。如出现神志模糊、烦躁不安、抽搐、昏迷和尿潴留等，提示阿托品中毒，应停用阿托品。中重度中毒一般与胆碱酯酶复活剂合用。

2. 胆碱酯酶复活剂的应用　常用解磷定、氯解磷定，主要用于解除烟碱样症状。复能剂的使用原则是：早期，足量，酌情重复用药及合理伍用阿托品。解磷定轻度中毒首剂 0.4g，稀释后缓慢静脉注射。中度中毒 0.8～1.2g，稀释后缓慢静脉注射，必要时 2h 后重复使用。重度中毒 1～1.6g，稀释后缓慢静脉注射，半小时后可视情况重复 0.6～0.8g 一次。氯磷定轻度中毒首剂 0.25～0.5g，稀释后缓慢静脉注射，必要时 2h 后重复一次。中度中毒 0.5～0.75g，稀释后缓慢静脉注射，必要时 2h 后 0.5g 重复使用，共 3 次。重度中毒 0.75～1g，稀释后缓慢静脉注射，半小时再重复一次，必要时 0.5g，每小时静脉滴注，共 6 次。

3. 对症治疗　中毒过程中出现的肺衰、心力衰竭、肾衰竭、脱证等，处理原则参见本书相关章节进行治疗。

七、预防与调护

（一）并发症的预防

1. 循环系统并发症防护　纠正电解质及酸碱平衡紊乱。改善缺血、缺氧，预防心搏骤停的发生。频发性室性期前收缩多因低血钾所致，经补钾后可自行消失；QT 间期延长-尖端扭转型室性心动过速（Tap），QT 间期延长不需特殊治疗，一般给予钾盐即可，但发生 Tap 则需紧急处理，包括纠酸补钾；静脉滴注异丙肾上腺素及食管心房调搏，提高心率至 120 次/分以上；引起心室颤动者应即除颤；中毒性心肌炎可用大剂量糖皮质激素治疗。

2. 呼吸系统并发症防护　早期、彻底、反复洗胃及足量解毒药物应用，能有效预防呼吸肌麻痹的发生。肺水肿：阿托品、东莨菪碱对 OPI 所致肺水肿有特效。一般选用东莨菪碱，它还能解除支气管痉挛、镇静、兴奋呼吸中枢和增加冠脉血流量等。

3. 其他系统并发症防护　减少有机磷农药的吸收，对症器官功能支持。

（二）调护

（1）保持呼吸道畅通，实施氧疗：保持鼻导管通畅，必要时使用呼吸面罩，同时可给予气道湿化和雾化吸入以预防呼吸道干燥。昏迷者平卧位，头侧向一边，及时清除口腔分泌物。

（2）仔细询问病史，积极与家属交流：了解服毒时患者的情绪状态，有无饮酒，服用有机磷的种类和剂量，发现的时间和当时患者的症状，有无采取急救措施等。

（3）密切观察生命体征尤其是瞳孔和体温的变化：详细记录液体出入量、呼吸道分泌物增减量、皮肤有无出汗，有无腹痛、尿潴留等。床旁应备有急救药品及气管切开包，以备患者呼吸困难时及时抢救。

（4）洗胃护理：保证呼吸道通畅的情况下尽早洗胃，必要时可采取 50%硫酸镁导泻，但肾功能不全或昏迷者不宜使用，以免加重中枢神经系统的抑制作用。

（5）大部分患者入院时，均有不同程度的意识障碍，护理人员应首先给患者家属做思想工作，向家属解释中毒的原理及预后，鼓励家属多给予患者温情和抚慰。待患者脱离危险期清醒之后，积极与患者交流，使患者树立正确的人生观，提高心理应激能力，积极配合治疗和护理，争取早日康复。

病案分析

（一）病案摘要

患者，女，32 岁，农民，已婚。因口服农药“敌敌畏”50ml 后神志不清半小时于 2012 年 12 月 25 日 17 时 50 分入院。入院症见：口中蒜臭，反复涌吐白沫及清涎，肢端青灰，体冷汗出，面色灰白，手指震颤，神志不清。既往体健，无癫痫、高血压史。体格检查：T 36.5℃，P 110 次/分，R 36 次/分，BP 100/80mmHg。昏睡，呈急性危重状态，发育正常，平卧体位，口中有大蒜样臭味。瞳孔针尖样缩小，多汗流涎，肌纤维颤动，颈软，面色青灰，张口呼吸，口角见多量清涎夹有泡沫状白痰。胸廓对称，胸腹式呼吸，叩诊清音，双肺可闻及大量中小水泡音及痰鸣音。心界不大，心音低，HR 110 次/分，律整，各瓣膜听诊区未闻及病理性杂音。腹平软，肠鸣音活跃，肝脾肋下未触及，四肢肌张力对称、稍低，生理反射存在，病理反射未引出。舌质淡红，苔白腻，脉细数欲绝。实验室和其他检查：血常规：WBC 12×10^9/L，N 0.8，嗜酸粒细胞 0.05，LY 0.06，RBC 4.56×10^{12}/L，Hb 138g/L，PLT 193×10^9/L；ChE 900U/L（<30%正常值）。

中医诊断：卒受药毒（湿毒壅结肠胃）。

西医诊断：急性有机磷农药中毒（重度）。

（二）分析

1. 诊断思路

（1）中医诊断思路：患者因“口服农药“敌敌畏”50ml 后神志不清半小时”入院，症见：口中蒜臭，反复涌吐白沫及清涎，肢端青灰，体冷汗出，面色灰白，手指震颤，神志不清，舌淡红、苔白腻。故中医诊断为卒受药毒。综合分析，当属湿毒壅结肠胃之证。

（2）西医诊断思路

1）明确有机磷中毒诊断：患者有毒物接触史，入院症见患者口中有大蒜样臭味，多汗流涎，并有瞳孔针尖样缩小，肌纤维颤动，ChE 活性降低，有机磷中毒诊断基本明确。

2）患者昏睡，张口呼吸，双肺可闻及大量中小水泡音及痰鸣音。提示肺水肿合并脑水肿，结合实验室检查 ChE 活性<30%正常值，因此诊断为重度中毒。

2. 治疗思路

（1）中医治疗思路：本例患者根据中医四诊属于湿毒壅结肠胃证，予承气绿豆汤加减鼻饲，以峻下湿毒，清解肠毒。大量使用阿托品后，火热内蕴，蒸津耗液成痰，痰热上壅，蒙闭清窍，故用醒脑静注射液以清热解毒，开窍醒神。

（2）西医治疗思路：在初步诊断的同时要立即展开抢救，最主要的抢救手段是早期、彻底洗胃，最主要的抢救药物是阿托品。早期应足量应用阿托品，以达到“阿托品化”，消除肺水肿，同时应用胆碱酯酶复能剂。治疗过程中要密切观察和维护呼吸、循环功能，营养心肌，必要时气管插管，机械通气。

百草枯中毒

百草枯是一种快速起效、非选择性除草剂，价格相对便宜。这些特性促进了它在很多发展中国家的广泛应用。百草枯用于农业是相当安全的：皮肤或喷雾剂暴露通常仅导致有限的局部损伤。然而，意外或故意摄入的致死率极高。这也是导致百草枯在世界上很多地区已被限制使用的主要原因。目前来说，在我国部分地区为比较容易获得百草枯的一些乡村地区，它是常见的蓄意自我毒害方法之一。

一、病因病理

（一）中医病因病机

1.病因　中医学认为本病为吸入秽浊之气，化火生痰，闭阻心包、脑脉所致。

2.病机　吸入秽浊之气，化火生痰，闭阻心包、脑脉，故出现头痛、眩晕、心悸，甚则神昏；火盛动风，则见四肢抽搐、肢体强直；痰蒙神窍则神昏；火热迫血妄行，则见出血。心主神明，脑为精明之府，本病由火热痰浊痹阻心窍与脑脉，则心脑主神志的功能失常，故其病位在心脑。但因肝主疏泄，主全身气机之调达，并主筋，肾与心水火相济，故与肝肾关系密切。其病性以邪实为主，邪实之中以火热、痰浊多见，恢复阶段则邪去正伤，以气阴亏虚多见。

（二）西医病因病理

1.病因　误服百草枯或误食沾染本品的粮食及毒死的禽畜、自杀、投毒而致中毒。

2.发病机制　从化学的角度来看，百草枯和敌草快属于联吡啶类化合物。吸收后，百草枯聚集于许多细胞内并发生氧化还原反应循环，氧化还原反应循环会消耗还原型烟酰胺腺嘌呤二核苷酸磷酸（nicotinamide adenine dinucleotide phosphate，NADPH），而 NADPH 是关键的细胞抗氧化保护剂之一。自由基生成和 NADPH 消耗的结果是引起氧化应激，进而直接导致细胞损害（通过脂质过氧化反应、线粒体功能障碍、坏死和细胞凋亡），并诱发显著的继发性炎症反应。

经过数小时至数日的时间，这些反应最终导致多器官功能衰竭。最容易被影响的器官是那些有丰富血流、高氧分压和高能量需求的器官，尤其是肺、心脏、肾脏和肝脏。

二、临床表现

（一）病史

有自服、误服或生产环境中接触、吸入百草枯的病史。

（二）症状

1.潜伏期　一般较长，大多数 1～3 天后才出现症状，可出现恶心、呕吐、食欲缺乏等症状。

2.出血症状　可见皮肤紫斑、齿龈出血、鼻衄、咯血和尿血或便血等全身广泛性出血，可伴关节疼痛、腹痛、低热等症。

（三）体征

（1）检查口腔和咽部是否有坏死、炎症或溃疡，然而这些表现可能会延迟数小时（可能多达12h），并在数日后达到最严重状态。患者可能存在因呕吐而导致的脱水。

（2）监测呼吸频率和脉搏血氧饱和度，应避免吸氧，除非有明确的缺氧（SpO$_2$<90%）证据，因为吸氧会增加毒性。

（3）密切监测心率和血压：早期死亡可能会由进行性难治性低血压引起。

（4）检查胸部：患者常有呼吸困难和呼吸过速，可闻及双肺湿啰音，提示有肺泡炎。肺累及的程度与致死性结局相关。皮下气肿提示纵隔炎，并且通常与致死性结局相关。

（5）检查腹部：患者常报告腹痛，腹部可能有广泛压痛。

（6）检查皮肤和眼睛是否有局部接触：局部接触百草枯可能造成角膜溃疡或非特异性皮炎。然而，局部接触导致的显著损伤并不常见，而且在危及生命的暴露情况下，全身性表现会令任何局部表现相形见绌。

（四）辅助检查

1. **一般检查**　对于严重中毒患者，入院时应当进行血液检查，随后的首个48h内应当每6～12h复查1次。检查的频率（尤其是48h后）取决于临床情况，包括是否有呕吐、腹泻和肾损伤，以及上述情况的严重程度，同时还取决于患者的预后。检查常用于帮助确定患者的预后。如果预后较差，则重点在于采取使患者感到舒适的措施和其他舒缓治疗，不建议进行额外的血液检查。

2. **毒理学筛查**　百草枯中毒通常不会导致患者意识水平的改变。因此，对于神志改变的患者，我们检测是否有对乙酰氨基酚（APAP）暴露，并进行心电图检查以筛查是否有心脏毒性药物暴露。

3. **百草枯暴露时的特异性检查**　尿百草枯，这项检测的主要目的是确认或排除百草枯暴露。加入连二亚硫酸盐溶液后观察到颜色变化，则可确认存在百草枯。该检测通常在患者大量摄入百草枯后6h内呈阳性，并维持阳性数日。

4. **血清百草枯浓度**　中毒时间相关的血清百草枯浓度可预测急性中毒后死亡的可能性。研究者已开发出一些可将血清百草枯浓度和死亡风险相关联的列线图，它们已得到验证。这些列线图的准确性相近，敏感性和特异性均大约为90%，但相比于预测存活，它们更适合用于预测死亡。

三、诊断

百草枯中毒的诊断通常依据摄入或其他途径的暴露史，连同体格检查获得的强有力支持证据（特别是摄入暴露时存在的口咽部灼伤），以及随后发生的急性肾功能损害、代谢性酸中毒或ARDS。诊断可经尿液或血液检查确认，如尿连二亚硫酸盐检测。

四、鉴别诊断

通过病史通常能明确百草枯中毒的诊断。而当摄入一种未知的且不排除百草枯或敌草快的农药时，诊断则最为困难。口咽部严重灼伤合并全身毒性强烈提示百草枯中毒的可能。其他任何农药都不会导致如此严重的黏膜灼伤（尽管小溃疡常见于许多除草剂暴露）。相反，大多数腐蚀性物质不会引起急性全身性毒性（如急性肾损伤）。据报道，急性百草枯中毒相关的典型综合征最初曾被误诊为HIV相关感染［口腔假丝酵母菌病和耶氏肺孢子菌（Pneumocystis jiroveci）肺炎］。尿连二亚硫酸盐检测通常可快速确定百草枯中毒的诊断。

五、治疗

（一）中医治疗

治疗原则：毒邪初入胃肠，予催吐、泻下、利水等迅速排毒。毒入五脏，出现心、脑、肝、肺受损，多脏腑气机逆乱，当中西医结合抢救。

1. **邪毒蒙蔽证**
（1）闭证

证候　以牙关紧闭、口噤不开、大小便闭、肢体痉挛、痰涎壅盛、面白唇暗、静卧不烦、四肢不温、脉数等。

治法　清心开窍，解毒祛邪。

方药　清瘟败毒饮。药用：生地、黄连、黄芩、丹皮、石膏、栀子、甘草、竹叶、玄参、犀角、连翘、芍药、知母、桔梗等。

中成药可用醒脑静注射液、安宫牛黄丸。

（2）脱证

证候　以目合口开、鼻鼾息微、手撒肢冷、冷汗淋漓、大小便失禁、肢体软瘫、舌瘫、脉微欲绝等。

治法　固脱醒神，回阳敛阴。

方药　四逆汤合引火汤，或破格救心汤。药用：附子、干姜、甘草、山茱萸、高丽参、生龙骨、牡蛎粉、活磁石粉、麝香等。

中成药可用参附注射液、参麦注射液。

2. 邪毒攻心证

证候　心悸、胸闷、气急、脉结代、脉数或缓等。

治法　益气养阴生津，清心解毒祛邪。

方药　清营汤。药用：犀角（或以水牛角代）、生地黄、玄参、竹叶心、麦冬、丹参、黄连、金银花、连翘等。

若寸脉大，舌干较甚者，可去黄连，以免苦燥伤阴；若热陷心包而窍闭神昏者，可与安宫牛黄丸或至宝丹合用以清心开窍；若营热动风而见痉厥抽搐者，可配用紫雪丹，或酌加羚羊角、钩藤、地龙以熄风止痉；若兼热痰，可加竹沥、天竺黄、川贝母之属，清热涤痰；营热多系由气分传入，如气分热邪犹盛，可重用金银花、连翘、黄连，或更加石膏、知母，及大青叶、板蓝根、贯众之属，增强清热解毒之力。

中成药可用参麦注射液、清开灵注射液。

3. 邪毒阻肺证

证候　咳嗽、咯痰、胸闷、呼吸困难、紫绀等。

治法　泄毒宣肺，降气定喘。

方药　定喘汤。药用：麻黄、杏仁、桑白皮、黄芩、半夏、苏子、款冬花、白果、甘草等。

中成药可用痰热清注射液、止喘宁注射液。

（二）西医治疗

治疗目标：早期采取有效毒物清除、脏器支持手段，预防急性肺损伤和肺纤维化的发生。

1. 减少毒物吸收　对于中毒约 2h 内就诊的患者，应该尽快经口或鼻胃管给予活性炭（1g/kg 溶于水，最大剂量 50g）或漂白土（2g/kg 溶于水，最大剂量 150g）。治疗不应因进行确诊检测而延迟。胃肠道去污染对于就诊延误的患者是无效的，因为百草枯的吸收迅速且毒性强。由于百草枯诱发的腐蚀性损伤，所以禁忌进行洗胃和催吐。然而，对于早期就诊的病例，应在给予活性炭前先进行鼻胃管插管并吸出胃内容物。

2. 局部和吸入性暴露　暴露的皮肤应当立即用肥皂和清水彻底冲洗至少 15min。若采取了全面预防措施，则救援人员受到二次污染（即治疗患者时出现中毒现象）的风险极小。眼部暴露时应当按照腐蚀性暴露的标准方法进行去污染。我们推荐以恰当的方法使用等张盐水冲洗眼睛 30min。

3. 体外治疗的指征　如果能在中毒后 4h 内开始，则我们推荐进行 4h 的血液灌流。然而，不幸的是对大多数摄入百草枯的病例而言，这是难以实现的。理想情况下，应该确诊百草枯中毒且开始治疗之前应当尚未出现严重中毒的征象，因为这些征象需要较长的时间才会出现，而一旦出现这些现象，预后会很差。

4. 抗炎和免疫抑制治疗　这类治疗方法曾在早期流行，主要是联合使用环磷酰胺和糖皮质激素，但其疗效尚未得到严格的研究证实，因此我们不推荐这类治疗。迄今为止完成的最大样本量（298 例患者）的随机对照试验发现这类治疗无效，早期非对照或小样本随机试验提示这类治疗可能有益。

六、中西医临床诊疗思路

百草枯中毒临床上初起多为实证，吐泻之后耗气伤津，邪毒内陷，出现虚实夹杂证候，继续发展则易出现阳脱阴竭或突然阴阳离决等危候。本病临床起病急骤，发展较快，并发症多，若治疗不及时或病情过重时，常继发肝、肾、脑等重要器官的损害。因此，在运用上述中医辨证急救治疗的基础上，针对所表现出的临床表现及时对症治疗，不仅能解除患者暂时痛苦，且对挽救患者生命也有极为重要的作用。

（1）昏迷者可用促苏醒药，如纳洛酮等。

（2）中毒性肺水肿为非心源性的，可用大剂量糖皮质激素。

（3）烦躁不安、抽搐者可给予镇静剂如地西泮等。

（4）注意纠正水、电解质紊乱及酸碱失衡。

（5）合理应用抗生素，预防和控制感染。

（6）呼吸困难者给以吸氧，呼吸衰竭者给予呼吸兴奋剂，必要时予机械通气。

（7）脑水肿时用脱水剂如甘露醇等。

七、预防与调护

（一）预防

由于百草枯在农业上的普遍运用，近年来，由于误服及自服引起的百枯草中毒频率增加。百枯草毒性剧烈且无特效治疗药，中毒引起的器官衰竭率和死亡率极高，因此应该加强健康教育和生命教育，保管好各类农药。特别在农村地区，要向农民宣传贯彻《农药安全使用管理规程》，在农药的运输、购买、使用和保管等方面都要严格执行有关规定。

（二）调护

（1）进行病情监测，密切关注患者的神志、心律、血压及血氧饱和度等生命体征，注意患者呼吸的频率与节律，注意患者是否有胸闷、咳嗽及进行性呼吸困难等。当血氧分压<40mmHg 或者发现急性呼吸窘迫综合征时，立即进行气管插管，呼吸机辅助通气。

（2）注意保暖，避免患者着凉引起其他并发症。

（3）消化道护理，根据患者不同状况进行口腔护理，同时采用雾化给药。

（4）保持患者的皮肤干燥与完整性，避免呕吐物中的毒物被皮肤再吸收。

（5）患者出现严重呕吐时，暂时禁食，按医嘱执行当天的补液量、药物及营养输入。患者禁食12h 后不再有恶心及呕吐现象则给予牛奶等营养丰富且易于消化的食物，少食多餐，以免食物对胃黏膜再度造成损伤。

（6）根据患者心理情况进行心理指导与安慰，缓解患者精神压力，让患者积极配合治疗，避免再次出现意外。

（周　红　黎永琳）

病例分析

（一）病案摘要

患者，男，19 岁。因与家人生气口服 20%百草枯溶液 200ml，当即被人发现，约 10min 后送达当地医院，给予洗胃、导泻、输液等治疗，并于 3h 后转来我院。入院时患者轻度恶心，呕吐少许黏液,无胸闷气喘,无昏迷抽搐。体检:T 36.2℃,P 100 次/分,R 19 次/分,BP 120/77mmHg,神清,唇红,口腔黏膜未见溃疡,颈软,两肺呼吸音清,无干湿啰音,HR 100 次/分,无杂音,余体检无异常。实验室检查肝功能、肾功能、心肌酶均正常。入院后即给予反复血液灌流,保护胃黏膜,保护肝、肾等重要脏器,补充维生素 C、E,抗氧化,清除自由基,抗感染,防治肺纤维化等治疗。入院第 3 天下午起患者出现呼吸困难,血氧饱和度(SPO$_2$)下降至 66%,动脉氧分压(PaO$_2$)37mmHg,肝功能示:TBIL 84.6μmol/L,ALT 209IU/L,AST 228IU/L,Cr 309.6μmol/L,CK-MB 475IU/L;胸片示:两肺间质水肿,患者肺、肝、肾、心脏等多脏器发生损伤。给予低流量吸氧及无创正压呼吸机支持通气。入院第 4 天与某医院专家会诊指导治疗。入院第 5 天患者呼吸困难加重,且呕吐血性液体,解柏油样黑便,胸片示:两肺水肿,左侧液气胸(肺压缩40%~50%),给予胸穿抽气,继续血液灌流,并加大甲基强的松龙用量以阻止肺纤维化,加强对消化道出血的治疗。入院第 6 天患者气喘稍好转,但肾功能恶化,BUN 271mmol/L,Cr 538μmol/L,给予血液透析 1 次/天。入院第 8 天患者巩膜、皮肤黄染,出现胸壁皮下气肿,胸片示:左侧气胸(肺压缩 90%),纵隔气肿,右肺感染。血生化示:肾功能较前好转,肝损害加重。给予左侧胸腔闭式引流排气,加强抗感染,保肝等治疗。入院第 9 天,患者呼吸困难加重,黄疸加深,胸片示:左侧气胸好转,肺压缩15%,但两肺有感染及肺纤维化征象。入院第 12 天,患者气喘进行性加重,全身疼痛,皮肤黄染加深,复查 Cr 512.1μmol/L,TBIL 476.4μmol/L,ALT 24IU/L,AST 133IU/L,出现胆酶分离,肝功能衰竭。入院第 14 天,患者 SPO$_2$ 下降到 30%,多脏器功能衰竭加重。中医诊断:毒物中毒,邪毒攻击心肺;西医诊断:急性百草枯中毒(重度)。

(二)分析

1. 诊断思路

(1)中医诊断思路:患者因口服超致死量的百草枯农药后,出现以胃肠道症状为首发,继以进行性呼吸困难为主的临床表现,最终因肺、肝、肾等多脏器功能衰竭。中医诊断为毒物中毒。综合分析,当属邪毒攻击心肺之证。

(2)西医诊断思路

1)明确百草枯中毒诊断:因与家人生气口服 20%百草枯溶液 200ml,当即被人发现,约 10min 后送达当地医院,虽及时进行了洗胃、导泻、输液等治疗,但仍在入院第 3 天起出现呼吸困难逐渐加重,肝功能明显异常,呕吐血性液体,解柏油样黑便,胸片示:左侧气胸(肺压缩 90%),纵隔气肿,右肺感染,两肺肺纤维化征象。急性百草枯中毒诊断基本明确。

2)患者入院第 3 天起逐渐出现多脏器功能损害,呕吐血性液体,左侧气胸(肺压缩 90%),纵隔气肿,右肺感染,两肺肺纤维化征象,因此诊断为重度中毒。

2. 治疗思路

(1)中医治疗:本例患者根据中医四诊属于邪毒攻击心肺证,予清营汤加减煎服,以峻下邪毒,清解心肺之毒。用热毒宁注射液、血必净注射液以清热凉血解毒。

(2)西医治疗:在初步诊断的同时要立即展开抢救,最主要的抢救手段是早期催吐、碱性溶液(碳酸氢钠液)彻底洗胃。早期使用抗氧化剂、激素治疗,减轻过氧化作用对组织的损伤,预防肺纤维化;同时保持呼吸道通畅,及时纠正喉头水肿,从而防止毒物对肺组织等的过度破坏,减轻呼吸衰竭。促进毒物排泄:因患者入院错过了最佳的血液净化时期,故予以大量补液、利尿,促进毒物排泄,保护肝肾功能。

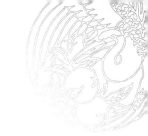

第三节　常见药物中毒

镇静催眠药中毒

镇静催眠药物（sedative-hypnotics）是抑制中枢神经系统引起镇静和催眠的药物，大剂量可有麻醉、抗惊厥、抗精神病等作用。本类药物按化学结构可分为5类：苯二氮䓬类、巴比妥类、醛类、环吡咯酮类及其他类。急性镇静催眠药中毒（acute sedative-hypnotics poisoning）是因镇静催眠药管理或使用不当，一次性大剂量使用而导致的药物中毒。主要通过对呼吸中枢及循环中枢的抑制效应，导致呼吸衰竭或血流动力学异常，严重者可能出现休克，甚至死亡，按中毒的临床表现分级如表11-3。

表 11-3　镇静催眠药中毒的临床分级

分级	兴奋性症状	抑制性症状
Ⅰ级	多汗、皮肤潮红、反射亢进、易激惹、瞳孔散大、震颤	嗜睡、呼之可醒、能回答提问
Ⅱ级	意识模糊、发热、躁动、血压升高、心动过速、呼吸增快	昏睡、对疼痛有反应、脑干及深反射存在
Ⅲ级	谵妄、兴奋、高热、快速型心律失常	浅昏迷、对疼痛无反应、部分反射消失、呼吸抑制
Ⅳ级	昏迷、惊厥、心血管性休克	深昏迷、对疼痛无反应、反射消失、呼吸及心血管功能抑制

一、苯二氮䓬类

苯二氮䓬类药物常用于镇静催眠、抗焦虑、抗癫痫、抗惊厥及全身麻醉等，是目前临床应用最广泛的镇静催眠药，本类药物引起的急性中毒也最常见。本类药物具有选择性高、安全范围大、对呼吸抑制小、不影响肝药酶活性等特点，长期应用可产生耐药性和依赖性。本类药物从胃肠道吸收快，在肝脏代谢，代谢形式复杂，约70%代谢产物从尿中排出。本类超短效作用的有三唑仑(triazolam，海乐神)，短效作用的有阿普唑仑（alprazolam，佳静安定）、劳拉西泮（lroazepam，罗拉）、艾司唑仑（estazolam，舒乐安定），中效作用的有地西泮（Diazepam，安定）、氯氮䓬（chlordiazepoxide，利眠宁），长效作用的有氟西泮（flurazepam，氟安定）等。

（一）病因病机

此类药物是特异性苯二氮䓬类药物（BZD）受体激动剂，主要作用于大脑的边缘系统和脑干的网状结构，其能与γ-氨基丁酸（GABA）受体、氯离子通道形成复合物，增强GABA介导的中枢系统抑制性效应，阻碍上行、下行激活系统，阻止电冲动扩布，从而起到镇静安定的作用，同时能通过作用于中枢起到骨骼肌松弛效应。大剂量时除抑制中枢神经系统外，还可抑制心血管系统。同时摄入其他中枢抑制剂或乙醇时可增强毒性，老年人对此类药物敏感性高。因本类药物的中毒剂量与治疗剂量的比值高，故直接致死较罕见。

中医认为此病为外来药邪入侵，损伤脏腑，气血亏折，心神失守所致。

（二）诊断

有自服或误服过量本类药物史。苯二氮䓬类药物的中枢神经系统抑制作用较轻，症状的轻重和用药情况及身体健康条件相关。其临床表现特征如下：

（1）服用过量本类药品的不良反应主要有嗜睡、运动失调、言语不清、头痛、乏力、抑郁、恶心、呕吐、排尿障碍，偶有锥体外系障碍、中枢兴奋及一时精神错乱等症状，年老体弱者易出现晕厥。

（2）口服中毒剂量或静脉注射速度过快时，除了上述症状外，可出现昏迷、低体温、血压下降和呼吸抑制。同时摄入乙醇或其他中枢抑制剂者可出现深昏迷、致死性循环衰竭或呼吸抑制。

（3）长期应用本类药物可致耐受和依赖性，突然停药可出现戒断症状：失眠，神经质，异常的激惹状态，对触觉、声音和嗅觉过敏，偶见胃痉挛，神志不清，躁扰不安，惊厥，肌肉痉挛，肢体颤抖，恶心呕吐，多汗等。

（4）有瞳孔缩小，呼吸浅慢，肌无力等体征。

（5）辅助检查　①毒物检测：可疑中毒者可行血、尿标本的定性和定量试验。②重症患者需进行血气分析、肝肾功能、电解质、血氨、心酶谱及心电图、头颅 CT 等检查。

（三）鉴别诊断

需与肝性脑病、糖尿病酮症酸中毒及急性脑卒中等其他原因导致的昏迷进行鉴别。该类药物中毒时可予特异性解毒剂氟马西尼作诊断性治疗。

（四）治疗

1. 中医治疗　毒邪初入胃肠时，可予中药催吐、泻下等排毒；若毒邪入胃肠已久，当及时应用大量通用解毒中药，并进行辨证分型治疗。神昏较重时，可予醒脑开窍；症情危殆，有阴阳离决之势时，急予回阳救逆固脱。

（1）针灸及其他外治法

1）针灸法：针刺人中、百会、内关、足三里，留针 20min。

2）洗胃、导泻法：可用生大黄 100g、生甘草 100g，煎水 3000ml 反复洗胃，既可清除毒物亦可解毒。

3）解毒、排毒：可灌服或鼻饲绿豆甘草解毒汤，组成：绿豆 120g，生甘草 50g，丹参、连翘、石斛各 30g，大黄 15～30g，浓煎 200ml，兑蜂蜜 30ml，每 6h 1 剂。

4）结肠透析：出现肾功能不全者可用大黄 60g，槐花 30g，崩大碗 30g，煎水作结肠透析。

（2）辨证方药

1）阳虚欲脱证

证候　神疲乏力，面色苍白，少气懒言，四肢厥冷，大汗出，脉微细欲绝。

治法　温阳固脱。

方药　参附汤加味煎服。昏迷者可鼻饲。常用药人参、附子、干姜。

中成药可使用参附注射液。

2）气阴两虚欲脱证

证候　精神委靡，两颊渐红，自汗盗汗，呼吸浅慢，舌红无苔，脉细数。

治法　益气养阴。

方药　生脉散煎服。昏迷者可鼻饲。常用药人参、五味子、麦冬。

中成药可使用参麦注射液或生脉注射液。

2. 西医治疗　密切监测生命体征，及时清除毒物，尽早使用特效解毒剂，维持受损器官功能，动态评估，直至机体通过多途径将药物全部代谢和排出体外。

（1）及时清除毒物：口服药物中毒者，立即用温开水洗胃，然后用硫酸钠导泻，亦可口服活性炭或用活性炭混悬液灌肠以吸附毒物。可通过加强补液和利尿促进药物从肾脏排出，每天补液 2000～3000ml，同时静脉注射呋塞米针 20～40mg 利尿。

（2）对症支持治疗：监测生命体征，保持呼吸道通畅，予中高流量吸氧，必要时行气管插管接呼吸机辅助通气；低血压者加强静脉补液，仍不能恢复者可加用血管活性药物；注意维持水电解质、酸碱平衡；昏迷者注意防止肺部感染、泌尿系感染等。

（3）特异性解毒药：氟马西尼是 BZD 受体特异性拮抗剂，能通过竞争受体结合而逆转中枢抑制，静脉注射初始剂量 0.1～0.3mg，若在 60s 内未达到所需的清醒程度，可重复使用直至患者清醒或总量达 2mg/d。

（4）促醒：纳洛酮是阿片受体特异性拮抗剂，发生昏迷时可予纳洛酮 0.4～1.2mg 静脉注射，每30min 1 次，直至呼吸抑制解除或清醒。胞磷胆碱是脑代谢活化剂，可促进脑组织代谢，增强脑干网状结构上行激活系统功能而促进苏醒，可予胞磷胆碱 0.25～0.5g 加入 5%～10%葡萄糖 250～500ml 中静脉滴注，每天 1 次。

（5）病情严重时，患者呈深昏迷，呼吸衰竭，呼吸浅慢或不规则时，可选用美格（美解眠）、尼可刹米以兴奋中枢神经，但大量使用可能发生惊厥，增加机体耗氧量，加重中枢衰竭。可酌情考虑使用呼吸机辅助通气。

二、巴比妥类

巴比妥类（barbiturates）药物曾是常用的镇静催眠药物，目前由于苯二氮䓬类药物、环吡咯酮类等新型药物的广泛应用而逐渐减少。巴比妥类镇静催眠药按其作用时间长短可分为四类：超短效类有环己巴比妥、硫喷妥钠，短效类有戊巴比妥、司可巴比妥，中效类有异戊巴比妥、丙烯巴比妥，长效类有巴比妥、苯巴比妥。巴比妥类药物中毒与药物时效、机体清除速率及耐受性相关，主要通过经肝脏氧化和以原型由肾脏排出这两种方式消除。

（一）病因病机

1. 中医病因病机　中医认为本病乃药邪损伤脏腑所致。心脑之气受伐，痰浊瘀血内生，主要病机为邪壅经络，起病时病性以邪实为主。心主神明，脑为精明之府，两者共主神志的功能失常，而出现心悸，眩晕，脉细微；邪气壅阻，气滞血瘀，津停为痰，痰浊、瘀血蒙蔽清窍，可出现狂躁，谵妄，幻觉；邪壅经络，则惊厥，四肢强直。恢复期则邪去正伤，一派气血亏虚的表现，如神疲乏力，面色无华，心悸，眩晕，头空痛，纳差，舌淡，苔白，脉细弱等。

2. 西医病因病理

（1）病因：巴比妥类药物口服易经消化道吸收，其钠盐的水溶液肌内注射也易吸收，在循环系统中可迅速分布至体内各处的组织和体液。脂溶性低者进入脑组织的速度慢；脂溶性高者则能较快透过血脑屏障，起效迅速，但也很快由血液转移至骨骼肌，使脑组织中的药物浓度迅速下降。药物能透入膜类脂质而改变脂质的物理状态，导致离子转运通道与膜结合酶的改变，影响脑膜表面电荷，通过减弱突触后膜的兴奋型神经介质效应，抑制突触前膜介质释放，起到阻碍中枢神经的兴奋性传递的作用。短效巴比妥类药物主要通过肝脏氧化消除，中长效巴比妥类则主要经肾脏排出。

常见巴比妥类药物中毒的原因如下：①服用或注射大量巴比妥类药物可引起急性中毒，与具体剂型、剂量有关，病情发展迅速，甚至危及生命。②少数患者对本类药物高度敏感，或肝肾功能低下者，可因应用小剂量巴比妥类而引起严重反应。③精神抑郁或曾用过其他镇静剂或麻醉剂的患者，对巴比妥类的耐受性较小，易致中毒。④饮酒者使用该类药物时，因乙醇可促进巴比妥类药物的吸收，并且降低其在肝脏的代谢效率，能加强其在中枢抑制上的效果，易诱发及加重中毒反应。⑤长期服用长效的巴比妥类药物，因其在体内清除速率较低，可致药物蓄积体内而中毒。

（2）发病机制：本类药物能抑制丙酮酸氧化酶系统，对大脑皮质、下丘脑和脑干网状结构上行激活系统有明显抑制作用。随着剂量由小至大，抑制程度由浅入深，反射功能逐渐消失，大剂量可直接抑制延髓呼吸中枢而导致呼吸衰竭，是致死的主要原因；亦可抑制血管运动中枢，使周围血管扩张而发生休克。精神抑郁、肝肾功能不全或同时摄入乙醇者，易致中毒和使病情更加严重。

（二）诊断

1. 病史 有自服或误服过量本类药物史。

2. 症状和体征 临床症状的轻重与服药的种类、剂量及自身条件有关。中毒程度可分为三度：①轻度：嗜睡及昏睡，对自然界尚有一定的反应，体温、呼吸、脉搏及血压尚正常；②中度：浅昏迷，反射存在或部分消失；③重度：患者常先呈兴奋状态，激动、躁狂、出现幻觉，而后昏迷、反射消失，体温及血压下降，并有呼吸循环衰竭。服用长、中效巴比妥类药物后，中毒情况进展较缓，短效巴比妥类药物中毒后则很快出现休克和低氧血症。

依据其中毒机理可有以下的临床表现：

（1）中枢神经系统症状：表现为嗜睡、言语不清、肢体及眼球震颤、瞳孔缩小或散大，腱反射消失、病理反射阳性、昏迷。中毒早期亦可出现视力异常、色觉异常或复视。昏迷前可有眩晕、头痛、躁狂、幻觉。

（2）呼吸系统症状：早期出现呼吸抑制，随后呼吸频率不规则。有时早期即可出现浅慢呼吸、潮式呼吸。若合并肺部感染，则呼吸困难表现更加明显，甚至出现呼吸衰竭。

（3）循环系统症状：血管扩张及血管通透性增加可导致血压下降，甚至休克。皮肤发绀、湿冷、受压部位出现红斑样或出血性疱疹，脉快而微弱，尿少或尿闭。

（4）其他：可能出现黄疸及肝功能障碍等。

3. 辅助检查 尿、胃内容物的巴比妥酸盐定性试验，或进行血药浓度测定。

（三）鉴别诊断

1. 脑血管意外 多有神经定位体征，如偏瘫、脑膜刺激征。

2. 癫痫 常有反复发作史。

3. 糖尿病酮症酸中毒性昏迷 有糖尿病病史，血糖、血酮体增高，尿糖、尿酮体检测阳性，血气分析提示 pH 呈酸性。

4. 尿毒症性昏迷 有肾脏病史，先有烦躁不安、谵妄，最后转入昏迷。尿蛋白阳性，血肌酐、尿素氮增高，血二氧化碳结合力降低。

（四）治疗

1. 中医治疗 急性期以西医治疗为主，配合中药静脉制剂，积极救治；恢复期主要以余邪留恋、邪去正虚、气血亏损为主，可予中药辨证论治。可辨证选用清开灵注射液、丹参注射液、生脉注射液、黄芪注射液等。

2. 西医治疗 密切监测生命体征，及时清除毒物，尽早使用特效解毒剂，维持受损器官功能，动态评估，直至机体通过多途径将药物全部代谢和排出体外。

（1）清除毒物：尽早予生理盐水或清水洗胃。由于巴比妥类药物可使胃痉挛，药物在胃内停留时间较长，故服药即使超过 6h，仍不能放弃洗胃。由于镁的吸收可加重中枢神经的抑制作用，故一般不主张用硫酸镁导泻，可用硫酸钠导泻。研究表明，活性炭能与胃肠道中的药物结合，阻止其吸收，对于静脉给药中毒者，其亦能促进药物从循环系统向肠腔扩散，故宜尽早、重复给予活性炭混悬液进行胃肠灌洗，但需注意肠梗阻者禁用此法。

（2）对症治疗：维持呼吸、循环功能。尽早开放气道并予以吸氧，必要时行气管插管或气管切开。血压下降者加强补液，可静脉滴注复方氯化钠、低分子右旋糖酐等，必要时应用升压药物。维持生命体征及内环境稳定，保障患者营养供应及水电解质平衡。

（3）加强排尿：可给予利尿剂，加强经尿排泄毒物。动物试验证明碱化尿液可使巴比妥类药物排出量增加 10 倍。故可予 5%碳酸氢钠溶液静脉滴注，使尿 pH 维持在 8.0 左右。但同时须注意发生代谢性碱中毒和水肿的可能。

（4）中枢神经兴奋剂的运用：此类药物中毒出现意识障碍、反射减弱或消失、呼吸抑制情况，可酌情选用以下药物。①首选药物为纳洛酮：0.4～0.8mg 静脉注射，后再用 0.8～1.2mg 配入 5%或 10%葡萄糖液 250ml 中静脉滴注。②贝美格：50～100mg 配入 5%或 10%葡萄糖液 500ml 中静脉滴注，随时根据病情变化改变后续用药方式。本药相对安全、平稳。③尼可刹米、洛贝林：主要用于呼吸中枢衰竭，静脉滴注或静脉注射皆可。

（5）血液净化疗法：此法可迅速清除血液中的药物，是救治中毒急重症的理想手段。病情危重时首选血液灌流疗法，将患者血液引出，通过含有活性炭或树脂的滤毒罐，将毒物吸收后再将血液输回体内，能够直接而有效地提高药物清除速率。若无人工肾透析条件，亦可选用腹膜透析法。

（6）其他：出现黄疸或药物过敏性皮疹时，根据病况予以保肝或皮质激素治疗。

（五）中西医临床诊疗思路

（1）镇静催眠药中毒在诊断上需注意生活性中毒，尤其是自杀，是本病的常见病因。如怀疑有服毒的可能性时，要尽可能了解患者最近的生活情况、精神状态，患者身边有无药瓶、药袋，家中本类药物有无缺少等；以及长期服用药物的种类中有无本类药物，有无与大量酒精饮料同时服用，因两者有协同作用，常规治疗剂量的本类药物在这种情况下，有时亦会引起中毒。必要时，应留取中毒者的呕吐物、胃内容物、血和尿标本，以备鉴定和行毒物分析。

（2）本类药物中毒的抢救均以西医处理为主。此类药物中毒许多都无特效解毒剂，而且某些药物吸收后，半衰期长，排泄慢，给治疗带来一定难度，因此处理的关键在于尽早、彻底清除毒物，维持基本的呼吸、循环功能；对适宜血液灌流治疗者务必尽早应用。

（3）有特效解毒剂的应及时使用。如苯二氮草类药物中毒时，氟马西尼是特效解毒剂，用药数分钟后可有立竿见影的疗效，但作用不持久，可连续多次应用，最大量可用至 2mg。巴比妥类药物中毒时，虽无公认的特效解毒剂，但有学者认为，纳洛酮可与体内增加的内啡肽竞争阿片受体，从而使患者的昏迷和呼吸抑制状态减轻并趋于恢复，并提出纳洛酮成人每天最大剂量可用至 4mg。

（4）中枢兴奋剂并非解毒剂，反复大量使用可能使中枢神经系统过度兴奋，增加耗氧量，甚至发生惊厥，从而加重中枢神经系统的衰竭，因此只能在患者处于重度昏迷，完全无反射状态下，又急需加强患者通气功能时适当使用。

（5）做好对症、支持治疗对本类药物中毒的抢救很重要，尤其对一些透析效果不好、无特效解毒剂、半衰期又非常长的药物，对症支持就成了唯一的"救命稻草"，因此，必须加强对患者的巡视，有条件者应运用现代的监护仪器，严密监测患者的神志、瞳孔、心电图、血压、呼吸、体温、反射、血氧饱和度等，并及时处理好并发症，这样才谈得上维持重要脏器功能，直至赢得最终抢救成功。

（6）既往临床实践表明，中医药疗法的配合使用对本病的抢救绝对可起到协同作用，参类制剂与安宫牛黄丸等涤痰开窍类中成药的及时应用在此占有重要地位，应用醒脑静注射液亦有一定临床疗效，值得推广。

（六）预防与调护

1. 预防　　正确使用镇静催眠药是避免中毒的关键。在使用镇静催眠药时，一定要本着最短疗程、最小剂量和谨慎的原则，遵从医嘱，严格按照药物使用说明使用。加强镇静催眠药的管理，也是避免中毒的重要途径。

2. 调护

（1）因洗胃导致血钾轻度降低者，鼓励进食，口服补钾。血钾显著降低者，应静脉补钾。

（2）因插胃管洗胃后患者咽喉部、食管、胃黏膜均有损伤，可出现咽痛、胸骨后痛及上腹部不适，应暂禁食，待症状消失后给予流质或半流质易消化的食物。

（3）医护人员需密切巡视患者，主动关心患者，尤其是因轻生服药者，以热情诚恳的态度赢得患者的信赖，杜绝挫伤患者自尊心的语言行为。劝导他们认识生命的价值，放弃轻生的念头。争取家属的配合，要求他们始终陪伴在患者身旁，给予支持和安慰。

阿片类药物中毒

阿片类药物为麻醉性镇痛药物，包括吗啡（morphine）、海洛因（heroin）、哌替啶（pethidine）、芬太尼（fentanyl）、舒芬太尼（sufentanil）、美沙酮（methadone）、可待因等，被广泛运用于镇静、止痛、止咳、安眠。其主要作用于中枢神经的阿片类受体，抑制中枢神经系统和兴奋胃肠道平滑肌，在镇痛的同时，可达到镇静、欣快等作用。目前此药临床上常见的注射剂有吗啡注射液、盐酸哌替啶注射液等，部分口服药中亦含有此类成分，如可待因桔梗片，尚有外用剂型如芬太尼止痛贴。阿片类药物呈弱碱性，其溶解比例取决于 pH 及 pKa 值。阿片类药物脂溶性较强，蛋白结合力高，其摄入体内后起效快，因而使用不当则易导致急性中毒。其代谢途径主要为肝脏生物转化及肾脏的排出，因人体内相应的药物代谢酶能效各有不同，所以可存在对此药高耐受或低耐受人群。此外，吸毒者长期摄入阿片类药物，除成瘾性外，有较大可能出现急性中毒现象。

一、病因病机

（一）中医病因病机

中医学认为，该病为外来毒邪入侵，导致邪盛正衰，气血受损，经络不畅，热浊内生，心神失常。

（二）西医病因病机

阿片类药物进入人体后，作用于大脑岛叶、中脑、蓝斑及脑干等部位，增强中枢神经的下行性抑制通路活性，也作用于脊髓的背角神经节突触，抑制上行刺激的传导。此外，多种外周组织、免疫细胞和外周感觉神经末梢中亦存在功能性阿片肽受体，因此阿片类药物亦能作用于外周组织，起到缓解疼痛、降低敏感性等作用。阿片类药物对呼吸均有抑制作用，中毒患者先呈兴奋状态，继则抑制大脑皮层的高级中枢，以后涉及延髓，抑制呼吸中枢和兴奋催吐化学感受区，最后使脊髓的兴奋增强。大剂量吗啡尚可抑制延髓血管运动中枢和释放组胺，使周围血管扩张而导致低血压和心动过缓。

二、诊断

（一）病史

有此类药物的应用或吸食史，非法滥用者往往不易询问出相关病史，查体常见鼻黏膜充血、鼻中隔溃疡，皮肤可见多处注射痕迹。

（二）症状和体征

轻度急性中毒患者有头痛、头晕、恶心呕吐、兴奋或抑制，还有幻想，失去时间和空间感觉，并可有便秘、尿潴留及血糖增高等。重度急性中毒 12h 内多死于呼吸衰竭，超过 48h 存活者预后良好。慢性中毒者为食欲不振、便秘、消瘦、性功能减退等。戒断药物时可出现精神委靡、哈欠、流泪和失眠，甚者虚脱。吗啡中毒的典型表现为昏迷、瞳孔缩小和呼吸抑制"三联征"，伴有发绀和血压下降。海洛因除了以上症状外，常伴恶性心律失常、呼吸浅快和非心源性肺水肿。哌替啶中毒则可出现心动过速、瞳孔散大、抽搐、惊厥和谵妄等。芬太尼常引起胸壁肌肉强直。美沙酮可出现失眠、下肢瘫痪等。

（三）辅助检查

1. **毒物检测**　尿或胃内容物、血液中检测到毒物，有助于确定诊断。
2. **动脉血气分析**　严重麻醉镇痛药中毒者表现为低氧血症和呼吸性酸中毒。
3. **血液生化检查**　血糖、电解质和肝肾功能等检查。

三、鉴别诊断

阿片类药物中毒出现谵妄时可能为同时使用其他精神类药物或合并脑部疾病。瞳孔缩小还应与镇静催眠药、吩噻嗪类、有机磷农药、可乐定中毒及桥脑出血等进行鉴别。

四、治疗

（一）中医治疗

治疗原则：扶正祛邪、补益气血、养心安神、祛瘀通络。

阿片类药物中毒尚无特效解毒中药，临证宜先西后中，以西医为主进行抢救。如毒邪初入胃肠，可采用中药催吐、泻下、利水等方法驱邪外出。如抢救中，见患者神昏、呼吸气微，以痰热闭窍为主要病机者，可选用安宫牛黄丸、至宝丹等清热涤痰、醒脑开窍；若患者四肢厥冷、脉微欲绝，可选用参附针、独参汤回阳救逆。

（二）西医治疗

治疗目标：清除毒物，必要时透析，使用解毒药物，对症支持，最大限度保护脏器生理功能。

1. **清除毒物**　口服中毒者，可予温开水洗胃，后予硫酸钠导泻，再予生理盐水灌肠。
2. **阿片受体拮抗剂**　纳洛酮可经静脉、皮下、肌肉及气管内给药，中毒伴呼吸衰竭时立即静脉注射 2mg，3～10min 可重复给药，如总量达 20mg 仍无效时应注意合并其他药物中毒、头部外伤及其他中枢性疾病，如缺氧性脑病等。
3. **对症处理**　清除呕吐物，保持呼吸道通畅；开放静脉通道补液；吸氧，适当应用呼吸兴奋剂，如尼可刹米 0.375～0.75g，或络贝林 15mg 肌内注射，必要时行气管插管接呼吸机辅助通气，采用 PEEP 可有效纠正非心源性肺水肿。严密监测患者生命体征及意识状态，维持水电解质及酸碱平衡，及时处理并发症。

五、中西医临床诊疗思路

（1）诊断上需注意的线索：吸毒者日益增多，对疑诊者，尽可能询问陪人患者是否有吸毒史。原有慢性疾病如肝病、肺气肿、支气管哮喘、贫血、甲状腺或肾上腺皮质功能减退等的患者，即使应用常规剂量的阿片类药物亦较易中毒；与巴比妥类及其他催眠药物同用时，或与酒精饮料同时服用时，两者有协同作用，易引起中毒。

（2）阿片类药物中毒抢救时宜先西后中，治疗手段以西医为主。

（3）阿片类药物中毒的典型表现是昏迷、针尖样瞳孔、呼吸抑制，而最大致死原因就是高度呼吸抑制，所以抢救的重点应放在防止呼吸抑制的进一步加重；故临床上必须严密注意患者的呼吸频率、节律和幅度，一旦异常，及时处理，同时，应准备人工辅助呼吸的抢救设备。

（4）首选特效解毒剂为烯丙吗啡，次选纳洛酮。两药可交替使用增强疗效。烯丙吗啡可静脉注射或肌内注射；成人可用 5～10mg，必要时 10～15min 以后可重复，总量不能超过 40mg。新生儿呼吸抑制可予肌内注射 0.2mg，必要时可再给 1 次 0.2～0.3mg。

（5）中医药疗法中安宫牛黄丸等涤痰开窍类中成药的及时应用，在本病的抢救中占有重要地位。

六、预防与调护

（一）预防

（1）加强毒麻药品管理，严格控制麻醉镇痛剂使用。
（2）坚决打击贩卖阿片类药物犯罪分子活动；禁毒。

（二）调护

（1）密切观察生命体征的变化。因阿片类药物能抑制呼吸中枢，显著减慢呼吸频率，使呼吸变慢而不规则，导致呼吸衰竭。
（2）观察意识状态及瞳孔变化。如果瞳孔散大后又缩小，证明中毒情况未改善。随时观察意识状态及瞳孔，了解抢救情况及确定抢救药物的剂量。
（3）建立输液通道并保持通畅，使其在抢救过程中能保证及时给药。
（4）防止意外。患者在意识恢复的过程中，常常出现躁动不安，给输液和护理带来困难，必要时给予约束，以防患者坠床。
（5）做好生活护理。吸毒患者意识清醒后，可口服适量牛奶，保护胃黏膜。

亚硝酸盐中毒

亚硝酸盐中毒（nitrite poisoning）多是进食含有硝酸盐的食物或误将亚硝酸盐当作食盐而致中毒，出现肠源性发绀，且群体性中毒多见。亚硝酸盐主要为亚硝酸钠（钾），呈白色或微黄结晶性粉末，无臭，味微咸而稍带苦，易溶于水，常作为防腐剂使用，因此市面上有很多含有亚硝酸盐的食品，物理性状与食盐、味精近似，一旦误食或摄入过多相关食品，即可中毒。胃肠功能紊乱时，肠道内硝酸盐还原菌大量繁殖，如果摄入富含硝酸盐的蔬菜如菠菜、大白菜、甘蓝等，硝酸盐被还原成亚硝酸盐，亦可导致中毒。

一、病因病机

（一）中医病因病机

中医学认为，该病为外来毒邪入侵，导致邪盛入络，气机不畅，瘀血内生，甚者瘀阻厥脱。

（二）西医病因病机

亚硝酸盐为强氧化剂，其被吸收入血后，可使正常的低铁血红蛋白氧化成高铁血红蛋白，造成高铁血红蛋白血症，从而失去运氧能力，同时还加强其他血红蛋白与氧的亲和力，使氧不易被释放，因而导致机体各组织、器官缺氧，其中毒量一般为 0.2～0.5g，最小致死量为 1.0～5.0g。如果血液内高铁血红蛋白的含量超过 1.5g/100ml 时，可出现皮肤、黏膜青紫发绀和其他缺氧症状，且与肠源性相关，故又名肠源性青紫症。口服亚硝酸钠部分在胃中转化为亚硝酸，后者再分解出一氧化氮，引起胃肠道刺激症状。亚硝酸钠对中枢神经系统，尤其是血管舒缩中枢有麻痹作用，同时有松弛血管平滑肌的作用而导致血压下降。

二、诊断

（一）病史

有误食亚硝酸盐史或食用大量含有硝酸盐的蔬菜和饮用含亚硝酸盐的井水史。多见于儿童及胃肠功能不全者，多出现群体性中毒。急性中毒的潜伏期多在 20min~3h。

（二）症状和体征

亚硝酸盐类中毒者可出现明显的缺氧表现，口唇、面部、指趾端发绀，以舌部最为明显，皮肤呈暗灰色。神经系统症状表现为先兴奋后抑制，其抑制作用随高铁血红蛋白比例升高而增强，出现乏力、头晕头痛、胸闷心悸、视力模糊、耳鸣、恶心呕吐、腹痛腹泻、肢端麻木，口唇、耳郭、指甲和皮肤发绀等。病重者可有晕厥、嗜睡、昏迷、抽搐、烦躁不安、窦性心动过速、呼吸困难、肺水肿、血压过低、呼吸及循环衰竭等表现。

（三）辅助检查

1.高铁血红蛋白定性检查　可采用氮气法、氰化钠法或氧气通入法，血液变为鲜红者为阳性，提示含高铁血红蛋白。
2.动脉血气分析　检测高铁血红蛋白含量。
3.血液生化检查　血糖、电解质、血氨、肝肾功能等检查。

三、鉴别诊断

（1）苯的氨基硝基化合物中毒：有该类化合物的接触史，除高铁血红蛋白血症外，可伴有溶血性贫血、中毒性肝炎的临床表现。
（2）硫化血红蛋白血症：为硫化氢等毒物中毒所致，也可伴高铁血红蛋白血症。硫化血红蛋白血症的血液呈蓝褐色，空气中振荡后颜色不变。用分光光度计测定时硫化血红蛋白的光吸收带在 620nm 处，加入氰化物后光吸收带不消失。硫化血红蛋白血症用亚甲蓝治疗无效。
（3）先天性高铁血红蛋白血症：由还原型二磷酸吡啶核苷（NADH）所结合的 NADH-高铁血红蛋白还原酶系统缺乏引起，出生后即有发绀，全身症状轻微，一般不需要治疗。
（4）当摄入史不明确时，需排除心肺疾病所致发绀。此外，尚需注意排除某些药物引起的发绀。能引起高铁血红蛋白血症的药物有醋酰苯胺、非那西汀、亚硝酸盐类、磺胺噻唑等。

四、治疗

（一）中医治疗

中药治疗以祛邪理气，活血化瘀为基本治疗原则，根据病情的早中晚及患者临床表现，以通腑攻下、清热解毒、回阳固脱等法辨证施治。可予复方丹参注射液活血化瘀，血必净注射液清热解毒，参附注射液回阳固脱。

（二）西医治疗

治疗目标：快速清除毒物，尽早使用特效解毒剂美蓝（亚甲蓝），维护脏器的生理功能。
（1）立即用 1：5000 高锰酸钾溶液或温开水洗胃，洗胃后予硫酸钠导泻，尽量排出毒物。
（2）给予高流量吸氧，出现呼吸衰竭者除呼吸机辅助通气外，可用呼吸兴奋剂，纠正呼吸衰竭。
（3）静脉输入葡萄糖与维生素 C，因为葡萄糖在氧化过程中通过脱氧酶及辅酶的作用，促使高铁血红蛋白还原为血红蛋白。维生素 C 也能直接促进高铁血红蛋白还原为血红蛋白,利于红细胞恢复运氧的功能。

（4）亚甲蓝（美蓝）是亚硝酸盐中毒的特效解毒剂,化学性紫绀明显者,可给予 1%亚甲蓝 1～2mg / kg 体重,用葡萄糖稀释后静脉注射。1h 后若症状尚重,可再给药 1 次。亚甲蓝和维生素 C 结合运用,效果更好。

（5）病情严重者可考虑输注新鲜血或换血疗法,有意识障碍和昏迷者加用纳洛酮治疗。

五、中西医临床诊疗思路

（1）亚硝酸盐中毒的特点是以神经系统症状为主,胃肠道症状不明显,而且意识始终清楚,病死率较高。

（2）本病来势较急,变化进展迅速,抢救时应中西结合、西医为主,亚甲蓝是亚硝酸盐中毒的特效解毒剂,早期使用可使病死率明显下降,一般在进食污染食物 24h 内或肌肉麻痹前给药最有效。

（3）中医药疗法方面,除了涌吐、清泻毒物外,还可配合以大剂量的通用解毒方药及单方验方。

（4）本病的死亡原因多是呼吸肌麻痹导致呼吸衰竭,因此要提前准备好辅助通气设备,及时应用,可以帮助患者度过危险期,提高抢救成功率。

六、预防与调护

（一）预防

亚硝酸盐在我们日常生活中广泛应用,它在特定条件下能迅速转化成对人体危害严重的致命毒物,故如何预防其中毒尤其重要。

（1）妥善保存蔬菜,防止腐烂,不吃腐烂的蔬菜,长时间存放的剩菜不可食用。

（2）腌菜时适量放盐,不可大量食用刚腌的菜,最好腌至 15 天后再食用。

（3）购买食盐要到正规网点,切忌购买、食用工业用盐。

（4）加强对集体食堂尤其是学校食堂、工地食堂的管理,严防亚硝酸盐食物中毒及投毒事件的发生。

（5）肉类食品企业要严格按国家标准规定添加硝酸盐和亚硝酸盐,肉制品中硝酸盐不得超过 0.15g/kg,最终残留量不得超过 20 mg/kg。

（6）加强对普通人群的食品安全和预防食物中毒的宣传教育,让更多的人了解食品卫生知识,尤其是预防各类致命性化学有毒物质污染食品对人体造成的重大危害。对于加工食品的企业及个人尤其加强宣传教育,加大监督与处罚力度,确保食品的卫生安全。

（二）调护

（1）洗胃过程中,插管容易对患者的口咽部黏膜、胃黏膜造成损伤,所以洗胃后清醒患者应暂禁食禁水 6h,重症患者应禁食 3 天。恢复期可给予温热的流质或半流质,易消化的饮食,避免食用刺激性食物对胃部黏膜造成损伤,引起胃出血。

（2）中毒患者容易出现恐惧、失眠、关心预后等不良心理反应,医护人员应理解患者,耐心倾听患者的诉说,积极做好心理安抚,避免不健康的心情影响患者的康复。

砒 霜 中 毒

砒霜又名红矾、信石,其主要化学成分是三氧化二砷,外观为白色粉末,故称砒霜。其微溶于水，可溶于酸碱，无特殊气味。其毒性大，素有"毒物之王"之称，口服 10～50mg 即可发生中毒，致死量为 60～600mg，呼吸道吸入、消化道摄入、皮肤接触吸收均可导致中毒。常致中毒的砷化合物还有二硫化砷（雄黄）、三硫化二砷（雌黄）等。

一、病因病机

砷对体内酶蛋白的巯基具有特殊的亲和力，尤其与丙酮酸氧化酶的巯基结合，使酶失去活性，从而影响细胞正常代谢。砷化物能损害神经细胞，引起中毒性神经衰弱症候群、脑膜炎、多发性神经炎等。其一方面麻痹血管运动中枢，另一方面直接作用于周围毛细血管，使之麻痹和扩张，造成渗透性变化，使肝、肾、脾等腹腔器官严重充血。血液滞留于腹腔毛细血管，管壁渗透性增加，使体液渗出至肠内，可导致严重腹泻。砷还能损害染色体，阻碍正常细胞分裂，影响骨髓功能。

二、诊断

（一）病史

急性砷中毒多为误服或自杀吞服引起，口服后 2～3h 乃至数日后出现。慢性中毒者有长期接触砷化物史，如含砷医药和农药的生产工人。地区饮用水中含砷过高，可引起地方性砷中毒。

（二）症状和体征

1. **急性胃肠炎表现**　咽喉、食管烧灼感，恶心呕吐、腹痛腹泻、便血等霍乱样中毒症状，若不及时处理，易致失水和循环衰竭、肾前性肾衰竭。

2. **神经系统表现**　头昏头痛、口周麻木、四肢痛性痉挛。重症患者烦躁不安、谵妄、意识模糊，甚至昏迷、呼吸中枢麻痹而死亡。急性中毒后 3 天～3 周出现迟发性多发性周围神经炎，表现为四肢肌肉疼痛、麻木、针刺样感觉异常、肌无力，症状由肢体远端向近端呈对称性发展，以后感觉减退或消失，病重者可见垂腕、垂足，伴肌肉萎缩。

3. **其他脏器损害**　可发生中毒性肝炎（肝功能异常、黄疸、肝肿大等）、心肌炎、肾脏损害（少尿、无尿或尿中出现红细胞、白细胞、管型）、贫血、白细胞减少或增多等。

4. **慢性中毒**　除神经衰弱及多发性周围神经炎外，突出表现为多样性皮肤损害，好发在胸背部皮肤皱褶或湿润处。皮肤色素沉着，角化过度或疣状增生。出现米氏线，为砷吸收的证据。黏膜受刺激，可引起鼻咽部干燥、鼻炎、鼻出血、甚至鼻中隔穿孔；结膜炎、齿龈炎、口腔炎和结肠炎等。砷已被公认为人的致癌物，常可致肺癌和皮肤癌。

（三）辅助检查

急性中毒患者，尿砷于中毒后 12h 起明显增高，停止接触 2 天，即可下降 19%～42%。我国正常人群的尿砷均值为 1.73μmol/L。发砷：可作为慢性砷接触指标，正常值为 0.686μg/g，高于 1μg/g 应视为异常。血砷：急性中毒时可升高，其正常水平为 0.13～8.54μmol/L。

三、鉴别诊断

急性中毒初起应与感染性急性胃肠炎和霍乱弧菌感染相鉴别，此时通过血砷、尿砷检查常可鉴别。慢性砷中毒多表现为皮肤黏膜病变、多发性神经炎、肝功能损害和蛋白尿等。慢性砷中毒除实验室检查外，还应与其他病因所致的临床表现进行鉴别。

四、治疗

（一）中医治疗

治疗原则：毒邪初入胃肠，可用催吐、泻下方法；邪入胃肠已久，用中药通用解毒剂及单方验方，传统中药解毒剂。

急性中毒可服甘草绿豆汤（甘草 30g，加水 30ml，煮沸 3～5min，分次取汁；绿豆 250g，加水 1500ml，煮沸 20min，开始取汁混合频服），对砒霜中毒有一定的解毒功效。慢性中毒者，除隔离毒物来源外，中医可予辨证分型治疗。

（二）西医治疗

治疗目标：清除毒物，促进排泄，对症及支持治疗，维护脏器的生理功能。

1.清除毒物 尽早用 1%碳酸氢钠洗胃，继而口服活性炭混悬液以吸附毒物；也可立即口服新配制的氢氧化铁，使其与砷形成不溶于胃肠道液的砷酸铁，再给予硫酸钠导泻。

2.解毒剂

（1）二巯丙醇、二巯丙磺钠、二巯丁二钠等都有较好的排砷效果：二巯基丙磺酸钠：首剂 5%的溶液 2～3ml 肌内注射，以后 1～2.5ml，每 4～6h 1 次，1～2 天后 2.5ml，每天 1 次，疗程 1 周左右。常见不良反应有头晕、头痛、恶心、食欲减退、无力等，偶尔出现腹痛或低血钾，少数患者出现皮疹，个别发生全身过敏反应或剥脱性皮炎。

（2）青霉胺为非首选药物：优点是可以口服，不良反应轻，在其他药物有禁忌时可选用。用法：0.3g 口服，每天 3～4 次，连用 5～7 天，停药 2～3 天，为 1 个疗程。用药前应做青霉素过敏试验。

（3）慢性中毒的治疗：解毒剂原则为小剂量、间歇用药，5%二巯基丙磺酸钠 2.5～5.0ml，肌内注射，每天 1 次，连续 3 天，停药 4 天，为 1 个疗程。一般持续用药 2～3 个疗程，观察疗效，再制定下一步治疗计划。亦可用 10%硫代硫酸钠 10ml，静脉注射。可用 2.5%二巯丙醇油膏或地塞米松软膏涂抹皮肤患处。若出现迟发性多发性周围神经炎，需及时给予对症治疗。

（4）对症处理：及时纠正水电解质紊乱、酸碱失衡，及时处理休克。对多发性神经炎可给大剂量维生素 B_6、维生素 B_1 及维生素 C；对肌肉痛性痉挛可用 10%葡萄糖酸钙静脉注射；重症患者伴肾衰竭者应尽早行血液透析清除血液中的毒物。

五、中西医临床诊疗思路

（1）砒霜（三氧化二砷）引起的中毒，多因过量使用、使用或炮制方法不当、误服、自杀、谋杀等。中毒机制有多方面，可造成严重的胃肠道反应，肝、肾及心脏等实质器官的脂肪变性和坏死等，广泛的神经系统病变如中毒性神经衰弱、多发性神经炎等，有口鼻黏膜过度充血、糜烂所致的"七窍出血"现象。

（2）抢救宜中西结合，西医为主。西医治疗的要点在于：清除毒物，尽早使用金属螯合剂解毒，纠正水电解质紊乱，防治休克及肾衰竭，对症止痛等。急性砒石中毒病势凶猛、进展迅速，多强调尽早排毒，中医治疗方面主要是中药催吐、泻下，应用解毒单方验方。

六、预防与调护

（一）预防

为预防中毒，应对本品和容器严加储存、保管，加强安全卫生教育，严格执行操作规程，吸取教训，提高警惕，防止滥用。

（二）调护

（1）密切观察患者，注意患者意识和生命体征的变化，给予中高流量氧气吸入，呼吸停止者立即进行气管插管接呼吸机辅助通气。

（2）对清醒患者应鼓励其定时深呼吸或轻拍背部，以助分泌物咳出；对昏迷患者要使患者头偏向一侧，及时吸出呼吸道分泌物，保持呼吸道通畅。

（3）清醒者可给予易消化、无刺激、富含营养的流质饮食，病情好转后逐渐过渡到正常饮食。同时为患者营造一个整洁、安静、舒适的环境。

（4）对轻生患者进行心理辅导，在生活上多关心患者，增强其求生意识。

常见中草药中毒

中草药多为天然的植物、动物和矿物，在中医理论体系的指导下被广泛用于临床治疗各种疾病。但如果使用失当，即可发生中毒，其发病速度和严重程度与药物种类、剂量与使用方式密切相关，因此应引起医务工作者的高度重视。国家卫生部明确提出了 28 种毒性较大的中草药，除严格管理、控制用量并严密观察不良反应外，一旦遇到急性中毒情况，需要医务人员及时处理，挽救生命。

有毒中草药的毒性、临床表现及救治方法与其毒性成分关系密切，根据有关资料发现某些生物碱类、苷类、毒蛋白类、重金属类等与中毒有关。常见植物性毒性成分：①生物碱类：如马钱子属含士的宁，曼陀罗属含东莨菪碱，乌头类含乌头碱等。这些生物碱通过对中枢神经系统、心血管系统等的影响，能够引起机体循环及呼吸衰竭。含生物碱多的有罂粟科、茄科、毛茛科、防己科、豆科、石蒜科、茜草科等植物。②苷类：主要是氰苷类，如苦杏仁，其能阻断氧化与还原的电子传递，造成细胞窒息。③皂苷类：能够刺激黏膜，还具有溶血作用。

中草药中毒的常见原因：①对中草药的品种、药性认识不足。②对有毒中草药的管制不足。③误用、误服；未经炮制或不依法炮制。④配伍不当。⑤剂型失宜。⑥用药过量，疗程过长。⑦煎法不当，煎煮时间过短：乌头类药物如久煎达 1h 以上，大约 87% 有毒成分可被水解为毒性小或几乎无毒的原乌头碱。⑧个体差异：凡对乌头类药物敏感者即使小剂量亦可中毒。如有的患者只服附片 1~2 片（3~6g）即可中毒，而有的患者使用附子或乌头达 120g，久煎取汁口服，并无不良反应。此外，还有患者因求愈心切，不遵医嘱，或妄信偏方等，均可造成药物中毒的发生。

一、乌头类中毒

乌头为毛茛科植物，干燥母根为乌头，支根为附子，同科的有草乌头、一枝蒿等，性热，味辛、苦，有大毒，常用于治疗风寒湿痹，四肢拘挛，半身不遂，头风头痛等。该类植物的主要有毒成分为乌头碱（aconitine），一般中毒剂量：附子 30~60g，川乌 3~90g，草乌 3~4.5g，一枝蒿 0.5~3g，安全范围较窄。宜先煎、久煎，一般煎煮 3~4h 后乌头碱几乎全部被破坏，同时不宜与半夏、瓜蒌、贝母等合用。

（一）病因病机

乌头碱作用于神经系统，使中枢及外周神经系统先兴奋后抑制，通过过度的突出前去极化导致神经动作电位和终板电位阻滞，使神经-肌肉传导出现障碍，常可使呼吸和血管运动中枢麻痹。其还具有心脏毒性，通过影响钠离子通道、诱导 Cx43 蛋白脱磷酸化、抑制呼吸酶活性、促进心肌细胞膜脂质过氧化反应、损害心肌细胞超微结构和诱导心肌细胞凋亡等方式损害心脏功能，导致心律失常。此外，其还具有呼吸系统、消化系统和泌尿系统毒性。

（二）诊断

有服用乌头类药物史。

服用后 1h 内即可出现以下症状：外周神经症状可见舌及全身麻木、皮肤蚁行感、刺痛，中枢神经症状可见头晕头痛、视物不清、烦躁不安，甚至抽搐、昏迷。乌头碱类致心律失常的特点是多样易变，以室性心律失常、频发多源性室性期前收缩较常见，可见面色苍白，胸闷心慌，四肢厥冷，心动过缓或过速，血压下降，甚至出现阿-斯综合征、心室颤动、心脏骤停等；呼吸急促、喘嗽、发绀、急性肺水肿等，可因呼吸肌痉挛而窒息或呼吸衰竭；恶心呕吐、流涎、胃部烧灼感、腹痛腹泻等，或见消化道出血症状。

死亡原因多为恶性心律失常、严重传导阻滞、心室颤动和呼吸衰竭。

（三）治疗

1. **中医治疗**　毒邪初入胃肠，可用催吐、泻下方法；邪入胃肠已久，可用中药通腑解毒剂及单方验方，传统中药解毒剂。

（1）针灸及其他外治法

1）针灸法：针刺内关、足三里、中脘、天枢、公孙、梁门，留针 20min。

2）催吐、导泻：见前急救处理。

3）洗胃后可服用以下中药解毒：①蜂蜜 50～100g，开水冲服，呕吐频繁者频频少服，呕吐止后顿服。②绿豆，煎汤代茶饮，频服。③姜草绿豆汤：生姜、甘草、绿豆，水煎服。④黄连、黑豆，水煎服。⑤生姜、生甘草、金银花，水煎服。⑥银花甘草三豆汤：金银花、甘草、黑豆、绿豆、赤小豆，水煎后加蜂蜜，每天 1 剂。

（2）辨证方药：本病因毒蕴胃肠，犯及血脉，毒损气血，脏腑虚衰引起，临床证候主要分为虚实两证。

1）实证（毒蕴胃肠，犯及血脉）

证候　腹部剧痛，恶心呕吐，呕吐胃内容物，兼见面红气粗，或口唇青紫，甚则神昏，抽搐，角弓反张，舌绛红，苔黄腻，脉弦或结或代或促。

治法　调中解毒。

方药　甘草泻心汤合三圣汤。药用：甘草、黄芩、人参、干姜、黄连、大枣、半夏、防风、瓜蒂、藜芦等。

若腹泻者，加莲子肉、扁豆、生山药；毒盛者，加绿豆、蛋清；便秘者，加郁李仁、大黄。

中成药可用玉枢丹口服，清开灵注射液、醒脑静注射液静脉滴注。

2）虚证（毒损气血，脏腑虚衰）

证候　腹部剧痛，恶心难呕，兼见面色苍白或苍灰，心悸气短，气息微弱，四肢蠕动，舌淡红，苔白腻，脉沉细无力，或脉涩。

治法　养阴益气，祛邪解毒

方药　生脉散合六君子汤。药用：人参、麦门冬、五味子、白术、茯苓、炙甘草、陈皮、半夏等。

若抽搐者，加生牡蛎、生龟板、玄参。

2. **西医治疗**　清除毒物，促进排泄，对症及支持治疗，维护脏器的生理功能。

（1）及时促进排出：催吐：清醒患者可催吐，昏迷、惊厥、休克及消化道出血者禁用；洗胃：可用温开水洗胃，亦可在洗胃前注入活性炭吸附毒物，洗胃后注入硫酸钠导泻；加强补液及利尿。

（2）对症支持治疗：严密观察病情变化，及时生命体征支持。早期做好心、肺、脑、肾功能保护。严密监测患者生命体征，出现异常变化需及时处理。心动过缓者，酌情肌内注射阿托品，严重者可静脉注射；频发室性期前收缩者，可选用胺碘酮控制心率；维持好循环系统功能，合理应用血管活性药物如多巴胺、间羟胺等；保持呼吸道通畅，予以吸氧，必要时人工通气，有呼吸中枢抑制表现时，可予呼吸中枢兴奋剂；出现抽搐首选地西泮，可静脉给药；维持水电解质、酸碱平衡。

（四）中西医临床诊疗思路

（1）乌头类药物引起的中毒，与乌头的品种、炮制方法、服法、用量有关，生用时毒性最大。中毒机制主要针对神经和心脏两个方面，中毒症状主要由于感觉神经和运动神经麻痹，迷走神经兴奋，以及对心脏的毒性作用。严重者可致呼吸抑制、心室停搏而死亡。

（2）乌头类中药，轻度中毒先中后西，中至重度中毒宜中西结合抢救处理。

（3）西医治疗方面，注意及时应用阿托品以解除迷走抑制，国内报道的临床经验：应用大剂量阿托品治疗乌头类药物中毒，不但可迅速减轻症状，心脏异位节律也能迅速消失，恢复正常窦性心律。

（4）临床上必须注意严密心电监护，直至恢复正常窦性心律，有心律失常及时处理；以及防治呼吸中枢抑制、血压突然下降、抽搐等。

（5）中医方面主要是催吐、泻下排除毒物，并应用中医特有的解毒单方验方。

（五）预防与调护

1. 预防　严格执行国家有关剧毒药管理办法规定，控制剂量保证安全。慎用生品或粉剂，必须炮制入药。医嘱详明，告诉患者用药宜先煎、久煎（至少 1h 以上），以减低其毒性。切忌泡药酒或与酒同煎同服，因酒能增强其毒性。生药泡酒，只宜外搽，禁止内服。患者不要妄信偏方，擅自购药服用。

2. 调护　卧床休息，密切观察病情变化，及时处理。清淡饮食，少食多餐。吞咽困难者，留置胃管，鼻饲饮食。保持情绪稳定，心情舒畅，避免情绪波动。

二、马钱子中毒

马钱子又称番木鳖，性寒味苦，归肝、脾经，有大毒。临床上用于风湿顽痹、麻木瘫痪、跌打损伤、痈疽肿痛等，外用多见，内服常用量 0.3～0.6g（炮制），延胡索、麝香可增加其毒性。中成药如舒筋活络丹、经络丸、接骨丹均含有马钱子，应注意用量。

（一）病因病机

马钱子是神经性功能药，其中毒主要是服用过量后对脑、脊髓的反射机能有强烈兴奋作用。尤其是脊髓，其能导致脊髓性强制性痉挛，继则引发呼吸肌和呼吸中枢麻痹、窒息而致死。

（二）诊断

服用或外用马钱子药物史。该药物中毒潜伏期短，服用后 15～30min 即出现中毒症状。早期以头晕头痛、嘴唇发紫、舌麻、全身肌肉抽搐、精神轻度失常（好奇、醉酒感、恐惧感）为主要表现。中毒严重时可见全身肌肉强直性痉挛、牙关紧闭、角弓反张、面肌痉挛呈苦笑状，双目凝视，渐至呼吸肌痉挛、发绀、瞳孔散大、脉搏加快。中毒者易受外界刺激引起再度强直性痉挛，每次可持续几分钟，但神志始终清楚。最终可因呼吸麻痹而死亡。

（三）治疗

1. 中医治疗

（1）食盐 15g 温开水送下催吐，玄明粉加甘草水煎液导泻。

（2）轻、中度中毒者，可以肉桂 20g，甘草 100g，煎汤顿服，每 4h1 次。若仅见头晕、脊背发麻或腰背肌群紧张等症状轻微者，可以甘草 200g，水煎服，每 2h1 次，亦可大量服用甘草绿豆汤或甘草生姜汤。

2. 西医治疗 有效控制惊厥，维持呼吸功能，阻滞延髓过度兴奋，消除马钱子的毒性作用。

（1）促进毒物排出：痉挛控制后立即予以 0.1%高锰酸钾或生理盐水洗胃、硫酸钠导泻、肠道灌洗、输液、利尿等措施。

（2）中枢抑制药：有效控制肌肉痉挛，维持呼吸功能，阻滞延髓过度兴奋，如静脉注射戊巴妥钠，成人每次 0.3~0.5g，儿童每次 5~7mg/kg，后改为苯巴比妥钠肌内注射 0.1g/次，每 8h 1 次，注意观察呼吸功能。

（3）对症支持治疗：保持呼吸道通畅，予以吸氧，必要时人工通气。注意监测呼吸及心功能变化，输液可加维生素 C 酸化尿液，促进毒物排出，调整内环境平衡。忌用吗啡类药物及咖啡因。

（四）中西医临床诊疗思路

（1）呼吸抑制时，暂停使用中枢抑制药，立即使用呼吸兴奋剂，及早行气管插管接呼吸机辅助通气。

（2）轻度中毒可对症支持治疗，密切观察病情变化。脊髓性强制性痉挛、呼吸肌和呼吸中枢麻痹、窒息等严重情况应中西医结合治疗。

（五）预防与调护

1. 预防 马钱子为剧毒药，不可过量使用，使用时需依法炮制。凡高血压、动脉硬化、肝炎、急慢性肾炎、癫痫、破伤风及突眼性甲状腺肿患者应慎用。

2. 调护 卧床休息，密切观察病情变化，及时处理。清淡饮食，少食多餐。吞咽困难者，留置胃管，鼻饲饮食。保持情绪稳定，心情舒畅，避免情绪波动。

三、钩吻中毒

钩吻别名为断肠草、黄藤、火把花等，性温，味辛、苦，有大毒，全草可入药。以根、叶，尤其是嫩芽毒性大，一般用于外敷，能驱风散瘀，消肿止痛，攻毒杀虫，忌内服。其中毒成分为钩吻碱。

（一）病因病机

钩吻碱易从消化道吸收，其能对中枢神经产生抑制作用，引起延髓中枢麻痹和呼吸系统异常，也可直接作用于心肌，引起循环系统障碍。

（二）诊断

有服用钩吻史。潜伏期短 20min~2h，中毒早期即可出现呼吸衰竭，表现为意识不清、呼吸浅慢，血氧下降，亦可见消化道症状，流涎、恶心、腹痛，随之心慌，吞咽困难，肌肉无力，眼睑下垂，瞳孔散大，心率先慢后快，血压下降。最后可致心搏骤停、多器官功能障碍综合征而死亡。

（三）治疗

1. 中医治疗 洗胃后可服以下药物解毒：①三黄汤：黄芩、黄连、黄柏、甘草，水煎服后灌服；②金银花、叶捣烂榨汁，伴红糖灌服；③鸡蛋 3 个，取蛋清调花生油灌服。

2. 西医治疗

（1）促进毒物排出：及时催吐，清水洗胃，全肠灌洗，输液，利尿，严重时血液灌流清除毒物。

（2）对症处理：出现阿托品样中毒症状时，可予新斯的明 1mg 肌内注射或加入 50%葡萄糖注射液 60ml 静脉缓慢注射。出现毒蕈碱样症状时，可予阿托品治疗。出现呼吸困难症状时，可予呼吸兴奋剂尼可刹米，保持呼吸道通畅，予以吸氧，必要时人工通气。严密观察病情变化，注意患者水电解质及酸碱平衡，及时有效对症处理。

（四）中西医临床诊疗思路

（1）血压下降或休克，积极扩容，补充有效循环血容量，必要时使用血管活性药物，同时可用独参汤或生脉散。

（2）腹痛、腹泻、心动过缓可肌内注射阿托品 0.5mg。

（五）预防与调护

1.预防 钩吻嫩芽剧毒，7 个嫩芽即可致死。预防中毒的关键是进行长期的预防性用药安全教育，改变人们的价值观和用药行为。

2.调护

（1）密切观察患者生命体征及病情变化，及时处理。

（2）清醒患者鼓励其定时深呼吸或轻拍背部，以助分泌物咳出；昏迷患者注意头偏向一侧，及时吸痰，保持呼吸道通畅，必要时人工呼吸。

（3）清醒者予易消化、无刺激、富含营养的流质饮食，病情好转后逐渐过渡到正常饮食。为患者营造一个整洁、安静、舒适的环境。

（4）积极进行心理辅导，鼓励患者保持情绪稳定，心情舒畅。

第四节 食物中毒

食物中毒（food poisoning）是指食用了被有毒有害物质污染的食品或食用了含有有毒有害物质的食品后出现的急性、亚急性食源性疾病，是最常见的突发公共卫生事件之一。食物中毒具有以下特点：中毒者在相近的时间均食用过某种共同的食物；潜伏期短，发病急；临床表现相似；一般不具有直接传染性。根据国家标准《食物中毒诊断标准及技术处理总则》，按致病因素主要分为以下 6 类：细菌性、化学性、动物性、植物性、真菌性及致病物质不明的食物中毒。本章节主要讨论细菌性食物中毒。

细菌性食物中毒（bacterial food poisoning）是由于进食被细菌及其毒素污染的食物而引发的急性感染中毒性疾病。我国常见的致病菌有沙门菌、变形杆菌和金黄色葡萄球菌，其次为副溶血性弧菌、蜡样芽孢杆菌、肉毒杆菌等。主要特征为具有明显的季节性，夏秋季节多发，多为恶心呕吐、腹痛腹泻等急性胃肠炎的临床表现，其中肉毒杆菌中毒则以眼肌、咽肌瘫痪为主要表现。

历代医籍对本病多以"呕逆"、"呕吐"、"下利"、"泄泻"等论述，隋代巢元方在《诸病源候论•诸饮食中毒候》提出了"饮食中毒"的概念："凡人往往因饮食突然困闷，少时至甚，名为饮食中毒"。

一、病因病理

（一）中医病因病机

1.病因 本病是由于饮食不洁，邪毒秽浊之气阻遏中焦，伤及脾胃与肠。病位主要在胃肠，与脾肾密切相关。

2.病机 本病病性初起多为实邪侵及胃肠为主，吐泻之后耗气伤阴，邪毒内陷，出现虚实夹杂证候，病重者可发生亡阴亡阳之险证。

（1）外感邪毒：夏秋季节，暑湿秽浊之气易于滋生，淫邪侵及胃肠。正如《古今医统大全•呕吐哕》所言："无病之人卒然而呕吐，定是邪客胃府，在长夏暑邪所干，在秋冬风寒所犯。"《素问•阴阳应象大论》有："春伤于风，夏生飧泄。"

（2）饮食不洁：误食馊腐不洁之物，伤及脾胃，脾胃运化失健，传导失职，升降失调，故生吐泻。本病病机是外感秽浊邪毒，内伤不洁饮食，侵及脾胃与肠所致。临床上初起多为实证，呕吐腐食，泻下黄水，腹痛，痛势急迫拒按，泻后痛减，或中阳不足，湿从寒化，故大便清稀，完谷不化，或夏秋季节内外湿热交蒸，故大便色黄臭秽，肛门灼热，或邪毒繁衍与气血搏结，腐败化为脓血，故下利鲜紫脓血便；或湿热毒邪浸淫，损伤脾胃，气血不运，筋脉失养，出现神疲乏力，吞咽困难，眼睑下垂。邪毒的强弱，胃气的虚实，阴液的存亡，阳气的消长决定着病情的转归。吐泻日久，多气阴耗损，邪恋正衰，脾肾受损，反复发作，迁延不愈。或邪毒内陷，吐泻剧烈，见面色苍白，目眶凹陷，皮肤皱瘪，汗出肢冷等阴竭阳亡之危象。

（二）西医病因病理

1.病因　根据病原、病机及临床表现的不同，把细菌性食物中毒分为胃肠型和神经型。细菌性食物中毒常因食入不新鲜食物或烹调方法不当等引起，其中胃肠型细菌食物中毒的病原多样复杂，常见的有沙门菌、副溶血性弧菌、变形杆菌、金色葡萄球菌、蜡样芽胞杆菌等。其中沙门菌为革兰阴性菌，是最常见的食物中毒病因之一，细菌由多种家禽家畜的粪便排出，常污染新鲜肉类、乳类及蛋类等食物。副溶血性弧菌是革兰阴性多形态杆菌或稍弯曲弧菌，海产品带菌率高，是我国沿海地区常见的致病细菌。变形杆菌属革兰阴性肠杆菌，多存在熟肉等动物性食物中，在食物中能产生组胺脱羧酶和肠毒素而引起过敏反应和胃肠炎。金黄色葡萄球菌为革兰阳性球菌，被污染食物在室温下可短时间内大量繁殖并产生肠毒素。蜡样芽胞杆菌是一种需氧革兰阳性大肠杆菌，其芽孢耐高温，常存在酒酿、隔夜剩饭、面包和肉丸等食物中。

神经型细菌性食物中毒则是由于进食了含有肉毒梭状芽孢杆菌外毒素的食物而引起的中毒性疾病，肉毒杆菌是厌氧的革兰阳性菌梭状芽胞杆菌，在缺氧条件下可大量繁殖，并产生外毒素，污染食物主要有罐头食品、发酵的豆制品和面食。

2.发病机制　细菌性食物中毒包括细菌感染和细菌毒素的中毒两方面。污染细菌及含毒素的食物进入胃肠道后，其细菌数、毒素量及人体的抗病能力决定了人体是否发病和病情的轻重。细菌毒素中的肠毒素可以激活肠黏膜上皮细胞中的腺苷环化酶，活化一系列酶系统，使肠液分泌增加，同时抑制肠黏膜吸收肠液，促进肠蠕动而引起腹泻；细菌的内毒素可引起发热和消化道蠕动加快，产生呕吐及腹泻等症状；有些病原菌，如沙门菌、副溶血性弧菌、变形杆菌等，能侵袭肠黏膜上皮细胞及黏膜下层，引起黏膜水肿、充血、上皮细胞变性坏死并形成溃疡，大便可出现黏液和脓血；部分病原菌能使蛋白质中的组氨酸脱羧而形成组胺，引起过敏反应。由于频繁的呕吐及腹泻，可以使细菌及毒素大量排出，一般病情较轻，多呈自限性，但严重者可发生菌血症或严重毒血症。

神经型细菌性食物中毒则是由于进食含肉毒杆菌外毒素的食物引起，如罐头食品、发酵豆制品等，外毒素经胃和小肠吸收后进入血液循环，抑制胆碱能神经传导介质乙酰胆碱的释放，使肌肉收缩运动障碍而发生瘫痪。

二、临床表现

（一）病史

食物中毒多发生在夏秋季节，常在进食数小时后发病，潜伏期短，可集体发病，有食用同种可疑食物，未食者不发病，停止食用后流行可停止。

（二）症状

胃肠型细菌性食物中毒以急性胃肠炎为主要表现，可出现恶心、呕吐、腹痛、腹泻等症状。患者初为腹部不适，随之上腹部疼痛或脐腹部阵发性绞痛，一般多先有恶心、呕吐，后出现腹痛、腹泻。呕吐物为胃内容物及胆汁，大便次数不一，可呈黄色稀烂便、水样便、黏液便及脓血便。部分患者，尤其是沙门菌或副溶血弧菌等引起者，可出现畏寒、发热等全身中毒症状。吐泻严重时可出现口唇干燥、烦渴、皮肤弹性差、眼窝下陷等症状，甚者出现意识淡漠、脉搏细弱、血压下降等休克表现。有些病菌感染（如变形杆菌中毒）可出现低热、皮肤潮红、头痛、醉酒貌和皮肤荨麻疹等过敏反应。疾病潜伏期数小时至 1 天不等，病程一般 1～3 天，严重感染者可长达 1～2 周。

神经型细菌食物中毒可出现视物不清、眼睑下垂、复视、斜视等眼肌受累症状，张口困难、流涎、鼓腮不能、构音不清等口咽部肌肉受累症状，重者因呼吸肌受累出现周围性呼吸衰竭而危及生命。潜伏期一般为 12～36h，临床症状轻重不一，国内病死率已降至 10%以下。

（三）体征

查体时有上、中腹轻度压痛，肠鸣音亢进等。

（四）辅助检查

1. **全血分析** 多数食物中毒者（如副溶血弧菌、金黄色葡萄球菌感染）血白细胞计数可增高，部分细菌感染者（如沙门菌）血白细胞计数则多在正常范围。

2. **粪便检查** 稀水样便镜检可见少量白细胞；血水样便镜检可见多数红细胞，少量白细胞；血性黏液便则可见多数红细胞和白细胞。

3. **病原菌培养** 将患者呕吐物、粪便及可疑污染食物作细菌培养，常可分离出相同的病原菌。

4. **血清凝聚试验** 取患者急性期和恢复期的血清与相应时期的细菌作凝集试验，如恢复期血清中抗体滴度较急性期血清抗体滴度增高 4 倍以上，则有诊断意义。

三、诊断

根据进食可疑被污染食物史，并在短期内出现急性胃肠炎症状或出现典型的脑神经麻痹症状，共同进食可疑食物者先后发病，可作出临床诊断。对污染食物、呕吐物及粪便进行病原菌培养，可分离出相同的病原菌，即可确诊。

四、鉴别诊断

细菌性食物中毒需与以下疾病作鉴别：

1. **非细菌性食物中毒** 包括化学性食物中毒（如误服有机磷农药）和生物性食物中毒（如误食毒蕈、河豚）。患者有进食该类毒物史，出现急性胃肠炎症状外，常伴有肝肾功能损害及神经系统症状，毒蕈或河豚中毒可出现指端麻木、肢体瘫痪，而肉毒杆菌中毒时主要表现为脑神经麻痹，出现眼肌瘫痪、吞咽及言语困难等，肢体瘫痪者少见。病原菌培养无病原菌生长。

2. **急性细菌性痢疾** 全身中毒症状明显，里急后重感，腹泻以脓血便或黏液便为主，粪便培养有痢疾杆菌。

3. **霍乱** 有流行病学线索可查，常先泻后吐，一般无腹痛，吐泻物呈米泔水样，脱水症状明显，可有肌痉挛，粪便培养有霍乱弧菌生长。

4. **其他** 胃肠型细菌性食物中毒尚需与急性出血坏死性肠炎、病毒性胃肠炎相鉴别；神经型细菌性食物中毒则需与脊髓灰质炎、吉兰-巴雷综合征、重症肌无力等进行鉴别。

五、治疗

（一）中医治疗

治疗原则：以通为主，消导去滞，调气和血，始终顾护胃气及阴液。忌过早补涩，忌峻下攻伐，忌分利小便。中医辨识本病虚实寒热、邪正盛衰，视其不同证候选方用药。

1. 针灸及其他外治法

（1）针刺法

1）实证：以手足阳明经、太阴经穴及相应募穴为主，主穴：天枢、上巨虚、中脘、内关，配穴：腹泻严重加水分、阴陵泉，呕吐严重加梁门、足三里，腹痛加气海，发热加大椎。主穴用泻法，每天 2 次，每次留针 30min，配穴按虚实补泻法操作，寒湿为主者可配合灸法。

2）虚实夹杂证：以任脉、足阳明及足太阴经穴为主，主穴：神阙、天枢、足三里、关元、中脘，配穴：脾肾虚加脾俞、肾俞，阳虚加百会、长强。神阙用灸法，天枢平补平泻，足三里、关元、中脘及配穴用补法。

（2）平衡针法：腹痛可选用腹痛穴，胃痛可选用胃痛穴，恶心呕吐可选用胸痛穴。

（3）耳针法：选大肠、胃、脾、肝、肾、交感，每次 3～4 穴，毫针刺，中等刺激，亦可用掀针埋藏或王不留行籽贴压。

2. 辨证方药

（1）湿热毒蕴证

证候 恶心呕吐，脘腹胀痛，肠鸣腹泻，甚则呕血、便血，舌质深红，苔黄腻，或花剥苔，脉弦数。

治法 清热燥湿，解毒导滞。

方药 小承气汤合葛根芩连汤。药用：大黄、枳实、厚朴、葛根、黄芩、黄连等。

如湿重热轻者，大便清稀，呈水样便，苔白腻，脉濡缓，可用藿香正气散芳香化湿。如泻下赤白脓血，里急后重明显者，可用芍药汤调和气血。

中成药可用喜炎平注射液、洁白胶囊、猴耳环消炎胶囊。

（2）邪毒内闭证

证候 腹痛剧烈，壮热，呕吐腹泻，头痛，烦躁，表情淡漠，嗜睡，甚者神昏谵语，痉挛抽搐，汗冷肢厥，舌质红绛，无苔，脉数疾。

治法 通腑泄热，解毒开窍。

方药 大承气汤合安宫牛黄丸。药用：大黄、厚朴、枳实、芒硝。安宫牛黄丸清热解毒，凉血开窍。

湿热毒邪浸淫，损伤脾胃，气血不运，肢体筋脉失养，出现神疲乏力，眼睑下垂，甚者吞咽困难，言语不能，可配合加味二妙散加减清利湿热，通利经脉。

中成药可用醒脑静注射液、清开灵注射液、安宫牛黄丸。

（3）阴涸阳脱证

证候 吐泻频繁，口干口渴，心烦，目眶凹陷，声嘶，尿少或闭，舌质干红，脉细数；或吐泻频剧，神志模糊，汗出身凉，四肢厥冷，气短声怯，舌质淡，脉微欲绝。

治法 养阴益气，回阳固脱。

方药 生脉散合参附汤。药用：人参、麦冬、五味子、附子等。

亡阴甚者酌加地黄、石斛、阿胶、北沙参、白芍等；伤阳重者可用附子理中丸，酌加黄芪、山茱萸、白术、肉桂等。

中成药可用生脉注射液、参麦注射液、参附注射液。

（二）西医治疗

治疗目标：对症处理，维持水、电解质、酸碱平衡，保护器官功能，防治并发症。治疗措施包括：对症支持疗法、抗病原及毒素治疗等。

1. 一般处理 应给予易消化的流质或半流质饮食；吐泻严重的患者宜暂时禁食。怀疑进食肉毒杆菌外毒素污染的食物者，应尽早用 1%～2%碳酸氢钠液或 1：4000 高锰酸钾溶液反复洗胃，洗胃后注入硫酸钠 15～30g 导泻排毒。

2. 对症处理

（1）腹痛严重者，可用山莨菪碱（654-2）注射液 10mg 或罗痛定注射液 60mg 肌内注射，亦可口服颠茄片 8mg。

（2）频繁呕吐和腹泻而不能进食者，可静脉滴注 5%葡萄糖氯化钠注射液、5%～10%葡萄糖注射液和复方氯化钠注射液 1000～2000ml/d 等补液治疗，补液量可视脱水程度达 3000～6000ml/d；有酸中毒时适当补充 5%碳酸氢钠注射液。

（3）高热及明显中毒症状者，可加氢化可的松 100～300mg 或地塞米松 5～10mg 静脉滴注。

（4）过敏型变形杆菌食物中毒，可用抗组胺类药物，如肌内注射苯海拉明针 20mg 或异丙嗪注射液 25～50mg。

（5）肉毒杆菌食物中毒出现神经系统症状，可用大剂量维生素 C、维生素 B_1、维生素 B_{12}、ATP、胞磷胆碱等营养神经肌肉；盐酸胍啶 15～50mg/kg 鼻饲，可促进周围神经释放乙酰胆碱以改善肌肉瘫痪。

3. 病原学治疗

（1）症状轻者，一般不用抗生素。高热、中毒症状及吐泻严重者，根据临床经验考虑可能的病原菌而选用合适的抗生素。可用口服氟喹诺酮类，如诺氟沙星（0.3～0.4g，每天 2 次）、环丙沙星（0.5g，每天 2 次）；或静脉滴注氨基糖苷类如阿米卡星（0.2g，每 12h 1 次）等。

（2）肉毒杆菌中毒时可用大剂量青霉素（800 万 U/天）治疗，同时采用抗毒素治疗，对病菌型别未确定者，应皮试后注射多价抗毒素血清（A、B、E 型），5～10 万 U 肌肉及静脉各半量注射，病菌型别确定者可注射同型单价抗毒素血清（10 000～20 000 万 U/q12h）。

六、中西医临床诊疗思路

根据《食物中毒诊断标准及技术处理总则》，食物中毒诊断标准主要以流行病学调查资料、患者的潜伏期和中毒的特有表现为依据，实验室诊断是为了确定中毒的病因而进行的。

（1）中毒患者在相近的时间内均食用过某种共同的中毒食品，未食用者不中毒。停止食用中毒食品后，发病很快停止。

（2）潜伏期较短，发病急剧，病程亦较短；所有中毒患者的临床表现基本相似。

（3）一般无人与人之间的直接传染。

（4）食物中毒的确定应尽可能有实验室诊断资料，由于采样不及时或已用药或其他技术、学术上的原因而未能取得实验室诊断资料时，可判定为原因不明食物中毒，必要时可由三名副主任医师以上的食品卫生专家进行评定。

食物中毒技术处理原则：①对患者采取紧急处理，并及时报告当地卫生监督机构：停止食用中毒食品；采取患者标本，以备送检；对患者的急救治疗主要包括催吐、洗胃、清肠、对症治疗及支持治疗；②对中毒食品控制处理；③根据不同的中毒食品，对中毒场所采取相应消毒处理。

食物中毒临床辨证以虚实为纲，以通为则，须根据虚实不同情况分别处理。一般暴吐暴泻多属实邪，治宜祛邪为主。吐泻频繁，易耗气伤阴，致虚实转化或兼夹，须顾护胃气与阴阳。不轻易采用补涩法，暴泻骤涩易闭门留寇，久泄亦恐正虚邪恋，若夹杂它邪，变证可接踵而至。

七、预防与调护

（一）预防

（1）食物中毒的预防要从食物的来源、运输、储存、加工、烹饪和销售等多个方面把关，防止食物被污染，发生变质和腐败。

（2）胃肠型细菌食物中毒多呈自限性，病情较轻，病程多在 1～3 天内结束；沙门菌属感染者病期较长，可长达 1～2 周。而肉毒杆菌中毒采用抗毒素血清治疗后病死率达 10%以下，存活者于 4～10 天后逐渐恢复，呼吸、吞咽及言语困难先后缓解，随后其他肌肉瘫痪也逐渐复原。

（二）调护

（1）患者宜保持心情舒畅，起居有常，生活有节，注意休息。

（2）饮食以清淡、富营养、易消化为主，避免进食生冷、肥甘、辛辣食物。吐泻后易伤胃气，可给予淡盐汤、米汤、稀饭等滋养胃气。

古医籍精选

《素问·太阴阳明论》："饮食不节……入五脏则䐜满闭塞，下为飧泻。"

《难经·滞下》："大肠泄者，食已窘迫，大便色白，肠鸣切痛；小肠泄者，溲而便脓血，少腹痛；大瘕泄者，里急后重，数至圊而不能便，茎中痛。"

病 案 分 析

（一）病案摘要

陈某，女，29 岁。2016 年 12 月 17 日 15 时 30 分由家属陪同至我院急诊求诊。主诉：腹部绞痛伴腹泻 2 天。病史：患者 2 天前晚餐时进食隔夜菜后出现腹部阵发性绞痛，以脐周为主，无转移性右下腹疼痛，伴恶心欲呕，腹泻，无里急后重感，至今共解 10 余次黄色稀烂便，夹杂少许黏液，无脓血，便后痛减，恶寒发热，最高体温 38.7℃，无咳嗽咯痰，无头晕心悸，无胸闷气促，口干，纳差，小便调。舌质红，苔黄腻，脉弦滑数。查体：T 38.1℃，P 118 次/分，R 19 次/分，BP 115/74mmHg，神清，皮肤、黏膜、巩膜无黄染，无皮疹及皮下出血点，双肺呼吸音清，未闻及干湿啰音。HR 118 次/分，律齐，各瓣膜听诊区未闻及病理性杂音。腹平软，全腹无压痛，无反跳痛，墨菲征（-），肝脾未及肿大，麦氏点（-），肠鸣音 8 次/分。辅助检查：血常规：WBC 16.38×10^9/L，N 0.8，Hb 112g/L，PLT 206×10^9/L。粪便常规：潜血（3+），白细胞（3+）。急诊生化、淀粉酶、尿常规未见异常。

中医诊断：泄泻（湿热毒蕴）。

西医诊断：胃肠型细菌性食物中毒。

（二）分析

1. 诊断思路

（1）中医诊断思路：患者以腹痛腹泻为主症，解黄色稀烂黏液便，便后痛减，恶心欲呕，恶寒发热，纳差，舌质红，苔黄腻，脉弦滑数，中医诊断为"泄泻"。综合分析，四诊合参，当属湿热毒蕴证。

（2）西医诊断思路

1）临床诊断：根据进食可疑变质食物史，并在短期内出现胃肠道症状，结合实验室检查，可临床诊断为胃肠型细菌性食物中毒。

2）明确诊断：对污染食物、呕吐物及粪便培养，可分离出相同的病原菌即可确诊。本病尚需与病毒性胃肠炎、细菌性痢疾、霍乱、非细菌性食物中毒等相鉴别。

2. 治疗思路

（1）中医治疗思路：以"急则治其标"为则，以"清热燥湿，解毒导滞"为法，方选小承气汤合葛根芩连汤加减。可静脉滴注喜炎平注射液、口服洁白胶囊清热解毒祛湿；可配合针刺天枢、上巨虚、水分、中脘、内关。

（2）西医治疗思路：予左氧氟沙星注射液抗感染，山莨菪碱注射液解痉止痛，复方氯化钠注射液、5%葡萄糖氯化钠注射液等补液支持治疗。

（覃小兰　梁伟波）

第五节　急性酒精中毒

急性酒精中毒（acute alcohol intoxication）是指由于短时间摄入大量酒精或含酒精饮料后出现的中枢神经系统功能紊乱状态，多表现行为和意识异常，严重者损伤脏器功能，导致呼吸循环衰竭，进而危及生命，也称为急性乙醇中毒（acute ethanol intoxication）。某些国家（如欧洲、美洲）的急性酒精中毒的发生非常普遍，西方国家成人 70%有饮酒史，美国成人 40%有乙醇依赖，在美国是仅次于心血管疾病、肿瘤而居于第三位的公共卫生事件。我国有文献报道急性酒精中毒患者占同期急诊患者的 0.5%，占急性中毒患者的 49%。

本病的概念涵盖在中医学的"酒毒"、"酒疸"、"酒厥"等疾病的范畴中。

一、病因病理

（一）中医病因病机

1. 病史　中医认为急性酒精中毒乃饮酒过度，素体亏虚，致酒毒蕴积脾胃，损伤肝阴，重者五脏俱损，酒毒入血，气血阴阳耗伤。本病病位在脾胃肝，病性以标实为著。

2. 病机

（1）酒毒损伤脾胃：饮酒过度，酒毒蕴滞，腐伤脾胃，胃失和降，见呕恶；酒湿伤脾，升降失司，中焦湿聚乃纳差、乏力。

（2）酒毒伤肝：酒性辛热，体阴用阳，过饮燥烈伤肝，肝阳上亢，见颜面潮红，目睛红赤，急躁易怒，肢麻震颤，甚则抽搐；肝阳过甚，化风扰窍，则头痛，头晕；阳热上扰，心神失主，见语无伦次，甚则神昏谵语。

（3）酒毒入血，毒伤五脏：酒液甘苦辛温有毒，入心肝肺胃经，毒入血脉，暴伤气血，急损五脏，气逆血乱，见神昏、心悸、气喘；真阴元阳不抱，欲脱欲离，则昏迷，四肢厥冷、气息微弱、大汗淋漓、遗溺尿闭，脉微欲绝，甚则死亡。

（二）西医病因病理

1. 病因　急性酒精中毒的病因多为过度过量饮酒所致，饮酒后的酒精约 20%在胃内吸收，80%在十二指肠及小肠吸收。酒精的中毒量和致死量因人而异，中毒量一般为 70～80g，致死量为 250～500g。是否发生中毒与下述因素有关：胃内有无食物（空腹者吸收快）、是否食入了脂肪性食物（脂肪性食物可减慢酒精的吸收）、胃肠功能好坏（胃肠功能好的吸收迅速）、人体转化剂处理酒精的能力（能迅速将乙醇转化为乙酸的不易中毒）。

2. 发病机制　乙醇的吸收、分布、代谢和排出：通常含乙醇 20%酒饮吸收最快。饮入乙醇经胃、小肠在 0.5～3h 完全吸收，迅速分布到液体和含水组织中。90%～98%在肝脏内被乙醇脱氢酶和过氧化酶氧化成乙醛，再由胞浆或线粒体乙醛脱氢酶氧化成乙酸，最后转化成乙酰辅酶 A 进入三羧酸循环生成二氧化碳和水。约 2%的乙醇不经氧化，缓慢由肺肾排出。健康人一次饮入乙醇 70～80ml 即出现中毒症状，饮入 250～500ml 可致死。

3. 病理

（1）中枢神经系统抑制作用：乙醇具有脂溶性，可迅速透过大脑神经细胞膜，作用于膜上某些酶影响脑细胞功能，抑制神经细胞活性，抑制中枢神经。短时间内饮酒过量，超过肝脏代谢能力，蓄积的乙醇迅速穿过血脑屏障进入神经系统，促使中枢神经的内啡肽系统活性增高，导致内源性吗啡样物质（EP）释放增加，引起一系列神经症状。乙醇的代谢产物乙醛在体内与多巴胺缩合成阿片样物质，患者先处于兴奋状态，逐渐转为抑制。开始作用于大脑，以后渐延及延脑和脊髓，抑制血管运动中枢功能，使血管扩张，循环功能衰竭，严重者出现呼吸功能衰竭，甚至呼吸麻痹而死亡。随着血乙醇浓度的增加依序出现脑部不同症状：抑制呕吐反射引起误吸；抑制小脑，引起共济失调；抑制网状结构，出现昏睡或昏迷；当血乙醇浓度达 3000～4000mg/L 时，抑制延髓中枢，引起呼吸、循环衰竭或死亡。

（2）代谢异常：乙醇在肝细胞内代谢生成大量还原型烟酰胺腺嘌呤二核苷酸（NADH），使之与氧化型的比值（NADH/NAD）增高，甚至可高于正常 2～3 倍。酒精中毒时，影响依赖 NAD 的代谢，如糖异生受阻可出现低血糖，乳酸增高、酮体蓄积发生代谢性酸中毒。

（3）心脏作用：急性乙醇中毒，心率加快，心排血量增加，收缩压高，脉压加大，心肌耗氧量增加，引起心肌损害和左室收缩功能下降。

二、临床表现

（一）病史

有明确的过量乙醇摄入史。

（二）症状与体征

乙醇中毒者，呼出气味为浓厚乙醇味。临床分三期：

1. 兴奋期 头昏、头痛、欣快感、情绪激动，言语增多，自控力丧失，也可沉默。孤僻，或入睡。

2. 共济失调期 语无伦次、动作不协调、笨拙步态不稳，视力模糊，眼球震颤，甚或复视。

3. 昏迷期 昏睡、瞳孔大，或面色苍白、皮肤湿冷，口唇发绀，严重者出心跳加快、血压下降、呼吸慢，有鼾音，二便失禁，可因呼吸衰竭而死亡。也可因咽部反射减弱，饱餐后呕吐，致吸入性肺炎或窒息而死亡。

（三）辅助检查

1. 血乙醇浓度 急性中毒时呼气中酒精浓度与血酒精浓度相当，但与中毒程度无良好相关性。

2. 动脉血气 可出现轻度代谢性酸中毒。

3. 血液生化 急性中毒时可见低血糖、低血钾、低血镁和低血钙。

4. 心电图 可出现心律失常和心肌损害心电图改变。

5. 脑电图 急性中毒时可见α波变慢，波幅降低，β波减少，额部出现 Q 波。

6. 脑 CT 扫描 有头部外伤及局部神经病学定位体征时，头 CT 除外外伤及急性脑血管病。

三、诊断

（一）具备以下两点可以临床诊断急性酒精中毒

（1）明确的过量酒精或含酒精饮料摄入史。

（2）呼出气体或呕吐物有酒精气味并有以下之一者：①易激惹、多语或沉默、语无伦次，情绪不稳，行为粗鲁或攻击行为，恶心、呕吐等；②感觉迟钝、肌肉运动不协调，躁动，步态不稳，明显共济失调，眼球震颤，复视；③出现较深的意识障碍如昏睡、浅昏迷、深昏迷，神经反射减弱、颜面苍白、皮肤湿冷、体温降低、血压升高或降低，呼吸节律或频率异常、心搏加快或减慢，二便失禁等。

（二）临床确诊急性酒精中毒

在上诉基础上血液或呼出气体酒精检测乙醇浓度达 11mmol/L（50mg/dl）。

四、鉴别诊断

急性酒精中毒是一个排他性诊断。在诊断患者酒精中毒以前，应考虑到低血糖、低氧血症、肝性脑病、混合性酒精-药物过量等情况。在确诊后应考虑到有隐蔽性头部创伤及伴随代谢紊乱的可能性。医生可以通过从随行家属处获得充分的病史，反复查体及辅助检查确诊。

1.复合中毒　酒精中毒后患者情绪失控再次服用其他药物和毒物表现复合中毒并不罕见，乙醇加重镇静催眠类药物和有机磷农药毒性，减轻甲醇、乙二醇、氟乙酰胺毒性，饮酒后对百草枯的毒性有待探讨。

2.诱发病损或并发症　急性酒精中毒后外伤常见，由于患者及陪同人员不能明确叙述病史容易漏诊，急性酒精中毒能使已有的基础疾病恶化如诱发急性冠脉综合征、出血或缺血性脑卒中等，并发贲门黏膜撕裂症、上消化道出血、心律失常、胰腺炎、横纹肌溶解综合征等，也可并发消化道穿孔。尽可能获得详实的病史，系统、细致的查体和必要的辅助检查有利于减少漏诊、误诊。

3.类双硫醒反应　患者在应用某些药物过程中饮酒或饮酒后应用某些药物出现类似服用戒酒药双硫醒（Disulfiram，又名双硫仑、戒酒硫）后饮酒的反应，多在饮酒后 0.5h 内发病，主要表现为面部潮红、头痛、胸闷、气短、心率增快、四肢乏力、多汗、失眠、恶心、呕吐、视物模糊、严重者血压下降及呼吸困难，可出现意识丧失及惊厥，极个别引起死亡。可能与醛脱氢酶受抑，体内乙醛浓度升高，导致血管扩张有关。类双硫醒反应临床表现个体差异较大，不医疗处理，症状一般持续 2～6h。因类双硫醒反应与多种疾病特点相似，故易造成误诊，应注意鉴别诊断。

五、治疗

（一）中医治疗

治疗原则：醒酒解毒。

1.针灸及其他外治法

（1）茶饮法：轻毒中毒者，葛花 15g 泡水服，解酒醒脾。

（2）涌吐法：适用于短时间饮入大量高酒精酒且尚未出现明显酒精中毒症状者。

（3）导泻法：生大黄或番泻叶开水泡后服用，或胃管内灌入导泻。

2.辨证方药

（1）脾胃湿热证

证候　呕吐痰涎食物，胸脘痞塞，纳差，乏力，烦躁，舌质深红，苔黄腻，脉濡数。

治法　解毒和胃，健脾除湿。

方药　甘草泻心汤合葛花解醒汤。药用：甘草、黄芩、干姜、半夏、大枣、黄连、青皮、木香、橘皮、人参、猪苓、白茯苓、神曲、泽泻、白术、白豆蔻仁、葛花、砂仁等。

若神识昏愦加石菖蒲、郁金、葛花；呕吐痰涎甚加半夏、竹茹；干呕者，加绿豆、鸡蛋清等。中成药可用双黄连注射液、痰热清注射液。

（2）肝火炽盛证

证候　颜面潮红，目睛红赤，头痛心烦，急躁易怒，肢麻震颤，甚则抽搐；或见语无伦次，甚则神昏谵语。舌红绛，脉弦数。

治法　清泻肝火。

方药　方选龙胆泻肝汤合左金丸。药用：龙胆草、黄芩、山栀子、泽泻、木通、车前子、当归、生地黄、柴胡、生甘草、黄连、吴茱萸等。

头痛目赤加菊花、夏枯草；便秘加酒军、郁李仁。神志不宁、谵语发狂者，可用当归龙荟丸。中成药可用鱼腥草注射液、茵栀黄口服液。

（3）毒伤五脏证

证候　神昏，心悸，四肢厥冷，大汗淋漓，甚则昏迷，气息微弱、遗溺尿闭，舌青紫，脉微欲绝。

治法　回阳救逆，益气生脉。

方药　回阳救急汤。药用：熟附子、干姜、人参、炙甘草、炒白术、肉桂、陈皮、五味子、茯苓、制半夏等。

若呕吐涎沫，或少腹痛者，可加盐炒吴茱萸，温胃暖肝，下气止呕；泄泻不止者，可加升麻、黄芪等益气升阳止泻；呕吐不止者，可加姜汁温胃止呕；若无脉者，可加少许猪胆汁，用为反佐，以防阳微阴盛而成阳脱之变。

中成药可用参附注射液、生脉注射液。

（二）西医治疗

治疗目标：预防呕吐误吸，促进酒精代谢，促醒和脑保护，注意脏器功能的保护，监测血压及生命体征，纠正低血糖及血电解质平衡。

1.**一般措施**：轻度酒精中毒患者不需特殊处理，仅卧床休息，保暖，防止呕吐物误吸，共济失调者加以约束。烦躁不安过度兴奋者，可用小剂量地西泮，忌用吗啡、氯丙嗪、苯巴比妥类镇静剂以免加重呼吸抑制。

2.**中重度患者的治疗**

（1）单纯急性轻度酒精中毒不需治疗，居家观察，有肥胖通气不良等基础疾病要嘱其保暖、侧卧位防止呕吐误吸等并发症，类双硫醒反应严重者宜早期对症处理。

（2）消化道内酒精的促排措施：由于酒精吸收迅速，催吐、洗胃和活性炭不适用于单纯酒精中毒患者。洗胃应评估病情，权衡利弊，建议仅限于以下情况之一者：①饮酒后 2h 内无呕吐，评估病情可能恶化的昏迷患者；②同时存在或高度怀疑其他药物或毒物中毒；③已留置胃管特别是昏迷伴休克患者，胃管可试用于人工洗胃。

洗胃液一般用1%碳酸氢钠液或温开水，洗胃液不可过多，每次入量不超200ml，总量多为2000～4000ml，胃内容物吸出干净即可，洗胃时注意气道保护，防止呕吐误吸。

（3）药物治疗

1）促酒精代谢药物：美他多辛是乙醛脱氢酶激活剂，并能拮抗急、慢性酒精中毒引起的乙醇脱氢酶（ADH）活性下降；加速乙醇及其代谢产物乙醛和酮体经尿液排泄，属于促酒精代谢药。

美他多辛能对抗急性乙醇中毒引起的 ATP 下降和细胞内还原型谷胱甘肽（GSH）水平降低，维持体内抗氧化系统的平衡，起到拮抗急慢性酒精中毒引起的氧化应激反应的作用，改善饮酒导致的肝功能损害及改善因酒精中毒而引起的心理行为异常,可以试用于中、重度中毒特别伴有攻击行为,情绪异常的患者。每次 0.9g,静脉滴注给药,哺乳期、支气管哮喘患者禁用,尚无儿童应用的可靠资料。适当补液及补充维生素 B_1、维生素 B_6、维生素 C 有利于酒精氧化代谢。

2)促醒药物纳洛酮能特异性拮抗内源性吗啡样物质介导的各种效应,纳洛酮能解除酒精中毒的中枢抑制,缩短昏迷时间,疗效不同可能与种族差异、用量有关。建议中度中毒首剂用 0.4～0.8mg 加生理盐水 10～20ml,静脉注射;必要时加量重复;重度中毒时则首剂用 0.8～1.2mg 加生理盐水 20ml,静脉注射,用药后 30min 神志未恢复可重复 1 次,或 2mg 加入 5% 葡萄糖或生理盐水 500ml 内,以 0.4mg/h 速度静脉滴注或微量泵注入,直至神志清醒为止。盐酸纳美芬(Nalmefene)为具有高度选择性和特异性的长效阿片受体拮抗剂,理论上有更好疗效,已有应用于急性酒精中毒的报道,但尚需更多临床研究评估其在急性酒精中毒的疗效和使用方法。

3)镇静剂应用:急性酒精中毒应慎重使用镇静剂,烦躁不安或过度兴奋特别有攻击行为可用地西泮,肌内注射比静脉注射安全,注意观察呼吸和血压;躁狂者首选第一代抗精神病药物如氟哌啶醇,第二代如奥氮平等也应是可行选择,口服比静脉应用更安全。避免用氯丙嗪、吗啡、苯巴比妥类镇静剂。

4)胃黏膜保护剂、胃黏膜 H_2 受体拮抗剂或质子泵抑制剂可常规应用于重度中毒特别是消化道症状明显的患者,质子泵抑制剂可能有更好的胃黏膜保护效果。

(4)血液净化疗法与指征:乙醇易溶于水,也具有亲脂性,血液灌流对体内乙醇的清除作用存在争议,血液透析可以直接将乙醇和乙醇代谢产物迅速从血中清除,需要时建议将血液透析作为首选,持续床旁血滤(CRRT)也是可行的选择,但费用昂贵。病情危重或经常规治疗病情恶化并具备下列之一者可行血液净化治疗:①血乙醇含量超过 87 mmol/L;②呼吸循环严重抑制的深昏迷;③酸中毒(pH 在 7.2)伴休克表现;④重度中毒出现急性肾功能不全;⑤复合中毒或高度怀疑合并其他中毒并危及生命,根据毒物特点酌情选择血液净化方式。

(5)抗生素应用:单纯急性酒精中毒无应用抗生素的指征,除非有明确合并感染的证据,如呕吐误吸导致肺部感染。应用抗生素时注意可诱发类双硫醒反应,其中以 β-内酰胺类中头孢菌素多见,又以头孢哌酮最常见,其他尚有甲硝唑、呋喃唑酮等,用药期间宜留院观察。

(6)对症与支持治疗:对昏睡及昏迷患者应评估其气道和通气功能,必要时气管插管。要做好患者的安全防护,躁动或激越行为者必要时给予适当的保护性约束,注意保暖,意识不清者侧卧体位,防止受凉和中暑,使用床栏,防止意外发生。维持水、电解质、酸碱平衡,纠正低血糖,脑水肿者给予脱水剂。

六、中西医临床诊疗思路

1.**纳洛酮在急性酒精中毒中的使用** 传统治疗是用高渗糖静脉注射或静脉滴注,维生素 B_1 肌内注射,促进其氧化代谢。近几年用纳洛酮治疗急性乙醇中毒,取得更好的疗效。纳洛酮又名烯丙羟吗啡,是吗啡样物质特异性拮抗剂。应用盐酸纳洛酮治疗急性中、重度乙醇中毒患者与同期未用纳洛酮治疗的对照组比较有显著改善神志(嗜睡、烦躁不安、昏迷等)、恶心呕吐、休克、呼吸抑制等症状。纳洛酮的化学结构和吗啡很相似,对阿片受体的亲和力比吗啡大,能阻止吗啡物质与阿片受体相结合,为阿片碱解毒剂。这说明纳洛酮在急性乙醇中毒患者的治疗中有明确的催醒作用,并无不良反应。

2.**急性酒精中毒对免疫系统的影响** 临床和实验皆证明酒精中毒能增加人或动物对细菌的易感性和感染严重度,特别是肺部感染。亦有报道长期酗酒者易患口腔、咽喉和食管癌症,此可能与乙醇影响细胞和体液免疫有关。已直接或间接地证实乙醇对体内的每个器官都有毒性。乙醇能作用于胃肠道一些区域,引起 Mallory-Weiss 综合征、上消化道出血、胃炎,甚至胃癌、胰腺炎等,并能引起其他一些代谢性障碍如血镁过低、血磷酸盐过低、代谢性碱中毒、酮症酸中毒、脱水、高渗状态、葡萄糖耐量减低、糖尿病和蛋白合成障碍等。

3.中医对急性酒精中毒的研究历史　　中医对急性酒精中毒的研究有着悠久的历史，急性酒精中毒的病因主要在于饮酒过度和机体虚损两个方面，而机体虚损中以脾胃虚弱、阴虚及阳虚为易感因素，另外也有古籍记载酒后"房劳"耗伤人体精气，更加易于导致急性酒精中毒。酒性湿热，有毒，自口而入后，酒"其气慓悍"的特殊特性导致中毒的发生。酒毒侵袭，助湿生痰，痰蒙清窍，扰乱神明，下阻于三焦通道，导致气化及气机运行逆乱而发本病。本病从发生到发展过程中，病机是不同的，初期病在脾胃，酒毒蕴结中焦，导致脾胃运化失职，气机升降失常，以气滞、气逆为主；中期病位由脾胃损及肝胆，肝失条达，气机不畅，血行瘀滞而致气血同病；后期则累及全身脏腑，本虚标实同见。

七、预防与调护

（一）预防

不同酒类对人体损伤有所区别，急性酒精中毒如经治疗能生存超过 24h 多能恢复，若有心、肺、肝、肾病变者，昏迷长达 10h 以上，或血中乙醇浓度大于 87mmol/L（400mg/dL）者，预后较差，并发重症胰腺炎、横纹肌溶解后病程迁延。急性酒精中毒造成死亡的主要原因如下：①酒后外伤，特别是颅内出血是医院内死亡的常见原因；②急性酒精中毒诱发脑卒中、心肌梗死也是常见致死、致残原因；③中毒后呕吐窒息并不罕见，如不能及时行气管插管等通畅呼吸道，可很快死亡。

（二）调护

（1）监测生命体征，保持呼吸道通畅，及时清除口腔内分泌物及呕吐物，防止误吸，将患者头偏向一边。

（2）对患者进行心理和健康教育，了解患者心理状态，给予安慰和指导。宣传和教育酗酒的危害。

古医籍精选

《黄帝内经·灵枢》："当是之时，固比于勇士，气衰则悔。与勇士同类，不知避之，名曰酒悖也。"

《诸病源候论》："夫虚劳之人，若饮酒多，进谷少者，则胃内生热，因大醉当风入水，则身目发黄，心中懊痛，足胫满，小便黄，面发赤斑"，"酒性有毒，而复大热，饮之过多，故毒热气渗溢经络，浸溢脏腑，而生诸病也"。

《政和圣剂总录》："论曰胃弱之人，因饮酒过多，酒性辛热，善渴而引饮，遇气道阻塞，酒与饮俱不化，停在胁肋，结聚成癖，其状按之有形，或按之有声，胁下弦急胀满，或致痛闷，肌瘦不能食，但因酒得之，为之酒癖。"

《景岳全书》："若以阴虚者纵饮之，则质不足以滋阴，而性偏助火，故热者愈热，而病为吐血衄血，便血尿血，喘嗽，躁烦狂悖等证，此酒性伤阴所然也。若阳虚者纵饮之，则性不足以扶阳，而质留为水，故寒者愈寒，而病为胀胀泄泻，腹痛吞酸，少食，亡阳暴脱等证，此酒质伤阳而然也，故纵酒者，既能伤阴，尤能伤阳，害有如此，人果知否。"

《证治汇补》："酒循经络，留着为患，入肺则多嚏多痰，入心则多笑多言，入肝则善怒有力，入脾则思睡，入肾则思淫，及其久也，伤肺则变咳嗽消渴，伤心则变怔忡不寐，伤脾则变痞满疸胀，伤肝则变胁痛吐血，伤肾则变腰软阳痿，此五脏之受病也。"

病案分析

（一）病案摘要

刘某，男，25 岁。2012 年 3 月 18 日 22 时 50 分由"120"送至我院急诊。主诉：饮酒后昏迷 10h。症状：约 12h 前进食午餐时大量饮酒，2h 后神志不清被朋友送回家中，伴有呕吐胃内容物数次，呼吸急促，持续 10h 未苏醒，皮肤湿冷，汗出较多，小便失禁，大便未解，家属送至我院急诊治疗。既往史：既往否认高血压、冠心病、糖尿病病史。否认有药物过敏史及外伤史。查体：神志不清，呼之不应，双侧瞳孔等大等圆，对光反射灵敏，BP 100/85mmHg，R 28 次/分，T 37.6℃，右下肺闻及少量湿啰音，HR 100 次/分，心律整齐，各瓣膜听诊区无明显杂音，病理征（-），舌紫暗，脉细数。检查：心电图提示：窦性心动过速。头颅及胸部 CT 平扫：右下肺见大片浸润阴影，头颅 CT 未见异常。血气分析：pH 7.26，PaO_2 52mmHg，$PaCO_2$ 32mmHg，BE -4mmol/L，LAC 3.1 mmol/L。血常规：WBC 13.8×109/L、N 0.9；肌酐 118μmol/L，血淀粉酶偏高 320 U/L（参考值 110 U/L）。

中医诊断：酒毒（毒伤五脏）。

西医诊断：①急性酒精中毒；②吸入性肺炎；③Ⅰ型呼吸衰竭。

（二）分析

1. 诊断思路

（1）中医诊断思路：酒液甘苦辛温有毒，入心肝肺胃经；毒入血脉，暴伤气血，气逆血乱，见神昏、心悸；邪入肺经，损伤肺络，肺失宣降，可见气喘气促；酒毒温散，耗气伤阴，故至大汗淋漓、遗溺便秘，脉细脉微，故中医诊断为"酒毒"。综合分析，四诊合参，当属毒伤五脏证。

（2）西医诊断思路：确定急性酒精中毒诊断：患者有明确饮酒过量病史，呕吐混合酒精气味秽物，饮酒后出现神志不清，并且给予完善实验室检查，排除其他诊断，可以明确诊断为急性酒精中毒，伴有吸入性肺炎、Ⅰ型呼吸衰竭。

2. 治疗思路

（1）中医治疗思路：中医当以"急则治其标"为原则，"回阳救逆，益气生脉"为治法，中医急救治疗当静脉滴注醒脑静注射液，醒神开窍；中医辨证治疗选方当以回阳救急汤加减，可配合针刺人中、少冲，同时配合百会、合谷、内关、十宣等穴位。

（2）西医治疗思路

1）一般治疗：应立即给予吸氧，待氧合改善后，吸痰、保暖、侧卧位防止呕吐误吸，给予保留导尿监测出入量，监测血压、心率等生命体征。

2）机械通气：注意患者动脉血气结果，监测血氧饱和度，如经吸氧仍不能改善低氧血症，应尽快行有创机械通气。

3）原发病的治疗：选用纳洛酮促醒，首剂用 0.8～1.2mg 加生理盐水 20ml，静脉注射，用药后 30min 神志未恢复可重复 1 次，或 2mg 加入 5%葡萄糖或生理盐水 500ml 内，以 0.4mg/h 速度静脉滴注或微量泵注入，直至神志清醒为止。

4）液体管理、纠正酸碱失衡和水电解质紊乱：纠正水电解质紊乱及酸碱失衡，注意维持正常血糖，保证循环灌注及正常尿量。

5）抑酸护胃治疗：可选用胃黏膜 H_2 受体拮抗剂：法莫替丁、西咪替丁等；或质子泵抑制剂：奥美拉唑、泮托拉唑等。

6）抗感染治疗：患者吸入性肺炎诊断明确，可选用广谱抗生素兼顾厌氧菌治疗，注意避免使用可致类双硫醒反应的药物。

7）支持治疗：及时补充热量和营养物质。注意肾功能和肝功能的支持与保护，防止 MODS 的发生。

8）促进乙醇排泄：可以给予积极补液、补充维生素 C 配合使用利尿剂，促进乙醇排泄，要注意维持水电解质的平和。如果中毒较重，综合治疗效果欠佳，可以考虑血液透析治疗，如果病情危重需要机械通气，持续床旁血滤（CRRT）也是可行的选择，但费用昂贵。

（蔡 蕊 芮庆林）

第六节 鼠药中毒

杀鼠剂种类较多，毒性作用不一，但一般来讲毒性较强，对人体危害较大，甚至对生命有严重威胁。杀鼠剂目前有相当一部分品种缺乏毒物分析手段和特效解毒药，因此早期对病史的了解，仍是诊断的重要手段之一。早期正确的治疗对中毒者的症状控制和预后有积极意义。现介绍几种常见杀鼠药中毒的临床表现和处理。

一、敌鼠中毒

敌鼠又名野鼠净、双苯杀鼠酮。本品为淡黄色粉末，无臭无味，其钠盐溶于水、乙醇、丙酮，但不溶于苯和甲苯，是低毒抗凝血杀鼠剂。

本病属于中医"血证"范畴，但与普通内科"血证"有所不同，有明确的外来毒邪致病因素。

（一）病因病理

1. 中医病因病机
（1）病因：误服鼠药或误食沾染本品的粮食及被毒死的禽畜，自杀、投毒而致中毒。
（2）病机：中医认为本病早期邪毒势旺，血热妄行，不循常道，溢出肌肤之间，出现皮下紫斑，甚至出现脏腑内出血等危候。晚期虽邪毒之势已微，但因反复出血，脾肾受损故可出现气虚不摄血和阴虚火旺动血两种证候。

2. 西医病因病理
（1）病因：误服鼠药或误食沾染本品的粮食及被毒死的禽畜，自杀、投毒而致中毒。
（2）发病机制：敌鼠进入动物或人体后，主要通过竞争性抑制，使维生素 K 的活性减低，阻碍肝脏合成凝血酶原及部分凝血因子，起到抗凝作用，表现出各部位出血；也可直接损伤毛细血管，使管壁的脆性和通透性增加，加重出血倾向。

（二）临床表现

1. 病史　有自服、误服或生产环境中吸入敌鼠史。
2. 症状
（1）潜伏期：一般较长，大多数 1～3 天后才出现症状，可出现恶心、呕吐、食欲缺乏等症状。
（2）出血症状：可见皮肤紫斑、齿龈出血、鼻衄、咯血和尿血或便血等全身广泛性出血，可伴关节疼痛、腹痛、低热等症状。
3. 体征　全身多处皮肤出现多形性紫癜，融合成片，四肢伸侧多见，可呈对称性分布。

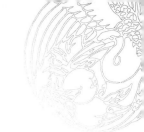

4. 辅助检查

（1）可见凝血和凝血酶原时间延长。

（2）胃内容物可检测出敌鼠成分。

（3）尿中可检测到敌鼠代谢产物。

（三）诊断

根据毒物接触史及身体多处出血的临床表现，不难诊断。

（四）鉴别诊断

与其他引起凝血机制异常的药物中毒相鉴别，如肝素、双香豆素类抗凝药引起的出血。并与血友病、血小板减少性紫癜相鉴别。

（五）治疗

1. 中医治疗 以血证治疗的四条基本原则"止血"、"消瘀"、"宁血"、"补虚"为指导，针对早期毒火旺盛、伤血动血，治当清热解毒、凉血止血；后期邪毒已微，气血亏虚、脾肾受损，治当补气养阴、健脾益肾。

（1）邪毒势旺，血热妄行证

证候 皮下紫斑，压之不褪色，或伴有鼻衄、齿衄、便血、尿血，或有身热口渴，便秘，舌红苔黄，脉弦数。

治法 清热解毒，凉血止血。

方药 清热地黄汤。药用：生地、黄连、白芍、荆芥、知母、黄柏、当归、丹皮、地榆等。

中成药可用血必净注射液。

（2）气血亏虚，脾肾受损证

证候 紫斑减少，时发时消，日久不愈，神疲乏力，头晕目眩，面色苍白或萎黄，纳呆，舌淡脉细弱。

治法 益气养血，健脾补肾。

方药 归脾汤。药用：白术、当归、白茯苓、黄芪、远志、龙眼肉、酸枣仁、人参、木香、炙甘草等。

偏热者，加生地炭、阿胶珠、棕榈炭，以清热止血。

中成药可用参附注射液、生脉注射液。

（3）阴虚火旺动血证

证候 紫斑明显减少，时发时消，常伴鼻衄或月经过多，颧红，五心烦热，口干，舌红少苔，脉细数。

治法 滋阴降火，宁络止血。

方药 茜根散。药用：茜根、黄芩、栀子仁、阿胶等。

中成药可用刺五加注射液、脉络宁注射液。

2. 西医治疗 清除毒物，维生素K治疗，支持治疗，最大限度减少脏器功能的损害。

（1）立即催吐或洗胃：尽力排出毒物。

（2）特效解毒剂：轻者给予维生素 K_1 10mg，肌内注射或静脉滴注，每天 2～3 次，待病情好转时改为口服维生素 K_4。严重者可用维生素 K_1 120mg 加入葡萄糖溶液中静脉滴注，日总量可达 300mg，症状改善后可改用 10～20mg 肌内注射，3 次/日。也可给维生素 C 3～4g，静脉滴注，减轻出血。

（3）输新鲜血：重症者应输新鲜血浆或全血，及时补充凝血因子。有条件单位可给输凝血酶复合物，控制出血效果较好。

（4）激素治疗：以上方法效果不佳时，可加用氢化可的松 100～300mg 静脉滴注，能降低毛细血管通透性，促进止血，保护血小板和凝血因子。

（5）严密观察病情，及时对症支持治疗。

二、磷化锌中毒

磷化锌杀鼠剂是经常使用的灭鼠药和熏蒸灭虫剂，纯品是暗灰色带光泽的结晶，常用食物将其配制成毒饵使用。误食灭鼠毒饵，或被磷化锌沾污的食物造成中毒，在胃内分解成磷化氢，毒性很强，对胃肠有刺激腐蚀作用。磷化锌被吸入后，对心、肝、肾、神经系统有强烈的毒性刺激。

（一）病因病理

1. 中医病因病机

（1）病因：误食灭鼠毒饵，或被磷化锌沾污的食物，造成中毒。

（2）病机：中医认为本病初起，毒邪犯胃，影响脏腑气机；后期毒邪随血脉入五脏，伤心害脑，扰动肝风，甚至正气耗脱，阴阳离决。

2. 西医病因病理

（1）病因：误食灭鼠毒饵，或被磷化锌沾污的食物，造成中毒。

（2）发病机制：磷化锌在胃酸作用下生成剧毒的磷化氢和氯化锌，前者能抑制细胞色素氧化酶，影响细胞内代谢过程，造成细胞的"内窒息"，作用于中枢神经系统、呼吸系统、循环系统、肝、肾，以神经系统损害为甚。后者有一定腐蚀性，刺激胃黏膜引起急性充血，甚至溃疡出血。

（二）临床表现

1. 病史 本病有误食或密切接触该类杀鼠药史。

2. 症状 本病可有恶心、呕吐、胃烧灼、腹痛、腹泻或合并消化道出血。有的患者可有心悸、气短。神经系统可有全身麻木、头晕，重症者还有意识模糊、昏迷或抽搐。

3. 体征 有的患者出现肝大、黄疸。

4. 辅助检查

（1）血磷增高，血钙降低。

（2）肝功能损害。

（3）心电图检查见心肌缺血，心律失常。

（三）诊断与鉴别诊断

根据误食或密切接触该类杀虫药史、临床表现及相关辅助检查，诊断不难。

本病与士的宁、1080 复合物中毒相鉴别。

（四）治疗

1. 中医治疗 毒邪初入胃肠，予催吐、泻下、利水等迅速排毒。毒入五脏，出现心、脑、肝、肺受损，多脏腑气机逆乱，当中西医结合抢救。

（1）毒邪犯胃，扰乱气机证

证候 恶心，呕吐，腹胀腹痛，头晕，头痛，不寐，疲乏，胸闷，咳嗽。舌淡苔白腻，脉滑。

治法 清热解毒，和胃降逆。

方药 甘草绿豆汤。药用：甘草、绿豆等。

中成药可用血必净注射液、保和丸、枳实导滞丸。

（2）毒入血脉，心脑受损证

证候　神志昏糊，鼻鼾息微，舌苔白腻，脉沉滑。

治法　涤痰醒神开窍。

方药　涤痰汤和菖蒲郁金汤。药用：南星、半夏、枳实、茯苓、橘红、石菖蒲、人参、竹茹、甘草、炒栀子、鲜竹叶、牡丹皮、郁金、连翘、灯心草、木通、淡竹沥（冲）、紫金片等。

中成药可用血必净注射液、至宝丹。

（3）毒入血脉，肝风内动证

证候　发热，躁扰不宁，甚则四肢抽搐，神志狂乱，昏迷。舌红苔黄，脉弦数。

治法　清热解毒，凉肝熄风。

方药　羚角钩藤汤。药用：羚羊角、桑叶、川贝、生地、钩藤、菊花、茯神、白芍、甘草等。

中成药可用血必净注射液、穿琥宁注射液。

（4）毒入血脉，痰热壅肺证

证候　不省人事，躁扰不宁，牙关紧闭，喉有鼾声，面赤身热，舌苔黄腻，脉弦滑。

治法　清肺豁痰，通腑开窍。

方药　星蒌承气汤。药用：胆南星、瓜蒌仁、大黄、芒硝等。

中成药可用血必净注射液、至宝丹、通腑醒神胶囊。

2. 西医治疗　清除毒物，维生素 K 治疗，支持治疗，最大限度减少脏器功能的损害。

清除毒物：口服中毒者应立即用 1∶5000 高锰酸钾溶液（使磷氧化为磷酸酐而失去毒性）或 10%硫酸铜溶液（使磷变为不溶性黑色磷化铜）洗胃，直至洗出液无磷臭澄清时为止，或内服 1%硫酸铜溶液 10ml，每 5～10min 一次，连服数次，至呕吐为止，总量不超过 100ml 亦可采用刺激咽部催吐。清洗彻底后，胃内注入液体石蜡（使磷溶解而不被吸收）100～200ml 及硫酸钠 30g 导泻。饮食以清淡流质、半流质或软食为宜，但禁食含脂类，因磷化锌能溶于脂类，不利于毒物的清除。为了促进毒物的排泄可用泻药，但不能用硫酸镁，因其与磷化锌可生成卤碱类有毒物质。

除上述处理以外需配合全身支持治疗。

三、安妥中毒

安妥纯品为白色结晶，工业品为灰白色结晶。有苦味，不溶于水，可溶于有机溶剂和碱性溶剂中，毒性较高。大鼠 LD_{50} 为 7～250mg/kg。人口服致死量为 4～6g。

（一）病因病理

1. 中医病因病机

（1）病因：误食灭鼠毒饵，造成中毒。

（2）病机：中医认为本病初起，毒邪犯胃，影响脏腑气机；后期毒邪随血脉入五脏，伤心害脑，扰动肝风，甚至正气耗脱，阴阳离决。

2. 西医病因病理

（1）病因：误食灭鼠毒饵，造成中毒。

（2）发病机制：本品进入人体后可以分布于身体各个脏器，损伤其毛细血管及内脏细胞发生变性与坏死，也能抑制机体的正常代谢功能，主要损害肺毛细血管，产生肺水肿、胸膜炎、胸腔积液、肺出血，并可引起肝肾变性、坏死。此外还可以破坏胰腺的 B 细胞，影响糖代谢，引起血糖升高。

（二）临床表现

1. 病史　本病有误食该类杀鼠药史。

2. 症状　患者可有恶心、呕吐、口渴、胃胀伴有灼热，头晕嗜睡或躁动、惊厥或昏迷。临床也可出现休克、肺水肿、胸腔积液、呼吸困难,严重者有全身痉挛。

3. 体征 有的患者出现肝大、黄疸,也有的患者出现血尿。

4. 辅助检查 胃内容物或尿检安妥阳性。

（三）诊断

根据误食或密切接触该类杀鼠药史、临床表现及相关辅助检查,诊断不难。

（四）治疗

1. 中医治疗 对本病的抢救处理,尚未见疗效确切的解毒中药,一般根据病情不同阶段进行辨证论治。

（1）阳气虚脱,饮凌心肺证

证候 喘促不宁,张口抬肩,不能平卧,烦躁欲死,大汗淋漓,面色青灰,四肢厥冷。舌淡胖而紫,脉沉细欲绝。

治法 回阳救逆,益气固脱。

方药 参附龙牡汤加减。

中成药可用参附注射液、生脉注射液。

（2）毒扰神明,痰蒙清窍证

证候 不省人事,惊厥躁扰,息粗痰涌,舌红苔黄腻,脉弦滑。

治法 涤痰醒神开窍。

方药 涤痰汤加减。

中成药可用安宫牛黄丸、痰热清注射液。

2. 西医治疗 清除毒物,维生素 K 治疗,支持治疗,最大限度减少脏器功能的损害。

（1）口服者,及时用 1∶5000 高锰酸钾溶液洗胃,忌用碱性溶液,因安妥在碱性溶液中可大量溶解,增强毒物吸收,不利毒物的排泄,特别是应避免油类食物,因脂类也能加速毒物的吸收。可用硫酸镁导泻,尽量排出毒物。

（2）肾上腺皮质激素防治肺水肿。首先地塞米松静脉给药,同时注意防治出血性胃炎,可选用 H_2 受体拮抗剂。

（3）10％硫代硫酸钠 5～10ml 静脉注射。

（4）半胱氨酸,100mg/kg,肌内注射,能降低安妥的毒性,谷胱甘肽,300～600mg,肌内注射或静脉注射,也有类似作用。

（5）戊硫醇可降低硫脲衍生物毒性。

四、氟乙酰胺中毒

氟乙酰胺（fluoroacetamide）又名敌蚜胺、氟素儿、1081。化学名称为氟醋酸酰胺,本品为白色针状结晶。易溶于水,易吸潮,稳定,熔点 107～108℃。其为高毒性农药,人类口服半数致死量为 2～10mg/kg。

（一）病因病理

1. 中医病因病机

（1）病因:误食造成中毒。

（2）病机:中医认为本病初起,毒邪犯胃,影响脏腑气机;后期毒邪随血脉入五脏,伤心害脑,扰动肝风,甚至正气耗脱,阴阳离决。

2. 西医病因病理

（1）病因：误将氟乙酰胺当碱面、食盐用；误食因氟乙酰胺中毒死亡的动物；误食用氟乙酰胺制作的毒饵。

（2）发病机制：氟乙酰胺进入体内后，脱去氟基转化为氟乙酸，与三磷酸腺苷和辅酶 A 作用，生成氟柠檬酸，抑制乌头酸酶，中断正常的三羧酸循环，干扰氧化磷酸化过程，造成机体代谢障碍，对神经系统和心脏有直接的毒害作用，氟离子还可与体内钙离子相结合，使体内血钙下降。

（二）临床表现

1. 病史 本病有氟乙酰胺的食入史和接触史。

2. 症状

（1）中枢神经系统障碍是氟乙酰胺中毒最主要表现：轻者有头痛、头晕、乏力、易激动、烦躁不安、肌肉震颤；重度中毒者出现昏迷、阵发性抽搐，由于强直性抽搐可导致呼吸衰竭。

（2）心血管系统障碍：表现为心悸、心动过速，严重者可出现休克或恶性心律失常等。

（3）消化系统：口服中毒者常有口渴、恶心、呕吐、上腹烧灼感，部分患者肝功能受损害。

（4）重度中毒患者可伴有肾脏功能损害，血氟、尿氟增高，血枸橼酸增高，血钙、血糖降低。

（三）诊断

根据病史、症状体征，血、尿及洗胃液中检出氟乙酰胺可明确诊断。

（四）治疗

1. 中医治疗 参照磷化锌中毒的中医治疗。

2. 西医治疗 清除毒物，维生素 K 治疗，支持治疗，最大限度减少脏器功能的损害。

（1）皮肤污染者，要及时清洗。口服者可用 1∶5000 高锰酸钾溶液洗胃。

（2）及时使用特效解毒剂：乙酰胺（解氟灵）2.5g，每 6～8h 肌内注射 1 次，5～7 天。

（3）对症支持治疗：重点是控制抽搐，保护心脏，积极治疗脑水肿，以及给予止痉剂、降颅压、能量合剂。

（4）对危重者可考虑血液灌流。

五、毒鼠强中毒

毒鼠强（tetramine）又名没鼠命、闻到死，本品为白色粉末，无味，微溶于水、酸和碱，是一种中枢神经系统兴奋剂，具有强烈的脑干刺激作用，可引起阵发性惊厥。对人的致死量为 12mg，化学性质稳定，吸收后可长期残留体内。毒理作用主要是拮抗γ-氨基丁胺（GABA）的结果，阻断γ-氨基丁胺受体，此为可逆性的抑制作用。

（一）病因病理

1. 中医病因病机

（1）病因：误服毒鼠强或误食沾染本品的粮食及毒死的禽畜，自杀、投毒而致中毒。

（2）病机：中医认为本病初起，毒邪犯胃，影响脏腑气机；后期毒邪随血脉入五脏，伤心害脑，扰动肝风，甚至正气耗脱，阴阳离决。

2. 西医病因病理

（1）病因：误服毒鼠强或误食沾染本品的粮食及毒死的禽畜，自杀、投毒而致中毒。

（2）发病机制：毒鼠强毒力极强，对人的致死剂量为 0.1～0.2mg/kg 体重（5～10mg），其毒性分别为的士宁、氟乙酰胺、氰化钾等毒性的 5、30、100 多倍，人口服中毒后于数分钟至半小时内发病，若不及时抢救，多在数分钟到 2h 内死亡。

导致惊厥的作用机制可能是拮抗 γ-氨基丁酸（GABA）的结果。从形态学的角度发现毒鼠强对动物各个脑区中 3H-GABA 与其受体的结合均有不同程度的抑制作用，其中对脑干的抑制作用最显著。提示脑内游离 GABA 含量的增加是由于毒鼠强抑制 GABA 与其受体结合的原因。从而提示毒鼠强的致惊厥作用可能是直接抑制脑内 GABA 与受体的结合。

尸检发现毒鼠强中毒后，窒息现象较明显，脑、肺、心、肝等瘀血、水肿，尤以脑部充血、水肿为明显。有时蛛网膜下腔出血，偶见脑干点状出血或心乳头肌多发性肌溶灶及心肌收缩带坏死。

（二）临床表现

1. **病史**　本病有毒鼠强服用史，或呼吸道吸入史。
2. **症状**　发病快，急性中毒症状主要是四肢抽搐，惊厥，如不及时救治，可因强烈的强直性惊厥迅速呼吸衰竭而死亡。并可伴有精神症状及心、肝等脏器损害。

（三）诊断

呕吐物、血液的毒鼠强测定可明确诊断。

（四）治疗

1. **中医治疗**　参照磷化锌中毒的中医治疗。
2. **西医治疗**　清除毒物，维生素 K 治疗，支持治疗，最大限度减少脏器功能的损害。
（1）口服者可用 1∶5000 高锰酸钾或清水洗胃，后用活性炭灌入，导泻。
（2）抗惊厥以苯巴比妥钠的疗效较好，地西泮也有较好的效果。控制抽搐首选地西泮，静脉给药。如首次可用地西泮 10mg 缓慢静脉注射后，再用地西泮 10～30mg 加入 5% 葡萄糖 250ml 中静脉滴注。为防大剂量用药引起呼吸抑制，可联合应用纳洛酮，或在辅助呼吸控制下进行。必要时可用硫喷妥钠静脉给药。
（3）血液灌流有较好地清除血中毒鼠强而达到控制中毒症状。
（4）精神症状可用氯丙嗪和氟哌啶醇。
（5）严密观察病情变化早期器官功能支持如心、肺、肝、肾等。

（五）中西医临床诊疗思路

（1）抗凝类杀鼠药除本节所述的敌鼠钠盐，还有华法林（warfarin，又名灭鼠灵、杀鼠灵）、杀鼠迷（立克命、克鼠立）、克灭鼠、比猫灵、溴鼠隆（大隆）等，均为双香豆素类抗凝血剂；以及氯鼠敌（氯苯敌鼠、氯鼠酮）、毒鼠醚、溴敌鼠等均为 1、3-茚满二酮抗凝血剂；上述这些杀鼠药中毒均可参考相关章节进行抢救。

（2）杀鼠药磷化锌在胃酸作用下可生成剧毒的磷化氢和氯化锌，主要严重损害中枢神经系统，并对胃肠道、呼吸系统、循环系统、肝、肾等有一定程度损害。西医治疗上无特效解毒剂，处理要点主要是清除毒物与对症支持，保护脏器功能。

（3）安妥是我国唯一常用的呼吸系统损害杀鼠药，如果有确定的服食杀鼠药史，临床症状又以中毒性肺水肿为主要表现，见呼吸困难、发绀、咳吐大量白色或粉红色泡沫样痰、两肺满布湿啰音等，则基本可肯定是安妥中毒。安妥口服对消化道黏膜有刺激作用，吸收入血后可致肺毛细血管通透性增加，导致肺水肿和胸腔积液，一般重度中毒患者死于肺水肿；还可引起肝、肾脂肪变性和坏死。轻度安妥中毒患者要禁止进食脂肪性及碱性食物，抢救中洗胃时也要禁用碱性溶液或油类制剂冲洗，因两者均可加速本品吸收而加重中毒。特效解毒剂硫代硫酸钠、半胱氨酸，所以抢救中应尽早使用。

（4）西医疗法对氟乙酰胺中毒有特效解毒剂——乙酰胺（解氟灵），当尽早足量使用。毒鼠强中毒虽与其他鼠药中毒的西医毒理机制不甚相同，但因为都以中枢神经系统损害为主，出现的症状亦类似，西医疗法对本病没有特效解毒剂，当尽早使用血液灌流疗法以清除血中毒鼠强而达到控制中毒症状。

（5）本类杀鼠剂中毒的抢救宜中西结合，有大出血或皮下等部位出血严重时，西医处理方法为主；出血不剧，病势缠绵反复，病后体虚等情况下中医处理为主。

（6）中医药疗法除常规涌吐、清泻排除毒物等手段外，可在邪毒已侵入五脏，出现多脏腑气机逆乱的诸种病象时，按照五脏六腑各处受害偏重不同，配合同期西医处理随证之侧重用药，可起到协同效果。

（7）中医药疗法于本病抢救中的意义：根据病情的发展变化与严重程度，中医辨证施治的思想可分阶段体现出来，有通过调节机体功能止血的精神内涵，而不是一刀切，见血止血，在临床上如果应用及时得当，肯定能与同期西医处理起到协同效果。

（8）既往中医药疗法对本病的治疗经验较少。一般认为，在极轻度中毒时，单纯应用中药常规清泻排除毒物即可；在中、重度中毒时，出现了肺水肿、休克、昏迷等，宜先西后中进行抢救，中医一般据病情的不同进展阶段进行配合治疗：在患者肺损害症状严重，出现阳气欲脱、水饮上凌心肺时，急以回阳救逆、益气固脱。当毒扰神明、痰浊闭窍、神昏较重时，可豁痰醒脑开窍，上述中医药治疗与同期西医处理有协同效果。

（六）预防与调护

（1）应给予特别护理，详细记录体温、呼吸、脉搏、血压、神志、瞳孔变化及出入量。

（2）病室应安静通风，冬季注意保暖，夏季要防止中暑。有惊厥出现者，宜于安静的暗室内。属服毒自杀者应派专人守护。

（3）有呕吐、腹泻、咳喘及二便失禁者要随时清除排泻物，尿潴留者应留置尿管。呼吸道分泌物或痰涎不能排出者，应随时吸痰，以免发窒息。

（4）注意口腔护理，勤翻身拍背，防止褥疮及肺炎的发生。

（5）有腹泻、呕吐致脱水者，应及时补液，纠正电解质及酸碱平衡紊乱，补液过程中要按医嘱控制滴速，遇有特别变化，应及时报告和处理。

（6）应进食流质或易消化的饮食，以清淡而富有营养为原则，少量多餐，不能吞咽者，给以鼻饲。一般忌辛辣燥热及滋腻之品。

（7）对有创面的患者，要定期清洁换药，严格无菌操作，预防创面感染。

第七节　新型毒品中毒

所谓新型毒品是相对鸦片、海洛因等传统毒品而言，主要指人工化学合成的致幻剂、兴奋剂类毒品，是由国际禁毒公约和我国法律法规所规定管制的、直接作用于人的中枢神经系统，使人兴奋或抑制，连续使用能使人产生依赖性的精神药品（毒品）。

中枢兴奋药（central stimulants），经常被滥用的有苯丙胺（amphetamine，AA）及其衍生物，如甲基苯丙胺（methamphetamine，MA，俗称冰毒）、3,4-亚甲二氧基苯丙胺（3,4-methylene-dioxyamphetamine，MDA）和 3,4-亚甲二氧基甲基苯丙胺（3,4-methylene-dioxyamphetamine，MDMA，俗称摇头丸）等。致幻药（hallucinogens），主要包括麦角二乙胺（lysergide）、苯环己哌啶（phencyclidine，PCP）、西洛西宾和麦司卡林等。氯胺酮（ketamine）俗称 K 粉，是 PCP 衍生物，属于一类精神药品。

一、病因病理

（一）中医病因病机

1. **病因**　中医学认为本病是由于过量使用毒品类药物而成药邪，损伤脏腑功能，影响气血津液的生成、运化和转输。

2. **病机**　病机为心脑之气受伐，痰浊瘀血内生，邪壅经络。心脑之气受伐，则心主神明，脑为精明之府共主神志的功能失常，而出现心悸，眩晕，脉细微；邪气壅阻，气滞血瘀，津停为痰，痰浊、瘀血蒙蔽清窍，可出现狂躁，谵妄，幻觉；邪壅经络，则惊厥，四肢强直。恢复期则邪去正伤，而表现出气血亏虚之候，如面色无华，心悸，眩晕，头空痛，神疲乏力，纳差，舌淡，苔白，脉细弱等症。

（二）西医病因病理

1. **病因**　绝大多数毒品中毒为过量滥用引起，滥用方式包括口服、吸入（如鼻吸、烟吸或烫吸）、注射（如皮下、肌内、静脉或动脉）或黏膜摩擦（如口腔、鼻腔或直肠）。有时误食、误用或故意大量使用也可中毒。毒品中毒也包括治疗用药过量或频繁用药超过人体耐受所致。

2. **发病机制**

（1）苯丙胺类：苯丙胺是一种非儿茶酚胺的拟交感神经胺低分子量化合物，吸收后易通过血脑屏障，主要作用机制是促进脑内儿茶酚胺递质（多巴胺和去甲肾上腺素）释放，减少抑制性神经递质 5-羟色胺的含量，产生神经兴奋和欣快感。此类药物急性中毒量个体差异很大，一般静脉注射甲基苯丙胺 10mg 数分钟可出现急性中毒症状，有的静脉注射 2mg 即可发生中毒，吸毒者静脉注射 30～50mg 及耐药者静脉注射 1000mg 以上才能发生中毒；成人苯丙胺口服致死量为 20～25mg/kg。

（2）氯胺酮：为新的非巴比妥类静脉麻醉药，静脉给药后首先进入脑组织发挥麻醉作用，绝大部分在肝内代谢转化为去甲氯胺酮，然后进一步代谢为具有活性的脱氢去甲氯胺酮。此外，在肝内尚可与葡萄糖醛酸结合。进入体内的氯胺酮少量原形和绝大部分代谢物通过肾脏排泄。氯胺酮为中枢兴奋性氨基酸递质甲基-天门冬氨酸（N-methyl-D-aspartate，NMDA）受体特异性阻断药，选择性阻断痛觉冲动向丘脑-新皮层传导，具有镇痛作用；对脑干和边缘系统有兴奋作用，能使意识与感觉分离；对交感神经有兴奋作用，快速大剂量给予时抑制呼吸；尚有拮抗 μ 受体和激动 κ 受体作用，导致内脏血管痉挛、肠道缺血缺氧和肠屏障功能损伤。

二、临床表现

（一）病史

用药或吸食史：非法滥用药品中毒者往往不易询问出病史，但查体可发现用毒品的痕迹，如经口鼻烫吸者，常见鼻黏膜充血、鼻中隔溃疡或穿孔；经皮肤或静脉吸食者可见注射部位皮肤有多处注射痕迹。精神药品滥用常见于经常出入特殊社交和娱乐场所的青年人。

（二）症状

1. **苯丙胺类中毒**　表现精神兴奋、动作多、焦虑、紧张、幻觉和神志混乱等；严重者，出汗、颜面潮红、瞳孔扩大、血压升高、心动过速或室性心律失常、呼吸增强、高热、震颤、肌肉抽搐、惊厥或昏迷，也可发生高血压伴颅内出血，常见死亡原因为 DIC、循环或肝肾衰竭。

2. **氯胺酮中毒**　表现神经精神症状，如精神错乱、语言含糊不清、幻觉、高热及谵妄、肌颤和木僵等。

（三）辅助检查

1. 毒物检测　口服中毒时留取胃内容物、呕吐物或尿液、血液进行毒物定性检查，有条件时测定血药浓度协助诊断。

（1）尿液检查：应用高效液相色谱法可以对尿液苯丙胺及其代谢产物检测。尿液中检测出氯胺酮及其代谢产物也可协助诊断。

（2）血液检测：苯丙胺中毒血药浓度为 0.5mg/L，致死血药浓度大于 2.0mg/L。

2. 其他检查

（1）动脉血气分析：严重麻醉药类中毒者表现为低氧血症和呼吸性酸中毒。

（2）血液生化检查：血糖、电解质和肝肾功能检查。

（3）氯胺酮滥用者可出现脑白质和脑灰质的损害，有条件者可进行头颅 CT、MRI 等检查。伴有泌尿系统损害者，应进行肾脏和膀胱的影像学检查，B 超、CT 等影像学检查可有双肾积水、输尿管扩张、膀胱挛缩等改变。膀胱镜检提示不同程度膀胱急性炎症。

三、诊断

通常根据滥用相关毒品史、临床表现、实验室检查及解毒药试验诊断，但要注意同时吸食几种毒品时诊断较为困难。

四、治疗

（一）中医治疗

急性期以西医治疗为主，配合中药静脉制剂积极救治；恢复期以中药治疗为主，可辨证选用清开灵注射液、丹参注射液、生脉注射液、黄芪注射液等。

（二）西医治疗

治疗目标：清除毒物，必要时透析，使用解毒药物，对症支持治疗。

1. 苯丙胺中毒　以对症、支持治疗为主，严重者以处理高血压、心律失常和惊厥为主。

（1）复苏支持治疗：毒品中毒合并呼吸循环衰竭时，首先应进行复苏治疗。

1）呼吸支持：呼吸衰竭者应采取以下措施：①保持呼吸道通畅，必要时行气管内插管或气管切开。②应用阿托品兴奋呼吸中枢，或应用中枢兴奋药安钠咖、尼可刹米。③呼吸机辅助呼吸，采用呼气末正压（PEEP）可有效纠正非心源性肺水肿，同时给予高浓度吸氧、血管扩张药和袢利尿药，禁用氨茶碱。

2）循环支持：血流动力学不稳定者，取头低脚高位，同时静脉输液，必要时应用血管升压药。

3）纠正代谢紊乱：伴有低血糖、酸中毒和电解质平衡失常者应给予相应处理。

（2）清除毒物

1）服药时间不超过 4h，可给予洗胃、催吐、导泻。

2）活性炭吸附：应用活性炭混悬液吸附未吸收的毒物。

3）每 4h 口服氯化铵 500mg，可以酸化尿液，酸化尿液虽可加速苯丙胺排泄，但可导致肌红蛋白在肾小管沉积，加重肾功能损害，不主张使用，可用盐水利尿。

4）重症患者可行血液透析和血液灌流。

（3）处理精神障碍

1）惊厥：可用短效巴比妥类药物或慢静脉注射苯二氮䓬类，如地西泮 10～20mg，必要时 15min重复一次。注意静脉注射地西泮能导致喉痉挛或呼吸抑制因而需进行气管插管。

2）兴奋激越、行为紊乱：可注氯丙嗪 25～50mg（可能导致严重的体位性低血压）或使用多巴胺受体阻滞剂，如氟哌啶醇 2.5～10mg 肌内注射，不会影响血压，但是却有可能导致急性锥体外系不良反应可能。亦可用苯二氮䓬类，如地西泮 10～20mg 静脉注射。

3）谵妄：可用氟哌啶醇或地西泮控制兴奋激越、幻觉、妄想，剂量不宜太大，以免加重意识障碍。

（4）对症、支持治疗

1）将患者置于安静的环境，减少环境刺激，防止惊厥发作和精神失常导致损伤。安静的非威胁性的环境一般能使患者得到较好的恢复。

2）严密监测生命体征，保持呼吸道通畅、循环稳定，维持水、电解质、酸碱平衡，必要时给氧。鼓励多饮水，保持足够尿量，防止肾衰竭。

3）高血压：严重高血压可导致颅内出血，如舒张压超过 120mmHg 时应予紧急处理。可使用酚妥拉明 2～5mg，静脉缓慢注射。

4）碱化尿液使用甘露醇或呋塞米利尿，必要时行血液透析。

5）高热予物理降温，如酒精、冰袋或冰帽等。

2. 氯胺酮中毒 对氯胺酮中毒无特异性的解毒剂，处理原则与措施同其他药物中毒相同。如出现呼吸心搏骤停，应遵循抢救原则给予必要的呼吸、循环支持，并及时转送到有条件的医院进行抢救。如患者出现急性谵妄状态，必要时予以保护性约束，保护患者的安全。兴奋躁动者可给予氟哌啶醇肌内注射 2.5～10mg/次，必要时可以重复，每天 2～3 次，总剂量不宜超过 20mg，特别要注意躯体及生命体征情况。

五、中西医临床诊疗思路

（1）新型毒品中毒在诊断上需注意，对疑似诊断者，必须尽可能的询问陪人患者是否有吸毒史，了解患者最近的生活情况、精神状态，患者身边有无药瓶、药袋；必要时，应留取中毒者的呕吐物、胃内容物、血和尿标本，以备鉴定和作毒物分析。

（2）本类毒品中毒的抢救均以西医处理为主：此类药物中毒许多都无特效解毒剂，给治疗带来一定难度，因此处理的关键在于尽早、彻底清除毒物，维持基本的呼吸、循环功能。

（3）做好对症、支持治疗对新型毒品中毒的抢救很重要，尤其对一些透析效果不好、无特效解毒剂、半衰期又非常长的药物，对症支持就成了唯一的"救命稻草"，因此，必须加强对患者的巡视，有条件者应运用现代的监护仪器，严密监测患者的神志、心电图变化、血压、呼吸、体温、瞳孔反射、血气分析等，并及时处理好并发症，这样才谈得上维持重要脏器功能，直至赢得最终抢救成功。

（4）既往临床实践表明，中医药疗法的配合使用对本病的抢救绝对可起到协同作用，安宫牛黄丸等涤痰开窍类中成药的及时应用在此占有重要地位。

六、预防与调护

（一）预防

（1）所有的患者至少观察 6h（来院后）再决定是否可以出院，对于延迟性毒性作用的药物则须住院。

（2）对于有心肺衰竭或强烈自杀倾向患者须密切观察，必要时可进入 ICU。

（二）调护

（1）卧床休息，密切观察病情，及时发现病情变化，及早抢救。

（2）清淡饮食，少食多餐。吞咽困难者，予插胃管和鼻饲。

（3）保持情绪稳定，精神舒畅，避免过度悲伤或暴怒。

（周　红　李志尚）

第八节　中　暑

中暑（heat illness）是指在高温环境下或受到烈日曝晒，导致人体体温调节功能紊乱而引起的以中枢神经系统和循环系统功能障碍为主要表现的急症，依据严重程度分为先兆中暑、轻症中暑和重症中暑，重症中暑又可分为热痉挛、热衰竭和热射病三种类型。热痉挛是指出汗后水和盐分大量丢失未及时补充，导致低钠、低氯血症，从而产生大肌群的痛性收缩。热衰竭是指由于高热产生血容量耗竭的综合症候群。热射病是指当人体体温调节无法克服外源性热力，体温明显上升，最终导致多器官功能衰竭。重症中暑的三种类型可顺序发展，也可交叉重叠。

中医将夏日酷暑引起的高热、出汗、心慌、头晕，甚则昏迷、抽搐等称"中热"、"中暍"、"发痧"，称中暑为"暑症"范畴。将重症中暑称为"暑痫"、"暑风"、"暑厥"。

一、病因病理

（一）中医病因病机

1.病因　中医认为中暑的内因为正气不足，湿邪内生；外因则依据阳暑或阴暑各有不同，阳暑外因为暑热或暑湿秽浊之气，阴暑外因为形寒阴冷。

2.病机　中暑的病位在肺卫、心包、心及脾胃，病性多虚实夹杂。

（1）暑热外袭：盛夏酷暑之季，感受暑热或暑湿秽浊之气，邪热内郁，蒙蔽清窍，致升降失司，气化失常，阴阳气血失常，终成中暑。

（2）正气不足：暑邪所伤之人，多为正气内虚，湿邪内生，外感暑热，内外合邪为患。

（3）劳倦诱发：多因正气内虚，脏腑调节功能失常易感暑热时邪而患中暑。

（二）西医病因病理

1.病因

（1）环境温度过高。

（2）产热增加：如从事重体力劳动、发热、甲状腺功能亢进和应用某些药物（如苯丙胺）等。

（3）散热障碍：如湿度过大、过度肥胖、穿透气不良的衣服等。

（4）汗腺功能障碍：见于硬皮病、先天性汗腺缺乏症、广泛皮肤烧伤后瘢痕形成等。

此外年老、体弱、脱水、睡眠不足、糖尿病、水土不服、应用阿托品等抗胆碱能药物影响汗腺分泌等情况，也可成为夏季发生中暑的病因。

2.发病机制　正常人的腋下体温恒定在 37℃ 左右，在下丘脑体温调节中枢的作用下，通过皮肤、心血管系统、呼吸系统的辐射、传导、对流、蒸发，使产热和散热平衡。如果产热大于散热或散热受阻，导致体内过量热蓄积，即产生高热。

中暑的损伤主要是体温过高（>40℃）对细胞的直接毒性作用，引起广泛的器官功能障碍。

（1）中枢神经系统：高热对大脑和脊髓的毒性作用能快速导致细胞死亡、脑水肿和局部出血、颅内压增高、昏迷。小脑 Purkinje 细胞对高热毒性作用极为敏感，常发生构语障碍、共济失调和辨距不良。

（2）心血管系统：皮肤血管扩张引起血液重新分配，同时心排血量增多，心脏负荷加重。此外，高热引起心肌缺血、坏死，促使心律失常发生、心功能减弱或心力衰竭，从而使心排血量降低，皮肤血流量减少而影响散热。

（3）呼吸系统：高热引起肺血管内皮损伤而引起 ARDS。

（4）水、电解质代谢：正常人出汗最大速率为 1.5L/h，热适应后的个体出汗速度是正常人的 2 倍。大量出汗常导致水和钠的丢失，使人体失水和失钠。

（5）肾：脱水引起心血管功能障碍和横纹肌溶解等，可导致急性肾衰竭。

（6）消化系统：直接热毒性和胃肠道血液灌注减少可引起缺血性溃疡，易发生大出血。严重中暑患者，发病 2～3 天后几乎都会发生不同程度的肝坏死和胆汁淤积。

（7）血液系统：重症中暑患者，发病后 2～3 天可出现不同程度的弥散性血管内凝血。

（8）肌肉：剧烈运动引起中暑时，肌肉局部温度增加、缺氧和代谢性酸中毒，常发生严重肌肉损伤、横纹肌溶解，血清肌酸激酶明显升高。

3. 病理　尸检发现小脑和大脑皮质神经细胞坏死，Purkinje 细胞病变较为突出。心脏局灶性心肌细胞溶解、出血、坏死，心外膜、心内膜和瓣膜组织出血。肝脏有不同程度细胞坏死和胆汁淤积。肾上腺皮质可见出血。劳力性热射病致死者常见肌肉组织变性和坏死。

二、临床表现

（一）病史

本病有在烈日下暴晒或高温、高湿度环境下劳作史，或避暑贪凉，恣食生冷史。

（二）症状

1. 先兆中暑　高温环境下工作一定时间后，出现头晕、头痛、口渴、多汗、全身疲乏、心悸、注意力不集中等。

2. 轻症中暑　上述先兆中暑症状加重。

3. 重症中暑

（1）热痉挛：高温下作业，大量出汗后，突然出现四肢肌肉痛性抽搐，特别是腓肠肌最常见；有时腹壁甚至肠平滑肌发生痉挛和疼痛。

（2）热衰竭：体内无大量热蓄积而以大汗后失水及低钠血症所致的周围循环衰竭为主要表现。常无高热，起病急，可有头晕、头痛、口渴、大汗淋漓、胸闷、手足抽搐。

（3）热射病：前驱症状有乏力、头晕、头痛、恶心、出汗减少；典型症状有高热，体温可高达 41℃以上，嗜睡、谵妄甚至昏迷，皮肤干热无汗，潮红或苍白，周围循环衰竭时出现发绀；严重患者可出现休克、心力衰竭、肺水肿、脑水肿、肝肾衰竭或 DIC 的症状。

（三）体征

1. 先兆中暑　体温正常或略升高，心率可稍增快。

2. 轻症中暑　面色潮红、大量出汗、皮肤灼热；或面色苍白、皮肤四肢湿冷、血压下降、脉搏增快。

3. 重症中暑

（1）热痉挛：突然出现四肢肌肉痛性抽搐，有时腹壁甚至肠平滑肌发生痉挛和疼痛。

（2）热衰竭：常无高热，有大汗淋漓、脉细弱、血压下降、手足抽搐。

（3）热射病：高热，体温可高 41℃以上，嗜睡、谵妄甚至昏迷，皮肤干热无汗，潮红或苍白，周围循环衰竭时出现发绀，心率增快，脉压增大。

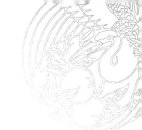

（四）辅助检查

1. 先兆中暑和轻症中暑　一般无明显实验室检查异常。

2. 重症中暑

（1）热痉挛：低钠血症、低氯血症。

（2）热衰竭：血液浓缩表现，低钾血症，低钠血症。

（3）热射病：白细胞与中性粒细胞总数升高，蛋白尿，血尿素氮、血清谷丙转氨酶、谷草转氨酶、乳酸脱氢酶增高，酸中毒；心电图可出现心肌损害表现和心律失常。

三、诊断

根据炎热高温下作业或行走、室内通风不良的病史和典型的临床表现，如热痉挛以四肢肌肉对称性痛性抽搐为特点，热衰竭以水、电解质平衡紊乱，周围循环衰竭为主要表现，热射病有高热，皮肤无汗和中枢神经系统症状三大表现，一般诊断不难。

四、鉴别诊断

本病需与脑血管意外，高热性传染病如乙型脑炎，中毒性痢疾及有机磷农药中毒相鉴别。热衰竭要与出血、低血糖及低血压等其他疾病鉴别。脑血管意外于老年人多见，常有高血压及动脉硬化疾病史，有昏迷或偏瘫表现；乙型脑炎多发生于秋季，除有持续高热，惊厥，昏迷外，患者多伴有呼吸衰竭，补体结合试验阳性。中毒性痢疾起病急，有休克及腹痛、腹泻症状，大便常规及细菌培养可确诊。急性有机磷农药中毒有毒物接触史，口腔及呼出气体有大蒜味，瞳孔缩小，颜面、眼睑、舌、四肢和全身横纹肌发生肌纤维颤动，甚至强直痉挛，血胆碱酯酶活力降低。

五、治疗

（一）中医治疗

治疗原则：以开窍、除湿、益气、养阴为原则。对昏仆者当立即醒脑开窍，神志苏醒后再随证治之。治疗重在清除暑热，除热的同时不忘护阴，迅速补充被耗损的阴液。

1. 针灸及其他外治法

（1）针刺法：针刺人中、十宣等穴位。

（2）刮痧疗法：对轻症中暑可采用刮痧疗法。

2. 辨证方药

（1）中暑阳证

证候　高热，或见恶寒汗出，烦躁，口渴欲饮，饮后安适，脉洪大或沉数，舌质红少津。

治法　清热祛暑，佐以养阴生津。

方药　白虎汤合竹叶石膏汤。药用：生石膏、知母、甘草、粳米、竹叶、人参、麦冬、半夏。中成药可用清开灵注射液、参麦注射液。

（2）中暑阴证

证候　身凉肢厥，冷汗直出，面色苍白，渴欲饮水，饮入即吐，甚则昏迷，脉微细欲绝或沉迟。

治法　益气固脱，佐以祛暑和胃。

方药　生脉散合参附龙牡汤。药用：人参、麦冬、五味子、附子、生姜、大枣、龙骨、牡蛎。中成药可用参脉注射液、藿香正气水。

（3）暑热蒙心证

证候　高热烦躁，汗出胸闷，猝然闷倒神昏，不省人事，脉象洪数，舌质红绛。

治法　清心凉营，开窍醒神。

方药　清营汤。药用：水牛角、生地、玄参、竹叶、麦冬、丹参、黄连、金银花、连翘。中成药可用安宫牛黄丸、醒脑静注射液。

（4）中暑动风证

证候　暑热内扰心营，热极生风而抽搐、痉挛。

治法　养阴清热息风。

方药　三甲复脉汤。药用：生牡蛎、生鳖甲、生龟板、生地、麦冬、白芍、麻仁、炙甘草、阿胶。中成药可用双黄连注射液、紫雪丹。

（二）西医治疗

治疗目标：迅速降低体温，补充循环容量，防治水、电解质平衡紊乱，保护器官功能，防治并发症和多器官功能衰竭。

1. 先兆中暑与轻症中暑　立即撤离高温环境，于阴凉处安静休息并补充清凉含盐饮料，大多即可恢复。出现循环衰竭征象时，可以葡萄糖盐水静脉滴注。体温升高者应及时降温。

2. 重症中暑

（1）降温：降温在中暑高热急救中十分重要，有利于保护脑细胞及机体重要脏器的功能。

1）物理降温：辐射、蒸发、传导三种体热散发方式中，最有效的降低体温途径是加速蒸发，迅速转移脱离高温环境，脱光衣服，仰卧位，充分暴露，用手控水雾直接洒在患者的皮肤上，同时把电风扇对着患者吹。也可以在腹股沟和腋窝部冷敷，但避免用冰摩擦表皮及用极冷的水降温，因为这会引起外周血管收缩，能明显抑制机体散热能力。根据条件使用低温毯并配合冰帽等。降温过程应密切观察体温、脉搏、血压，当肛温降至 38.5℃ 以下时应暂停降温，将患者移至室温 25℃ 以下的环境中继续密切观察。

2）药物降温：氯丙嗪可调节体温中枢功能，扩张血管，松弛肌肉，降低氧消耗，可协助物理降温。用法：可用氯丙嗪 25～50mg 加入 500ml 液体中静脉滴注 1～2h。用药时应注意患者的血压变化，如收缩压下降至 90mmHg 时立即减慢滴速或停用。高热伴休克的危重患者可采用 5% 葡萄糖盐水 1000ml 快速注入股动脉，可使血压上升及体温较快地下降。

（2）监护重要脏器：患者的持续高热和缺氧，可严重损害脑、心、肺、肝、肾。其中最重要的是保护脑，应予氧疗。对昏迷者使用气管插管，必要时机械通气。检测血气分析和电解质。持续心电监测，注意呼吸状态和神志、瞳孔等生命体征。

（3）支持疗法

1）补充电解质，加强内环境管理，调整水电解质和酸碱平衡，用平衡盐液是最基本的支持疗法，补液不宜过速，注意患者的心脏功能。

2）保持呼吸道通畅，进行有效氧疗。

3）可使用肾上腺皮质激素。应用激素可平缓降温，防止溶血，减少炎症反应，防止脑水肿，补充机体在危急状态下对皮质激素的需要等。

4）早期器官功能的支持，如及时纠正心力衰竭，心率快可用毛花苷丙；对急性肾衰竭者及时进行血液净化治疗。

5）防止褥疮和感染。

六、中西医临床诊疗思路

（1）本病应注意与脑血管意外、急性中毒相鉴别。

（2）严重中暑时，可造成多器官功能失常和衰竭，尤其年老、体弱者预后更差。先兆中暑和轻症中暑经过相应处理可恢复，但要注意监护生命体征，发生病情变化应随时就诊。同时要向家属交代和宣传预防中暑的注意事项。

（3）在某些缺医少药的场合，中医的一些应急措施如服用十滴水、刮痧、搐鼻等，于轻症中暑者可立竿见影，于重症中暑者则至少可缓解病情，为患者赢得宝贵的抢救时间，因此临床上应当给予足够的重视。

（4）中暑导致多器官损害时，西医在迅速补充电解质、纠正酸碱失衡，防治脑水肿、癫痫发作等方面疗效肯定，此时加上中医药疗法如安宫牛黄丸、羚羊角粉胶囊及醒脑静注射液等，可提高临床疗效。

七、预防与调护

（一）预防

（1）加强健康教育，避免在烈日下长时间暴晒，了解有关中暑基本知识，做好自我防护，一旦出现先兆中暑症状，能采取有效措施自救。

（2）对于高温环境下工作或生活者，当口渴时，不宜以单纯的白开水解渴，应注意喝含盐分的饮料，以防止水电解质紊乱。加强隔热、通风等降温措施。

（3）在高温季节和长期高温作业环境，要合理组织生产劳动，科学地调整作息时间，炎夏露天作业适当延长中午休息时间，缩短连续劳动时间，增加工间休息次数等。

（4）年老体弱者既易中暑，亦易并发呼吸衰竭和循环衰竭，注意及时发现，早期纠正，防止在太阳底下曝晒。

（二）调护

（1）发现中暑病例，及时将患者转移到通风良好的低温环境，在降温期间要严密监测患者的体温变化。观察皮肤对冷刺激的反应和降温药物的不良反应，严防冻伤。严密监测患者的生命体征，观察神志变化及瞳孔、尿量和皮肤出汗情况。维持水电解质、酸碱平衡，维持循环稳定，防治弥散性血管内凝血。

（2）患者发生抽搐时，注意保护患者安全，防止坠床、外伤的发生，同时注意保持呼吸道通畅。

（3）高热时给予清淡、易消化、高热量、高维生素、高蛋白、低脂肪饮食。鼓励患者多饮水，多吃新鲜水果和蔬菜。

（4）积极维护患者的最佳心理状态，解除中暑患者精神负担，使其树立战胜疾病的信心，积极配合治疗和护理。

古医籍精选

《素问·脉要精微论》："天地之变，阴阳之应，彼春之暖，为夏之暑。"

《素问·热论》："凡病伤寒而成温者，先夏至日者为病温，后夏至日者为病暑，暑当与汗皆出，勿止。"

《素问·生气通天论》："因于暑，汗，烦则喘喝，静则多言，体若燔炭，汗出而散。"

《景岳全书·暑证》："凡暑热中人者，其气必虚，以火能克金，而热伤气也。而热者不可不清，虚者不可不补。但阳中之阳者，宜兼乎清。"

《景岳全书·暑证》："若夏月于盛暑中，过于劳倦因而中暑者，其劳倦即已伤脾，暑热又以伤气，此本内伤大虚之侯，当专以调补为先，然后察其有火无火，或有邪无邪，而兼治如前也。"

《医碥·中暑》："其症卒然闷倒，汗多，面垢，昏不知人，手足微冷……多于田间路上烈日中得之。"

《时病论·中暑》："缘其人不辞劳苦，赤日中行，酷暑之气，鼓动其痰，痰阻心包所致。"

《医门法律·三气门方》："热蒸其湿为暑，无湿则但为干热而已，非暑也。故肥人湿多，即病暑者多。瘦人火多，即病热者多。"

《伤寒六书·提金贯珠数》："中暑，用寒凉之剂清之。"

《医学求是·温暑燥湿辨》："暑病，乃夏令酷暑炎蒸，火湿秽浊之邪由口鼻吸入，先犯三焦，初起发热，无汗，外有太阳经证，而内有湿浊迷漫，头必重，脘必闷，脉必细涩，苔必白腻，是宜宣泄湿火，驱除秽浊，清肃三焦，和解少阳，其邪乃解。"

病案分析

（一）病案摘要

王某，男，45岁。2014年9月20日14时40分由"120"送至我院急诊。主诉：头晕乏力5h，神志不清2h。症状：5h前在高温环境下作业时出现头昏、乏力，未予重视，继续工作，2h前出现神志淡漠，恶心、呕吐，随即呼之不应，大小便失禁，间歇性出现全身痉挛。被送到当地卫生院降温及输液观察治疗未见好转，遂转来我院。舌未见，脉数。既往史：高血压病史10余年，平时血压控制一般。查体：T 40.0℃，P 188次/分，R 40次/分，BP 134/85mmHg，昏迷，左上肢及双眼眶周围存在散在皮下出血点，双侧瞳孔直径2mm，对光放射迟钝，双肺呼吸音粗糙，可闻及散在湿啰音。HR 188次/分，律齐，各瓣膜区未闻及病理性杂音。四肢肌张力增高，阵发性痉挛。检查：血常规：WBC $14.6×10^9$/L，PLT $93×10^9$/L。血电解质：钾2.07mmol/L，钠130.5mmol/L，氯93.3mmol/L。心肌酶谱：肌酸激酶345U/L。肝功能：总胆红素50.3μmol/L，直接胆红素30.6μmol/L，谷丙转氨酶79U/L，谷草转氨酶62U/L。头颅CT平扫未见明显异常。

中医诊断：中暑（暑热蒙心）。

西医诊断：①重症中暑（热射病）；②电解质紊乱，代谢性酸中毒合并呼吸性碱中毒；③多器官功能障碍综合征；④高血压。

（二）分析

1. 诊断思路

（1）中医诊断思路：患者发病季节处于盛夏时节，在高温户外环境下长时间劳作后起病，先有头晕乏力，后继之出现神志不清、恶心呕吐、二便失禁、间断抽搐，故中医诊断为"中暑"。综合分析，四诊合参，当属暑热蒙心证，兼有热极生风之象。

（2）西医诊断思路

1）确定中暑诊断：患者发病处于盛夏时节，在高温户外环境下长时间劳作后起病，先有头晕乏力，后继之出现神志不清、恶心呕吐、二便失禁、间断抽搐。实验室检查和头颅CT平扫可以帮助鉴别诊断。

2）明确中暑类型：患者有高热、神志不清、间断抽搐，结合实验室检查诊断为热射病。

2. 治疗思路

（1）中医治疗思路：以开窍、除湿、益气、养阴为原则。立即醒脑开窍，神志苏醒后再随证治之。中医急救治疗选用静脉滴注醒脑静注射液醒脑开窍；中医辨证治疗选方为清营汤加羚羊角、龙骨、牡蛎。

（2）西医治疗思路：气管插管，氧疗，冰袋、降温毯降温，冰盐水胃管灌注，地西泮解痉，氯丙嗪镇静、降温，奥美拉唑预防上消化道出血，哌拉西林他唑巴坦钠抗感染，维持水、电解质及酸碱平衡，甘利欣保肝，纳洛酮催醒，输入新鲜血浆、低分子肝素预防 DIC，甘露醇脱水减轻脑水肿及营养支持等。

第九节　溺　水

溺水（drowning）又可称为淹溺，国际复苏联盟（ILCOR）将溺水定义为一种淹没或浸润（submersion/immersion）于液态介质中而导致呼吸障碍的过程。如果溺水者被救，溺水过程被中断，称为非致命性溺水；如果因为溺水而在任何时候导致死亡，则称为致命性溺水。病理生理特征为由于气道堵塞或咽喉反射性痉挛，引起窒息和缺氧，导致肺泡失去通气、换气功能，导致出现严重的低氧血症、二氧化碳潴留和酸中毒，甚至出现心跳呼吸停止。

临床表现有：①轻者：面色苍白、口唇青紫、恐惧、神志清楚，呼吸心跳存在；②重者：面部青紫、肿胀，口鼻充满泡沫或污泥、藻草等，皮肤黏膜苍白和发绀，四肢冰冷，腹部隆起，昏迷，抽搐，甚至呼吸心跳骤停。

本病在中医学亦称"溺水"。

一、病因病理

（一）中医病因病机

1. **病因**　中医认为溺水的发病多因人为水所溺，水从孔窍入，灌注脏腑，其气壅闭，暴绝而死。

2. **病机**　病位在肺，与心、肾关系密切。病性以邪实闭肺为主，亦因肺肾气绝，心脑气散而阴阳离决。

（1）邪实气闭：水从孔窍而入，灌注脏腑，脏腑功能失调，气机升降出入异常，

心脑脏器突为邪毒之邪所闭阻，脑之神机与心脏藏真之气闭死或失散，或气逆血冲，逆犯心神之机，致心神开合枢机骤止，心气闭绝，血脉滞阻，神机化灭。

（2）真气脱泄：邪毒壅滞于肺，气机失调于内，气机升降不利，上盛下虚，本虚标实，血逆而不下，致血脉阻断，气机壅闭而见厥逆、猝死等危象，终致真气脱泄而亡。

（二）西医病因病理

1. **病因**　溺水多见于夏季和洪涝灾害，如下列情况：

（1）落水后由于缺乏游泳能力或由于某种原因丧失游泳能力可造成淹溺。如游泳时间过长，过度换气，发生手足抽搦；肢体过度活动或受冷水刺激发生抽搐；患有心脏、脑血管等病不能胜任游泳或在游泳时疾病发作而引起淹溺。

（2）潜水员在潜水时其潜水装置发生故障或潜水员发生氧中毒、二氧化碳潴留等潜水疾病可造成淹溺。

（3）舰船、潜艇失事，乘员逃脱不出或逃至水面未能及时获救，均可发生淹溺。

2. **发病机制**　当患者被水淹没时，淹溺者起初会屏住呼吸，在这一过程中，淹溺者会反复吞水。随着屏气的进行，淹溺者会出现缺氧和高碳酸血症。喉痉挛反射可能会暂时地防止水进入到肺内。然而最终这些反射会逐渐减弱，水被吸入肺内。在很多成年人肺中发现大约有 150ml 的液体，这个液体量（2.2ml/kg）已足够引起机体出现严重的缺氧症状。

无论肺内水量多少，亦或是吸入海水还是淡水，从临床的角度并没有实质性区别，其共同之处都是缺氧。此时逆转缺氧可以防止心搏骤停。很多淹溺患者在心搏骤停前可因低氧而出现严重的心动过缓，此时通过给予有效的通气以纠正低氧血症至关重要。

3. **病理**　淡水者双肺含水量多、重量增加，并伴有不同程度出血、水肿、肺泡壁破裂。约 70% 溺死者肺内有呕吐物、泥沙和水生植物。继发淹溺死亡者有肺泡上皮细胞脱落、出血、透明膜形成、急性炎性渗出。肾脏表现为急性肾小管坏死。

二、临床表现

（一）病史

本病有淹溺史或目击事故者。

（二）症状

根据溺水时间长短及吸入液体量的多少，临床表现轻重不一，主要表现在呼吸系统和神经系统两方面：①呼吸系统：窒息、呼吸困难、呼吸浅快、剧烈咳嗽、胸骨后烧灼感、胸痛、咯粉红色泡沫痰、发绀等。②神经系统主要表现为：烦躁、嗜睡、昏迷，主要为低氧血症、低血压和酸中毒所致。

（三）体征

一般均有皮肤发绀、颜面青紫、肿胀，球结膜充血，口鼻充满泡沫或泥污。近乎淹溺者常可出现精神状态改变，如烦躁不安、抽搐、昏睡、昏迷；呼吸表浅、急促或停止，双肺可有弥漫性干湿啰音。四肢冰凉，脉搏常触不到，心音微弱或消失，呼吸停止。部分患者因吞入大量水呈急性胃扩张，部分患者因在水中被异物撞击等原因并见头颈部损伤。

（四）辅助检查

1. **血、尿检查**　淹溺者常有白细胞轻度增高。无论淡水或海水淹溺，罕见致命性电解质紊乱，两者的区分对于临床治疗意义甚小。但溶血或急性肾衰竭时可有严重高钾血症。重者可出现弥散性血管内凝血的实验室检测指标异常。

2. **心电图检查**　心电图的常见表现有窦性心动过速、非特异性 ST 段和 T 波改变，通常数小时内恢复正常。出现室性心律失常、完全性心脏传导阻滞提示病情严重。

3. **动脉血气分析**　约 75% 病例有明显混合性酸中毒；几乎所有患者都有不同程度的低氧血症。

4. **影像学检查**　胸部 X 线检查常显示斑片状浸润，有时出现典型肺水肿征象。住院 12～24h 可吸收好转或发展恶化。约有 20% 病例胸片无异常发现。疑有颈椎损伤时，应进行颈椎影像学检查。

三、诊断

根据发病前被水淹没的病史和临床表现，淹溺的诊断一般没有困难。

四、鉴别诊断

淹溺多有明确现场证据或现场证人，一般无须鉴别诊断。主要应注意有无其他原因造成的落水，如外伤后、急性脑卒中后或酗酒后等情况。

五、治疗

（一）中医治疗

治疗原则：迅速将溺水者救出，发生厥脱者立刻用针灸或药物回苏醒神、固脱救逆，随后祛寒、复温、调理。

1.针灸及其他外治法

（1）针刺法：针刺人中、内关、涌泉、关元等穴位。手法采用强刺激之泻法，留针半小时或不留针。艾条悬灸百会、关元等穴位。

（2）复温法：恢复呼吸心跳和意识后，可煎服生姜糖水以祛寒暖胃，同时按摩溺水者四肢和躯干，恢复体温。

2.辨证方药

（1）痰热闭窍证

证候　神志恍惚，气粗息涌，喉间痰鸣或气息低微，面晦或赤，口唇暗红，尿黄量少，舌质红苔黄腻，脉滑数结代。

治法　清化痰浊，开窍醒神。

方药　温胆汤合安宫牛黄丸。药用：牛黄、麝香、水牛角、黄连、黄芩、栀子、冰片、郁金、朱砂、珍珠、雄黄、金箔、半夏、橘皮、茯苓、竹茹、生姜、大枣、甘草。

神昏重者加石菖蒲、远志，痰多者加竹沥、胆南星，抽搐者加钩藤、珍珠母，大便不通者加大黄。

中成药可用醒脑静注射液、痰热清注射液。

（2）阳虚欲脱证

证候　神志欠清，呼吸息微，面色苍白，大汗淋漓，四肢厥冷，舌质淡白，脉微细欲绝或结代。

治法　回阳固脱。

方药　参附汤。药用人参、附子。

若汗出不止者加龙骨、牡蛎，肢体厥冷明显者加桂枝、当归，若兼有瘀象加丹参。

中成药可用参附注射液、参脉注射液。

（二）西医治疗

治疗目标：保持呼吸道通畅，心肺复苏，供氧，复温，积极处理并发症。

1.现场急救

（1）迅速从水中救出患者。如经过培训的专业水中救援人员可在漂浮救援设施的支持下实施水中通气。非专业救援人员不要下水救援，可向遇溺者投递竹竿、衣物、绳索或漂浮物等，同时立即呼救周围人员帮助救援。

（2）患者救出水后，立即为其清除口鼻腔内的水和泥沙等污物，开放气道，确保呼吸道通畅。必要时在颈部环甲软骨处插管，开放气道，以预防气道堵塞。有自主呼吸的患者则用氧气面罩。不应为患者实施各种方法的控水措施，包括倒置躯体或海姆立克手法。对呼吸或（和）心跳停止者，马上开始心肺复苏。首先检查患者反应，开放气道，给予2～5次人工通气，每次吹气1s左右，如果溺水者对初次通气无反应，接下来应置其于硬平面上开始胸外按压，按压与通气比遵循30：2。如有条件，应予气管插管、辅助呼吸。由于大多数溺水者在缺氧后会持续心搏骤停，因此仅实施胸外按压的CPR并无效，应予以避免。应注意，由于考虑到淹溺引起心搏骤停的主要机制为缺氧，故而淹溺导致的心搏骤停采用ABC的基础生命支持程序，与一般情况下推荐的CAB程序有所不同。

（3）在现场抢救的同时，尽快组织转送至医院。

2. 院内救治

（1）高级生命支持：对呼吸、心跳恢复者应迅速纠正缺氧，保持循环稳定。可适当应用呼气末正压通气（PEEP），尽量使 PaO_2 大于 60mmHg，但应注意 PEEP 会引起高颅内压。

（2）脑复苏：脑复苏的原则是降低颅内压和保证大脑有效供氧。神经预后主要取决于缺氧的时间。溺水后有报道尝试使用巴比妥类、ICP 监测、类固醇激素等，但都没有被发现可改善患者结局。

（3）并发症处理：防治吸入性肺炎和迟发性肺水肿：保持呼吸道通畅，可应用皮质激素及早期、足量、联合使用抗生素。应该积极针对肺部治疗，密切观察肺部感染情况，部分患者需要采用支气管镜检查排出气管内颗粒和黏性分泌物，若支气管痉挛应适当给予支气管扩张药。

六、中西医临床诊疗思路

（1）抢救淹溺患者的关键环节就是及时行有效的心肺复苏术，对一些既往无慢性器质性心脏疾患的青壮年，复苏术须坚持较长时间，入院后的抢救必须坚持不懈地进行。

（2）因为淹溺对人体所造成的损害，首当其冲是肺，所以对心肺复苏成功后的患者和尚有大动脉搏动者，抢救的第一大要点就是防治肺水肿；这两种患者其次的损害就是脑水肿，故防治肺水肿的同时，防治脑水肿也是重中之重。

（3）中医在抢救早期可根据患者证候表现辨证使用中成药，如阳气暴脱者可选用参附注射液静脉滴注；如气阴两虚者可选用生脉注射液；对于出现厥脱者可立刻用针灸治疗以回苏醒神、固脱救逆。

七、预防与调护

（一）预防

（1）加强社会溺水安全教育，特别是学校要切实把溺水安全教育作为学生安全教育的工作之一，提高学生的安全意识和自护自救能力，经常进行游泳和水上自救互救知识技能训练，才能明显降低淹溺发病率。

（2）对从事水上或水中活动者应严格进行健康检查。避免在浅水区潜泳、跳水。划船应穿救生衣。水上运动前不要饮酒，酒精能损害判断能力和自我保护能力。有慢性或潜在疾病者，不宜从事水中活动或工作。

（二）调护

（1）患者应卧床休息，严密观察其病情变化，详细记录体温、脉搏、呼吸、血压等生命体征，发现病情变化，及时抢救。

（2）饮食宜清淡，可予富于营养的流质饮食，少食多餐。不能吞咽者，予流质鼻饲。

（3）加强心理护理。对有自杀倾向者，当做好患者的思想工作，解除精神负担，消除心病，树立正确的人生观，配合治疗。

古医籍精选

《金匮要略》："取灶中灰两石余，以土埋人，从头至足，水出七孔，即活。"

《备急千金要方》："以灶中灰布地，令厚五寸，以甑侧著灰上，令死人伏于甑上，使头小垂，下炒盐二方寸匕，内竹管中，吹下孔中，即当吐水，水下，因去甑，下死人著灰中壅身，使出口鼻即活。"

《金匮要略今释》："薤汁、皂荚末灌耳吹鼻，能通窍催苏。"

《诸病源候论》："人为水所溺，水从孔窍入，灌注脏腑，其气奎闭，故死。早拯得出，即泄沥其水，令气血得通，使得活。"

病 案 分 析

（一）病案摘要

周某，男，28岁。因"溺水50min"于2015年8月19日15时21分"120"接回入院。患者于50min前在河中游泳时突然出现淹溺，被同伴发现后迅速将其拖至岸边，当时患者神志不清，口唇发绀，心跳呼吸停止，同伴马上予胸外心脏按压同时拨打"120"急救电话，约5min后患者神志转清，心跳呼吸恢复，咳嗽气促明显，"120"至现场予吸氧、气道保护及开放静脉通道处理后接回我院急诊科。入院症见：神志模糊，气粗息涌，喉间痰鸣，面赤，口唇暗红，舌质红苔黄腻，脉滑数。既往患者体健。查体：T 37℃、BP 103/72mmHg、R 28次/分。双肺呼吸音粗，可闻及湿啰音，HR 120次/分，律齐，各瓣膜听诊区未闻及病理性杂音，腹软，无压痛及反跳痛，四肢肌力、肌张力正常，病理反射未引出。检查：血常规：WBC $14.6×10^9$/L、NEU $9.6×10^9$/L；生化：BUN 8.6mmol/L、Cr 108μmol/L、ALT 76U/L、AST 58U/L；血气分析：PaO_2 61mmHg、$PaCO_2$ 40mmHg、Lac 0.8mmol/L、FiO_2 45%；胸片提示双肺广泛分布的斑片状、云絮状融合成的大片模糊阴影，病灶大小不等，呈多形性。

中医诊断：溺水（痰热闭窍）。

西医诊断：①淹溺；②心搏骤停，心肺复苏后综合征；③急性呼吸窘迫综合征。

（二）分析

1. 诊断思路

（1）中医诊断思路：患者神志模糊，气粗息涌，喉间痰鸣，面赤，口唇暗红，舌质红苔黄腻，脉滑数。四诊合参，当属痰热闭窍证。

（2）西医诊断思路

1）确定溺水诊断：患者有被水淹没的病史和临床表现，淹溺的诊断明确。

2）确定心搏骤停、心肺复苏后综合征诊断：患者曾有心搏骤停，并经现场心肺复苏后恢复自主呼吸循环，心肺复苏后综合征诊断明确。

3）确定ARDS诊断：患者氧合指数：PaO_2/FiO_2为135，根据临床表现、体征及胸片检查可明确诊断为ARDS。

2. 治疗思路

（1）中医治疗思路：当以"清化痰浊，开窍醒神"为治法，中医急救治疗可静脉注射醒脑静注射液清热化痰、醒神开窍；中药辨证方选温胆汤合安宫牛黄丸加减，同时可配合针刺人中、内关、关元等穴位。

（2）西医治疗思路

1）合理氧疗：立即给予面罩高流量给氧改善氧合，根据氧合指数情况调整吸氧浓度。

2）辅助通气：本例患者可试予无创呼吸机辅助通气改善氧合，如患者神志不清无法配合或经无创通气后仍不能改善氧合，应行有创机械通气。

3）复苏后生命支持：治疗原则参照心脏骤停相关处理。

4）液体管理、纠正水电解质和酸碱平衡紊乱：合理限制液体入量，在保证组织器官灌注前提下，液体出入量宜轻度负平衡。

5）其他支持治疗：及时补充热量和营养物质，注意循环功能、肾功能和肝功能的支持，防止MODS的发生。

（刘　南　洪永敦）

第十节 电击伤

电击伤（electrical injury）是指电流直接接触并通过人体所引起的机体组织、器官和功能损伤。一般说，交流电比直流电危险，小于 250V 以下的直流电接触时，很少引起致命。人体对 15~50Hz 的低频交流电耐受力最差，50V 以上即可产生危险。电损伤可以是全身性损伤（又称触电），也可以是局部损伤（又称电烧伤）。局部的临床表现主要是热能所引起的皮肤接触烧伤；全身表现根据轻重不同可从精神紧张、心率增快到发生心搏骤停。

一、病因病理

6 岁以下儿童发生触电伤害的比例较高，大部分电击伤是由于儿童手嘴接触电线、墙上的插座或外露的电线头造成的。年龄较大的儿童和青少年有冒险行为，如爬树或攀电线杆、横跨变压器等，所以也会发生触电危险。青少年发生电击意外事件的总趋势是下降的；随着成年人进入工厂工作，电击发生率又有回升。电工、建筑工和工厂工人在工作场所发生严重的高压电击伤是常见的。

1. 电击伤的分类　通常分为两类：高压电电伤（电压超过 1000V）和低压电电伤（即电压低于 1000V）。高压电电击伤常比低压电电击伤程度重。

2. 电击伤的机理　电击伤的机制包括直接接触、电弧、闪光、热量和创伤。患者直接接触电源，构成循环电路的组成部分，这种为真正的电击伤。受伤表明电流穿过人体，常常在电路进入人体与穿出人体的地方有伤口。非直接电击伤中危害最大的是电弧，电弧是两个电极间或电源与人体之间建立起的一种光亮桥带，温度高达 3000～4500℃，能造成重度烧伤。闪光灼伤则表现为电流灼伤皮肤但不穿入人体。人体各组织的阻抗按从小到大的顺序依次是神经、血管、黏膜、肌肉、皮肤、肌腱、脂肪和骨骼。皮肤的阻抗根据它的厚度、血管分布、湿度的不同有很大的差异。手足部老茧处的皮肤阻抗最高。唇与舌的皮肤阻抗最低。皮肤出汗或浸在水里，也可降低阻抗。电流接触时间越长，伤害越大。低压交流电 220～380V 触电者最多见，常因造成心室颤动而死亡。高压电触电多见严重烧伤或引起呼吸中枢麻痹、呼吸肌强直性收缩致呼吸暂停、窒息，继之因缺氧导致心搏骤停。触电后从高处坠落可造成骨折、脱臼和各类内脏损伤，使后果更为严重。

二、临床表现

（一）病史

本病多有明确的触电史。

（二）症状和体征

1. 局部表现　主要是热能所引起的皮肤接触烧伤。通常于电流入口出皮肤多呈卵圆形或圆形，较深且为规则的伤口，焦黄色，表皮皱缩或水疱。电流出口常在足底或其他部位。烧伤处与健康皮肤分界清楚。伤口有疼痛，愈后的伤口比原来伤口大 2～3 倍。高压电或直流电所引起的表皮损伤程度较广泛，有以下特点：①面积不大，但可深达肌肉、血管、神经和骨骼，有"口小底大，外浅内深"的特征。②有一处进口和多处出口。③肌肉组织常呈夹心性坏死。④电流可造成血管壁的变性坏死或血管栓塞，从而引起继发性出血或组织的继发性坏死，故电烧伤的致残率很高。

2. 全身表现

（1）轻型：如瞬间接触电压低、电流弱的电源时常表现为精神紧张、脸色苍白、表情呆滞、呼吸及心跳加速。敏感者常可出现晕厥、短暂的意识丧失，一般都能恢复，恢复后可能有肌肉疼痛、疲乏、头痛、神经兴奋及心律失常。连续听诊 3～5min 可听到偶发的期前收缩。

（2）重型：由于电流对心脏的直接作用或持久的迷走神经刺激而引起心律失常，甚至心搏骤停。由于呼吸肌的持续痉挛或延髓呼吸中枢麻痹致使呼吸停止。严重电击伤常有神经细胞的损害，引起大脑、小脑、第四脑室底部或脊髓的散在性出血点，有时伴有蛛网膜下腔出血。原发呼吸心跳停止可继发脑缺氧引起脑水肿造成颅内高压。

（三）辅助检查

心电图可见各种心律失常、急性心肌损伤变化、非特异性 ST-T 改变；X 线显示可有骨折；心肌生化标志物升高，血淀粉酶升高，血肌酐、尿素氮升高，高血钾，出现肌红蛋白、血红蛋白尿，动脉血气分析有酸中毒、低氧血症等。

三、诊断

根据触电史和现场情况，患者症状和体征，容易诊断，但对电击伤者最重要的是抢救，必须争分夺秒，诊断和抢救同时进行。

四、鉴别诊断

应了解有无高处坠落或被电击抛开的情况。注意脊柱损伤、骨折和内脏损伤的可能。部分患者触电后，心跳呼吸极其微弱，甚至暂时停止，处于"假死状态"，要认真鉴别，不可轻易放弃对触电者的抢救。

五、治疗

（一）中医治疗

治疗原则：大补元气，回阳固脱。

1. 针灸及其他治法　用拇指按压或针刺强刺激人中、内关、涌泉、关元等穴位。

2. 辨证方药　元气暴脱者可以灌服独参汤或参附汤以回阳救逆。复苏后的辨证施治可参照本书心搏骤停等章节中医治疗的内容进行。

（二）西医治疗

治疗目标：迅速脱离电源，心搏骤停者立刻心肺复苏，防治并发症，对症支持治疗。

1. 现场急救　现场急救电击伤造成猝死的最常见原因是心律失常和呼吸停止。

（1）脱离电源：低压电触电，应及时关闭电源或用绝缘原理使患者脱离电源，同时应防止救助者自身触电或误伤他人。高压电触电时应迅速通知供电部门停电。如无法立即切断电源开关时，急救者应使用耐电压的绝缘手套、绝缘棒、钳或其他绝缘物，使触电者脱离或拖离电源，随之应严密观察患者气道、呼吸、循环情况，维持基本生命体征。如在田野里触电，找不到电闸也无开关时，要设法将电线挑开或砍断，要用干燥的木棒或扁担，砍断电线要用带木棒的铁锹或锄头。

（2）在脱离电源后如发现心跳呼吸停止者，应立即在现场进行心肺复苏术，以后再进一步明确所接触电源性质、电流强度、电压大小、电流出入口、接触时间、通电途径等情况，并了解有无发生从高处坠落及其他外伤。在排除脊柱损伤以前，应假设脊柱损伤存在，在颈椎和背部采取基本保护措施。在现场要保护好电烧伤创面，最好用消毒无菌敷料或干净被单包扎，避免污染。禁涂任何药物，如红汞、龙胆紫之类。

2. 院内处理

（1）被低电压电击的患者如没有症状，没有明显的烧灼伤，无心电图改变，无肌红蛋白尿，经严密观察数小时无变化后可以回家。对轻型触电，神志仍清醒，仅感心慌乏力、四肢麻木者，应严密观察 12～24h，减轻心理负担，促使患者恢复至正常状态。

（2）心肺复苏：继续进行高级生命支持。采取球囊面罩通气，有条件行气管插管，应用高浓度正压给氧，并尽早使用胸外直流除颤，实行目标温度管理。胸外按压有时需要持续数小时，直到伤者清醒或确定死亡为止。在早期复苏之后，应转上级医院或 ICU 监护治疗。

（3）全身支持疗法：输液维持水电解质平衡，在电击伤中，体表受损程度未必能反映深部组织受损程度，所以静脉滴速应调至保证尿量 50～100ml/h 或 1～1.5ml/（kg·h）。早期输液和碱化尿液可防止肌红蛋白尿导致肾衰竭。出现脑水肿可使用甘露醇和利尿剂，有合并组织损伤和感染时，应选用抗生素控制感染。

3. 住院治疗　暴露在高压电下，发生有创性电击伤者、意识丧失者、心搏骤停者、心电图异常者、心律失常者、有心脏病病史或明显的诱发心脏病的危险因素者、胸痛者、缺氧者、唇连合烧伤者、严重烧伤并发症者均应住院治疗。对于严重受伤的患者，应考虑请心内科会诊和转至烧伤中心。

4. 局部烧伤处理　对电烧伤创面严格进行无菌消毒和包扎，减少污染，已坏死肢体，界限清楚后进行坏死组织清创术，如伴有骨折请专科协助处理。

六、中西医临床诊疗思路

（1）现场急救时须注意安全防护防止引起救护者受伤，注意急救时开放气道和心肺复苏，注意进行脊柱稳定而防止引起继发脊髓损伤；要充分估计烧伤程度，给予足够的输液量；要考虑到潜在的钝伤等。

（2）心搏骤停阶段应强调及时行心肺复苏术，待自主循环恢复后可进行辨证论治。

（3）中药之人参在中医理论里被认为具有大补元气、救逆固脱之功效。现代药理研究亦证明，人参有加强心肌收缩力、保护心肌、减轻心肌缺血的损伤及抗心律失常的作用。同时还能兴奋呼吸中枢，增强机体应激能力，提高机体免疫力。故在本病的抢救过程中应用人参及其制剂如参麦注射液、丽参注射液、参附注射液等，对于提高电击伤抢救中的心肺脑复苏成功率和抗心力衰竭、抗休克、纠正心律失常均有特殊意义。

（4）安宫牛黄丸具有清心涤痰、开窍止惊作用，在电击伤者出现昏迷、抽搐时，予鼻饲安宫牛黄丸或静脉滴注醒脑静注射液，能镇痉止抽，促进神志恢复，减少神经系统后遗症。

七、预防与调护

（一）预防

（1）对全社会，特别是儿童和青少年加强用电安全教育，家长和教师应注意防止幼儿接触带电的危险器具和电路。

（2）加强电力设备的综合治理，包括建立对现有设备的定期检查制度。适当提高安置高压线、变压器的高度。加强电力系统与其他各系统间的横向联系。

（3）加强电业职工队伍的职业教育和安全教育，提高广大职工的责任心，工作时必须严格遵守工作规程，禁止违章操作。电工尽可能停电作业，尽量减少带电作业的机会。

（二）调护

（1）对有昏迷史的患者，应加强脑部监护，要密切观察其神志、血压、脉搏及瞳孔的变化，注意有无表情淡漠、嗜睡、昏迷和抽搐等，发现异常要立即报告医生。对伤后曾发生心搏骤停或休克的患者，应加强心脏监护，要密切观察心跳强弱、快慢等，有条件应使用心电监护，特别是当患者熟睡时更要仔细观察。

（2）预防伤口继发出血，电击伤最紧急、最危险的并发症是伤处血管破裂大出血。创面未愈合前，应多卧床休息，不宜过早剧烈运动。多食富含纤维的食物，保持大便通畅，指导其每天习惯排便，防止大便秘结，避免用力排便时造成伤口出血。

（3）在整个治疗护理过程中，必须使患者保持最佳的心理状态，以促进治愈，要亲切关心患者，操作时动作迅速、轻柔，减少患者痛苦。

（刘　南　刘诗怡）

第十二章　常用急诊诊疗技术

第一节　心肺复苏术

当发生心搏骤停时，以迅速而有效的胸外按压形成人工循环、人工呼吸恢复呼吸循环，并快速电除颤转复心室颤动等，以后自主心律恢复后的综合救治等一系列急救措施，统称为心肺复苏术（cardiopulmonary resuscitation，CPR）。

心肺复苏实施，可分为基础生命支持（basic life support，BLS）、高级心血管生命支持（advanced cardiovascular life support，ACLS）和骤停后综合护理（integrated post-cardiac arrest care）。

一、生存链

2015 年版美国心肺复苏指南对生存链进行了进一步细化，将 2010 年版指南提出的生存链定义为院外心脏骤停（OHCA）生存链，而将原有的"有效高级生命支持"一环删减，在"识别启动应急反应系统"前，以"监测和预防"这一新环节所替代，衍生出院内心脏骤停（IHCA）生存链。

即 OHCA 生存链为：识别和启动应急反应系统、即时高质量心肺复苏、快速除颤、基础及高级急救医疗服务、高级生命维持和骤停后护理。

IHCA 生存链为：监测和预防、识别和启动应急反应系统、即时高质量心肺复苏、快速除颤、高级生命维持和骤停后护理。

二、基础生命支持（BLS）

其主要措施包括识别与启动应急反应系统、即时高质量心肺复苏（包括胸外心脏按压（circulation）、畅通气道（airway）、人工呼吸（breathing））、快速除颤（defibrillation）。

（一）除颤

成人心搏骤停时的心律主要是心室颤动（VF），及时除颤复律成为患者存活的决定性因素。2015 版指南认为，当可以立即取得自动体外除颤设备（AED）时，对于有目击的成人心搏骤停，应尽快使用除颤器。若成人在未受监控的情况下发生心搏骤停，或不能立即取得 AED 时，应该在他人前往获取及准备 AED 的时候开始心肺复苏，而且视患者情况，应在设备可供使用后尽快尝试进行除颤。对于院内突发心搏骤停，没有足够的证据支持或反对在除颤之前进行心肺复苏。但对于有心电监护的患者，从 VF 到给予电击的时间不应超过 3min，并且应在等待除颤器准备就绪的同时进行心肺复苏。

证据表明，若及时行心肺复苏术及电除颤，能获得较高的生存率。每推迟 1min 除颤，存活率下降 7%～10%。若明确是 VF，应立即以双向波 200J，单向波以 360J 电除颤。双相波电击除颤成功率超过 90%，若一次除颤未能成功，应立即行心肺复苏术，比第二次除颤更有价值。若再经过 5 个周期的心肺复苏术后仍为心室颤动者，应再次进行电除颤。

（二）胸外心脏按压

一旦判断为心搏骤停，应立即开始。将患者置于水平位，头部不应高于心脏水平，否则由于重力作用而影响脑血流。操作者宜跪在患者身旁或站在床旁的椅凳上，以便实施按压。

按压时，一手掌根置于胸骨中、下 1/3，两乳头连线中点，另一手掌根置于第一只手上，使两手重叠并平行，手指不要触碰胸壁，双肘关节伸直，自肩背部直接向前臂、掌根垂直加压，使胸骨下端下陷 5~6cm。按压后应放松，使胸廓弹回原来形状而使胸腔内压下降、血液回流。为使按压"有效"，按压时应"有力而快速"。胸外按压的频率为 100～120 次/分钟，每次按压和放松的时间对等。按压应规律地、均匀地、不间断地进行。目前指南推荐单人操作按压 30 次作人工呼吸 2 次，强调施救者应尽可能减少胸外按压中断的次数和时间，尽可能增加每分钟胸外按压的次数，首次提到了胸外按压比例的概念，即胸外按压在整个心肺复苏的过程的时间比例，指南推荐应大于 60%。

人工胸外按压不当可发生肋骨骨折、胸骨骨折、肋骨与肋软骨脱离、气胸、血胸、肺挫伤、肝或脾脏撕裂及脂肪栓塞等并发症。为减少并发症，按压时需注意：①按压部位不宜过高或过低，也不可偏于左右侧，切勿按压胸骨下剑突处。②按压宜均匀、有节奏地进行，切忌突然急促的猛击。

在突发心搏骤停的起初几分钟内，胸外按压比人工呼吸重要，因为在心跳刚停止的几分钟内血氧水平仍较高。在心搏骤停的早期，心肌和脑氧供有赖于已降低的血流而不是缺乏的那部分氧气。

（三）开放气道

意识丧失的患者常因舌根后坠而堵塞气道，因此在进行人工呼吸前或者双人配合进行心肺复苏时应开放气道。施救者将手置于患者额部加压使头后仰，另一手抬起下颏，此称压额抬颏法，使下颌前移让舌根离开咽喉后壁，气道便可通畅。需注意在抬举下颌时需用手指置于下颌的骨性部位将下颌推向上方，而不要压迫软组织以免反致气道阻塞。对疑有颈部损伤的心搏骤停患者可使用双手举颌法，并注意保护颈部。无论是否外伤患者，对非专业抢救人员不主张使用双手举颌法。

（四）人工呼吸

1.**球囊面罩辅助通气** 在上述畅通气道的基础上，用"E-C"手法固定面罩。一手拇指、食指在面罩两边成"C"形，将面罩狭窄处压在患者鼻梁上、边缘部压在患者唇颌沟；剩下的手指成"E"形提起下颌骨，保持开放气道。另一手按压球囊通气。

2.**口对口人工呼吸** 在上述畅通气道的基础上，将置于患者前额的手的拇指与食指捏住患者的鼻孔，操作者在吸气后，使自己的口唇与患者口唇的外缘密合后用力吹气，深度应使患者胸部见起伏。

3.**口对鼻人工呼吸** 若患者牙关紧闭，则可改为口对鼻呼吸，即在上述畅通气道的基础上，用口唇密合于患者鼻孔的四周后吹气。

4.**口对口鼻人工呼吸** 若患者口面部较小，可改为口对口鼻呼吸，即在上述畅通气道的基础上，用口唇密合于患者口唇及鼻孔的四周后吹气。

在进行人工呼吸时，需注意观察患者胸壁的起伏、感受吹气时患者呼吸道的阻力和吹气间歇有无呼气，口腔有无胃内容物反流等。每次通气 1s 以上，通气量为 500~600ml，以见患者胸廓起伏为准，避免过度通气。

三、高级生命支持（ACLS）

详见第二章第二节。

四、骤停后综合护理

详见第二章第二节。

五、高质量的心肺复苏

（1）建议胸外按压的速率为每分钟 100~120 次比较合理。

（2）对普通成人实施胸外按压深度应不小于 5cm，同时避免胸外按压深度过大（6cm）。

（3）强调每次按压后胸廓须充分回弹，为此施救者必须避免在按压间隙倚靠在患者胸上。

（4）强调施救者应尽可能减少胸外按压中断的次数和时间，尽可能增加每分钟胸外按压的次数，胸外按压比例应大于 60%。

（5）避免过度通气。

（周　红　曾瑞峰）

第二节　临时心脏起搏技术

临时性心脏起搏器是将一种脉冲发生器于体外短时段与置入体内的临时心脏起搏电极相连，刺激心脏使之激动收缩，以起到治疗缓慢性心律失常或终止快速性心律失常及诊断快速、缓慢心律失常等作用的治疗技术，完成诊疗后即撤除起搏器导管。导管放置时间一般 1~2 周，最长不超过 1 个月，如仍需起搏器治疗则应置入永久性起搏器。

一、适应证

（一）紧急临时起搏的适应证

（1）前壁急性心肌梗死所致的完全性房室传导阻滞，二度 II 型房室传导阻滞或新近发生的双束支阻滞。

（2）急性下壁心肌梗死伴有症状性二度、三度房室传导阻滞，严重窦性心动过缓、窦性停搏、窦房阻滞用药物无效者。

（3）特发性或药物所致的完全性房室传导阻滞。

（4）急性心肌梗死所致的一度房室传导阻滞合并左束支阻滞。

（5）急性前壁心肌梗死所致的新近双分支阻滞（如右束支阻滞合并左前分支阻滞）。

（6）药物治疗无效的症状性心动过缓。

（7）心动过缓所致的缓慢心室率。

（8）药物诱发的多形性室性心动过速/心室颤动（尖端扭转型室性心动过速）。

（二）预防性或保护性起搏

（1）电生理检查，射频消融治疗快速性心律失常及冠脉介入治疗时的保护性临时起搏。

（2）对应用药物或电复律治疗的快速性心律失常，疑有病窦综合征的患者，特别是老年人的心房颤动复律时"有第三心律的消失"窦性停搏者。

（3）心动过缓或虽无心动过缓，但心电图有束支传导阻滞，不完全三分支阻滞，将要接受全身麻醉及大手术者。

（4）对曾有心脏停搏史，有高度房室阻滞和有心动过缓的患者，在手术前和手术中为保证手术和麻醉安全，也可考虑采取预防性临时心脏起搏。

（5）在进行某些较大的外科手术时，如主动脉瓣、心内膜壁缺损修补、更换心瓣膜和较大的室间隔缺损修补术，以及脑外科、妇产科、五官科等大手术时，均可选用临时人工心脏起搏器，以防术中和术后发生严重的传导阻滞和心搏骤停，威胁患者生命，造成手术失败。

（6）对需长期人工心脏起搏的老年体弱垂危的患者，应考虑采取预防性保护性过渡性临时心脏起搏器，待病情改善后，再行永久性起搏器治疗。

（7）在永久性心脏起搏器使用过程中，有时必须更换导线和起搏器，以及处理各种意外的并发症与故障，需采取临时起搏作为预防性过渡措施以策安全。

二、操作方法

临时心脏起搏一般均经静脉途径，因此所需要的主要设备包括静脉穿刺或静脉切开器械包、静脉穿刺鞘管、起搏电极导管、临时起搏器。可在导管室或有 X 线透视装置的房间，在紧急情况下或患者不宜搬动的情况下也可在床边进行，但均应备有心电监护、急救药品和急救设备，包括心脏除颤器。

（一）经皮静脉穿刺

1. 颈内静脉穿刺途径　患者头部转向静脉穿刺的对侧，颈内静脉位于颈动脉的外侧缘与锁骨和胸锁乳突肌形成的三角内。穿刺部位在胸锁乳突肌中缘与外侧缘构成的三角顶端处，也可在中下端进针。先用 23 号细针头局麻并抽回血确定静脉部位后，再用 18 号穿刺针行静脉穿刺。在 X 线透视下，证实导引钢丝进入右上腔静脉后再送入扩张管和鞘管，随后送起搏导管达右心。如无 X 线，在床边心腔内心电图可指导电极导管的定位。导管达右心房时呈现巨大的 P 波，记录到巨大 QRS 波时提示导管通过三尖瓣进入右心室。导管接触到心内腔时显示 ST 段抬高，因球囊导管柔软，起搏位置有时不如普通电极导管那样稳定。

左侧与右侧颈内静脉均可用于穿刺插管，以右侧应用为多，因其管径较大，与上腔静脉和右心房几乎成一直线。右肺尖和胸膜也比左侧低，不会遇到大的胸导管，故经右颈内静脉插入电极导管很容易达到右室。颈内静脉穿刺时不宜进针过深或偏内，避免损伤胸膜顶或颈动脉。如误穿动脉后需要退针压迫止血，避免形成血肿。

2. 锁骨下静脉穿刺途径　患者取头低足高位，头部转向对侧，在锁骨下缘 1cm，相当于锁骨中 1/3 和内 1/3 交点处穿刺进入静脉，穿刺针与皮肤成 30°角向内向上穿刺，针头方向指向锁骨上窝，刺入皮肤后边进针边保持针管内负压，一旦有血液涌入针管立即停止进针，插入引导钢丝，在 X 线透视下确认送入上腔静脉后，方可送入扩张管和鞘管。此步骤不宜省略，因为一旦误入动脉，鞘管进入后可能导致严重的后果。插入扩张管道和鞘管时，患者应该保持平静呼吸，避免咳嗽，防止空气进入静脉。

3. 股静脉途径　股静脉位于股动脉的内侧，以股动脉为标志很易定位。一般采用右股静脉穿刺，因径路较直，容易送达右心房。在腹股沟部位扪及股动脉搏动最明显处下移 2～3cm，局麻后，用 18 号穿刺针行静脉穿刺。必须避免损伤动脉。穿刺时用另一只手触压动脉，帮助定位及保护动脉免被误穿损伤。

（二）电极导管的放置

电极导管放置主要包括导管通过静脉鞘管和静脉系统送达右心的稳定起搏部位。

1. 右心室电极导管　放置右心室导管可根据选择的静脉和导管的特点有所不同。

（1）经过股静脉途径放置时，可将导管形成一个"C"或"J"形弯度指向三尖瓣。这样可使导管直接经过三尖瓣口进入右室，顺利定位于心尖部。有时需将电极送到右房中部，适当旋转导管，使其前端与右房侧壁顶接触后形成自然弯度，随后顺钟向旋转通过三尖瓣送达右心室心尖部。

（2）经锁骨下或颈静脉放置：电极导管送达右室，"C"或"J"形弯度头端通过三尖瓣进入右室心尖部；或将导管在右心房内打环，然后逆向转动，使导管弹越三尖瓣；也可在右房内打环，随后将环后撤而通过三尖瓣。

（3）使用球囊漂浮导管的时候，在腔静脉或者右心房内使球囊充气，而后导管可顺血流导向通过三尖瓣进入右室。有时需要旋转导管入右室。推送到心室稳定部位后再将气囊放气。右室心尖部是最稳固的部位。通常起搏与感知阈值较为满意。在深呼吸和咳嗽的时候顶端位置应固定不变。

2.右心房电极导管 心房导管一般需放置在右心耳，其他部位难于固定。目前常用的J型临时导管经锁骨下静脉、颈静脉或股静脉均能顺利插入。导管从上腔静脉送入右心室需同时向左旋转，使导管顶端形成J型，如经股静脉，导管可直接抵达右心室而后朝脊柱方向旋转。操纵导管需缓慢推送，并向左旋转常可顺利插入右心耳。导管插入右心耳时，在透视下观察导管头端位于前方中部或稍偏左，随每次的心房收缩向中外方向摆动。

3.双腔起搏 一般需放置两根导管，也可选用单根房室起搏的特殊导管，为一种6极专用的导管，送入后能同时接触右心室和右心房外侧壁。另一种为单管导管，内含J型心房电极和心室球囊电极。先将心室球囊电极的球囊充气随血流放置至右心室心尖部，再推送J型心房电极并旋转至合适角度，使J型心房电极插入右心房耳部。

（三）起搏器阈值测试

把电极导管的正、负极与起搏器的插孔连接，以略高于自身心率的频率起搏，调节输出电压旋钮，变动输出强度，测出起搏阈值。心室起搏要求<1V（或2mA），心房起搏要求<1.5V，但在紧急情况下也可以略高，调节感知旋钮，使之能满意感知P波或QRS波，即达满意要求。然后让患者做深呼吸、咳嗽、翻身等动作，仍保持满意起搏则表示电极安置妥当。

（四）电极导管的固定

测试结果满意后，将导管用缝线固定在穿刺部位的皮肤处，乙醇消毒后局部覆盖无菌纱布包扎。临时起搏器与起搏电极导管连接后即可起搏。起搏电压通常为阈值的2～3倍。起搏频率则依据临床情况选择与调整。

第三节　机械通气技术

机械通气（mechanical ventilation，MV）是在患者自然通气和（或）氧合功能出现障碍时，运用器械（主要是呼吸机）使患者恢复有效通气并改善氧合的技术方法。机械通气为临床医疗中不可缺少的生命支持手段，为治疗原发病提供了时间，极大地提高了对呼吸衰竭的治疗水平。

一、呼吸机的工作原理及类型

目前大多数呼吸机的工作原理为正压通气，即吸气时，在气道口施以一个正压，超过肺内压，将气体压至肺内，呼气时借用胸肺自身弹性回缩力产生呼气。

呼吸机的类型，按其动力来源可分为气动、电动、电-气动三种类型。

按呼吸机呼吸气的互相转换方式可分为以下几类：

1.定压型 以压力切换完成吸气向呼气转换的呼吸机称为定压型呼吸机。气流进入呼吸道，使肺泡扩张，当气道内压达到预定的压力时，供气停止转为呼气，呼气时呼吸机呼气阀打开，靠患者肺与胸廓的弹性回缩力呼出气体。待呼吸道压力降至某预定值或负压峰值，吸入气流又发生，如此周而复始产生通气。本型呼吸机产生的潮气量和流速除受呼吸机的工作压力影响外，还受到胸廓、肺弹性和气道阻力变化的影响，因而潮气量不恒定。该类呼吸机的优点是：结构简单、轻便、同步性能好。适用于病情轻或长期控制治疗后要求锻炼自主呼吸的康复患者。

2. 定容型 呼吸机向患者提供预定的潮气量，当预设的潮气量达到后，呼吸机停止供气，转为呼气，呼气时呼吸机呼气阀打开，靠患者肺与胸廓的弹性回缩力呼出气体。本型呼吸机可保证提供预设的潮气量或每分钟通气量，可通过设定压力上限来防止气道压力过高，其潮气量、呼吸频率、呼吸时间及其比例均可直接调节。较适用于肺部病变较重患者。

3. 定时型 本型呼吸机按预定的呼、吸时间进行吸气呼气转换，当达到预定的吸气时间即停止吸气而转向呼气。潮气量由吸气流速和吸气时间控制。

4. 流速控制型呼吸机 本型呼吸机吸气时的流速波形随时间而变化，当流速降到设定水平时，吸气转为呼气。

5. 复合型 又称为多功能型呼吸机，是指在同一台呼吸机兼有定压、定容、定时型呼吸机的转换装置，目前大多数高端呼吸机均为此类型。

二、机械通气的适应证

1. 适应证

（1）中枢性呼吸功能衰竭：头部外伤、脑肿瘤、脑炎、脑膜炎、脊髓病变、心脏复苏后的脑功能障碍、麻醉剂过量、镇静剂或药物中毒等导致昏迷，呼吸中枢抑制而出现呼吸衰竭。

（2）呼吸肌麻痹：脊髓灰质炎、急性多发性神经根炎、重症肌无力、肌萎缩侧索硬化症、胸腺瘤术后、高位截瘫、肌松剂中毒、神经毒蛇咬伤等，可使呼吸驱动力不足出现呼吸衰竭。

（3）呼吸肌功能失常：呼吸肌疲劳或衰竭造成的急性呼吸功能不全，其机制尚未完全明确，应适时采用机械通气。

（4）肺和胸廓异常：慢性阻塞性肺疾病、哮喘持续状态、肺间质病变（ARDS、重症肺炎、肺水肿、肺间质纤维化等）及胸廓病变（胸廓脊柱后侧凸、多发性肋骨骨折）。

（5）循环功能衰竭：急性心肌梗死、充血性心力衰竭、休克、DIC 等所致呼吸功能不全。

（6）麻醉及外科手术后的呼吸管理。

（7）意外事故、心搏骤停与各种疾病的终末期。

（8）其他需要呼吸辅助的情况。

2. 机械通气的生理指标 ①呼吸频率>35 次/分；②氧合指数<300（PaO_2/FiO_2）；③$PaCO_2$>60mmHg；④潮气量<5ml/kg。以上指标仅供参考，临床应灵活掌握。

三、机械通气的禁忌证

1. 气胸及纵隔气肿未行引流者 正压机械通气可致气体从肺脏的破损处或纵隔胸膜的破损处进入胸腔或纵隔，使原有病情加重或者造成死亡。

2. 肺大泡 在正压通气过程中容易受压或过度膨胀而破裂。

3. 低血容量性休克 如果采用正压通气可能使心排血量进一步降低。

4. 缺血性心脏病及充血性心力衰竭 由于心功能较差，心排血量下降，正压通气会因静脉回流受阻或对心脏的压迫作用，使心排血量进一步下降。

5. 大量胸腔积液 大量胸腔积液使肺脏受压，肺容量明显下降，同样的潮气量可使肺内压增高，使通气良好的肺泡过度充气，造成气胸。

6. 其他 如活动性肺结核、大咯血等。

四、判断是否行机械通气的其他因素

（1）动态观察病情变化，若使用常规治疗方法仍不能防止病情进行性发展，应尽早上机。

（2）在出现致命性通气和氧合障碍时，机械通气无绝对禁忌证。

（3）撤机的可能性。

（4）社会和经济因素。

需要指出的是机械通气的适应证十分广泛，过去的许多禁忌证现已变成适应证，临床医生应熟悉呼吸机的功能，治疗原发病，并结合患者的具体情况进行辨证分析，才能正确地使用呼吸机。

五、机械通气对机体的影响

（一）对呼吸功能的影响

1.**对呼吸肌及呼吸中枢的影响**　机械通气一方面全部或部分替代呼吸肌做功，使呼吸肌得以放松、休息；另一方面通过纠正低氧和 CO_2 潴留，使呼吸肌做功环境得以改善。但长期应用呼吸机会使呼吸肌出现废用性萎缩，功能降低，甚至产生呼吸机依赖。对呼吸中枢主要为抑制作用，机械通气使肺泡膨胀并改善缺氧和 CO_2 潴留，使肺牵张感受器和化学感受器传入呼吸中枢的冲动减少，自主呼吸受到抑制。

2.**对呼吸系统压力的影响**　机械通气吸气时通过提供一定的驱动压以克服呼吸机管路和呼吸系统的阻力，把一定潮气量的气体按一定频率送入肺内，因此气道内压、肺泡内压、胸腔内压均较自然呼吸时有不同程度的提高，但肺泡内压的增高，易引起肺泡破裂，产生气压伤。

3.**对呼吸负荷的影响**　正压通气通过减轻肺水肿和增加肺表面活性物质的生成，使肺顺应性改善。但气道压过高，肺泡过度扩张和肺表面活性物质的减少，使肺顺应性降低。机械通气一般可降低气道阻力和减少患者的呼吸作功。

4.**对肺容量、肺通气及肺换气的影响**　适当的机械通气使潮气量增加，减少生理死腔，气体分布趋于均匀，弥散功能改善，缺氧及二氧化碳潴留减轻，使肺血管痉挛和肺内分流相对缓解，都能使通气/血流比例得到改善，气体交换增加。但过度的机械通气将会产生相反的作用。

（二）对循环系统的影响

机械通气对心血管功能和血流动力学的影响有利有弊。正常自主呼吸时，吸气时胸腔负压使周围静脉-中心静脉压力差增大，有利于静脉回流和右心室充盈。机械通气时胸腔负压减少甚至正压，中心静脉压增加，周围静脉-中心静脉压力差减少，导致静脉回心血量减少。另外由于机械通气导致静态肺容量的增加和肺泡扩张，使肺血管阻力增加，右心室腔压力升高，室间隔左移，左心室舒张末期压力增高而充盈减少，心排血量减少。正压通气吸气时间长，气道压力高，使用 PEEP 等对减少静脉回流和心排血量有较大的影响。虽然机械通气对循环有不利的影响，但经机械通气治疗后，随着缺氧和二氧化碳潴留的改善，血液重新分配，心肌收缩力增强等代偿性改变，循环功能可得到改善。

（三）对其他器官功能的影响

1.**消化系统**　正压通气时下腔静脉回流受阻，胃肠道淤血，从而导致消化道出血和损伤。另外，机械通气时胆汁反流，胃肠道 pH 降低可使上皮细胞受损，加之正压通气本身也可作为一种应激性刺激引起腹胀和胃肠道功能受损，故机械通气患者易并发上消化道出血。正压通气时肝脏血液灌注和回流受阻，肝功能受损，胆汁分泌亦受一定影响。但机械通气能纠正缺氧和二氧化碳潴留对胃肠道黏膜和肝脏的损伤作用，从而有保护胃肠道和肝脏功能的作用。

2. **肾脏** 由于正压通气时回心血量和心排血量减少，使肾脏灌注不良，并激活肾素-血管紧张素-醛固酮系统（RAAS），同时抗利尿激素（ADH）分泌增加，从而导致水钠潴留。但缺氧和二氧化碳潴留的改善又有利于肾功能的恢复。

3. **中枢神经系统** 脑血流主要受 $PaCO_2$ 及 PaO_2 的影响，$PaCO_2$ 降低使脑血管收缩，脑血流减少，颅内压随之降低。正压通气使胸内压升高，颅内静脉血回流障碍，同时心排血量减少，颅内灌注压下降可引起颅内压的升高，这种作用又以 PEEP 更为明显，所以，颅内高压的患者（如脑外伤、脑水肿等）应避免使用 PEEP，必要时建议 PEEP<5cmH_2O。

总之，正压通气对机体的影响是双向的和全身性的。在实施正压通气时，既要权衡利弊，把握住矛盾的主要方面，又要着眼全身，注意对各器官功能进行监测，以随时调整通气模式和有关参数。

六、呼吸机与患者的连接

呼吸机的连接方式有很多种，如接口或口含管、面罩、喉罩、经口或经鼻气管插管、气管切开造口置管等。面罩、气管插管、气管切开造口置管是目前临床上最常用的连接方式，连接方式的选择应当根据病情急缓程度、机械通气的时间、各种连接方式的特点等因素权衡利弊后决定。

1. **面罩**

（1）优点：①简便、无创伤。②可短期、间断应用。③不需特别护理。

（2）缺点：①常漏气，通气效果不理想。②易造成胃肠胀气，氧浓度不稳定。

2. **经口气管插管**

（1）优点：①插管容易，适合急救场合。②减少无效腔量。③管腔相对大，吸痰容易，气道阻力小。④气道密闭较好，呼吸机治疗效果好。

（2）缺点是：①下颌活动及口腔分泌物易造成导管移位、脱出。②清醒患者不易长时间耐受。③口腔护理不方便，可造成牙齿、口咽部损伤。④长时间留管可能发生喉、会厌部损伤。

3. **经鼻气管插管**

（1）优点：①易耐受，留置时间较长。②易于固定，不易脱出。③便于口腔护理。④发生咽喉损伤的可能性比经口插管少。

（2）缺点：①管腔较小，不易吸痰，气道阻力大。②不易迅速插入，不适合急救场合。③易发生鼻出血、鼻骨折。

4. **经气管切开造口置管**

（1）优点：①明显减少无效腔，减少呼吸功的消耗。②插管意外少，口径大，阻力小。③便于吸出气管内分泌物。④口腔护理方便。⑤可保持数月或数年。

（2）缺点：①创伤较大，可发生切口出血或感染等并发症。②需要特别护理，经常更换敷料。③操作复杂，不适宜紧急抢救。④痊愈后颈部留有瘢痕，可能造成气管狭窄。

七、呼吸机的通气模式及其选择

（一）控制通气

控制通气（controlled mechanical ventilation，CV）是指当患者自主呼吸减弱或消失，或有特殊通气要求时，由呼吸机完全控制患者呼吸，其通气参数（频率、潮气量、压力和吸/呼比等）完全决定于呼吸机的设定值。如果自主呼吸较强时应采取有效的措施予以抑制。CV 是一种呼吸机完全替代自主呼吸的通气方式。包括容积控制通气和压力控制通气。

1. **优点** ①保证通气效果。②可最大限度地减轻呼吸肌负荷和呼吸氧耗，缓解呼吸肌疲劳。③允许实施"非生理性通气"，如反比通气等。④可进行呼吸力学参数的检测。

2. **缺点** ①若自主呼吸与呼吸机不同步，易产生人机对抗。②通气受呼吸机参数设置的影响，设置不当会造成通气过度或不足。③应用时间过长易导致呼吸机依赖和呼吸肌萎缩。

3. 适应证　①自主呼吸停止。②自主呼吸不规则或频率过快，呼吸机无法与患者的自主呼吸同步。③需要对患者的呼吸力学进行检测，如呼吸阻力、顺应性、内源性呼气末正压等。④呼吸机本身的同步性能不佳。⑤实施"非生理性"特殊通气。

（二）压力控制通气

压力控制通气（pressure controlled ventilation，PCV）是呼吸机预设压力控制水平和吸气时间，吸气开始后，呼吸机提供的气流快速令气道压达到预置水平，之后送气速度减慢以维持预置压力直到预设的吸气时间后吸气结束，呼气开始。

1. 优点　①气道压可以预先设定，防止气压伤的发生。②达到预设的气道压后仍有减速气流持续到呼气开始，有利于气体在肺内的再分布和交换。③可配合 IPPV、SIMV、PSV 等通气模式使用。

2. 缺点　①压力设置不当会导致通气不足或通气过度，使用时需要监测通气量。②潮气量常因肺顺应性、气道阻力等因素而不稳定。

3. 适应证　①新生儿、婴幼儿呼吸衰竭。②ARDS。③哮喘、慢性阻塞性肺疾病合并呼吸衰竭。④气胸合并呼吸衰竭。

（三）辅助通气

AV 是指患者在自主吸气时，由于气道压或气流流速的改变触发呼吸机供气，呼吸频率随自主呼吸变化，通气量（或压力）根据设置的参数由呼吸机提供，可分为容量辅助通气（VA，VAV）和压力辅助通气（PA、PAV），AV 是一种最基本的辅助通气模式。

1. 优点　①由于与患者的自主呼吸同步，可减轻机械通气对机体血流动力学的不良影响。②减少人机对抗，减少或避免使用镇静剂。③预防呼吸肌萎缩。④有利于撤离呼吸机。

2. 缺点　①触发灵敏度设置过高或过低，可导致通气过度或呼吸功消耗增加。②自主呼吸不稳定或停止时，呼吸机不能提供足够的通气支持。③通气量不受自主呼吸的影响。

3. 适应证　①自主呼吸较稳定的呼吸衰竭患者。②撤离呼吸机时。

（四）辅助/控制通气

辅助/控制通气（A/C）是 AV 和 CV 两种通气方式的结合。自主呼吸频率超过预设呼吸频率时为辅助通气，低于预设呼吸频率时则为控制通气。预设呼吸频率起"安全阀"的作用。

1. 优点　①呼吸机与患者的自主呼吸同步，可减少或避免使用镇静剂。②预设呼吸频率起备用作用，以防止通气过度或不足。

2. 缺点　通气量设置不当，可导致通气过度或不足。

3. 适应证　各种呼吸衰竭患者。

（五）间歇正压通气

间歇正压通气（IPPV）模式时，呼吸机在吸气相产生正压，气流进入呼吸道，当气道内压达到预定的压力时，供气停止转为呼气，呼气时呼吸机呼气阀打开，患者靠肺与胸廓的弹性回缩力呼出气体，呼气相压力为零。根据预设的容量或压力，IPPV 又分为定容和定压两种。此种通气模式是目前临床最常用的通气方式之一。

1. 优点　①操作简单，使用方便。②定容 IPPV 能保证通气量的需要。③定压 IPPV 能防止气压伤的发生。

2. 缺点　①调节不当可导致通气过度或不足。②长期应用易产生呼吸机依赖，不利于撤机。

3. 适应证　各种类型的呼吸衰竭患者。

（六）间歇指令通气和同步间歇指令通气

间歇指令通气（IMV）实质上为自主呼吸合并 IPPV。IMV 是呼吸机按照设置的参数，间歇对患者提供正压通气，两次机械通气间歇期允许患者自主呼吸。IMV 由于指令通气和自主呼吸不一定同步，故临床上少用。由呼吸机触发的指令通气则称为同步间歇指令通气（SIMV），SIMV 是指呼吸机在每分钟内按事先设置的呼吸参数给予患者指令通气，在触发窗出现自主呼吸，便触发指令通气，若无自主呼吸，在触发窗结束时呼吸机自动给予 IPPV。SIMV 分容积控制间歇指令通气和压力控制间歇指令通气。

1. 优点　①减低气道平均压。②改善通气/血流比例。③锻炼呼吸肌，避免呼吸机依赖和呼吸肌萎缩。④呼吸机与自主呼吸互相协调，减少镇静剂的使用。⑤易与其他通气模式相结合，提高治疗效果。⑥可根据患者需要提供通气支持，增加患者的舒适度，减少并发症的发生。

2. 缺点　①自主呼吸经过呼吸机进行，呼吸道阻力增大，增加患者的呼吸功消耗，应用不当可导致呼吸肌疲劳，使撤机时间延长。②当患者通气需求变化时不能作出相应调整，可导致通气不足。

3. 适应证　①呼吸衰竭早中期，目前已成为长期辅助通气支持的标准技术之一。②呼吸机的撤离，随自主呼吸的增强，逐渐减少 SIMV 的频率，最后达到撤离呼吸机的目的。

（七）压力支持通气

压力支持通气（pressure support ventilation，PSV）是在患者有自主呼吸的条件下，每次吸气时呼吸机提供以恒定的气道正压，以帮助克服气道阻力和扩张肺脏，增加吸入气量。当患者自主吸气触发 PSV 后，呼吸机提供一高速气流，使气道压很快达到预置辅助压力水平以克服吸气阻力和扩张肺脏，并维持此压力到吸气流速降低至吸气峰流速的一定百分比时，吸气转为呼气。由呼吸机施加设置的恒定压力，而患者自己决定吸气时间、流速、呼吸深度等，当吸气流速降到一定程度时，压力支持即中止。

1. 优点　①减少呼吸肌作功，增加潮气量，减慢呼吸频率。②与自主呼吸同步。③气道峰压和平均压较低，较少发生气压伤，对循环功能影响小。④不易发生呼吸机依赖。

2. 缺点　①潮气量不稳定，当患者的气道阻力增加或肺顺应性降低时，需及时调整压力支持水平，否则不能保证足够的通气量。②不适宜无自主呼吸的患者。③呼吸不稳定的患者，呼吸频率和通气量不能保证。

3. 适应证　①锻炼呼吸肌，防止呼吸肌的萎缩。②准备撤离呼吸机。③自主呼吸和呼吸机不协调时。

（八）指令分钟通气

呼吸机按预设每分通气量送气，若患者自主呼吸通气量低于预设值，则不足部分由呼吸机提供，若自主呼吸通气量已大于或等于预设值，呼吸机则停止呼吸辅助。如果患者自主呼吸停止，呼吸机以 IPPV 模式提供预设的最小每分通气量，保证患者的最低需要。

1. 优点　①能给各种呼吸功能不稳定患者提供足够的每分通气量。②提高撤机的安全性。③电脑自动补偿不足通气量，减少人工监测和调节。④有利于患者呼吸肌功能的锻炼和改善。

2. 缺点　①自主呼吸浅快的患者，由于无效腔通气量增加，引起低氧和二氧化碳的潴留。②当实际通气量大大超过预设的每分通气量，呼吸停止时机械通气不能立即启动，易出现窒息通气。

3. 适应证　①撤离呼吸机时。②麻醉和外科手术后恢复的患者。③神经-肌肉疾病导致的呼吸功能不全恢复中。④辅助通气时提供每分通气量的低限保证。

（九）双相气道正压通气

双相气道正压通气（BiPAP）属定压型通气方式，可分别设置吸气相正压（IPAP）和呼气相正压（EPAP）进行气道正压通气。通过调节参数可设计出 PCV、SIMV、CPAP 等模式，属全能型通气方式。该模式可允许自主呼吸在二个压力水平上间断随意发生，改善人机配合。

1. 优点 ①属非创伤通气连接方式，容易被神志清醒患者接受。②连接方式简便快捷，便于护理，感染等并发症少。③流速触发，同步性能好。④提供 IPAP，克服气道阻力，减少患者呼吸作功，提供较小的 EPAP，增大功能残气量防止肺泡萎陷，改善通气/血流比例，改善缺氧。⑤有 S、T 和 S/T 模式，使用安全。

2. 缺点 ①通气时支持压力过高，患者有不适感。②通气时湿化不充分，患者口鼻分泌物干燥。

3. 适应证 ①OSAS。②支气管哮喘伴呼吸衰竭。③COPD 急性加重期的康复。④麻醉和外科手术后恢复的患者。⑤神经-肌肉疾病导致的呼吸功能不全恢复。

（十）呼气末正压通气

呼气末正压通气（PEEP）是指呼吸机在吸气时产生正压，将气体压入肺内，呼气相气道压始终保持在正压水平的通气模式。呼气末正压借助于呼气管路中的阻力阀等装置使气道压高于大气压水平即获得 PEEP。

1. 优点 ①增加肺泡内压和功能残气量，在整个呼吸周期维持肺泡的开放，使气道压处于正压水平，使肺泡气-动脉血氧分压差缩小，有利于氧向血液内弥散。②一定水平的 PEEP，通过对小气道和肺泡的机械性扩张作用，使萎陷的肺泡重新开放，肺表面活性物质释放增加，肺水肿减轻，故可以使肺顺应性增加，气道阻力降低，加之对内源性呼气末正压（PEEPi）的对抗作用，有利于改善通气。③功能残气量增加，气体分布在各肺区趋于一致，QS/QT 降低，V/Q 改善。

2. 缺点 ①可能增加气道峰压和平均气道压；②减少回心血量，降低心排血量，使血压下降；③增加静脉压和颅内压；④可能引起肺气压伤。

3. 适应证 ①ARDS 或 ALI。②重症肺炎。③重症支气管哮喘经积极平喘治疗不能缓解，出现呼吸衰竭时可用低水平 PEEP。④肺水肿。⑤大手术后预防、治疗肺不张。⑥COPD、急性左心衰竭致呼吸衰竭常规机械通气效果不佳可加用低水平 PEEP。

（十一）持续气道内正压

持续气道内正压（CPAP）实质上即是完全自主呼吸的基础上合并 PEEP，呼吸机在整个呼吸周期中提供一恒定的压力，气道压在吸气相和呼气相都保持一定的正压水平。该模式要求患者自主呼吸较强。它与 PEEP 不同之处在于前者是通过对持续气流的调节而获得动态的、相对稳定的持续气道正压，而后者是通过在呼气末使用附加阻力装置获得一个静态的、随自主呼吸强弱波动的呼气末正压。CPAP 的生理学效应与 PEEP 基本相似。

随着呼吸机的发展，一些新的通气模式如压力调节容量控制通气（pressure regulated volume controlled ventilation，PRVCV）、容量支持通气（volume support ventilation，VSV）、比例辅助通气（proportional assisted ventilation，PAV）、气道压力释放通气（airway pressure release ventilation，APRV）等不断应用在临床中，弥补了其他通气模式的不足，在治疗中发挥作用。

八、呼吸机参数的设置和调节

进行机械通气治疗，要充分发挥机械通气的效能，并避免和减少并发症和不良反应，必须进行合理的参数设置。首先作初步设置，然后根据机械通气后临床情况和监测指标作进一步调整。机械通气参数初步设置的主要依据：①常规通气时各种参数设置的范围。②疾病的病理生理特点。③所使用呼吸机的功能特点。④在机械通气实践中积累的临床经验。通气参数初步设置的合理与否直接影响通气效能，为危重患者的抢救赢得时间。当然，在实际工作中首次设置的通气参数不一定合理，需要在机械通气后对患者的一般情况如神志、呼吸频率、心率、血压和动脉血气分析指标等进行观察和评估，据此进一步调整和设置参数，而且病情不断变化，参数也应相应调整。因此，通气参数的设置和调整应始终贯穿于机械通气的全过程。机械通气参数的设置和调整是一门艺术，是理论和实践相结合的产物，尤其对一些具有特殊功能的呼吸机，其通气参数的设置需在实践中不断地探索和积累经验，才能掌握通气参数设置和调节的技巧。

（一）通气量

每分通气量为潮气量与呼吸频率的乘积，三者互相影响、相互作用，通气量设置是否适当主要以动脉血气分析结果作为判断标准。

（1）设置潮气量应考虑的因素

1）身高和体重：是影响潮气量的重要因素，身材高大者能量消耗大，所需的潮气量也较大。

2）代谢状态：发热、抽搐等可导致机体代谢增加，耗氧量增加，二氧化碳产生量增加；摄入碳水化合物增加，二氧化碳产生量也增加，这些情况都需要增加潮气量。

3）无效腔改变：潮气量是平静呼吸时每次吸入或呼出的气量，在生理状态下为 8～10ml/kg，它包括无效腔量和参与气体交换的有效潮气量。解剖无效腔量相对恒定，正常成人在 150ml 左右。经鼻或口气管插管，解剖无效腔增加；气管切开，解剖无效腔减少；经面罩机械通气，解剖无效腔明显增加，并与面罩内腔容积有关。进行机械通气时，还应充分考虑到呼吸机静态和动态无效腔的变化。静态无效腔即连接管道部分。动态无效腔是指正压呼吸时，因气体被压缩，管道受压扩张，使部分潮气量停留在管道内。这部分无效腔的大小不仅与吸气压力有关，而且与管道的顺应性、长度和管径的大小有关。此外，肺部病变重时，肺泡无效腔增大；而病变减轻时，肺泡无效腔减少。

4）肺部病理改变：阻塞性通气功能障碍，潮气量可以大一些；而限制性通气功能障碍，肺扩张受限，潮气量相应减少。

（2）潮气量设置方法：潮气量的设置和调节方式随呼吸机的种类和模式而异。容量转换模式，潮气量直接设置。压力转换模式，通过改变呼吸压力调节潮气量，潮气量的大小取决于吸气压力、气道阻力和胸肺顺应性三者的变化。时间转换模式，潮气量决定于吸气时间和吸气流速。压力支持通气时，潮气量由支持压力和患者自主呼吸共同决定。

（3）潮气量设置和调节

1）原来肺功能正常患者：潮气量一般以 10ml/kg 作为初步设置的标准。

2）阻塞性通气功能障碍（如 COPD、支气管哮喘等）患者：应选择较大潮气量、较慢的呼吸频率，使呼吸周期延长，吸气时间、呼气时间延长，气流速度相对减慢，气道阻力下降，并有利于气体的分布，使肺泡内通气/血流比例趋于合理，肺泡通气和换气功能得到改善。

3）限制性通气功能障碍（ARDS、胸廓畸形、肺间质纤维化和大量胸腔积液等）患者：需选择较小的潮气量和较快的呼吸频率，使吸气峰压降低，减少气压伤的发生和正压通气对循环功能的影响。

4）ARDS 患者：宜选择较小潮气量和较快呼吸频率。近年提出小潮气量通气（5～6ml/kg）和允许性高碳酸血症的通气策略，能减少容量性肺损伤。允许性高碳酸血症就是在保证患者安全的前提下，通过限制吸气压或吸气量使肺泡扩张减小，有意识地通气不足，允许动脉血二氧化碳分压超过正常值。对于肺顺应性严重变差的重度 ARDS 患者，由于气道峰压被限制在 22～25cmH$_2$O，并同时应用呼气末正压使潮气量进一步减小，导致可容许的高碳酸血症。伴随 PaCO$_2$ 上升引起的 pH减低，肾功能正常患者多数在数小时到数日内得到代谢性代偿。

（二）呼吸频率的设置和调节

呼吸频率的设置和调节需考虑患者的基础肺功能和疾病的严重情况。

（1）患者自主呼吸频率

1）患者自主呼吸停止或自主呼吸微弱，应使用控制通气模式（CV），选择呼吸频率比较简单，一般成人选择 14～20 次/分，年长儿约为 20 次/分，幼儿为 24 次/分左右，婴儿为 30 次/分，新生儿为 40 次/分，同时注意潮气量的选择，保证达到每分通气量的要求。

2）自主呼吸频率基本正常，用辅助-控制通气（A/C）模式，设置频率应低于自身频率 2～4 次/分备用。

3）对自主呼吸频率增快的患者，应用同步性能好的呼吸机，选择压力支持通气模式（PSV）或辅助通气（AV）模式，设置频率低于自身频率 2～4 次/分，对自主呼吸影响不大，往往较少发生人机对抗。

4）对于自身呼吸频率>40 次/分的患者，最好先采用手控通气以略低于自主呼吸频率的机械通气给患者过度通气，同时提高吸入气氧浓度，抑制自主呼吸，逐步将通气频率降至 20 次/分左右，再行控制通气。如果呼吸机不具备手控通气按钮，可使用简易呼吸球囊过渡，也能取得较好的效果。

5）应用间歇指令通气（IMV）方式进行机械通气治疗时，通气频率可在 2～20 次/分的范围内选择，主要根据患者自主呼吸能力，一般选择 8～10 次/分。IMV 频率<4 次/分时可考虑脱离呼吸机。

（2）阻塞性通气功能障碍的患者，应选择慢的呼吸频率，设置范围为 12～15 次/分；限制性通气功能障碍的患者，应选择快的呼吸频率，设置范围为 18～24 次/分；中枢性疾病、呼吸肌麻痹和镇静安眠药等引起的呼吸衰竭，其肺功能正常，常常采用 CV 模式，呼吸频率设置范围为 14～20 次/分。

（3）满足通气需要的肺泡通气量取决于潮气量、呼吸频率和无效腔量。当潮气量减低或无效腔增高时，必须增加呼吸频率才能满足肺泡通气量。

（4）根据监测情况调整。呼吸频率过快，使呼吸周期缩短，于是吸气时间缩短，使气体充分不均匀，吸气流速上升，吸气峰压提高，同时吸气时间缩短，可引起内源性吸气末正压，使肺泡内压和胸腔内压增高，回心血量减少，心排血量减低。因此，当通气导致峰压过高时，对血压偏低或低氧血症者，减慢呼吸频率是一种有效的处理方法。

（三）每分通气量的设置和调节

每分通气量与潮气量、呼吸频率有关，只要潮气量和呼吸频率确定，每分通气量便确定。当然也有同时设置潮气量和每分通气量，或设置每分通气量和呼吸频率，再间接确定潮气量。

每分通气量设置应考虑无效腔气量。无效腔量大，为维持肺泡通气量不变，必须增加每分通气量。患者身材越高、体重越重，每分通气量也应增加。考虑通气量是否适当的主要指标是 $PaCO_2$，$PaCO_2<35mmHg$ 表示过度通气，$PaCO_2>50mmHg$ 表示通气不足。当然对于慢性呼吸性酸碱失衡，肾脏已有充分代偿，在调节通气量时更应重视维持 pH 在正常范围。

九、呼吸时间

机械通气的呼吸时间由吸气时间、吸气暂停时间和呼气时间组成。吸气时间一般小于呼气时间，只有反比通气模式是吸气时间大于呼气时间。延长吸气时间或采用吸气末暂停有利于气体在肺内的均匀分布，从而增加氧合。呼气时间延长则有利于二氧化碳的排出和防止气体潴留，降低内源性呼气末正压。

（一）设置吸气时间、呼气时间应考虑的因素

设置和调节吸气时间和呼气时间应综合考虑患者的基础疾病、肺功能状态及吸气时间、呼气时间对患者呼吸动力学、血流动力学、氧合和自主呼吸的影响。吸气时间延长，气流速度缓慢，气道阻力较小，有利于改善氧合，但对血流动力学的影响大；吸气时间缩短，气流速度快，气道峰压增高，易产生气压伤。呼气时间缩短，气体潴留，引起PEEPi，使胸腔内压增加，不利于静脉血回流。

（1）肺功能基本正常的患者，一般吸气时间为0.8～1.2s，吸/呼时间比为1：（1.5～2.0）。

（2）阻塞性通气功能障碍患者，应延长呼气时间，减慢呼吸频率，吸/呼时间比选择1：（2.5～3）。

（3）限制性通气功能障碍患者，应缩短吸气时间、呼气时间，增快呼吸频率，吸/呼时间比例选择1：1.5。抢救ARDS患者时也可以应用IRV，吸气时间超过呼吸周期的50%（吸/呼时间比＞1），但是要严格掌握指征。

（二）呼吸时间的设置方法

呼吸时间的设置方法随呼吸机的种类和性能不同而异，主要有以下几种。

（1）直接设置：设置比较简单，将旋钮或开关置于相应的位置，即完成吸/呼时间比设置，并且一旦确定，不会随患者病情变化和呼吸机的其他参数调整而改变。

（2）调节吸气时间设置：在通气频率设定的前提下调节吸气时间，即确定了呼气时间和吸/呼时间比。

（3）调节流速设置：预先设定呼吸频率和潮气量的情况下调节吸气流速，即可改变吸/呼时间比。

（三）吸气末暂停

在吸气末呼气前，呼气活瓣延迟开放一定时间，此时呼吸机不供应气体。肺内气体发生再分布，使不易扩张的肺泡充气，气道峰压下降，称吸气末暂停、吸气末屏气或吸气平台。

许多呼吸机都设有吸气时间暂停调节钮。但吸气末暂停时间从零增加到占呼吸周期的30%，动脉血氧分压逐渐增加、吸气暂停时间过长可导致肺泡内正压时间过长，影响回心血量和心排血量。通常情况下，吸气暂停时间设置为呼吸周期的10%左右，一般不要超过吸气周期的15%～20%。

十、压力

在机械通气中需调节的压力主要有吸气压力和呼气压力。

（一）吸气压力

对于不同呼吸机的不同通气模式，其吸气压力的设置和调节各具特点。

（1）压力转换（PC）模式：一般压力设置为20～30cmH_2O，并根据通气后的血气分析结果进行调整。

（2）压力控制通气（PCV）模式：一般压力控制的水平为20～35cmH_2O，并且根据不同病情和动脉血气分析结果进行调整。

（3）PSV模式：由自主吸气触发，呼吸机提供恒定正压支持自主吸气。若压力支持的水平为5～10cmH_2O，可抵消呼吸机的通气阻力，COPD的压力支持水平一般选择15～25cmH_2O，ARDS的压力支持一般选择20～35cmH_2O。

（二）呼气压力

1. 呼气末正压（PEEP）　一般从3～5cmH_2O开始，20～30min后测PaO_2，如达不到氧合目标值，可每次增加2～3cmH_2O，逐渐提高，一般不超过15cmH_2O。对抗PEEPi，一般采用相当于

70%PEEPi 的外源性 PEEP。

2. 呼气末负压（NEEP）　一般首次设置以不超过-5cmH$_2$O 为宜，然后根据患者的病情变化，逐步调整提高，使其发挥最大作用，而不良反应最小。

（三）其他

（1）双水平气道正压通气模式（BiPAP）：一般选择吸气压力为 20～30cmH$_2$O，可根据动脉血气变化和患者的耐受程度进行调整。呼气压力根据病情特点、病理生理改变和氧合情况，可在 0～15cmH$_2$O 选择。

（2）连续气道正压通气模式（CPAP）：CPAP 设置的水平应适当、合理，一般为 5～15cmH$_2$O。

（四）压力报警的设置和调节

压力报警的下限一般设置在呼吸机正常工作时气道峰压以上 5～10cmH$_2$O，如果是定容型控制通气模式，压力上限应该<50cmH$_2$O，如果是定压型控制通气模式，压力上限为呼吸机设置的压力。

十一、吸气流速

吸气流速的合理设置和调节对于充分发挥呼吸机的作用十分重要。在吸气时间固定的情况下，吸气流速与潮气量成正比。在潮气量固定的情况下，吸气流速与吸气时间成反比。在通气动力固定的情况下，吸气流速与气道阻力成反比。

（一）吸气流速的设置和调节

吸气流速，成人为 20～60L/min，幼儿为 8L/min 左右，婴儿为 4～6L/min，新生儿一般为 2～4L/min。吸气流速的调节应考虑下列因素：患者的基础疾病和肺功能变化，呼吸机设置的潮气量和吸/呼时间比，气道阻力的增减，患者与呼吸机的协调性等。

（二）流速波型的选择

呼吸机上一般可选择四种吸气流速波型：方波、递减波、递增波、正弦波，常用的为前两种。方波维持高流量，故吸气时间短，峰压高，平均气道压低，更适用于循环功能障碍或低血压的患者。递减波可改善气体交换，故应用较多。

十二、触发灵敏度

辅助通气时，呼吸机通过特定的传感器来感知患者自主呼吸时气道内的压力或流速的变化，然后触发吸气。因此，压力或流速触发敏感度的设置和调节十分关键。

大多数呼吸机采用压力触发方式，触发灵敏度一般设置在-2.0～0.5cmH$_2$O。通过实验和临床应用研究均证明，流速触发比压力触发更敏感，呼吸机的反应时间较短，更易实现人机同步。流速触发灵敏度一般为 60ml/s 或 1～3L/min。

十三、吸入氧浓度

吸入氧浓度的选择和确定应注意几方面的因素：①患者的基础疾病；②呼吸衰竭的类型；③机械通气后患者动脉血气指标的变化。

（一）FiO$_2$ 的设置和调节

1. 高浓度给氧（FiO$_2$＞60％）　应用于心肺脑复苏、急性肺水肿、急性左心衰竭、ARDS、肺间质纤维化等患者的抢救。一般情况下，连续应用 FiO$_2$ 为 60％者，不宜超过 24h；FiO$_2$ 为 80％者，不宜超过 10h；FiO_2 为 100%者，不宜超过 4～6h。应尽量避免长时间高浓度吸氧，以减少氧中毒的发生。可采取 PEEP、吸气末暂停和反比呼吸等方法，降低 FiO_2，防止氧中毒。

2. 中度浓度给氧（FiO_2 为 40%～60%） 对于上述高浓度吸氧的患者，应积极采取措施降低 FiO_2，以尽可能低的 FiO_2 达到 $PaO_2 > 60mmHg$、氧饱和度 > 90%以上。

3. 低浓度给氧（$FiO_2 < 40\%$） 对于 II 型呼吸衰竭的患者，若为自主呼吸，应采取持续低流量供氧，以避免缺氧纠正后对低氧外周化学感受器的刺激减少，导致自主呼吸抑制和二氧化碳潴留更加明显。其他类型呼吸衰竭，只要病情允许，也尽可能低流量给氧。

（二）供氧压力不足和吸氧浓度报警的设置和调节

当氧气瓶的压力低于呼吸机需要的压力时，该报警装置报警，需要更换压力充足的氧气瓶。吸氧浓度报警对吸氧浓度起监督作用，其设置的高限和低限一般以高于或低于实际设置 FiO_2 的 10%～20%为宜。

十四、人机对抗的处理

人机协调是机械通气的前提，然而人机对抗或呼吸机与自主呼吸不协调是经常发生的。机械通气初期患者自主呼吸浅速，或在撤离呼吸机之前自主呼吸能力增强，更易出现人机对抗现象。人机对抗对患者的通气和换气功能产生不利影响，轻者可引起潮气量和每分通气量的下降，导致缺氧和二氧化碳潴留加重；又因患者呼吸肌做功增加，耗氧量增加，二氧化碳产生量增加，也可使气道压力增大等。重者可发生气压伤，如气胸和（或）纵隔气肿，也因加重循环系统负担，引起急性左心衰竭。因此，及时处理人机对抗十分重要。

（一）人机对抗的原因

1. 患者因素

（1）机械通气初期：该时期为发生人机对抗最多的时期。

1）自主呼吸频率过快：刚接上呼吸机，或在吸痰和气道湿化等操作暂时脱离呼吸机后再次连接呼吸机时，自主呼吸频率与呼吸机设置频率之间存在较大差异，如果不采取过渡措施，往往产生人机对抗。

2）低氧血症：低氧通过兴奋颈动脉窦和主动脉弓的化学感受器，反射性地刺激呼吸加深加快，导致自主呼吸频率与呼吸机频率不协调。

3）气道分泌物引流不畅或阻塞气道：气道阻塞可导致气道阻力明显增加，自主呼吸频率浅快，与呼吸机频率不协调。

4）中枢神经系统病变：引起呼吸节律的快慢不均，可造成人机对抗。

5）心理和情绪：疾病本身的痛苦，由此产生的焦虑和紧张，与机械通气不配合，也是导致人机对抗的常见原因。

（2）机械通气中后期：在机械通气过程中，由于病情恶化，使肺顺应性下降，气道阻力上升，呼吸做功增加，或体位改变，也可导致人机对抗；当病情好转，自主呼吸功能增强，也可产生人机对抗。

1）频繁咳嗽：与吸入气流对抗，使气道压显著增加。

2）急性左心功能衰竭：肺泡和肺间质水肿，并导致严重低氧血症，均可引起患者自主呼吸加深、加快，产生人机对抗。

3）发热、抽搐或肌肉痉挛：使耗氧量和二氧化碳产生量增加，原来设置参数已不能满足机体的需要，引起自主呼吸频率增快。

4）心理和情绪：疼痛、烦躁使自主呼吸频率增快。

5）气胸、肺不张、肺栓塞、支气管痉挛：自主呼吸浅速。

6）代谢性酸中毒：刺激呼吸中枢，导致患者自主呼吸加深加快。

7）随病情好转，自主呼吸增加，咳嗽反射能力增强，尤其使用非同步呼吸机时，容易出现人机对抗。

2. 呼吸机及连接管道方面的原因

（1）呼吸机同步性能：非同步的定容型呼吸机用于存在自主呼吸的患者，往往产生人机对抗。具有同步功能的呼吸机，其同步性能好坏主要与呼吸机制造工艺和同步装置有关，流速触发装置比压力触发装置灵敏。

（2）同步触发灵敏度的设置：触发灵敏度的设置要考虑患者基础疾病的情况、自主呼吸能力及机械通气支持目的等因素。触发灵敏度应设置在合理范围内，否则造成触发困难而致人机对抗。

（3）呼吸机通气模式和（或）参数设置：由于患者病情不同，选择通气模式和通气参数必须根据具体情况有所区别，而且应随着病情变化而进行调整，否则在治疗过程中易产生人机对抗。

（4）呼吸机同步触发装置发生故障或失灵。

（5）人工气道或呼吸机管道漏气，不能触发同步供气，压力转换通气达不到设置压力水平，不能进行吸气、呼气转换。容量转换通气因漏气使通气不足，导致缺氧和二氧化碳潴留，自主呼吸频率增快。

（6）人工气道内分泌物堵塞、管道中积水过多、PEEP 阀故障。

（7）气管插管过深，进入右侧主支气管，也容易产生人机对抗。

（二）人机对抗处理

1. 分析原因 发生人机对抗时，首先应分析原因。原因一时不清楚或无法解决时，应首先使患者脱离呼吸机，采用手动简易呼吸球囊过渡，或者应用呼吸机上的手控通气按钮通气。通过增加通气量，提高 FiO_2，抑制患者的自主呼吸，一般可达到控制通气的目的。然后，寻找人机对抗原因，一般应从患者、呼吸机和连接管道等方面寻找原因。

2. 去除引起人机对抗的原因

（1）低氧血症：缺氧是引起人机对抗的常见原因之一。分析导致缺氧的原因并采取针对性措施给予纠正。

1）如果缺氧是气道湿化和吸引所造成，可在气道湿化和吸引前给予 100%氧吸入 5min，然后进行操作。操作完成后再给予 100%氧气吸入，使氧饱和度达到 90%以上后，再将 FiO_2 降至原先水平。

2）如果是支气管痉挛所造成，应用茶碱类和糖皮质激素等解痉药解除支气管痉挛。

3）如果由肺水肿造成弥散功能障碍和肺内动静脉分流造成的低氧血症，则需要使用 PEEP 或 IRV 等通气技术，结合提高 FiO_2 来解决。

（2）剧烈咳嗽：对于咳嗽剧烈的患者，应检查气管插管位置是否适当，气道有无较多的分泌物，并进行相应处理。由于咳嗽反射是患者的保护性反射，一般不主张给予抑制。剧烈咳嗽时可向气管内注入 1%丁卡因 1～2ml 或 2%～4%利多卡因 1～2ml，行表面麻醉。如果采取上述措施不能缓解，应选择同步性能较好的呼吸机，采用压力控制通气模式，可防止气道压过度升高，避免气压伤的发生。

（3）代谢性酸中毒：当 pH<7.20 时，可考虑适当补碱，首次予 5%碳酸氢钠注射液 80～100ml 即可，以后再根据动脉血气分析结果进行适当调整。

（4）急性左心衰竭：采用强心、利尿、扩血管等药物，并用辅助通气模式通气。

（5）发热、抽搐和或肌肉痉挛：降温、止抽，并用辅助通气模式通气。

（6）气胸：应立即进行胸腔闭式引流，解除气胸对肺组织的压迫。

（7）呼吸道分泌物阻塞：充分吸引分泌物，解除梗阻。

（8）呼吸机选择不当：存在自主呼吸的患者应选择同步性能好的呼吸机。选择适当的触发灵敏度，尽可能用流速触发方式。

（9）机械通气模式选择和参数设置不当：IPPV 模式容易产生人机对抗，而选择 SIMV、PSV、CPAP 模式不易产生人机对抗。通气参数如潮气量、呼吸频率和 FiO_2 等要根据每个患者的具体情况进行设置。

（10）患者的心理情绪：对于神志清楚的患者，在使用呼吸机之前应对患者说明机械通气的目的、意义、方法和配合治疗的要求，使其能够理解机械通气的必要性，主动、积极地配合医护人员进行治疗，医生在开始机械通气时应在患者身边，鼓励和指导患者适应机械通气，消除其恐惧心理。

3. 手控通气过渡　对于呼吸急促、烦躁不安和紧张不配合的患者，通过下列方法过渡。

（1）应用简易呼吸球囊与患者的人工气道相连接，开始选择与患者自主呼吸频率相近的通气频率，逐步提高潮气量，使患者过度通气，降低 $PaCO_2$，同时提高 FiO_2、PaO_2，减少对呼吸中枢的刺激，抑制自主呼吸。一旦控制自主呼吸，逐步降低人工通气的频率，直至接近呼吸机设置的频率，再连接呼吸机进行机械通气。

（2）使用呼吸机上手控通气按钮，根据患者自主呼吸频率设置较大的潮气量，给患者过度通气，给予 100%氧吸入，以快速抑制患者自主呼吸，然后降低通气频率、潮气量和 FiO_2 至需要的数值。

4. 药物的应用　经过上述各种治疗措施，仍有一部分患者的人机对抗未能解除，必须采用药物进一步控制。常用药物包括镇静剂（如地西泮）、镇痛剂（如吗啡、哌替啶、芬太尼）和肌肉松弛剂（如琥珀胆碱、阿曲库铵、哌库溴铵、筒箭毒碱等）。

（1）用药指征：①人机对抗原因不明确。②人机对抗原因已明确，但短时间内不能去除。③针对人机对抗的原因已进行相应处理，但仍存在人机对抗。

（2）用药选择：选择药物应考虑患者基础疾病，但一般不必担心药物对自主呼吸的抑制作用。

1）地西泮：一般情况下首选地西泮，该药具有抗焦虑、镇静、催眠、抗惊厥及中枢性骨骼肌松弛作用。其优点是很少成瘾，起效较快，对循环影响较小，可短时间内反复使用。缺点是对呼吸的抑制较其他药物弱。一般每次 5～10mg，静脉注射，儿童或老年人酌减。

2）吗啡：吗啡具有镇痛、镇静、镇咳等作用。其优点是镇静作用较强；对呼吸中枢有直接抑制作用，小剂量可降低呼吸中枢的兴奋性，大剂量可导致呼吸停止。缺点是抑制迷走神经兴奋和直接抑制窦房结、房室结，使心率减慢，出现心动过缓；扩张周围血管，使血压下降，在血容量不足时更明显。应用吗啡协调人机对抗多在地西泮使用无效或效果不佳时。由于吗啡的扩血管作用能够降低右心后负荷和左心前负荷，增加冠状动脉血流量，因此对心功能不全患者协调呼吸机时常首选吗啡。常用剂量为每次 5～10mg，静脉注射。

3）琥珀胆碱：是最常用的去极化肌肉松弛剂。作用快，持续时间短暂，肌肉松弛在极短时间起效，药效易于控制。用药后体内不释放组胺，临床用量无神经节阻断作用，血压稳定。该药是呼吸机协调常用药物，一般先给予 1～2mg/kg，静脉注射，然后再加入补液中持续静脉滴注（浓度为0.1%），应用的剂量以能够协调呼吸机的最小剂量为准，总入量可控制在 800～1000mg。

4）阿曲库铵：一般用 0.4～0.5mg/kg，静脉注射，1～2min 起效，3～5min 达到高峰，维持 15～30min，重复给药无蓄积作用。它对循环干扰较小，并且在体内自行分解，肝、肾功能不全时可以选用。

5）哌库溴铵：为长效竞争性非去极化肌肉松弛剂。几乎无呼吸、心血管系统或与组胺释放有关的不良反应。静脉注射初始剂量为 0.04～0.05mg/kg，补充剂量为首剂的 1/4。静脉注射后 2～3min起效，并持续 50～60min。大剂量用药可使肾功能不全者产生蓄积中毒。

（3）注意点：①保持水、电解质平衡。②在使用肌肉松弛剂时，除非患者神志不清，应先给予镇静剂，消除意识。③肌肉松弛剂药效消失后才能撤离呼吸机，使用长效肌肉松弛剂时更应注意。④应用非去极化肌肉松弛剂的拮抗剂（新斯的明）前 5min，可先静脉注射阿托品 1mg，以防严重心动过缓或心搏骤停。⑤注意各种药物的不良反应。

十五、呼吸机的撤离

机械通气对急性呼吸衰竭的救治有着其他方法无可代替的治疗作用，为救治呼吸衰竭的原发病赢得了宝贵的时间。但是，机械通气也会对人体带来一些负面影响，长时间的机械通气可导致患者对呼吸机的依赖，使撤机困难，因此在患者的原发病得到控制的同时应尽早结束机械通气，拔除气管导管。从某种意义上说，呼吸机能否顺利撤离是判断机械通气是否成功的一个重要指标。

（一）撤离的指征

急性呼吸衰竭患者通过机械通气改善了机体的供氧，纠正了酸碱失衡和电解质紊乱，呼吸肌疲劳得以恢复，肺部感染得到控制，此时应尽早将撤机提到议事日程上来，判断患者能否进行撤机，需要从以下几个方面综合判断。

1. **一般状态**　对一些机械通气时间较长的患者，在积极治疗原发病的同时，应每天观察患者一般状态的改善情况，积极创造撤机机会，及时进行撤机尝试。准备撤机的患者一般状态应较稳定，神志清楚，精神状态良好，体温正常，呼吸、循环稳定，无新并发症的发生。

2. **呼吸衰竭原发病和诱因的治疗**　患者的呼吸衰竭往往由不同的原发病引起，因此撤机必须在患者的原发病和主要诱因好转或基本得到控制时进行，应根据患者病情的控制程度，综合其他因素，找出合适的撤机时机。

3. **呼吸功能**　判断呼吸功能改善的主要指标有：

（1）自主呼吸能力的增强，表现为机械通气时辅助通气频率减少而以自主呼吸为主，且自主呼吸的频率<20～25次/分。

（2）咳嗽有力，自主排痰能力增强。

（3）血气指标稳定，降低吸氧浓度及减少通气支持时患者无明显不适，无缺氧和二氧化碳潴留。

（4）气道阻力降低，表现为呼吸机进气压力降低，呼吸音正常，无闻及明显干、湿啰音。

4. **电解质及酸碱平衡**　纠正各种原因引起的电解质紊乱和酸碱失衡对撤机影响较大，尤其是电解质的紊乱，因此在撤机前应确定电解质及酸碱平衡紊乱已纠正。

（二）撤机前的准备

原则上讲，一旦患者有了撤机的指征，就应该为撤机做积极的准备。撤机的准备应包括生理准备和心理准备。国外的观点认为，撤机前的心理准备与生理准备同等重要。充分的生理和心理准备能保证撤机顺利实施。

1. **生理准备**　所谓生理准备就是将患者的生理状态调整到本人的最佳状态，以利于撤机的顺利进行。

（1）对呼吸衰竭原发病和诱因的治疗进行评估：分析原发病的病因是否已解除，判断原发病治疗是否有效，全面评估原发病治疗情况是撤机成功的保证。

（2）改善和维护患者的主要器官功能：呼吸衰竭的发生往往同时伴有其他器官功能的损害，而其他器官功能损害也会影响呼吸功能的恢复，尤其是心、脑、肾的功能状态对呼吸功能的恢复影响较大。呼吸功能的改善主要观察肺的通气和换气功能的改善，临床上可通过肺功能和血气指标进行评价。

（3）纠正电解质紊乱和酸碱失衡：低钠、低钾、呼吸性碱中毒、代谢性碱中毒均可加重缺氧和导致呼吸肌无力，撤机前应予以纠正，但对COPD慢性呼吸衰竭患者不可苛求达到正常水平，如能达到此次发病前的基础水平即应考虑进行撤机尝试。

（4）增加营养，保持正氮平衡：营养支持应以肠道营养支持为主，可采用鼻饲高能量要素饮食；

同时可静脉补充脂肪乳、氨基酸等；对有低蛋白血症的患者可酌情输入白蛋白。

2. 心理准备　医生在给患者进行机械通气的同时，应逐步向患者告知撤机的可能性和必要性，以使患者在心理上早做准备，医生在患者面前的言行举止，以及处理问题的果断、沉着也会给患者以一种可信任感。撤机前应尽量避免一些对患者不利的刺激，保证充足的睡眠，但应慎用镇静剂。

（三）撤机的方法

1. 直接撤机法　经过撤机前的准备，如患者已基本达到撤机条件，且一般状态较好，机械通气时间不长，一般指<2周，可试用直接撤机法进行撤机。具体方法是：向患者说明撤机的必要性和可行性，使患者愿意主动配合，停机开始时间应选择上午患者精神、体力和情绪较好的时间。准备好简易呼吸球囊，建立静脉通道，必要时可静脉滴注呼吸兴奋剂，充分吸净气道分泌物，继续机械通气一段时间，待呼吸及心率平稳后，撤去呼吸机，将鼻氧导管插于气管导管内外 1/4～1/3 处，或面罩给氧，FiO$_2$ 35%～45%，监测患者的呼吸频率、节律及心率、血压、末梢血氧饱和度，观察有无汗出、发绀、呼吸窘迫等情况。

2. 同步间歇指令通气（SIMV）法撤机　目前的观点认为，一旦患者自主呼吸恢复，就应该尝试让患者减少控制通气而采用辅助通气模式。SIMV 是基于这一观点而设计的一种较好的辅助通气模式。既能保证患者的每分通气量，又可调动患者自主通气的积极性，避免过度通气。该方法的具体操作是：首先选择 SIMV 通气模式，设定触发灵敏度，根据患者的吸气力量可将灵敏度调至 1～3cmH$_2$O。以控制通气的呼吸频率为基础，逐步减少指令通气的通气频率，开始时可每次减少 1～3 次/分，以后根据患者的呼吸频率、心率，以及血气分析中 pH、PO$_2$、PCO$_2$ 的变化和患者的适应情况进一步调整。注意，在降低呼吸频率和触发灵敏度时应以患者不感到呼吸费力为原则。

3. 压力支持通气（PSV）法撤机　由于患者吸气时呼吸机供给一个正压气流，其气流速度在一定程度上与患者自身吸气速度同步，因此克服了定容型呼吸机辅助通气时气流速度和吸气速度不同步及 SIMV 时患者吸气费力的不足，患者吸气较省力，自主呼吸做工较少。具体操作是：设定触发灵敏度；调节 PSV 压力，以能维持 PaCO$_2$ 正常或偏高水平为宜，并重点监测患者的呼吸频率和血气。随着自主呼吸潮气量的增加，逐渐减少 PSV 压力支持水平。

4. SIMV 和 PSV 联合撤机法　采用 SIMV 和 PSV 联合应用进行撤机是目前比较常用的脱机方法。既有利于呼吸肌的锻炼，又可以防止呼吸肌疲劳，具有更明显的优越性。具体操作是：以控制通气的呼吸频率为基础，转为 SIMV，设定触发灵敏度和 PSV 水平，以后根据患者的监测指标逐步减少机械呼吸频率和降低压力支持水平，直至随后撤机。

5. 分钟指令通气（MMV）法撤机　MMV 是一种由呼吸机自动完成的撤机方法，该方法只需预设每分通气量，呼吸机根据患者的自主呼吸能力来提供通气辅助。如由患者自主呼吸完成的每分通气量低于预设水平，呼吸机即以间歇指令通气（IMV）或 PSV 方式补充不足的气量。随着患者自主呼吸能力的增强，自主呼吸完成的每分通气量逐渐增加，呼吸机的补充通气量逐渐减少。当自主呼吸气量等于或超过预设水平时，呼吸机即不再提供通气辅助，撤机即告完成。

（四）撤机失败的原因

撤机失败的主要临床表现有：撤机时或撤机后出现呼吸困难、心动过速、血压升高、神经/精神改变等。导致这些临床症状的原因有：通气负荷过高、呼吸性因素、非呼吸性因素和心理因素。

1. 导致通气负荷过重的原因　呼吸机送气阀敏感性差、气管插管的管径因痰痂黏附而变小等。

2. 导致撤机失败的呼吸性因素　气道痉挛、气道分泌物过多、药物性通气驱动抑制、原发病未得到控制等。

3. 撤机失败的非呼吸性因素　心血管循环功能的不稳定、代谢水平的增加、酸碱及电解质平衡紊乱未纠正、营养不良等。

4. 心理因素 如上述情况均已排除，患者仍无法脱机，就应该考虑心理因素。患者常因焦虑而休息不好，进而发展成呼吸困难，最终无法撤机。

十六、机械通气的护理

（1）床边护理：严密观察患者病情变化。

（2）重视呼吸监护：注意各项通气参数的变化，根据病情随时调整。

（3）严密观察呼吸机运转情况，及时发现并排除故障。

（4）检查氧气或空气压缩机的压力是否符合要求 。

（5）人工气道的护理：确保导管固定、通畅、气囊压力适当。

（6）口腔护理。

（7）预防褥疮。

（8）加强呼吸道湿化：使用加温加湿器，要求吸入气体温度在32～36℃，相对湿度100%，24h湿化液量至少250ml。

（9）保持呼吸道通畅：通过呼吸道湿化、吸痰、经常翻身拍背以促进痰液排出。

（10）预防感染：严格按照无菌操作，各种器械的消毒要严密，应尽量使用一次性物品。

第四节　常用穿刺术

一、胸膜腔穿刺术

（一）适应证

（1）检查胸腔积液的性质，以明确诊断者。

（2）渗出性胸膜炎积液过多，久不吸收，或持续发热不退，或大量积液产生压迫症状时，需进行放液治疗或注入药物。

（3）脓胸抽脓治疗并注入药物。

（二）操作方法

（1）嘱患者面向椅背坐于椅上，两前臂置于椅背上，前额伏于前臂上。如病重不能起床者，可取仰卧位或半卧位，将前臂置于枕部，行侧胸腔穿刺。

（2）穿刺前应在胸部叩诊实音最明显的部位进行，或通过胸透、超声检查明确穿刺部位。一般常选肩胛下角线7～9肋间，也可选腋中线第6～7肋间或腋前线第5肋间为穿刺点；包裹性积液可结合X线或超声检查决定穿刺点。穿刺可用蘸龙胆紫的棉签在皮肤上作标记。

（3）穿刺部位常规消毒，戴无菌手套，铺洞巾。用1%～2%利多卡因注射液2～3ml沿穿刺点肋间的肋骨上缘进针，边进针边注入麻醉药物逐层浸润麻醉，直至胸膜，并刺入胸腔，试抽胸腔积液，记录针头刺入深度，作为抽液时的参考。

（4）将附有胶皮管的穿刺针由穿刺点刺入皮肤（胶皮管应用止血钳夹住），针尖缓慢进入胸膜腔时有阻力突然消失感。接上注射器，松开止血钳，抽吸胸腔内积液。注射器抽满后，夹紧胶皮管，取下注射器，将液体注入弯盘中，以便记录或送检。如此反复，每次排除注射器内液体时应夹紧胶皮管，以防空气进入胸膜腔。

（5）抽液完毕，需胸内注药者可注入适量药物，然后拔出穿刺针，局部碘酒、酒精消毒，无菌纱布覆盖，用胶布固定后嘱患者静卧。

（三）注意事项

（1）操作前应向患者说明穿刺的目的，以消除其顾虑；对于精神过于紧张者，可于术前半小时服用甲喹酮（安眠酮）0.1g 或可待因 0.03g 以镇静止痛。

（2）麻醉必须深达胸膜，嘱患者不要移动体位，过程中避免咳嗽或作深呼吸。进针不宜过深或过浅，过高或过低。应避免在第 9 肋间隙以下穿刺，以免穿透膈肌损伤腹腔脏器。

（3）有下列情况时行胸膜腔穿刺术需慎重：①病变靠近纵隔、心脏和大血管处；②有严重肺气肿和广泛肺大疱者；③心、肝、脾明显肿大者。

（4）一次抽液不可过多、过快，诊断性穿刺抽液 50～100ml 即可，一般首次不超过 600ml，以后每次不超过 1000ml；但感染性胸腔积液应一次尽量抽净。作胸腔积液细胞学检查时，则至少需 50ml 液体并立即送检，以免细胞自溶。

（5）操作中应不断观察患者的反应，如有头晕、面色苍白、出汗、心悸、胸部压迫感或剧痛、晕厥等胸膜过敏反应，或出现连续咳嗽、咳泡沫痰等现象时，应立即停止抽液，让患者平卧，观察心肺、血压情况。大部分患者卧床后即可缓解，少数需皮下注射 0.1%肾上腺素 0.3～0.5ml 或进行其他对症处理。

（6）疑有支气管胸膜瘘时，可注入亚甲蓝或龙胆紫 2ml，观察术后患者是否咯出紫色痰液。

二、腹腔穿刺术

（一）适应证

（1）检查腹腔积液的性质，以明确诊断。
（2）大量腹水引起呼吸困难或腹部胀痛时，适当放腹水以减轻症状。
（3）腹腔内给药以达到治疗目的。

（二）操作方法

（1）穿刺前嘱患者排出小便以免穿刺时损伤膀胱。

（2）依积液多少和病情，可取坐位、半坐位，左侧卧位或仰卧位。放液时必须使患者体位舒适，并于腹上部扎一宽平带或多头带。

（3）选择适宜的穿刺点：①脐与左髂前上棘连线的中 1/3 与外 1/3 的相交点，此处不易损伤腹壁动脉。②侧卧位穿刺点在脐的水平线与腋前线或腋中线交叉处，此部位较安全，常用于诊断性穿刺。③脐与耻骨联合线的中点上方 1cm，稍偏左或偏右 1～1.5cm 处，此穿刺点处无重要器官且易愈合。

（4）穿刺处常规消毒，戴手套及铺洞巾，自皮肤至腹膜壁层作局部麻醉。术者用左手固定穿刺部皮肤，右手持针经麻醉处垂直刺入腹腔，待感到针锋抵抗感突然消失时，表示针头已穿过腹膜壁层即可抽取腹水，并将抽出液放入消毒试管中以备送检。作诊断性穿刺时，可直接用 10～30ml 空针及适当的针头进行。取得标本后迅速拔针，覆盖无菌纱布，胶布固定。

（5）需放腹水时，用一粗针头，针尾连一长胶管及水瓶，针头上穿过两块无菌纱布，缓慢刺入腹腔，腹水经胶管流入水封瓶中，将套入针头的纱布及针头用胶布固定于腹壁上。胶管上可再夹输液夹子，以调整放液速度。腹水不断流出后，将腹上部的宽布带或多头带逐步收紧，以防腹内压骤降而发生休克。放液完毕，覆盖纱布，胶布固定，用多头带包扎腹部。

（三）注意事项

（1）肝性脑病前期禁忌放液，粘连性结核性腹膜炎、卵巢肿瘤、包虫病、动脉瘤等为本检查禁忌证。

（2）术中应随时询问患者有无头晕、恶心、心悸等症状，并密切观察患者呼吸、脉搏及面色改变等，如以上症状明显时应立即停止穿刺，使患者卧床休息，必要时可注射高渗葡萄糖。

（3）放腹水时如遇流出不畅，针头应稍作移动或变化体位，放液不可以过快、过多，初次放液不可超过3000ml，血性腹水不可放液。放液前后均应测量腹围及复查腹部体征等，以便观察病情变化。

（4）大量腹水者，穿刺时应把腹壁皮肤向下或向外牵拉，然后穿刺。以使拔针后皮肤针眼与腹肌针眼错开，防止腹水外溢。如穿刺孔处有腹水溢出时，可用蝶形胶布或火棉胶粘贴。

三、腰椎穿刺术

（一）适应证

（1）中枢神经系统疾病，取脑脊液做常规、生化、细菌学与细胞学等检查，测颅内压，以明确诊断，鉴别诊断和随访疗效。

（2）鞘内注入药物达到治疗疾病的目的。

（3）可疑椎管内病变，进行脑脊液动力学检查，以明确脊髓腔有无阻塞与阻塞程度。

（二）操作方法

（1）除需作气脑或脊髓空气造影术时采用坐卧位外，一般均采用侧卧位。

（2）嘱患者侧卧于硬板床或检查桌上，脊柱靠近床沿或桌沿，使背部与床板或桌面垂直，头向前胸部屈曲，双手抱膝使其紧贴腹部；或由助手在术者对面用一手挽住患者头部，另一手挽住双下肢腘窝处并用力抱紧，使脊柱尽量后突以增宽脊椎间隙，便于穿刺进针。

（3）确定穿刺点。穿刺部位在腰椎棘突以下，常选择腰椎第3、4间隙。一般以髂后上棘的连线与后正中线的交合处为最适宜（约为第三腰椎间隙）。有时也可在上一或下一腰椎间隙进行。

（4）穿刺部位常规皮肤消毒，术者戴无菌手套，铺无菌巾及洞巾，用1%～2%利多卡因溶液2～3ml自皮下到椎间韧带作局部麻醉。

（5）术者以左手拇指指尖紧按穿刺棘突间隙的一端以固定皮肤，右手持用无菌砂布包绕的穿刺针，自局麻点取垂直脊柱背面稍向头位倾斜的方向进行穿刺。当穿刺针穿过黄韧带和硬脊膜进入蛛网膜下腔时，有突然阻力消失感，然后缓慢抽出针芯，即可见脑脊液外滴。一般成人进针深度为4～6cm，儿童则为2～4cm。

（6）在放液前先接上测压管测量压力。测压时，患者完全放松，头稍伸直，双下肢改为半屈或稍伸直，呼吸平稳，当时可见测压管中脑脊液平面，随呼吸上下波动。正常侧卧位脑脊液压力为0.69～1.76kPa（70～180mmH$_2$O）或1min为40～50滴。测完压力后，缓慢放出所需要的脑脊液（一般为2～5ml）送检。若需作培养时，应用无菌操作法留标本。

（7）术毕，将针芯插入，并一起拔出穿刺针，用拇指紧压穿刺处1～2min，局部覆盖消毒纱布，并用胶布固定。嘱患者去枕平卧4～6h，以免引起术后头痛。

（三）注意事项

（1）严格掌握腰椎穿刺禁忌证。凡疑有颅内压升高者，穿刺前须作眼底检查，如有明显视乳头水肿或有脑疝先兆者，禁忌穿刺；如确属诊断与治疗必需时，可先用脱水剂降低颅内压，再用细针穿刺，缓慢放出脑脊液适量（一般放数滴至1ml）。凡患者处于休克、衰竭或濒危状态及局部皮肤有炎症、颅后窝的占位性病变或伴有脑干症状者禁忌穿刺。

（2）穿刺针进入棘间隙后，如有阻力不可强行再进，应将针尖退至皮下，调整方向或位置后再进针。穿刺动作要轻巧，用力适当；若用力过猛，将难以体会针尖刺入蛛网膜下腔后阻力突然消失之感。

（3）当针尖刺到马尾的神经根时，患者感到下肢有电击样疼痛。遇此，无须处理，因马尾的神经根游离于脑脊液中，针尖碰后即滑开，不会引起马尾损伤。

（4）若要了解蛛网膜下腔有无阻塞，可做动力试验。即在测定初压后，由助手压迫患者一侧之颈静脉约10s。正常时脑脊液压力立即上升一倍左右，解除压力后10～20s又降至原来水平，称为动力试验阳性（该侧），表示蛛网膜下腔通畅。若压迫颈静脉后，不能使脑积液压力上升，则为动力试验阴性，表示蛛网膜下腔完全阻塞。若压迫后压力缓慢上升，放松后又缓慢下降，则该侧动力试验也为阴性，表示该侧有不完全阻塞。对脑部病变尤其伴有颅内压增高或脑出血者应禁作此检查。若疑椎管内下胸段与腰段蛛网膜下腔有梗阻，可做压腹试验，即助手以拳用力压迫上腹部，如无梗阻可使压力升高为初压的2倍，停压后下降迅速；若有梗阻则压力不上升。

（5）若需鞘内给药时，应先放出同量脑积液，然后再注入药物；做气脑检查时，应先缓慢放液10ml，再注入滤过空气10ml，如此反复进行达所需要量时进行摄片。

（6）穿刺术中，若患者出现呼吸、脉搏、面色异常等症状时，应立即停止手术，并作相应处理。

四、深静脉穿刺术

（一）股静脉穿刺术

1.适应证

（1）外周静脉穿刺困难，无法采集血标本者。

（2）急救时无法采用周围静脉给药、加压输液、输血等。

2.操作方法

（1）患者仰卧，下肢伸直稍外旋、外展。

（2）选择穿刺点。先摸出腹股沟韧带和股动脉搏动处。在腹股沟韧带内、中1/3的交界处下方二横指（约3cm），适在股动脉搏动内侧约1cm处，定为穿刺点。

（3）常规消毒皮肤后，左手食、中指触及股动脉后，向内移1cm左右，即以食中指分压压迫股静脉，右手持注射器，由确定的穿刺点向上成45°～60°斜刺或垂直穿刺，边进针边抽吸，如抽得血液则表示已刺入股静脉内，用左手固定针头，右手抽血或给药。如抽吸无回血，可继续进针，直至针尖触及骨质（耻骨的上支），再边退边抽吸。如仍未抽得血液，再摸出股动脉部位，核对注射器进针方向是否准确，将针尖稍改变方向和深浅，重行抽吸。

（4）拔针后，用无菌纱布按压穿刺点3min，嘱患者屈曲大腿，观察至局部无出血为止。

3.注意事项

（1）严守无菌操作规程。

（2）穿刺时不宜过浅或过深。若抽出血液呈鲜红色和（或）针头、注射器有搏动感，表示已穿入股动脉，应拔出针头，另行穿刺，并做好局部按压，以免出血。

（3）下述情况禁忌行股静脉穿刺术：①穿刺部位皮肤或静脉有炎症或血栓形成者；②有出血倾向者；③有股癣者。

（二）锁骨下静脉穿刺术

1.适应证

（1）需短期内迅速输入大量液体，或长期输液，尤其是输入高浓度或刺激性药物，如静脉内高营养治疗。

（2）当周围浅静脉萎陷，过小（或栓塞），或因大面积烧伤、广泛皮肤病、肥胖等致外周静脉穿刺困难，而又急需快速补液时。

（3）有时用于插入静脉导管监测中心静脉压，或置入心内起搏器。

2. 操作方法

（1）体位：患者尽可能取头低 15°的仰卧位，头转向穿刺点对侧，使静脉充盈，减少空气栓塞发生的机会。重度心力衰竭等患者不能平卧时，可取半卧位穿刺。

（2）穿刺点：一般选取右锁骨下静脉穿刺，以防止损伤胸导管。可经锁骨下及锁骨上两种途径穿刺：

1）锁骨下途径：取锁骨中、内 1/3 交界处，锁骨下方约 1cm 为穿刺点，针尖向内，轻向上指，向同侧胸锁关节后上缘进针，如未刺入静脉，可退至皮下，针尖指向甲状软骨下缘进针。也可取锁骨中点，锁骨下方 1cm 处；针尖指向胸骨上切迹进针，针身与胸壁成 15°～30°角，一般刺入 2～4cm可入静脉。此点便于操作，临床曾最早应用，但如进针过深时易引起气胸，故目前已较少采用此途径。

2）锁骨上途径：取胸锁乳突肌锁骨头外侧缘，锁骨上方约 1cm 处为穿刺点，针身与矢状面及锁骨各成 45°角，在冠状面呈水平或向前略成 15°角，指向胸锁关节进针，一般进针 1.5～2cm 可入静脉。此途径指向锁骨下静脉与颈内静脉交界处，穿刺目标范围大，成功率较颈内静脉穿刺为高，且安全性好，可避免胸膜损伤或刺破锁骨下动脉。

（3）按无菌操作要求消毒铺巾，1%普鲁卡因或利多卡因 2～4ml 局部浸润麻醉。取抽吸有生理盐水约 3ml 的注射器，连接穿刺针按上述穿刺部位及方向进针，入皮下后应推注少量生理盐水，将可能堵塞于针内的皮屑推出，然后边缓慢进针边抽吸，至有"落空感"并吸出暗红血液，示已入静脉。如针尖已达胸锁关节而仍无回血，可边退针边回吸，如退针过程中有回血，也表示针已入静脉。取腔内充满生理盐水的静脉导管自针尾孔插入。注意动作轻柔，如遇阻力应找原因，不得用力强插，以防损伤甚至穿通血管。导管插入后回血应通畅，达所需深度后拔出穿刺针，于穿刺口皮肤缝合，以其缝线固定导管，无菌辅料包扎。置管深度随不同要求而异，但不可进入右心房或在静脉内卷曲。一般插入深度不超过 12～15cm。

3. 注意事项

（1）穿刺部位有感染时禁忌作穿刺，严重肺气肿、胸廓畸形、凝血机制障碍、锁骨与肩胛带区外伤、严重高血压（收缩压＞180mmHg）、上腔静脉栓塞等情况禁忌或慎行此术。

（2）严守无菌操作规程。

（3）穿刺定点要准确，进针方向、角度要正确，以防止气胸等并发症的发生。穿刺困难时忌反复试穿，应及时改用其他途径或改行颈内静脉穿刺。

（4）应熟知锁骨下静脉局部的解剖关系，操作要轻巧，严防发生气胸、血胸、气栓等并发症。术后须密切观察，如发现呼吸急促、穿刺侧呼吸音减低等，须立即拍胸部 X 线以除外气胸。

（5）锁骨下静脉与周围结构紧密结合，常保持扩张状态。因此，在更换针管接头或插入导管时，应尽量取头低位，并嘱患者呼气或呈屏气状态，而且操作要迅速，以免静脉因吸入空气而发生气栓。导管插入穿刺针后不得回拉，以防被针尖切断造成危险。

（6）导管留置时间一般以不超过 6～8 周为宜，拔管后局部应加压 3～5min。

（三）颈内静脉穿刺术

1. 适应证

（1）需大量快速补液或输血的患者，利用中心静脉压监测调节液体入量和速度。

（2）需长期补液，尤其是输入高浓度刺激性药物，如静脉内高营养疗法。

（3）置入中心静脉导管或气囊漂浮导管行血流动力学监测，或经导管安置心脏临时起搏器。

2. 操作方法

（1）体位：患者取头低 15°～30°仰卧位，使静脉充盈以防止空气栓塞，头后仰并转向穿刺点的对侧。

（2）穿刺点：一般均取右侧，因右颈内静脉与无名静脉、上腔静脉几乎成一直线，且血管较左侧为粗，较易穿刺成功。依照穿刺点与胸锁乳突肌的关系分为三种入路：

1）中路：由胸锁乳突肌的胸骨头、锁骨头及锁骨组成的三角形称胸锁乳突肌三角。在其顶端处（距锁骨上缘约 2～3 横指）进针，针身与皮面（冠状面）成 30°角，与中线平行指向尾端（或对侧同向乳头）。如穿刺不成功，针尖向外倾斜 5°～10°角再穿。肥胖患者或小儿等胸锁乳突肌标志不清楚者，可在锁骨内侧端上缘小切迹的上方 1～1.5cm 处进针，其角度、方向如前，一般刺入 2～3cm 即入静脉。

2）前路：在胸锁乳突肌前缘中点（距中线约 3cm），术者用左手食、中指向内推开颈总动脉后进针，针身与皮面成 30°～50°角，针尖指向锁骨中、内 1/3 交界处或同侧乳头。亦可在甲状软骨上缘水平颈总动脉搏动处外侧 0.5～1.0cm 处进针，针身与皮面成 30°～40°角，针尖指向胸锁乳突肌三角，与颈内静脉走向一致穿刺。但此点易误伤颈总动脉。

3）后路：在胸锁乳突肌外缘中、下 1/3 交界处进针，针身水平位，在胸锁乳突肌深部向胸骨柄上窝的方向穿刺。针尖勿向内侧过深刺入，以防损伤颈总动脉。

（3）按无菌操作要求消毒铺巾，用盛有局麻药的注射器接细长针头在选定的穿刺点作皮下浸润麻醉后，按上述相应进针方向及角度试穿，进针过程中持续轻回抽注射器，至见回血后，记住方向、角度及进针深度后拔针。

（4）进针点皮肤用三棱针或粗针头刺一小口，直达皮下。取外套管穿刺针或 16 号薄壁穿刺针自小口入皮下，按试穿针方向角度进针，接近上述深度时接注射器并保持适当负压缓缓进针，见回血后，进针 2～3mm，固定内针而捻转推入外套管，或经穿刺针插入导管，至到达所要求的深度。一般穿刺至上腔静脉接近右心房处距离 20cm 左右。准备置入气囊漂浮导管者，则经穿刺针腔内插入导引钢丝至预计深度。

（5）拔出内针或穿刺针，将外套管针座或导管连接测压、输液装置，缝针固定针座或导管，无菌敷料包扎。置气囊导管者，则需要再沿导引钢丝插入套有导管鞘的扩张器放入静脉，拔出导引钢丝及扩张器，取管腔内充满肝素液的气囊导管经导管鞘插入，连接测压装置，缓慢推进导管，并在相应部位作气囊充气或放气，监测各部位压力，最后使导管端留置于锁压部位的合适位置。拔出导管鞘至皮肤入口处，固定导管并记录导管留入体内的长度，无菌敷料包扎。

3. 注意事项

（1）严格掌握适应证，对有凝血机制障碍和穿刺部位皮肤或静脉有炎症或血栓形成者禁忌穿刺；严重高血压（收缩压>180mmHg）、呼吸衰竭、严重胸部创伤等情况亦应禁忌或慎用此术。

（2）严守无菌操作规程。

（3）准确选取穿刺点及掌握进针方向、角度，一般穿刺针刺入皮肤至见回血，成人约 4cm 以内，极少达 5～7cm 者。如达一定深度未见回血，应边回吸边退针，至皮下调整方向再作穿刺。禁止稍退针反复深刺或反复以粗针试穿，以防颈内静脉撕裂及气胸等意外。

（4）一般不作左颈内静脉穿刺，因其紧贴胸膜顶，易致气胸及损伤胸导管。如须作时，应取后路进针，并须谨慎操作。

（5）用外套导管穿刺针时，皮肤刺口要够大，使外套管通过皮肤及皮下组织时无明显阻力，以防外套管口撕裂或卷曲而导致穿刺失败。

（6）导管留置时间一般以不超过 6～8 周为宜。拔管后局部加压 3～5min。

（刘　南　刘诗怡）

第五节 血液净化技术

血液净化是指应用各种不同的血液净化技术清除体内过多的水分和血中代谢性废物、毒物、自身抗体、免疫复合物等致病性物质，同时补充人体所需的电解质和碱基，维持机体水、电解质、酸碱平衡的技术的总称，常用方法包括肾脏替代治疗、血流灌流、免疫吸附、内毒素吸附和血浆置换等；随着人工材料和工程技术的进步，其适应证已从过去的肾脏替代治疗扩展到全身感染、全身炎症反应综合征、水电解质紊乱、药物过量、中毒和横纹肌溶解等。

一、血液净化技术的工作原理

1. **弥散** 弥散动力来自半透膜两侧的浓度差，可以透过半透膜的溶质从浓度高的一侧向浓度低的一侧移动，达到两侧浓度相等。其有利于小分子物质的清除。

2. **对流** 当半透膜两侧液体存在压力差时，液体就会从压力高的一侧流向压力低的一侧，液体中的溶质也会随之穿过半透膜。半透膜两侧的压力差称为跨膜压。

3. **吸附** 溶质分子可以通过正负电荷的相互作用或范德华力同半透膜发生吸附作用，为部分中分子物质清除的重要途径之一。

二、血液净化技术的适应证

1. **肾衰竭** 血液净化治疗治疗肾衰竭的主要目的有两个：①对症治疗，包括维持水电解质和酸碱平衡，纠正氮质血症；②急性肾损伤的对因治疗。通过清除过多的炎症介质减轻炎症反应程度，对抗休克，改善肾脏灌注，或通过清除体内过量药物或毒物，减轻肾毒性。

治疗模式方面，现有循证医学资料显示，不同血液净化模式对重症急性肾衰竭（ARF）患者预后影响无显著差别。然而重症患者（如高分解性 ARF 或 ARF 伴有其他器官功能衰竭或脑水肿等情况）常伴血流动力学不稳定和第三间隙液体潴留，而连续静脉-静脉血液滤过（CVVH）对患者血流动力学影响较小，有利于液体量的控制和中分子炎症介质清除，故多采用。

2. **全身炎症反应综合征（SIRS）** 其过程中促炎细胞因子大量产生和释放可引起休克、DIC，严重时可致 MODS。血液净化技术可以从循环中清除大量的炎症介质，从而减轻全身炎症反应。治疗时一般选择高治疗剂量血液滤过。

3. **体液超负荷** 常见于充血性心力衰竭、心肺转流术、急性呼吸窘迫综合征及重症急性胰腺炎等。为治疗药物难以奏效的液体过负荷，可选择 CVVH、低效延时每日透析（SLEDD）或动静脉连续缓慢滤过（SCUF）等持续模式。

4. **严重的电解质及酸碱紊乱** 血液净化可迅速纠正严重的高钠血症、低钠血症、高钾血症或代谢性酸中毒，但治疗时应注意，慢性低钠或高钠血症时纠正速度不应过快。文献提供的治疗指征分别为：血钠<115mmol/L 或>160mmol/L、血钾>6.5mmol/L、pH<7.1。

5. **重症急性胰腺炎（SAP）** SAP 初期的病理生理改变主要是 SIRS，可较早出现毛细血管渗漏、休克、水电解质和酸碱紊乱、腹腔内高压，甚至腹腔间隔室综合征（ACS）。资料显示，无手术指征的 SAP，在发病 72h 内接受高治疗剂量血液滤过 [不低于 35ml/（kg·h）]，可改善临床症状，降低病死率。

6. **挤压伤综合征和横纹肌溶解** 血液净化治疗应尽早进行，采用高通透性滤器，选择高容量血液滤过（HVHF）或高容量血液透析滤过（HVHDF）治疗模式，或可采用血浆吸附。

7. **药物过量和中毒** 血液透析联合血液灌流，可用于治疗有机磷农药和各种毒鼠药、抗癫痫药、镇静催眠药、抗生素类、洋地黄类及抗肿瘤化疗等毒物或药物中毒。

8. 肝功能不全 各种原因引起的重症肝炎、肝功能不全或肝衰竭常伴有内环境紊乱和体内毒性物质蓄积，影响肝细胞再生。人工肝血液净化技术可通过血浆置换和血液吸附技术清除炎症物质及毒物，改善内环境，为肝细胞再生或进行肝移植手术提供契机。

三、血液净化技术的禁忌证

无绝对禁忌证，相对禁忌证包括：休克或低血压，难以控制的出血或颅内出血，显著的心脏扩大伴心肌严重受损，恶性心律失常，精神障碍不能配合等。

四、血液净化技术的操作

1. 床边血液净化常用治疗模式

（1）血液透析（HD）：血液和透析液间的物质交换在滤过膜的两侧完成，弥散作用是溶质转运的主要机制；在动静脉压力差或血泵的驱动下，少许对流机制参与溶质清除。HD 包括连续动静脉血液透析 CAVHD 与连续静静脉血液透析 CVVHD。此模式的特点为对小分子物质，包括尿素氮、肌酐、钾、钠等清除率高，但对炎症介质等中分子物质清除能力较差。

（2）血液滤过（HF）：包括连续动静脉血液滤过 CAVH 和连续静静脉血液滤过 CVVH，是利用高通量滤过膜两侧的压力差，通过超滤的方式清除水和溶质（尤其是中分子物质）。驱动力分别来自动静脉压力差或静静脉之间的血泵。

（3）血液滤过透析（HDF）：包括连续动静脉血液滤过透析 CAVHDF 与连续静静脉血液滤过透析 CVVHDF，是 HD 与 HF 两种治疗模式的结合。

（4）高通量血液透析（HFD）：是对 HD 的改进，通过增加透析膜的孔径和超滤量提高对溶质的清除效力。

（5）高容量血液滤过（HVHF）：指置换液速度大于 45ml/（kg·h）的血液滤过。

（6）低效延时每日透析（SLEDD）：利用 HD 的设备，降低治疗时血压速度（100～200ml/min）和透析液流量（100～300ml/min），延长治疗时间到 8～24h。

（7）血浆滤过吸附（PFA）：首先以血浆吸附滤过器分离血浆，将血浆引入吸附装置，去除内毒素、炎症介质等有害物质，再将血浆重新输回人体内。

（8）血浆置换：将患者的血液经血泵引出，经过血浆分离器，分离出血浆和细胞成分，将分离出的血浆弃去，补充一定的新鲜血浆或者代用品并回输体内，来帮助清除体内可溶性免疫复合物及部分抗体、毒素等的一种血液净化技术。

（9）血液灌流：将患者血液引入装有吸附剂的灌流器中，通过吸附剂的吸附作用，清除外源性或内源性毒素，将净化了的血液回输体内的一种血液净化方法。目前临床主要用于药物过量及毒物中毒的抢救，也用于肝性脑病、尿毒症神经病变及多种免疫性疾病的治疗。

2. 滤器

滤器的基本结构有平板型和空心纤维型。滤过膜宜采用生物相容性良好的高分子材料制成的半透膜。对滤过膜的要求：①无毒，无致热源，生物相容性好；②孔径均匀，有确切的截留分子量；③滤过率高；④理化性能稳定。

3. 置换液

配置置换液为血液滤过的专用置换药，用于血液滤过疗法时置换体内的水分和电解质，替代肾脏的部分功能。原则上，置换液的成分应尽可能接近人的细胞外液。可应用的碱基主要有乳酸盐、柠檬酸盐、醋酸盐及碳酸氢盐。其中碳酸氢盐在重症医学中作为置换液最为广泛。自行配置是应遵循的原则：①无菌，无致热源，内毒素<0.03IU/ml；②血浆浓度正常的物质，如钠、氯、糖，其置换液、透析液浓度应接近生理浓度；③血浆浓度低或不断消耗的物质，如碳酸氢根、钙、镁，其置换液、透析液浓度应高于生理浓度；④血浆浓度高或不断产生的物质，如钾，其置换液、透析液浓度应低于生理浓度；⑤缓冲系统多采用碳酸氢盐；⑥置换液或透析液的渗透压要保持在生理范围内。

4. 抗凝　血液接触到外管路和滤器后可激活凝血因子，引起血小板活化和黏附，在滤过膜表面及管路内形成血栓，从而影响管路中血液流动的阻力和溶质的清除效率，或致严重栓塞并发症。因此在血液净化治疗过程中应采用恰当的抗凝方式：

（1）全身抗凝：对于无出血风险的重症患者可采用。一般采用普通肝素或低分子肝素持续给药。普通肝素首次负荷剂量 2000～5000U 静脉注射，维持剂量 500～2000U/h，需每 4～6h 监测 ATPP，调整用量。低分子肝素持续给药需维持抗 Xa 活性在 0.25～0.35U/ml。

（2）局部抗凝：高出血风险患者可采用普通肝素法或柠檬酸盐法。①普通肝素法：即在滤过器前持续输注普通肝素，并在滤过器后输鱼精蛋白，利用鱼精蛋白能在 0.5～1min 内同肝素迅速合成稳定的复合物，同时失去抗凝的活性的特点，实现体外抗凝。以 1mg 鱼精蛋白：100～300U 普通肝素的比例输注，并根据 ACT 监测调整用量。②柠檬酸盐法：柠檬酸盐可以整合钙，致使血中钙离子浓度降低，从而阻止凝血酶原转化为凝血酶，达到抗凝的目的。一般采用柠檬酸三钠溶液，在滤器前输入，同时在滤器后或外周血中补充钙。对于肝功能障碍者慎用或禁用。

（3）无抗凝：有活动性出血患者采用。可采取下述措施减少管路内凝血：①预冲液加入 2000～5000 单位的肝素；②治疗过程中，以生理盐水冲管路，每 1h 一次，每次 100～150ml；③减少血泵停止时间和次数；④尽可能避免管路中进空气；⑤保证充足的血流量，尽量避免抽吸现象的发生；⑥提高血流速度（200～300ml/min）；⑦尽可能选用生物相容性很好的滤膜。

（李　芳　刘壮竹）

第六节　气管切开术

气管切开术是切开颈段气管前壁，使患者可以经过新建立的通道进行呼吸的一种手术。

一、适应证

（1）喉阻塞：如喉部炎症、肿瘤、外伤、异物等原因引起的喉阻塞，呼吸困难明显而病因不能消除者。

（2）严重颅脑外伤、胸部外伤、肺部感染、各种原因所致的昏迷、颅脑病变、神经麻痹、呼吸道烧伤或胸部大手术后等，咳嗽反射受抑制或消失，致下呼吸道分泌物潴留者，气管切开不仅可用吸引器通过气管套充分吸出阻塞之分泌物，减少呼吸道死腔和阻力，增加肺部有效的气体交换，并可将药物直接送入下呼吸道，提高治疗效果，在呼吸停止时，还可运用机械通气控制呼吸。

（3）需长期进行人工通气者。

二、操作要点

1. 体位　一般取仰卧位，肩部垫高，头后仰，使气管上提并与皮肤接近，便于手术暴露气管，若后仰使呼吸困难加重，则可使头部稍平，或待切开皮肤分离筋膜后再逐渐将头后仰。如呼吸困难不能平卧时，可采用半坐卧位，但暴露气管比平卧时困难。头部由助手扶持，使头颈部保持中线位。

2. 清毒与麻醉　常规消毒（范围自下颌骨下缘至上胸部）铺巾，以 1%普鲁卡因溶液或 1%～2%利多卡因注射液作颈部前方皮肤与皮下组织浸润麻醉。病情十分危急时，可不消毒麻醉而立即行紧急气管切开术。

3. 切开　多采用正中纵切口。术者站于患者右侧，以左手拇指和中指固定环状软骨，食指抵住甲状软骨切迹，在甲状软骨下缘至胸骨上缘之上 1cm 之间，沿颈正中线切开皮肤与皮下组织（切口长度 4～5cm）暴露两侧颈前带状肌交界的白线。为使术后瘢痕不显著，也可作横切口，在环状软骨下约 3cm 处，沿皮肤横纹横切开长 4~5cm 的皮肤和皮下组织。

4. 分离气管前组织　用血管钳沿中线分离组织，将胸骨舌骨肌及胸骨甲状肌向两侧分离时，可能遇到怒张的颈前静脉，必要时可切断、结扎。如覆盖于气管前壁的甲状腺峡部过宽，在其下缘稍行分离后，用拉钩将峡部向上牵引，需要时可将峡部切断、缝扎以便暴露气管。在分离过程中，切口双侧拉钩力量均匀，并常以手指触摸环状软骨及气管，以便手术始终沿前中线进行。注意不要损伤可能暴露的血管，并禁忌向气管两侧及下方深部分离，以免损伤颈侧大血管和胸膜顶而导致大出血和气胸。

5. 确认气管　分离甲状腺后，可透过气管前筋膜隐约看到气管环，并可用手指摸到环形软骨结构。确认有困难时，可用注射器穿刺，视有无气体抽出，以免在紧急时把颈部大血管误认为气管。在确认气管已显露后，尽可能不分离气管前筋膜，否则，切开气管后，空气可进入该筋膜下，并下溢致纵隔气肿。

6. 切开气管　确定气管后，于第 3~4 软骨环处，用尖刀于气管前壁正中自下向上挑开两个气管环。尖刀切勿插入过深，以免刺伤气管软骨后壁和食管前壁，引起气管食管瘘。切口不可偏斜，否则插入气管套管后容易将气管软骨环压迫塌陷，切开部位过高则易损伤环状软骨而导致术后瘢痕性狭窄。如气管套管需留置时间较长，为避免软骨环长期受压坏死或发生软骨膜炎，可将气管前壁切成一圆形瘘孔。

7. 插入气管套管　切开气管后，用弯血管钳或气管切口扩张器插入切口，向两侧撑开。此时可能有大量黏痰随刺激性咳嗽咳出，用吸引器充分吸净后，再将带有管芯的套管外管顺弧形方向插入气管，并迅速拔出管芯，放入内管。若有分泌物自管口咳出，证实套管确已插入气管，如无分泌物咳出，可用少许纱布纤维置于管口，视其是否随呼吸飘动，若无飘动即为套管不在气管内，需拔出套管重新插入。

8. 创口处理　套管插入后，仔细检查创口并充分止血。如皮肤切口过长，可缝合 1~2 针，一般不缝下端，因下端缝合过紧，气管套管和气管前壁切口的下部间隙可有空气溢出至皮下组织而致皮下气肿。将套管两侧缚带系于颈后固定，注意松紧要适度，不要打活结，以防套管脱出而突然窒息。最后在套管底板下垫一块消毒剪口纱布。

有时在行气管切开术前，可先插入支气管镜或气管插管，以维护气管通畅，以便有充裕的时间施行手术，并使寻找气管较为方便。

9. 紧急气管切开术　适用于病情危急、需立即解除呼吸困难者。方法是以左手拇指和中指固定喉部，在正中线自环软骨下缘下，一次纵行切开皮肤、皮下组织、颈阔肌，直至气管前壁，在第 2~3 气管软骨环处向下切开 2 个软骨环，立即用血管钳撑开气管切口，或用刀柄插入气管切口再转向撑开，随后迅速插入气管套管，呼吸道阻塞解除后，按常规方法处理套管和切口。

三、注意事项

1. 应注意气管切开的正确位置　在气管两侧、胸锁乳突肌的深部，有颈内静脉和颈总动脉等重要血管。在环状软骨水平，上述血管距中线位置较远，向下逐渐移向中线，于胸骨上窝处与气管靠近。气管切开术应在以胸骨上窝为顶，胸锁乳突肌前缘为边的安全三角区内沿中线进行，不得高于第 2 气管环或低于第 5 气管环。

2. 选择合适的气管套管　术前选好合适的气管套管十分重要。气管套管多用合金制成，分外管、内管和管芯三部分，应注意这三个部分的长短、粗细是否一致，管芯插入外管和内管插入外管时，是否相吻合无间歇而又灵活。套管的长短与管径的大小，要与患者年龄相适合。一般成年女性用 5 号，男性用 6 号气管套管。在合理的范围内，应选用较粗的套管。它有以下优点：①减少呼吸阻力；②便于吸痰；③套管较易居于气管中央而不易偏向一侧；④气囊内注入少量气体即可在较低压力下使气管密闭。

3. 保证气管套管通畅　应随时清除过多的分泌物。内管一般应 4～6h 清洗和消毒 1 次。如分泌物过多，应根据情况增加次数，但每次取出内管的时间不宜过长，以防外管分泌物结成干痂堵塞，最好有同号的两个内管交替使用。外管 10 天后每周更换 1 次。外管脱出，或临时、定期换管时，应注意：①换管全部用具及给氧急救用品和器械，都应事先准备好；②换管前予高浓度氧气吸入；③首先吸净咽腔内分泌物；④摆好患者体位，头颈位置要摆正，头后仰；⑤术后 1 周内，气管软组织尚未形成窦道，若套管脱出或必须更换时，重新插入可能有困难，要在良好的照明下，细心地将原伤口扩开，认清方向，借助于气管切开扩张器，找出气管内腔，而后送入，套管外有气囊者，若病情允许，每 4h 放气 15min，再重新充气。

4. 维持下呼吸道通畅　室内应保持适宜的温度（22℃）和湿度（相对湿度 90% 以上），以免分泌物干稠结痂堵塞套管，减少呼吸道感染的机会。可用 1～2 层无菌纱布以生理盐水湿润后覆盖于气管套管口，每 2～4h 向套管内滴入数滴含抗生素、糜蛋白酶或 1% 碳酸氢钠溶液，以防止气管黏膜炎症及分泌物过于黏稠。

5. 防止外管脱出　套管过短或固定套管之缚带过松，均可致外管脱出。应经常检查套管是否在气管内。

6. 防止伤口感染　每天至少更换消毒剪口纱布和伤口消毒 1 次，并酌情应用抗生素。

7. 拔管　如气道阻塞或引起呼吸困难的病因已去除后，可以准备拔管。先可试行塞管，用软木先半堵，后全堵套管各 24h，使患者经喉呼吸，患者在活动与睡觉时呼吸皆平稳，方可拔管，拔管时作好抢救准备。拔出套管后，用蝶形胶布将创缘拉拢，数日内即可愈合，如不愈合，再考虑缝合。拔管后 1～2 天仍应准备好气管切开器械与气管套管，以备拔管后出现呼吸困难时重插时用。拔管困难的原因，除因呼吸困难的原发病未愈外，还可能为气管软骨塌陷，气管切口部肉芽组织向气管内增生，环状软骨损伤或发生软骨骨膜炎而致瘢痕狭窄，也可因带管时间太长，拔管时患者过于紧张与恐惧的精神因素而发生喉痉挛等。需针对不同情况予以相应处理。

8. 术后并发症的防治　气管切开术常见的并发症有：

（1）皮下气肿：最常见，多因手术时气管周围组织分离过多，气管切口过长或皮肤切口下端缝合过紧等所致。大多于数日后自行吸收，不需特殊处理，但范围太大者应注意有无气胸或纵隔气肿。

（2）气胸与纵隔气肿：呼吸极度困难时，胸腔负压很大而肺内气压很小，气管切开后，大量空气骤然进入肺泡，加上剧烈的咳嗽，肺内气压突然剧增，可使肺泡破裂而成气胸，手术时损伤胸膜顶也是直接造成气胸的原因。过多分离前筋膜，气体可由此进入纵隔致纵隔气肿。少量气肿可自行吸收，严重者可行胸腔穿刺排气或引流，纵隔气肿可由气管前向纵隔插入钝针头或塑料管排气。

（3）出血：如出血不多，可于创口填塞明胶海绵及碘仿纱布压迫止血；如出血较多，宜打开伤口，找到出血部位进行结扎；如为无名动脉等受压破坏，出血常为致死性的，需紧急开胸手术。

（4）其他：可能有伤口与下呼吸道感染、气管食管瘘、气管狭窄、气管扩张和软化等。

第七节　三腔二囊管压迫止血术

一、适应证

门静脉高压引起食管静脉、胃底静脉曲张破裂出血者。

二、操作方法

1. 插管前准备　①先检查三腔二囊管之气囊有无漏气，充气后膨胀是否均匀，注入气量与注气后气囊内压力的关系等，并分别标记出三个腔的通道。一般胃囊注气量为 300ml 左右，食管气囊注气量为 100~200ml，要求胃囊压力保持在 6.7kPa（50mmHg）左右，食管气囊保持在 4.0~5.3kPa（30~40mmHg），可用血压计（去掉袖囊及打气球）直接测囊内压。②向患者说明插管的重要性，解除思想顾虑，取得充分合作。

2. 步骤 ①用注射器将胃囊及食管囊内气体抽尽，再用液体石蜡涂抹三腔管及患者鼻腔，使其润滑。②经鼻腔或口腔（一般经鼻腔）将三腔二囊管缓缓插入，嘱患者同时作吞咽动作，直至管插入 65cm 标记处，并抽到胃内容物，表示管端已达到胃幽门部。③向胃气囊内注气 200~300ml，使其膨胀，接上血压计，测定囊内压力约为 6.7kPa，用血管钳夹住胃气囊管的末端以防漏气。再将三腔二囊管向外轻轻牵拉，使充气的胃气囊压在胃底部，牵拉至有中等阻力感为止。用 0.5kg 左右重的沙袋或输液瓶（一般用 500ml 盐水瓶中盛水约 200ml），通过滑轮牵引三腔二囊管，并固定于输液架上，抬高床脚使患者头低脚高，以维持持续牵引固定位置。若胃气囊充气压迫胃底部后仍不能止血，则再向食管气囊内注入空气 100~200ml，接上血压计，测气囊内压力为 4.0~5.3kPa，并用血管钳夹住该管末端。最后用注射器吸出全部胃内容物。

三、注意事项

（1）做好三腔二囊管的检查工作。术者应熟悉三腔二囊管的构造，使用前应检查三腔二囊管上各段长度标记是否清晰（管的尽端 45cm、60cm、65cm 处有标记，表明管端至贲门、胃、幽门的距离，借以判断气囊所在部位），三个腔通道的标记是否正确和易于辨认，各管腔是否通畅，气囊是否漏气，膨胀是否均匀。精确测量各囊最大的注气量。

（2）必须先向胃气囊内注气后再根据需要向食管气囊注气，以免向外牵拉时整个滑出去阻塞呼吸道而致意外，放气顺序正好相反。

（3）胃气囊充气不够，提拉不紧，是导致压迫止血失败的常见原因。如胃气囊充气少而又提拉过猛，可致其进入食管下段，挤压心脏，引起胸骨下不适和频繁的期前收缩；有时提拉不慎，胃气囊甚至可以被拉上阻塞喉部，引起窒息。食管气囊压力不可过高，以免产生胸骨后疼痛或压迫性溃疡。应每 2~3h 检查气囊压力 1 次，胃气囊可不测，用手牵拉三腔二囊管有无阻力便知。

（4）应定时从胃管中抽吸，以判断出血部位，观察出血是否停止；亦可注入含去甲肾上腺素的冰盐水、孟氏液、凝血酶粉等止血药物。

（5）初次放置三腔二囊管的时间可持续 6~15h，最长可达 48h。气囊压迫期间，应至少每 4~6h 从胃管试抽，如抽出的液体无血或出血量逐渐减少，则说明压迫止血有效，可每 4~6h 放气 1 次，用注射器抽空，并记录抽出气量。一般抽气前让患者吞服液体石蜡 15ml，润滑食管黏膜，防止囊壁与黏膜粘住。先放食管气囊后再放胃气囊，同时将管向胃纳入少许，使食管、胃底黏膜解除压迫。压力解除后 10~15min 抽吸胃内容物有无血液便可知有无继续出血。一般间歇 15~30min 后再充气压迫。出血停止 24h 后，如仍无出血，方可拔管；如有再出血要继续压迫止血或改手术止血治疗。

（6）拔管前患者服用液体石蜡 15~30ml，然后抽空胃气囊和食管气囊，缓慢拔出三腔二囊管，切忌用力过猛，以免撕脱黏膜。拔管后须禁食 24~48h，如仍无出血，可逐步由流质过渡到半流质饮食和软食。

（7）三腔二囊管压迫时间太长可发生胃底或食管黏膜糜烂坏死，使用不当可导致：①气囊脱出阻塞呼吸道引起窒息；②已曲张的静脉腐蚀破裂；③胃气囊进入食管导致食管破裂；④反流、呕吐物的误咽引起吸入性肺炎；⑤气囊漏气使止血失败。为了加强三腔二囊管压迫止血的疗效，可同时局部应用止血药，常用云南白药 2~4g，凝血酶 20~40mg 等，配成 20~30ml 混悬液。当胃气囊充气后，让患者一次吞服，当药物已进入食管下段及胃时，向上拉紧三腔二囊管并固定牵拉之，随即可将食管气囊充气。

（刘　南　刘诗怡）

第八节 洗 胃 术

洗胃术是指将一定成分的液体灌入胃腔内，混合胃内容物后再抽出，如此反复多次，其目的是为清除胃内未被吸收的毒物或清洁胃腔。对于急性中毒如吞服有机磷农药、巴比妥类药物等，洗胃是一项极其重要的抢救措施。洗胃术有催吐洗胃法、胃管洗胃法、自动洗胃机洗胃法和剖腹洗胃法等。本节主要介绍催吐洗胃术、胃管洗胃术与自动洗胃机洗胃术三种方法。

一、催吐洗胃法

1. 适应证
（1）意识清醒、具有呕吐反射，且能配合操作的急性中毒者，应首先鼓励口服洗胃。
（2）口服毒物时间不长，2h 以内效果最好。
（3）急救现场自救，无胃管时。

2. 操作方法
（1）环境准备，核对患者；做好充分评估，向患者解释催吐洗胃法的目的、步骤及配合要点，取得其配合。
（2）物品准备：压舌板、洗胃溶液（温度为 25～38℃；用量一般为 2000～4000ml）及有刻度的杯子或量杯、污水桶。

3. 操作步骤
（1）患者取坐位，如有义齿协助其取下。
（2）患者胸前垫治疗巾，将污水桶置于患者身前。
（3）嘱患者频繁口服大量洗胃液，400～700ml/次，至患者有饱胀感为度。随后用压舌板或筷子（注意用纱布包裹）刺激患者咽后壁，即可引起反射性呕吐，排出洗胃液或胃内容物。如此反复多次，直至排出的洗胃液清稀、无味为止。
（4）协助患者清洁口腔，嘱其休息；记录洗胃液的名称、数量，胃内容物的气味、颜色，必要时留取标本送检。

二、胃管洗胃法

1. 适应证
（1）催吐洗胃法无效或有意识障碍、不合作者。
（2）需留取胃内容物标本送检者，应首选胃管洗胃术。
（3）凡口服毒物中毒、无禁忌证者均可采用胃管洗胃术。

2. 操作方法
（1）环境准备，核对患者；做好充分评估，向患者解释胃管洗胃法的目的、步骤及配合要点，取得其配合。
（2）物品准备：治疗盘、治疗包内备胃管、镊子、无菌纱布、治疗巾、石蜡油、棉签、弯盘、听诊器、留取标本的容器、手电筒、水温计、一次性中单、注洗器、胶布、大水罐和量杯［内盛洗胃液（温度为 25～28℃），灌洗液种类及量按需要准备］，污水桶，必要时备压舌板，开口器。
（3）患者取坐位或半卧位，昏迷或中毒较重者取左侧卧位，头下、胸前垫上橡胶单或一次性中单和治疗巾，如有义齿协助其取下。
（4）弯盘置于患者口角旁，将污水桶放于头部床下。
（5）胃管前端涂石蜡油后，左手用纱布捏着胃管，右手用纱布裹住胃管 5～6cm 处，自鼻腔或口腔缓缓插入；当胃管插入 10～15cm（咽喉部）时，加快插管速度；如为清醒患者，可嘱其做吞咽动作，使胃管尽快通过咽部，将胃管推进；如患者处于昏迷状态，则轻轻抬起其头部，使咽喉部弧度增大，轻快地插入胃管。

（6）当胃管插至 45cm 左右，胃管进入胃内（插入长度为 45～55cm 为宜，约前额发际至剑突的距离）。

（7）证实胃管在胃内的方法：①看有无气泡逸出水面。②一边用注射器快速将空气注入胃管，一边用听诊器在胃部听到气过水声。③抽取胃液，可用胶布固定胃管。

（8）洗胃时，先将漏斗放至低于胃的位置，挤压橡胶球，抽取尽胃内容物，连接胃管与灌液袋。

（9）举漏斗高于头部 30～50cm，倒入灌洗液 300～500ml/次，当漏斗尚余少量溶液时，迅速将漏斗降至低于胃的位置，并倒置于污水瓶内，利用虹吸作用引出胃内液体及内容物。如引流不畅，再挤压橡胶球吸引，并再次高举漏斗注入洗胃液。如此反复灌洗，至洗出液澄清无味为止。

（10）洗毕，可按需向胃管内注入解毒剂、药用炭或导泻剂，再将胃管返折迅速拔出，以防管内液体注入气管。

（11）协助患者清洁口腔；整理用物并清洗、消毒备用；记录灌洗液种类、总出入量，洗出物的气味、颜色及患者情况。

三、自动洗胃机洗胃法

1. 适应证

（1）催吐洗胃法无效或有意识障碍、不合作者。

（2）凡经口摄入各种有毒物质，如农药、过量药物、食物中毒者，如无洗胃禁忌证，为迅速清除毒物，均可采用自动洗胃机洗胃。

（3）对摄入强腐蚀剂（如强酸强碱）的患者禁忌洗胃；有食管静脉曲张、主动脉瘤患者洗胃须慎重。

2. 操作方法

（1）环境准备，核对患者；充分做好评估，向患者解释自动洗胃机洗胃法的目的、步骤及配合要点，取得其配合。

（2）物品准备：自动洗胃机（连接灌洗装置，检查电源开关及吸引装置功能），治疗盘内放治疗包盛洗胃管（用无菌巾包裹）、胃管（28 号）、塑料桶 2 只、灌洗溶液（按需要准备）、石蜡油、棉签、弯盘、纱布、橡胶单或一次性中单、治疗巾、胶布，必要时备压舌板、开口器。

（3）患者取坐位或半卧位，昏迷或中毒较重者取左侧卧位，头下、胸前垫上橡胶单或一次性中单和治疗巾，如有义齿协助其取下。

（4）插入胃管后，抽吸尽胃内容物并留取标本，连接胃管与洗胃机，按"手吸"键，吸出胃内容物，再按"自动"键，行自行冲洗，"冲"、"吸"红灯分别亮，冲洗干净后，按"停机"键。在洗胃中，如有不畅，可交替按"冲"，"吸"两键，待通畅后按"自动"键，即继续行自行冲洗，待洗出液透明无味为止。

（5）洗毕，将胃管返折后迅速拔出，以防管内液体注入气管。

（6）协助患者清洁口腔；整理用物并清洗、消毒备用；记录灌洗液种类、总出入量，洗出物的气味、颜色及患者情况。

第九节　急诊输血技术

输血是创伤、血液病及各种危急重症患者的重要治疗措施之一。近年来，输血理论与技术发展迅速，为临床安全、有效、节约用血提供了保障。

一、输血的目的

1. **补充血容量** 增加有效循环血量，改善心肌功能和全身血液灌流，提升血压，增加心排血量。用于失血、失液引起的血容量减少或休克患者。

2. **补充血浆蛋白** 增加蛋白质，减少组织渗出和水肿，保持有效循环血量。用于低蛋白血症及大出血的患者。

3. **补充各种凝血因子和血小板** 改善凝血功能，有助于止血。用于凝血功能障碍及大出血的患者。

4. **补充抗体、补体等血液成分** 增强机体免疫力，提高机体抗感染能力，用于严重感染的患者。

5. **排除有害物质** 改善组织器官的缺氧状况。用于一氧化碳、苯酚等化学物质中毒。

6. **纠正贫血** 增加血红蛋白含量，促进携氧功能。用于血液系统疾病引起的严重贫血和某些慢性消耗性疾病的患者。

二、输血原则

（1）输血前必须做血型鉴定及交叉配血试验。

（2）无论是输全血还是成分输血，均应选用同型血液灌注。

（3）在紧急情况下，如无同型血，可选用 O 型血输给患者；AB 型血的患者除可接受 O 型血外，还可以接受其他异型血型的血（A 型血和 B 型血），但要求直接交叉配血实验阴性（不凝集），而间接交叉试验可以阳性（凝集）。这种特殊情况必须是输入的量少，<400ml/次，且要减慢输入速度。（输入的血清中的抗体可被受血者体内大量的血浆稀释，不足以引起受血者红细胞凝集）

（4）患者如需再次输血，必须重新做交叉配血试验。

三、血液制品种类

1. **全血**

全血是指血液的全部成分，包括血细胞及血浆中各种成分包括血液的全部成分。为了防止血液凝固，延长保存时间，需在采集的血液中加入保存液，常用的枸橼酸-枸橼酸钠-葡萄糖液（ACD 液）。

（1）全血：可分为新鲜血和库存血两类。

1）新鲜血：指在 4℃保存液中保存的一周内的血液。

2）库存血：指在 4℃保存液中保存 21 天的血液。

（2）急诊输全血的适应证

1）出血、创伤、烧伤等致使血容量减少 30%以上或临床伴有休克时。

2）危重的脓毒症、败血症。

3）一氧化碳等急性中毒。

血液中的有效成分随着保存时间的延长而发生变化，其中白细胞、血小板和凝血酶原等成分破坏较多；含保存液的血液 pH 为 7.0～7.25，随着时间推移，葡萄糖分解，乳酸增高，pH 逐渐下降，加上红、白细胞逐渐破坏，细胞内钾离子外溢，使血浆中钾离子浓度升高，酸性增强，从而导致酸中毒和高血钾的发生。

由于输全血有较多的不良反应，已经被成分输血逐步代替。

2. **成分血**

（1）血浆：全血经分离后所得到的液体部分，主要成分是血浆蛋白，不含血细胞，无凝集原，无须做血型鉴定和交叉配血试验，最好 ABO 同型输注，可用于补充血容量、蛋白质和凝血因子。血浆可分为以下种类：

（2）新鲜冷冻血浆（FFP）：FFP 是采集后 6h 内在-30℃以下冷冻保存的新鲜血浆，除血小板外含所有的凝血因子，其浓度与新鲜全血相似，适用于凝血因子缺乏、烧伤、DIC 等患者。

（3）血浆冷沉淀物：是 FFP 在 1～5℃ 条件下不溶解的白色沉淀物，含丰富的纤维蛋白原，适用于严重创伤、大面积烧伤、严重感染、肝功能衰竭等患者。

冷沉淀物虽然在袋上标识献血者的 ABO 血型，但通常不作交叉配血试验，也不要求 ABO 同型灌注；冷沉淀物融化时的温度不超过 37℃，以免引起因子Ⅷ活性丧失。

（4）因子Ⅷ浓缩剂：1U 相对于 1ml 新鲜血浆的Ⅷ因子含量，通常轻度出血给 10～15U/kg，中度出血给 20～30 U/kg，重度出血给 40～50 U/kg。

（5）凝血酶原复合物（PPSB）：由健康人新鲜血浆中提取精制而成，内含凝血酶原、因子Ⅶ、Ⅸ、Ⅹ。1U PPSB 相对于 1ml 新鲜血浆中所含的上述各种凝血因子量，可用于上述任何一种有关因子缺乏所致的出血性疾病。

（6）健康人血清蛋白（白蛋白）：自健康人新鲜血浆中提纯而得的一种血浆蛋白制剂，有 5%、20%、25% 三种规格，其中白蛋白占 95% 以上。适用于低蛋白血症、脑水肿、烧伤、休克等，并能使肾小球滤过率增加，促进利尿。

（7）纤维蛋白原：纤维蛋白原制剂 1g 可提高血浆中纤维蛋白原 0.25g/L，适用于 DIC、罕见遗传性或获得性纤维蛋白原缺乏症。

（8）免疫球蛋白：肌内注射的免疫球蛋白主要含 IgG，主要用于接触某些传染病（如麻疹、病毒性肝炎）以提供被动抗体保护；静脉注射的免疫球蛋白含 95%～98% 的 IgG、1%～2% 的 IgA 和 IgM，主要用于预防病毒和细菌感染、免疫性血小板减少性紫癜等。

（9）特异性免疫球蛋白：由有关疾病恢复期患者血浆制备而成，含大量特异性抗体。如抗乙型肝炎的人血清免疫球蛋白可预防乙型肝炎。

（10）其他血浆蛋白制品：抗凝血酶Ⅲ、蛋白 C 制剂等。

3. 红细胞

（1）浓缩红细胞：新鲜血经离心或沉淀去除血浆后的剩余部分，具有和全血同样的携氧能力，而容量仅有全血的一半，同时抗凝剂、酸、钾、氨等比全血少，适用于心、肝、肾功能不全的患者，老人和儿童患者更为安全。

（2）洗涤红细胞：用生理盐水反复洗涤浓缩红细胞，除去抗体、补体和血浆，仅留下至少 70% 红细胞；同时在洗涤中去除了钾、乳酸、氯、抗凝剂等，可显著降低输血不良反应，适用于高钾血症及肝、肾功能障碍需要输血者、输入全血或血浆后发生过敏反应或发热者等。

（3）少白细胞的红细胞：利用过滤法或沉淀技术将浓缩红细胞中的白细胞除去 90% 以上而制得，在去除的白细胞中，粒细胞和单核细胞去除最多，淋巴细胞去除最少，输血反应少。适用于发热，有严重过敏性输血反应者等。

（4）年轻红细胞：其最大特点是含有高度的新生红细胞，这种红细胞输入人体后存活时间比一般红细胞长，携氧能力比一般红细胞强，主要用于需长期输血的患者。

（5）冷冻红细胞：将浓缩红细胞冷冻在 -80℃ 以下，可保存 3～10 年。适用于对稀有血型者储存红细胞、准备器官和骨髓移植的患者等。

（6）辐照红细胞：经 15～25Gy 的γ射线照射，可灭活血液中的有核细胞，预防输血相关移植抗宿主病的发生。

4. 浓缩白细胞

本制品所含粒细胞的数量随制备方法不同而异，应用于粒细胞功能障碍伴危及生命的感染、用抗生素无效者等。因本品输注不良反应多，目前临床已基本不用。

5. 血小板制品

（1）单采血小板：采自单个供者，特点是纯度与浓度高，能有效减少因输注血小板而产生的同种免疫反应。单采血小板的保存以在（22±2）℃ 中不断轻轻振荡为佳。

（2）浓缩血小板：1U 浓缩血小板通常由 200ml 全血制得，总量为 20～30ml。适用于各种不同原因引起血小板计数降低并伴有危及生命出血者等。使用本品需注意：

1）要求 ABO 同型输注，但不必做交叉配合试验。

2）输注前轻轻摇动血袋使血小板悬浮，切忌过度用力摇动。

3）制备后应尽快使用。

4）细菌污染或因含少量粒细胞可引起非溶血发热反应等。

6. 造血干细胞制剂　　造血干细胞是血液的有形成分之一，存在于骨髓、外周血、脐带血及胚胎肝中。造血干细胞移植的本质就是一种成分输血。

四、静脉输血的适应证与禁忌证

（一）适应证

（1）各种原因引起的大出血：一次出血量＜500ml 时，机体可代偿，不必输血。失血量在 500～800ml 时，需尽快输血，一般首选晶体溶液、胶体溶液或少量血浆；失血＞1000ml 时，应及时补充全血或血液成分。

值得注意的是，血或血浆不宜作扩容剂，晶体结合胶体扩容是治疗失血性休克的主要方案；血容量补足之后，输血目的是提高血液的携氧能力，此时应首选红细胞制品。

（2）贫血或低蛋白血症：输注浓缩红细胞、血浆、清蛋白。

（3）严重感染：输入新鲜血以补充抗体和补体，切忌使用库存血。

（4）凝血功能障碍：输注相关血液成分。

（二）禁忌证

其禁忌证包括急性肺水肿、肺栓塞、心力衰竭、恶性高血压、肾功能极度衰竭等。

五、血型及交叉配血试验

（一）血型与红细胞凝集

血型通常是指红细胞膜上特异性抗原的类型。若将血型不相容的两个人的血液滴加在载玻片上并使之混合，则红细胞可凝集成簇，该现象称之为红细胞凝集。在补体的作用下，凝集的红细胞破裂，发生溶血，危及生命。

红细胞凝集的实质是抗原-抗体反应。由于红细胞膜上的特异性抗原能促使红细胞凝集，在凝血反应中起抗原作用，称为凝集原；能与红细胞膜上的凝集原起反应的特异性抗体则称为凝集素，凝集素为γ球蛋白，存在于血浆中。

根据红细胞所含的凝集原不同，把人的血型分为若干类型。目前，世界上已经发现了 25 个不同的红细胞血型系统，与临床关系最密切的是 ABO 血型系统和 Rh 血型系统。

1. ABO 血型系统　　人的红细胞膜上含有 A、B 两种类型的凝集原，根据红细胞膜上所含凝集原不同，将人的血液分为 A、B、AB、O 四型。

A 型血：红细胞膜上仅含有 A 凝集原者，为 A 型血。

B 型血：红细胞膜上仅含有 B 凝集原者，为 B 型血。

AB 型血：红细胞膜上同时含有 A、B 两种凝集原者，为 AB 型血。

O 型血：红细胞膜上既不含有 A 也不含有 B 凝集原者，为 O 型血。

不同血型的人的血清中含有不同的抗体，但不会含有与自身红细胞抗原相应的抗体。

A 型血者血清中含有抗 B 抗体（凝集素）。

B 型血者血清中含有抗 A 抗体（凝集素）。

AB 型血者血清中不含抗体（凝集素），因此可以接受任何血型的血液。

O 型血者血清中含有抗 A 和抗 B 两种抗体。

2. Rh 血型系统　人类红细胞除了含有 A、B 抗原外，还有 C、c、D、d、E、e 六种抗原，称为 Rh 抗原（也称为 Rh 因子）。Rh 抗原只存在于红细胞上，因 D 抗原的抗原性最强，故临床意义重要。医学上通常将红细胞膜上含有 D 抗原者称为 Rh 阳性，红细胞膜上缺乏 D 抗原者称为 Rh 阴性。我国各族人群中，汉族和其他大部分民族的人 Rh 阳性者约为 99%，Rh 阴性者仅占 1% 左右；有些民族人群如塔塔尔族、苗族、布依族、乌孜别克族 Rh 阴性者较多，在该地区 Rh 血型问题应受到重视。

与 ABO 血型系统不同，人的血清中不存在抗 Rh 的天然抗体，只有当 Rh 阴性者接受 Rh 阳性者的血液后，才会通过体液性免疫产生抗 Rh 的免疫性抗体，通常于输血后 2~4 个月血清中抗 Rh 的抗体水平达到高峰。因此，Rh 阴性的受血者在第一次接受 Rh 阳性血液后，一般不产生明显的输血反应，但在第二次或多次再输入 Rh 阳性者血液时，即可发生抗原-抗体反应，输入的红细胞发生破坏而发生溶血。

（二）血型鉴定和交叉配血试验

为避免输入不相容的红细胞，献血者与受血者之间必须进行血型鉴定和交叉配血试验。血型鉴定主要是鉴定 ABO 血型和 Rh 血型，交叉配血试验是检验其他次要的抗原与其相应抗体的反应情况。

1. ABO 血型鉴定　见表 12-1。

表 12-1　ABO 血型鉴定

血型	与抗 A 血清的反应	抗 B 血清
A	+	-
B	-	+
AB	+	+
O	-	-

2. Rh 血型鉴定　Rh 血型主要是用抗 D 血清来鉴定，若受检者的红细胞遇抗 D 血清后发生凝集，则受检者为 Rh 阳性；若受检者的红细胞遇抗 D 血清后不发生凝集，则受检者为 Rh 阴性。

3. 交叉配血试验　为了确保安全，输血前除做血型鉴定外，还必须做交叉配血试验，即使在 ABO 血型系统相同的人之间也不例外。

（1）直接交叉配血试验：用受血者血清和供血者红细胞进行配合试验，检查受血者血清中有无破坏供血者红细胞的抗体。结果要求绝对不可以有凝集或溶血现象。

（2）间接交叉配血试验：用供血者血清和受血者红细胞进行配合试验，检查供血者血清中有无破坏供血者红细胞的抗体。

六、静脉输血方法

1. 备血　填写申请单；作血型鉴定和交叉配血试验，采血时禁止同时采集两个患者的血标本，以免混淆。

2. 取血　认真做好"三查八对"。原则上，一人一次只能取同一血型的血液、成分血及"八不接"。

三查：查血液的标签及有效期、质量及其包装是否完好无损。

八对：对姓名、床号、住院/门诊号、血袋（瓶）号、血型、交叉配血试验的结果、血液的种类、血量。

"八不接"：①标签破损，字迹不清；②血袋有破损、漏血；③血液中有明显凝块；④血浆呈乳糜状或暗灰色；⑤血浆中有明显气泡、絮状物或粗大颗粒；⑥未摇动时血浆层与红细胞的界面不清或交界面上出现溶血；⑦红细胞层呈紫红色；⑧过期或其他须查记的情况。

取血后的注意事项：勿剧烈震荡；库存血在室温下放置 15~20min 后再输入。

3. 输血

（1）严格执行患者身份识别和双人核对制度。输血前充分评估患者。

（2）建立静脉通道，输入少量生理盐水。

（3）轻轻摇匀血液，打开血袋封口，常规消毒后，将输血器针头从生理盐水瓶上拔下，插入输血器的输血接口，缓慢将血袋倒挂于输液架上。

（4）开始输入时速度宜慢，不超过 20 滴/分，观察 10~15min，如无不良反应再根据患者情况调节滴速。

（5）如需要输入 2 袋以上的血液时，应在上一袋血液即将滴尽时，输入少量生理盐水冲管，再按第一袋血相同方法继续输血。

（6）输血完毕，以生理盐水冲管，直到输血器内的血液全部输入体内后再更换液体或拔针。

（7）注意事项：①严格执行无菌操作技术和双人核对制度。②输血前后滴注少量生理盐水，以防不良反应的发生。③血液内不可随意加入其他药品，防止血液凝集或溶解。④输血过程中加强巡视，观察有无输血反应征象，及时发现问题及时处理。⑤严格控制好输血速度，尤其是年老体弱、心力衰竭、严重贫血等患者，速度宜慢。⑥输完的血袋送回输血科保存备查。

七、常见输血反应

（一）发热反应

1. 主要原因

（1）致热源：可由保存液的配制不当、采血或输血器具消毒不严等原因产生致热源。

（2）输血过程未严格执行无菌操作技术，造成污染。

（3）多次输血后，受血者血液中产生白细胞和血小板抗体，当再次输血时，受血者体内的抗体与供血者的白细胞、血小板发生免疫反应，引起发热。

2. 临床表现　发热反应多在开始输血后 1~3h 内，如输血速度过快，可在输血过程或结束后即刻发生。初有畏寒、寒战，持续 15~30min，继而体温突然升高达 38~41℃，伴头痛、出汗、烦躁、恶心呕吐及皮肤发红，个别可因高热而抽搐，甚至昏迷。症状持续 1~2h 后逐渐缓解，体温多在 7~8h 后恢复正常。

3. 处理　一旦出现症状，立即减慢输注速度或立即停止输血；畏寒时保暖；并给予对症处理。

（二）过敏反应

1. 主要原因

（1）患者为过敏体质，对某些物质易发生过敏反应。

（2）输入的血液中含有致敏物质。

（3）多次输血的患者，体内可产生过敏性抗体，当再次输血时，抗原抗体相互作用而发生输血反应。

（4）供血者血液中的变态反应性抗体随血液传给受血者，一旦与相应的抗原接触，即可发生过敏反应。

2. 临床表现　过敏反应大多发生于输血后期或即将结束时，其程度轻重不一，通常与症状的出现早晚有关，症状出现越早，反应越严重。

一般为局限性或广泛性的皮肤瘙痒或荨麻疹，可伴有发热、头痛、淋巴结肿大、关节酸痛等症状，数小时后消退。较重者可发生平滑肌痉挛、血管神经性水肿，表现为眼睑、口唇高度水肿，呼吸困难，哮喘，甚至喉头水肿；严重者发生过敏性休克。

3. **处理**　皮肤局部表现无须特殊处理；反应较重者立即停止输血，对症处理（如使用抗组胺药物、肾上腺素等药物）及吸氧、准备气管切开、抗休克等处理。

（三）溶血反应

1. **主要原因**　①血型不合。②血液保存不当，成分被破坏或污染。③输入过热或过凉的血。

2. **临床表现**　溶血反应可轻可重，或缓或急。轻者与发热反应相似；ABO 血型不合者，输入 10～15ml 即可产生症状，如腰部疼痛、胸闷、呼吸急促、大汗淋漓、心率增快、血压下降、烦躁不安等休克症状；休克期后即出现血红蛋白尿、黄疸，随后可有急性肾损伤，少尿或尿闭。

3. **处理**

（1）立即停止输血；将剩余血液和管道送检。

（2）吸氧；抗休克处理。

（3）维持循环功能，保护肾脏，可作腰部封闭、热水袋热敷双侧肾区。

（4）碱化尿液：静脉使用碳酸氢钠。

（5）严密观察病情变化，做好透析准备工作。

（邓秋迎）

参 考 文 献

陈灏珠，林果为，王吉耀. 2013. 实用内科学. 第 14 版. 北京：人民卫生出版社

陈镜合，周海平. 2003. 中西医结合急症诊治. 北京：人民卫生出版社

方邦江. 2010. 中医急诊内科学. 北京：科学出版社

葛均波，徐永健. 2013. 内科学. 北京：人民卫生出版社

姜良铎. 2009. 中医急诊临床研究. 北京：人民卫生出版社

林祥田. 2010. 关于《食物中毒诊断标准及技术处理总则》（GB 14938-94）中食物中毒定义的商榷. 预防医学论坛，（16），476~477

罗云坚，孙塑伦. 2007. 中医临床治疗特色与优势指南. 北京：人民卫生出版社

马志芳，陈以平. 2014. 陈以平运用膏方治疗尿路感染复发的经验. 江苏中医药，（3）：26~27

梅广源，邹旭，罗翌. 2008. 中西医结合急诊内科学. 北京：科学出版社

孟庆义，邱泽武，王立祥. 2015. 突发中毒事件应急医学救援中国专家共识 2015，中华危重病急救医学，（27），625~629

孟庆义，邱泽武. 2015. 化学毒剂与有毒化学品中毒急救处置中国专家共识 2015. 中华危重病急救医学，（27），865~874

那彦群，叶章群，孙颖浩，等. 2013. 中国泌尿外科疾病诊断治疗指南（2014 年版）. 北京：人民卫生出版社

尿路感染诊断与治疗中国专家共识编写组. 2015. 尿路感染诊断与治疗中国专家共识（2015 版）. 中华泌尿外科杂志，36（4）：241~244

任继学. 2004. 中医急诊学. 上海：上海科学技术出版社

宋维，于学忠. 2016. 急性中毒诊断与治疗中国专家共识. 中华急诊医学杂志，（25），1361~1375

宿英英. 2005. 神经系统急危重症监护与治疗. 北京：人民卫生出版社

王海燕. 2008. 肾脏病学. 第 3 版. 北京：人民卫生出版社

王华，杜元灏. 2012. 针灸学. 第 9 版. 北京：中国中医药出版社

吴江. 2011. 神经病学. 北京：人民卫生出版社

吴勉华，王新月. 2012. 中医内科学. 第 9 版. 北京：中国中医药出版社

严海东，李雪竹，王奕，等. 2010. 肾脏病学实用手册. 北京：人民卫生出版社

于学忠. 2010. 协和急诊医学. 北京：科学出版社

曾凡智，肖创清. 2016. 急性肾衰竭早期诊断标志物的研究进展. 国际检验医学杂志，37（17）：2434~2436

张文武. 2012. 急诊内科学. 第 3 版. 北京：人民卫生出版社

张致身. 2004. 人脑血管解剖与临床. 第 2 版. 北京：科学技术文献出版社

中华医学会. 2006. 临床诊疗指南-神经病学分册. 北京：人民卫生出版社

中华医学会神经病学分会，中华医学会神经病学分会脑血管病学组. 2015. 中国急性缺血性脑卒中诊治指南 2014. 中华神经科杂志，48（4）：246~257

中华医学会神经病学分会，中华医学会神经病学分会神经血管介入协作组，急性缺血性脑卒中介入诊疗指南撰写组. 2015. 中国急性缺血性脑卒中早期血管内介入诊疗指南. 中华神经科杂志，48（5）：356~361

中华医学会神经病学分会神经重症协作组. 2014. 惊厥性癫痫持续状态监护与治疗（成人）中国专家共识. 中华神经科杂志，47（9）：661~666

周立新. 2012. 尿源性脓毒症. 医学新知杂志，22（1）：13~15

周彦慧. 2017. 吉兰-巴雷综合征发病机制及治疗研究进展. 中国实用神经疾病杂志，20（7）：89~91，131

周仲瑛. 2009. 中医内科学. 北京：中国中医药出版社

American epilepsy society. 2016. Evidence-based guideline：treatment of convulsive status epilepticus in children and adults：report of the guideline Committee of the American Epilepsy Society. Epilepsy Currents，16（1）：48~61

Bent S，Nallamothu BK，Simel DL，et al. 2002. Does this woman have an acute uncomplicated urinary tract infection? JAMA，287：2701

Berger JR，Cambi F，Di Rocco A，et al. 2005. Overview to approach to the patient with noncompressive myelopathy. Continuum（Minneap Minn），11：13

Bradford RD，Pettit AC，Wright PW，et al. 2009. Herpes simplex encephalitis during treatment with tumor necrosis factor-alpha inhibitors. Clin Infect Dis，49：924

By the American Geriatrics Society 2015 Beers Criteria Update Expert Panel. 2015. American Geriatrics Society 2015 updated beers criteria for potentially inappropriate medication use in older adults. J Am Geriatr Soc，63：2227

Gaudry S，Hajage D，Schortgen F，et al. 2016. Initiation strategies for renal-replacement therapy in the intensive care unit. N Engl J Med

Grabe M，Bishop MC，Bjerklund-Johansen TE，et al. 2011-1-20. Guidelines on urological infections

Gupta K，Hooton TM，Naber KG，et al. 2011. International clinical practice guidelines for the treatment of acute uncomplicated cystitis and pyelonephritis in women：a 2010 update by the infectious diseases society of America and the European society for microbiology and infectious diseases. Clin Infect Dis，52：103

Harel L，Smetana Z，Prais D，et al. 2004. Presence of viremia in patients with primary herpetic gingivostomatitis. Clin Infect Dis，39：636

Hjalmarsson A，Blomqvist P，Sköldenberg B. Herpes simplex encephalitis in Sweden，1990~2001：incidence，morbidity，and mortality. Clin Infect Dis，45：875

Hooton TM，Stamm WE. 1997. Diagnosis and treatment of uncomplicated urinary tract infection. Infect Dis Clin North Am，11：551

Jamale TE，Hase NK，Kulkarni M，et al. 2013. Earlier-start versus usual-start dialysis in patients with community-acquired acute kidney injury：a randomized controlled trial. Am J Kidney Dis，62：1116

Kidney Disease：Improving Global Outcomes（KDIGO）Acute Kidney Injury Work Group. 2012. KDIGO clinical practice guideline for acute kidney injury. Kidney Int Suppl，2：1

Krieger JN，Ross SO，Simonsen JM. 1993. Urinary tract infections in healthy university men. J Urol，149：1046

Levitz RE. 1998. Herpes simplex encephalitis：a review. Heart Lung，27：209

Neurocritical Care Society. 2012. Guidelines for the Evaluation and management of status Epilepticus. Neurocrit Care，17（1）：3~23

Oplinger M，Andrews CO. 2013. Nitrofurantoin contraindication in patients with a creatinine clearance below 60 ml/min：looking for the evidence. Ann Pharmacother，47：106

Pappas PG. 1991. Laboratory in the diagnosis and management of urinary tract infections. Med Clin North Am. 75：313

Razavi B，Razavi M. 2001. Herpes simplex encephalitis-an atypical case. Infection，29：357

Rose JW，Stroop WG，Matsuo F，Henkel J. 1992. Atypical herpes simplex encephalitis：clinical，virologic，and neuropathologic evaluation. Neurology，42：1809

Santos JM，Batech M，Pelter MA，et al. 2016. Evaluation of the risk of nitrofurantoin lung injury and its efficacy in diminished kidney function in older adults in a large integrated healthcare system：a matched cohort study. J Am Geriatr Soc，64：798

Singh N，Gandhi S，McArthur E，et al. 2015. Kidney function and the use of nitrofurantoin to treat urinary tract infections in older women. CMAJ，187：648

Sköldenberg B，Forsgren M，Alestig K，et al. 1984. Acyclovir versus vidarabine in herpes simplex encephalitis. Randomised multicentre study in consecutive Swedish patients. Lancet，2：707

Stanberry LR，Floyd-Reising SA，Connelly BL，et al. 1994. Herpes simplex viremia：report of eight pediatric cases and review of the literature. Clin Infect Dis，18：401

Transverse Myelitis Consortium Working Group. 2002. Proposed diagnostic criteria and nosology of acute transverse myelitis. Neurology，59：499

Tyler KL，Tedder DG，Yamamoto LJ，et al. 1995. Recurrent brainstem encephalitis associated with herpes simplex virus type 1 DNA in cerebrospinal fluid. Neurology，45：2246

Van Landingham KE，Marsteller HB，Ross GW，et al. 1988. Relapse of herpes simplex encephalitis after conventional acyclovir therapy. JAMA，259：1051

Wald R，Adhikari NK，Smith OM，et al. 2015. Comparison of standard and accelerated initiation of renal replacement therapy in acute kidney injury. Kidney Int，88：897

Whitley RJ，Alford CA，Hirsch MS，et al. 1986. Vidarabine versus acyclovir therapy in herpes simplex encephalitis. N Engl J Med，314：144

Whitley RJ，Cobbs CG，Alford CA Jr，et al. 1989. Diseases that mimic herpes simplex encephalitis. Diagnosis，presentation，and outcome. NIAD Collaborative Antiviral Study Group. JAMA，262：234

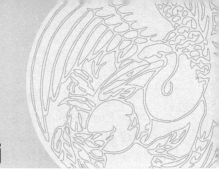

附 1　急诊常用中成药

（一）解表剂

1. 风寒感冒颗粒

药理及应用　解表发汗，疏风散寒。用于风寒感冒，发热，头痛，恶寒，无汗，咳嗽，鼻塞，流清涕。

用法　口服。一次 1 袋，每天 3 次。

注意　①忌烟、酒及辛辣、生冷、油腻食物。②不宜在服药期间同时服用滋补性中成药。③风热感冒者不适用，其表现为发热重，微恶风，有汗，口渴，鼻流浊涕，咽喉红肿热痛，咳吐黄痰。④糖尿病患者及有高血压、心脏病、肝病、肾病等慢性病严重者，孕妇或正在接受其他治疗的患者，均应在医师指导下服用。⑤服药 3 天后症状无改善，或出现发热咳嗽加重，并有其他严重症状如胸闷、心悸等时应去医院就诊。

2. 伤风感冒片

药理及应用　发散风热，理气解表。用于发热恶寒，头痛鼻塞，咳嗽痰黏，目赤流泪，四肢酸痛，胸闷不适。

用法　温开水送服。一次 6 片，每天 2 次。

注意　①忌烟、酒及辛辣、生冷、油腻食物。②不宜在服药期间同时服用滋补性中成药。③风热感冒者不适用，其表现为发热明显，汗出，口渴，咽喉肿痛，咳吐黄痰。④高血压、心脏病、肝病、糖尿病、肾病等慢性病严重者应在医师指导下服用。⑤服药 3 天后症状无改善，或症状加重，或出现新的严重症状如胸闷、心悸等应立即停药，并去医院就诊。⑥小儿、年老体弱者、孕妇应在医师指导下服用。⑦对本品过敏者禁用，过敏体质者慎用。

3. 复方感冒片

药理及应用　解表散寒。用于风寒感冒，头痛、身疼、恶寒发热。

用法　口服。一次 3～4 片，每天 3 次。

注意　①高空作业者及驾驶员慎用。②本品含有马兜铃科植物细辛，宜在医生指导下服用，定期复查肾功能。

4. 表虚感冒颗粒

药理及应用　散风解肌，和营退热。用于感冒风寒表虚证，症见发热恶风、有汗、头痛项强、咳嗽痰白、鼻鸣干呕、苔薄白、脉浮缓。

用法　开水冲服。一次 10～20g，每天 2～3 次。

注意　①服药后多饮热开水或热粥，覆被保暖，取微汗，不可发大汗，慎防重感。②忌食生冷、油腻。

5. 少阳感冒颗粒

药理及应用　扶正解表，清热和中。用于寒热往来，口苦咽干，头晕目眩，不思饮食，心烦恶心。

用法　口服。一次 1 袋，每天 2 次，小儿酌减。

注意　请遵医嘱。

6. 小柴胡冲剂

药理及应用　解表散热，疏肝和胃功效。用于外感病，邪犯少阳证，症见寒热往来、胸胁苦满、食欲不振、心烦喜呕、口苦咽干；主要用于小儿感冒。

用法　开水冲服。一次 1～2 袋，每天 3 次。

注意　①孕妇禁用；②忌烟、酒及辛辣、生冷、油腻食物；③高血压、心脏病、肝病、糖尿病、肾病等慢性病患者，或正在接受其他治疗的患者均应在医师指导下服用。

7. 玉屏风颗粒

药理及应用　益气，固表，止汗。用于表虚不固，自汗恶风，面色㿠白，或体虚易感风邪者。

用法　开水冲服，一次 5g，每天 3 次。

注意　①忌油腻食物。②本品宜饭前服用。③按照用法用量服用，小儿、孕妇、高血压、糖尿病患者应在医师指导下服用。④服药 2 周或服药期间症状无明显改善，或症状加重者，应立即停药并去医院就诊。

8. 参苏丸

药理及应用　益气解表，疏风散寒，祛痰止咳。用于身体虚弱、感受风寒所致感冒，症见恶寒发热、头痛鼻塞、咳嗽痰多、胸闷呕逆、乏力气短。

用法　口服。一次 6~9g，每天 2~3 次。

注意　①忌烟、酒及辛辣、生冷、油腻食物。②不宜在服药期间同时服用滋补性中药；③风热感冒者不适用。④有高血压、心脏病、肝病、糖尿病、肾病等慢性病严重者应在医师指导下服用。⑤儿童、孕妇、哺乳期妇女应在医师指导下服用。⑥发热体温超过 38.5℃的患者，应去医院就诊。⑦服药 3 天症状无缓解，应去医院就诊。

9. 小青龙颗粒

药理及应用　解表化饮，止咳平喘。风寒水饮，恶寒发热，无汗，喘咳痰稀。

用法　开水冲服。一次 13g，每天 3 次。

注意　①忌烟、酒及辛辣、生冷、油腻食物；②不宜在服药期间同时服用滋补性中药；③内热咳喘及虚喘者不适用；④支气管扩张、肺脓疡、肺源性心脏病、肺结核患者出现咳嗽时应去医院就诊；⑤高血压、心脏病患者慎用。糖尿病患者及有肝病、肾病等慢性病严重者应在医师指导下服用；⑥儿童、孕妇、哺乳期妇女、年老体弱者应在医师指导下服用；⑦服药期间，若患者发热体温超过 38.5℃，或出现喘促气急者，或咳嗽加重、痰量明显增多者应去医院就诊；⑧严格按用法用量服用，本品不宜长期服用；⑨用药 3 天症状无缓解，应去医院就诊；⑩对本品过敏者禁用，过敏体质者慎用。

10. 通宣理肺丸

药理及应用　解表散寒，宣肺止嗽之功效。主治感冒咳嗽，发热恶寒，鼻塞流涕，头痛无汗，肢体酸痛。

用法　口服。大蜜丸，一次 2 丸，每天 2~3 次。

注意　①忌烟、酒及辛辣、生冷、油腻食物；②不宜在服药期间同时服用滋补性中药；③内热咳喘及虚喘者不适用。

11. 杏苏二陈丸

药理及应用　疏风解表，化痰止咳，理气舒郁。用于风寒感冒，鼻塞头痛及外感风寒引起的咳嗽。

用法　口服。一次 6~9g，每天 1~2 次。

注意　①忌烟、酒及辛辣、生冷、油腻食物；②不宜在服药期间同时服用滋补性中成药；③风热感冒者不适用，其表现为发热明显，微恶风，有汗，口渴，鼻流浊涕，咽喉肿痛，咳吐黄痰。

12. 正柴胡饮颗粒

药理及应用　发散风寒，解热止痛。用于外感风寒初起：发热恶寒，无汗，头痛，鼻塞，喷嚏，咽痒咳嗽，四肢酸痛；流感初起、轻度上呼吸道感染见上述症候者。

用法　开水冲服，一次 10g，每天 3 次。

注意　①忌烟、酒及辛辣、生冷、油腻食物；②不宜在服药期间同时服用滋补性中药；③风热感冒者不适用，其表现为发热明显，微恶风，有汗，口渴，鼻流浊涕，咽喉肿痛，咳吐黄痰。

13. 银翘解毒片

药理及应用　辛凉解表，清热解毒之功效。主治风热感冒，症见发热头痛，咳嗽口干，咽喉疼痛。

用法　口服。一次 1 片，每天 2~3 次。

注意　①忌烟、酒及辛辣、生冷、油腻食物；②不宜在服药期间同时服用滋补性中药；③风寒感冒者不适用。

14. 维 C 银翘片

药理及应用 疏风解表，清热解毒。用于外感风热所致的流行性感冒，症见头痛发热，咳嗽，口干舌燥，咽喉干痒疼痛。

用法 口服。一次 2 片，每天 3 次。

注意 用药期间不宜驾驶车辆、管理机器及高空作业等。肝肾功能不全者慎用，或遵医嘱。

15. 羚翘解毒丸

药理及应用 疏风清热，解毒。用于风热感冒，恶寒发热，头晕目眩，咳嗽，咽痛。

用法 口服。一次 1 丸，每天 2~3 次。

注意 ①风寒感冒者不适用，其表现为恶寒重，发热轻，无汗，鼻塞流清涕，口不渴，咳吐稀白痰。②有高血压、心脏病、肝病、糖尿病、肾病等慢性病严重者、孕妇或正在接受其他治疗的患者，均应在医师指导下服用。③服药 3 天后，症状无改善，或出现发热咳嗽加重，并有其他症状如胸闷、心悸等时应去医院就诊。

16. 防风通圣散

药理及应用 解表攻里，发汗达表，疏风退热。主治表里俱实证。以憎寒壮热无汗，口苦咽干，二便秘涩，舌苔黄腻，脉数。临床常用于治疗感冒、头面部疖肿、急性结膜炎、高血压、肥胖症、习惯性便秘、痔疮等，属风热壅盛，表里俱实者。

用法 每服 4 钱，水 1 盏，加生姜 3 片，煎至 6 分，去滓温服，不拘时候，每天 3 次。病甚者，5~7 钱至 1 两；极甚者，可下之，多服 2 两或 3 两，得利后，却当服 3~5 钱，以意加减。病愈，更宜常服，则无所损，不能再作。

注意 虚人及孕妇慎用。

17. 九味双解口服液

药理及应用 解表清热，泻火解毒。用于风热感冒，症见：发热，或恶风，头痛，鼻塞，咳嗽，流涕，咽痛或红肿，口渴，或伴溲赤，便干等。

用法 口服。一次 20ml，每天 3 次。

注意 请遵医嘱。

18. 双黄连口服液

药理及应用 疏风解表、清热解毒。用于外感风热所致的感冒，症见发热，咳嗽，咽痛。

用法 口服。一次 2 支，每天 3 次。小儿酌减或遵医嘱。

注意 ①忌烟、酒及辛辣、生冷、油腻食物；②不宜在服药期间同时服用滋补性中药；③风寒感冒者不适用。

19. 午时茶颗粒

药理及应用 祛风解表，化湿和中。用于外感风寒、内伤食积证，症见恶寒发热、头痛身楚、胸脘满闷、恶心呕吐、腹痛腹泻。

用法 开水冲服。一次 6g，每天 1~2 次。

注意 ①忌烟、酒及辛辣、生冷、油腻食物；②风热感冒者不适用。

20. 藿香正气水

药理及应用 解表化湿，理气和中。用于外感风寒、内伤湿滞或夏伤暑湿所致的感冒，症见头痛昏重、胸膈痞闷、脘腹胀痛、呕吐泄泻；肠胃型感冒。

用法 口服。一次半支（5ml）~1 支（10ml），每天 2 次，用时摇匀。

注意 ①忌烟、酒及辛辣、生冷、油腻食物，饮食宜清淡。②不宜在服药期间同时服用滋补性中药。③有高血压、心脏病、肝病、糖尿病、肾病等慢性病严重者应在医师指导下服用。④儿童、孕妇、哺乳期妇女、年老体弱者应在医师指导下服用。⑤本品含乙醇（酒精）40%~50%，服药后不得驾驶机、车、船、从事高空作业、机械作业及操作精密仪器。

21. 藿香正气胶囊

药理及应用 解表化湿，理气和中。用于外感风寒，内伤湿滞，头痛昏重，胸膈痞闷，脘腹胀痛，呕吐泄泻。

用法 口服。一次 4 粒，每天 2 次。

注意 ①饮食宜清淡。②不宜在服药期间同时服用滋补性中成药。③有高血压、心脏病、肝病、糖尿病、肾病等慢性病严重者、孕妇或正在接受其他治疗的患者，均应在医师指导下服用。④服药 3 天后症状未改善，或出现吐泻明显，并有其他严重症状时应去医院就诊。

22. 柴胡注射液

药理及应用 清热解表。用于治疗感冒、流行性感冒及疟疾等的发热。

用法 肌内注射。一次 2～4ml，每天 1～2 次。

注意 尚不明确。

23. 穿琥宁注射液

药理及应用 用于病毒性肺炎，病毒性上呼吸道感染等。

用法 肌内注射：成人一次 40～80mg。每天 1～2 次。静脉滴注：成人每天 400～800mg，用适量氯化钠注射液分二次稀释后滴注，每次不得超过 400mg。

注意 ①本品忌与酸、碱性药物或含有亚硫酸氢钠，焦亚硫酸钠为抗氧剂的药物配伍；②在使用过程中偶有发热、气紧现象，停止用药即恢复正常；③药物性状改变时禁用；④用药过程应定期检查血常规，发现血小板减少应及时停药，并给予相应处理。

（二）清热剂

1. 清开灵颗粒

药理及应用 清热解毒，镇静安神。用于外感风热所致发热，烦躁不安，咽喉肿痛；及上呼吸道感染、病毒性感冒、急性咽炎见上述证候者。

用法 口服。一次 1～2 袋，每天 2～3 次。

注意 ①忌烟、酒及辛辣、生冷、油腻食物。②不宜在服药期间同时服滋补性中药。③风寒感冒者不适用，其表现为恶寒重，发热轻，无汗，头痛，鼻塞，流清涕，喉痒咳嗽。④高血压、心脏病患者慎服；平素脾胃虚寒及久病体虚患者如出现腹泻时慎服。

2. 清热解毒颗粒

药理及应用 清热解毒，养阴生津，泻火。用于风热型感冒、流行性腮腺炎及轻、中型乙肝脑炎。

用法 开水冲服。一次 9g（1 袋），每天 3 次；小儿酌减或遵医嘱。

注意 对风寒感冒，脏腑虚寒及虚热等症忌用。

3. 黄连上清丸

药理及应用 本品用于清热通便，散风止痛。本品用于上焦风热所致的头晕脑胀，牙龈肿痛，口舌生疮，咽喉红肿，耳痛耳鸣，大便干燥，小便黄赤。

用法 口服。一次 8g，每天 2 次。

注意 本品不宜长期服用，服药 3 天症状无缓解，应去医院就诊。

4. 羚羊角口服液

药理及应用 高热惊厥患者。

用法 口服。一次 5ml，每天 2 次。

注意 牛乳过敏者禁用。

5. 安脑丸

药理及应用 清热解毒，醒脑安神，豁痰开窍，镇惊熄风。用于高热神昏，烦躁谵语，抽搐惊厥，中风窍闭，头痛眩晕。亦用于高血压及一切急性炎症伴有的高热不退，神志昏迷等。

用法 口服。一次 1～2 丸，每天 2 次，或遵医嘱，小儿酌减。

注意 尚不明确。

6. 牛黄降压丸

药理及应用　清心化痰，平肝安神。用于心肝火旺、痰热壅盛所致的头晕目眩、头痛失眠、烦躁不安；高血压见上述证候者。

用法　口服。大蜜丸一次1~2丸，每天1次。

注意　①孕妇慎用；②服药期间忌寒凉、油腻食品；③服用前应除去蜡皮，塑料球壳；④本品不可整丸吞服。

7. 牛黄解毒片

药理及应用　清热解毒。用于火热内盛，咽喉肿痛，牙龈肿痛，口舌生疮，目赤肿痛。

用法　口服。一次3片，每天2~3次。

注意　①阴虚热盛所致口疮、牙痛、喉痹者忌服。②本品苦寒泄降，脾胃虚弱者慎用。③因方中含有雄黄，故不宜过量、久服。

8. 连翘败毒片

药理及应用　清热解毒，消肿止痛。用于疮疖溃烂，灼热发烧，流脓流水，丹毒疱疹，疥癣疼痒。

用法　口服。一次4片，每天2次。

注意　孕妇忌服。

9. 除痰降火丸

药理及应用　清肺胃热，化痰止嗽。主治肺胃不清，咳嗽痰盛，烦躁口渴，咽干声哑。

用法　每服2钱，温开水送下，每天2次。

注意　①忌食辛辣、油腻食物。②儿童、孕妇、体质虚弱及脾胃虚寒者慎用。

10. 新癀片

药理及应用　清热解毒，活血化瘀，消肿止痛。用于热毒瘀血所致的咽喉肿痛、牙痛、痹痛、胁痛、黄疸、无名肿毒等症。

用法　口服。一次2~4片，每天3次，小儿酌减。外用，用冷开水调化，敷患处。

注意　胃及十二指肠溃疡者、肾功能不全者及孕妇慎用。

11. 复方鱼腥草片

药理及应用　清热解毒。用于外感风热所致的急喉痹、急乳蛾，症见咽部红肿、咽痛；急性咽炎、急性扁桃体炎见上述证候者。

用法　口服。一次4~6片，每天3次。

注意　①不宜在服药期间同时服用滋补性中药。②有高血压、心脏病、肝病、糖尿病、肾病等慢性病严重者应在医师指导下服用。③儿童、孕妇、哺乳期妇女、年老体弱、脾虚便溏者应在医师指导下服用。④扁桃体有化脓或发热体温超过38.5℃的患者应去医院就诊。⑤服药3天症状无缓解，应去医院就诊。

12. 复方鱼腥草口服液

药理及应用　清热解毒。用于外感风热引起的咽喉疼痛；急性咽炎、扁桃腺炎有风热证候者。

用法　口服。一次20~30ml，每天3次。

注意　①忌烟酒、辛辣、鱼腥食物；②不宜在服药期间同时服用滋补性中药；③孕妇慎用。儿童应在医师指导下服用；④脾虚大便溏者慎用；⑤属风寒感冒咽痛者，症见恶寒发热、无汗、鼻流清涕者慎用；⑥扁桃体有化脓及全身高热者应去医院就诊。

13. 紫地宁血散

药理及应用　清热凉血，收敛止血。用于治疗胃及十二指肠溃疡或胃炎引起的吐血，便血属胃中积热。

用法　口服。一次8g（2瓶），每天3~4次，用凉或温开水调服。

注意　尚不明确。

14. 山楂降压丸

药理及应用　降血压，降低胆固醇。用于高血压症，头痛眩晕，耳鸣目胀。

用法　口服。每天1次，每次2粒。

15. 脑立清

药理及应用　清热平肝，降逆止痛。用于肝热上升引起的头痛脑胀，眩晕耳鸣，烦燥易怒，失眠多梦，高血压。

用法　口服。一次 10 粒，每天 2 次。

注意　①孕妇忌服；②体弱虚寒者不宜服，其表现为气短乏力，倦怠食少，面色白，大便稀溏；③有肝脏疾病、肾脏疾病患者应在医师指导下服用。

16. 板蓝根颗粒

药理及应用　清热解毒，凉血利咽。用于肺胃热盛所致的咽喉肿痛、口咽干燥；急性扁桃体炎见上述证候者。

用法　开水冲服。一次半袋至 1 袋（5~10g），每天 3~4 次。

注意　①忌烟酒、辛辣、鱼腥食物。②不宜在服药期间同时服用滋补性中药。③糖尿病患者及有高血压、心脏病、肝病、肾病等慢性病严重者应在医师指导下服用。④扁桃体有化脓或发热体温超过 38.5℃ 的患者应去医院就诊。

17. 板蓝根口服液

药理及应用　清热解毒。用于病毒性感冒，咽喉肿痛。

用法　口服。一次 1 支，每天 4 次。

注意　①忌烟、酒及辛辣、生冷、油腻食物；②不宜在服药期间同时服用滋补性中成药；③风寒感冒者不适用，其表现为恶寒重，发热轻，无汗，鼻塞流清涕，口不渴，咳吐稀白痰。

18. 抗病毒口服液

药理及应用　清热祛湿，凉血解毒。用于风热感冒，流感。

用法　口服。一次 10ml，每天 2~3 次（早饭前和午、晚饭后各服一次）。

注意　①忌烟、酒及辛辣、生冷、油腻食物；②不宜在服药期间同时服用滋补性中药；③适用于风热感冒症见：发热，微恶风，有汗，口渴，鼻流浊涕，咽喉肿痛，咳吐黄痰。

19. 清热解毒口服液

药理及应用　清热解毒。用于热毒壅盛所致发热面赤，烦躁口渴，咽喉肿痛等症；流感、上呼吸道感染。

用法　口服。一次 10~20ml，每天 3 次。

注意　①忌烟、酒及辛辣、生冷、油腻食物；②不宜在服药期间同时服用滋补性中药；③风寒感冒者不适用。

20. 莲花清瘟胶囊

药理及应用　清瘟解毒，宣肺泄热。用于治疗流行性感冒属热毒袭肺证，症见：发热或高热，恶寒，肌肉酸痛，鼻塞流涕，咳嗽，头痛，咽干咽痛，舌偏红，苔黄或黄腻等。

用法　口服。一次 4 粒，每天 3 次。

注意　①忌烟、酒及辛辣、生冷、油腻食物；②不宜在服药期间同时服用滋补性中药；③风寒感冒者不适用。

21. 菊蓝流感片

药理及应用　清热解毒利咽。用于风热感冒、乳蛾及痄腮等病，气营两燔之证。

用法　口服。一次 4~6 片，每天 2 次。温开水送服。

注意　忌食辛辣之品。

22. 猴耳环消炎胶囊

药理及应用　清热解毒，凉血消肿，止泻。用于上呼吸道感染，急性咽喉炎，急性扁桃体炎，急性肠胃炎，亦可用于细菌性痢疾。

用法　口服。一次 2 粒，每天 3 次。

注意　尚不明确。

23. 西黄丸

药理及应用　清热解毒，消肿散结。用于热毒壅结所致痈疽疔毒、瘰疬、流注、癌肿等。

用法　口服。一次 1 瓶（3g），每天 2 次。

注意　运动员慎用。

24. 如意金黄散

药理及应用　清热解毒，消肿止痛。用于热毒瘀滞肌肤所致疮疖肿痛，症见肌肤红、肿、热、痛，亦可用于跌打损伤。

用法　外用。红肿，烦热，疼痛，用清茶调敷；漫肿无头，用醋或葱酒调敷；亦可用植物油或蜂蜜调敷。每天数次。

注意　①本品为外用药，不可内服；②用毕洗手，切勿接触眼睛、口腔等黏膜处。皮肤破溃处禁用；③忌辛辣刺激性食物；④儿童、孕妇、哺乳期妇女、年老体弱者应在医师指导下使用；⑤疮疖较重或局部变软化脓或已破溃者应去医院就诊；⑥本品不宜长期或大面积使用，用药后局部出现皮疹等过敏表现者应停用。

25. 金桥麦片

药理及应用　清热解毒，排脓祛瘀，祛痰止咳平喘。用于急性肺脓疡、急慢性气管炎、喘息型慢性气管炎、支气管哮喘及细菌性痢疾。症见咳吐腥臭脓血痰液或咳嗽痰多。喘息痰鸣及大便泻下赤白脓血。

用法　口服。一次 4~5 片，每天 3 次。

注意　尚不明确。

26. 八宝丹

药理及应用　清利湿热，活血解毒，去黄止痛。适用于湿热蕴结所致发热，黄疸，小便黄赤，恶心呕吐，纳呆，胁痛腹胀，舌苔黄腻或厚腻干白，或湿热下注所致尿道灼热刺痛、小腹胀痛，以及传染性病毒性肝炎、急性胆囊炎、急性泌尿系感染等见有上述证候者。

用法　口服。1~8 岁，一次 0.15~0.3g；8 岁以上，一次 0.6g，每天 2~3 次，温开水送服。

注意　孕妇忌服。

27. 犀角地黄丸

药理及应用　清热凉血。肺胃积热，肝经火旺，咳嗽吐血，鼻孔衄血，烦躁心跳。

用法　每服 1~2 丸，温开水送下，每天 2 次。

28. 六神丸

药理及应用　清凉解毒，消炎止痛。用于烂喉丹痧，咽喉肿痛，喉风喉痈，单双乳蛾，小儿热疖，痈疡疔疮，乳痈发背，无名肿毒。

用法　口服。每天 3 次，温开水吞服；1 岁每次服 1 粒，2 岁每次服 2 粒，3 岁每次服 3~4 粒，4~8 岁每次服 5~6 粒，9~10 岁每次服 8~9 粒，成年每次服 10 粒。

注意　过敏体质者慎用。

29. 香连化滞丸

药理及应用　清热利湿，行血化滞。用于湿热凝滞引起的里急后重，腹痛下痢。

用法　口服。一次 2 丸，每天 2 次。

注意　孕妇忌服。

30. 裸花紫珠片

药理及应用　消炎，解毒，收敛，止血。用于细菌感染引起的炎症，急性传染性肝炎，呼吸道及消化道出血。

用法　口服。一次 2 片，每天 3 次。

31. 三黄片

药理及应用　清热解毒，泻火通便。主治三焦热盛，目赤肿痛，口鼻生疮，咽喉肿痛，心烦口渴，尿黄便秘。

用法　口服。一次 4 片，每天 2 次，小儿酌减。

注意　①忌烟、酒及辛辣食物；②不宜在服药期间同时服用滋补性中药。

32. 龙胆泻肝丸

药理及应用　清肝胆，利湿热。用于肝胆湿热，头晕目赤，耳鸣耳聋，胁痛口苦，尿赤，湿热带下。

用法　口服。一次 3~6g，每天 2 次。

注意 孕妇，年老体弱，大便溏软者慎用。

33. 一清胶囊

药理及应用 清热泻火解毒，化瘀凉血止血。临床用于火毒血热所致的身热烦躁、目赤口疮、咽喉牙龈肿痛、大便秘结、吐血、咯血、衄血、痔血、咽炎、扁桃体炎、牙龈炎见上述证候者。

用法 口服。一次2粒，每天3次。

注意 ①忌烟、酒及辛辣食物；②不宜在服药期间同时服用滋补性中药。

34. 三金片

药理及应用 清热解毒，利湿通淋，益肾。主治下焦湿热所致的热淋、小便短赤、淋沥涩痛、尿急频数；急慢性肾盂肾炎、膀胱炎、尿路感染见上述证候者；慢性非细菌性前列腺炎肾虚湿热下注证。

用法 口服。①慢性非细菌性前列腺炎：一次3片，每天3次，疗程为4周。②其他适应证：一次3片，每天3~4次。

注意 用药期间请注意肝、肾功能的监测。

35. 清开灵注射液

药理及应用 清热解毒，化痰通络，醒神开窍。用于热病神昏，中风偏瘫，神志不清，亦可用于急、慢性肝炎，乙型肝炎，上呼吸道感染，肺炎，高热，以及脑血栓形成，脑出血见上述证候者。

用法 肌内注射：每天2~4ml。重症患者静脉滴注：每天20~40ml，以10%葡萄糖注射液200ml或生理盐水注射液100ml稀释后使用。

注意 对本品过敏者禁用。

36. 茵栀黄注射液

药理及应用 清热，解毒，利湿，退黄。用于肝胆湿热，面目悉黄，胸胁胀痛，恶心呕吐，小便黄赤。急性、迁延性、慢性肝炎，属上述证候者。

用法 静脉滴注：每次10~20ml，用10%葡萄糖注射液250~500ml稀释后滴注；症状缓解后可改用肌内注射，每天2~4ml。

注意 ①本品不良反应包括过敏性休克，应在有抢救条件的医疗机构使用，使用者应接受过过敏性休克抢救培训，用药后出现过敏反应或其他严重不良反应须立即停药并及时救治；②辨证施药，严格掌握功能主治，禁止超功能主治用药。

37. 苦参注射液

药理及应用 清热利湿，凉血解毒，散结止痛。用于癌肿疼痛、出血。

用法 肌内注射：一次2~4ml，每天2次；或静脉滴注：一次12ml，用氯化钠注射液200ml稀释后应用，每天一次，儿童酌减，全身用药总量200ml为1个疗程，一般可连续使用2~3个疗程。

注意 使用前若发现药液浑浊、沉淀、安瓿破裂等现象时，请勿使用。常温下保存，忌冷冻及高温。

38. 血必净注射液

药理及应用 化瘀解毒。用于温热类疾病，症见发热、喘促、心悸、烦躁等瘀毒互结证。适用于因感染诱发的全身炎症反应综合征；也可配合治疗多器官功能失常综合征的脏器功能受损期。

用法 静脉注射。全身炎症反应综合征：50ml加生理盐水100ml静脉滴注，在30~40min内滴毕，每天2次。病情重者，每天3次。多器官功能失常综合征：100ml加生理盐水100ml静脉滴注，在30~40min内滴毕，每天2次。病情重者，每天3~4次。

注意 本品与其他注射剂同时使用时，要用50ml生理盐水间隔，不宜混合使用。

39. 醒脑静注射液

药理及应用 清热泻火，凉血解毒，开窍醒脑。用于流行性脑炎、肝昏迷。热入营血，内陷心包，高热烦躁，神错谵语。

用法 肌内注射：一次2~4ml，每天1~2次；静脉注射：一次10~20ml，用5%~10%葡萄糖注射液或0.9%氯化钠注射液250~500ml稀释后使用，或遵医嘱。

注意　神昏脱证者禁用。

40. 痰热清注射液

药理及应用　清热，解毒，化痰。用于风温肺热病属痰热阻肺证，症见：发热、咳嗽、咯痰不爽、口渴、舌红、苔黄等。可用于急性支气管炎、急性肺炎（早期）出现的上述症状。

用法　静脉滴注：每次 20ml，加入 5%葡萄糖注射液 500ml，注意控制滴数在 60 滴/分内，每天 1 次。

注意　不得与含酸性成分的注射剂混合使用。

41. 热毒宁注射液

药理及应用　清热，疏风，解毒。用于上呼吸道感染（外感风热证）所致的高热、微恶风寒、头身痛、咳嗽、痰黄等症。

用法　静脉滴注：一次 20ml（2 支），以 5%葡萄糖注射液或 0.9%生理盐水注射液 250ml 稀释后静脉滴注，滴速为 30~60 滴/分钟，1 次/日，疗程 3 天。或遵医嘱。

注意　①本品不宜与其他药物在同一容器内混合使用，与青霉素类、氨基苷类和大环内酯类等药物配伍使用时可产生混浊或沉淀。如须配合使用，可分别点滴。②溶液配制浓度不低于 1∶4（药液∶溶媒）。③临床试验曾有给药后实验室检查血 T-BIL、D-BIL 增高，与药物可能相关，给药后请定期检测血 T-BIL、D-BIL。④本品是纯中药制剂，保存不当可能影响产品质量，使用前请认真检查，如发现药液出现浑浊、沉淀、变色、漏气瓶身细微破裂者，均不能使用。如经 5%葡萄糖注射液或 0.9%生理盐水注射液 250ml 稀释后，出现混浊亦不得使用。⑤本品尚未有儿童、孕妇使用的临床研究资料。⑥使用本品滴速不宜过快，滴速过快可能导致头晕、胸闷和局部皮疹。

42. 去感热注射液

药理及应用　清热泻火，疏散邪热，除烦止渴。用于流行性感冒、普通感冒、某些急性热病等。

用法　肌内注射：一次 2～4ml，每天 2～3 次，或遵医嘱。

注意　孕妇及虚寒泄泻者不宜使用。

43. 鱼腥草注射液

药理及应用　清热，解毒，利湿。用于肺脓疡，痰热咳嗽，白带，尿路感染，痈疖。

用法　肌内注射：一次 2～4ml，每天 4～6ml。静脉滴注：一次 20～100ml，用 5%～10%葡萄糖注射液稀释后应用。

注意　对本品有过敏或严重不良反应病史者禁用。

44. 银黄注射液

药理及应用　清热，解毒，利咽。用于风热犯肺而致发热、咳嗽，咽痛等症，上呼吸道感染、急性扁桃体炎、咽炎见上述证候者皆可用之。

用法　肌内注射：一次 2～4ml，每天 1～2 次。

注意　不宜静脉注射，以免引起严重反应。外感风寒者不宜使用。

45. 脉络宁注射液

药理及应用　清热养阴，活血化瘀。用于血栓闭塞性脉管炎、动脉硬化性闭塞症、脑血栓形成及后遗症、静脉血栓形成等病。

用法　静脉滴注：一次 10~20ml（1~2 支），加入 5%葡萄糖注射液或氯化钠注射液 250~500ml 中滴注，每天 1 次，10~14 天为 1 个疗程，重症患者可连续使用 2~3 个疗程。

注意　孕妇、有过敏史或过敏体质者禁用。

46. 双黄连注射液

药理及应用　清热解毒，清宣风热。用于外感风热引起的发热、咳嗽、咽痛。适用于病毒及细菌感染的上呼吸道感染、肺炎、扁桃体炎、咽炎等。

用法　静脉注射：一次 10~20ml，每天 1~2 次；静脉滴注：每次每公斤体重 1ml，加入 0.9%氯化钠注射液或 5%~10%葡萄糖注射液中；肌内注射：一次 2~4ml，每天 2 次。

注意 咳喘病、严重血管神经性水肿、静脉炎及对本品过敏者慎用。

47. 双黄连粉针剂

药理及应用 清热解毒，轻宣透邪。用于风温邪在肺卫或风热闭肺证，症见发热，微恶风寒或不恶寒，咳嗽气促，咳痰色黄，咽红肿痛等及急性上呼吸道感染、急性支气管炎、急性扁桃腺炎、轻型肺炎见上述证候者。

用法 静脉滴注：临用前，先以适量注射用水充分溶解，再用生理盐水或5%葡萄糖注射液500ml稀释。每次每公斤体重60mg，每天一次，或遵医嘱。

注意 ①用药前要认真询问患者对本品的过敏史，对过敏体质者应注意监护，对高敏体质或对同类产品有严重过敏史者禁止使用；②咳喘病、严重血管神经性水肿、静脉炎患者对本品有过敏史的、年老体弱者、心肺严重疾患者应避免使用；③使用本品时不应与其他药品混用，最好单用；④不得超过剂量或浓度（建议静脉滴注时药液浓度不应超过1.2%）应用，尤其是儿童，要严格按体重计算用量。

（三）祛风剂

1. 牛黄清心丸

药理及应用 清心化痰，镇惊祛风。用于风痰阻窍所致的头晕目眩，痰涎壅盛，神志混乱，言语不清及惊风抽搐、癫痫。

用法 口服。一次1丸，每天1次。

注意 ①孕妇慎用。②本品处方中含朱砂、雄黄，不宜过量久服，肝肾功能不全者慎用。

2. 天麻眩晕宁

药理及应用 祛痰定眩，和胃止呕。用于眩晕，恶心、呕吐、舌淡，苔白滑。尤适用于梅尼埃症。

用法 开水冲服。一次1袋，每天3次。

（四）祛湿剂

1. 疏风活络丸

药理及应用 疏风活络，散寒祛湿。用于风寒湿痹，四肢麻木，关节、腰背酸痛。

用法 口服。一次半粒，每天2次，于睡前服一粒。

注意 高血压患者及孕妇慎用。

2. 玉枢丹

药理及应用 化痰开窍，辟秽解毒，消肿止痛。本方适用于感受秽恶痰浊之邪，肠胃气机闭塞，升降失常，以致脘腹胀闷疼痛，吐泻兼作。中暑时疫。脘腹胀闷疼痛，恶心呕吐，泄泻，及小儿痰厥。疔疮疖肿，虫咬损伤，无名肿毒，以及痄腮、丹毒、喉风等。

用法 口服。每次0.6～1.5g，每天2次；外用醋磨，调敷患处。

注意 方中千金子霜、红大戟等均为通利迅疾而有毒之品，不可过量或久服，小儿用量宜减；且因麝香性味芳香走窜，故孕妇忌服。

3. 芪苈强心胶囊

药理及应用 益气温阳，活血通络，利水消肿。用于冠心病、高血压所致轻、中度充血性心力衰竭证属阳气虚乏，络瘀水停者，症见心慌气短，动则加剧，夜间不能平卧，下肢浮肿，倦怠乏力，小便短少，口唇青紫，畏寒肢冷，咳吐稀白痰等。

用法 口服。一次4粒，每天3次。

注意 如果正在服用其他治疗心力衰竭的药物，不宜突然停用。

4. 热淋清颗粒

药理及应用 清热泻火，利尿通淋。主治下焦湿热所致的热淋，症见尿频、尿急、尿痛；尿路感染、肾盂肾炎见上述证候者。

用法 开水冲服。一次1~2袋。每天3次。

注意　尚不明确。

5. 茵栀黄口服液

药理及应用　清热解毒,利湿退黄。用于肝胆湿热所致的黄疸,症见面目悉黄,胸胁胀痛,恶心呕吐,小便黄赤;急、慢性肝炎见上述证候者。

用法　口服。一次 10ml,每天 3 次。

注意　服药期间忌酒及辛辣之品。

6. 八宝丹

药理及应用　清利湿热,活血解毒,去黄止痛。适用于湿热蕴结所致发热,黄疸,小便黄赤,恶心呕吐,纳呆,胁痛腹胀,舌苔黄腻或厚腻干白,或湿热下注所致尿道灼热刺痛、小腹胀痛,以及传染性病毒性肝炎、急性胆囊炎、急性泌尿系感染等见有上述证候者。

用法　口服。1~8 岁,一次 0.15~0.3g;8 岁以上一次 0.6g,每天 2~3 次,温开水送服。

7. 尿感宁颗粒

药理级应用　清热解毒,通淋利尿。用于膀胱湿热所致淋症:症见尿频、尿急、尿道涩痛、尿色偏黄,小便淋漓不尽等;急性尿路感染或慢性尿路感染急性发作属湿热下注证者。

用法　开水冲服。一次 5g,每天 3~4 次。

注意　请将此药品放在儿童不能接触的地方。

(五)消导剂

1. 保和丸

药理及应用　消食,导滞,和胃。主治食积停滞,脘腹胀满,嗳腐吞酸,不欲饮食。

用法　口服。每次 1~2 丸,每天 2 次;小儿酌减。

注意　①忌生冷油腻不易消化食物;②不宜在服药期间同时服用滋补性中药。

2. 沉香化滞丸

药理及应用　理气化滞。用于饮食停滞,胸腹胀满。

用法　口服。一次 6g,每天 2 次。

注意　①忌食生冷油腻不易消化食物。②年老体弱及大便溏泻者不宜服本药。③妇女患有功能性子宫出血,或平素月经量多者,不宜服本药。④不宜与含有人参成分药物同时服。

3. 枳术宽中丸

药理及应用　健脾和胃,理气消痞。用于胃痞(脾虚气滞),症见呕吐、反胃、纳呆、反酸等,以及功能性消化不良见以上症状者。

用法　口服。一次 3 粒,每天 3 次,疗程为 2 周。

注意　尚不明确。

4. 大黄苏打片

药理及应用　抗酸、健胃。用于胃酸过多、消化不良、食欲不振等。

用法　一次 1~3 片,每天 3 次,饭前服。

注意　①不宜与胃蛋白酶合剂、维生素等酸性药物合用。②密闭阴暗贮藏,否则逐渐变质,一部分碳酸氢钠变为碳酸钠。

(六)泻下剂

大黄胶囊

药理及应用　泻热通肠,凉血解毒,逐瘀通经。用于实热便秘,积滞腹痛,泻痢不爽,湿热黄疸,血热吐衄,目赤,咽肿,肠痈腹痛等症。

用法　口服。每天 3~4 次,每次 4 粒。

注意　请遵医嘱。

（七）止泻剂

喇叭正露丸

药理及应用　化滞止泻，用于饮食不节或水土不服引起的成人及小儿腹泻，属于湿热、食滞证者。症见：食欲不振，恶心呕吐，腹胀腹泻，消化不良。

用法　每天 3 次，饭后服用，成人每次 3 粒，11～14 岁每次 2 粒，8～10 岁每次 1.5 粒，5～7 岁每次 1 粒。

注意　①忌食辛辣刺激性食物及油腻不易消化食物。②不宜在服药期间同时服用温补性中成药。③心脏病、肝病、糖尿病、肾病等慢性病严重者应在医生指导下服用。④严格按用法、用量服用，未满 5 周岁的小儿不宜服用，老年体弱者应在医师指导下服用。

（八）祛痰、止咳、平喘剂

1. 二陈丸

药理及应用　燥湿化痰，理气和胃。用于痰湿停滞导致的咳嗽痰多，胸脘胀闷，恶心呕吐。

用法　口服。一次 9～15g，每天 2 次。

注意　①忌烟、酒及辛辣、生冷、油腻食物；②不宜在服药期间同时服用滋补性中药。

2. 橘红痰咳颗粒

药理及应用　理气祛痰，润肺止咳。用于感冒、咽喉炎引起的痰多咳嗽，气喘。

用法　开水冲服，一次 10～20g，每天 3 次。

注意　①忌食辛辣、油腻食物；②本品适用于痰湿咳嗽，其表现为咳嗽反复发作，咳声重浊，痰多，色白或带灰色；③支气管扩张、肺脓疡、肺源性心脏病、肺结核患者应在医师指导下服用。

3. 橘红丸

药理及应用　清肺，化痰，止咳。用于痰热咳嗽，痰多，色黄黏稠，胸闷口干。

用法　口服。一次 2 丸，每天 2 次。

注意　①忌烟、酒及辛辣、生冷、油腻食物。②不宜在服药期间同时服用滋补性中药。③气虚咳喘及阴虚燥咳者不适用。④支气管扩张、肺脓疡、肺源性心脏病、肺结核患者出现咳嗽时应去医院就诊。

4. 麻杏止咳糖浆

药理及应用　止咳，祛痰，平喘。用于支气管炎咳嗽及喘息。

用法　口服。一次 15ml，每天 3 次。

注意　①孕妇禁用；糖尿病患者禁服；②忌烟、酒及辛辣、生冷、油腻食物；③不宜在服药期间同时服用滋补性中药。

5. 半夏露颗粒

药理及应用　止咳化痰。用于咳嗽多痰，支气管炎。

用法　开水冲服。一次 7g，每天 4 次。

6. 消咳喘

药理及应用　止咳化痰，解痉平喘。多用于感冒咳嗽，或慢性支气管炎引起的咳嗽、痰多、气急喘息等症。

用法　口服。每次 7～10ml，每天 3 次，温开水送服，小儿酌减。

7. 咳喘顺丸

药理及应用　宣肺化痰，止咳平喘。用于痰浊壅肺、肺气失宣所致的咳嗽、气喘、痰多、胸闷；慢性支气管炎、支气管哮喘、肺气肿见上述证候者。

用法　口服。一次 5 克，每天 3 次，7 天为 1 个疗程。

注意　①忌烟、酒及辛辣、生冷、油腻食物。②不宜在服药期间同时服用滋补性中药。③有支气管扩张、肺脓疡、肺源性心脏病、肺结核患者出现咳嗽时应去医院就诊。

8. 消喘膏

药理及应用 止咳祛痰，降气降温，解痉平喘。用于哮喘，喘息型气管炎，支气管哮喘，肺气肿。

用法 外用药，取药膏6块，分别用橡胶膏固定贴于背部的肺俞（双）、心俞（双）、膈俞（双）6个穴位上（需将穴位处皮肤洗净擦干）4~6h。每10天贴一次，3次为1个疗程。

注意 ①妇女月经期间暂停使用；②若经常吐黄痰，合并急性感染或支气管扩张及有咳血史者，皆不宜贴用；③外贴前要用温肥皂水（或酒精水）擦洗局部，保持干燥清洁，避免感染。

9. 止嗽定喘丸

药理及应用 清肺热，平喘咳。用于发热口渴，咳嗽痰黄，喘促，胸闷。

用法 口服。一次6g，每天2次。

注意 ①虚喘者忌用，其表现为咳声低弱，动则气喘气短，自汗怕风。②有支气管扩张、肺脓疡、肺结核、肺源性心脏病、高血压的患者，应在医师指导下服用。

10. 寒喘丸

药理及应用 止咳定喘，发散风寒。用于咳嗽痰盛，哮喘不止，咽喉不利，夜卧不宁。

用法 口服。一次3~6g，每天2次，小儿酌减。

注意 ①忌辛辣、生冷、油腻食物；②感冒发热患者不宜服用；③本品宜饭前服用。

11. 鸡苏丸

药理及应用 清肺平喘，润燥止咳，化痰除痞。用于肺热喘咳，气急鼻煽，燥咳痰黏，咽干鼻燥，劳嗽咳血，颧红盗汗，痰黏难咯，胸膈满闷。

用法 口服。一次3~6g（0.5~1袋），每天2~3次。

注意 服药期间忌食辛辣油腻食物。

12. 清气化痰丸

药理及应用 清肺化痰。用于肺热咳嗽，痰多黄稠，胸脘满闷。

用法 口服。一次6~9g，每天2次；小儿酌减。

注意 ①无实火热痰或体弱便溏者勿用，风寒咳嗽和干咳无痰者不宜服用，孕妇忌服。②忌食辛辣物。

13. 止嗽扫痰丸

药理及应用 宣肺定喘，止咳祛痰。用于咳嗽气喘，痰多胸闷。

用法 用姜汤活温开水送服。一次3g，每天2次。

14. 橘红痰咳煎膏

药理及应用 理气祛痰，润肺止咳。用于感冒，咽喉炎引起的痰多咳嗽，气喘。

用法 口服。一次10~20g，每天3次。

注意 忌食辛辣、油腻食物。

15. 复方鲜竹沥口服液

药理及应用 清热，化痰，止咳。用于痰热阻肺、肺失清肃所致咳嗽、咳痰、气短等症。

用法 口服。每次20ml，每天2~3次。

注意 ①忌烟、酒及辛辣、生冷、油腻食物。②不宜在服药期间同时服用滋补性中药。③风寒咳嗽者不适用。

16. 竹沥化痰丸

药理及应用 清热化痰。主治咳喘、中风、癫狂等证。用于胸膈痞塞，咳嗽喘促，痰黄黏稠，咯吐不利；痰热壅滞，肝风挟痰上冲，蒙蔽清窍，而出现神昏不省，语言不清，喉中痰声漉漉，胸满气促；心悸怔忡、头晕头痛，惊狂烦乱，夜寐不宁，或言语错乱或卒然昏倒，时作痫症，口中臭秽，大便秘实。

用法 口服。每次6g，每天1~2次。小儿1~3岁，每次1~2g；5~7岁，每次2~3g。

注意 忌气恼及辛辣、肥甘厚味饮食。

17. 痰饮丸

药理及应用 温补脾肾，助阳化饮。用于脾肾阳虚，痰饮阻肺所致的咳嗽，气促发喘，咯吐白痰，畏寒肢冷，腰酸背痛，腹胀食少。

　　用法　口服。一次 14 丸，每天 2 次，儿童酌减。

　　注意　心脏病、高血压患者慎用。

18. 祛痰止咳颗粒

　　药理及应用　健脾燥湿，祛痰止咳。主要用于慢性支气管炎及支气管炎合并肺气肿、肺源性心脏病所引起的痰多，咳嗽，喘息等症。

　　用法　口服。一次 12g，每天 2 次；小儿酌减，温开水冲服。

　　注意　止咳祛痰颗粒对于高血压、冠心病患者是慎用的。

19. 达肺丸

　　药理及应用　清热化痰、润肺止咳、宣肺平喘。用于痰热壅肺所致咳痰黄而带血者，如过敏性鼻炎哮喘综合征合并支气管扩张症或合并呼吸道感染者。

　　用法　口服。每天 3 次，一次 2g。

　　注意　尚不明确。

20. 复方川贝精片

　　药理及应用　宣肺化痰，止咳平喘。用于风寒咳嗽、痰喘引起的咳嗽气喘、胸闷、痰多；急、慢性支气管炎见上述证候者。

　　用法　口服。一次 3~6 片，每天 3 次；小儿酌减。

　　注意　①不宜在服药期间同时服用滋补性中药；②支气管扩张、肺脓疡、肺源性心脏病、肺结核患者出现咳嗽时应去医院就诊；③高血压、心脏病患者及孕妇慎用；④有肝病、糖尿病、肾病等慢性病严重者应在医师指导下服用。

21. 贝母二冬膏

　　药理及应用　润肺化痰止咳。用于阴虚肺燥，咳嗽咽干，痰少而黏之症。

　　用法　口服。一次 9g，每天 2 次。

　　注意　①忌食辛辣、油腻食物。②本品适用于阴虚燥咳，其表现为干咳，咳声短促，痰少质黏，口干咽燥，或手足心热，盗汗。③支气管扩张、肺脓疡、肺源性心脏病、肺结核、糖尿病患者应在医师指导下服用。

22. 润肺止咳丸

　　药理及应用　润肺定喘，止嗽化痰。用于肺气虚弱引起的咳嗽喘促，痰涎壅盛，久嗽声哑。

　　用法　口服。一次 2 丸，每天 2 次。

　　注意　①忌食辛辣、油腻食物；②本品适用于气虚久咳痰多，其表现为咳嗽短气，咳声低弱，痰吐稀薄，自汗畏风，体虚乏力；③支气管扩张、肺脓疡、肺源性心脏病、肺结核患者应在医师指导下服用；④服用 1 周病证无改善，应停止服用，去医院就诊；⑤服药期间，若患者出现寒热表现，或出现喘促气急者，或咳嗽加重，痰量明显增多者应到医院就诊。

23. 参麦止嗽糖浆

　　药理及应用　清热化痰，润肺止咳。用于肺燥咳嗽，急、慢性支气管炎。

　　用法　口服。一次 15ml，每天 3 次，小儿酌减或遵医嘱。

　　注意　尚不明确。

24. 羚贝止咳糖浆

　　药理及应用　宣肺化痰，止咳平喘。用于小儿肺热咳嗽及痰湿咳嗽。

　　用法　口服。1 岁以内一次服 2~4ml，1~3 岁一次服 5~10ml，4~6 岁一次服 10~15ml，7~12 岁一次服 15~20ml，15 岁以上一次服 20~30ml，每天 3 次，饭前 30min 服用。

　　注意　本品含半夏（姜），罂粟壳。运动员慎用。

25. 桔贝合剂

　　药理及应用　润肺止咳。用于肺热咳嗽，痰稠色黄，咯痰不爽。

用法　口服。一次 10～15ml，每天 3 次。

注意　①本品适用于肺热咳嗽，其表现为咳嗽气促，或喉中有痰鸣，痰质黏，伴身热，口干，咽痛。②支气管扩张、肺脓疡、肺源性心脏病、肺结核患者应在医师指导下服用。③服用 1 周病证无改善，应停止服用，去医院就诊。④服药期间，若患者出现高热，体温超过 38℃，或出现喘促气急者，或咳嗽加重，痰量明显增多者应到医院就诊。

26. 泻白丸

药理及应用　宣肺解热，化痰止咳。用于伤风咳嗽，痰多胸满，口渴舌干，鼻塞不通。

用法　口服。一次 1 丸，每天 2 次。

27. 止喘灵注射液

药理及应用　宣肺平喘，祛痰止咳。用于痰浊阻肺、肺失宣降所致的哮喘，咳嗽，胸闷痰多；支气管哮喘、喘息性支气管炎见上述证候者。

用法　肌内注射：一次 2ml，每天 2～3 次；7 岁以下儿童酌减。1～2 周为 1 个疗程，或遵医嘱。

注意　高血压患者及孕妇慎用。

28. 细辛脑注射液

药理及应用　本品主要用于肺炎、支气管哮喘、慢性阻塞性肺疾病伴肺部急性炎症等。

用法　①静脉注射：一次 16～24mg，稀释于 20% 葡萄糖注射液 40ml 中，缓慢静脉注射，每天 2～3 次。小儿剂量酌减。②静脉滴注：成人一次 16～24mg，儿童一次 0.5mg/kg，用 5% 或 10% 葡萄糖注射液稀释成 0.01%～0.02% 的溶液，每天 2 次。

注意　肝、肾功能严重障碍时慎用。

（九）温里剂

1. 理中丸

药理及应用　温中散寒，健胃。用于脾胃虚寒，呕吐泄泻，胸满腹痛，消化不良。

用法　口服。一次 1 丸，每天 2 次。小儿酌减。

注意　①忌食生冷油腻，不宜消化的食物。②感冒发热者慎用。③孕妇慎用。

2. 附子理中丸

药理及应用　温中健脾。用于脾胃虚寒，脘腹冷痛，呕吐泄泻，手足不温。

用法　口服。大蜜丸一次 1 丸，每天 2～3 次。

注意　①忌不易消化食物；②感冒发热患者不宜服用。

3. 洁白胶囊

药理及应用　健脾和胃，止痛止吐，分清泌浊。用于胸腹胀满，胃脘疼痛，消化不良，呕逆泄泻，小便不利。

用法　口服。一次 2 粒，每天 2～3 次。

注意　忌食生冷油腻不易消化食物。不适用于脾胃阴虚者。肝肾阴虚所致头晕血压高者，不宜服本药。孕妇及妇女月经量多者不宜服本药。不宜与含有人参成分药同时服用。

4. 黑锡丹

药理及应用　升降阴阳，坠痰定喘。用于真元亏惫，上盛下虚，痰壅气喘，胸腹冷痛。

用法　用姜汤或淡盐汤送服，一次 1.5g（1 瓶），每天 1～2 次。

注意　①本品含有附子、硫黄、黑锡不宜过量久服孕妇慎用。②服药期间忌食辛辣之品。

5. 参茸黑锡丹

药理及应用　回阳固脱，坠痰定喘。用于痰壅气喘，四肢厥冷，大汗不止，猝然昏倒，腹中冷痛等症。

用法　口服。一次 1.5～3g，每天 1～2 次。

（十）理气剂

1. 宽胸气雾剂

药理及应用　辛温通阳，理气止痛。用于阴寒阻滞，气机郁痹所致的胸痹，症见胸闷、心痛、形寒肢冷；冠心病心绞痛见上述证候者。

用法　将瓶倒置，喷口对准舌下喷，每天 2~3 次。

注意　①本品不得直接启开瓶盖；②必须倒置喷射；③用前请充分振摇。

2. 逍遥散

药理及应用　调和肝脾，疏肝解郁，养血健脾。主治肝郁血虚脾弱证。两胁作痛，头痛目眩，口燥咽干，神疲食少，或月经不调，乳房胀痛，脉弦而虚者。临床常用于治疗慢性肝炎、肝硬化、胆石症、胃及十二指肠溃疡、慢性胃炎、胃肠神经官能症、经前期紧张症、乳腺小叶增生等属肝郁血虚脾弱者。

用法　每服 6~9g，煨姜、薄荷少许，共煎汤温服，每天 3 次。

3. 九气心痛丸

药理及应用　理气，散寒、止痛。用于胃脘疼痛，两胁胀痛。

用法　口服。一次 3~6g，每天 1~2 次。

注意　①忌食生冷油腻不易消化食物；②不适用于脾胃阴虚，主要表现为口干，舌红少津，大便干；③不适用于肝肾阴虚，主要表现为口干，急躁易怒，头晕，血压高；④孕妇及妇女月经量多者不宜服用；⑤不宜与含有人参成分的药物同时服用。

4. 通窍镇痛散

药理及应用　行气活血，通窍止痛。主治痰瘀闭阻，心胸憋闷疼痛，或中恶气闭，霍乱，吐泻。

用法　姜汤或温开水送服，每次 3g，每天 2 次。

注意　①孕妇禁用；②忌气恼，辛辣食物。

5. 苏子降气丸

药理及应用　降气化痰，温肾纳气。用于上盛下虚，气逆痰壅所致的咳嗽喘息，胸膈痞塞。

用法　口服。一次 6g，每天 1~2 次。

注意　①阴虚，舌红无苔者忌服；②忌烟、酒及辛辣食物；③阴虚燥咳者忌服，其表现为干咳少痰、咽干咽痛、口干舌燥；④有支气管扩张、肺脓疡、肺结核、肺源性心脏病的患者及孕妇，应在医师指导下服用。

（十一）理血剂

1. 麝香保心丸

药理及应用　芳香温通，益气强心。用于气滞血瘀所致的胸痹，症见心前区疼痛、固定不移；心肌缺血所致的心绞痛、心肌梗死见上述证候者。

用法　口服。一次 1~2 丸，每天 3 次；或症状发作时服用。

注意　①过敏体质者慎用；②药品性状发生改变时禁止使用；③运动员慎用。

2. 舒胸片

药理及应用　活血祛瘀，通络止痛。主治瘀血阻滞所致的胸痹，症见胸闷、心前区刺痛；冠心病、心绞痛见上述证候者。

用法　口服。一次 5 片，每天 3 次。

注意　孕妇慎用、热证所致瘀血忌用。

3. 血塞通胶囊

药理及应用　活血祛瘀，通脉活络，抑制血小板聚集和增加脑血流量。用于脑路瘀阻，中风偏瘫，心脉瘀阻，胸痹心痛；脑血管病后遗症、冠心病、心绞痛属上述证候者。

用法　口服。一次 100mg（2 粒），每天 3 次。

注意　孕妇、儿童请在医生指导下使用。

4. 血栓通胶囊

药理及应用　活血祛瘀，通脉活络。用于脑络瘀阻引起的中风偏瘫，心脉瘀阻引起的胸痹心痛；脑梗死，冠心病、心绞痛见上述证候者。

用法　口服。一次1粒，每天3次。

注意　尚不明确。

5. 复方血栓通胶囊

药理及应用　活血化瘀，益气养阴。用于治疗血瘀兼气阴两虚证的视网膜静脉阻塞，症见视力下降或视觉异常，眼底瘀血征象，神疲乏力，咽干，口干等；以及用于血瘀兼气阴两虚的稳定性劳累型心绞痛，症见胸闷痛、心悸、心慌、气短乏力、心烦口干者。

用法　口服。一次3粒，每天3次。

注意　①孕妇禁服。　②对本品过敏者禁服。

6. 丹七片

药理及应用　活血化瘀，通脉止痛。用于瘀血闭阻所致的胸痹心痛，眩晕头痛，经期腹痛。

用法　口服。每次3~5片，每天3次。

注意　尚不明确。

7. 麝香心脑乐片

药理及应用　活血化瘀，开窍止痛。用于冠心病，心绞痛，心肌梗死，脑血栓等。

用法　口服。一次3~4片，每天3次，或遵医嘱。

注意　孕妇慎用。

8. 速效救心丹

药理及应用　行气活血，祛瘀止痛，增加冠脉血流量，缓解心绞痛。用于气滞血瘀型冠心病，心绞痛。

用法　含服。一次4~6粒，每天3次；急性发作时，一次10~15粒。

9. 蟾麝救心丸

药理及应用　扩张冠状动脉，改善心肌供氧，增强心脏功能。用于冠心病引起的心绞痛、胸闷、气短和眩晕等症。

用法　口服。一次2~3粒，每天3次。

注意　小儿及孕妇忌服。

10. 通心络胶囊

药理及应用　益气活血，通络止痛。主治冠心病心绞痛属心气虚乏，血瘀络阻证，症见胸部憋闷，刺痛，绞痛，固定不移，心悸自汗，气短乏力，舌质紫黯或有瘀斑，脉细涩或结代。亦用于气虚血瘀络阻中风病，症见半身不遂或偏身麻木，口舌㖞斜，言语不利。

用法　口服。一次2~4粒，每天3次。

注意　服药后胃部不适者宜改为饭后服用。

11. 活心丸

药理及应用　益气活血，温经通脉。主治胸痹、心痛，适用于冠心病、心绞痛。

用法　口服。一次1~2丸，每天1~3次。

注意　本品可引起子宫平滑肌收缩，妇女经期及孕妇慎用；运动员慎用。

12. 救心丹

药理及应用　益气强心，活血化瘀，行气止痛，开窍豁痰，镇心安神。主治心气亏虚，血脉瘀滞所致的胸闷心痛，心悸不宁，汗出气促，舌质紫黯，脉细涩或结代等。

用法　每天2次，一次1~2粒，舌下含服或口服，疼痛发作时立即含服，孕妇慎用。

注意　服药期间勿喝浓茶，并尽量少吃辛辣、油腻之物，烟酒、咖啡亦应避免食之。

13. 血府逐瘀颗粒

药理及应用　活血化瘀，行气止痛。用于瘀血内阻，头痛或胸痛，内热瞀闷，失眠多梦，心悸怔忡，急躁善怒。

用法　口服。一次1袋，每天3次。

注意　忌食生冷。孕妇忌服。

14. 血府逐瘀片

药理及应用　活血化瘀，行气止痛。用于瘀血停滞胸中而见胸痛、头痛，痛如针刺而有定处，或呃逆干呕、烦急、心悸失眠、午后潮热，或唇舌紫暗、舌有瘀点、脉弦涩等症。

用法　口服。一次2~3片，每天2~3次。

注意　①忌生冷油腻食物，鱼、虾腥物，忌烟、酒刺激食物。②肝肾不足引起头晕眼花、迎风流泪及脾胃虚寒、大便稀溏者慎用。

15. 复方丹参滴丸

药理及应用　活血化瘀，理气止痛。用于气滞血瘀所致的胸痹，症见胸闷、心前区刺痛；冠心病、心绞痛见上述证候者。

用法　吞服或舌下含服，一次10丸，每天3次，4周为1个疗程；或遵医嘱。

注意　孕妇慎用。

16. 维血宁颗粒

药理及应用　滋阴养血，清热凉血。用于阴虚血热所致的出血；血小板减少。

用法　开水冲服。一次1袋，每天3次。

注意　尚不明确。

17. 百宝丹

药理及应用　散瘀消肿，止血止痛。用于刀枪伤，跌打损伤，月经不调，经痛经闭，慢性胃痛及关节疼痛。

用法　口服。一次0.4g，每隔4h服1次或遵医嘱。重伤者，先服保险子1粒再服药粉。凡出血之伤，用开水调服；未出血之伤，用白酒调服。

注意　尚不明确。

18. 丹七胶囊

药理及应用　活血化瘀。用于血瘀气滞，心胸痹痛，眩晕头痛，经期腹痛。

用法　口服。一次2~3粒，每天3次。

注意　①本品不宜与含藜芦药同用；②忌烟、酒及辛辣、生冷、油腻食物；③过敏体质慎用；④孕妇、儿童慎用。

19. 丹蒌片

药理及应用　宽胸通阳，化痰散结，活血化瘀。用于痰瘀互结所致的胸痹心痛，症见胸闷胸痛，憋气，舌质紫暗，苔白腻；冠心病心绞痛见上述证候者。

用法　口服。一次5片，每天3次，饭后服用。

注意　产妇及便溏泄泻者慎用。冠脉结扎致犬心肌缺血试验提示，本品有减少心肌缺血程度和减少心肌缺血范围的作用。

20. 麝香通心滴丸

药理及应用　益气通脉，活血化瘀止痛。用于冠心病稳定型劳累性心绞痛，中医辨证气虚血瘀证，症见胸痛胸闷，心悸气短，神倦乏力。

用法　口服。一次2丸，每天3次。

注意　①肝肾功能不全者慎用；②本品含有毒性药材蟾酥，请按说明书规定剂量服用。

21. 云南白药

药理及应用　化瘀止血，活血止痛，解毒消肿。用于跌打损伤，瘀血肿痛，吐血、咳血、便血、痔血、崩漏下血，支气管及肺结核咳血，溃疡病出血，疮疡肿毒及软组织挫伤，闭合性骨折，以及皮肤感染性疾病。

用法　刀、枪伤、跌打诸伤，无论轻重，出血者用温开水送服；瘀血肿痛及未出血者用酒送服；妇科各种，用酒送服；但血过多、红崩用温开水送服；毒疮初起，服 0.25g，另取药粉用酒调匀，敷患处，如已化脓，只需内服。其他内出血各症状均可内服。口服。每次 0.25~0.5g，每天 4 次（2~5 岁按成人量 1/4 服用，5~12 岁按成人量 1/2 服用）。

注意　①孕妇忌用；②有本药过敏史者或家族过敏体质者慎用。伴有恶性心律失常的患者不宜使用；③有组织破损或感染者，外敷用药之前必须认真彻底清创、冲洗、消毒，有的患者外敷云南白药后可有轻微灼痛，随着病情的好转将逐渐消失；④偶有过敏反应。

22. 花蕊石散

药理及应用　化瘀止血，温阳散寒。主治产后血晕，败血不尽，胎死腹中，胞衣不下等证属阳虚血凝，瘀积壅聚者；外用治创伤出血。

用法　上药拌匀。先用纸和胶泥固瓦罐子 1 个，内可容药，候泥干入药在内；密泥封口，纳焙笼内，焙令透热，便安在四方砖上，用炭一称笼叠周匝，自巳、午时从下生火，令渐渐上彻，有坠下火，放火上，直至经宿，火令定，取出研细，以绢罗过，盛于细瓷盒内。治外伤，急于伤处撒药。内损血入脏腑，用童便入酒少许，煎热调服。

注意　尚不明确。

23. 石灰散

药理及应用　辟风水，续筋骨，止脓血，生肌。主治金疮久不愈。

用法　以敷疮上。

注意　尚不明确。

24. 十灰散

药理及应用　凉血止血。用于男妇吐血，血崩及一切血出不止诸症。

用法　温开水冲服。一次 3~9g，每天 1~2 次。

注意　尚不明确。

25. 紫地宁血散

药理及应用　清热凉血，收敛止血。用于胃中积热所致的吐血、便血；胃及十二指肠溃疡出血见上述证候者。

用法　口服。一次 8g，每天 3~4 次。

注意　尚不明确。

26. 断血流片

药理及应用　凉血止血。用于血热妄行所致的月经过多、崩漏、吐血、衄血、咯血、尿血、便血，血色鲜红或紫红；功能失调性子宫出血、子宫肌瘤出血及多种出血症、单纯性紫癜、原发性血小板减少性紫癜见上述证候者。

用法　口服。一次 3~6 片，每天 3 次。

注意　①忌烟、酒及辛辣、生冷食物。②孕妇禁用。

27. 冰冻紫黄液

药理及应用　清热，凉血，止血。可应用于急性上消化道出血。

用法　每次口服或经胃管注入胃内 50ml，每天 3~4 次。

注意　尚不明确。

28. 血必净注射液

药理及应用　化瘀解毒。用于温热类疾病，症见发热、喘促、心悸、烦躁等瘀毒互结证；适用于因感染诱发的全身炎症反应综合征；也可配合治疗多器官功能失常综合征的脏器功能受损期。

用法　静脉注射。全身炎症反应综合征：50ml 加生理盐水 100ml 静脉滴注，在 30~40min 内滴毕，每天 2 次。病情重者，每天 3 次。多器官功能失常综合征：100ml 加生理盐水 100ml 静脉滴注，在 30~40min 内滴毕，每天 2 次。病情重者，每天 3~4 次。

注意 ①在治疗由感染诱发的全身炎性反应综合征及多器官功能失常综合征时，在控制原发病的基础上联合使用本品；②本品与其他注射剂同时使用时，要用 50ml 生理盐水间隔，不宜混合使用；③本品在静脉滴注过程中禁止与其他注射剂配伍使用。

29. 丹红注射液

药理及应用 活血化瘀，通脉舒络。用于瘀血闭阻所致的胸痹及中风，症见：胸痛，胸闷，心悸，口眼喝斜，言语謇涩，肢体麻木，活动不利等症；冠心病、心绞痛、心肌梗死，瘀血型肺心病、缺血性脑病、脑血栓。

用法 肌内注射：一次 2~4ml，每天 1~2 次；静脉注射：一次 4ml，加入 50%葡萄糖注射液 20ml 稀释后缓慢注射，每天 1~2 次；静脉滴注：一次 20~40ml，加入 5%葡萄糖注射液 100~500ml 稀释后缓慢滴注，每天 1~2 次；伴有糖尿病等特殊情况时，改用 0.9%的生理盐水稀释后使用；或遵医嘱。

注意 ①本品不得与其他药物混合在同一容器内使用；谨慎联合用药，如确需联合使用其他药品时，应谨慎考虑与中药注射剂的时间间隔及药物相互作用等。②本品为纯中药制剂，保存不当可能影响产品质量。发现药液出现混浊、沉淀、变色、漏气或瓶身细微破裂等现象时不能使用。 ③月经期妇女慎用。④过敏体质者慎用。⑤特殊人群（特别是老年患者）用药要加强临床监护。⑥如出现不良反应，遵医嘱。

30. 灯盏细辛注射液

药理及应用 活血祛瘀，通络止痛。用于瘀血阻滞，中风偏瘫，肢体麻木，口眼喝斜，言语謇涩及胸痹心痛；缺血性中风、冠心病心绞痛见上述证候者。

用法 静脉注射：一次 20~40ml，每天 1~2 次，用 0.9%氯化钠注射液 250~500ml 稀释后缓慢滴注。穴位注射：每穴 0.5~1.0ml，多穴总量 6~10ml。肌内注射：一次 4ml，每天 2~3 次。

注意 ①本品在酸性条件下，其酚酸类成分可能游离析出，故静脉滴注时不宜和其他酸性较强的药物配伍；②如药液出现浑浊或沉淀，请勿继续使用。

31. 疏血通注射液

药理及应用 活血化瘀，通经活络。用于瘀血阻络所致的缺血性中风病中经络急性期，症见半身不遂，口舌喝斜，语言謇涩。急性期脑梗死见上述证候者。

用法 静脉滴注：每天 6ml 或遵医嘱，加于 5%葡萄糖注射液（或 0.9%氯化钠注射液）250~500ml 中，缓缓滴入。

注意 ①有过敏史及过敏性疾病史者禁用；②孕妇禁用；③无瘀血症者禁用；④有出血倾向者禁用。

32. 血塞通注射液

药理及应用 活血祛瘀，通脉活络。用于中风偏瘫、瘀血阻络证；动脉粥状硬化性血栓性脑梗死、脑栓塞、视网膜中央静脉阻塞见瘀血阻络证者。

用法 肌内注射：一次 100mg，每天 1~2 次；静脉滴注：一次 200~400mg，用 5%~10%葡萄糖注射液 250~500ml 稀释后缓缓滴注，每天 1 次。

注意 ①孕妇慎用；②肌内注射若出现疼痛、肿块时应改为静脉注射或静脉滴注；③颜面潮红、轻微头胀痛不影响本品的使用；④偶有轻微皮疹出现，可继续使用。

33. 川芎嗪注射液

药理及应用 活血化瘀。用于闭塞性脑血管疾病如脑供血不全、脑血栓形成、脑栓塞及其他缺血性血管疾病如冠心病、脉管炎等。

用法 静脉滴注：缺血性脑血管病急性期及其他缺血性血管疾病，以本品注射液 40~80mg（1~2 支），稀释于 5%葡萄糖注射液或氯化钠注射液 250~500ml 中。速度不宜过快，每天 1 次，10 日为 1 个疗程，一般使用 1~2 个疗程。

注意 不适于肌内大量注射。静脉滴注速度不宜过快。儿童及老年患者用药应按儿童及老年剂量使用。

34. 丹参注射液

药理及应用 活血化瘀，通脉养心。用于冠心病、心肌梗死、肝炎、脑血管意外、慢性肾功能不全、流行性出血热、急性弥漫性血管内凝血等病证。

用法 肌肉或静脉注射，肌内注射：每次 2～4ml，每天 1～2 次；静脉注射：每次 4ml，每天 1～2 次，用 50%葡萄糖注射液 20ml 稀释后应用；静脉滴注：每次 10ml，用 5%葡萄糖注射液 100～500ml 稀释后应用，每天 1 次。

注意 孕妇慎用。严重高血压、冠心病、前列腺肥大、尿潴留患者在医生指导下使用。

35. 丹参酮ⅡA 磺酸钠注射液

药理及应用 抗菌、抗炎、抗凝血（抗雄激素等作用）。可用于冠心病、心绞痛、心肌梗死，也可用于室性期前收缩。

用法 肌内注射：每次 40~80mg，1 次/日。静脉注射：每次 40~80mg，25%葡萄糖注射液 20ml 稀释。静脉滴注：每次 40~80mg，5%葡萄糖注射液或 0.9%氯化钠注射液 250~500ml 稀释，每天 1 次。

注意 ①对本品过敏者禁用；②部分患者肌内注射后有疼痛，个别有皮疹反应，停药后即可消失；③当药品性状发生改变时禁止使用；④孕妇（尤其是妊娠 3 个月内孕妇）、哺乳期妇女避免使用；⑤儿童避免使用。

36. 复方丹参注射液

药理及应用 保护心肌缺血缺氧，清除自由基，保护肝损害，镇静，改善血液流变学等。适用于心绞痛及急性心肌梗死。用于脑血栓形成的后遗症亦有效。此外还可用于血栓闭塞性脉管炎、硬皮病、视网膜中央动脉栓塞、神经性耳聋、白塞综合征及结节性红斑等。复方丹参注射液有减慢心率、镇静、安眠和短暂降压作用。现在用于心绞痛、心肌梗死、脑缺氧、脑栓塞、神经衰弱等。

用法 肌内注射：用于轻症患者，每次 2ml，每天 2 次，2～4 周为 1 个疗程。静脉滴注：每天 1 次，以本品 8～16ml 加入 5%葡萄糖液 100～150ml 滴注，2～4 周为 1 个疗程。

注意 对本类药物有过敏或严重不良反应病史患者禁用。

（十二）补益剂

1. 八珍颗粒

药理及应用 补气益血。用于气血两亏，面色萎黄，食欲不振，四肢乏力，月经过多。

用法 开水冲服。一次 1 袋，每天 2 次。

注意 孕妇慎用。不宜和感冒类药同时服用。服本药时不宜同时服用藜芦或其制剂。

2. 芪参益气滴丸

药理及应用 益气通脉，活血止痛。用于气虚血瘀型胸痹，症见胸闷、胸痛，气短乏力、心悸、自汗、面色少华，舌体胖有齿痕，舌质暗或紫暗或有瘀斑，脉沉或沉弦。冠心病、心绞痛见上述证候者。

用法 餐后半小时服用，一次 1 袋，每天 3 次，4 周为 1 个疗程或遵医嘱。

3. 心宝丸

药理及应用 温补心肾，益气助阳，活血通脉。用于治疗心肾阳虚，心脉瘀阻引起的慢性心功能不全；窦房结功能不全引起的心动过缓、病窦综合征及缺血性心脏病引起的心绞痛及心电图缺血性改变。

用法 口服。①慢性心功能不全按心功能 1、2、3 级分别服用：1 级：每次 120 mg（2 丸），每天 3 次；2 级：每次 240 mg（4 丸），每天 3 次；3 级：每次 360 mg（6 丸），每天 3 次。1 个疗程为 2 个月；在心功能正常后改为日维持剂量 60~120mg（1~2 丸）。②病窦综合征病情严重者一次 300~600mg（5～10 丸），每天 3 次，疗程为 3~6 个月。③其他心律失常（期外收缩）及心房颤动，心肌缺血或心绞痛一次 120~240mg（2~4 丸），每天 3 次，1 个疗程为 1~2 个月。

注意 ①阴虚内热、肝阳上亢、痰火内盛者及孕妇、青光眼患者忌服；②运动员慎用。

4. 心灵丸

药理及应用 活血化瘀，益气通脉，宁心安神。用于胸痹心痛，心悸气短，头痛眩晕等症，以及心绞痛、心律失常及伴有高血压者。

用法 舌下含服或阻嚼后咽服，一次 2 丸，每天 1~3 次。也可在临睡前或发病时用。

注意 心脏传导阻滞者应遵医嘱服用。

5. 人参补膏

药理及应用 补益气血,健脾滋肾。用于脾肾虚弱,气血两亏,神疲乏力,头昏耳鸣。

用法 口服。一次 15g,每天 2～3 次。

注意 ①忌油腻食物;②感冒患者不宜服用;③服用本品同时不宜服用藜芦、五灵脂、皂荚或其制剂;不宜喝茶和吃萝卜,以免影响药效;④本品宜饭前服用。

6. 补肺丸

药理及应用 补肺益气,止咳平喘。用于肺气不足,气短喘咳,咳声低弱,干咳痰黏,咽干舌燥。

用法 口服。一次 1 丸,每天 2 次。

注意 暂不明确。

7. 人参保肺丸

药理及应用 益气补肺,止嗽定喘。用于肺气虚弱,津液亏损引起的虚劳久嗽,气短喘促等症。

用法 口服。一次 2 丸,每天 2～3 次。

注意 ①本品含罂粟壳,易成瘾,不宜常服。②服用前应除去蜡皮、塑料球壳;本品可嚼服,也可分份吞服。

8. 固肾定喘丸

药理及应用 温阳补脾,利水消肿,纳气定喘。用于治疗咳嗽,喘证,哮证,临床表现气短喘息,心悸怔忡,腰酸脚软,倦怠肢冷,水肿,舌淡苔白,脉沉细或尺弱等。主治老年慢性支气管炎、肺气肿、过敏性哮喘、喘息性支气管炎等。

用法 口服。每次 3g,每天 3 次。

注意 ①阴虚证勿服;②感冒发热者忌服;③密闭贮藏于干燥处。

9. 脾肾双补丸

药理及应用 脾肾双补,健脾开胃,补益肝肾。用于脾肾双亏,气阴两虚,面黄肌瘦,食欲不振。

用法 口服。每次 1 丸,每天 2 次。

注意 ①忌油腻食物;②外感或实热内盛者不宜服用;③本品宜饭前服用。

10. 蛤蚧养肺丸

药理及应用 补虚润肺,止咳化痰。用于咳嗽,精神不振,四肢疲倦。

用法 口服。一次 1 袋,每天 2～3 次。

注意 有支气管扩张、肺脓疡、肺源性心脏病、肺结核患者出现咳嗽时应去医院就诊。

11. 七味都气丸

药理及应用 补肾纳气,涩精止遗。用于虚不能纳气之喘促,或久咳而咽干气短,遗精盗汗,小便频数。

用法 口服。每 40 丸重约 3g,每次 9g,每天 2 次。

注意 外感咳嗽气喘者忌服。

12. 琼玉膏

药理及应用 补虚健脾。用于气阴不足,肺虚干咳,形体消瘦。

用法 口服。一次 15g,每天 2 次。

注意 ①忌油腻食物,忌食葱、蒜、生萝卜及醋等物;②凡脾胃虚弱,呕吐泄泻,腹胀便溏、咳嗽痰多者慎用;③感冒患者不宜服用;④本品宜饭前服用。

13. 生脉饮

药理及应用 益气复脉,养阴生津。用于气阴两亏,心悸气短,脉微自汗。

用法 口服。一次 10ml,每天 3 次。

注意 ①忌油腻食物。②凡脾胃虚弱,呕吐泄泻,腹胀便溏、咳嗽痰多者慎用。③感冒患者不宜服用。④本品宜饭前服用。

14. 黄芪生脉饮

药理及应用　益气滋阴，养心补肺。用于气阴两虚，心悸气短的冠心病患者。

用法　口服。一次 1 支，每天 3 次。

注意　本品久置有轻微沉淀，摇匀后服用。

15. 天王补心丹

药理及应用　补心安神，滋阴清热。用于阴虚血少，神志不安证。心悸怔忡，虚烦失眠，神疲健忘，或梦遗，手足心热，口舌生疮，大便干结，舌红少苔，脉细数。

用法　炼蜜为丸，如梧桐子大，用朱砂为衣，每服二三十丸（6~9g），临卧，竹叶煎汤送下。现代用法：上药共为细末，炼蜜为小丸，用朱砂水飞 9~15g 为衣，每服 6~9g，温开水送下，或用桂圆肉煎汤送服；亦可改为汤剂，用量按原方比例酌减。

16. 炙甘草合剂

药理及应用　益气滋阴，通阴复脉。用于气虚血少，心动悸，脉结代。

用法　口服。每次 15~25ml，每天 3 次。用时摇匀。

17. 健身全鹿丸

药理及应用　补精，养血，益气，温阳固精。用于肾精亏损，气血不足引起：精神衰惫，腰膝无力，阳痿遗精，目暗耳鸣，失眠健忘，妇女血虚宫寒，崩带不孕，滑胎小产。

用法　口服。一次 1 丸，每天 2 次。

注意　节制性生活，忌食生冷食物。

18. 海马多鞭丸

药理及应用　补肾壮阳，添精增髓。用于气血两亏，面黄肌瘦，梦遗滑精，早泄，阳痿不举，腰腿酸痛。

用法　口服。一次 10 粒，每天 2 次，用黄酒或淡盐开水送服。

注意　高血压患者慎服，孕妇忌服。

19. 金匮肾气丸

药理及应用　温补肾阳，化气行水。用于肾虚水肿，腰膝酸软，小便不利，畏寒肢冷。

用法　口服。一次 20~25 粒（4~5g），每天 2 次。

注意　忌房欲，气恼。忌食生冷物。

20. 济生肾气丸

药理及应用　温肾化水，利水消肿。用于肾阳不足、水湿内停所致的肾虚水肿、腰膝酸重、小便不利、痰饮咳喘。

用法　口服。大蜜丸一次 1 丸，每天 2~3 次。

注意　①过敏体质者慎用。②年老体弱者应在医师指导下服用。③饮食宜清淡，低盐饮食，忌烟酒。④防止感染，避免过度劳累。⑤避免感受风寒，劳逸适度。⑥勤作松弛腰部肌肉的体操，不可强力负重，不可负重久行。⑦加强体育锻炼，增强体质。

21. 四神丸

药理及应用　温肾散寒，涩肠止泻。用于肾阳不足所致的泄泻，症见肠鸣腹胀、五更溏泻、食少不化、久泻不止、面黄肢冷。

用法　口服。一次 9g，每天 1~2 次。

注意　忌食生冷、油腻。

22. 桂附地黄丸

药理及应用　温补肾阳。用于肾阳不足，腰膝酸冷，肢体浮肿，小便不利或反多，痰饮喘咳，消渴。

用法　口服。水蜜丸，一次 6g，小蜜丸一次 9g，大蜜丸一次 1 丸，每天 2 次。

注意　①忌不易消化食物；②感冒发热患者不宜服用；③治疗期间，宜节制房事；④阴虚内热者不适用；⑤对本品过敏者禁用，过敏体质者慎用。

23. 六味地黄丸

药理及应用 滋阴补肾。用于肾阴亏损，头晕耳鸣，腰膝酸软，骨蒸潮热，盗汗遗精，消渴。

用法 口服。大蜜丸一次1丸，每天2次。

注意 ①忌不易消化食物。②感冒发热患者不宜服用。

24. 麦味地黄丸

药理及应用 滋肾养肺。用于肺肾阴亏，潮热盗汗，咽干，眩晕耳鸣，腰膝瘦软。

用法 口服。大蜜丸一次1丸，每天2次。

注意 ①忌不易消化食物。②感冒发热患者不宜服用。③有高血压、心脏病、肝病、糖尿病、肾病等慢性病严重者应在医师指导下服用。

25. 知柏地黄丸

药理及应用 滋补肝肾，滋阴降火。用于阴虚火旺，潮热盗汗，口干咽痛，耳鸣遗精，小便短赤。

用法 口服。一次8丸，每天3次。

注意 ①孕妇慎服。②虚寒性病证患者不适用，其表现为怕冷，手足凉，喜热饮。③不宜和感冒类药同时服用。④本品宜空腹或饭前服用开水或淡盐水送服。

26. 稳心颗粒

药理及应用 益气养阴，活血化瘀。主治气阴两虚，心脉瘀阻所致的心悸不宁，气短乏力，胸闷胸痛；室性期前收缩、房室期前收缩见上述证候者。

用法 开水冲服。一次1袋，每天3次。或遵医嘱。

注意 ①孕妇慎用；②用前请将药液充分搅匀，勿将杯底药粉丢弃。

27. 二至丸

药理及应用 补益肝肾，滋阴止血。用于肝肾阴虚，眩晕耳鸣，咽干鼻燥，腰膝酸痛，月经量多。

用法 口服。一次20粒，每天1～2次。

注意 ①忌辛辣食物。②感冒患者不宜服用。

28. 福字阿胶

药理及应用 养阴，止血，补虚，润燥。用于虚劳咳嗽，咯血，吐血，衄血，妇女崩漏，胎动不安等症。

用法 一次3～9g，每天1～2次。用黄酒或开水炖化服，或遵医嘱。

注意 尚不明确。

29. 再障生血片

药理及应用 滋阴补肾，补气生血，活血止血。用于气血两亏、再生障碍性贫血，缺铁性贫血白细胞减少等。

用法 口服。每次5片，每天3次，小儿酌减。根据不同类型血细胞减少情况使用，1～3个月为1个疗程，获效后仍可继续服用，巩固疗效。再生障碍性贫血，服药时间不得少于3个月。

注意 尚未发现不良反应及禁忌证。

30. 阿胶三宝膏

药理及应用 补气血，健脾胃。用于气短心悸，脾虚食少。

用法 开水冲服。一次10g，每天2次。

注意 对本品过敏者禁用。

31. 乌鸡白凤丸

药理及应用 补气养血，调经止带。用于气血两虚，身体瘦弱，腰膝酸软，月经量少、后错，带下。

用法 口服。一次6g，每天2次。

注意 尚不明确。

32. 归参补血片

药理及应用 温补脾肾，益气荣血。用于脾肾两虚引起的虚劳贫血，缺铁性贫血，面色苍白，体弱肢冷，心悸，发斑。

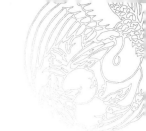

用法　口服。每天 5~7 片，每天 3 次。

注意　孕妇禁用。

33. 龟甲胶

药理及应用　滋阴，养血。用于阴虚潮热，骨蒸盗汗，腰膝酸软，血虚萎黄。

用法　烊化兑服，3～9g。

注意　①凡脾胃虚弱，呕吐泄泻，腹胀便溏、咳嗽痰多者慎用。②本品宜饭前服用。

34. 扶正养阴丸

药理及应用　扶正养阴。用于虚损劳伤，潮热咳嗽，安神定志。

用法　口服。一次 1 丸，每天 2 次。

注意　尚不明确。

35. 参松养心胶囊

药理及应用　益气养阴，活血通络，清心安神。用于治疗冠心病室性期前收缩属气阴两虚，心络瘀阻证，症见心悸不安，气短乏力，动则加剧，胸部闷痛，失眠多梦，盗汗，神倦懒言。

用法　口服。一次 2~4 粒，每天 3 次。

注意　应注意配合原发性疾病的治疗。

36. 生脉口服液

药理及应用　益气生津，活血通脉。用于心气不足，心阴虚引起的心悸气短，胸闷作痛，自汗乏力，脉微结代。

用法　口服。一次 10ml，每天 3 次。

37. 黄芪生脉饮

药理及应用　益气滋阴，养心补肺。用于气阴两虚，心悸气短的冠心病患者。

用法　口服。一次 1 支，每天 3 次。

注意　本品久置有轻微沉淀，摇匀后服用。

38. 人参北芪片

药理及应用　扶正固本，补气升阳，补虚生津。用于肢体倦怠，神疲乏力，多梦健忘。

用法　口服。一次 4~6 片，每天 3 次。

注意　①感冒患者不宜服用。②服用本品同时不宜服用藜芦、五灵脂、皂荚或其制剂；不宜喝茶和吃萝卜，以免影响药效。

39. 宁心宝胶囊（虫草胶囊）

药理及应用　益肾健脾，宁心安神。提高窦性心律，改善窦房结、房室传导功能，改善心脏功能的作用。用于多种心律失常，房室传导阻滞，难治性缓慢型心律失常，传导阻滞。

用法　口服。一次 2 粒，每天 3 次或遵医嘱。

40. 金水宝

药理及应用　补益肺肾，秘精益气。用于肺肾两虚，精气不足，久咳虚喘，神疲乏力，不寐健忘，腰膝酸软，月经不调，阳痿早泄；慢性支气管炎、慢性肾功能不全、高脂血症、肝硬化见上述证候者。

用法　口服。一次 3 粒，每天 3 次；用于慢性肾功能不全者，一次 6 粒，每天 3 次。

41. 益气复脉颗粒

药理及应用　益气复脉，养阴生津，能改善冠状动脉循环，降低心肌耗氧量。用于气阴两亏，心悸气短，脉微自汗；冠心病、心绞痛和衰老等症。

用法　口服。一次 1～2 袋，每天 2 次。

42. 补心气口服液

药理及应用　补益心气，理气止痛。用于气短、心悸、乏力、头晕等心气虚损型胸痹心痛。

用法　口服。一次 10ml，每天 3 次。

43. 炙甘草合剂

药理及应用 本品益气滋阴,通阳复脉。用于气虚血少之心动悸、脉结代。

用法 口服。15~25ml/次,每天 3 次。用时摇匀。

44. 益气复脉颗粒

药理及应用 益气复脉,养阴生津,能改善冠状动脉循环,降低心肌耗氧量。用于气阴两亏,心悸气短,脉微自汗;冠心病、心绞痛和衰老等症。

用法 口服。一次 1~2 袋,每天 2 次。

45. 滋心阴口服液

药理及应用 滋养心阴,活血止痛。用于阴虚血瘀所致的胸痹,症见胸闷胸痛、心悸怔忡、五心烦热、夜眠不安、舌红少苔;冠心病、心绞痛见上述证候者。

用法 口服。一次 10ml,每天 3 次。

46. 香砂六君丸

药理及应用 益气健脾,和胃。用于脾虚气滞,消化不良,嗳气食少,脘腹胀满,大便溏泄。

用法 口服。一次 12 丸,每天 3 次。

注意 ①忌食生冷油腻不易消化食物。②不适用于口干、舌少津、大便干者。③不适用于急性胃肠炎,主要表现为恶心、呕吐、大便水泻频频,脘腹作痛。

47. 参苓白术散

药理及应用 补脾胃,益肺气。用于脾胃虚弱,食少便溏,气短咳嗽,肢倦乏力。

用法 口服。一次 6~9g,每天 2~3 次。

注意 ①泄泻兼有大便不通畅,肛门有下坠感者忌服;②服本药时不宜同时服用藜芦、五灵脂、皂荚或其制剂;③不宜喝茶和吃萝卜以免影响药效;④不宜和感冒类药同时服用。

48. 归脾丸

药理及应用 益气健脾,养血安神。用于心脾两虚,气短心悸,失眠多梦,头昏头晕,肢倦乏力,食欲不振。

用法 用温开水或生姜汤送服。一次 6g(30 丸),每天 3 次。

注意 ①忌不易消化食物。②感冒发热患者不宜服用。③有高血压、心脏病、肝病、糖尿病、肾病等慢性病严重者应在医师指导下服用。

49. 益血生胶囊

药理及应用 健脾补肾,生血填精。主治脾肾两虚,精血不足所致的面色无华,眩晕气短,体倦乏力,腰膝酸软;缺铁性贫血、慢性再生障碍性贫血见上述证候者。

用法 口服。一次 4 粒,每天 3 次,儿童酌减。

注意 外感或实热内盛者不宜服用。

50. 补中益气丸

药理及应用 补中益气。用于体倦乏力,内脏下垂。

用法 口服。一次 8~10 丸,每天 3 次。

注意 恶寒发热表证者、暴饮暴食脘腹胀满实证者、高血压患者不宜使用。不宜同时服用藜芦。

51. 左归丸

药理及应用 滋肾补阴。本品用于真阴不足,腰酸膝软,盗汗,神疲口燥。

用法 口服。一次 9g,每天 2 次。

注意 ①忌油腻食物。②感冒患者不宜服用。

52. 右归丸

药理及应用 温补肾阳,填精止遗。用于肾阳不足,命门火衰,腰膝酸冷,精神不振,怯寒畏冷,阳痿遗精,大便溏薄,尿频而清。

用法 口服。小蜜丸一次 9g,大蜜丸一次 1 丸,每天 3 次。

注意 尚不明确。

53. 参附注射液

药理及应用 回阳救逆，益气固脱。主治厥脱证及阳虚（气虚）所致惊悸、喘咳、胃痛、泄泻、痹证。用于冠心病、充血性心力衰竭、心肌炎、心律失常，以及用于放化疗引起的骨髓抑制，提高麻醉安全性，也可用于各型休克。

用法 静脉注射：20～40ml，每天1～2次，速度宜慢（5min以上）。静脉滴注：50～100ml，每天1～2次，用5%～10%葡萄糖注射液（伴有糖尿病等特殊情况时改用0.9%氯化钠注射液）适量稀释后使用。

注意 肌内注射时极少数患者注射部位疼痛、红肿、偶见注射部位出现硬结。静脉给药时，偶见血管刺激性疼痛、减慢静脉注射速度或用5%～10%葡萄糖注射液将药液稀释后静脉注射，疼痛会消失。

54. 参麦注射液

药理及应用 益气固脱，养阴生津，生脉。用于治疗气阴两虚型之休克、冠心病、病毒性心肌炎、慢性肺源性心脏病、粒细胞减少症。能提高肿瘤患者的免疫功能，与化疗药物合用时，有一定的增效作用，并能减少化疗药物所引起的毒副作用。

用法 肌内注射：一次2～4ml，每天1次。静脉滴注：一次10～60ml（用5%葡萄糖注射液250～500ml稀释后应用）或遵医嘱（治疗休克，用本品20ml加入50%葡萄糖注射液50ml中，静脉注射，然后用本品40ml加入5%～10%葡萄糖注射液500ml中，静脉滴注维持。治疗心血管疾病，用本品10～40ml加入5%～10%葡萄糖注射液250～500ml中，静脉滴注，每天1次，10～15天为1个疗程。治疗癌症患者，用本品40～60ml加入5%～10%葡萄糖注射液500ml中，静脉滴注，每天1次，10～15天为1个疗程）。

注意 偶见过敏反应。

55. 生脉注射液

药理及应用 益气养阴，止渴固脱，敛汗生脉。用于气虚津亏，气阴两伤之心胸绞痛，头晕心悸，脉虚无力，汗多口渴，喘急欲脱，舌红少津，脉虚软或弦细数等症。主要用于心绞痛、失血性、感染性休克、心律失常、心肌炎、低血压等病证。

用法 肌内注射：一次2～4ml，每天1～2次。静脉滴注：一次20～60ml，用5%葡萄糖注射液250～500ml稀释后使用，或遵医嘱。

注意 偶有患者用药后有潮热感，可耐受，一般不需要特殊处理。本品大剂量高浓度对心脏表现出先抑制后兴奋的作用，故用药宜慢，并适量稀释。

56. 黄芪注射液

药理及应用 益气养元，扶正祛邪，养心通脉，健脾利湿。用于心气虚损、血脉瘀阻之病毒性心肌炎、心功能不全及脾虚湿困之肝炎。

用法 肌内注射：一次2～4ml，每天1～2次；静脉滴注：一次10～20ml，每天1次，或遵医嘱。

57. 参芎葡萄糖注射液

药理及应用 益气健脾，活血化瘀。用于闭塞性脑血管疾病及其他缺血性血管疾病。

用法 静脉滴注：每天1次，每次100～200ml，或遵医嘱，儿童及老年患者应遵医嘱。

注意 ①静脉滴注速度不宜过快；②糖尿病患者用药可在医生指导下使用；③本品不宜与碱性注射剂一起配伍。

58. 参芪扶正注射液

药理及应用 益气养元，扶正祛邪，养心通脉，健脾利湿。用于心气虚损、血脉瘀阻之病毒性心肌炎、心功能不全及脾虚湿困之肝炎。

用法 肌内注射：一次2～4ml，每天1～2次；静脉滴注：一次10～20ml，每天1次，或遵医嘱。

注意 心肝热盛，脾胃温热者不宜使用。

59. 刺五加注射液

药理及应用 平补肝肾，益精壮骨。用于肝肾不足所致的短暂性脑缺血发作，脑动脉硬化，脑血栓形成，脑栓塞等。亦用于冠心病，心绞痛合并神经衰弱和更年期综合症等。

用法　静脉滴注：一次 300～500mg，每天 1～2 次。

注意　对本品有过敏史的患者禁止使用。本品严禁与其他药品混合配伍。

（十三）开窍剂

1. 至宝丹

药理及应用　化浊开窍，清热解毒。主治痰热内闭心包证。神昏谵语，身热烦躁，痰盛气粗，舌绛苔黄垢腻，脉滑数。亦治中风、中暑、小儿惊厥属于痰热内闭者。临床常用于治疗急性脑血管病、脑震荡、流行性乙型脑炎、流行性脑脊髓膜炎、肝昏迷、冠心病、心绞痛、尿毒症、中暑、癫痫等证属痰热内闭者。

用法　口服。每次 1 丸，每天 1 次，小儿减量。本方改为散剂，用水牛角浓缩粉，不用金银箔，名"局方至宝散"。每瓶装 2g，每服 2g，每天 1 次；小儿 3 岁以内每次 0.5g，4~6 岁每次 1g；或遵医嘱。

注意　神昏谵语由阳盛阴虚所致者忌用；孕妇慎用。

2. 安宫牛黄丸

药理及应用　清热解毒，镇惊开窍。用于热病，邪入心包，高热惊厥，神昏谵语；中风昏迷及脑炎、脑膜炎、中毒性脑病、脑出血、败血症见上述证候者。

用法　口服。一次 1 丸，每天 1 次；小儿 3 岁以内一次 1/4 丸，4~6 岁一次 1/2 丸，每天 1 次。

注意　寒闭神昏不得使用。

3. 紫雪丹

药理及应用　清热解毒，镇痉熄风，开窍定惊。用于温热病、热邪内陷心包，症见高热烦躁，神昏谵语，抽风痉厥，口渴唇焦，尿赤便闭，及小儿热盛惊厥。

用法　口服。冷开水调下，每次 1.5～3g，每天 2 次，1 周岁小儿每次 0.3g，每增 1 岁，递增 0.3g，每天 1 次，5 岁以上小儿遵医嘱，酌情服用。

注意　中病即止，不宜过用。孕妇、运动员忌服。

4. 十香返生丸

药理及应用　开窍化痰，镇静安神。用于中风痰迷心窍引起：言语不清，神志错迷，痰涎壅盛，牙关紧闭等症。

用法　口服。水蜜丸一次 30 粒（6g），每天 2~3 次。

注意　①本品处方中含朱砂，不宜过量久服，肝肾功能不全者慎用；②服用前应除去蜡皮、塑料球壳；本品可嚼服，也可分份吞服。

5. 苏合香丸

药理及应用　芳香开窍，行气止痛。用于痰迷心窍所致的痰厥昏迷、中风偏瘫、肢体不利，以及中暑、心胃气痛。

用法　口服。一次 1 丸，每天 1～2 次。

注意　服用前应除去蜡皮、塑料球壳；本品可嚼服，也可分份吞服。孕妇禁用。

（十四）安神剂

1. 养心安神丸

药理及应用　补肾益智，养心安神。用于心肾不交引起的少眠多梦，头晕心悸，耳鸣健忘，倦怠无力。

用法　口服。一次 6g，每天 2 次。

注意　①忌烟、酒及辛辣、油腻食物。②服药期间要保持情绪乐观，切忌生气恼怒。

2. 朱砂安神丸

药理及应用　镇心安神，清热养血。主治心火亢盛，阴血不足证。失眠多梦，惊悸怔忡，心烦神乱；或胸中懊侬，舌尖红，脉细数。临床常用于治疗神经衰弱所致的失眠、心悸、健忘，精神忧郁症引起的神志恍惚，以及心脏期前收缩所致的心悸、怔忡等属于心火亢盛，阴血不足者。

用法　每次6~9g，临睡前温开水送服；亦可作汤剂，用量按原方比例酌减，朱砂研细末水飞，以药汤送服。

注意　方中朱砂含硫化汞，不宜多服、久服，以防汞中毒；阴虚或脾弱者不宜服。

3.泻肝安神丸

药理及应用　清肝泻火，重镇安神。用于失眠，心烦，惊悸及神经衰弱。

用法　口服。一次1袋，每天2次。

注意　①本品宜饭后服；②服用本品3天后症状未见改善或加重者，应到医院就诊；③对本品过敏者禁用，过敏体质者慎用；④本品性状发生改变时禁止使用。

4.清脑安神丸

药理及应用　清热安神。用于惊悸怔仲，失眠健忘，头晕耳鸣，倦怠无力，心烦舌燥。

用法　口服。一次10粒，每天2次。

5.松龄血脉康胶囊

药理及应用　平肝潜阳，镇心安神。用于肝阳上亢所致的头痛、眩晕、急躁易怒、心悸、失眠；高血压病及原发性高脂血症见上述证候者。

用法　口服。一次3粒，每天3次，或遵医嘱。

6.镇心降压片

药理及应用　降压。用于高血压。

用法　口服。一次4~6片，每天3次。

7.安神温胆丸

药理及应用　和胃化痰，安神定志。用于心胆虚怯，触事易惊，心悸不安，虚烦不寐。

用法　口服。一次7.5g，每天2次。

（十五）固涩剂

1.天麻钩藤饮

药理及应用　平肝熄风，清热活血，补益肝肾。主治肝阳偏亢，肝风上扰证。头痛，眩晕，失眠多梦，或口苦面红，舌红苔黄，脉弦或数。临床常用于治疗高血压病、急性脑血管病、内耳性眩晕等属于肝阳上亢，肝风上扰者。

用法　水煎，分2~3次服。

2.医痫丸

药理及应用　祛风化痰，定痫止搐。用于痰阻脑络所致的癫痫，症见抽搐昏迷、双目上吊、口吐涎沫。

用法　口服。一次1瓶，每天2~3次；小儿酌减。

注意　①体虚正气不足者慎用。②如服药期间出现恶心呕吐，心率过缓等不适症状，应及时就医。③合并慢性胃肠病、心血管病、肝肾功能不全者忌用。④本品含雄黄、朱砂，不宜过量、久服。⑤忌食辛辣、肥甘厚味之品。

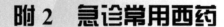

附2 急诊常用西药

（一）呼吸兴奋药

1. 可拉明（尼可刹米）

药理及应用 直接兴奋延髓呼吸中枢，也可刺激颈动脉体化学感受器而反射性兴奋呼吸中枢，使呼吸加深加快。用于中枢性呼吸抑制、麻醉药及其他中枢抑制药的中毒。

用法 常用量：肌内注射或静脉注射，0.25～0.5g/次，必要时 1～2h 重复。极量：1.25g/次。

注意 大剂量可引起血压升高、心悸、出汗、呕吐、心律失常、震颤及惊厥。

2. 山梗菜碱（洛贝林）

药理及应用 兴奋颈动脉体和主动脉体化学感受器而反射性兴奋呼吸中枢。用于新生儿窒息、吸入麻醉药及其他中枢抑制药的中毒，一氧化碳中毒及肺炎引起的呼吸衰竭。

用法 常用量：皮下或肌内注射，3mg/次，极量 20mg/次，50mg/d。静脉注射：3mg/次，极量 6mg/次，20mg/d，必要时可每 30min 重复 1 次或稀释后静脉滴注。

注意 不良反应有恶心、呕吐、腹泻、头痛、眩晕；大剂量可引起心动过速、呼吸抑制、血压下降，甚至惊厥。

（二）镇痛药

1. 吗啡

药理及应用 本品为阿片受体激动剂，有强大的镇痛作用，抑制呼吸中枢，促进内源性组胺释放而使外周血管扩张、血压下降，抑制咳嗽中枢，兴奋消化道平滑肌，并可使胆道、输尿管、支气管平滑肌张力增加。用于各种剧痛，心源性哮喘及麻醉前给药。

用法 常用量：镇痛：口服，5～15mg/次，3～4 次/日；皮下注射，5～15mg/次，3 次/日。心源性哮喘：3～5mg 稀释后静脉注射，3min 内注完，必要时每 15min 重复 1 次，共 2～3 次。

注意 可引起眩晕、呕吐、便秘、排尿困难、胆绞痛，可抑制呼吸中枢致呼吸麻痹，慢性阻塞性肺病、支气管哮喘、肺源性心脏病、颅内高压、颅脑损伤患者禁用，肝功能减退者禁用，禁与氯丙嗪（注射给药）合用，长期使用可产生依赖性。

2. 哌替啶（杜冷丁）

药理及应用 作用于中枢神经系统的阿片受体产生镇静、镇痛作用。用于各种剧痛，心源性哮喘，麻醉前给药。

用法 常用量：肌内注射 25～100mg/次，100～400mg/d。极量：150mg/次，600mg/d。两次用药间隔不宜少于 4h。

注意 本品具有依赖性。不良反应有恶心、呕吐、头昏、头痛、出汗、口干等。过量可致瞳孔散大、血压下降、心动过速、呼吸抑制、幻觉、惊厥、昏迷等。

（三）镇静、催眠及抗惊厥药

1. 安定（地西泮）

药理及应用 具有镇静催眠、抗焦虑、抗惊厥和中枢性骨骼肌松弛作用。用于焦虑症及各种神经官能症、失眠和抗癫痫，缓解炎症引起的反射性肌肉痉挛等。

用法　抗焦虑：2.5～5mg/次，3 次/d。失眠：5～10mg/次，睡前服。抗癫痫持续状态：10～20mg/次，缓慢静脉注射。抗惊厥：10～20mg/次，肌内或缓慢静脉注射。

注意　①不良反应有嗜睡、眩晕、运动失调等，偶有呼吸抑制和低血压。②慎用于急性酒精中毒、重症肌无力、青光眼、低蛋白血症、慢性阻塞性肺疾病患者。

2. 大仑丁（苯妥英钠）

药理及应用　阻断 Na^+ 通道，抑制神经末梢对γ-羟基丁酸的在摄取。用于癫痫大发作、三叉神经痛、坐骨神经痛，适用于强心苷中毒时的室性心动过速，室上性心动过速也可用。

用法　癫痫持续状态：肌内注射：100～250mg/次，如未使用过苯妥英钠，可用 100～250mg 加入 5%葡萄糖注射液 20～40ml 中缓慢静脉注射 6～10min，必要时 30min 后再注射 100～150mg。三叉神经痛口服：100～200mg/次，2～3 次/天。洋地黄中毒出现快速心律失常时，用 100mg 稀释至 20ml，5～10min 缓慢静脉注射，总量不超过 300mg。

注意　静脉注射不宜过快，过快易导致房室传导阻滞、低血压、心动过缓和呼吸抑制。长期应用不良反应较多。

3. 鲁米那（苯巴比妥）

药理及应用　具有镇静催眠、抗焦虑、抗惊厥作用。用于癫痫大发作、局限性发作及癫痫持续状态。

用法　常用量：100～200mg/次，肌内注射。

注意　严重肝、肾、肺功能不全或颅脑损伤者慎用。用药后可出现头晕、困倦等后遗效应。

（四）拟胆碱药

新斯的明

药理及应用　本品为可逆性抑制胆碱酯酶，直接作用于骨骼肌的胆碱能受体。用于重症肌无力及腹部术后肠麻痹。

用法　口服：15mg，3 次/天。极量，30mg/次，100mg/d。皮下注射，0.25～1.0mg/次，1～3 次/天，极量，1mg/次，5mg/d。

注意　大剂量可引起恶心、呕吐、腹泻、流泪、流涎等，可用阿托品对抗。癫痫、心绞痛、室性心动过速、机械性肠梗阻、尿路梗死及支气管哮喘者禁用。

（五）抗胆碱药

1. 阿托品

药理与应用　本品为 M 胆碱受体阻滞剂。随剂量增加可依次出现腺体分泌减少、瞳孔扩大和调节麻痹，膀胱和胃肠道平滑肌兴奋性下降，心率增快，中毒剂量时出现中枢兴奋作用。用于：①缓解各种内脏绞痛。②迷走神经过度兴奋所致的窦房阻滞、房室阻滞等缓慢型心律失常。③抗感染中毒性休克。④解救有机磷酸酯类中毒。⑤全身麻醉前给药。

用法　常用量：肌内注射或静脉注射，0.5～1mg/次。用于有机磷中毒时，1～2mg（严重时可加大 5～10 倍），每 10～20min 重复，维持有时需 2～3 天。

注意　剂量从小到大所致的不良反应如下：口干及少汗；心率加速、瞳孔轻度扩大；烦躁不安、皮肤干燥发热、小便困难、肠蠕动减少；甚至谵妄、幻觉、惊厥等；严重中毒时可由中枢兴奋转入抑制，产生昏迷和呼吸麻痹等。最低致死剂量成人为 80～130mg，儿童为 10mg。高热、心动过速、腹泻和老年人慎用。青光眼幽门梗阻及前列腺肥大者禁用。

2. 东莨菪碱

药理与应用　本品和阿托品相似。对呼吸中枢用兴奋作用，对大脑皮质有明显的抑制作用，扩张毛细血管，抗晕动病。常用于麻醉前给药、晕动病、震颤麻痹、狂躁型精神病、乙型脑炎呼吸衰竭、有机磷农药中毒。

用法　口服，0.2～0.6mg/次，0.6～1mg/d。皮下注射，0.2～0.5mg/次，极量，0.5mg/次，1.5mg/d。抢救乙

型脑炎呼吸衰竭，静脉注射或静脉滴注，0.02～0.04mg/kg。

注意 青光眼禁用。

3.654-2（山莨菪碱）

药理与应用 本品和阿托品相似或稍弱。用于感染性休克、平滑肌痉挛、胃十二指肠溃疡、胆道痉挛、眩晕病。

用法 口服，5～10mg/次，3次/天。肌内注射或静脉滴注：5～10/次，1～2次/天。

注意 可引起口干、面红、视物模糊、心率加快、排尿困难；青光眼禁用。

（六）α-受体阻断药

利其丁（酚妥拉明）

药理与应用 本品为α_1、α_2阻滞剂，有血管舒张作用。临床上用于血管痉挛性疾病，如肢端动脉痉挛症（即雷诺病）、手足发绀症等、感染中毒性休克及嗜铬细胞瘤的诊断试验等。

用法 ①治血管痉挛性疾病：肌内注射或静脉注射，每次5～10mg，20～30min后可按需要重复给药。②抗休克：以0.3mg/min的剂量进行静脉滴注。③诊断嗜铬细胞瘤：静脉注射5mg，注后每30s测血压1次，可连续测10min，如在2～4min内血压降低4.67/3.33kPa（35/25mmHg）以上时为阳性结果。④高血压、心力衰竭：静脉滴注，0.1～1mg/min，因可致心动过速，现已少用。

注意 可引起直立性低血压、鼻塞、瘙痒、恶心、呕吐等，低血压、严重动脉硬化、心脏器质性损害、肾功能减退者忌用。

（七）钙拮抗剂

异搏定（维拉帕米）

药理与应用 本品为一种钙离子内流抑制剂，能使房室传导减慢，自律性降低，心肌收缩力减弱，心肌作工和心肌耗氧减少；尚可松弛血管平滑肌，降低血管阻力，使动脉压下降，心房后负荷降低。对阵发性室上性心动过速最有效，对室性心动过速和房性期前收缩也有效。治疗各种类型心绞痛，包括稳定型或不稳定型及变异型心绞痛。

用法 ①口服：开始时40～80mg/次，3～4次/天。维持量40mg/次，3次/天。②静脉注射或静脉滴注：5～10mg/次，隔10～30min再注射1次，总量不超过50～100mg/d。

注意 ①可有眩晕、恶心、呕吐、便秘、心悸等不良反应。②心源性休克、充血性心力衰竭、Ⅱ度至Ⅲ度房室传导阻滞、重度低血压、病态窦房结综合征等患者禁用。

（八）抗慢性心功能不全药

1.西地兰（去乙酰毛花苷）

药理及应用 增强心肌收缩力，并反射性兴奋迷走神经，降低窦房结及心房的自律性，减慢心率与传导，使心搏量增加。用于充血性心力衰竭、心房颤动和阵发性室上性心动过速。

用法 常用量：初次量0.4mg，必要时2～4h再注半量。饱和量1～1.2mg。

注意 ①不良反应有恶心、呕吐、食欲缺乏、腹泻、头痛、幻觉、绿黄视，心律失常及房室传导阻滞。②急性心肌炎、心肌梗死患者禁用；并禁与钙剂同用。

2.米力农

药理及应用 本品是磷酸二酯酶抑制剂，使心肌细胞内环磷酸腺苷（CAMP）浓度增高，细胞内钙增加，心肌收缩力加强，心排血量增加。并有血管扩张作用。适用于对洋地黄、利尿剂、血管扩张剂治疗无效或效果欠佳的各种原因引起的急、慢性顽固性充血性心力衰竭。

用法 静脉注射：负荷量25～75μg/kg，5～10min缓慢静脉注射，以后每分钟0.25～1.0μg/kg维持。每天最大剂量不超过1.13mg/kg。

注意　低血压、心动过速、心肌梗死慎用；肾功能不全者宜减量。本品以生理盐水稀释后使用，不能用含右旋糖酐或葡萄糖的溶液稀释。与呋塞米混合立即产生沉淀。

（九）抗心律失常药

1. 利多卡因

药理及应用　促进心肌细胞内 K^+ 外流，降低心肌传导纤维的自律性，而具有抗室性心律失常作用。用于心肌梗死、洋地黄中毒、外科手术及心脏介入操作引起的室性心动过速、室性期前收缩和心室颤动。

用法　静脉注射：$1\sim1.5mg/$（kg·次）（一般用 $50\sim100mg/$次）必要时每 5min 后重复 $1\sim2$ 次，1h 内总量不超过 300mg。静脉滴注：取 100mg 加入 5% 葡萄糖中静脉滴注，$1\sim4mg/min$ 维持。

注意　可引起头晕、嗜睡、感觉异常、肌颤，超量可引起惊厥、心脏骤停、昏迷及呼吸抑制等。阿-斯综合征、预激综合征、传导阻滞患者禁用。肝功能不全、充血性心力衰竭、青光眼、癫痫病、休克等患者慎用。

2. 心律平（普罗帕酮）

药理及应用　延长动作电位的时间及有效不应期，减少心肌的自发兴奋性，降低自律性，减慢传导速度。此外亦阻断β受体及 L-型钙通道，具有轻度负性肌力作用。用于室上性及室性心动过速和期前收缩，以及预激综合证伴发心动过速或心房颤动患者。

用法　首次 70mg 稀释后 $3\sim5min$ 内静脉注射，无效 20min 后重复 1 次；或 1 次静脉注射后继以（$20\sim40mg/h$）维持静脉滴注。24h 总量＜350mg。

注意　①不良反应有恶心、呕吐、便秘、味觉改变、头痛、眩晕等，严重时可致心律失常，如传导阻滞、窦房结功能障碍。②病窦综合征、低血压、心力衰竭、严重慢性阻塞性肺疾病患者慎用。

3. 胺碘酮（乙胺碘呋酮，可达龙）

药理及应用　本品属III类抗心律失常药。主要电生理效应是延长各部心肌组织的动作电位及有效不应期，有利于消除折返激动。减低窦房结自律性。对冠状动脉及周围血管有直接扩张作用。适用于室性和室上性心动过速和期前收缩、阵发性心房扑动和颤动、预激综合征等。　也可用于伴有充血性心力衰竭和急性心肌梗死的心律失常患者。

用法　口服：开始每次 200mg，每天 3 次，$8\sim10$ 天后改用维持量，每次 200mg，每天 $1\sim2$ 次。负荷量：$3\sim5mg/kg$，稀释后缓慢静脉注射，以 $0.5\sim1.0mg/min$ 静脉滴注维持。

注意　可引起胃肠道反应、角膜色素沉着、间质性肺炎及肺纤维化、病态窦房结综合征、房室传导阻滞、甲状腺功能障碍及对碘过敏者禁用。

（十）抗高血压药

1. 硝酸甘油

药理及应用　具有松弛平滑肌的作用，可舒张全身静脉和动脉，对舒张毛细血管后静脉（容量血管）比小动脉明显。对冠状血管也有明显舒张作用，降低外周阻力，减轻心脏负荷。用于冠心病心绞痛的治疗及预防，也可用于降低血压或治疗充血性心力衰竭。

用法　用 5% 葡萄糖或氯化钠液稀释后静脉滴注，开始剂量为 $5\mu g/min$，最好用输液泵恒速输入。患者对本药的个体差异很大，静脉滴注无固定适合剂量，应根据个体的血压、心率和其他血流动力学参数来调整用量。心绞痛发作时舌下含服 $0.3\sim0.6mg$。

注意　①不良反应常见有头痛、眩晕、面部潮红、心悸、直立性低血压、晕厥等。②禁用于有严重低血压及心动过速时的心肌梗死早期，以及严重贫血、青光眼、颅内压增高患者。

2. 亚宁定（原名：优匹敌，压宁定）

药理及应用　具有中枢和外周双重的作用机制。阻断突触后α1 受体、抑制儿茶酚胺的缩血管作用；兴奋 5-羟色胺 1A 受体，调整循环中枢的活性，防止因交感反射引起的血压升高及心率加快。适用于高血压危象（如血压急剧升高），重度和极重度高血压，以及难治性高血压。也用于控制围手术期高血压。

用法 25mg稀释后缓慢静脉注射，需监测血压，可重复用药。静脉给药时，患者应取卧位。静脉滴注：2～4μg/（kg·min）。

注意 可出现头痛、头晕、恶心、呕吐、出汗、烦燥、乏力、心悸、心律不齐、心动过速或过缓、上胸部压迫感或呼吸困难等症状，禁用于对本品成分过敏的患者。主动脉峡部狭窄或动静脉分流的患者（肾透析时的分流除外）及哺乳期妇女禁用。

3. 硝普钠

药理及应用 直接松弛小动脉与静脉血管平滑肌，对肺动脉压亦能明显降低，本品作用迅速，维持时间短。用于高血压急症和手术间控制血压。也用于急性心力衰竭。

用法 用5%葡萄糖液稀释，避光。一般速度为每公斤体重0.5～5μg/min，连续用药不宜超过72h。

注意 本品须临用时配置，6h更换。可引起恶心、呕吐、精神不安、肌肉痉挛、头痛、皮疹、出汗、发热等。大剂量连续使用时，可引起硫氰化物中毒。肝肾功能不全及甲状腺功能低下者慎用，妊娠妇女、动静脉分流或主动脉窄缩等代偿性高血压者禁用。

（十一）抗休克血管活性药物

1. 去甲肾上腺素

药理及应用 兴奋α肾上腺素受体，具有较强的血管收缩作用，尤对小静脉、小动脉的收缩。但对心脏和支气管作用很小。临床可用于麻醉引起血管扩张所致的休克，中毒性、心源性等高排低阻（心排血量高，外周阻力低）休克等。

用法 静脉滴注：4～10μg/min，根据血压调整极量。对危急病例可用1～2mg稀释至10～20ml静脉注射。口服用于上消化道出血，用生理盐水稀释至8mg/100ml。

注意 血管外漏时可引起组织坏死，应立即用酚妥拉明局部浸润注射，并热敷及普鲁卡因封闭。可有不安、头痛、心悸、寒颤等不良反应。完全性房室传导阻滞、心力衰竭、高血压、甲状腺功能亢进、无尿症及氟烷、环丙烷、氯仿麻醉时禁用。

2. 阿拉明（间羟胺）

药理及应用 本品主要激动α受体，其作用效应应与异丙肾上腺素相似。但作用较缓和而持久；适用于各种休克及手术时低血压。

用法 静脉滴注：1～5μg/（kg·min），常与多巴胺合用。

注意 ①本品最大效应不立即显现、在重复用药前应对初量效应至少观察10min，以免突然增加用量使血压广升过高。②心脏病、糖尿病、甲状腺功能亢进、高血压等患者慎用。

3. 副肾素（肾上腺素）

药理及应用 可兴奋α、β二种受体。用于过敏性休克、心搏骤停、支气管哮喘、黏膜或齿龈的局部止血等。

用法 ①抢救过敏性休克：皮下或肌内注射0.5～1mg/次，或以0.9%盐水稀释到10ml缓慢静脉注射。如疗效不好，可改用2～4mg溶于5%葡萄糖液250～500ml中静脉滴注。②抢救心搏骤停：1mg静脉注射，每3～5min可加大剂量递增（1～5mg）重复。③与局麻药合用：加少量[约1：（200 000～500 000）]于局麻药内（<300μg）。④支气管哮喘：皮下注射0.25～0.5mg，3～5min起效，作用维持1h。

注意 ①不良反应有心悸、头痛、血压升高，用量过大或皮下注射时误入血管后，可引起血压突然上升、心律失常，严重可致室颤而致死。②高血压、器质性心脏病、糖尿病、甲状腺功能亢进、洋地黄中毒、低血容量性休克、心源性哮喘等慎用。

4. 多巴胺

药理及应用 直接激动α和β受体，也激动多巴胺受体，对不同受体的作用与剂量有关：小剂量[2～5μg/（kg·min）]低速滴注时，兴奋多巴胺受体，使肾、肠系膜、冠状动脉及脑血管扩张，增加血流量及尿量。同时激动心脏的β₁受体，也通过释放去甲肾上腺素产生中等程序的正性肌力作用；中等剂量[5～10μg/

（kg·min）］时，可明显激动β₁受体而兴奋心脏，加强心肌收缩力。同时也激动α受体，使皮肤、黏膜等外周血管收缩。大剂量［>10μg/（kg·min）］时，正性肌力和血管收缩作用更明显，肾血管扩张作用消失。用于各种类型休克及心力衰竭。

用法 静脉滴注。

注意 ①不良反应有恶心、呕吐、头痛、中枢神经系统兴奋等；大剂量或过量时可使呼吸加速、快速型心律失常。②高血压、心肌梗死、甲状腺功能亢进、糖尿病患者禁用。③使用以前应补充血容量及纠正酸中毒。④输注时不能外溢。

5. 多巴酚丁胺

药理及应用 本品为选择性β₁受体激动剂，与多巴胺不同。可增强心肌收缩力，增加心排血量，较少引起心动过速。临床用于心肌梗死后或心脏外科手术时心排血量低的休克患者有较好疗效。

用法 静脉滴注，滴速为2.5~10μg/（kg·min）。

注意 不良反应有恶心、头痛、胸痛、气短，心悸等。梗阻型肥厚性心肌病不宜使用本品，以免加重梗阻。

（十二）镇咳药

1. 咳必清（喷托维林）

药理及应用 本品对咳嗽中枢有选择性抑制作用，尚有轻度的阿托品样作用和局麻作用，大剂量对支气管平滑肌有解痉作用，故它兼有中枢性和末梢性镇咳作用。用于上呼吸道感染引起的无痰干咳和百日咳等。

用法 口服：成人每次25mg，每天3~4次。

注意 偶有轻度头晕、口干、恶心、腹胀、便秘等不良反应，青光眼及心功能不全伴有肺瘀血的患者忌用，痰多者宜与祛痰药合用。

2. 苯丙哌林

药理及应用 本品为非麻醉性镇咳药：①阻断肺-胸膜的牵张感受器产生的肺迷走神经反射；②直接对咳嗽中枢产生抑制。不抑制呼吸，不引起胆道和十二指肠痉挛，不引起便秘。适用于各种原因引起的刺激性干咳。

用法 口服，成人一次20~40mg，每天3次。

注意 偶有口干，食欲缺乏，烧心，乏力，头晕，药疹。

（十三）平喘药

1. 异丙肾上腺素

药理及应用 作用于支气管β₂肾上腺素受体，使支气管平滑肌松弛，兴奋β₁肾上腺素受体，增快心率，增强心肌收缩力，增加心脏传导系统的传导速度，缩短窦房结的不应期。扩张外周血管，减轻心（左心为著）负荷，以纠正低排血量和血管严重收缩的休克状态。用于：①治疗支气管哮喘；②治疗心源性或感染性休克；③治疗完全性房室传导阻滞、心搏骤停。

用法 ①支气管哮喘：舌下含服，成人，1次10~15mg，每天3次；极量，1次20mg，每天60mg。气雾剂吸入，常用量，1次0.1~0.4mg；极量，1次0.4mg，每天2.4mg。重复使用的间隔时间不应少于2h。②心搏骤停：心腔内注射0.5~1mg。③房室传导阻滞：Ⅱ度者采用舌下含片，每次10mg，每4h1次；Ⅲ度者、心率低于40次/分时，可用0.5~1mg溶于5%葡萄糖溶液200~300ml缓慢静脉滴注。④抗休克：以0.5~1mg加于5%葡萄糖溶液200ml中，静脉滴注，滴速0.5~2μg/min，根据心率调整滴速，使收缩压维持在12kPa（90mmHg），脉压在2.7kPa（20mmHg）以上，心率120次/分以下。

注意 常见心悸、头痛、头晕、喉干、恶心、无力及出汗等不良反应。用量过大，易致心律失常，甚至可致室性心动过速及心室颤动。心率超过120次/分，应慎用。冠心病、心绞痛、心肌梗死、嗜铬细胞瘤及甲状腺功能亢进患者禁用。过多、反复应用气雾剂可产生耐受性。

2. 氨茶碱

药理与应用 对支气管平滑肌有舒张作用，间断抑制组织胺等过敏物质的释放，缓解气管黏膜的充血水肿。

还有松弛胆道平滑肌、扩张冠状动脉及轻度利尿、强心和中枢兴奋作用。用于支气管哮喘，也可用于心源性哮喘、胆绞痛等。

用法 常用量：静脉注射，0.25～0.5g/次，用5%葡萄糖稀释后使用。极量0.5g/次，1g/d。

注意 静脉注射过快或浓度过高可有恶心、呕吐、心悸、血压下降和惊厥。急性心肌梗死、低血压、严重冠状动脉硬化患者忌用。

（十四）治疗消化性溃疡出血药

1. 法莫替丁

药理与应用 本品为组胺 H_2 受体阻滞药。对胃酸分泌具有明显的抑制作用，也可抑制胃蛋白酶的分泌。适用于消化性溃疡（胃、十二指肠溃疡），急性胃黏膜病变，反流性食管炎及胃泌素瘤。

用法 口服，每次20mg，每天2次（早餐后，晚餐后或临睡前服）。上消化道出血时缓慢静脉注射或静脉滴注20mg（溶于等渗盐水或葡萄糖注射液20ml中），每天2次。

注意 常见不良反应的有头痛、头晕、便秘和腹泻，偶有皮疹、荨麻疹（应停药）、白细胞减少、转氨酶升高等；肾衰竭或肝病者、有药物过敏史患者慎用；应排除肿瘤后再给药。

2. 奥美拉唑

药理与应用 作用于胃黏膜壁细胞，降低壁细胞中的氢钾 ATP 酶的活性，从而抑制基础胃酸和刺激引起的胃酸分泌。主要适用于十二指肠溃疡和卓-艾综合征，也可用于胃溃疡和反流性食管炎；本品静脉注射可用于消化性溃疡急性出血的治疗。

用法 口服：每天1次，每次20mg，治疗卓-艾综合征，每天1次，每次60mg。治疗消化性溃疡出血，静脉注射，1次40mg，每12h1次，连用3天。

注意 可引起恶心、胀气、腹泻、便秘、上腹痛等。皮疹、ALT 和胆红素升高也有发生，严重肝肾功能不全者慎用，本品具有酶抑制作用，可延长双香豆素、地西泮、苯妥英钠等的 $t_{1/2}$。

3. 奥曲肽（善得定、善宁）

药理与应用 本品是一种人工合成的天然生长抑素的八肽衍生物，能抑制胃、肠、胰内分泌系统的肽及生长激素的分泌。急诊主要用于肝硬化所致食管-胃静脉曲张出血的紧急治疗及急性胰腺炎。

用法 0.1mg 静脉注射，接着 25μg/h 维持静脉滴注。其他：0.1mg，皮下注射，3mg/d。

（十五）止呕药

胃复安（甲氧氯普胺）

药理与应用 本品能阻断多巴胺受体，抑制延脑的催吐化学感受器而发挥止吐作用，并促进胃蠕动，加快胃内容物的排空。用于尿毒症、肿瘤化疗放疗引起的呕吐及慢性功能性消化不良引起的胃肠运动障碍。

用法 常用量：口服，5～10mg/次，3次/天，饭前30min服。肌内注射，10～20mg/次，每天不超过0.5mg/kg。

注意 ①不良反应有体位性低血压、便秘等，大剂量可致锥体外系反应，也可引起高泌乳血症。②禁用于嗜铬细胞瘤、癫痫、机械性肠梗阻、胃肠出血、进行放射性治疗或化疗的乳癌患者。

（十六）治疗肝性脑病药

1. 谷氨酸钠

药理与应用 与血中过多的氨结合形成谷酰胺。用于肝性昏迷和血氨过高所致的精神症状。

用法 静脉滴注：对肝昏迷每次11.5～17.25g（5.75/20ml 的针剂2～3支），用5%葡萄糖液750～1000ml或10%葡萄糖液250～500ml 稀释，于1～4h 内滴完。必要时，可于8～12h 后重复给药，1天量不宜超过23g。

注意 大剂量可导致严重碱血症及低钾血症；滴注过快可引起流涎、潮红、呕吐等。

2. 谷氨酸钾

药理与应用 同谷氨酸钠。

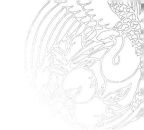

用法　6.3g 稀释后静脉滴注。

注意　大剂量可导致严重碱血症，和谷氨酸钠按 1∶3 或 1∶2 合用。

3. 精氨酸

药理与应用　促进氨代谢，降低血氨水平。

用法　静脉滴注，10～20g 稀释后静脉滴注。

注意　静脉滴注太快可引起流涎、潮红、呕吐等，盐酸盐可引起高氯性酸中毒。

（十七）利尿及脱水药

1. 速尿（呋喃苯胺酸，呋塞米）

药理及应用　抑制髓袢升支的髓质部对钠、氯的重吸收，促进钠、氯、钾的排泄和影响肾髓质高渗透压的形成，从而干扰尿的浓缩过程，利尿作用强。用于各种水肿，降低颅内压，药物中毒的排泄及高血压危象的辅助治疗。

用法　肌内注射或静脉注射：20～80mg/d，隔天或每天 1～2 次，从小剂量开始。

注意　长期用药有水电解质紊乱（低血钾、低血钠、低血氯）而引起恶心、呕吐、腹泻、口渴、头晕、肌痉挛等；偶有皮疹、瘙痒、视力模糊；有时可产生体位性低血压、听力障碍、白细胞减少及血小板减少等。

2. 甘露醇

药理及应用　在肾小管造成高渗透压而利尿，同时增加血液渗透压，可使组织脱水，而降低颅内压。用于治疗脑水肿及青光眼，亦用于早期肾衰竭及防止急性少尿症。

用法　静脉滴注：20% 溶液 250～500ml/次，滴速 10ml/min。

注意　①不良反应有水电解质失调。其他尚有头痛、视力模糊、眩晕，大剂量久用可引起肾小管损害。②心功能不全、脑出血、因脱水而尿少的患者慎用。

（十八）止血药

1. 垂体后叶素

药理及应用　含有缩宫素和加压素两种活性成分。用于咯血、食管胃底静脉曲张破裂出血、产后出血。

用法　静脉滴注：0.1～0.4U/min。大量咯血时可静脉注射 10U。

注意　可引起面色苍白、出汗、心悸、胸闷、腹痛、过敏性休克等。高血压、冠状动脉疾病、心力衰竭、肺源性心脏病患者忌用。

2. 6-氨基己酸（氨甲环酸）

药理及应用　通过抑制纤维蛋白溶解而起止血目的。用于纤维蛋白溶酶活性升高所致的出血，如产后出血，前列腺、肝、胰、肺等内脏术后出血。

用法　常用量：静脉滴注，初用量为 4～6g，稀释后静脉滴注，维持量 1g/h，<20g/d。

注意　①不良反应有恶心、腹泻、头晕、皮疹、肌肉痛等，静脉注射过快可引起低血压、心动过缓。过量可发生血栓。②有血栓形成倾向或有血栓性血管疾病病史者禁用。肾功能不全者减量或慎用。

3. 氨甲苯酸（止血芳酸，对羧基苄胺，抗血纤溶芳酸，PAMBA）

药理及应用　本品和氨基己酸相同。用于纤维蛋白溶酶活性升高所致的出血，术后出血，肺出血，上消化道出血。

用法　静脉滴注，0.2～0.4g，稀释后静脉滴注，<0.6g/d。

注意　①过量可发生血栓。②有血栓形成倾向或有血栓性血管疾病病史者禁用。

4. 立止血

药理及应用　具有类凝血酶样作用及类凝血激酶样作用。能促进出血部位（血管破损部位）的血小板聚集，促纤维蛋白原降解，可加速凝血酶的生成，因而促进凝血过程。可用于治疗和防止多种原因的出血。

用法　急性出血时，可静脉注射，一次 2 克氏单位（ku），非急性出血或防止出血时，可肌内或皮下注射，每次 1～2ku，每天总量不超过 8ku。

注意 DIC 导致的出血，禁用本品。在原发性纤溶系统亢进的情况下，宜与抗纤溶酶药物合用。

5. 止血敏（羟苯磺乙胺、酚磺乙胺）

药理及应用 能增加血小板生成，增强其聚集及粘合力，促使凝血活性物质释放，缩短凝血时间，达到止血效果。还有增强毛细血管低抗力，减少其通透性的功效。用于防治手术前后及血管因素出血。

用法 口服：每次 0.5～1.0g，每天 3 次；肌内注射或静脉注射：每次 0.25～0.5g，每天 2～3 次。静脉滴注：每次 2.5～5g，用 5%葡萄糖注射液 500ml 稀释。

注意 有血栓形成史者慎用。高分子量的血浆扩充剂可在使用本品之后而不要在其使用之前应用。勿与氨基己酸混合注射，以免引起中毒。

6. 维生素 K_1

药理及应用 本品进肝脏合成 Ⅱ 因子、Ⅷ 因子、Ⅸ 因子及 Ⅹ 因子。用于各种原因引起的维生素 K 依赖性凝血因子过低导致的凝血障碍，中度梗阻性黄疸（胆、胰疾病）等伴有凝血功能改变及其他出血性疾病。

用法 肌内注射或静脉注射，10～20mg/次，1～2 次/天，静脉注射宜缓慢。

注意 可引起潮红、出汗、胸闷。

7. 凝血酶

药理及应用 促使纤维蛋白原转化为纤维蛋白。用于手术中不易结扎的小血管止血、消化道出血及外伤出血等。

用法 用灭菌氯化钠注射液溶解成 50～200U/ml 的溶液喷雾或用本品干粉喷洒于创面。用生理盐水溶解成 10～100U/ml 的溶液，口服或经胃管灌入。

注意 严禁注射。

（十九）抗凝药

1. 肝素钠

药理及应用 激活抗凝血酶Ⅲ而发挥抗凝作用。预防和治疗血栓栓塞性疾病，如心肌梗死、肺栓塞、脑血管栓塞、外周静脉血栓等，可防止血栓的形成和扩大。还可用于 DIC 的早期，以及其他体内外的抗凝。

用法 静脉滴注：成人首剂 5000U，必要时，每隔 4～6h 可重复滴注 1 次。静脉或深部肌内注射，或皮下注射：每次 5000～10000U。

注意 用药过量可致自发性出血，用药期间应测定凝血时间或部分凝血活素时间（PT），凝血时间＞30min 或 PTT＞100s 均表明用药过量。可静脉注射硫酸鱼精蛋白注射液中和肝素钠，1mg 鱼精蛋白在体内能中和 100 单位肝素钠。偶可导致哮喘、荨麻疹、结膜炎和发热等。对肝素钠过敏、有出血倾向、血小板减少症、血友病、消化性溃疡、严重高血压、颅内出血、细菌性心内膜炎、活动性结核、先兆流产或产后、内脏肿瘤、外伤及手术后均禁用肝素钠，妊娠妇女仅在有明确适应证时，方可用肝素钠。

2. 华法林

药理及应用 维生素 K 拮抗剂，可抑制肝合成有功能的凝血因子 Ⅱ、Ⅶ、Ⅸ、Ⅹ。用于防治血栓栓塞性疾病。

用法 口服：成人开始时每天 10～15mg，3 天后根据凝血酶原时间或凝血酶原活性来确定维持量，其范围为每天 2～10mg。根据凝血酶原时间（PT）调整剂量，使 INR 1.5～2.5，维持 3～6 个月。治疗复发性 DVT 或 PE，INR 3～4.5（维持量：一般为 2～8mg/d）。

注意 主要不良反应是出血，无测定凝血酶原时间或凝血酶原活性的条件时，切勿随便使用本品。凝血酶原时间超过正常的 2.5 倍（正常值为 12s）、凝血酶原活性降至正常值的 15%以下或出现出血时，应立即停药。严重时可用维生素 K 口服（4～20mg）或缓慢静脉注射（10～20mg），用药后 6h 凝血酶原时间可恢复至安全水平。有出血倾向患者禁用。

（二十）肾上腺皮质激素

1. 甲泼尼龙（甲强龙）

药理及应用 糖皮质激素，抗炎作用为氢化可的松的 7 倍，钠水潴留作用较弱，起效快。用于严重感染，过敏性疾病，严重的支气管哮喘的抢救。

用法 静脉注射，40～80mg/次，也可静脉滴注，特殊病例可用至 1g/d。

注意 偶可诱发感染、消化性溃疡、血糖升高、精神异常、满月脸、多毛症、痤疮等。禁忌证同皮质激素类。大剂量（>0.5g）和快速注射或静脉滴注（如 10min 内）可致心律不齐，甚至循环衰竭。

2. 地塞米松（氟美松）

药理及应用 糖皮质激素，抗炎及抗过敏作用强。用于严重感染，过敏性疾病，严重的支气管哮喘，肾上腺皮质功能不全等。

用法 口服：0.75～1.5mg/次，1～2 次/日；肌内或静脉注射：5～10mg/次。

注意 同皮质激素类。

（二十一）急诊常用中成药

1. 参附注射液

药理及应用 回阳救逆，益气固脱。主治厥脱证及阳虚（气虚）所致惊悸、喘咳、胃痛、泄泻、痹证。用于冠心病、充血性心力衰竭、心肌炎、心律失常，以及用于放化疗引起的骨髓抑制，提高麻醉安全性，也可用于各型休克。

用法 静脉注射 20～40ml，1～2 次/日，速度宜慢（5min 以上）。静脉滴注 50～100ml，1～2 次/日，用 5%～10%葡萄糖注射液（伴有糖尿病等特殊情况时改用 0.9%氯化钠注射液）适量稀释后使用。

注意 肌内注射时极少数患者注射部位疼痛、红肿、偶见注射部位出现硬结。静脉给药时，偶见血管刺激性疼痛、减慢静脉注射速度或用 5%～10%葡萄糖注射液将药液稀释后静脉注射，疼痛会消失。

2. 参麦注射液

药理及应用 益气固脱，养阴生津，生脉。用于治疗气阴两虚型之休克、冠心病、病毒性心肌炎、慢性肺源性心脏病、粒细胞减少症。能提高肿瘤患者的免疫功能，与化疗药物合用时，有一定的增效作用，并能减少化疗药物所引起的毒副反应。

用法 肌内注射：一次 2～4ml，每天 1 次。静脉滴注：一次 10～60ml（用 5%葡萄糖注射液 250～500ml 稀释后应用）或遵医嘱（治疗休克，用本品 20ml 加入 50%葡萄糖注射液 50ml 中，静脉注射，然后用本品 40ml 加入 5%～10%葡萄糖注射液 500ml 中，静脉滴注维持。治疗心血管病，用本品 10～40ml 加入 5%～10%葡萄糖注射液 250～500ml 中，静脉滴注，每天 1 次，10～15 天为 1 个疗程。治疗癌症患者，用本品 40～60ml 加入 5%～10%葡萄糖注射液 500ml 中，静脉滴注，每天一次，10～15 天为 1 个疗程）。

注意 偶见过敏反应。

3. 生脉注射液

药理及应用 益气养阴，止渴固脱，敛汗生脉。用于气虚津亏，气阴两伤之心胸绞痛，头晕心悸，脉虚无力，汗多口渴，喘急欲脱，舌红少津，脉虚软或弦细数等症。主要用于心绞痛、失血性、感染性休克、心律失常、心肌炎、低血压等病证。

用法 肌内注射：一次 2～4ml，每天 1～2 次。静脉滴注：一次 20～60ml，用 5%葡萄糖注射液 250～500ml 稀释后使用，或遵医嘱。

注意 偶有患者用药后有潮热感，可耐受，一般不需要特殊处理。本品大剂量高浓度对心脏表现出先抑制后兴奋的作用，故用药宜慢，并适量稀释。

4. 黄芪注射液

药理及应用 益气养元，扶正祛邪，养心通脉，健脾利湿。用于心气虚损、血脉瘀阻之病毒性心肌炎、心功能不全及脾虚湿困之肝炎。

用法　肌内注射：一次 2～4ml，每天 1～2 次；静脉滴注：一次 10～20ml，每天 1 次，或遵医嘱。

5. 清开灵注射液

药理及应用　清热解毒，化痰通络，醒神开窍。用于热病神昏，中风偏瘫，神志不清，亦可用于急、慢性肝炎，乙型肝炎，上呼吸道感染，肺炎，高热，以及脑血栓形成，脑出血见上述证候者。

用法　肌内注射：每天 2～4ml。重症患者静脉滴注：每天 20～40ml，以 10%葡萄糖注射液 200ml 或生理盐水注射液 100ml 稀释后使用。

注意　对本品过敏者禁用。

6. 醒脑静注射液

药理及应用　清热泻火，凉血解毒，开窍醒脑。用于流行性、型脑炎、肝昏迷。热入营血，内陷心包，高热烦躁，神错谵语。

用法　肌内注射：一次 2～4ml，每天 1~2 次；静脉注射：一次 10～20ml，用 5%～10%葡萄糖注射液或 0.9%氯化钠注射液 250～500ml 稀释后使用，或遵医嘱。

注意　神昏脱证者禁用。

7. 痰热清注射液

药理及应用　清热，解毒，化痰。用于风温肺热病属痰热阻肺证，症见：发热、咳嗽、咯痰不爽、口渴、舌红、苔黄等。可用于急性支气管炎、急性肺炎（早期）出现的上述症状。

用法　静脉滴注：每次 20ml，加入 5%葡萄糖注射液 500ml，注意控制滴数在 60 滴/分内，每天 1 次。

注意　不得与含酸性成分的注射剂混合使用。

（周　红　黎永琳）